Fundamentos de Odontologia

Epidemiologia da Saúde Bucal

2ª Edição

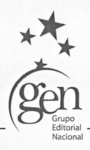

O GEN | Grupo Editorial Nacional – maior plataforma editorial brasileira no segmento científico, técnico e profissional – publica conteúdos nas áreas de ciências da saúde, exatas, humanas, jurídicas e sociais aplicadas, além de prover serviços direcionados à educação continuada e à preparação para concursos.

As editoras que integram o GEN, das mais respeitadas no mercado editorial, construíram catálogos inigualáveis, com obras decisivas para a formação acadêmica e o aperfeiçoamento de várias gerações de profissionais e estudantes, tendo se tornado sinônimo de qualidade e seriedade.

A missão do GEN e dos núcleos de conteúdo que o compõem é prover a melhor informação científica e distribuí-la de maneira flexível e conveniente, a preços justos, gerando benefícios e servindo a autores, docentes, livreiros, funcionários, colaboradores e acionistas.

Nosso comportamento ético incondicional e nossa responsabilidade social e ambiental são reforçados pela natureza educacional de nossa atividade e dão sustentabilidade ao crescimento contínuo e à rentabilidade do grupo.

Fundamentos de Odontologia

Epidemiologia da Saúde Bucal

2ª Edição

ORGANIZADORES

José Leopoldo Ferreira Antunes

Marco Aurélio Peres

COORDENADOR DA SÉRIE

Oswaldo Crivello Junior

Professor Livre-docente do Departamento de Cirurgia,
Prótese e Traumatologia Maxilofacial da
Faculdade de Odontologia da Universidade de São Paulo

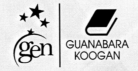

- Os autores deste livro e a editora empenharam seus melhores esforços para assegurar que as informações e os procedimentos apresentados no texto estejam em acordo com os padrões aceitos à época da publicação, *e todos os dados foram atualizados pelos autores até a data da entrega dos originais à editora.* Entretanto, tendo em conta a evolução das ciências, as atualizações legislativas, as mudanças regulamentares governamentais e o constante fluxo de novas informações sobre os temas que constam do livro, recomendamos enfaticamente que os leitores consultem sempre outras fontes fidedignas, de modo a se certificarem de que as informações contidas no texto estão corretas e de que não houve alterações nas recomendações ou na legislação regulamentadora.

- Os autores e a editora se empenharam para citar adequadamente e dar o devido crédito a todos os detentores de direitos autorais de qualquer material utilizado neste livro, dispondo-se a possíveis acertos posteriores caso, inadvertida e involuntariamente, a identificação de algum deles tenha sido omitida.

- **Atendimento ao cliente: (11) 5080-0751 | faleconosco@grupogen.com.br**

- Direitos exclusivos para a língua portuguesa
  Copyright © 2013 by
  EDITORA GUANABARA KOOGAN LTDA.
  Uma Editora integrante do GEN | Grupo Editorial Nacional
  Travessa do Ouvidor, 11
  Rio de Janeiro – RJ – 20040-040
  www.grupogen.com.br

- Capa: Gilberto Rodrigues Salomão

- Editoração eletrônica: Luciano Bezerra Apolinário

- Reservados todos os direitos. É proibida a duplicação ou reprodução deste volume, no todo ou em parte, em quaisquer formas ou por quaisquer meios (eletrônico, mecânico, gravação, fotocópia, distribuição pela Internet ou outros), sem permissão, por escrito, da Editora Guanabara Koogan Ltda.

CIP-BRASIL. CATALOGAÇÃO NA PUBLICAÇÃO
SINDICATO NACIONAL DOS EDITORES DE LIVROS, RJ

A644e
2. ed.

Antunes, José Leopoldo Ferreira
Epidemiologia da saúde bucal / José Leopoldo Ferreira Antunes, Marco Aurélio Peres ; coordenação Oswaldo Crivello Júnior. - 2. ed. - [Reimpr.]. - Rio de Janeiro : Guanabara Koogan, 2021.
738 p. : il. ; 28 cm. (Fundamentos de Odontologia)

Inclui bibliografia
ISBN 978-85-412-0272-5

1. Saúde bucal. 2. Epidemiologia. I. Peres, Marco Aurélio, 1962-II. Crivello Júnior, Oswaldo. III. Título. IV. Série.

13-03810   CDD: 617.6
                            CDU: 616.314

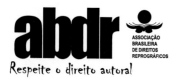

Organizadores

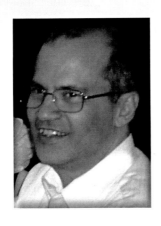

José Leopoldo Ferreira Antunes

Professor do Departamento de Epidemiologia da Faculdade de Saúde Pública da Universidade de São Paulo, Brasil.

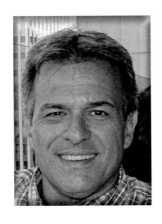

Marco Aurélio Peres

Professor de *Population Oral Health* e diretor do *Australian Research Centre for Population Oral Health* (ARCPOH), *School of Dentistry, the University of Adelaide*, Austrália.

Colaboradores

Abelardo Nunes Lunardelli

Mestre em Saúde Pública (Epidemiologia) pela Universidade Federal de Santa Catarina (UFSC).

Andréa Videira Assaf

Doutora em Odontologia pela Faculdade de Odontologia de Piracicaba da Universidade Estadual de Campinas (UNICAMP); Professora Adjunta da Faculdade de Odontologia da Universidade Federal Fluminense (UFF).

Andreia Morales Cascaes

Mestre em Saúde Pública (Epidemiologia) pela Universidade Federal de Santa Catarina (UFSC); Doutoranda em Epidemiologia pela Universidade Federal de Pelotas (UFPel).

Angelo Giuseppe Roncalli

Doutor em Odontologia Social pela Faculdade de Odontologia de Araçatuba da Universidade Estadual Paulista (UNESP); Professor Associado da Universidade Federal do Rio Grande do Norte (UFRN).

Anna Thereza Thomé Leão

Doutora em Epidemiologia e Saúde Pública pela University College London; Professora Associada da Faculdade de Odontologia da Universidade Federal do Rio de Janeiro (UFRJ).

Antonio Carlos Pereira

Doutor em Saúde Pública pela Faculdade de Saúde Pública da Universidade de São Paulo (USP); Professor Titular da Faculdade de Odontologia de Piracicaba da Universidade Estadual de Campinas (UNICAMP); Bolsista de Produtividade em Pesquisa do CNPq (Odontologia).

Antonio Fernando Boing

Doutor em Odontologia (Odontologia Social) pela Faculdade de Odontologia da Universidade de São Paulo (USP); Professor Adjunto do Departamento de Saúde Pública da Universidade Federal de Santa Catarina (UFSC); Bolsista de Produtividade em Pesquisa do CNPq (Saúde Coletiva).

Camila Maria Bastos Machado de Resende

Mestre em Odontologia pela Universidade Federal do Rio Grande do Norte (UFRN); Professora Assistente da Universidade Federal do Rio Grande do Norte (UFRN).

Cristine da Silva Furtado Amaral

Mestre em Odontologia (Periodontia) pela Faculdade de Odontologia da Universidade Federal do Rio de Janeiro (UFRJ); Professora Auxiliar da Universidade Veiga de Almeida.

David Locker

Professor da Faculdade de Odontologia da University of Toronto, Canadá (*In memorian*).

Denise Rangel Ganzo de Castro Aerts

Doutora em Clínica Médica (Epidemiologia) pela Universidade Federal do Rio Grande do Sul (UFRGS); Professora Adjunta do Programa de Pós-graduação em Saúde Coletiva em Universidade Luterana do Brasil.

Diego Garcia Bassani

Doutor em Epidemiologia pela Universidade Federal de Pelotas (UFPel); Professor Assistente da Dalla Lana School of Public Health, Universidade de Toronto, Canadá.

Douglas Francisco Kovaleski

Doutor em Saúde Coletiva pela Universidade Federal de Santa Catarina (UFSC); Professor Adjunto do Departamento de Saúde Pública da UFSC.

Edgard Michel-Crosato

Doutor em Odontologia Preventiva e Social pela Faculdade de Odontologia de Aracatuba da Universidade Estadual Paulista Júlio de Mesquita Filho (UNESP); Professor Associado da Faculdade de Odontologia da Universidade de São Paulo (USP).

Fabiana Vargas-Ferreira

Mestre em Odontologia (Odontopediatria) pela Universidade Federal de Santa Maria (UFSM); Doutoranda em Epidemiologia pela Universidade Federal de Pelotas (UFPel).

Flávio Fernando Demarco

Doutor em Odontologia pela Universidade de São Paulo (USP); Professor Associado da Faculdade de Odontologia da Universidade Federal de Pelotas (UFPel). Bolsista de Produtividade em Pesquisa do CNPq (Odontologia).

Gabriela Modesti Vedolin

Mestre em Reabilitação Oral pela Faculdade de Odontologia de Bauru da Universidade de São Paulo (USP).

Helenita Corrêa Ely

Mestre em Odontologia pela Faculdade de Odontologia da Pontifícia Universidade Católica do Rio Grande do Sul (PUCRS); Doutoranda em Odontologia pela Faculdade de Odontologia da Universidade Federal do Rio Grande do Sul (UFRGS); Professora Titular da Faculdade de Odontologia da Pontifícia Universidade Católica do Rio Grande do Sul (PUCRS).

Isabela Almeida Pordeus

Doutora em Saúde Pública e Epidemiologia pela University Colege London; Professora Titular da Faculdade de Odontologia da Universidade Federal de Minas Gerais (UFMG); Bolsista de Produtividade em Pesquisa do CNPq (Odontologia).

Joana Cunha Cruz Silva

Doutora em Saúde Coletiva pelo Instituto de Medicina Social da Universidade Estadual do Rio de Janeiro (IMS-UERJ); Professora Assistente da School of Dentistry da University of Washington, EUA.

João Luiz Bastos

Doutor em Epidemiologia pela Universidade Federal de Pelotas (UFPel); Professor Adjunto do Departamento de Saúde Pública da Universidade Federal de Santa Catarina (UFSC).

José Leopoldo Ferreira Antunes

Doutor em Sociologia pela Faculdade de Filosofia, Letras e Ciências Humanas da Universidade de São Paulo (USP); Profesor Titular do Departamento de Epidemiologia da Universidade de São Paulo (USP); Coordenador do Programa de Pós-graduação em Saúde Pública da Faculdade de Saúde Pública da USP. Bolsista de Produtividade em Pesquisa do CNPq (Saúde Coletiva).

José Tadeu Tesseroli de Siqueira

Doutor em Ciências (Farmacologia) pelo Instituto de Ciências Biomédicas da Universidade de São Paulo (USP); Cirurgião Bucomaxilofacial do Hospital das Clínicas da Faculdade de Medicina da Universidade de São Paulo (USP).

Juliana Vilela Bastos

Mestre em Odontologia pela Faculdade de Odontologia da Universidade Federal de Minas Gerais (UFMG); Doutoranda em Biologia Celular pela Universidade Federal de Minas Gerais (UFMG); Professora Assistente da Faculdade de Odontologia da Universidade Federal de Minas Gerais (UFMG).

Karen Glazer Peres

Doutora em Saúde Pública (Epidemiologia) pela Faculdade de Odontologia da Universidade de São Paulo (USP); Professora Adjunta do Departamento de Saúde Pública da UFSC; Bolsista de Produtividade em Pesquisa do CNPq na área de Saúde Coletiva; Associate Professor do Australian Research Centre for Population Oral Health (ARCPOH), Universidade de Adelaide, Austrália.

Kátia Teresa Cesa

Mestre em Odontologia pela Faculdade de Odontologia da Universidade Federal do Rio Grande do Sul (UFRGS); Cirurgiã-dentista da Secretaria Municipal de Saúde de Porto Alegre.

Lecy Maria de Araújo Fernandes

Doutora em Odontologia e Preventiva e Social pela Faculdade de Odontologia da Universidade de Pernambuco (FOP-UPE); Professora Adjunta da Universidade Potiguar, RN.

Luciana Barbosa Sousa de Lucena

Doutora em Odontologia pela Universidade Federal da Paraíba (UFPB); Professora Adjunta da Universidade Federal da Paraíba (UFPB).

Marcelo de Castro Meneghim

Doutor em Odontologia Preventiva e Social pela Faculdade de Odontologia de Aracatuba da Universidade Estadual Paulista Júlio de Mesquita Filho (UNESP); Professor Associado da Faculdade de Odontologia de Piracicaba da Universidade Estadual de Campinas (UNICAMP); Bolsista de Produtividade em Pesquisa do CNPq (Odontologia).

Márcia André

Doutora em Odontologia pela Faculdade de Odontologia da Universidade de São Paulo (USP); Professora Doutora do Departamento de Cirurgia, Prótese e Traumatologia Maxilo-faciais da Faculdade de Odontologia da Universidade de São Paulo (USP).

Márcio Lima Grossi

Doutor em Odontologia pela University of Toronto, Canadá; Professor Adjunto da Faculdade de Odontologia da Pontifícia Universidade Católica do Rio Grande do Sul (PUC-RS).

Marco Aurélio Peres

Doutor em Saúde Pública (Epidemiologia) pela Faculdade de Saúde Pública da Universidade de São Paulo (USP); Professor Associado do Departamento de Saúde Pública da Universidade Federal de Santa Catarina (UFSC); Bolsista de Produtividade em Pesquisa do CNPq (Saúde Coletiva); Professor em Population Oral Health e Diretor do Austrálian Research Centre for Population Oral Health (ARCPOH) da Universidade de Adelaide, Austrália.

Marcos Pascoal Pattussi

Doutor em Saúde Pública e Epidemiologia pela University College London; Professor da Universidade do Vale do Rio dos Sinos (UNISINOS). Bolsista de Produtividade em Pesquisa do CNPq (Saúde Coletiva).

Maria da Luz Rosário de Sousa

Doutora em Saúde Pública pela Faculdade de Saúde Pública da Universidade de São Paulo (USP); Professora Titular da Faculdade de Odontologia da Universidade Estadual de Campinas (UNICAMP); Bolsista de Produtividade em Pesquisa do CNPq (Odontologia).

Maria de Fátima Pinto Ribeiro

Doutora em Odontologia pela Faculdade de Odontologia da Universidade de Pernambuco (FOP-UPE); Chefe da Clínica de Traumatologia e Cirurgia Bucomaxilofacial do Centro Odontológico da Policia Militar de Pernambuco.

Maria do Carmo Matias Freire

Doutora em Saúde Pública e Epidemiologia pela University College London; Professora Associada da Universidade Federal de Goiás (UFG).

Maria Gabriela Haye Biazevic

Doutora em Saúde Pública pela Faculdade de Saúde Pública da Universidade de São Paulo (USP); Professora Doutora do Departamento de Odontologia Social da Faculdade de Odontologia da Universidade de São Paulo (USP).

Maria Ilma de Souza Côrtes

Doutora em Epidemiologia e Saúde Pública pela University College London; Professora Adjunta do Departamento de Odontologia da Pontifícia Universidade Católica de Minas Gerais (PUC-MG).

Maria Letícia Ramos-Jorge

Doutora em Odontologia (Odontopediatria) pela Universidade Federal de Catarina (UFSC); Professora responsável pela disciplina de Odontopediatria da Faculdade de Odontologia de Diamantina, da Universidade Federal dos Vales do Jequitinhonha e Mucuri (UFVJM); Bolsista de Produtividade em Pesquisa do CNPq (Odontologia).

Mario Vianna Vettore

Doutor em Saúde Pública pela Escola Nacional de Saúde Pública da Fundação Oswaldo Cruz (FIOCRUZ); Professor Adjunto do Instituto de Estudos em Saúde Coletiva da Universidade Federal do Rio de Janeiro (UFRJ). Bolsista de Produtividade em Pesquisa do CNPq (Saúde Coletiva).

Mauricio Kosminsky

Doutor em Odontologia pela Faculdade de Odontologia da Universidade de Pernambuco (FOP); Professor Adjunto da Faculdade de Odontologia da Universidade de Pernambuco (FOP).

Mersita Fardo Armênio

Mestre em Saúde Coletiva pela Universidade do Oeste de Santa Catarina (UNOESC); Professora da Universidade do Oeste de Santa Catarina (UNOESC).

Nêmora Barcellos

Doutora em Ciências Médicas pela Universidade Federal do Rio Grande do Sul (UFRGS); Professora do Programa de Pós-graduação em Saúde Coletiva da Universidade do Vale do Rio dos Sinos (UNISINOS).

Nilce Emy Tomita

Doutora em Odontopediatria pela Faculdade de Odontologia de Bauru da Universidade de São Paulo (FOB-USP); Professora Associada do Departamento de Odontopediatria, Ortodontia e Saúde Coletiva da FOB-USP

Paulo Capel Narvai

Doutor em Saúde Pública pela Faculdade de Saúde Pública da Universidade de São Paulo (USP); Professor Titular do Departamento de Prática de Saúde Pública da Faculdade de Saúde Pública da USP. Bolsista de Produtividade em Pesquisa do CNPq (Odontologia).

Paulo Frazão

Doutor em Saúde Pública pela Faculdade de Saúde Pública da Universidade de São Paulo (USP); Professor Associado do Departamento de Prática de Saúde Pública da Faculdade de Saúde Pública da USP. Bolsista de Produtividade em Pesquisa do CNPq (Saúde Coletiva).

Paulo Nadanovsky

Doutor em Saúde Pública e Epidemiologia University College London; Professor Associado do Instituto de Medicina Social da Universidade Estadual do Rio de Janeiro (IMS - UERJ); Pesquisador do Departamento de Epidemiologia da Escola Nacional de Saúde Pública da Fundação Oswaldo Cruz (ENSP-FIOCRUZ). Bolsista de Produtividade em Pesquisa do CNPq (Saúde Coletiva).

Paulo Roberto Barbato

Mestre em Saúde Pública (Epidemiologia) pela Universidade Federal de Santa Catarina (UFSC); Doutorando em Saúde Coletiva pela UFSC.

Paulo Sávio Angeiras de Goes

Doutor em Saúde Pública e Epidemiologia pela University College London; Professor Adjunto do Departamento de Clínica e Odontologia Preventiva da Universidade Federal de Pernambuco (UFPE).

Renato Pereira da Silva

Doutor em Odontologia em Saúde Coletiva pela Faculdade de Odontologia de Pricacicaba da Universidade Estadual de Campinas (UNICAMP); Professor Adjunto do Departamento de Nutrição e Saúde da Universidade Federal de Viçosa.

Roger Keller Celeste

Doutor em Saúde Coletiva pelo Instituto de Medicina Social da Universidade Estadual do Rio de Janeiro (UERJ); Professor Adjunto da Faculdade de Odontologia da Universidade Federal do Rio Grande do Sul (UFRGS).

Samuel Jorge Moysés

Doutor em Saúde Pública e Epidemiologia pela University College London; Professor Associado do Departamento de Saúde Comunitária da Universidade Federal do Paraná (UFPR) e Professor Titular do Centro de Ciências Biológicas e da Saúde da Pontifícia Universidade Católica do Paraná (PUC-PR).

Sandra Beatriz Chaves Tarquinio

Doutora em Patologia Bucal pela Faculdade de Odontologia da Universidade de São Paulo (USP); Professora Associada da Faculdade de Odontologia da Universidade Federal de Pelotas (UFPel).

Sandra Espíndola Lunardelli

Mestre em Saúde Pública (Epidemiologia) pela Universidade Federal de Santa Catarina (UFSC).

Simone Rennó Junqueira

Doutora em Saúde Pública pela Faculdade de Saúde Pública da Universidade de São Paulo (USP); Professora Doutora do Departamento de Odontologia Social da Faculdade de Odontologia da USP.

Simone Tetu Moyses

Doutora em Saúde Pública e Epidemiologia pela University College London; Professora Titular do Centro de Ciências Biológicas e da Saúde da Pontifícia Universidade Católica do Paraná (PUC-PR).

Simonne Almeida e Silva

Doutora em Medicina Tropical pelo Instituto de Patologia Tropical e Saúde Pública da Universidade Federal de Goiás (UFG); Professora Adjunta do Departamento de Saúde Coletiva da Universidade Federal de Goiás (UFG).

Solena Ziemer Kusma

Doutora em Odontologia pela Pontifícia Universidade Católica do Paraná (PUC-PR); Professora do Curso de Medicina da Pontifícia Universidade Católica do Paraná (PUC-PR).

Tatiana Natasha Toporcov

Doutora em Odontologia (Odontologia Social) pela Faculdade de Odontologia da Universidade de São Paulo (USP). Pós-doutorado em Saúde Pública pela Faculdade de Saúde Pública da Faculdade de Saúde Pública da USP.

Tatyana Maria Silva de Souza

Mestre em Odontologia Preventiva e Social pela Universidade Federal do Rio Grande do Norte (UFRN); Professora Assistente do Departamento de Saúde Coletiva da Universidade Federal do Rio Grande do Norte (UFRN).

Valéria Coelho Catão Marinho

Doutora em Saúde Pública e Epidemiologia pela University Collge London; Senior lecturer do Centre for Clinical and Diagnostic Oral Sciences (CDOS) do Institute of Dentistry, Queen Mary, University of London.

Dedicatória

Para meus pais, Dora e Arnaldo.
Para Fátima e Ana Luísa.

José Leopoldo Ferreira Antunes

Para meus pais, Maria Ignez e Manoel Geraldo.
Para Karen, Rodrigo e Rafael.

Marco Aurélio Peres

Prefácio – 1ª edição

O livro editado pelos professores Antunes e Peres, com mais de 40 colaboradores, representa um esforço coletivo para promover a utilização da Epidemiologia no campo da saúde bucal.

A Epidemiologia brasileira, como um todo, apresentou um crescimento espantoso nas últimas décadas. Quando conclui minha formação, no início dos anos 1980, era possível contar nos dedos o número de epidemiologistas brasileiros. Havia, sem dúvida, um grande contingente de sanitaristas, mas pouquíssimos de nós poderiam ser caracterizados como epidemiologistas. Evidenciando o crescimento de nossa disciplina, o I Congresso Brasileiro de Epidemiologia, realizado em Campinas, em 1990, já contou com algumas centenas de participantes, sendo que o V Congresso, realizado em Recife, em 2004, teve cerca de 5.000 congressistas. Embora nem todos possam ser classificados como epidemiologistas, o amplo interesse na área de Epidemiologia em nosso país é absolutamente ímpar. Sem dúvida alguma, os congressos brasileiros de Epidemiologia estão entre os maiores do mundo, não apenas em termos do número de participantes, mas também na diversidade de tópicos apresentados, e em especial na estreita vinculação entre pesquisa e serviços.

Dentro do quadro de crescimento acelerado da Epidemiologia brasileira, os odontólogos têm tido uma participação especial, não apenas atuando especificamente na área de Saúde Bucal, mas também em outros campos da Saúde Coletiva. Por exemplo, alguns dos mais competentes estatísticos, demógrafos, epidemiologistas e sanitaristas que conheço foram originalmente graduados em Odontologia, havendo optado pela Saúde Coletiva ao ingressar na pós-graduação.

Apesar deste crescimento acelerado, até o momento não se dispõe, no Brasil, de um livro-texto de Epidemiologia direcionado especificamente à área de Saúde Bucal. O presente livro vem preencher esta lacuna. Antunes e Peres, com o apoio de seus colaboradores, optaram por um livro ambicioso (no bom sentido da palavra) que aborda três grandes enfoques.

A primeira parte, Agravos e Condições Bucais, segue o enfoque da Epidemiologia das doenças, revisando a literatura brasileira sobre a frequência de mais de uma dezena de desfechos relevantes para a saúde bucal. As revisões são amplas e sistemáticas, tornando-se referências obrigatórias para diagnosticar a situação atual e identificar problemas que precisam ser enfrentados, tanto no campo da prestação de serviços quanto da pesquisa.

Se na primeira parte do livro, os autores olham para o passado e o presente, a segunda parte, Temas Emergentes e Tópicos Especiais, enfoca os desafios futuros da Epidemiologia. Temas persistentes, como as marcadas desigualdades sociais – que são tão ou mais marcantes em saúde bucal do que em quaisquer outros indicadores de saúde – são abordados lado a lado com temas de interesse mais recente, como a influência do ciclo vital e o impacto da saúde bucal na qualidade de vida e em doenças sistêmicas. Esta seção aborda ainda questões éticas e tópicos relativos ao ensino de Epidemiologia e a suas aplicações para os serviços preventivos e curativos.

Finalmente, a terceira parte – Métodos e Técnicas – fornece as ferramentas necessárias para a prática epidemiológica, instrumentalizando os leitores para realizar suas próprias pesquisas de campo. São abordados temas como instrumentos, validação, coleta e processamento de dados, análise e apresentação de resultados, e revisões da literatura.

Em resumo, Antunes e Peres conseguiram unir três livros em um, ao descrever a situação atual da Epidemiologia da saúde bucal em nosso meio, identificar os desafios do futuro e instrumentalizar nossos pesquisadores para enfrentá-los.

O papel da evidência científica no diagnóstico, planejamento e avaliação dos problemas de saúde populacional tem recebido uma crescente – e merecida – atenção em anos recentes. Este livro terá, sem dúvida, um papel fundamental para aprimorar a base científica da Saúde Bucal em nosso país.

Cesar Gomes Victora
Universidade Federal de Pelotas

Prefácio – 2ª edição

A primeira banca de mestrado da qual participei teve como tema a avaliação de fatores associados com a ausência de cáries em adultos jovens. Eu não imaginava, naquele momento, o quanto ainda me envolveria com a Epidemiologia da saúde bucal. Quando participei como conferencista de um congresso de Saúde Bucal Coletiva, preparei uma apresentação que incluía uma série de casos de sucesso da Epidemiologia, e um deles, claro, era a história do flúor. De como se havia descoberto a importância do flúor na prevenção da cárie e de como intervenções comunitárias haviam sido planejadas e testadas.

A parceria com Marco e Karen Peres, começou com os estudos de saúde bucal das coortes de Pelotas. Meu interesse na Epidemiologia e nas desigualdades em saúde harmonizou-se perfeitamente com o interesse deles pela saúde bucal como questão de saúde pública. Esse contato acabou levando a diversos e gratificantes trabalhos em conjunto, e orientei, ao longo do tempo, vários pós-graduandos com interesse na área de Saúde Bucal.

Foi a Revista de Saúde Pública que inicialmente me colocou em contato com José Leopoldo Antunes. Recém-chegado à Faculdade de Saúde Pública da USP, imediatamente passou a compor o seu corpo editorial, do qual eu já fazia parte. Assim, me inteirei de seu interesse pela Epidemiologia e metodologia.

Devo dizer que a saúde bucal pública no país tem muita sorte de contar, na sua linha de frente, com pesquisadores do calibre dos organizadores e autores deste livro. A produção científica da área é riquíssima e são poucos os países que têm esse vigor. E devo dizer ainda que admiro a sua disponibilidade de investir tanto tempo na produção do livro. Publicar um livro no Brasil é um ato de desprendimento, de amor declarado aos que vão dele se beneficiar, já que não se espera retorno financeiro, e nossa meritocracia acadêmica revolve-se em torno da publicação de artigos em periódicos de prestígio.

Além da energia de seus pesquisadores, invejo também a saúde bucal pelo potencial que tem em termos de prevenção. A fisiopatologia dos principais agravos é relativamente bem conhecida, e há estratégias preventivas muito eficazes. Ouso dizer que a cárie é hoje quase que 100% prevenível – afirmação embasada nos decrescentes índices populacionais de lesão dentária e no crescente número de jovens que chegam à idade adulta sem cárie. Mas é cedo para os louros – a população brasileira ainda carrega uma enorme carga de doença bucal, nas suas diversas formas. E mudanças radicais nas políticas públicas são necessárias para que os benefícios verificados em populações privilegiadas estendam-se a todos, atingindo a meta da equidade, um dos pilares do nosso sistema público de saúde.

Este livro é uma contribuição importante nessa direção. Quase enciclopédica, a obra é um apoio inestimável ao iniciante da área, em nível de graduação, mestrado ou doutorado. Começa com uma discussão sobre a Epidemiologia da Saúde Bucal e orientações para a realização de inquéritos, bem como uma descrição detalhada dos inquéritos nacionais realizados até o presente. Sem nunca perder o foco populacional e epidemiológico, o restante da primeira parte apresenta os principais agravos em saúde bucal: sua importância, sua distribuição, seu diagnóstico, suas estratégias de controle. O material apresentado é riquíssimo e atualizado.

A segunda parte do livro coloca a saúde bucal em contexto: fala sobre as desigualdades em saúde e a medida de nível econômico, aborda o impacto da saúde bucal na qualidade de vida, discute a saúde bucal em termos de políticas e na realidade dos serviços de saúde. E termina, com propriedade, discorrendo sobre a ética e o ensino da saúde bucal.

A terceira e última parte é onde colocamos a mão na massa. Trata do desenho de inquéritos, da construção e da validação de instrumentos. A criação de bancos de dados e aspectos básicos da análise e apresentação dos dados são cobertas de forma muito prática. Fecha o livro um capítulo extremamente útil sobre revisão de literatura e uma introdução à meta-análise.

Esse breve apanhado é um sinal de que esta obra não será útil apenas para estudantes. Tenho certeza de que mesmo pesquisadores experimentados e professores tarimbados terão o que aprender e ensinar com este material. Mas a leitura é melhor do que quaisquer palavras que eu possa dizer, então que seja proveitosa a todos!

Aluísio Jardim Dornellas Bastos
Universidade Federal de Pelotas

Apresentação – 1ª edição

O uso do termo "epidemia" para designar doenças que afetam um amplo espectro de população remonta ao idioma Francês no início do século XVII. A palavra "epidemiologia", no sentido de estudo das epidemias, teria sido cunhada em 1873. Ambos os termos tiveram sua etimologia no Grego "epi-" (sobre, entre) + "demos" (povo, comunidade). A palavra "clínica" também remonta ao início do século XVII, e sua etimologia deriva do Grego "klinike", que designa técnicas ou práticas conduzidas no leito dos doentes. No mesmo período, a palavra "laboratório" começou a ser empregada para nomear os espaços ou os edifícios reservados para a realização de experimentos científicos. Sua etimologia vem do Latim "laboratorium", lugar para o labor ou trabalho.

Epidemiologia, clínica e laboratório constituem o tripé de sustentação de todo o conhecimento em saúde; a importância de cada um desses eixos não pode ser menosprezada. Fatores de risco de doenças bucais, cujo reconhecimento é bastante disseminado, como a ingestão frequente de açúcar e o uso de tabaco, não teriam sido identificados se os profissionais de saúde não tivessem conjugado epidemiologia, clínica e laboratório para a construção desses conhecimentos. Também recursos preventivos, terapêuticos e de reabilitação bastante conhecidos, como o uso de flúor na prevenção de cárie, talvez não pudessem beneficiar a população, caso sua efetividade não tivesse sido comprovada em estudos epidemiológicos, clínicos e laboratoriais.

É fácil perceber que os três eixos da pesquisa em saúde não são estanques; e que, ao contrário, estabelecem entre si múltiplas conexões e interações. O leitor verificará que os vários capítulos que compõem este livro trazem inúmeras indicações de que epidemiologia, clínica e laboratório estão relacionados entre si por um sistema de vias de mão dupla, em que cada eixo informa e é informado pelos demais, beneficia-se e contribui para o desenvolvimento dos demais. Nesse sentido, é correto dizer que a constituição da Epidemiologia enquanto ciência muito se beneficiou das pesquisas clínicas e laboratoriais. Mas, deve-se lembrar que esse mesmo processo de interação interdisciplinar fez com que a Epidemiologia também se constituísse em implemento importante para o desenvolvimento das disciplinas básicas, cujo repertório de conhecimentos assenta-se fundamentalmente sobre a clínica ou sobre o laboratório.

Estudos clínicos e laboratoriais em saúde bucal são amplamente disseminados em nosso meio através de livros-texto, o que não ocorre com a Epidemiologia. O presente livro procura superar parcialmente esta lacuna ao apresentar o que de mais significativo e singular os pesquisadores brasileiros têm produzido neste campo temático.

Em nossa experiência docente, temos identificado o grande interesse pelo vasto campo de aplicação da Epidemiologia à saúde bucal. Interesse manifestado não apenas pelos alunos, mas também por nossos pares na atividade profissional. Interesse manifestado não apenas pelos alunos e profissionais de saúde que interagiram conosco em cursos de graduação e de pós-graduação, em atividades de pesquisa e em reuniões científicas, mas também por alunos e profissionais de outras especialidades médicas e odontológicas, sempre ávidos por aproveitar os benefícios mútuos da interdisciplinaridade.

Desta percepção adveio o projeto de um livro-texto de Epidemiologia da Saúde Bucal. O livro que ora se apresenta ao leitor procurou abranger uma extensa amplitude temática e analítica, visando subsidiar a prática docente e de pesquisa nesta área temática. Desse modo, espera-se ter contribuído com os estudantes que apenas iniciam sua aplicação nessa área, sem perder de vista os que, tendo avançado um pouco mais em seus estudos, já definiram problemas e temas específicos sobre os quais concentrar sua atenção e capacidade de trabalho.

O livro foi também dirigido aos profissionais de saúde e aos profissionais de ensino odontológico, que lidam cotidianamente com os desafios da produção de conhecimento e da transformação do conhecimento produzido em orientação para a ação. Complementando o público-alvo a que o livro se destina, esperamos que estudantes, profissionais de saúde e de ensino ligados às especialidades clínicas e laboratoriais também possam se beneficiar do material aqui reunido, reconhecendo na Epidemiologia uma referência importante para seus próprios campos de conhecimento.

Dados relativos ao ano 2004 indicavam que, no Brasil, existem cerca de 170 cursos de graduação de Odontologia, congregando um volume enorme de pessoas que, ao menos durante parte de suas vidas, terão aplicado sua inteligência à reflexão dos temas aqui abordados. Estamos seguros de falar em nome de toda a equipe reunida para a confecção deste volume, ao afirmar que dedicamos o melhor de nossos esforços para honrar essa inteligência, oferecendo-lhes um texto de referência para esta tão importante área do conhecimento.

Informações atualizadas em 2004 indicam que a Coordenação de Aperfeiçoamento de Pessoal de Nível Superior (CAPES) reconhece 79 programas de mestrado, 48 de doutorado e 12 de mestrado profissionalizante na área de Odontologia. Além disso, há 27 programas de mestrado, 11 de doutorado e 5 de mestrado profissionalizante na área de Saúde Coletiva, nos quais muitos alunos têm a Saúde Bucal como área de concentração. Odontologia e Saúde Coletiva aparecem como eixo temático de concentração de, respectivamente, 375 e 388 grupos de pesquisa registrados junto ao Conselho Nacional de Desenvolvimento Científico e Tecnológico (CNPq), situando-as entre as dez áreas com maior número de grupos de pesquisa no país. Também aqui encontraremos um enorme volume de pessoas às quais procuramos nos dirigir ao redigir os diversos tópicos que compõem este livro.

Além de estudantes de graduação e pós-graduação, e dos profissionais de ensino e pesquisa nas áreas de Odontologia e Saúde Coletiva, também os técnicos dos serviços de saúde necessitam de conhecimento epidemiológico em saúde bucal e de certo aproveitarão o material bibliográfico de referência com cobertura temática abrangente e amplitude nacional. A proposta de elaboração de um livro-texto em Epidemiologia da Saúde Bucal buscou atender a esta necessidade e, para tanto, foram convidados a participar deste empreendimento uma seleta equipe de especialistas brasileiros da área.

O projeto editorial foi dividido em três partes, cada uma delas composta por múltiplos capítulos, de modo a facilitar a interação com o leitor. Com isso, o livro tanto poderá ser lido como um todo, ou como partes integradas, selecionadas pelo interesse do leitor. Programado como elemento de referência para a disciplina de Epidemiologia da Saúde Bucal em cursos de graduação e pós-graduação em Odontologia e em Saúde Coletiva, os tópicos aqui abordados constituem um conjunto que permite a leitura em separado de seus itens, para os leitores que necessitam se aplicar a tópicos específicos ou a recortes temáticos ou analíticos.

A primeira parte contém uma introdução geral à temática mais abrangente do livro, as definições básicas da Epidemiologia, sua aplicação à saúde bucal (Cap. 1). Foram informadas as características fundamentais dos levantamentos epidemiológicos sobre as várias doenças e condições bucais, cuja realização periódica é recomendada pela Organização Mundial da Saúde. Quais são os critérios básicos estipulados para a realização desses estudos; o planejamento das amostras, os instrumentos para a coleta de dados; as formas de treinamento e calibração dos examinadores; verificação de validade das observações, formas para a análise de dados. Estas temáticas foram abordadas com a síntese dos recursos usuais padronizados em nível internacional (Cap. 2). Foram também descritos os resultados mais importantes dos levantamentos epidemiológicos realizados no país no período recente, com ênfase na modificação de perfil de distribuição das principais doenças e condições bucais em nosso meio (Cap. 3).

Na sequência, os capítulos 4 a 17 concentraram-se no estudo epidemiológicos de doenças e condições bucais. Para cada uma delas, a síntese de literatura permitiu apresentar os principais instrumentos de medida, delinear um panorama nacional e internacional dos indicadores, e identificar os fatores reconhecidos como associados à modificação de seu perfil epidemiológico. Com essa diretriz, foram focalizados os seguintes temas: cárie dentária, doença periodontal, oclusão dentária, dor dentária e orofacial, fluorose dentária, traumatismo dentário, traumatismo maxilofacial, disfunção de articulação temporomandibular, fendas orofaciais, defeitos não fluoróticos de desenvolvimento de esmalte na dentição decídua, câncer bucal, erosão dentária, edentulismo e prótese dentária, e halitose.

A segunda parte contemplou tópicos especiais, considerados temas emergentes em Epidemiologia da Saúde Bucal, em função do reconhecimento de sua crescente importância no meio profissional e na concentração de literatura recente.

O capítulo 1 abordou medidas de condições socioeconômicas em estudos epidemiológicos de saúde bucal. Foram descritas as formas usuais de aferição de condição socioeconômica em estudos epidemiológicos, com ênfase aos exemplos de aplicação da literatura sobre temas de saúde bucal. Foram discutidas as vantagens e limitações reconhecidas para o emprego de índices e indicadores de condição social nesses estudos. Incentiva-se a incorporação destes recursos de medida como estratégia para incrementar o estudo das desigualdades em saúde em nosso meio e potencializar a intervenção sobre o problema.

O capítulo 2 abordou o acúmulo de riscos ao longo da vida e seu impacto na saúde bucal. Estudou-se a modificação do perfil de risco para as doenças e condições bucais ao longo da evolução etária, refletindo-se sobre os efeitos cumulativos de vários fatores de risco, a aquisição de incapacidades, os esforços de reabilitação. O impacto das condições de saúde bucal na qualidade de vida (Cap. 3) foi apreciado através de síntese da literatura, visando instrumentar a aplicação das medidas usuais para aferir o autorrelato dos pacientes sobre as múltiplas dimensões envolvidas no conceito de qualidade de vida.

O capítulo 4 recuperou abordagens diferentes dos estudos epidemiológicos, comparando a perspectiva de estudos centrados na pessoa e de estudos centrados em agregados populacionais. Indivíduos saudáveis, populações saudáveis: a clássica diferenciação de níveis para os estudos epidemiológicos proposta originalmente por Geoffrey Rose é sistematizada de modo aplicado à saúde bucal, sintetizando indicações de literatura de interesse. Os múltiplos nexos entre doenças periodontais e agravos coronários, eventos pulmonares, adversidades neonatais, prematuridade e baixo peso ao nascimento foram revistos através de revisão sistemática da literatura de interesse (Cap. 5). A organização dos sistemas de vigilância em saúde bucal foi discutida com ênfase na articulação entre os serviços de assistência, prevenção e reabilitação, segundo uma perspectiva abrangente que inclui tópicos como comunicação e educação em saúde; biossegurança e orientação profissional quanto ao descarte de resíduos; a vigilância de água e produtos com flúor; saúde bucal do trabalhador; controle de infecções; radiações ionizantes; dentre outros tópicos de interesse (Cap. 6).

O conhecimento epidemiológico pode instrumentar os tomadores de decisão em saúde, instruindo as intervenções e operacionalizando a destinação de recursos. O capítulo 7 explorou o potencial da Epidemiologia como recurso operacional de intervenções baseadas em evidências, focalizando as estratégias para a obtenção de dados, definição de prioridades e implementação de programas, avaliação de efetividade e de qualidade das ações implementadas, vigilância à saúde e elaboração de guias e protocolos para a atividade clínica.

Os princípios basilares da ética na pesquisa envolvendo seres humanos foram enfatizados no capítulo 8, com destaque para os aspectos de interesse para os levantamentos epidemiológicos e a infraestrutura institucional para avaliação ética dos estudos, além de exemplos clássicos de aplicação na área de Saúde Bucal. Uma dimensão política mais abrangente da epidemiologia, em sua interação com os serviços odontológicos, foi o tema do capítulo 9, com ênfase em sua aplicação à cárie dentária e à fluoretação das águas de abastecimento público. Concluindo esta segunda parte, o capítulo 10 discute a inserção do ensino da Epidemiologia no contexto das diretrizes curriculares do Ministério da Educação para os cursos de Odontologia, valorizando a característica interdisciplinar da formação em ciências da saúde e propugnando a atualização da formação dos cirurgiões-dentistas, para sua intervenção no panorama atual das necessidades de tratamento odontológico.

A terceira parte do livro foi dedicada à apresentação de métodos e técnicas da pesquisa epidemiológica, discutindo tópicos variados cuja implementação pode beneficiar os futuros estudos da área.

O capítulo 1 reuniu indicações metodológicas para a elaboração de questionários e realização de entrevistas visando a coleta de dados em pesquisas de saúde bucal. Foram apresentadas diretrizes relativas à escolha do tipo de instrumento de coleta de dados mais apropriado; sua elaboração, formatação, revisão e pré-teste; formas de registro; fluxo de assuntos a serem abordados; tamanho, forma e codificação dos questionários. Complementando essa temática, o capítulo 2 explorou o trabalho de campo em epidemiologia da saúde bucal, sistematizando informações úteis para a organização do espaço e da equipe de realização dos exames bucais; o material necessário; a realização de estudo-piloto; formas de consentimento para participação nesses estudos; execução e supervisão da coleta de dados; estratégias para a divulgação de seus resultados.

O capítulo 3 esteve centrado no conceito de validação dos instrumentos para a coleta de dados em estudos epidemiológicos, segundo suas características de face (idiomática, semântica, cultural e conceitual), de conteúdo e de constructo. Para essa finalidade, foram focalizadas medidas usuais como a estatística Kappa e o coeficiente de correlação de Spearman.

O capítulo 4 apresentou de modo didático as sistemáticas para a criação de bancos de dados em três aplicativos de informática bastante empregados em epidemiologia: o SPSS®, o MsExcel e o Epi Info. As principais formas de apresentação tabular e gráfica utilizadas na área de saúde bucal foram objeto do capítulo 5. E o capítulo 6 explicitou diretrizes operacionais para a realização de revisões sistemáticas de literatura e técnicas estatísticas para meta-análise, em uma apreciação crítica da transposição dos pressupostos da clinica baseada em evidências para o campo da saúde coletiva.

Todo esse trabalho consumiu dois anos de preparo, e envolveu 41 especialistas atuando em importantes centros de ensino e pesquisa do país, com muitos anos de experiência acumulada no estudo dos tópicos para os quais foram convidados a colaborar. Apresentamos nosso agradecimento a todos esses profissionais que dedicaram sua capacidade de trabalho e seu acúmulo de experiência para participarem deste livro.

Foi bastante enriquecedor poder acompanhar todo o processo editorial. A redação de cada capítulo foi contemplada por revisão editorial, dando ensejo a uma discussão sobre tópicos e temas específicos, que resultou não apenas no aprimoramento dos textos, mas também na construção de identidade sobre os vários temas tratados. Nesse sentido, o processo de preparação deste livro contribuiu também para o amadurecimento das reflexões e para a consolidação das equipes de trabalho. Esperamos que esse resultado possa ter consequências favoráveis para o implemento futuro da produção científica em Epidemiologia da Saúde Bucal.

José Leopoldo Ferreira Antunes
Marco Aurélio Peres

São Paulo/Florianópolis, abril de 2005

Apresentação 2ª edição

Pouco mais de seis anos se passaram do lançamento da primeira edição deste Epidemiologia da Saúde Bucal e é com muito orgulho e satisfação que oferecemos à comunidade acadêmica esta segunda edição revisada e atualizada.

Analisando retrospectivamente este período, consideramos extremamente positivo o retorno que obtivemos de estudantes de graduação e pós-graduação, colegas da área de ensino e pesquisa, e dos profissionais de saúde que atuam nos serviços, em especial aqueles que exercem atividades de ensino-extensão. O livro tem sido adotado como material de apoio às diferentes disciplinas de graduação e pós-graduação. Os exemplares da primeira edição deste livro se esgotaram, e era preciso renovar seu conteúdo para mantê-lo atualizado.

À medida que os anos passaram, as equipes formadas para a primeira edição foram acrescidas em juventude e energia por recém-egressos dos cursos de pós-graduação em Saúde Coletiva e Odontologia, que escolheram a Epidemiologia como campo de atuação. Registramos com imensa satisfação a chegada de um grupo expressivo de pesquisadores jovens e talentosos que agora se somam aos mais experientes. É interessante notar que muitos deles utilizaram a primeira edição do livro em seus estudos, de leitores tornaram-se autores. Por este motivo, o número de colaboradores desta segunda edição é maior do que na anterior. Mais de meia centena de profissionais especializados, espalhados por todo o país.

Esta segunda edição apresenta inovações que são importantes e merecem registro. Todos os capítulos foram atualizados, incorporando em sua revisão bibliográfica os estudos mais recentes, publicados em periódicos nacionais e internacionais. Os capítulos que abordaram os agravos bucais incorporaram um sumário descritivo da Pesquisa Nacional de Saúde Bucal realizada no país em 2010, cujos resultados e bancos de dados foram disponibilizados publicamente em 2011. Foi árduo o trabalho para apresentar nesta edição os resultados mais recentes dessa pesquisa. Em alguns casos, foi preciso incorporar recursos analíticos mais sofisticados, para oferecer ao leitor um quadro atual da epidemiologia dos agravos bucais. Soma-se a esta primeira parte do livro um capítulo inédito, sobre a epidemiologia das lesões de tecidos moles, importante conjunto de condições que merecem atenção crescente, em particular pela transição epidemiológica e demográfica em curso no país. Na parte II do livro, de caráter mais teórico e analítico, o mesmo cuidado foi tomado. Todos os capítulos foram atualizados e novos temas surgidos na literatura foram incorporados como capítulos adicionais. A parte III, dedicada a métodos e técnicas, ganhou um capítulo novo, dedicado ao importante tema da reprodutibilidade e validade de testes diagnósticos.

Dedicamos quase um ano e meio preparando esta segunda edição, e da mesma forma como ocorreu na edição anterior, a acolhida dos autores à proposta foi muito boa, demonstraram muito desprendimento, disposição e companheirismo durante todo o período de intensa troca de correspondências com os editores.

Durante o período que separa as duas edições deste livro, o campo da Epidemiologia da Saúde Bucal avançou de maneira importante no cenário acadêmico, tanto nacional como internacional. O número de cursos de graduação em Odontologia passou de 170 (2004) para 201 (2010); os cursos de mestrados em Odontologia reconhecidos pela CAPES mantiveram-se próximos de 80 (79 e 75 respectivamente) e os de Doutorado aumentaram de 48 para 52, enquanto os Mestrados Profissionais avançaram de 12 para 21. Na área de Saúde Coletiva, os cursos de mestrado passaram de 27 para 40, os de doutorado de 11 para 25 e os mestrados profissionais, de 5 para 27. Os grupos de pesquisa em Odontologia registrados no CNPq totalizam aproximadamente 300, enquanto os de Saúde Coletiva aumentaram de 388 para 516. Os aspectos qualitativos deste quadro são apreciados em um capítulo especialmente dedicado à inserção da Epidemiologia em Saúde Bucal na área de Ensino, tanto na graduação como na pós-graduação. É possível notar também o avanço considerável da área nos cursos de graduação.

A presença qualificada da temática Epidemiologia da Saúde Bucal também pode ser atestada por sua crescente produção nos principais periódicos científicos nacionais e estrangeiros do campo da Saúde Coletiva e Odontologia, destacando-se a edição de números especiais dedicados ao tema. A guisa de nota, é motivo de orgulho para o campo relembrar que o prêmio CAPES, conferido à melhor tese de Doutorado em Saúde Coletiva no ano 2010, foi de trabalho na área da Epidemiologia da Saúde Bucal. Além disso, dois dos catorze trabalhos premiados no Congresso Brasileiro de Epidemiologia, realizado em São Paulo em 2011, foram de pesquisas epidemiológicas em saúde bucal realizadas em nosso país. O prêmio oferecido ao melhor trabalho apresentado por pós-doutorandos pelo *Behaviour, Epidemiologic and Health Services Research Scientific Group* da *International Association for Dental Research* no ano 2012 foi destinado a um pesquisador brasileiro que atua na área de Epidemiologia. Estes prêmios são exemplos do reconhecimento obtido pelos profissionais que se dedicaram a esta temática.

Acompanhamos longitudinalmente as carreiras dos autores deste livro neste período. Alguns se tornaram editores de importantes revistas da área de Saúde Coletiva e Odontologia. Alguns ascenderam de modo importante na carreira acadêmica, outros se mudaram para instituições de maior destaque. Novos laços foram criados, vinculando os estudiosos desse campo em diferentes instituições do país e do cenário internacional. Vínculos anteriores se consolidaram e foram fortalecidos. O número e a qualidade de intercâmbio entre grupos de pesquisa no país e com importantes centros do exterior se ampliaram. Desejamos que os mais jovens assumam um papel de protagonismo ainda maior no futuro, trazendo para conhecimento público suas experiências de ensino e suas atividades de pesquisa. Também desejamos que a melhoria dos indicadores epidemiológicos de saúde bucal em nosso país, como constatada em muitos dos capítulos da primeira parte, possa continuar a ser reconhecida, em paralelo ao avanço do conhecimento.

Queremos que o livro continue sendo útil, que auxilie na formação de profissionais na área para o ensino, a pesquisa e atuação nos serviços de saúde.

Agradecemos sinceramente as críticas e sugestões dos leitores, principalmente estudantes e colegas da área de ensino e pesquisa. Trabalhamos com afinco para que esta edição fosse aprimorada e refletisse todas estas contribuições e o amadurecimento dos editores, dos autores e da área de conhecimento como um todo. Temos a convicção de que valeu a pena todo este esforço coletivo.

José Leopoldo Ferreira Antunes
Marco Aurélio Peres

São Paulo e Florianópolis,
outubro de 2012

Sumário

Parte 1 – Agravos e Condições Bucais 1

1. O Método Epidemiológico de Investigação e sua Contribuição para a Saúde Bucal 3
Marco Aurélio Peres e José Leopoldo Ferreira Antunes

2. Levantamentos Epidemiológicos em Saúde Bucal – Recomendações para os Serviços de Saúde 31
Marco Aurélio Peres e Karen Glazer Peres

3. Levantamentos Epidemiológicos em Saúde Bucal no Brasil 51
Angelo Giuseppe Roncalli e Tatyana Maria Silva de Souza

4. Cárie Dentária 71
José Leopoldo Ferreira Antunes, Marco Aurélio Peres, Paulo Frazão e Maria da Luz Rosário de Sousa

5. Condições Periodontais 97
Mario Vianna Vettore, Diego Bassani e Abelardo Nunes Lunardelli

6. Oclusopatias 121
Karen Glazer Peres, Paulo Frazão e Nilce Emy Tomita

7. Dor Orofacial 155
Paulo Sávio Angeiras de Goes, Maurício Kosminsky, José Tadeu Tesseroli de Siqueira e Maria de Fátima Pinto Ribeiro

8. Fluorose Dentária 177
Simone Tetu Moysés e Samuel Jorge Moysés

9. Traumatismo Dentário 195
Maria Ilma de Souza Côrtes, Juliana Vilela Bastos e Maria Letícia Ramos-Jorge

10. **Traumatismo Maxilofacial** 227
    Maria de Fátima Pinto Ribeiro e Paulo Sávio Angeiras de Goes

11. **Disfunção Temporomandibular** 237
    Márcio Lima Grossi e Gabriela Modesti Vedolin

12. **Fendas Orofaciais** 251
    Simone Rennó Junqueira e Márcia André

13. **Defeitos de Desenvolvimento de Esmalte não Fluoróticos na Dentição Decídua** 265
    Fabiana Vargas-Ferreira, Sandra Espíndola Lunardelli e Marco Aurélio Peres

14. **Câncer Bucal** 289
    Maria Gabriela Haye Biazevic, José Leopoldo Ferreira Antunes, Antonio Fernando Boing, e Tatiana Natasha Toporcov

15. **Erosão Dentária** 313
    Karen Glazer Peres, Fabiana Vargas-Ferreira e Mersita Fardo Armênio

16. **Perdas Dentárias** 335
    Angelo Giuseppe Roncalli, Paulo Roberto Barbato e Camila Maria Bastos Machado de Resende

17. **Halitose** 355
    Paulo Nadanovsky

18. **Lesões Bucais em Tecidos Moles** 373
    Sandra Beatriz Chaves Tarquinio e Marco Aurélio Peres

Parte 2 – Temas Emergentes – Tópicos Especiais 389

1. **Medidas de Condições Socioeconômicas em Estudos Epidemiológicos de Saúde Bucal** 391
    Antonio Fernando Boing, Douglas Francisco Kovaleski, Roger Keller Celeste e José Leopoldo Ferreira Antunes

2. **A Saúde Bucal no Ciclo Vital – Acúmulos de Risco ao Longo da Vida** 415
    Marco Aurélio Peres, Karen Glazer Peres e Flávio Fernando Demarco

3. **Impacto das Condições de Saúde Bucal na Qualidade de Vida** 437
    Andreia Morales Cascaes, Anna Thereza Leão e David Locker

4. **Teorias e Práticas na Epidemiologia – A Diferenciação e a Integração dos Níveis Molecular, Individual e Ecológico** 459
    Samuel Jorge Moysés e Simone Tetu Moyses

5. Doenças Periodontais e Doenças Sistêmicas 477
   Cristine da Silva Furtado Amaral, Abelardo Nunes Lunardelli, Diego Bassani, Joana Cunha Cruz Silva, Paulo Nadanovsky e Mario Vianna Vettore

6. Vigilância da Saúde Bucal 509
   Helenita Corrêa Ely, Kátia Teresa Cesa, Denise Aerts e Paulo Capel Narvai

7. O Uso da Epidemiologia nos Serviços de Atenção à Saúde Bucal 539
   Marcos Pascoal Pattussi, Nêmora Barcellos e Paulo Capel Narvai

8. Aspectos Éticos na Pesquisa Epidemiológica em Saúde Bucal 559
   Maria Gabriela Haye Biazevic e Edgard Michel-Crosato

9. Epidemiologia, Política e Saúde Bucal Coletiva 569
   Paulo Capel Narvai e Paulo Frazão

10. O Ensino da Epidemiologia na Educação Odontológica 593
    Flávio Fernando Demarco e Isabela Almeida Pordeus

Parte 3 – Métodos e Técnicas 613

1. Instrumentos de Coleta de Dados em Epidemiologia da Saúde Bucal 615
   Maria do Carmo Matias Freire e Simonne Almeida e Silva

2. Desenvolvimento e Validação de Instrumentos de Coleta de Dados 629
   Paulo Sávio Angeiras de Goes, Lecy Maria de Araújo Fernandes, Luciana Barbosa Sousa de Lucena, Solena Kusma, Simone Tetu Moyses, Samuel Jorge Moysés

3. Reprodutibilidade e Validade de Testes Diagnósticos 647
   Antonio Carlos Pereira, Andréa Videira Assaf, Marcelo de Castro Meneghim e Renato Pereira da Silva

4. Criação de Bancos de Dados 665
   Angelo Giuseppe Roncalli

5. Apresentação Tabular e Gráfica de Dados Epidemiológicos em Saúde Bucal 677
   Karen Glazer Peres e João Luiz Bastos

6. Revisões Sistemáticas da Literatura e Meta-análise 693
   Valéria Coelho Catão Marinho e Roger Keller Celeste

Parte I

Agravos e Condições Bucais

Capítulo 1

O Método Epidemiológico de Investigação e sua Contribuição para a Saúde Bucal

Marco Aurélio Peres
José Leopoldo Ferreira Antunes

Introdução

Epidemiologia tem sido conceituada de múltiplas formas ao longo do tempo, por diferentes autores. Porta[1] editou em 2008 a quinta edição de um conhecido dicionário de termos epidemiológicos e definiu epidemiologia como *"o estudo da ocorrência e distribuição dos eventos relacionados à saúde em populações específicas, incluindo o estudo dos determinantes que influenciam tais eventos e a aplicação desses estudos no controle dos problemas de saúde"*. Dois pressupostos fundamentam esta definição e, portanto, a epidemiologia: i) as doenças, condições de saúde e seus determinantes não se distribuem ao acaso na população; ii) o conhecimento desses fatores tem uma aplicação prática no controle e prevenção das doenças e agravos à saúde.

A história registra contribuições importantes da epidemiologia na elucidação das causas de doenças e no seu enfrentamento. A investigação de John Snow em busca das causas das epidemias de cólera em Londres, em meados do século XIX, configura exemplo célebre e precursor de contribuição do método epidemiológico para a resolução de problemas de saúde. Valendo-se de conhecimentos médicos e estatísticos, além de uma notada preocupação social, ele conseguiu produzir conhecimentos úteis para a profilaxia da doença, muito tempo antes de Louis Pasteur formular os princípios da teoria bacteriológica, e de ter sido descrito o micro-organismo envolvido na etiologia da doença (*Vibrio cholerae*). O texto original que resultou de seu trabalho foi reeditado no Brasil em língua portuguesa.[2]

No século XX, sobretudo após a II Guerra Mundial, o avanço da epidemiologia ampliou seu campo de atuação para além das doenças infecciosas, permitindo-lhe debruçar-se sobre as doenças intransmissíveis, no mesmo período em que estas doenças aumentaram consideravelmente sua importância relativa como causas de morbi-mortalidade. A título de exemplo, destaca-se o *Framingham Heart Study*, (http://www.framinghamheartstudy.org) uma coorte de mais de 5000 adultos estabelecida em 1948 na cidade de Framinghan, Massachussets, Estados Unidos da América, pelo Instituto Nacional do Coração, Pulmão e Sangue (*National Heart, Lung, and Blood Institute, National Institutes of Health, Department of Health and Human Services*) do serviço público de saúde dos EUA, cujo acompanhamento prospectivo tem contribuído para diversos estudos sobre as causas das doenças coronarianas.

Os estudos epidemiológicos vieram se integrar à observação clínica e à pesquisa laboratorial, formando o tripé sobre o qual se assentam os conhecimentos utilizados para os programas de saúde, em suas mais diversas especialidades. Outros exemplos emblemáticos da aplicação da epidemiologia à produção de conhecimentos úteis para a intervenção em saúde podem ser lembrados; como o estudo que testou a eficácia da vacina Salk contra a poliomielite, envolvendo mais de um milhão de participantes; a elucidação da relação causal entre tabaco e câncer de pulmão; o conhecido Black Report,[3] instrumento de denúncia da desigualdade em saúde no contexto britânico; as investigações iniciais sobre as formas de transmissão da AIDS.

Há também exemplos clássicos da contribuição da epidemiologia para o campo da saúde bucal, como aqueles que firmaram o reconhecimento da efetividade da fluoretação das águas para a prevenção da cárie dentária; medida que foi considerada pelo Centro de Prevenção e Controle de Doenças (Centers for Disease Control and Prevention, CDC) em Atlanta, EUA, como uma das dez maiores conquistas da Saúde Pública no século XX.[4,5] O estudo de Vipeholm[6] que elucidou a relação açúcar-cárie, também, merece destaque, inclusive por suscitar o debate acerca das condições éticas das pesquisas envolvendo seres humanos.[7]

O presente capítulo visou uma apresentação resumida da utilidade do método epidemiológico para o campo da saúde bucal. Aspectos conceituais, metodológicos e analíticos podem ser aprofundados através da leitura da vasta literatura epidemiológica disponível, e serão desdobrados nos diversos capítulos do presente volume. Buscou-se, através da apresentação de exemplos de estudos realizados em nosso meio, demonstrar a utilidade da epidemiologia para a compreensão e o enfrentamento dos principais problemas de saúde bucal.

Associação e Causalidade

A epidemiologia busca reconhecer as causas que influenciam no padrão de distribuição de doenças e dos agravos à saúde, assim como de seus determinantes. Não é uma tarefa simples decidir se determinados fatores podem ser considerados causas necessárias, causas suficientes ou fatores de proteção para determinadas doenças. Reconhecendo a complexidade epistemológica que cerca o tema da causalidade, a epidemiologia tem procurado formas pragmáticas para lidar com este conceito importante.

Causa em epidemiologia foi definida como evento, condição ou característica que precede a doença ou condição de saúde e sem o qual esta não teria ocorrido ou teria ocorrido tardiamente.[7] Nesse sentido, além de precedê-la do ponto de vista temporal, os fatores causais devem estar estatisticamente associados à doença ou condição de saúde. Associação é a relação estatística entre dois eventos, usualmente entre uma variável explicativa, explanatória ou independente (fator de exposição) e um desfecho em saúde, variável dependente ou resposta, a variável a ser explicada. Exposição é a quantidade ou intensidade de um fator ao qual o indivíduo ou grupo está ou esteve sujeito.[8] A associação pode ser positiva, se os dois eventos têm o mesmo sentido, por exemplo, aumentam concomitantemente, ou pode ser negativa, indicando sentidos opostos entre os eventos.

Nem toda associação estatística é uma associação causal. Para julgar uma associação estatística como sendo indicação de causalidade em epidemiologia, deve-se verificar se determinadas condições ou critérios foram atendidos. Embora esse tema seja controverso e haja muitas polêmicas sobre quais deveriam ser esses critérios, sintetizamos a proposição de Hill,[9] bastante utilizada, ainda que limitada.

- Força da associação: associações fortes apontam mais probabilidade de indicação causal que associações fracas.
- Consistência: observações repetidas de uma associação particular em populações diferentes sob a influência de circunstâncias distintas.
- Especificidade: uma causa leva a um efeito particular. Estabelecido nos marcos da teoria unicausal de determinação de doenças, esse critério tem sido muito questionado.
- Temporalidade: é necessário que a causa preceda ao efeito. Este critério é indiscutível.
- Gradiente biológico: existência de uma curva dose-resposta, ou seja, ao aumentar a

exposição, aumenta o efeito. Por exemplo, o aumento do consumo de cigarros (exposição) causa mais dano tecidual e, consequentemente, maior risco de câncer de pulmão.
- Plausibilidade biológica: as associações encontradas devem ser passíveis de explicação em termos dos conhecimentos disponíveis. Deve-se propugnar a questão relativa ao sentido da associação.
- Coerência: a interpretação de uma associação causal não deve se opor aos conhecimentos sobre os aspectos biológicos e a história natural da doença.
- Evidência experimental: existem ensaios clínicos randomizados e controlados? Para estudos etiológicos este princípio é quase que impraticável por razões éticas.
- Analogia: a associação é semelhante a outras já conhecidas?
- Reversibilidade: a remoção de um fator diminui os casos da doença.

Medidas de Frequência de Doenças

Para atingir os objetivos a que se propõe a epidemiologia, é necessário medir a frequência de doenças e condições de saúde na população. Uma das formas mais básicas para atingir esta finalidade consiste de aferir o número absoluto de determinados eventos, como o registro de alguma doença ou dos óbitos a ela associados. Por exemplo, para o ano 2012, foram estimados pelo Instituto Nacional do Câncer (Inca) 14.170 novos casos de câncer bucal no Brasil.[10]

Entretanto, o número absoluto pode representar indicações controversas quanto ao risco da doença, em função de variações na população sob risco, em outras palavras o denominador. O mesmo número de casos de uma determinada doença ou condição de saúde pode ter significado muito diferente para dois grupos distintos de população, como, por exemplo, duas cidades com distintos números de habitantes.

Nesse sentido, a análise de dados epidemiológicos raramente utiliza números absolutos, mas sim coeficientes, razões e proporções, a fim de tornar comparáveis as medidas de morbidade e mortalidade efetuadas. Ainda mais, a análise epidemiológica não raro requer a padronização de coeficientes para ajustar os valores observados em grupos de população apresentando composições diferentes quanto a características de interesse, como a distribuição por sexo e por idade. Razão é a divisão de um número por outro, varia de zero ao infinito. Proporção é um tipo de razão na qual o numerador está contido (é um subconjunto) no denominador. *Odds* é uma palavra inglesa que se refere a um quociente; é o número (ou probabilidade) de um evento dividido pelo número (ou probabilidade) da ausência deste evento. Taxa refere-se à velocidade instantânea de uma mudança por unidade de tempo, a unidade das taxas usadas em Epidemiologia é igual a 1/tempo, e estas podem variar de zero ao infinito.

No que diz respeito às medidas de morbidade, ou seja, da frequência com que as doenças se manifestam na população, a epidemiologia distingue a prevalência e a incidência. A primeira dessas medidas (prevalência) quantifica a proporção de indivíduos na população que apresenta a doença ou agravo em um determinado período e local.

Prevalência = número de casos da doença ou agravo/população em um determinado local e em determinado período

Gesser et al.,[11] por exemplo, investigando as condições de saúde bucal de uma amostra constituída de 286 jovens de 18 anos de idade, recém-alistados no exército brasileiro em Florianópolis, Santa Catarina, no ano 1999, encontraram sangramento pós-sondagem presente no momento do exame (em pelo menos um sextante) em 246 dos jovens, correspondendo a uma prevalência de sangramento gengival de 246/286 ou 0,86 (86%).

A segunda dessas medidas é a incidência, a qual pode ser aferida em termos da incidência acumulada (IAc) ou em termos da taxa de incidência (TxI), também chamada densidade de incidência. A incidência acumulada refere-se a uma estimativa da probabilidade ou risco que um indivíduo tem de desenvolver a doença durante um período específico. Esta medida assume que toda a população sob risco no início do período de estudo foi acompanhada por um determinado período. Por definição, toda a população sob observação não apresenta doença no início do período, e seus valores podem variar entre 0, indicando nenhum caso novo no período, a 1 (ou 100%), referencial hipotético relativo à aquisição da doença por toda a população no período. A população neste caso é fixa, e não pode ser acrescida de novos elementos durante o período de acompanhamento.[12]

IAc = número de casos novos durante um tempo específico/população sob risco no começo do período

Scheutz[13] exemplifica o uso desta medida em um estudo para a determinação do risco de desenvolver candidíase oral em 123 indivíduos HIV-positivos, acompanhados durante 3 anos. Todos os indivíduos apresentavam-se sem candidíase no início do acompanhamento. Ao final dos 3 anos de acompanhamento, foram diagnosticados 21 indivíduos com candidíase. Considerando-se que todos os sujeitos pesquisados mantiveram-se no estudo durante todo o tempo de acompanhamento, a incidência acumulada neste período foi calculada como 21/123 = 0,17 ou 17%. Neste caso, o risco estimado de desenvolver candidíase nesta população foi 17% em três anos.

Entretanto, existem situações nas quais a população exposta ao risco (o denominador) não é fixa (população aberta), pois pode-se entrar ou sair da observação por períodos variáveis. Mesmo que todos os indivíduos entrem no estudo no mesmo período de observação, o tempo de exposição de cada um pode não ser uniforme até o final do estudo por várias razões. Pode haver perda de informação, ocorrência de doença (o indivíduo passa para o numerador) ou morte. Cada indivíduo contribui com um particular tempo de exposição sem a doença e, portanto, o denominador passa a ser não mais o indivíduo, mas sim o tempo que cada indivíduo permaneceu em observação sem a doença. Por exemplo, 100 indivíduos em observação por um ano equivalem a 100 pessoas-ano, ou o mesmo que 200 indivíduos em observação por 6 meses. Ou seja, este conceito introduz a noção de pessoas-tempo de exposição que passa a ser o denominador.

TxI = número de casos novos durante um tempo específico/total pessoa-tempo de observação sem a doença

A prevalência e a incidência medem a frequência e distribuição de um evento particular, informando-nos a magnitude dos agravos à saúde da população. Permitem a comparação de situações de saúde em regiões diferentes, segundo características demográficas e sociais, e em períodos distintos, instruindo o planejamento em saúde.

Prevalência, incidência e tempo de observação são fatores inter-relacionados. A prevalência depende da taxa de incidência e da duração da doença. Se a incidência é baixa, mas os indivíduos afetados apresentam a condição por um longo período, a proporção da população que apresenta a doença em um ponto particular no tempo pode ser alta em comparação com a taxa de incidência. Por outro lado, se a taxa de incidência for alta, mas a duração da doença é breve, com recuperação rápida ou mesmo morte, a prevalência será baixa em relação à incidência. Assim, através dessas formas de mensuração, e em conjunto com a taxa de mortalidade, o coeficiente de letalidade, assim como outras medidas populacionais, contribui para caracterizar o perfil epidemiológico da doença, e avaliar sua gravidade, seu caráter crônico, suas manifestações agudas.

No início da epidemia de AIDS, quando a doença começou a ser reconhecida e diagnosticada, apesar da alta incidência, era baixa a prevalência, pois a doença era letal em período relativamente curto. Um exemplo inverso pode ser indicado por uma doença crônica, como diabetes, para a qual o longo curso da doença determina valores de incidência mais baixos que os de prevalência.[12]

Classificação dos Estudos Epidemiológicos

Os estudos epidemiológicos podem ser classificados segundo perspectivas diferentes, e nem sempre é possível estabelecer consenso quanto às formas de classificação. Uma primeira modalidade de classificação dos estudos epidemiológicos refere-se ao escopo de seus objetivos. A definição clara dos objetivos é condição fundamental para o planejamento de qualquer estudo. O tipo de estudo é consequência dos objetivos da pesquisa. Quando o pesquisador tem a intenção de apenas descrever o padrão da ocorrência de doenças em relação a variáveis ligadas à pessoa, ao tempo e ao lugar trata-se de um estudo **descritivo**. Quando são testadas hipóteses específicas de associação causal entre variáveis, diz-se que o estudo é **analítico**. Na intersecção entre esses dois tipos, diz-se que o estudo é **exploratório** quando a descrição é complementada pelo estudo de associações entre variáveis, porém de modo não dirigido à comprovação de hipóteses específicas.

Os estudos epidemiológicos são também classificados segundo seus aspectos metodológicos, com referência especial aos mecanismos utilizados para a coleta de dados e à forma de sua organização no tempo. A esse respeito, uma primeira distinção poderia ser estabelecida entre os **estudos experimentais**, ou **de intervenção**, e os **estudos observacionais**.

Os estudos experimentais distinguem-se dos estudos de observação pelo fato de o pesquisador intervir na população estudada, controlando algum efeito de exposição. Esses estudos buscam testar hipóteses causais sobre associações envolvendo intervenções de interesse, como o uso de medicamentos ou vacinas, técnicas ou métodos preventivos.[14] Dentre esses estudos, os assim chamados "ensaios clínicos randomizados" (ECR) configuram um dos mais fortes recursos para a produção de evidências em saúde, em geral, com repercussão inclusive nos meios jornalísticos.

Por sua vez, os estudos observacionais são aqueles em que o pesquisador não intervém, isto é, não introduz artificialmente um fator de exposição e apenas sistematiza os dados passíveis de aferição através da observação. São especialmente empregados quando se deseja conhecer a etiologia dos fenômenos. É importante sublinhar que tanto os estudos experimentais como os observacionais devem ser objeto de avaliação institucional criteriosa quanto aos preceitos éticos da pesquisa envolvendo seres humanos; uma vez que é fácil perceber que ambos podem envolver riscos para os sujeitos pesquisados.

Estudos randomizados são controlados, pois a alocação aleatória da intervenção em um grande número de indivíduos (amostra necessária) resulta em probabilidades estatisticamente iguais da frequência das características dos indivíduos nos grupos expostos a intervenção e controle (sem intervenção), como, por exemplo, sexo, idade, condição econômica, escolaridade, frequência e qualidade da escovação dentária, etc. Por oposição, quando isso não ocorre, diz-se que os estudos são **não controlados**. No âmbito dos estudos de intervenção, quando isto não ocorre, diz-se que o estudo não é randomizado, ou seja, é um **quase experimento**. Estas indicações podem ser sintetizadas na figura 1.1, baseadas na proposição de Grimes e Schulz.[15]

Quanto à forma de organização dos dados no tempo, os estudos podem ser classificados nas categorias **transversal** ou **longitudinal**. Os estudos transversais são aqueles que envolvem um recorte instantâneo no tempo. Por motivos de facilidade para a coleta de dados, tanto os fatores de exposição quanto os desfechos considerados são avaliados simultaneamente; e, portanto, exclui-se, na maioria das vezes, a possibilidade de estabelecer conexões temporais entre as dimensões estudadas. Os estudos transversais podem ser simples, quando envolvem um único recorte temporal, ou compostos por dois ou mais recortes sucessivos, modalidade também conhecida como "estudos de *panel*".

Já os estudos longitudinais, aqueles em que a coleta de dados considera sua organização ao longo do tempo, podem ser do tipo "retrospectivo" ou "prospectivo", dependendo do fluxo temporal considerado. Embora haja exceções importantes, pode-se afirmar que, em geral, os estudos de coorte são prospectivos; isto é, os dados de uma determinada coorte de população são coletados no decorrer do tempo; enquanto os estudos caso-controle são retrospectivos; isto é, uma vez diferenciados os sujeitos integrados ao grupo caso (com o desfecho) e ao grupo-controle (sem o desfecho), trata-se de coletar informações pretéritas sobre os possíveis fatores de exposição a que ambos tenham se submetido no passado. Quanto aos estudos experimentais, é fácil perceber que eles devem ser longitudinais prospectivos, pois a intervenção não pode ser feita antes da coleta de dados, e é necessário esperar o tempo programado para que seus efeitos sejam notados.

Medidas de associação

Muitos estudos epidemiológicos têm por objetivo avaliar a associação entre a exposição

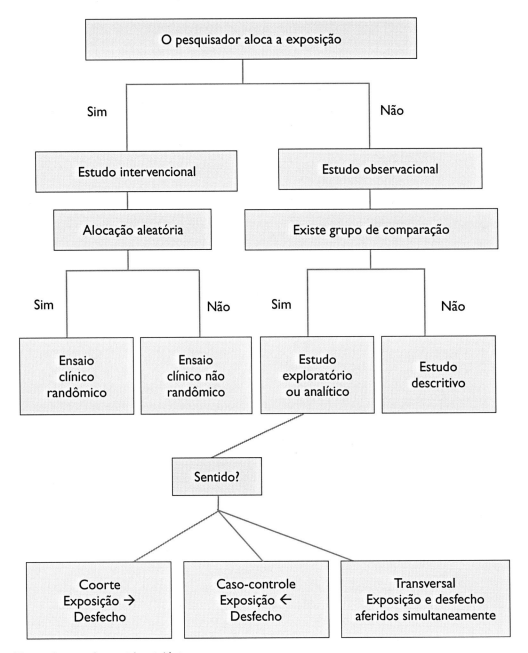

Fig. 1.1 — Tipos de estudos epidemiológicos.

(fatores de risco ou proteção) e um desfecho em particular. Para tanto, são utilizadas medidas de associação que podem ser expressas de formas diferentes. Em se tratando de variáveis categóricas, as tabelas de contingência constituem recurso viável para o cálculo destas medidas. Em sua forma mais simples, as tabelas de contingência (que classificam os contingentes de população, segundo características da exposição e do efeito considerado) têm duas linhas e duas colunas, e são referidas como tabelas do tipo 2 X 2.

Como mostra a tabela 1.1, a categoria a representa o número de indivíduos expostos e doentes; b representa o número de indivíduos expostos e não doentes; c é o número de indivíduos não expostos e que são doentes e, por último, d indica os indivíduos não expostos e não doentes. Além desses valores, a tabela apresenta os totais parciais em cada linha ou coluna:

$a + b$ = total de indivíduos expostos;
$c + d$ = total de indivíduos não expostos;
$a + c$ = total de indivíduos doentes; e
$b + d$ = total de indivíduos não doentes.

Tabela 1.1 – Forma das tabelas de contingência para a apresentação de dados epidemiológicos.

Exposição ao fator	Agravo SIM	Agravo NÃO	Total
Sim	a	b	a + b
Não	c	d	c + d
Total	a + c	b + d	N

Coorte, Ensaios Clínicos e transversais: a/(a + b) > c/(c + d)?
Estudos caso-controle: a/(a + c) > b/(b + d)?

Com base nos dados de tabelas de contingência, é possível calcular diferentes medidas de associação entre as variáveis relativas às medidas de exposição e de doença. O *Risco Relativo (RR)* indica o risco da doença entre os expostos em relação ao risco de doença entre os indivíduos não expostos. Sua expressão aritmética é expressa pela fórmula:

RR = Ie/Io

em que

Ie (incidência da doença nos expostos) = a/(a+b); e
Io (Incidência da doença nos não expostos) = c/(c+d)

Valores de RR mais altos que 1 são obtidos quando a incidência nos expostos for maior que a incidência nos não expostos, sugerindo que a exposição é um fator de risco. Valores de RR mais baixos que 1 são obtidos quando a incidência nos expostos for menor que nos não expostos indicando que a exposição é um fator de proteção. De modo complementar, quando RR for igual a 1, a incidência nos expostos será igual à incidência nos não expostos, indicando inexistência de associação entre a doença e a exposição. Para a resolução de testes de hipóteses, a bioestatística fornece recursos diferentes, como o teste exato de Fisher, o teste de qui-quadrado e a estimação de intervalos de confiança, que são as modalidades de análise mais usuais para aplicação em tabelas de contingência.

Os mesmos elementos usados no cálculo do *Risco Relativo* podem ser rearranjados para estimar outras grandezas de interesse epidemiológico, especificamente dirigidas à quantificação de quanto do risco pode ser atribuído à exposição considerada. O *Risco Atribuível* (RA) refere-se à proporção da doença entre os expostos que pode ser considerada relacionada à exposição. Desse modo, RA indica a carga de doença em uma população exposta que pode ser prevenida pela eliminação da exposição, e a fórmula para seu cálculo pode ser dada pela expressão:

RA% = [(Ie – Io)/Ie] X 100, expresso em porcentagem; ou

RA = Ie – Io expresso em valores absolutos.

O *Risco Atribuível Populacional* (RAP) mede o excesso da taxa de doença na população que é atribuível à exposição:

RAP = [(Ip – Io) / Ip] X 100, sendo

Ip = incidência na população = (a+c)/N[12,16]

Como o cálculo das medidas de incidência requer a organização dos dados no tempo, as medidas de risco, isto é *Risco Relativo, Risco Atribuível* e *Risco Atribuível Populacional*, são estimadas, de maneira geral, apenas estudos longitudinais prospectivos, ou seja, em experimentos e em estudos de coorte.

Por exemplo, em um estudo de coorte de saúde bucal foi avaliado o Risco Atribuível Populacional de condições de desenvolvimento infantil precoce (déficit na relação altura para idade aos 12 meses de idade e cárie dentária na dentição decídua aos 6 anos de idade) para a ocorrência de cárie dentária na dentição permanente aos 12 anos de idade. O risco atribuível populacional para a ocorrência de cárie aos 12 anos de idade foi 3,1% para o déficit da altura para idade e 64,9% para cárie na dentição decídua. Isso significa que se fosse possível eliminar os fatores de risco mencionados, teríamos redução da ocorrência de cárie na população de 12 anos de idade 3,1 e 64,9% respectivamente.[17]

Há outra medida de associação que pode ser usada em estudos transversais e de caso-controle: a razão de chances ou o *Odds Ratio* (OR), cuja expressão matemática é a seguinte:
OR = (a/c) / (b/d) = ad/bc

Odds é uma palavra de língua inglesa que significa a razão da probabilidade de ocorrência de um evento sobre a probabilidade de não ocorrência do mesmo. Por exemplo, se 70% dos que fumam desenvolvessem doença periodontal, 30% não desenvolvessem; o *odds* entre fumantes para a ocorrência de doença periodontal seria 70/30 ou 2,3. Esta medida indica que a chance de desenvolver doença periodontal seria 2,3 vezes maior entre fumantes do que entre não fumantes.

Para estudos transversais, além do *Odds Ratio* ainda é possível o cálculo da *Razão de Prevalências* (RP), comparando a medida de prevalência obtida para os dois grupos, com e sem exposição. É importante lembrar que em estudos transversais onde o desfecho (variável dependente) é relativamente pouco frequente (até próximo de 15%) as estimativas de OR equivalem às de RP; entretanto, quando o desfecho é mais prevalente, o OR tende a superestimar a RP.[18] O quadro 1.1 sintetiza, para cada tipo de estudo epidemiológico, as medidas de associação entre variáveis categóricas, cujo cálculo pode ser feito através dos dados consignados em tabelas de contingência. Esta síntese tem caráter apenas introdutório, e é importante indicar que modalidades diferentes mais complexas de análise são derivadas para finalidades específicas, por exemplo, quando é preciso considerar o efeito simultâneo de dois ou mais fatores de exposição sobre um mesmo desfecho (análise multivariada), ou quando os fatores de interesse não estiverem sendo aferidos de modo categórico, e sim quantitativo (análise paramétrica).

Estudos Observacionais

Os estudos de observação podem ser descritivos, exploratórios ou analíticos. Estudos descritivos são importantes no campo da saúde coletiva, para administradores e planejadores de políticas de saúde, pois permitem reconhecer quais grupos da população são mais ou menos afetados pelos agravos à saúde, e possibilitam instruir a alocação de recursos. Estudos descritivos utilizam informações coletadas rotineiramente, como dados censitários, registros de estatísticas vitais (como nascimento e óbitos), dados provenientes de serviços ou informações coletadas especificamente para o reconhecimento da distribuição de determinada doença ou condição de saúde. Usualmente, é um primeiro passo para a elucidação de determinantes e fatores de risco e prevenção.[12]

Grimes e Schulz[19] compararam estudos descritivos às reportagens jornalísticas, e identificaram cinco questões a que esses estudos devem se dirigir:

1. Quem? Quais são as características dos indivíduos ou população pesquisada, como renda, escolaridade, sexo, idade e outras.
2. O quê? Qual é a condição estudada? Necessidade de clara definição de caso, das formas de diagnóstico e de sua medida.
3. Por quê? Os estudos descritivos devem fornecer pistas sobre as causas que poderão ser elucidadas em futuras pesquisas com desenho mais apropriado.
4. Quando? Os aspectos temporais indicam informações e pistas sobre o evento em

Quadro 1.1 – Tipo de estudo epidemiológico, forma de análise e medidas de associação empregadas.

Tipo de Estudo	Forma de Análise	Medida de Associação
Ensaio clínico randômico	Incidência do desfecho nos expostos/Incidência do desfecho nos não expostos.	RR
Coorte	Incidência do desfecho nos expostos/Incidência do desfecho nos não expostos.	RR
Caso-controle	Chance de expostos nos casos/Chance de expostos nos controles.	OR
Transversal	Prevalência do agravo nos expostos/Prevalência do agravo nos não expostos.	OR ou RP

questão. Houve variação sazonal ou cíclica? Houve tendência de aumento, diminuição ou caráter estacionário da distribuição da doença em questão?
5. Onde? Como ocorre a distribuição do evento segundo as regiões de um país, estado ou cidade?

Exemplificando a aferição de tendências em estudos descritivos, Antunes et al.[20] caracterizaram como sendo estacionária a mortalidade por câncer de boca em ambos os gêneros no município de São Paulo no período 1980-1998 (Fig. 1.2).

Relatos de casos ou de séries de casos

Um tipo de estudo epidemiológico descritivo bastante simples diz respeito ao relato de um ou mais casos, ou mesmo de uma série de casos. Como indicado pelo nome, é a descrição detalhada de um determinado número de manifestações da doença, relatando em profundidade as características de interesse que podem sugerir hipóteses etiológicas e representar uma interface importante entre a clínica e a epidemiologia.[12]

Um exemplo de valor histórico para a saúde bucal pode ser fornecido pela curiosidade de Frederick McKay, um cirurgião-dentista de Colorado Springs, nos EUA, que relatou casos de pacientes portadores de esmalte dentário com manchas mosqueadas (*mottled enamel*), no início do século XX. O registro de suas observações contribuiu para a posterior realização da pesquisa epidemiológica que elucidaria a relação entre flúor, fluorose e cárie dentárias; a qual foi conduzida por Henry Trendley Dean.[21]

Estudos ecológicos

Estudos ecológicos, estudos de dados agregados ou estudos de correlação georreferenciada são aqueles que utilizam medidas aferidas para grupos de população e não para indivíduos. Como exemplo de estudo ecológico, Screeby[22] mostrou uma forte correlação entre o índice CPO-D médio aos 12 anos de idade e o fornecimento de açúcar em 47 países. Tanto o fator de exposição (açúcar) quanto o desfecho (cárie) foram medidos em termos do agregado populacional relativo aos países estudados (Fig. 1.3).

Nos estudos ecológicos, a descrição e a análise são referidas à média de exposição e à prevalência ou à taxa de doença nas unidades geopolíticas consideradas.[23] A título de exemplo de aplicação geográfica em estudos ecológicos de cunho analítico, Antunes et al.[24] investigaram a associação entre cárie dentária e necessidades de tratamento odontológico de estudantes de 5 e 12 anos de idade com níveis de desenvolvimento social de cada um dos distritos da cidade de São Paulo, e indicaram níveis diferenciais de risco de desenvolvimento da doença. A figura 1.4 indica que os índices de cáries mais baixos foram aferidos na porção

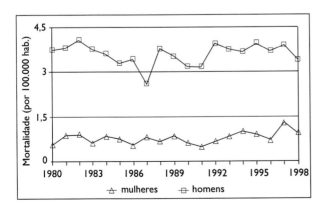

Fig. 1.2 – Série temporal das taxas de mortalidade por câncer de boca no município de São Paulo no período 1980-1998 padronizadas por idade, segundo o gênero. Fonte: Antunes et al.[20]

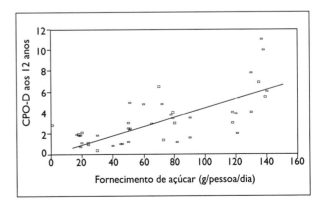

Fig. 1.3 – Índice CPO-D médio de crianças de 12 anos de idade, segundo o fornecimento de açúcar em 47 países. Fonte: Screeby.[22]

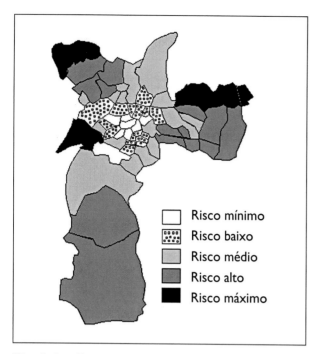

Fig. 1.4 – Estimativa de risco de cárie dentária em estudantes de 5 e 12 anos de idade nos distritos de São Paulo, 1996. Fonte: Antunes et al.[24]

central da cidade, enquanto as áreas mais afastadas e empobrecidas da periferia da cidade apresentaram indicadores progressivamente mais altos de risco de agravo.

Os estudos ecológicos apresentam algumas importantes vantagens sobre os estudos de base individual. Muitas vezes, deseja-se justamente explicar os efeitos contextuais sobre a prevalência de doença; muitas vezes, há limitações de medidas individuais para permitir outros recortes analíticos. Além disso, estudos de dados agregados apresentam custo mais baixo, simplicidade analítica, e são de fácil condução do ponto de vista ético. Finalmente, existem exposições que só podem ser aferidas na população sem correspondência no nível individual, por exemplo, o Índice de Desenvolvimento Humano de uma região ou município.

A principal limitação do estudo ecológico refere-se à impossibilidade de se inferir para o nível individual os resultados obtidos em nível populacional (falácia ecológica). Entretanto, esta limitação não é inerente às características deste tipo de estudo, decorre na maior parte das vezes de equívocos do pesquisador ao planejar e devolver um estudo ecológico com finalidade de estabelecer risco individual ou de inter-pretação de leitores não familiarizados. Outro problema diz respeito à dificuldade de controlar o possível efeito de confusão de fatores não modelados no nível de agregação do estudo.[12] Entretanto, Morgenstern[23] chama atenção para o fato de que estas características não desqualificam esse tipo de estudo, mas apenas configuram limites para sua aplicabilidade, sendo os estudos ecológicos extremamente úteis para a avaliação de políticas, programas e intervenções em saúde.

Estudos de séries temporais

Os estudos de séries temporais configuram uma modalidade singular dos estudos de dados agregados, na qual a agregação é efetuada não em diferentes contextos geográficos em um único período de referência, mas em uma única região geográfica de referência e em períodos distintos.

A análise de séries temporais procura identificar padrões de regularidade na variação das grandezas estudadas. Em estudos epidemiológicos, à procura desses padrões de regularidade, dirige-se a três campos preferenciais: primeiro, o da progressão temporal, envolvendo o entendimento das formas de variação temporal das medidas de interesse; segundo, o das variações concomitantes a outras características populacionais de interesse, envolvendo as análises de regressão entre essas variáveis; terceiro, o da previsão do comportamento futuro mais imediato destas variáveis.

No que se refere à dimensão temporal, o que se busca reconhecer são os movimentos de tendência (global ou parcial) da evolução da série; de variações cíclicas; de variações sazonais e aleatórias. Por "tendência" entende-se a parte da série temporal que acusa um movimento regular com formato diverso, porém persistente em alguma direção, seja a ascensão, o declínio ou o caráter estacionário dos valores. As componentes de variação cíclica e sazonal identificam movimentos relativamente regulares em torno da tendência delineada, diferenciados pela ordem de grandeza da amplitude de frequência da oscilação; enquanto os movimentos cíclicos configuram-se ao longo dos anos, os movimentos sazonais são têm frequência de menor escala, é em geral associado às estações do ano, e pode ser aferido em meses ou semanas. A componente aleatória reflete as perturbações causadas por fatores que não se repetem com regularidade. Todas essas componentes são passíveis de reconhecimento e quantificação por parte das metodologias de análise estatística modernas, e a figura 1.2 exemplifica a apresentação de séries temporais com tendência estacionária, ausência de variação cíclica e presença de variação aleatória.

No que se refere à correlação entre a série temporal modelada e outras variáveis organizadas cronologicamente, busca-se verificar se as hipóteses aventadas (para explicar, p. ex., o aumento ou a diminuição nas taxas de mortalidade por uma doença específica) correspondem às variações concomitantes em outras características populacionais de interesse. E no que se refere à análise de previsão, trata-se de obter, com base na progressão dos valores consignados, a melhor estimativa de seu comportamento num futuro próximo, com o intuito de propiciar o dimensionamento de serviços, a programação de metas para a intervenção dos agentes institucionais de saúde e o direcionamento dos esforços coletivos.[25]

Estudos de vigilância em saúde

No Brasil, o documento legal que regulamentou o Sistema Único de Saúde definiu o conceito de vigilância epidemiológica como um conjunto de ações que proporciona o conhecimento, a detecção ou prevenção de qualquer mudança nos fatores determinantes e condicionantes da saúde individual ou coletiva com a finalidade de adotar as medidas de prevenção e controle das doenças ou agravos. Nesse sentido, pode-se considerar a vigilância dos teores de flúor nas águas de abastecimento público como um exemplo de área de aplicação para os estudos de vigilância em saúde, um tipo de estudo descritivo muito importante na área de saúde bucal.

Os principais usos desse tipo de estudos descritivos são a análise de tendências e o monitoramento contínuo das condições de saúde das populações, para o planejamento de serviços e o estabelecimento de pistas sobre causas de doenças e/ou condições de saúde.[19]

Como exemplo de aplicação deste tipo de estudo tem-se o estudo de Panizzi & Peres,[26] que avaliaram a efetividade de uma série de iniciativas políticas desenvolvidas pela Secretaria Municipal de Saúde da cidade catarinense de Chapecó, com o intuito de aperfeiçoar o sistema de fluoretação das águas de abastecimento público do município, a cargo de companhia estadual. A qualidade da fluoretação de águas vinha sendo acompanhada pela Secretaria Municipal de Saúde e apresentava problemas frequentes como sub e superdosagem. Apesar de tratativas junto à companhia estadual de abastecimento, os problemas continuavam. As autoridades de saúde do município implantaram um sistema municipal de heterocontrole dos teores de flúor nas águas de abastecimento, realizaram debates públicos sobre o tema e recorreram ao Ministério Público, uma vez que a fluoretação das águas de abastecimento público é lei estadual desde o final dos anos 1950. A figura 1.5 apresenta a distribuição das médias mensais da concentração de fluoretos na rede de abastecimento da cidade antes e depois da intervenção municipal. Na figura 1.6, verifica-se a proporção de amostras de água avaliadas pelo sistema municipal, segundo diferentes critérios, antes e depois da intervenção. Nota-se, independentemente do critério adotado, aumento na proporção de amostras com teores de flúor considerados adequados para o município após a intervenção, o que sugere a efetividade da mesma.

Em meados de 2012, o periódico de acesso aberto Cadernos de Saúde Pública (www.scielo.br) publicou um suplemento especificamente dedicado à Vigilância à Saúde Bucal no Brasil evidenciando diferentes possibilidades de investigações utilizando os sistemas de vigilância à saúde no Brasil, como o sistema de Vigilância de Fatores de Risco e Proteção para Doenças Crônicas por Inquérito Telefônico (VIGITEL), a Pesquisa Nacional de Saúde do Escolar (PeNSE) e o Estudo sobre Vigilância de Violências e Acidentes (VIVA).[27]

Estudos transversais

Estudos transversais, também denominados estudos seccionais, são pesquisas epidemiológicas cujo objetivo é descrever as condições de saúde de uma dada população em determinada área e tempo, sem incluir o estudo da etio-

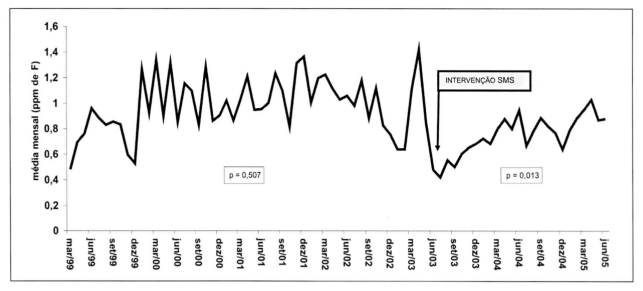

Fig. 1.5 – Média mensal (em ppm de F) dos 10 pontos de coleta da água de abastecimento público no município de Chapecó – SC – no período de março de 1999 a junho de 2005 (n = 989).[26]

logia de determinado evento. Esta definição é válida mesmo quando, não raro, esses estudos aplicam-se ao objetivo de testar associações entre a distribuição de algum desfecho em saúde e fatores de exposição, e os estudos transversais têm cunho exploratório ou analítico, e não são apenas descritivos.

Sua denominação – "estudo transversal" – deriva exatamente do fato de ambas as informações (desfecho e exposição) serem coletadas em um mesmo ponto no tempo. Quando têm por objetivo descrever a doença em determinado local, esses estudos são referidos como levantamentos epidemiológicos, *encuestas* ou *surveys*, um tipo de pesquisa bastante frequente em saúde bucal. Aspectos mais detalhados acerca da metodologia destes estudos são contemplados no capítulo 2.

Os estudos transversais podem ser classificados como de cunho analítico quando se deseja testar associações de interesse, mesmo que essa associação não seja buscada de modo organizado no tempo. A título de exemplo, o estudo de Peres et al.[28] buscou avaliar a associação entre doença periodontal e características sociodemográficas de adultos brasileiros, em particular testar a hipótese de que a doença periodontal ocorre com mais frequência em adultos autorreferidos como reptos e pardos. Construída com base em seus dados, a tabela 1.2 indica que adultos autorreferidos como pre-

tos, homens, com nível de escolaridade e renda mais baixo apresentam nível de prevalências de doenças periodontal mais altos do que brancos, mulheres e indivíduos com nível de escolaridade e renda mais alto. Estudos transversais, mesmo os de cunho analítico, são relativamente simples de execução, de baixo custo, rápidos, não demandam o acompanhamento das pessoas ao longo do tempo e são úteis para a avaliação e o planejamento de serviços.

Como principal restrição à aplicação dos estudos transversais, deve-se considerar, na maior parte das vezes, a impossibilidade de se estabelecerem os nexos temporais necessários para a comprovação de hipóteses envolvendo causas e efeitos, uma vez que ambos são coletados em um mesmo momento. Além disso, a informação relativa à exposição atual pode ser substancialmente diferente da exposição passada, e esse fator pode ser particularmente relevante quando se investigam doenças crônicas. Outras limitações dizem respeito à possibilidade de subestimação das associações avaliadas, em virtude da ausência de dados sobre os indivíduos que foram a óbito ou que, tendo sido curados, eventualmente deixaram de ser considerados no estudo. Por último, é importante frisar que esses estudos não permitem o cálculo de incidências e, portanto, do risco relativo. Entretanto, é possível estimar risco através de outras medidas de associação como o *Odds Ratio* e a *Razão de Prevalência*.[12,14]

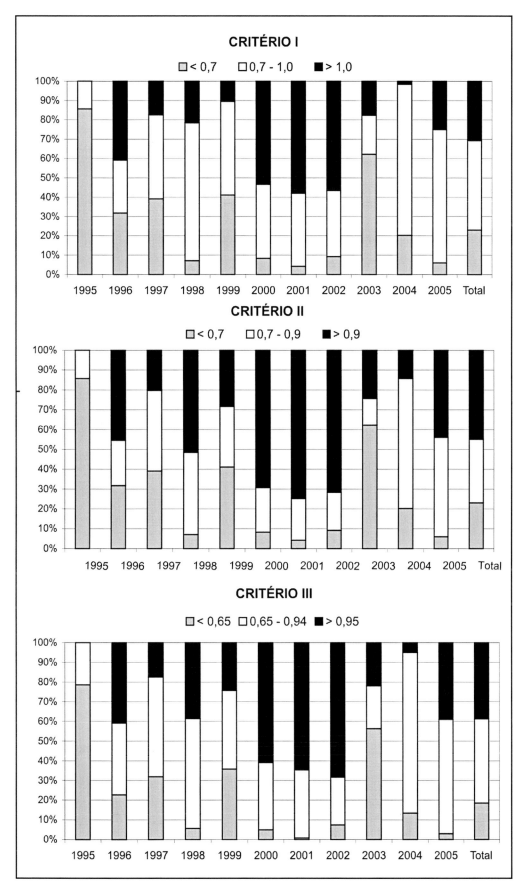

Fig. 1.6 – Proporção de amostras de água consideradas adequadas, segundo a concentração de flúor (ppm) (critérios I, II e III) nos períodos anterior e posterior à intervenção municipal. Chapecó, Santa Catarina, Brasil, 1995 a 2005.

Tabela 1.2 – Prevalência e associação entre doença periodontal e características sociodemográficas de adultos de 35-44 anos de idade. Brasil, 2003 (n = 11.342).[28]

Variáveis	Prevalência (%)	IC 95%	OR ajustada IC 95%
Cor da pele			
Branca	7,2	5,7;8,8	1,0
Parda	10,1	8,4;11,9	1,5 (1,2;1,8)
Negra	11,8	8,8;14,9	1,6 (1,2;2,1)
Sexo			
Feminino	7,9	6,6;9,2	1,0
Masculino	11,1	9,3;12,9	1,,5 (1,2;1,7)
Faixa etária			
35-39 anos	7,8	6,5;9,1	1,0
40-44 anos	10,5	8,9;12,1	1,4 (1,2;1,6)
Escolaridade (anos)			
≥ 12	5,1	3,6;6,5	1,0
9-11	7,1	5,7;8,6	1,3 (1,0;1,8)
5-8	9,5	7,7;11,3	1,6 (1,2;2,1)
≤ 4	10,5	8,8;12,2	1,5 (1,1;2,1)
Renda per capita (reais)			
≥ 200	6,0	4,6;7,4	1,0
101-199	8,5	6,8;10,2	1,3 (1,1;1,7)
51-100	10,6	8,7;12,6	1,7 (1,3;2,1)
≤ 50	10,8	8,8-12,8	1,7 (1,3;2,1)

Para superar, ao menos em parte, estes problemas, estratégias diferentes podem ser adotadas. Uma delas consiste da realização de dois ou mais recortes transversais sucessivos, configurando os assim chamados "estudos de *panel*". Marcenes et al.[28] realizaram um estudo desse tipo, para avaliar o impacto da mudança de critério diagnóstico da cárie dentária sobre o processo de declínio nos indicadores do agravo. Para esse fim, agregaram dados relativos a dois recortes transversais envolvendo o exame bucal de crianças de 12 e 13 anos de idade, em uma mesma escola de Florianópolis, Santa Catarina, o primeiro realizado em 1971, o segundo em 1997. Os índices de cáries (CPO-D) observados nesses anos foram, respectivamente, 9,2 e 3,0. Entretanto, quando refizeram a medida para o período mais recente, utilizando o mesmo critério diagnóstico empregado no passado, obtiveram o valor 6,2. Através desse esquema de análise, os autores puderam indicar quantitativamente que, embora o declínio na experiência de cáries tenha sido efetivo, ao menos em parte ele deveria ser atribuído à mudança de critério diagnóstico da doença, em uma valiosa indicação para os estudos comparando os resultados de levantamentos realizados em períodos diferentes. Estudos repetidos com as mesmas características vêm sendo realizados desde então, como pode ser visualizado na figura 1.7.[29]

Outra possibilidade para abranger algum controle sobre a ordem temporal das variáveis em estudos transversais pode envolver o delineamento de estudos com desenho metodológico misto. Peres et al.[30] conduziram um estudo transversal aninhado em um estudo de coorte, relativo ao acompanhamento de nascidos vivos na cidade de Pelotas, RS, em 1993, a fim identificar a ocorrência e extensão da cárie dentária aos 12 anos de idade para diferentes formas extensão de cárie na dentição decídua aos 6 anos de idade. Apesar de ser um estudo transversal, ao se utilizarem dados de exposição provenientes de um estudo de acompanhamento longitudinal e prospectivo, boa parte dos problemas

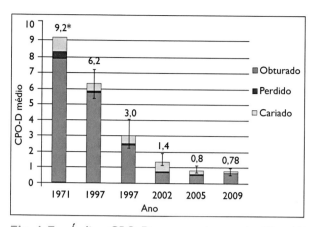

Fig. 1.7 – Índice CPO-D em estudantes de 12 e 13 anos de idade de Florianópolis, Santa Catarina, período 1971-2009.[29]

*Informação indisponível: 9,2 em 1971 pelo Critério diagnóstico de Klein and Palmer (1938); 6,2 em 1997 pelo Critério diagnóstico da OMS (1987); 3,0 em 1997 e demais medidas pelo Critério diagnóstico da OMS (1997).

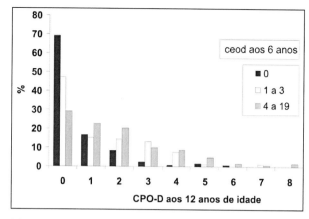

Fig. 1.8 – Associação entre cárie na dentição decídua (ceod) aos 6 anos de idade e cárie na dentição permanente (CPO-D) aos 12 anos de idade.[30]

mencionados pôde ser contornada. A figura 1.8 apresenta dados relativos à associação entre o índice de cárie na dentição decídua (ceod) aos 6 anos de idade, e o índice de cárie na dentição permanente (CPO-D) aos 12 anos de idade.

Estudos caso-controle

Estudos caso-controle referem-se a uma modalidade de observação longitudinal, que se inicia com a seleção de um grupo de indivíduos portadores da doença ou condição de saúde que se pretende estudar (casos) e de um ou mais grupos (controle), constituído(s) de indivíduos que se sabe não portarem o mesmo desfecho de saúde, e que são provenientes da mesma base populacional de origem dos casos.

Do ponto de vista lógico, o estudo inicia-se pela manifestação dos desfechos, para se investigar o efeito diferencial de diferentes fatores causais a que ambos os grupos estiveram expostos no passado; nesse sentido, diz-se que os estudos caso-controle são retrospectivos.

O ponto-chave dos estudos caso-controle é a seleção do grupo-controle. A definição de base populacional é fundamental para esse tipo de estudo, e determinará a população da qual a amostra de controles deve ser obtida.[31] Há diferentes estratégias para a seleção de controles, cada qual com vantagens e desvantagens, do ponto de vista operacional e de consequências para a inferência dos resultados. De modo geral, indica-se que os controles podem ser selecionados a partir da população em geral (estudos de base populacional), a partir de vizinhos, familiares ou acompanhantes ao serviço de saúde no qual os casos foram atendidos, e controles hospitalares, arregimentados na mesma unidade de saúde.

Os controles devem ser semelhantes aos casos na maioria de suas características, para que a comparação do efeito diferencial dos fatores de exposição possa ser referida à sua diferença fundamental, a de portarem ou não a doença ou condição de saúde investigada. Quando se controla uma ou mais características de exposição para a alocação de sujeitos de pesquisa no grupo-controle, diz-se que o estudo é pareado; de modo complementar, quando esse controle não é efetuado no momento da seleção, diz-se que o estudo é do tipo não pareado.

Há duas estratégias para proceder a esse pareamento. Pode-se efetuá-lo garantindo que ambos os grupos tenham proporções equivalentes de pessoas com as mesmas características de exposição. Quando se procede dessa maneira, diz-se que o estudo é pareado por frequência; e ele deverá ter a mesma porcentagem de homens e de mulheres, de fumantes e não fumantes, nos exemplos de ter sido efetuado pareamento por frequência por sexo e hábito de fumar. Uma alternativa correspondendo a uma forma mais estrita de pareamento corresponde à seleção de controles garantindo-se a correspondência exata entre os indivíduos de ambos os grupos. Nesse caso, diz-se que o estudo foi individualmente pareado, e cada caso corresponderá exatamente a cada controle, no que diz respeito a sexo e hábito de fumar, se as mesmas variáveis são selecionadas para o pareamento. Para facilitar o pareamento individual por idade, é usual considerar pares as pessoas cujas idades diferem em mais ou menos 5 anos.

É importante frisar que a diferença entre os grupos caso e controle reside na medida de desfecho, e não na medida de exposição, pois essa terminologia pode provocar alguma confusão em pessoas pouco familiarizadas com a epidemiologia. Estudos experimentais também envolvem a composição de grupos-controle para comparação com grupos experimentais, cuja diferença reside no fator de exposição que foi controlado pelo investigador. Nesse sentido, embora sejam referidos pelo mesmo nome, os conceitos de grupo-controle têm significados distintos quando se tratam de estudos experimentais ou de estudos caso-controle.

A definição de caso é particularmente importante para os estudos caso-controle, pois, muitas vezes, a doença é baseada em critérios subjetivos. Por exemplo, se a doença em questão for diagnosticada na sua forma leve, podem ser incluídos não casos; por oposição, as formas graves podem excluir casos já curados ou as pessoas que já morreram.

Toporcov et al.[32] desenvolveram estudo caso-controle de base hospitalar, a fim de investigar o efeito diferencial de alimentos comuns na dieta do brasileiro como fator de risco de câncer de boca (Tabela 1.3). Os autores identificaram a associação entre a doença e a frequência mais alta de consumo de alimentos ricos em gordura animal ou saturada, como carne de porco, sopa, queijo, bacon e frituras; enquanto o consumo frequente de manteiga ou margarina não cozida, como aditivo para pães e bolachas (fonte de vitamina A), constituiu-se em fator de proteção. Para que o efeito da alimentação pudesse ser apreciado, a observação controlou características como sexo, idade, renda familiar, tabagismo e uso de prótese dentária, usando pareamento de casos e controles.

Assim como os estudos transversais, estudos caso-controle também fornecem facilidades operacionais, como baixo custo; a possibilidade de serem rapidamente realizados; o estudo simultâneo de vários fatores de risco. Além disso, são especialmente úteis para o estudo de etiologia de doenças raras e sua aplicação não depende do acompanhamento prospectivo dos participantes.

Quanto a problemas ou dificuldades relativas a esse tipo de estudo, refere-se à dificuldade de seleção adequada do grupo-controle. Para assegurar a comparabilidade dos grupos, recorre-se a técnicas de restrição, estratificação, pareamento ou ajuste na análise estatística. Um dos principais problemas dos estudos de caso-controle é o denominado viés de memória, ou seja, como os dados de exposição em geral são coletados por meio de entrevistas ou questionários, há o risco de falhas de lembrança, em particular no grupo de controles (não doentes), o que gera viés (*recall bias*). Além disso, é importante lembrar que os estudos caso-controle não se prestam à medida de incidência, e que a medida utilizada para estimar a associação entre desfecho e fatores de exposição é a razão de chances ou *Odds Ratio*.

Tabela 1.3 – Associação entre tipo de alimentos e câncer bucal. Estudo caso-controle.[32]

Categorias	Frequência	OR* (IC 95%)
Carne de porco	≥ 1 x semana	3,9 (1,2-12,0)
Sopa	≥ 2 x semana	4,6 (1,3-16,8)
Queijo	≥ 1 x semana	6,8 (1,7-28,0)
Bacon,* frituras	≥ 2 x semana e ≥ 4 x semana	22,2 (2,9-170,7)
Manteiga-margarina	≥ 7 x semana	0,1 (0,0-0,6)

*Controlado por sexo, idade, tabagismo (estado atual e tempo de duração) e uso de prótese dentária, e ajustado por renda familiar e demais categorias alimentares incluídas no modelo.

Estudos de coorte

Estudos de coorte referem-se a uma modalidade de observação longitudinal, cujo objetivo central é medir a incidência de determinada doença ou condição de saúde, incluindo, em geral, a perspectiva de comparar níveis de incidência entre grupos com condição diferente no que diz respeito aos fatores de exposição de interesse. A palavra coorte tem origem militar e histórica, tendo sido originalmente aplicada aos destacamentos com cerca de 300 a 600 soldados, que conformavam as legiões do exército do antigo Império Romano.[15] Esta analogia é útil, pois sugere que uma coorte consiste de um grupo de pessoas que apresentam alguma característica em comum. Por exemplo, em uma coorte de nascidos vivos, todos os sujeitos de pesquisa têm em comum o período de nascimento.

Nos estudos de coorte, parte-se da exposição, os indivíduos são saudáveis no início e são acompanhados prospectivamente ao longo do tempo, para o registro do desfecho. Em determinado momento, mede-se a incidência de doença nos expostos e nos não expostos, possibilitando o cálculo do risco relativo. Esta forma de organização dos dados implica que, de modo geral, os estudos de coorte sejam prospectivos. Entretanto, é possível a consolidação de dados *a posteriori*, para a configuração de coortes retrospectivas, o que significa que a regra indicada (estudos de coorte são prospectivos) admite exceções importantes. Como exemplo de pesquisa de coorte retrospectiva em saúde bucal, realizado no Brasil, indica-se o estudo de Sousa et al.,[33] que acompanhou 660 crianças de 8 anos de idade durante 2 anos, e que confirmou a efetividade dos enxaguatórios bucais com flúor para reduzir a incidência de cáries, mesmo num contexto servido por dentifrício e água fluorada em níveis considerados ótimos.

Os estudos de coorte apresentam inúmeras vantagens. A qualidade dos dados produzidos pode ser considerada excelente, pois o risco de viés de memória é pequeno. A ordem cronológica entre exposição e desfecho é claramente identificada. Além disso, uma mesma base de dados pode ser empregada para o estudo de desfechos diferentes.

Apresenta como desvantagens sua maior dificuldade operacional; seu custo, necessariamente mais alto que o de estudos transversais e de estudos caso-controle; a necessidade de acompanhar um número relativamente alto de sujeitos de pesquisa por muito tempo, às vezes décadas. Além disso, os estudos de coorte são praticamente inviáveis para doenças raras ou condições de saúde pouco frequentes, pois o acompanhamento de uma amostra muito grande aumenta em demasia a complexidade operacional do estudo. Outro possível fator de restrição aos estudos de coorte diz respeito ao fato de, como os desfechos ocorrem depois de conhecidos os níveis de exposição, é possível haver interferência deste conhecimento no diagnóstico. Variações relativas aos fatores de exposição no decorrer do acompanhamento, bem como mudanças de critério diagnóstico também podem prejudicar o desempenho de estudos de coorte.

Um coorte de 449 adultos de 50 anos de idade, na Suécia, foi acompanhado por 10 anos, de 1988 a 1998, com a finalidade de descrever a incidência de periodontite com perda óssea e avaliar seus fatores de risco. Ao fim do acompanhamento, constatou-se que 25% dos participantes, por motivos diferentes, haviam abandonado o coorte. Com base nesse estudo, identificou-se o hábito de fumar como o principal fator de risco de periodontite com perda óssea; sendo o risco de os indivíduos expostos (fumantes) desenvolverem a doença nesse período 3,2 (intervalo de confiança 95%: 2,0 a 5,1) vezes mais alto que o risco dos indivíduos que não fumavam.[34]

Em estudo de coorte de nascimentos de Pelotas, RS, em 1982, foram coletadas informações sobre a renda familiar ao nascimento, na adolescência e no início da vida adulta dos participantes, permitindo a classificação dos mesmos segundo nenhum, um, dois ou três episódios de pobreza ao longo da vida. Quando os participantes completaram 24 anos de idade, um estudo de saúde bucal foi realizado possibilitando testar a associação entre episódios de pobreza ao longo da vida e padrão de consultas odontológicas, tabagismo e número de dentes saudáveis (hígidos + restaurados).[35] Observando a figura 1.9 é possível identificar um gradiente econômico em relação aos desfechos investigados. Indivíduos com maior número de episódios de pobreza ao longo da

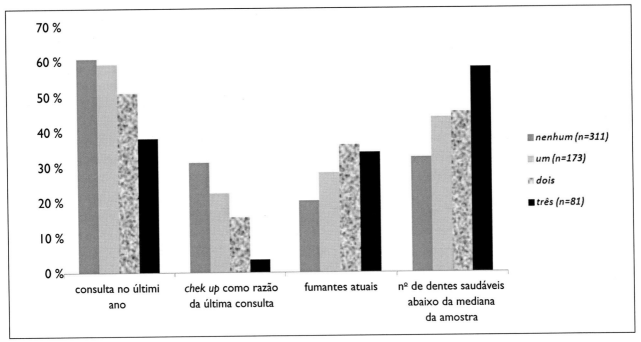

Fig. 1.9 – Padrão de consultas, tabagismo e número de dentes saudáveis aos 24 anos de idade, segundo o número de episódios de pobreza na ao longo da vida. Coorte de nascimentos de Pelotas (RS), 1982.

vida apresentaram menor número de dentes hígidos, menor proporção de consultas no ano anterior à pesquisa, menor proporção de consultas devido à revisão e maior proporção de tabagistas.

Estudos de Intervenção

Estudos de intervenção ou estudos experimentais são aqueles em que a exposição é artificialmente introduzida pelo pesquisador, a fim de se testar uma relação de causa-efeito entre um procedimento preventivo ou terapêutico e o curso da doença ou condição de saúde de interesse. Como já mencionado, ao contrário dos estudos caso-controle, a alocação dos sujeitos de pesquisa é feita pelos fatores de exposição (intervenção) e não pelo desfecho. E, como nos estudos de coorte, esta alocação é feita com base na presença ou ausência da exposição (intervenção).

Ensaios clínicos

Ensaios clínicos configuram um tipo de estudo de intervenção, no qual se parte de indivíduos já doentes, submetendo parte deles (grupo experimental, grupo-teste ou grupo intervenção) aos procedimentos e técnicas preventivas e terapêuticas cuja efetividade se procura estimar, e outra parte (grupo-controle) recebe os recursos convencionais cuja efetividade já é conhecida. Nesse sentido, o principal objetivo dos ensaios clínicos é avaliar a cura de doenças, a sobrevivência de pacientes ou a diminuição de sequelas.

Nos ensaios clínicos, o pesquisador aloca a intervenção em um grupo. Quando o critério de alocação da intervenção é aleatório diz-se que o estudo é randomizado; caso contrário, o estudo denomina-se um quase experimento. Estudos randomizados são controlados, pois a alocação aleatória de indivíduos no grupo de expostos (intervenção) ou no de não expostos (controle) garante que todas as características que possam confundir a interpretação dos resultados sejam distribuídas de modo equivalente em cada um dos grupos.

Como exemplo, o trabalho de Guimarães et al.[36] testou a eficácia da remineralização de lesões incipientes de cárie em estudantes, através da aplicação de duas soluções para bochechos durante 14 dias letivos, uma contendo fluoreto de sódio a 0,05% (controle) e outra com fluoreto de sódio a 0,05 combinado com clorexidina a 0,12%. Como os grupos foram formados de modo randomizado, importantes características populacionais do grupo-teste e do grupo-controle resultaram equivalentes, como indicado na tabela 1.4.

Estudos de intervenção permitem o cálculo de medidas de risco como **Risco Relativo – RR** (Incidência da doença nos expostos à intervenção/Incidência da doença nos não expostos), **Redução Absoluta de Risco – RAR** (Incidência da doença nos não expostos – incidência da doença nos expostos × 100 em %), **Redução Relativa de Risco – RRR** (1 – RR × 100) e **Número Necessário Tratar – NNT** (1/RAR). O significado de RR já foi comentado. A RRA significa o número de casos de redução do risco devida à intervenção; a RRR expressa o mesmo que a RRA, porém em termos de proporção; NNT significa o número de pessoas necessárias serem expostas à intervenção para evitar um caso do agravo (doença).[37]

Feldens et al.[38] conduziram um ECR com o objetivo de avaliar a efetividade de visitas domiciliares visando orientar mães sobre praticas alimentares saudáveis – Dez passos para alimentação saudável – estratégia nacional de atenção primária baseada em diretrizes propostas pela Organização Mundial da Saúde (OMS) no primeiro ano de vida, na incidência de cárie precoce da infância e cárie grave aos 4 anos de idade. O grupo intervenção foi composto por 200 pares de mãe-criança, e o grupo-controle por 300, ambos constituídos de mães de crianças nascidas no Hospital de São Leopoldo (RS), todas por meio do SUS. O grupo intervenção recebeu aconselhamento nutricional que incluía a promoção do aleitamento materno exclusivo, introdução gradual de alimentação complementar, intervalos entre as refeições e evitar alimentos com alta densidade de gordura e açúcar. A tabela 1.5 sintetiza os principais resultados do estudo.

Estimativas do efeito da exposição (intervenção)

Aplicando as fórmulas já descritas, temos:

RR = 76/141 / 138/199 = 0,78; **RRR** = (1 – 0,78) × 100 = 22%
RAR = (0,69 – 0,54) × 100 = 0,15 ou 15%; **NNT** = 1/0,15 = 6,7 ≈ 7

Pode-se interpretar os resultados da seguinte forma:

- o risco de ter cárie no período do acompanhamento no grupo sob intervenção foi 0,78 em relação ao grupo que não recebeu a intervenção, indicando um efeito protetor da intervenção;

Tabela 1.4 – Características demográficas e clínicas do Grupo 1 (fluoreto de sódio a 0,05%) e Grupo 2 (fluoreto de sódio a 0,05% + clorexidina a 0,12%) no início do estudo.[36]

Variáveis	G1 (n=85)	G2 (n=85)	p
Porcentagem de meninas	58,8%	55,3%	0,64*
Idade em anos – média (DP)	12,96 (1,38)	13,01 (1,34)	0,88**
Lesões de cárie ativas: média (DP)	6,49 (4,45)	6,55 (4,23)	0,89**

DP: Desvio-padrão.
*Teste do qui-quadrado.
**Teste U de Mann-Whitney.

Tabela 1.5 – Síntese dos resultados do ECT de Feldens et al.[38]

Grupos	Com Cárie n (%)	Sem cárie n (%)	Total n (%)
Expostos aos "Dez passos para uma alimentação saudável"	76 (53,9)	65 (46,1)	141 (100,0)
Não expostos à intervenção	138 (69,3)	61 (30,7)	199 (100,0)

- os dez passos para alimentação saudável reduziu em 22% o risco de ter cárie no período de acompanhamento;
- no grupo exposto aos dez passos para alimentação saudável o risco de ter cárie foi 15% menor do que no grupo-controle.
- a cada 7 crianças expostas à intervenção um caso de cárie é evitado.

Moher et al.[39] recomendaram utilizar um fluxograma padronizado, com o intuito de favorecer aos leitores de ensaios clínicos a compreensão dos resultados, de sua metodologia, análise e interpretação. Exemplificando o uso desse fluxograma, a figura 1.10 apresenta sua aplicação ao procedimento experimental de Feldens et al.[38]

Outras técnicas são comumente usadas na condução de ensaios clínicos como a alocação cega ou mascarada. Este procedimento visa evitar erros de medição da doença em ensaios clínicos, os quais poderiam ser suscitados, de modo deliberado ou não, pelo conhecimento prévio de detalhes que influenciam no julga-

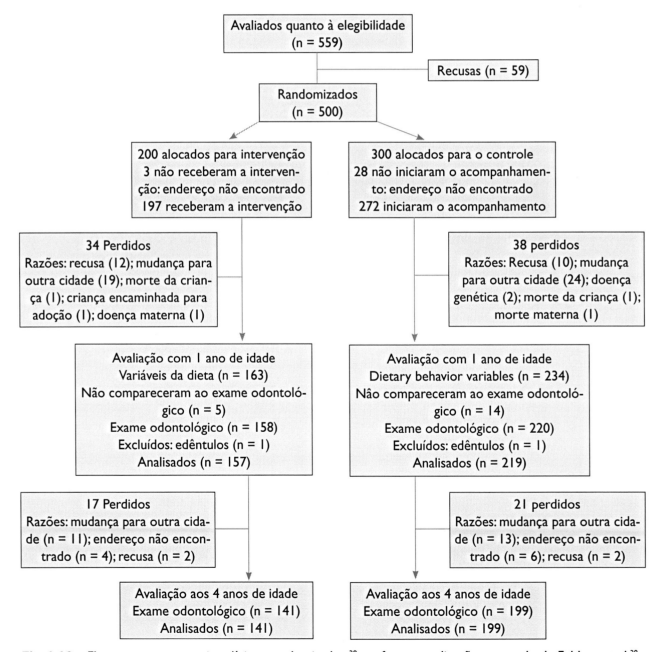

Fig. 1.10 – Fluxograma para ensaios clínicos randomizados,[39] conforme a aplicação ao estudo de Feldens et al.[38]

mento do observador.[14] Diz-se que um estudo é cego quando o observador ou o observado desconhece a qual grupo (teste ou controle) está sendo alocado cada sujeito da pesquisa. Quando ambos desconhecem o grupo de alocação, diz-se que o estudo é duplo-cego. Além disso, diz-se que o estudo é triplo-cego, quando, além do observador e do observado, também o analista dos resultados desconhece a alocação dos grupos.

Por suas características metodológicas, o ensaio clínico randomizado apresenta alta probabilidade de que os grupos intervenção e controle difiram apenas quanto ao fator de intervenção, reduzindo a possibilidade de erros ou vieses de pesquisa. Nesse sentido, considera-se o ensaio clínico randômico o melhor tipo de estudo para a avaliação de intervenções em saúde.

Apesar de suas incontestáveis vantagens ante outros delineamentos de pesquisa com objetivo de avaliar a eficácia de intervenções, os ensaios clínicos podem apresentar dificuldades quanto aos aspectos éticos da pesquisa envolvendo seres humanos, quanto a custos mais altos, à necessidade de cooperação dos participantes, à impossibilidade de se adequar a intervenção às necessidades individuais, e à possibilidade de modificação dos resultados através de "contaminação" ou "cointervenção".

"Contaminação" é um termo técnico utilizado para designar o evento em que indivíduos participantes do grupo-controle tenham acesso à intervenção, de modo independente de sua participação no estudo. Isto pode ocorrer quando a exposição é comum na população em geral. Se o efeito da intervenção é positivo, deverá beneficiar também a parte do grupo-controle que tenha tido acesso à intervenção através de outros recursos, gerando diminuição artificial do efeito observado da intervenção. Adicionalmente, pode haver aumento artificial do efeito observado, quando ocorre a realização de procedimentos terapêuticos adicionais apenas no grupo teste. Neste caso, tem-se a "cointervenção".[1]

Assim, como nos estudos de coorte, utiliza-se o risco relativo como medida de efeito nos ensaios clínicos; e, como dito anteriormente, esse tipo de pesquisa também deve ser considerado estudo longitudinal e prospectivo.

Intervenção em comunidade

Neste tipo de estudo experimental, a unidade de análise e de alocação para a intervenção é a comunidade, uma cidade ou uma região, e não indivíduos. Seu objetivo é testar a efetividade de uma intervenção, a qual, muitas vezes, não se pode ou não se consegue testar através de estudos randômicos.

Um bom exemplo desse tipo de estudo pode ser fornecido pela avaliação da fluoretação das águas de abastecimento público. Os primeiros estudos controlados iniciaram em 1945: em três cidades do Estado de Michigan, EUA: Grand Rapids (fluoretada artificialmente com 1,0 ppm de F), Muskegon (0,1 ppm de F natural) e Aurora (1,2 ppm de F natural); em duas cidades do Estado de Nova York: Newburgh (fluoretada artificialmente com 1,0 ppm de F) e Kingston (0,1 ppm de F natural); no Canadá, envolvendo as cidades de Brandford (fluoretada artificialmente com 1,2 ppm de F), Sarnia (0,1 ppm de F natural) e Stratford (1,3 ppm de F natural).

O segundo estudo, envolvendo as cidades de Newburgh e Kingston, foi o primeiro ensaio em comunidade que testou os efeitos da fluoretação das águas de abastecimento público para a prevalência e gravidade da cárie dentária publicado na literatura.[40] As diferenças de idade, forma de relato dos dados e critérios utilizados dificultam a comparação entre os três estudos mencionados. Apenas no estudo de Newburgh e Kingston foi possível manter controle sobre o ensaio do início ao fim do experimento.[41]

A figura 1.11 mostra a redução no índice CPO-D na cidade de Newburgh após 10 anos da fluoretação de águas; enquanto na cidade de Kingston, onde a intervenção não ocorreu, verificou-se não ter ocorrido redução semelhante. Os resultados positivos destes estudos pioneiros estimularam a adoção da fluoretação da água como medida de saúde pública em todo o mundo.

No Brasil, o primeiro sistema de fluoretação de águas de abastecimento ocorreu em Baixo-Guandu, no Estado do Espírito Santo, no ano 1953. Estudo epidemiológico conduzido no ano da implantação da medida revelou um índice CPO-D médio aos 12 anos de 8,6; dez anos após, o índice passou para 3,7; e, em 2003, 50

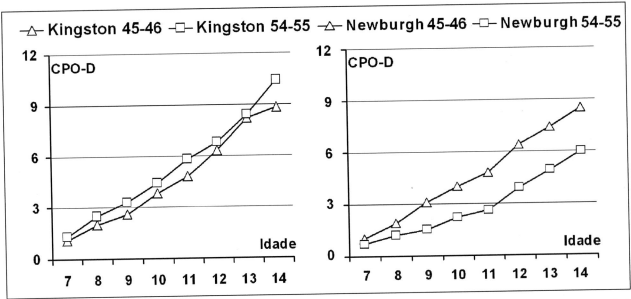

Fig. 1.11 – Índice CPO-D segundo a idade nos anos 1944-45 e 1954-55 nas cidades de Newburgh (fluoretação) e Kingston (controle).[40]

anos depois do início da fluoretação, o índice encontra-se em 2,2.[42]

Meta-análise

Meta-análise é uma técnica de análise estatística, que permite combinar e sintetizar os resultados de vários estudos abordando uma mesma doença ou condição de saúde, os quais foram selecionados por meio de revisão sistemática. Revisão sistemática é um procedimento para proceder levantamentos bibliográficos, com a seleção de títulos sendo dirigida por critérios objetivos previamente estabelecidos. Os estudos de meta-análise têm como unidade de análise os trabalhos selecionados na revisão sistemática; e seu objetivo principal é a identificação de padrões comuns e diferenças entre os achados desses estudos.[43]

Marinho et al.[44] realizaram uma revisão sistemática da literatura sobre ensaios clínicos randomizados e não randomizados que tiveram como objetivo comparar a combinação de várias formas de uso de fluoretos (dentifrícios, bochechos, géis e vernizes) com o uso de um produto apenas na redução do risco de cárie em crianças de até 16 anos de idade. Após seleção criteriosa dos estudos obtidos, os autores procederam à meta-análise, o que possibilitou evidenciar o efeito benéfico do uso associado de gel e bochechos fluoretados, quando comparado apenas com o uso de gel fluoretado.

A revisão sistemática efetuada incluiu todos os bancos de dados eletrônicos da literatura pertinente ao tema, sem restrição de idioma ou período do estudo. O critério estipulado para a seleção de trabalhos consistiu da metodologia empregada, tendo sido considerados apenas os ensaios clínicos, tipo de estudo menos propenso a viéses. Com isso, a técnica empregada (meta-análise) permitiu a obtenção de um resultado sumário dos onze estudos selecionados. Nesse sentido, julga-se que a evidência produzida por estudos de meta-análise corresponde à melhor evidência científica disponível sobre a temática até o momento.

Concluindo, sublinha-se que esse tipo de estudo pode ser de extrema valia para a elaboração de guias de recomendações e protocolos clínicos no âmbito dos serviços de saúde. A leitura do capítulo sobre revisões sistemáticas da literatura e meta-análise, na Parte 3 do presente volume, traz indicações suplementares e desenvolve esse tema de modo mais extenso. Para os leitores interessados em mais detalhes sobre esse tipo de estudo, recomenda-se conhecer o trabalho da Colaboração Cochrane (The Cochrane Collaboration: www.cochrane.org) que tem se dedicado à preparação, armazenamento e disseminação dos estudos de meta-análise de estudos de intervenção, constituindo um amplo repertório sobre as melhores evidências científicas disponíveis para os cuidados à saúde.

Validades Interna e Externa

Os estudos epidemiológicos devem, idealmente, possuir validades interna e externa. O conceito de validade interna refere-se à possibilidade de que as conclusões de uma investigação sejam de fato válidas para a amostra estudada, sem erros sistemáticos ou viéses. Validade interna, portanto, diz respeito aos aspectos metodológicos e estatísticos de um estudo epidemiológico. Para se obter validade interna, deve-se assegurar a comparabilidade dos grupos, a precisão na técnica de diagnóstico e o controle dos fatores que possam dificultar a interpretação.

A realização de estudos epidemiológicos pressupõe o interesse de efetuar extrapolações dos resultados. Espera-se, por exemplo, que um levantamento de cáries em uma amostra de estudantes de 12 anos de idade em uma determinada cidade possa produzir estimativas passíveis de inferência para o conjunto de estudantes de 12 anos de idade da cidade. Nesse sentido, é necessário que os estudos epidemiológicos tenham validade externa, além de validade interna, assegurando que os dados obtidos possam ser extrapolados para o universo mais abrangente do qual suas amostras foram selecionadas.

Validade externa corresponde à capacidade de generalizar os resultados de um estudo particular, aplicando-os para a população da qual a amostra foi retirada, ou para outras populações. Além de considerar os aspectos metodológicos e estatísticos, como os critérios para cálculo e seleção da amostra, a possibilidade de inferência ou extrapolação deve ser avaliada nos marcos da teoria sobre o assunto que se está investigando.

Os ensaios clínicos randomizados fornecem uma boa ilustração quanto às dificuldades de os estudos epidemiológicos apresentarem simultaneamente validades interna e externa.

Como já comentado, esses estudos têm forte validade interna, em função dos muitos cuidados metodológicos requeridos para sua realização. No entanto, esses estudos estão, muitas vezes, sujeitos a restrições de validade externa, em função de características específicas de suas amostras. Em sua maioria, os ensaios clínicos randomizados são realizados em países desenvolvidos; e apenas são pesquisados indivíduos que atendem diversos requisitos de seleção, o que impede que os resultados sejam extrapolados para a população em geral.

Fontes de Erro em Estudos Epidemiológicos

Todo estudo está sujeito a erro. Nos estudos epidemiológicos, os erros podem ser sistemáticos ou aleatórios.

Erros sistemáticos ocorrem quando há algum fator de modificação dos resultados que atinge sistematicamente com mais intensidade o grupo dos expostos que o dos não expostos, ou o dos afetados que o dos não afetados. Quando erros sistemáticos afetam os dados coletados, o perfil de associações estimadas pode ser alterado de modo ponderável, sem que se tenha controle sobre esse processo. Por exemplo, se em estudo de caso-controle as informações referentes às exposições passadas são obtidas através de entrevista pessoal com os sujeitos integrados ao grupo-caso, mas através do telefone com os controles, é possível que a lembrança dessas exposições seja mais precisa em um grupo que no outro.[45]

Por sua vez, erros aleatórios são aqueles que afetam de modo equivalente os grupos de expostos e não expostos, de afetados e não afetados. Seu potencial efeito de modificação da análise é menor que o dos erros sistemáticos; mesmo assim, devem ser evitados e devidamente considerados no procedimento de pesquisa. Erros aleatórios afetam de modo especial a precisão dos estudos e para contorná-lo são necessários aumento do tamanho da amostra e empenho para melhorar a qualidade das aferições. Embora existam inúmeros tipos de erros sistemáticos, três são os principais que podem comprometer os resultados dos estudos epidemiológicos: viés de seleção, viés de observação (informação ou aferição) e a existência de variáveis de confusão.[12]

"Viés" pode ser definido como qualquer tendência na coleta, análise, interpretação, publicação ou revisão dos dados, cujo efeito potencial é induzir a conclusões diferentes da realidade.[1] Viéses de seleção podem ocorrer quando há erro na identificação da população ou grupo de estudo; erro devido a características entre indivíduos incluídos no estudo e os que não o foram; distorção na forma como os indivíduos são sorteados; perdas ou não respostas dos incluídos no estudo; população de referência não adequada para os objetivos da investigação; tamanho da amostra insuficiente para as comparações ou para a inferência de resultados; falha no processo de seleção da amostra; ausência de equivalência de características dos grupos comparados; usos de dados de serviços extrapolados para toda a população; escolha não aleatória da amostra em uma investigação populacional; baixas taxas de resposta ou de colaboração; perdas de seguimento dos participantes; falta de controle de qualidade dos dados; falta de qualidade na elaboração do banco de dados.[14]

Além dos vieses de seleção, pode ocorrer viés de observação, quando há erro de diagnóstico de um desfecho em saúde, dependendo da forma como são conceituadas ou medidas as variáveis. Como exemplos, pode-se indicar a definição inadequada de "caso" ou de "exposição"; a falta de validade dos instrumentos para a coleta de dados; a preparação deficiente dos observadores; a resposta equivocada das pessoas contatadas; a baixa reprodutibilidade diagnóstica.

Por fim, define-se variável de confusão como uma característica das unidades de observação, a qual está associada ao mesmo tempo à exposição e ao desfecho em saúde, mas não é passo intermediário entre a possível causa e o efeito. Quando as estimativas de associação entre dois fatores podem ser imputadas, total ou parcialmente, a um terceiro fator não levado em consideração; este terceiro fator é considerado variável de confusão. Para controlá-lo, há técnicas aplicáveis ao desenho do estudo, como restrição e pareamento, e técnicas de análise estatística, como estratificação e análise multivariada. No caso de esses controles não terem

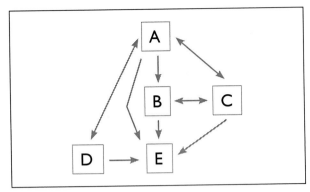

Fig. 1.12 – Diagrama causal ilustrando variáveis hipoteticamente estudadas.

sido efetuados, ou o estudo não ter equacionado adequadamente a manifestação de variáveis com efeito de confusão, ficam comprometidas as conclusões a que eventualmente se tenha chegado. A figura 1.12 ilustra uma relação hipotética entre a variável exposição A e o desfecho E. As variáveis D e C são associadas à exposição principal e causalmente como desfecho E e, como não são passos da cadeia causal entre A e E, preenchem os requisitos necessários para serem consideradas (e avaliadas) como variáveis de confusão da associação entre A e E. Por outro lado, a variável B é o passo intermediário da cadeia causal entre A e E e, portanto, não deve ser considerada como variável de confusão da relação entre A e E. Diagramas como o apresentado são úteis para sintetizar graficamente formulações acerca de cadeias causais baseadas em teoria.

Confusão pode levar à superestimação da verdadeira força da associação e, neste caso, é denominada confusão positiva, subestimação (confusão negativa). Outra possibilidade é a inversão da direção da associação quando, por exemplo, a medida de associação quando da análise bruta indicar risco e a medida ajustada indicar proteção (ou vice versa). A tabela 1.6 sintetiza as diferentes possibilidades.

Interação é a denominação estatística para o conceito epidemiológico de modificação de efeito, atributo importante em Epidemiologia. Define-se uma variável como modificadora de efeito quando a medida de efeito para um fator em estudo varia segundo os níveis de outro fator. Por exemplo, em um estudo que investigou a associação entre perdas dentárias e pressão

Tabela 1.6 – Exemplos de medidas de efeito (RR, RP ou OR) brutas e ajustadas, segundo o tipo de confundimento. Adaptado de Szklo e Javier Nieto.[46]

Exemplo	Tipo de confundimento	Medida de associação bruta	Medida de associação ajustada
1	Positivo total	3,5	1,0
2	Positivo parcial	3,5	2,1
3	Positivo parcial	0,3	0,7
4	Negativo total	1,0	3,2
5	Negativo parcial	1,5	3,2
6	Negativo parcial	0,8	0,2
7	Qualitativo	2,0	0,7
8	Qualitativo	0,6	1,8

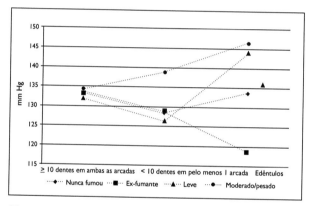

Fig. 1.13 – Interação entre perda dentária e tabagismo na pressão sistólica de adultos de Florianópolis (SC). Teste de heretogeneidade (p = 0,013).

arterial sistólica (PAS) em adultos, buscou-se também identificar se havia interação entre perdas dentárias e tabagismo, isso é, se o tabagismo modificava o efeito da associação entre perdas dentária e PAS. A figura 1.13 mostra graficamente que os níveis de pressão arterial sistólica variam em diferentes grupos de números de dentes, de acordo com o consumo de cigarro. Diz-se, portanto, que o tabagismo modifica o efeito da associação entre perdas dentárias e PAS. Observa-se que fumantes moderados/pesados foram associados com aumento da PAS entre edêntulos, parcialmente entre indivíduos com menos de 10 dentes ao menos em uma das arcadas e não foi associado com indivíduos com o maior número de dentes presentes.[47]

Considerações Finais

A epidemiologia constitui-se em campo de conhecimento e prática basilar da saúde coletiva. Através do uso de métodos próprios e de outros emprestados de diversas áreas do conhecimento, como a clínica, a análise estatística e as ciências humanas, a epidemiologia produz conhecimentos, instrui sua aplicação e contribui para o monitoramento dos programas de intervenção em saúde. Esta dupla inserção, a um só tempo, na teoria e prática da saúde diz respeito à vocação da disciplina. Por um lado, a epidemiologia possibilita o acúmulo e a disseminação de conhecimentos científicos sobre a gênese e distribuição desigual e, na maioria das vezes, injusta das doenças e agravos à saúde das populações humanas. Por outro lado, a epidemiologia também é marcada pelo pragmatismo necessário para a elaboração de políticas públicas e intervenções institucionais nas áreas de saúde e bem-estar. Através dessa dupla militância, a epidemiologia abraça a missão de estar a serviço da melhoria das condições de vida e de saúde da população.

Referências

1. Porta M. A dictionary of Epidemiology. 5th ed. Oxford: Oxford University Press, 2008.
2. Snow J. Sobre a maneira de transmissão do cólera. São Paulo: HUCITEC e Rio de Janeiro: ABRASCO, 1999.

3. Townsed P, Davidson N, Whitehead M (eds). Inequalities in health, The Black report, The Health divided. 2nd ed. London: Penguin books, 1988.
4. Centers for Disease Control and Prevention. Ten great public health achievements – United States, 1900-1999. MMWR Morb Mortal Wkly Rep 1999; 48(12): 241-243.
5. Centers for Disease Control and Prevention, Achievements in Public Health, 1900-1999. Fluoridation of drinking water to prevent dental caries. MMWR Morb Mortal Wkly Rep 1999;48(41):933-940.
6. Gustafssom BE, Quensel CE, Lanke LKS, Lundqvist C, Grahnen H, Bonow BE et al. The Vipeholm dental caries study. The effect of different levels of carbohydrate intake on caries activity in 436 individuals observed over five years. Acta Odontol Scand 1954;11: 232-364.
7. Peterson B. The mentally retarded as research subjects. A research Ethics Study of the Vipeholm investigation of 1945-1955. In: Halberg M (ed). Studies in Research Ethics n.3. Gotemborg: Centre for Research Ethics, 1995.
8. Rothman KJ, Greenland S. Modern Epidemiology. 2nd ed. Philadelphia: Lippincott Williams & Wilkins, 1998.
9. Hill AB. The environment and disease: association ore causation. Proceedings of the Royal Society 1965;58:295-300.
10. Instituto Nacional de Câncer José Alencar Gomes da Silva. Coordenação Geral de Ações Estratégicas. Coordenação de Prevenção e Vigilância. Estimativa 2012: incidência de câncer no Brasil/Instituto Nacional de Câncer José Alencar Gomes da Silva, Coordenação Geral de Ações Estratégicas, Coordenação de Prevenção e Vigilância. Rio de Janeiro: Inca, 2011.
11. Gesser HC, Peres MA, Marcenes W. Condições gengivais e periodontais associadas a fatores socioeconômicos. Rev Saúde Pública. 2001;35(3):289-293.
12. Hennekens CH, Buring JE (eds). Epidemiology in Medicine. Boston/Toronto: Little Brown and Company, 1987.
13. Scheutz F. Basic principles and methods of oral epidemiology. In: Pine CM. Community Oral Health. Oxford: Wright, 1997. p. 55-74.
14. Pereira MG. Epidemiologia. Teoria e Prática. Rio de Janeiro: Guanabara Koogan, 1995.
15. Grimes DA, Schulz KF. Cohort studies: marching towards outcomes. Lancet. 2002; 359:341-45.
16. Armitage P, Berry G. Statistical Methods in Medical Research. 3rd ed. Oxford: Blackwell Science, 2000.
17. Peres MA, Barros AJ, Peres KG, Araújo CL, Menezes AM. Life course dental caries determinants and predictors in children aged 12 years: a population-based birth cohort. Community Dent Oral Epidemiol. 2009;37(2):123-3.
18. Barros A, Hirakata VN. Alternatives for logistic regression in cross-sectional studies: an empirical comparison of models that directly estimate the prevalence ratio. BMC Med Res Methodol. 2003;20;3:21.
19. Grimes DA, Schulz KF. Descriptive studies: what they can and cannot do. Lancet. 2002;359:145-149.
20. Antunes JLF, Biazevic MGH, de Araújo ME, Tomita NE, Chinellato LEM, Narvai PC. Trends and spatial distribution of oral cancer mortality in São Paulo, Brazil, 1980-1998. Oral Oncol 2001;37:345-350.
21. Murray JJ, Naylor MN. Fluorides and dental caries. In: Murray JJ. Prevention of Oral Diseases. Oxford: Oxford University Press, 1996; p. 32-67.
22. Screeby LM. Sugar availability, sugar consumption and dental caries. Community Dent Oral Epidemiol. 1982;10:1-7.
23. Morgenstern H. Ecologic studies. In: Rothman KJ, Greenland S. Modern Epidemiology. 2nd ed. Philadelphia: Lippincott Williams & Wilkins, 1998; p. 459-480.
24. Antunes JLF, Frazão P, Narvai PC, Bispo CM, Pegoretti T. Spatial analysis to identify differentials in dental needs by area-based measures. Community Dent Oral Epidemiol. 2002; 30(2):133-142.
25. Gaynor PE, Kirkpatrick RC. Introduction to time-series modeling and forecasting in business and economics, New York: McGraw-Hill, 1994.
26. Panizzi M, Peres MA. Dez anos de heterocontrole da fluoretação de águas em Chapecó, Estado de Santa Catarina, Brasil. Cad Saúde Pública. 2008 24(9):2021-31.
27. Peres MA, Moyses SJ. Editorial. Vigilância a Saúde Bucal no Brasil. Cad Saúde Pública; 2012; 28.
28. Marcenes W, Freysleben GR, Peres MA. Contribution of changing diagnostic criteria toward reduction of caries between 1971 and 1997 in children attending the same school in Florianopolis, Brazil. Community Dent Oral Epidemiol. 2001;29(6):449-5.

29. Constante HM, Bastos JL Peres MA. Trends in dental caries prevalence and severity in 12- and 13-year-old schoolchildren. Braz J Oral Sci. 2010;9:410-414.
30. Peres MA. Condições socioeconômicas, comportamentais e de acesso a serviços e seus impactos na saúde bucal e qualidade de vida: um estudo longitudinal em uma coorte de nascidos vivos no Sul do Brasil. Relatório Técnico de Pesquisa. Brasília: CNPq, 2010.
31. Rothman KJ, Greenland S. Modern Epidemiology. 2nd ed. Philadelphia: Lippincott Williams & Wilkins, 1998.
32. Toporcov TN, Antunes JLF, Tavares MR. Fat food habitual intake and risk of oral cancer. Oral Oncol. 2004; 40:925-931.
33. Sousa ML, Marcenes W, Sheiham A. Caries reductions related to the use of fluorides: a retrospective cohort study. Int Dent J. 2002;52(5):315-20.
34. Paulander J, Wennstrom JL, Axelsson P, Lindhe J. Some risk factors for periodontal bone loss in 50-year-old individuals. A 10 year cohort study. J Clin Periodontol, 2004;31(7):489-96.
35. Peres MA, Peres KG, Thomson WM, Broadbent JM, Gigante DP, Horta BL. The Influence of Family Income Trajectories From Birth to Adulthood on Adult Oral Health: Findings From the 1982 Pelotas Birth Cohort. Am J Public Health. 2011; 101:730-736.
36. Guimarães ARD, Peres MA, Vieira RS, Ramos-Jorge ML, Modesto A. Effectiveness of Two Mouth Rinses Solutions in Arresting Caries Lesions: a Short-term Clinical Trial. Oral Health Prev Dent. 2008; 6:231-238.
37. Peres MA, Peres KG, Santos IS. O uso da epidemiologia para implantação e avaliação de programas preventivos em saúde bucal. Proodonto. Prevenção 2011; 5:9-34.
38. Feldens CA, Giugliani ER, Duncan BB, Drachler Mde L, Vítolo MR. Long-term effectiveness of a nutritional program in reducing early childhood caries: a randomized trial. Community Dent Oral Epidemiol. 2010;38(4):324-32.
39. Moher D, Schulz KF, Altman DG. The CONSORT statement: revised recommendations for improving the quality of reports of parallel-group randomised trials Lancet. 2001, 357:1191-4.
40. Ast DB, Smith DJ, Wachs B, Cantwell KT. Newburg-Kinston caries-fluorine study XIV, Combined clinical and roentgenographic dental finding after ten years of fluoride experience. J Am Dent Assoc. 1956; 52:314-325.
41. Ast DB, Fitzerald B. Effectiveness of water fluoridation. J Am Dent Assoc. 1962;65:581-588.
42. Narvai P (coord). Condições de saúde bucal no município de Baixo Guandu, ES, 2003. Nota para a imprensa, Faculdade de Saúde Pública da USP, Coordenação Nacional de Saúde Bucal do Ministério da Saúde, Prefeitura do Município de Baixo Guandu, Sindicato dos Odontologistas do Estado do Espírito Santo, 2003.
43. Greenland S. Meta-analysis. In: Rothman KG, Greenland S, Modern Epidemiology. 2nd ed. Philadelphia: Lippincott Williams &Wilkins, 1998; p. 643-673.
44. Marinho VC, Higgins JP, Sheiham A, Logan S. Combination of topical fluoride (toothpastes, mouthrinses, gels, varnishes) versus single topical fluoride for preventing dental caries in children and adolescents. Cochrane Database Systematic Review 2004;1:CD002781.
45. Grimes DA, Schulz KF. Bias and a causal associations in observational research. Lancet. 2002;359:248-52.
46. Szklo M, Javier Nieto F. Identifying noncausal associations: confounding. In: Szklo M, Javier Nieto F. Epidemiology. Beyond the basics. 2nd ed. Sudbury, Massachusetts: Jones and Bartlett Publishers, 2007; p.151-181.
47. Peres MA, Tsakos G, Barbato PR, Silva DA, Peres KG. Tooth loss is associated with increased blood pressure in adults – a multidisciplinary population-based study. J Clin Periodontol. 2012. doi: 10.1111/j.1600-051X.2012.01916.x.

Capítulo 2

Levantamentos Epidemiológicos em Saúde Bucal – Recomendações para os Serviços de Saúde

Marco Aurélio Peres
Karen Glazer Peres

Introdução

Levantamentos epidemiológicos em saúde bucal são definidos como estudos que fornecem informações básicas sobre a situação de saúde bucal e/ou as necessidades de tratamento odontológico de uma população, em um determinado tempo e local. Seus principais objetivos são: conhecer a magnitude dos problemas odontológicos e monitorar mudanças nos níveis e nos padrões das doenças ao longo do tempo.[1]

Conhecer a metodologia básica para a realização de um levantamento epidemiológico em saúde bucal é especialmente útil para os técnicos dos serviços de saúde. Os levantamentos servem como um instrumento importante para definição, implementação e avaliação de ações coletivas e individuais, preventivas e assistenciais. Não deve ser, portanto, um fim em si mesmo, mas uma forma de conhecer a realidade epidemiológica de determinada população, devendo ser realizado periodicamente.

Existe uma razoável produção de textos acerca de metodologias de estudos epidemiológicos em saúde bucal, notadamente os produzidos pela Organização Mundial da Saúde (OMS).[1-3] Estes manuais indicam os procedimentos de organização dos levantamentos, incluindo a obtenção da amostra, as idades e faixas etárias de interesse, os índices específicos para cada condição com seus respectivos critérios e códigos de diagnóstico e a forma de se aferir a reprodutibilidade dos observadores. As principais limitações metodológicas destes manuais são abordadas no presente capítulo. O detalhamento das formas usuais de medidas das diferentes condições e morbidades bucais é apresentado ao longo dos capítulos que compõem a primeira parte deste livro.

Este capítulo apresenta os passos essenciais para a realização de um levantamento epidemiológico em âmbito municipal em populações infantis e adultas enfatizando os aspectos referentes ao processo de cálculo e seleção da amostra e o treinamento e calibração dos observadores.

Elaboração do Protocolo de Pesquisa

O planejamento detalhado do levantamento pode ser trabalhoso, mas é fundamental para assegurar a qualidade do estudo. Ademais, facilitará em muito o trabalho de campo e a posterior análise dos resultados. Investir algum tempo nas etapas de planejamento implica em reduzir os esforços associados ao trabalho de campo e, também, garantir a coleta de informações objetivas e úteis ao estudo.

A seguir, são apresentados os itens sugeridos para compor o protocolo de pesquisa de um levantamento epidemiológico em saúde bucal.

Protocolo de Pesquisa: Levantamento Epidemiológico em Saúde Bucal

Objetivos

Os principais objetivos de um levantamento epidemiológico são os descritos em seguida.

- Conhecer a(s) prevalência(s) e severidade(s) da(s) doença(s) ou fenômeno(s) de interesse.
- Conhecer as necessidades de tratamento associadas à(s) doença(s) ou condições de interesse.
- Permitir analisar o comportamento da(s) doença(s)/condição(ões) investigada(s) ao longo do tempo.
- Documentar a distribuição da(s) doença(s) e condição(ões) investigada(s), possibilitando estudos ulteriores comparando seu comportamento ao longo do tempo.
- Permitir o planejamento de políticas de saúde mais adequadas à realidade epidemiológica local.
- Subsidiar, de maneira indireta, a avaliação de serviços.

Métodos

População de referência do estudo

A primeira decisão a ser tomada diz respeito a qual população se deseja estudar. Qual a **população de referência** do levantamento?

A **população de referência** é o total de pessoas sob investigação, ou seja, é a população sobre a qual se deseja conhecer o que está se investigando.

O ideal seria podermos investigar todos os indivíduos que constituem a nossa população de referência, porém, na maioria das vezes, isto não é possível devido ao tempo e recursos disponíveis. Consequentemente, utilizamos parte da população de interesse, uma amostra, para obtermos determinados resultados, como a prevalência de cárie, por exemplo. Ao **generalizarmos** para toda a população de referência os resultados obtidos numa amostra particular, estamos fazendo **inferência estatística**, que é o termo científico que se utiliza quando fazemos o exercício mental de generalização de resultados a partir de uma amostra para toda a população de onde a amostra foi obtida. A capacidade de fazer **inferência** é o que se busca ao realizar um levantamento epidemiológico em base amostral. A possibilidade de se inferir depende de diversos fatores que serão aqui comentados.

Na área de saúde bucal, as idades e faixas etárias consideradas pela OMS[1] como as mais importantes e, portanto, comumente estudadas, permitindo comparações de tempos em tempos e entre diferentes regiões e países são descritas a seguir.

- **5 anos** – Esta idade é escolhida, pois permite a avaliação da dentição decídua completa, além de representar a experiência das morbidades e condições bucais nesta dentição. Dados do UNICEF[4] mostraram que, no Brasil, a maioria das crianças desta idade ainda não frequenta pré-escolas. Neste caso, não é possível a **generalização** dos resultados obtidos através de amostras de pré-escolares para toda a população desta idade de uma determinada região.
- **12 anos** – Nesta idade, pode-se avaliar a dentição permanente completa. No Brasil, mais de 90% da população aos 12 anos de idade está matriculada em escolas, tornando o estudo operacionalmente mais fácil, além de possibilitar a **generalização (inferência)** dos resultados para toda a população desta idade. Entretanto, em algumas regiões do país, o índice de evasão é alto, o que pode comprometer a generalização dos achados de estudos que empregaram amostras de estudantes.
- **15 anos** – Idade na qual os dentes permanentes estão já estão expostos aos riscos há algum tempo. É considerada uma idade importante para se conhecerem as condi-

ções periodontais dos adolescentes. Nesta idade, as escolas não são boas unidades de amostragem, pois grande parte dos adolescentes não mais as frequentam. Alternativamente, para se generalizarem os resultados, necessitar-se-ia tomar como base os domicílios. Estudos epidemiológicos em saúde bucal têm expandido o estudo deste grupo para 15-19 anos de idade.
- **35 a 44 anos** – Esta é a faixa etária escolhida para representar a condição de saúde bucal dos adultos. Novamente, tem-se dificuldade de obter amostras representativas de toda a população. Fábricas, escritórios e outros locais de trabalho, assim como serviços de saúde, devem ser evitados, pois potencialmente produzem vieses de seleção. Os trabalhadores que estão empregados e presentes no dia da pesquisa provavelmente estão mais saudáveis do que os desempregados e ausentes. O inverso ocorre com populações oriundas de serviços de saúde.[5] Portanto, ambas as situações devem ser evitadas. Como alternativa aos exames domiciliares, a OMS[1] recomenda para estudos de populações adultas, utilizar, por exemplo, supermercados como unidades de amostragem. Entretanto, esta metodologia ainda não foi testada no Brasil, não podendo, portanto, ser avaliada.
- **65-74 anos** – Em virtude do aumento da expectativa de vida da população, estudos nesta faixa etária tornam-se importantes. Dificuldades na obtenção de amostras representativas, nesse caso, são semelhantes aos já comentados.

Definir claramente para quais populações deseja-se **inferir (generalizar)** os resultados é uma decisão importante a ser tomada. Por exemplo, se o desejo é o de conhecer a prevalência de cárie para as crianças de 5 anos de idade, e adotam-se as pré-escolas como unidades amostrais, os resultados obtidos serão apenas passíveis de serem generalizados para os pré-escolares de 5 anos de idade e não para toda a população desta idade.

Atualmente, na maior parte do Brasil, mais de 90% das crianças na idade entre 6 e 12 anos encontram-se matriculadas em escolas. Logo, ao se realizarem estudo com estudantes nesta faixa etária, pode-se, com precisão razoável, inferir os resultados para a população destas idades. O mesmo não se aplica para outras idades e faixas etárias, como já comentado.

Coleta de informações básicas para o planejamento do estudo

Definida(s) a(s) população(ões) de estudo necessita-se coletar informações básicas para planejar o levantamento. Novamente, tomando-se como exemplo os estudos com estudantes, deve-se conhecer:

- o número de escolas do local (município, região) que se deseja estudar;
- o número total de alunos, por idade, matriculados em cada uma das escolas;
- o horário de funcionamento de cada escola, com os respectivos números de alunos e idades;
- a rotina das escolas em relação ao horário de merenda, atividades programadas fora da escola, conselho de classe (quando os alunos não vão à escola), entre outros;
- a existência de locais apropriados para a realização dos exames;
- a estimativa de tempo de deslocamento para cada uma das escolas.

Normalmente, tem-se dificuldade de se obterem todas estas informações. Os órgãos municipais e estaduais da área de Educação devem ser contatados e estimulados a participar do estudo, o que tornará o trabalho mais fácil e produtivo.

Para estudos que tomem populações de outras idades e faixas etárias nos quais a unidade de amostragem é o domicílio, deve-se, inicialmente, conhecer o número de setores censitários e a distribuição da população do município, segundo as diferentes idades e faixas etárias. Setor censitário é a menor unidade administrativa utilizada pelo Instituto Brasileiro de Geografia e Estatística (IBGE) para os recenseamentos. É constituído, em média, de 300 domicílios, com uma população média entre 1200 e 1500 pessoas. O IBGE dispõe de mapas com todos os setores censitários de todos os municípios brasileiros, assim como de informações sobre a distribuição da população, segundo a idade e as faixas etárias.

Cálculo do tamanho da amostra

O cálculo do tamanho da amostra é um item fundamental na realização dos levantamentos epidemiológicos. Segundo Oliveira et al.,[6] este é um aspecto crítico da proposta metodológica da OMS expressa em seu famoso manual sobre os métodos básicos para os levantamentos epidemiológicos de saúde bucal.[1]

As principais recomendações para a realização desses levantamentos, de acordo com o manual, são: uso de 10 a 15 pontos de coleta da amostra para estudos de base nacional é suficiente; se existirem grandes centros urbanos no país, pode ser necessário um número maior de pontos de coleta; o número de sujeitos da pesquisa em cada idade ou faixa etária índice deve variar entre 25 e 50 para cada local, dependendo da expectativa da prevalência e severidade da doença. Por exemplo, para um estudo de base nacional, são recomendados 4 pontos de coletas de dados na capital ou área metropolitana, cada um com 25 pessoas (4 x 25 = 100); 2 pontos de coleta em cada uma de duas cidades grandes (2 x 2 x 25 = 100); um ponto de coleta de 4 diferentes regiões rurais (4 x 25 = 100). Este exemplo resulta em uma amostra igual a 300 para todo o país. O manual recomenda ainda que utilizar o número 25, com proporção semelhante de homens e mulheres, pode não ser suficiente, caso a prevalência das doenças bucais seja moderada ou alta. Para estes casos, o número mínimo de sujeitos examinados deverá ser entre 40 e 50. Estas recomendações são apresentadas em termos muito gerais, sem muitas explicações. Não consideram os parâmetros distintos de cada agravo ou doença e cada idade ou faixa etária; e não orientam o processo de seleção da amostra, outro aspecto crítico em levantamentos epidemiológicos e potencial fonte de viés.

Os processos de cálculo e seleção da amostra são mais complexos do que apresentado no manual, e dependem da consideração de numerosos fatores, os quais são apresentados a seguir.

Censo ou amostra?

Por razões de natureza estatística, que aqui não serão consideradas, toda vez que o tamanho da **população de referência for inferior ou igual a 250 indivíduos,** recomenda-se a realização de um **censo,** ou seja, examina-se toda a população.[7]

Quando a população de referência for muito grande, é extremamente trabalhoso e demorado examinar todos os indivíduos, além de aumentar a possibilidade de erros nas medidas (p. ex., erros de diagnóstico). Além de trabalhoso, tal procedimento é desnecessário, pois existem técnicas estatísticas que permitem tomar uma parte da população (**amostra**), examiná-la e, a partir dos resultados obtidos, **generalizar** (**inferir**) os mesmos para toda a população.

Para cada doença/condição e para cada uma das idades que se deseja estudar, deve-se calcular o **tamanho mínimo da amostra** (número de pessoas que serão examinadas) correspondente, porque as informações necessárias para os cálculos variam substancialmente para cada idade e para cada uma das condições/doenças que se deseja investigar (p. ex., a prevalência de cárie na população de 15 anos de idade é diferente da de 12 anos).

A figura 2.1 mostra a relação entre o tamanho da população e o tamanho mínimo da amostra necessária. Observa-se que, quando a população é pequena, o tamanho da amostra equivale a praticamente toda a população. A partir de um determinado tamanho populacional, o número da amostra não guarda nenhuma relação com o tamanho da população.

Basicamente, existem duas possibilidades de cálculo do tamanho da amostra para estudos transversais, como os levantamentos epidemiológicos de saúde bucal. Cada uma

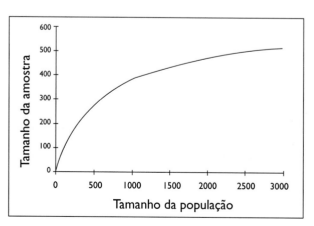

Fig. 2.1 – Relação entre tamanho da amostra (n) e tamanho da população (N). Fonte: Barbeta.[8]

dessas possibilidades é expressa por fórmulas matemáticas específicas.

As fórmulas 1 e 2, apresentadas em seguida, devem ser utilizadas quando se deseja obter uma amostra para conhecer a **prevalência** da doença ou condição de interesse (p. ex., prevalência de sangramento gengival, de fluorose, de cárie); a fórmula 3 deve ser utilizada quando o objetivo é conhecer a **média populacional** (p. ex., o CPO-D médio).

Prevalência é definida como o número de indivíduos acometidos pela doença ou condição dividida pelo número total da população em um determinado lugar e período. Normalmente, é expressa em porcentagem relativa a taxas populacionais e é uma das mais básicas e fundamentais informações epidemiológicas que esses levantamentos visam proporcionar.

Como se pode observar, ambas as informações, **prevalência** e **média populacional**, são de interesse em um levantamento epidemiológico em saúde bucal. A pergunta **"qual das fórmulas se deve utilizar?"** é inevitável.

Para calcular o número mínimo da amostra, depende-se basicamente de informações sobre a **margem de erro** estipulada, o **nível de confiança** da amostra e estimativas sobre a **prevalência** do fenômeno ou a **média populacional** envolvidas no estudo.

a) Margem de erro amostral tolerado (precisão)

É inerente a todo processo amostral que algum erro ocorra e este deve ser estipulado a priori. Em outras palavras, se o objetivo é conhecer a prevalência de cárie de uma população, deve-se definir, preliminarmente, qual o erro que se pode aceitar, para mais ou para menos. Por exemplo, se é fixada margem de erro 3 pontos percentuais, e se obtém prevalência de cárie de 65% no exame de uma amostra, a medida de inferência para a população global corresponde ao intervalo entre 62 e 68%. A informação sobre a margem de erro estimada corresponde a uma medida de precisão do processo amostral.

b) Nível de confiança

O nível de confiança da amostra diz respeito à probabilidade de que a prevalência estimada na amostra corresponda à prevalência na população mais abrangente, com a mesma precisão estipulada pela margem de erro.

A informação sobre o nível de confiança estimado corresponde a uma medida de validade do processo amostral. Normalmente, utiliza-se como valor de referência um nível de confiança de 95%, embora valores mais altos possam ser utilizados quando se quer aumentar a validade das inferências, apesar de esta opção repercutir no aumento do tamanho da amostra.

Retomando o exemplo anterior, no qual fora fixado erro de 3 pontos percentuais e obtida prevalência de 65% no exame da amostra, pode-se então dizer, com 95% de confiança, que o verdadeiro valor da prevalência está entre 62 e 68%. Em outras palavras, sempre haverá alguma probabilidade, nesse caso 5%, de que a verdadeira prevalência na população global seja superior ou inferior ao intervalo delimitado.

c) A prevalência do fenômeno

Quando não se conhece a prevalência do fenômeno sob investigação, utiliza-se a prevalência de estudos realizados anteriormente, ou os reportados na literatura, ou então se considera a prevalência como desconhecida, e se usa o valor de referência de P = 0,5 ou 50%. O tamanho da amostra (n) é função do produto P(100–P), quando P foi informado em termos de porcentagem, ou do produto P(1–P) quando P foi informado em termos de proporção.

Para fins de padronização, adotaremos a expressão em termos percentuais nos exemplos e formulações apresentados. Com isso, também a margem de erro deverá ser informada em termos percentuais, e não em termos de proporção. Observa-se que a alternativa de trabalhar com proporções nas estimativas de erro de amostragem e do produto P(1–P) devem produzir os mesmos resultados.

Quanto mais aumenta P, mais aumenta o produto P(100–P) e, como consequência, também aumenta o resultado de n, até p = 50%; a partir desse valor, observa-se o inverso, isto é, o resultado do produto P(100–P) começa a diminuir. Por exemplo:

P = 1	P(100–P) =	99
P = 10	P(100–P) =	900
P = 20	P(100–P) =	1600
P = 30	P(100–P) =	2100
P = 40	P(100–P) =	2400

P = 50	P(100–P) =	2500
P = 60	P(100–P) =	2400
P = 70	P(100–P) =	2100
P = 80	P(100–P) =	1600
P = 90	P(100–P) =	900
P = 99	P(100–P) =	99

Isso explica porque a amostra tem que ser maior quanto maior variabilidade tem o evento, podendo ser menor quanto mais raro for o evento (P) ou a não manifestação do evento (100–P). Destas possibilidades advém a recomendação de segurança (P = 50%) que corresponde à amostra de maior tamanho, ou seja, o maior tamanho mínimo aceito para a amostra ser representativa da população.

d) A média populacional

Alternativamente, o cálculo do **tamanho mínimo da amostra** pode ser efetuado com vistas à determinação da **média populacional** de determinada medida; por exemplo, o CPO-D médio aos 12 anos de idade. Nesses casos, será necessário estimar previamente qual o **grau de variabilidade** da medida na população de referência, através de medidas de dispersão, como a **variância** ou o **desvio-padrão**.

e) Cálculo do tamanho mínimo da amostra

O programa Epi-Info, de domínio público,[9] possibilita o cálculo do tamanho mínimo de amostras em levantamentos epidemiológicos, através dos procedimentos descritos a seguir.

A partir do menu principal, entre em *STATCALC*. Aparecerá um menu com três opções: *Tables* (tabelas 2 x 2, 2 x n), *Sample Size* (tamanho da amostra) e *Chi square for trend* (Qui-quadrado para tendência). Selecione com o cursor *Sample size* (tamanho da amostra). Aparecerá um menu secundário com as seguintes opções: *Population survey* (levantamento populacional), *Cohort or cross-sectional* (estudos de coortes ou transversais) e *Unmatched case control* (estudo de caso-controle não pareado). Escolha a opção *Population survey*. Outra janela se abrirá, com três campos que deverão ser preenchidos com as seguintes informações: 1) população de referência do estudo (digite 999999 para considerar população infinita); 2) frequência esperada (prevalência) do fenômeno que se deseja investigar; e 3) pior resultado aceitável, isto é, a prevalência estimada acrescida (ou diminuída) do erro amostral considerado, sob a forma de porcentagem. Por exemplo, caso se tenha estimado 80% de prevalência para a doença periodontal na população estudada, e a margem de erro corresponde a 4 pontos percentuais, deve-se informar que o pior resultado aceitável é 80% ± 4%, ou seja, 76% ou 84%, informações que produzirão os mesmos resultados.

Após o preenchimento destes campos, digita-se F4, como informado na tela de preenchimento, e aparecerá uma janela com duas colunas. Na coluna da esquerda, os valores correspondentes aos níveis de confiança; na coluna da esquerda, os valores correspondentes para o tamanho mínimo da amostra. Normalmente, utiliza-se nível de confiança de 95%.

Os valores obtidos pelo programa correspondem aos cálculos fornecidos pelas fórmulas descritas na sequência.

Fórmula 1 – Cálculo do tamanho mínimo da amostra para conhecer a PREVALÊNCIA para populações finitas (corrigida pelo número da população) para amostras casuais simples.

$$n = \frac{N \times z^2 \times P \times (100 - P)}{d^2 \times (N - 1) + z^2 \times P \times (100 - P)}$$

Onde:
n = tamanho mínimo da amostra necessária para o estudo;
N = número da população de referência;
Z = medida relativa ao nível de confiança da amostra; utilizar 1,96 para considerar 95% de confiança;
P = prevalência esperada do fenômeno a ser investigado na população;
d = erro amostral previsto (precisão).

Fórmula 2 – Cálculo do tamanho mínimo da amostra para se conhecer a PREVALÊNCIA, para populações infinitas e amostras casuais simples.

$$n = \frac{z^2 \times P(100 - P)}{d^2}$$

Esta fórmula corresponde de modo exato à fórmula 1, quando se efetua o cálculo de limite para N tendendo ao infinito. Desse modo, ao trabalhar com universos populacionais abrangentes, como a população de uma cidade, pode-se utilizar uma fórmula simplificada; que não leva em consideração o tamanho da população. É interessante observar que, quando se aplica o cálculo da fórmula 1 para valores de N suficientemente altos, os resultados de n diferirão apenas em casas decimais daqueles calculados pela fórmula 2, chegando a valores exatamente iguais no limite de N igual a infinito.[10]

Fórmula 3 – Cálculo do tamanho da amostra para se estimar a MÉDIA POPULACIONAL.

$$n = \frac{z^2 \times s^2}{d^2}$$

Onde:
n = tamanho mínimo da amostra;
z = nível de confiança (95%) = 1,96;
s = desvio-padrão da variável;
d = erro amostral previsto (precisão) expresso na unidade de medida utilizada (p. ex., 0,5 para mais ou para menos no valor de CPO-D).

Deve-se observar que, para a aplicação da fórmula 3, é necessário conhecer o desvio-padrão da variável de interesse (p. ex., do índice CPO-D) antes do cálculo do tamanho da amostra. Para essa estimativa, pode-se valer de informações oriundas de estudos anteriores.

Foram apresentadas duas fórmulas para o cálculo da prevalência (fórmulas 1 e 2) e explicou-se quando se utiliza uma ou a outra. Também foi apresentada a fórmula para o cálculo da média populacional (fórmula 3). A nova pergunta que se faz é: **"Qual das duas fórmulas usar se o desejo é o de conhecer a prevalência de cárie e o CPO-D médio no mesmo estudo?"**

A rigor, devem-se utilizar as duas fórmulas, para o **cálculo da prevalência** e para o **cálculo da média populacional** independentemente, para cada uma das populações de referência do levantamento (p. ex., 5 anos e 12 anos).

O exemplo 1 permite um maior detalhamento.

Exemplo 1

Deseja-se conhecer as prevalências de sangramento gengival e de cárie dentária e o CPO-D médio em estudantes de 12 anos de idade do município X. Tem-se uma população de 25.000 estudantes de 12 anos de idade, a prevalência de cárie obtida em estudo anterior foi 70% e a prevalência de sangramento gengival, 85%. A média e o desvio-padrão do CPO-D obtidos no estudo anterior foram, respectivamente, 3,5 e 3,1.

Etapa 1 – Definição do erro amostral (p. ex.: d = 3 pontos percentuais. Cálculo do tamanho mínimo da amostra para conhecer a prevalência de sangramento gengival. Utilizando-se a fórmula 1:

$$n = \frac{25.000 \times 1,96^2 \times 85 \times 15}{3^2 \times 24.999 + 1,96^2 \times 85 \times 15}$$

Resultando n = 532,65 ou 533

Pode-se observar que o **tamanho mínimo da amostra** para esse quesito foi 533, pois não podem ser consideradas frações de pessoas no tamanho da amostra. Ao se aplicar a fórmula 2, calcula-se o **tamanho mínimo da amostra** como sendo 544. Observe que o resultado um pouco mais alto resultou da diferença entre considerar o universo de população infinito, ao invés de usar o valor de referência (25.000).

Etapa 2 – cálculo do tamanho mínimo da amostra para conhecer a prevalência de cárie dentária (admitindo-se erro amostral de 3 pontos percentuais).

Aplicando-se novamente a fórmula 1, tem-se o valor de n = 865,

$$n = \frac{25.000 \times 1,96^2 \times 0,7 \times (0,3)}{0,03^2 \times 24.999 + 1,96^2 \times 0,7 \times (0,3)}$$

resultando o valor de n = 865.

Como se esperava, o **tamanho mínimo da amostra** para o cálculo da prevalência de cárie dentária foi maior que o obtido para a prevalência de sangramento gengival, pois a prevalência de sangramento gengival considerada foi mais alta que a de cárie dentária. Assim, se os dois objetivos do levantamento são conhecer a prevalência de sangramento gengival e de cárie dentária na mesma população e na mesma faixa etária, deve-se utilizar o **maior tamanho da amostra** (n = 898). Entretanto, existe ainda um terceiro objetivo, relativo à estimativa do CPO-D médio da população. Para tanto, deve-se realizar novo cálculo, utilizando, desta vez, a fórmula 3.

Etapa 3 – cálculo do tamanho mínimo da amostra para conhecer o índice CPO-D médio, admitindo-se erro de 0,5 unidades CPO-D.

$$n = \frac{1,96^2 \times 3,1^2}{0,5^2}$$

n = 148

Pode-se concluir que utilizando o maior tamanho mínimo da amostra obtido para a condição de menor prevalência (no exemplo, a da cárie dentária), consegue-se estimar as demais condições pretendidas (no exemplo, a prevalência de sangramento gengival e a média do CPO-D).

Recomenda-se, portanto, utilizar a **fórmula 1** para levantamentos epidemiológicos que não envolvam testes de hipóteses (para esta finalidade consultar Lwanga & Lemeshow[11]).

Estimando perdas

Após a obtenção do tamanho mínimo da amostra, é necessário estimar as possíveis perdas. As perdas podem ocorrer devido à ausência do indivíduo sorteado no dia do exame, de recusa a participar do estudo ou do não consentimento por parte dos pais ou responsáveis, quando menores de idade. Não se deve repor as perdas no momento do exame, para evitar um potencial viés, pois provavelmente os mais doentes e os pertencentes às famílias de classe sociais com renda e escolaridade mais baixas são os que faltam mais. Portanto, ao efetuarmos a reposição estaremos substituindo indivíduos menos saudáveis por outros mais saudáveis, subestimando a prevalência do agravo e apreendendo de modo artificial uma condição de saúde melhor do que a de fato vivenciada pela população. Assim, deve-se sempre estimar um percentual de perdas que deverá ser adicionado ao valor obtido no cálculo do tamanho mínimo da amostra. Consultando-se as autoridades educacionais e professores, no caso de estudo com estudantes, pode-se ter uma boa ideia da taxa média de absenteísmo escolar. Esta varia conforme a escola (pública, privada), região (urbana, rural), época do ano (próxima a feriados) e segundo as condições climáticas no momento do estudo (dias de chuva). Em geral, acrescentar 10 ou 20% à amostra anteriormente calculada é suficiente.

Pode-se resumir o que até aqui foi comentado na forma de algumas perguntas e respostas.

Pergunta: Quando se deseja investigar a prevalência de cárie dentária em crianças de 5 e de 12 anos de idade, como se calcula o tamanho da amostra?

R: *Deve-se usar a fórmula 1 para 5 anos e para 12 anos de idade separadamente e para cada uma destas idades, utilizar os valores obtidos.*

Pergunta: Se no estudo pretende-se conhecer as prevalências de cárie dentária e de sangramento gengival numa mesma idade, qual o cálculo deve-se adotar?

R: *Deve-se calcular separadamente o tamanho da amostra para cárie e sangramento gengival e adotar, no levantamento, o maior valor obtido.*

Pergunta: Como proceder para escolher o valor de P (prevalência)?

R: *Pode-se lançar mão de resultados de outros estudos realizados com metodologias sabidamente bem conduzidas, de preferência no mesmo local e em anos não muito distantes; alternativamente através da literatura ou então considerar desconhecida a prevalência adotando um valor de P = 50% ou 0,5.*

Seleção da amostra

Uma vez calculado o número de pessoas a serem investigadas, a próxima pergunta a ser respondida é: Quais escolas (**onde**) e quais crianças (**quem**) devem ser examinadas?

Para garantir a representatividade da amostra, a seleção ou o sorteio de seus componentes é tão importante quanto o próprio cálculo de tamanho e deve, portanto, merecer a máxima atenção. Preliminarmente, alguns conceitos importantes devem ser definidos.

Unidade amostral é a menor parte distinta da população, identificada para fins de enumeração e sorteio.[12]

Os tipos fundamentais de amostras são descritos em seguida.

- **Aleatórias ou probabilísticas**: são aquelas obtidas ao acaso. Sua propriedade fundamental é a de que cada **unidade amostral** tem uma probabilidade conhecida e diferente de zero de pertencer à amostra.[13]
- **Amostragem não probabilística**: constituída de pessoas selecionadas por motivos associados à facilidade operacional. Sendo um procedimento intencional de seleção dos examinados, as amostragens não probabilísticas prejudicam ou comprometem definitivamente a **validade externa** ou a **possibilidade de generalização (inferência)** do estudo.

Os processos de **amostragem probabilística** podem se dar na forma descrita a seguir.

Amostragem casual simples

Todas as unidades amostrais têm igual probabilidade de pertencerem à amostra. Prepara-se uma lista única contendo todos os elementos da população e, através de sorteio, obtêm-se os elementos que constituirão a amostra. Para o sorteio, pode-se usar tabelas de números aleatórios ou qualquer outro processo ao acaso. Quando se sorteia um elemento e este elemento retorna à população podendo ser sorteado novamente, denomina-se este processo como **amostragem casual simples com reposição**. Se o mesmo elemento, uma vez sorteado, é excluído do próximo sorteio temos uma **amostra casual simples sem reposição**.

Amostragem sistemática

A amostra sistemática visa facilitar a obtenção dos elementos que constituirão a amostra. Deve-se evitar a ordenação dos indivíduos ou de qualquer outra unidade amostral, por critérios como idade, a fim de evitar vieses de seleção. Para a seleção da amostra de forma sistemática, procede-se o cálculo do intervalo de amostragem:

N/n = k

onde

N = tamanho da população de referência.

n = tamanho mínimo da amostra obtido de acordo com as fórmulas apresentadas.

k = intervalo de amostragem.

Se, por exemplo, obteve-se o tamanho mínimo da amostra igual a 425 (n) em uma população de 12.000 pessoas (N) tem-se um intervalo de amostragem (k) igual a 12.000/425 ≈ 28. Logo, a partir de uma lista única contendo todos os 12.000 indivíduos, a cada 28 indivíduos, um deles será escolhido para compor a amostra.

O ponto inicial do sorteio deve ser definido aleatoriamente através de um sorteio casual simples entre os números 1 e 28 da lista. Após o sorteio do primeiro indivíduo, por exemplo, o de número de ordem 17, os seguintes serão selecionados somando-se sistematicamente a quantia 28. Assim, ao "correr" a lista como um todo, terão sido selecionados os indivíduos identificados pela numeração 17, 45, 73, 101, 129, ..., 11917, 11945 e 11973, totalizando 427 indivíduos, parâmetro compatível com o delineamento proposto de 425 indivíduos.

Amostragem estratificada

A amostragem estratificada atende a determinados objetivos: aumentar a precisão da estimativa global; necessidade de se obterem estimativas para cada estrato – domínio; deseja-se que a amostra siga a composição da população; razões operacionais; ou controlar o efeito de alguma característica. Nesta modalidade, a população total é dividida em diferentes subpopulações – estratos e dentro de cada estrato uma amostra separada é selecionada de todas as unidades amostrais. Para cada amostra obtida em cada estrato são calculadas as médias (estatísticas) que são ponderadas para estimar a média para toda a população. Da mesma forma, as variâncias também são computadas separadamente. A amostra pode ser constituída de estratos com tamanhos iguais, proporcionais (critério pelo qual se mantém a fração de amostragem em cada estrato igual à fração global de amostragem – neste caso a amostra é equiprobabilística), partilha ótima (os tamanhos da amostra em cada estrato serão proporcionais ao tamanho da população de cada estrato e também aos desvios-padrão de cada estrato). A maior precisão de uma estimativa é obtida pela amostragem por partilha ótima, seguida da partilha proporcional, tamanhos iguais e, por último, pela amostra casual simples.[10,12]

Amostragem por duplo, triplo estágio (conglomerados)

Neste procedimento, a primeira etapa é o sorteio de **unidades primárias** (p. ex., escolas) e depois de **unidades secundárias** (alunos). Em ambas as etapas, deve-se utilizar amostragem casual simples ou sistemática.

Como se pode observar, a **amostragem por duplo estágio** implica em facilidade operacional para o sorteio. Inicialmente, sorteia-se o número de **unidades de primeiro estágio** (escolas) e depois as unidades de **segundo estágio** (alunos) apenas nas escolas sorteadas. Em estudo nacional de saúde bucal realizado em 2010 em nosso país,[14] as unidades de primeiro estágio foram os municípios, as de segundo estágio, os setores censitários e, por último, os residentes nas idades índices. O processo de amostragem através de estágios (conglomerados) altera a precisão das estimativas já que estas dependem do grau de homogeneidade interna dos conglomerados. Ao se proceder a esta técnica de amostragem, perde-se homogeneidade e, portanto, um número mais alto é requerido para compensar este aspecto.

Esta correção pode ser efetuada de forma simplificada e conservadora; multiplicando-se o tamanho da amostra obtida por um valor entre 1,2 e 2, em geral escolhe-se 2. Este procedimento é denominado **efeito de delineamento** ou **efeito do desenho (deff)**.

Quando as estimativas populacionais do fenômeno de saúde a ser investigado são conhecidas, o cálculo do efeito do delineamento pode ser calculado como segue:

$deff = v(x)_{est} / v(x)_{acs}$

Onde $v(x)_{est}$ = variância da média do fenômeno no conglomerado

e

$v(x)_{acs}$ = variância da média do fenômeno na amostra casual simples

Quando se adota este tipo de amostragem, a probabilidade de cada elemento ser sorteado pode não ser igual (equiprobabilidade) e, desta forma, é necessário o cálculo de um peso amostral que equivale à probabilidade da unidade amostral ser sorteada. Por exemplo, em Florianópolis, no ano 2009, desenvolveu-se uma pesquisa sobre as condições de saúde da população adulta do município (www.epifloripa.ufsc.br). O total de 420 setores censitários foi ordenado de acordo com a renda média dos chefes de família. Os setores censitários foram classificados em decis de renda. Sistematicamente, seis setores foram selecionados em cada decil de renda. Todos os setores censitários sorteados foram visitados pela equipe de trabalho, e todos os domicílios ocupados foram enumerados. Após o processo de atualização, observou-se que o número de domicílios ocupados nos setores tinha se modificado. Para reduzir a variabilidade no número de domicílios em cada setor, alguns foram separados e outros agregados, considerando seu decil de renda e localização geográfica. Deste processo resultaram 63 setores censitários com 16.755 domicílios elegíveis. Em cada setor, foi definido o número de domicílios a ser incluído na amostra ($n = 32$), e este número foi dividido pelo total de domicílios ocupados. Esta etapa forneceu o pulo para a seleção sistemática das unidades. Em cada domicílio, todos os adultos foram convidados a participar da pesquisa.[15]

Para o cálculo do peso amostral (w) procede-se da seguinte forma. Inicialmente, calcula-se a probabilidade f que é o produto da probabilidade do setor censitário ter sido sorteado dentre os setores urbanos domiciliares existentes (f1 = 60/420 ou 1/7) e da probabilidade do domicílio ter sido sorteado no setor censitário sorteado (f2 = número de domicílios no setor/16*).

f = f1 x f2
w = 1/f

*16 domicílios em cada setor equivalem a 32 adultos em cada setor.

Para mais detalhes sobre as equações matemáticas que levam aos valores sugeridos para o efeito de delineamento, deve-se consultar Bennett et al.[16]

Procedimentos inadequados para o cálculo do tamanho e seleção da amostra são tipos de vieses (*bias*) relativamente comuns em estudos de prevalência. Não se deve desprezar unidades primárias de amostragem (p. ex., escolas) em função de dificuldades operacionais, como a distância ou o pequeno número de alunos matriculados, pois isso pode levar a vieses. O tamanho da escola pode estar associado à distribuição da doença; portanto, preconiza-se que as escolas sejam divididas segundo seu tamanho, de forma a torná-las, dentro de cada grupo, mais homogêneas frente às condições que se deseja estudar.[7]

O exemplo que será apresentado a seguir permite esclarecer as diferentes etapas mencionadas.

Exemplo 2

Realizou-se um levantamento epidemiológico de saúde bucal no município de Palhoça, Santa Catarina, em 2003.[17] Tomou-se a totalidade de 51 escolas do município. Após a obtenção do número de alunos em cada uma das escolas na idade 12 anos, construiu-se a tabela 2.1.

a) Cálculo do tamanho da amostra

Obteve-se o tamanho da amostra através da fórmula 1 (item 2.3-c):

$$n = \frac{2618 \times 1,96 \times 50 \times (100 - 50)}{5^2 \times (2618 - 1) + 1,96^2 \times (100 - 50)}$$

Onde foram considerados os seguintes parâmetros:

N = 2618 escolares;
Z = 1,96, correspondendo a nível de confiança 95%;
p = 50%;
d = 5 pontos percentuais.

Assim, utilizando-se os parâmetros acima, obteve-se o valor de 335,11, ou **336**, que acrescido de 10% para compensar eventuais perdas e multiplicado por 1,20 para corrigir o efeito de desenho do estudo, chegou-se ao tamanho final da amostra (n) igual a **444 alunos**.

b) Seleção da amostra

Sorteou-se a amostra através da técnica de duplo estágio. No primeiro estágio, sortearam-se as escolas segundo seu tamanho (pequenas, médias e grandes). Elaborou-se uma lista única das escolas, em ordem de tamanho, segundo o número de alunos, o que permitiu a distribuição das escolas em tercis. As escolas que compuseram o primeiro tercil foram consideradas pequenas (P), as do segundo tercil, escolas médias (M) e as do último tercil, as escolas grandes (G). Posteriormente, sorteou-se o número de escolas segundo seu tamanho, proporcionalmente a sua representatividade dentro do total das escolas.

O segundo estágio compreendeu uma amostra sistemática dos alunos matriculados nas escolas previamente sorteadas.

Conforme a proporção de escolas pequenas (P), médias (M) e grandes (G), procedeu-se o sorteio de 15 escolas pequenas, 3 escolas médias e 2 escolas grandes. Na tabela 2.1, tem-se o número de alunos que foram sorteados segundo o tamanho da escola, os quais foram sorteados a partir de uma lista única.

c) Amostragem sistemática

Utilizou-se a amostragem sistemática devido às vantagens apresentadas anteriormente neste item. No caso do município de Palhoça, a população de crianças com 12 anos de idade (N), matriculadas em escolas em 2003, totalizou 2618 alunos, sendo 886 pertencentes às escolas pequenas, 841 às médias e 891 às escolas grandes. O tamanho da amostra (n) obtido foi 444 crianças, sendo 150 alunos nas escolas pequenas, 142 nas escolas médias e 152 crianças nas escolas grandes. Assim, o intervalo de

Tabela 2.1 – Distribuição das escolas conforme o porte: pequenas (P), médias (M) e grandes e números de alunos a serem examinados. Palhoça, SC, 2003.

Tamanho das escolas	Número total de escolas	Número de escolas para a amostra	Número total de alunos	%	% acumulada	Número de alunos para a amostra
P	38	15	886	30,78	30,78	150
M	8	3	841	35,18	65,96	142
G	5	2	891	34,04	100,00	152
Total	51	20	2618	100,00	100,00	444

Fonte: ABOSC.[17]

amostragem (k = N/n) foi obtido da seguinte forma: escolas pequenas (886/150 = ≈ 6), escolas médias (841/142 = ≈ 6) e escolas grandes (891/152 = ≈ 6).

Para a realização da amostra sistemática, todas as crianças das escolas pequenas foram listadas e cada uma delas recebeu um número de 1 a 886. Para iniciar a seleção das crianças, sorteou-se um número entre 1 e 6, por exemplo, 3 para iniciar a entrada. Então: o primeiro aluno foi o que tinha o número **3**, e na sequência foi-se somando o valor do intervalo k = 6; logo, 3 + 6 = 9, 9 + 6 = 15, 15 + 6 = 21, 21 + 6 = 27, 27 + 6 = 33, 33 + 6 = 39, e assim por diante até 879 + 6 = 885. Processos análogos foram realizados para as escolas médias e grandes.

Controle de qualidade

Para avaliar a concordância diagnóstica intraobservador (ou intraexaminador) durante o levantamento, é necessário que parte da amostra seja re-examinada, e que os resultados deste segundo exame sejam comparados com os do primeiro exame. A taxa de re-exames deve ficar entre 5 e 10% da amostra. Os indivíduos que serão re-examinados devem ser sorteados preliminarmente ao trabalho de campo. Os reexames devem ser, de preferência, realizados ao final de um período de trabalho em cada local (escola), após todos os primeiros exames terem sido concluídos.

Índices utilizados

Uma vez definidos **quantos** indivíduos serão examinados, **onde** serão examinados e **quem** será examinado, o próximo passo consiste de definir **como** serão medidas as condições de interesse para o estudo. Em levantamentos epidemiológicos, utilizam-se índices que são as medidas de saúde-doença utilizadas em epidemiologia. A OMS tem definido ao longo dos anos critérios de diagnóstico e índices para cada uma das doenças ou condições bucais. Recomenda-se a leitura do manual de métodos básicos para levantamentos de saúde bucal da OMS,[1] cuja edição em português foi publicada em 1999. Nesse manual, pode ser encontrada uma explicação detalhada dos critérios e índices mais utilizados em epidemiologia das doenças bucais. Cada um dos capítulos subsequentes deste livro aborda em detalhes estes índices e critérios.

Equipe de trabalho

A escolha da equipe de trabalho de campo é uma decisão extremamente importante. Dentre as características desejáveis aos observadores estão a disciplina, a concentração e a capacidade de trabalhar em equipe. O mesmo se aplica aos anotadores.

Considera-se adequado o trabalho de exames concentrado em 4 horas diárias, com todos os observadores atuando em todos os tipos de escolas, integrando, por exemplo, as escolas de diferentes níveis socioeconômicos. Evitam-se, assim, possíveis vieses ligados aos observadores. É razoável a realização de um número diário de 30 exames para cada observador, dependendo da quantidade de condições e morbidades de incluídas no exame, com um máximo de cerca de 300 exames por observador ao longo do levantamento. O cansaço pode prejudicar a fidelidade dos resultados.

Para a constituição da equipe de campo, deve-se considerar que dispor de muitos observadores pode abreviar o tempo de trabalho, porém torna mais difícil a calibração e a manutenção da concordância de diagnósticos ao longo do levantamento. No âmbito de um estudo de base municipal, uma equipe com até 8 observadores e 8 anotadores é considerada como o número máximo preconizado (considerando que um observador examine 300 pessoas). Além do observador e anotador, é desejável contar com o auxílio de um monitor, que será a pessoa encarregada de controlar o fluxo dos alunos que serão examinados até o local de exame e depois dispensá-los. Os exames devem ser realizados de modo ininterrupto, com curtos momentos de descanso predeterminados pela equipe.

Treinamento e calibração da equipe

Para se obter uma padronização no uso de critérios de diagnóstico das diversas doenças bucais, é fundamental que os observadores envolvidos no estudo participem de um treinamento antes do início do mesmo, a **calibração**.

Calibração é a repetição de exames nas mesmas pessoas pelos mesmos observadores comparando os resultados com o observador--padrão (aferição de concordância interobservadores ou examinadores), ou pelo mesmo observador em tempos diferentes (aferição de erros intraobservadores ou examinadores), a fim de diminuir as discrepâncias de interpretação nos diagnósticos. Seus objetivos são: assegurar uniformidade de interpretação, entendimento e aplicação dos critérios das várias doenças e condições a serem observadas e registradas; assegurar que cada um dos observadores possa examinar consistentemente com o padrão adotado; minimizar variações entre diferentes observadores.[18]

Quatro etapas compõem o processo de calibração.

- **1ª etapa: teórica**

Nesta etapa, são apresentadas as equipes de observadores e anotadores, os objetivos do levantamento, além dos índices e critérios que serão utilizados. Um exercício que tem se mostrado útil consiste de projetar uma série de diapositivos com as várias condições que serão vistas ao longo do levantamento (p. ex., dentes cariados, dentes perdidos por cárie, dentes restaurados, dentes com fraturas coronárias, dentes não erupcionados) e solicitar aos observadores que dêem o respectivo diagnóstico, coerentemente com os critérios apresentados. O objetivo deste exercício é o de tornar claro aos observadores que nem sempre é simples haver concordância de diagnóstico e que a manutenção de um bom grau da mesma é fundamental para a fidelidade do estudo. Esta etapa tem duração média de 4 horas.

- **2ª etapa: exercício clínico-epidemiológico**

O exercício clínico-epidemiológico permite a maior fixação dos critérios diagnósticos, além de propiciar a discussão necessária de "casos mais difíceis". O coordenador do exercício deve previamente escolher uma escola e os alunos a serem examinados. Os critérios para a escolha dos alunos são a idade (a mesma do levantamento) e que os alunos exibam a maior variedade possível de condições clínicas. Um número entre 6 e 8 crianças deve ser suficiente para que todos os observadores participem do exercício, com todos os observadores examinando os mesmos indivíduos. As divergências de diagnóstico devem ser anotadas e discutidas. O coordenador do exercício é o mediador das discussões, tendo sempre como base critérios objetivos e estudados previamente pela equipe. Nesta etapa, deve-se escolher um observador padrão, de preferência dentre os próprios observadores ou, então, o coordenador do exercício deve exercer esta função. O menor grau de divergências de diagnóstico com relação aos critérios adotados, na fase do exercício clínico é o critério de escolha do observador--padrão.

É importante ressaltar que a comparação e discussão dos resultados obtidos são os principais objetivos desta fase da calibração, sendo secundário o cálculo dos testes estatísticos.[19] Esta etapa pode durar até 16 horas.

É fundamental que seja obtido o consentimento formal dos pais para a realização dos exames nesta fase. Isso pode ser feito através de carta enviada aos pais e/ou responsáveis, com explicações sobre os objetivos e a rotina do estudo.

- **3ª etapa: calibração propriamente dita**

Para esta etapa, escolhem-se pelo menos 20 indivíduos para serem examinados, adotando--se para a escolha os mesmos critérios do exercício clínico. Na calibração propriamente dita, cada um dos observadores e o observador-padrão deve realizar os exames, contando com o apoio de anotadores, que transcrevem os códigos dos diagnósticos para fichas padronizadas sem nenhuma comunicação.

Esta etapa dura cerca de 4 horas. Montam-se matrizes, como as fornecidas pelos exemplos nos quadros 2.1 e 2.2, para verificar as concordâncias e calcular a estatística kappa, uma das formas mais utilizadas e recomendadas para se aferir a reprodutibilidade.[20]

Utilização da estatística kappa para medir concordância

A forma mais simples de apresentar os resultados é através da taxa de concordância, expressa em porcentagem, observada entre os observadores. Esta maneira de medir concordâncias tem sido criticada por não levar em consideração a concordância devida ao fator chance, isto é, ao acaso e, consequentemente, outras formas surgiram para substituí-la, como o teste kappa (k). O teste kappa, utilizado para variáveis categóricas, é um indicador de concordância ajustado, pois considera, descontando no resultado final, a concordância devida ao fator chance.[5,20]

O valor da estatística kappa informa a proporção de concordâncias além da esperada pelo acaso, e varia de "menos 1" a "mais 1", sendo que "menos 1" significa completa discordância, e "mais 1", concordância perfeita. De modo complementar, valores não significativamente diferentes de zero indicam ausência de qualquer tipo de associação entre as observações. Valores de kappa considerados indicativos de boa concordância situam-se entre 0,61 e 0,80, sendo valores superiores a 0,80 indicativos de ótima concordância.[21]

O teste kappa deve ser utilizado para cada um dos dentes separadamente, pois com a redução da prevalência e severidade da cárie dentária, poucos dentes são afetados em um indivíduo. Quando se mede a concordância geral ou mesmo o kappa geral (todos os dentes em conjunto), os dentes sem nenhuma lesão (hígidos) são em número muito superior aos dentes atacados pela cárie, o que acaba diminuindo o impacto dos erros de diagnóstico naqueles poucos dentes que apresentaram a doença, oferecendo assim uma visão exageradamente otimista da concordância obtida.[19] Por esta razão, a taxa de concordância pode não ser um bom indicador da reprodutibilidade.

Os quadros 2.1 e 2.2 exemplificam como calcular o kappa. Os valores da linha diagonal expressam a concordância obtida entre dois observadores. Os valores situados fora da linha diagonal são indicativos das discordâncias. Por exemplo, no quadro 2.1, 365 dentes permanentes hígidos tiveram diagnóstico consensual entre o observador-padrão e o observador 1, enquanto 2 dentes foram diagnosticados como hígidos pelo observador-padrão e cariados pelo observador 1.

Distingue-se o **kappa simples** do **kappa ponderado**. O primeiro deve ser utilizado quando a variável em questão é dicotômica (sim/não; doente/não doente), enquanto o kappa ponderado deve ser utilizado quando a variável possui mais de duas categorias e a discordância de um tipo deve ser considerada mais seriamente do que outras. Por exemplo, discordância entre dente hígido e cariado é mais importante do que a discordância entre dente cariado e restaurado com cárie. No primeiro caso há uma implicação evidente para o cálculo da prevalência e extensão da cárie, enquanto no segundo isso não ocorre. Quando se deseja ser mais conservador, utiliza-se o teste kappa simples independentemente do número de categorias da variável.[20]

Por razões éticas, deve-se assegurar o atendimento odontológico das crianças que foram examinadas no exercício como de resto durante todo o levantamento epidemiológico.[22]

Cálculo do teste kappa simples

$$kappa = \frac{po - pe}{1 - pe}$$

po: proporção de concordâncias observadas.
pe: proporção de concordâncias esperadas.
po = somatória das diagonais/total
pe = somatória de cada linha × cada coluna/total^2
No exemplo tem-se que:
po = (365 + 10 + 14 + 14 + 12 + 4 + 36 + 3)/476 = 0,96
pe = (376 × 370 + 10 × 10 + 16 × 18 + 15 × 1 + 13 × 12 + 4 × 9 + 37 × 38)/476^2 = 0,62
kappa = (0,96 - 0,62)/(1 - 0,62) = 0,89

- **4ª etapa: Discussão dos resultados**

A última etapa da calibração deve ser destinada à discussão dos resultados. Neste momento, deve-se decidir pela constituição formal da equipe de campo. Em algumas situações, os observadores que não atingiram os índices de reprodutibilidade diagnóstica previamente fixados, devem ser considerados não aptos para participar do estudo. É importante abordar esta possibilidade no início do treinamento, esclarecendo que ela não é rara e que, também, não se trata de avaliação de capacidade clínica dos observadores. Esta conduta prévia facilita a tomada de decisão na escolha dos observadores.

Quadro 2.1 – Exemplo do cálculo da estatística kappa, considerando-se todos os dentes em conjunto, em exames realizados com 17 estudantes com 12 anos de idade. Florianópolis, SC, 1999.[19]

EXP / EXA1	0	A	1	B	2	C	3	D	4	E	5	6	F	7	G	8	T	9	Total
0	365		4	1								5				1			376
A		10																	10
1	2		14																16
B	1			14															15
2																			
C																			
3					1		12												13
D																			
4																			
E																1			1
5																			
6												4							4
F																			
7																			
G																			
8	1															36			37
T	1																3		4
9																			
Total	370	10	18	15	1		12					9				38	3		476

Códigos: EXP: observador-padrão; EXA1: observador 1; 0: dente permanente hígido; A: dente decíduo hígido; 1: dente permanente cariado; B: dente decíduo cariado; 2: dente permanente restaurado sem cárie; C: dente decíduo restaurado sem cárie; 3: dente permanente restaurado com cárie; D: dente decíduo restaurado com cárie; 4: dente permanente perdido por cárie; E: dente decíduo perdido por cárie; 5: dente permanente perdido por outras razões; 6: dente permanente com selante; F: dente decíduo com selante; 7: dente permanente apoio de ponte ou coroa; G: dente decíduo apoio de ponte ou coroa; 8: dente permanente não erupcionado; T: dente permanente com fratura coronária; 9: dente decíduo com fratura coronária.

O número de observadores escolhidos deve contemplar alguns suplentes que serão chamados para o trabalho de campo caso algum dos observadores ausente-se por qualquer motivo.

Outras medidas de reprodutibilidade diagnóstica

Existe uma série de índices ou gráficos utilizados para medir reprodutibilidade como pode ser observado no quadro 2.3. Para os que desejam conhecer mais estas outras forma de medida, recomenda-se a leitura especializada.[20,21]

Estudo piloto

Após a realização da calibração, é muito importante testar todos os aspectos operacionais em um estudo-piloto. Procedendo assim, pode-se estimar a quantidade de materiais necessários, gastos com combustível, gastos com deslocamentos e tempo despendido.

Sugere-se que o estudo-piloto seja realizado com um número de pessoas que corresponda a cerca de 5 a 10% da amostra.

Quadro 2.2 – Exemplo do cálculo da estatística kappa, considerando-se dente a dente examinando-se 17 estudantes com 12 anos de idade. Dente 16. Florianópolis, SC, 1999.[19]

EXAI \ EXP	0	A	1	B	2	C	3	D	4	E	5	6	F	7	G	8	T	9	Total
0	5		1									1							7
A																			
1			3																3
B																			
2																			
C																			
3							6												6
D																			
4																			
E																			
5																			
6																			1
F																			
7																			
G																			
8																			
T																			
9																			
Total	5		4	1			6					1							17

kappa = (po – pe)/(1- pe)
po = (5 + 3 + 6)/17 = 0,82
pe = (7 × 5 + 3 × 4 + 6 × 6 + 1 × 1)/17² = 0,29
kappa = (0,82 - 0,29)/(1 - 0,29) = 0,75

Quadro 2.3 – Índices ou técnicas para a aferição de reprodutibilidade.

Tipo de Variável	Índice ou Técnica	Reprodutibilidade
Categóricas	Estatística de Youden	+
	Proporção de concordância	+ +
	Proporção de concordância positiva	+ +
Contínuas	Coeficiente de correlação de Pearson	+
	Coeficiente de correlação de Spearman	+
	Coeficiente de correlação intraclasses	+ +
	Diferença entre pares	+ +
	Coeficiente de variação	+ +
	Gráfico de Bland-Altman	+ +

Fonte: Adaptado de Sklo e Javier Nieto.[20]
+ + índice indicado e utilizado; + índice apesar de utilizado é questionável.

Materiais necessários

Todo o instrumental utilizado deve ser previamente esterilizado e desprezado (expurgo) após seu uso, sendo empregado novamente após ter sido re-esterilizado. Facilita muito o trabalho de campo, quando os conjuntos utilizados nos exames (normalmente, sonda periodontal modelo OMS, espelho bucal e gaze) são acondicionados em papel *craft* após a esterilização ou em material individual próprio para esterilização.

A seguir, são apresentados os itens principais usados em levantamentos: lápis (não se recomenda o uso de caneta para preeenchimento das fichas de levantamento, pois eventuais erros podem ocorrer); apontadores; borrachas; pranchetas; sacos plásticos (para expurgo); sabão líquido; toalha de papel; álcool; gaze; espátulas de madeira (abaixadores de língua); sondas periodontais modelo OMS[1] (*CPI probe*); espelhos bucais planos; máscaras; gorros; luvas; óculos de proteção; e caixas metálicas para instrumental.

Os critérios de diagnóstico preconizados pela OMS e o conhecimento de risco de iatrogênese contraindicam o uso das tradicionais sondas exploradoras. A quantidade de materiais deve ser estimada levando-se em conta a carga de trabalho diária, o número de observadores e exames realizados diariamente, assim como a existência de infraestrutura para proceder à esterilização adequada do material.

O uso de jalecos ou coletes que permitem identificar a equipe da pesquisa é outro recurso que contribui bastante nos aspectos de visibilidade e segurança da equipe.

Fichas de exame

Variam de acordo com o objetivo do estudo. A OMS apresenta alguns modelos[1] que podem ser adaptados. De maneira geral, estas fichas devem permitir a anotação (sempre a lápis) de maneira clara e suficiente para facilitar a posterior digitação. Normas de construção do instrumento de coleta de dados devem ser observadas quando se deseja elaborar uma ficha para anotação das condições bucais num levantamento epidemiológico. Recentemente, têm-se utilizado com sucesso computadores portáteis de pequenas dimensões (PDA – *personal digital assistant*) ou pranchetas eletrônicas (*tablets PC*). Estes dispositivos possuem como vantagens em relação aos formulários impressos a praticidade, economia de espaço e, fundamentalmente, a eliminação da etapa de digitação dos dados. Por outro lado, requer programação específica para cada estudo e programadores experientes.

Cronograma

O início do levantamento deve ocorrer poucos dias após o final da calibração, a fim de que os critérios não se percam e que a equipe de trabalho mantenha o entusiasmo. O número de exames para cada observador não deve ser excessivo, como já comentado.

Logística

Os alunos sorteados devem ter o cabeçalho de suas fichas (nome, número de identificação, sexo, escola, data de nascimento, endereço, classe) preenchido previamente, pois isto facilitará o trabalho de campo futuro. Neste momento, sorteiam-se 10% das crianças que serão reexaminadas para aferir a reprodutibilidade intraobservadores ou examinadores. As escolas sorteadas devem ser contatadas e os dias de exame, agendados.

A divulgação do estudo, através dos veículos de comunicação (jornais, rádios, televisões) e de lideranças (líderes de bairro, religiosos) aumenta a receptividade e a taxa de adesão ao estudo.

Questões Éticas

A explicação do estudo aos participantes e/ou aos seus responsáveis, explicitando os objetivos do estudo, as características dos exames e informações sobre os materiais utilizados (esterilização) são princípios éticos que devem ser seguidos. A obtenção de autorização formal é pré-requisito obrigatório para a realização dos exames.

Deve-se garantir um serviço de retaguarda para as pessoas que apresentarem necessidades de tratamento odontológico.[22] Mais detalhes sobre este tópico importante podem ser obtidos através da leitura do capítulo 8, da Parte 2.

Digitação

Existem vários programas que podem ser utilizados para a digitação dos dados e posterior análise estatística, de um levantamento epidemiológico, vários de domínio público como o Epiinfo.[9] O capítulo 4, da Parte 3, "Criação de banco de dados" informa os procedimentos mais comumente adotados.

Análise e Apresentação dos Resultados

Sugere-se apresentar tabelas sobre os seguintes tópicos, para constarem no relatório final de levantamento.
- Distribuição da população estudada, segundo a idade e o sexo.
- Taxa de resposta do estudo, segundo a idade.
- Prevalências de cada condição estudada: por exemplo, de cárie, sangramento, bolsa periodontal, fluorose, edentulismo.
- Distribuição de frequência dos índices utilizados, segundo a severidade, enfatizando-se, quando variáveis contínuas, além das médias, a distribuição por quartis.

Detalhes técnicos sobre a forma de apresentação de dados epidemiológicos são apresentados no capítulo 5, da Parte 3 deste livro.

Divulgação dos Resultados

A divulgação pública dos resultados do estudo, através de um relatório, é importante por razões técnicas, políticas e administrativas. Tecnicamente, a divulgação permite que outros profissionais envolvidos na área de saúde conheçam os resultados do estudo. A população e seus representantes, como os conselheiros de saúde, devem ter amplo acesso às informações produzidas pelo levantamento através de textos que sejam de fácil compreensão. Administrativamente, o levantamento permite o planejamento, incluindo a avaliação das políticas e ações de saúde bucal. Os órgãos da imprensa devem ser contatados e estimulados a divulgar os resultados em linguagem jornalística, tornando-os acessíveis à maioria da população.

Em resumo, a população deve ter pleno conhecimento dos indicadores de saúde-doença, do mesmo modo como acontece, por exemplo, com os indicadores econômicos.

Considerações Finais

O planejamento de um levantamento epidemiológico é composto por uma série de etapas prévias à obtenção dos resultados. Estes tendem a ser os aspectos mais valorizados de um levantamento, mas sua validade depende, como se procurou demonstrar, de uma observação atenta dos principais aspectos metodológicos que o compõem.

Neste capítulo, foram abordadas as principais etapas que constituem um levantamento epidemiológico com populações estudantes. Para estudos que tomem outras populações como referência, recomendam-se estudos de base domiciliar, com procedimentos análogos aos aqui relatados. Alternativamente à escola, procede-se ao sorteio dos setores censitários (no mínimo 20), depois se sorteiam os quarteirões, para posteriormente serem sorteados os domicílios. Barros e Victora[23] detalharam a operacionalização de estudos de base domiciliar em nosso meio.

Referências

1. World Health Organization. Oral Health Surveys. Basic Methods. 4th edition. 1997. Geneva: WHO.
2. WHO. World Health Organization. Oral Health Surveys. Basic Methods. 2nd ed. 1997. Geneva: WHO, 1977.
3. Organização Mundial da Saúde (OMS). Levantamento Epidemiológico Básico de Saúde Bucal. Manual de Instruções. 3ª ed. São Paulo: Ed. Santos, 1991.
4. UNICEF. Fundo das Nações Unidas para a Infância. Situação da criança brasileira. 2001. Brasília: UNICEF-Brasil, 2001.
5. Pereira MG. Epidemiologia. Teoria e Prática. Rio de Janeiro: Guanabara Koogan. 1995.
6. Oliveira AGRC, Unfer B, Costa ICC, Arcieri RM, Guimarães LOC, Saliba NA. Levantamentos epidemiológicos em saúde bucal: análise da metodologia proposta pela Organização Mundial da Saúde. Rev Bras Epidemiol 1998; 1(2):177-189.

7. Pine CM, Pitts NB, Nugent ZJ. British Association for the study of community dentistry (BASCD) guidance on sampling for surveys of child dental health. A BASCD coordinated dental epidemiology programme quality standard. Community Dent Health 1997; 14 (Suppl 1):10-17.
8. Barbeta PA. Estatística Aplicada às Ciências Sociais. 2ª ed. Florianópolis: Editora da UFSC, 1998.
9. Dean AG, Dean JA, Colombier D, Brendel KA, Smith DC, Burton AH et al. Epi Info, Version 6: a word processing database, and statistics program for epidemiology on microcomputers.. Centers of Disease Control and Prevention, Atlanta, Georgia, USA, 1994.
10. Cochran WG. Sampling Techniques. 3ª ed. USAO: John Willey, 1977.
11. Lwanga SK, Lemeshow S. Sample size determination in health studies. A practical manual. Geneva: World Health Organization, 1991.
12. Silva NN. Amostragem probabilística: um curso introdutório. São Paulo, EDUSP, 1998.
13. Berquó ES, Souza JMP, Gotlieb SLD. Bioestatística. São Paulo: EPU, 1981.
14. Ministério da Saúde. Secretaria de Vigilância em Saúde. Secretaria de Atenção à Saúde. Departamento de Atenção Básica. Coordenação Nacional de Saúde Bucal. SB2010. Pesquisa Nacional de Saúde Bucal. Resultados principais. Brasília: MS, 2011.
15. de Sousa TF, Nahas MV, Silva DA, Del Duca GF, Peres MA. Fatores associados à obesidade central em adultos de Florianópolis, Santa Catarina: estudo de base populacional. Rev Bras Epidemiol. 2011; 14(2):296-309.
16. Bennett S, Woods T, Liyanage WM, Smith DL. A simplified general method for cluster-sample surveys of health in developing countries. Wold Halth Statist Quart 1991; 44:98-106.
17. Associação Brasileira de Odontologia – Secção Santa Catarina (ABOSC). Escola de Aperfeiçoamento Profissional (EAP). Especialização em Saúde Coletiva. Diagnóstico de Saúde do Município de Palhoça, SC, 2003. Relatório Final. Florianópolis: ABO, 2003.
18. World Health Organization (WHO). Calibration of examiners for oral health epidemiology surveys. Technical report 1993. Geneva: WHO, ORH/EIS/EPID 93.1, 1993.
19. Peres MA, Traebert JL, Marcenes W. Calibração de examinadores para estudos epidemiológicos de cárie dentária. Cad Saúde Pública 2001; 17(1):153-159.
20. Szklo M, Javier Nieto F. Quality assurance and control. In: Szklo M, Javier Nieto. Epidemiology. Beyond the basics. Sudbury, Massachussetts: Jones and Bartlett Publishers, 2004, p. 343-404.
21. Landis JR, Koch GG. The measurement of observer agreement for categorical data. Biometrics 1977, 33:159-174.
22. Vaughan JP, Morrow RH. Epidemiologia para os municípios. Manual para gerenciamento dos distritos sanitários. São Paulo: HUCITEC, 1992.
23. Barros FC, Victora CG. Epidemiologia da Saúde Infantil. Um amanual para diagnósticos comunitários. 3ª ed. São Paulo: HUCITEC, UNICEF, 1998.

Capítulo 3

Levantamentos Epidemiológicos em Saúde Bucal no Brasil

Angelo Giuseppe Roncalli
Tatyana Maria Silva de Souza

Introdução

Os estudos transversais, também conhecidos como seccionais, de prevalência, inquéritos ou levantamentos epidemiológicos são ferramentas importantes no campo da vigilância em saúde. Fazem parte de um conjunto mais amplo das estatísticas de saúde, elementos fundamentais nos processos de monitoramento das condições de saúde e do desempenho do sistema de saúde.[1]

Além disso, conforme ressalta Barros,[2] os inquéritos têm um papel importante no monitoramento das desigualdades sociais em saúde, tendo em conta a realidade da concentração de renda no país. Para a autora, isso tem implicações nas definições e escolhas de variáveis e indicadores.

Cesar e Tanaka[3] entendem a avaliação em saúde como uma composição de estrutura, processo e resultado; determinadas dimensões do processo e do resultado só são plenamente abordadas valendo-se de estudos com base populacional. Isso ocorre, pois as informações que são obtidas a partir da demanda de serviços de saúde são, na maioria dos casos, "*altamente seletivas, ocultando um dos aspectos mais importantes da avaliação de serviços de saúde nos países em desenvolvimento, e mesmo naqueles desenvolvidos: a iniquidade no acesso aos serviços de saúde*". Os autores ainda destacam a importância dos inquéritos domiciliares no aprimoramento da avaliação de resultado, uma vez que permitem a construção de "linhas de base", as quais servirão como parâmetros futuros de comparação.

É fundamental que os inquéritos nacionais sejam periódicos e regulares para que se possa conhecer a realidade epidemiológica da população a partir de cortes transversais periódicos e sequenciados.[4] Para Waldman et al.,[4] diversos aspectos colocam os inquéritos como elementos fundamentais na estruturação das políticas de saúde: (a) permite correlacionar os resultados com as condições de vida das populações, conhecendo a distribuição dos fatores de risco e a percepção das pessoas a respeito do seu estado de saúde; (b) dá voz aos usuários dos serviços de saúde, contribuindo com o controle social e (c) permitem avaliar as políticas públicas implementadas, comparando padrões de saúde entre áreas geográficas e realizando estudos de custo-efetividade.

Numa perspectiva histórica, os inquéritos de saúde de base populacional surgem, primeiro, nos países de alta renda a partir de meados do século XX, expandindo mais tardiamente também para os países de média e baixa rendas. Em muitas situações, pela precariedade dos sistemas de informação, os inquéritos eram a única fonte de informação de saúde confiável nestes países.[2] Os Estados Unidos realizaram seus primeiros levantamentos já no fim dos anos 1950, por intermédio do *National Center for Health Statistics* (NCHS), e tais inquéritos foram os precursores dos atuais *National Health and Nutritional Examination Surveys* (NHANES) que coletam, inclusive, informações de saúde bucal.

Segundo Barros,[2] devem ser destacadas as iniciativas do Canadá e de países da Europa, entre eles o Reino Unido, que apresenta bases de dados desde os anos 1940 e a recente Pesquisa Mundial de Saúde, conduzida pela Organização Mundial da Saúde (OMS) em 71 países, inclusive o Brasil.

A experiência brasileira recente demonstra que, a despeito de estar disponível uma diversa gama de informações oriundas dos sistemas de informação, persiste a necessidade de coletar dados sobre condições de saúde e uso de serviços, os quais só podem ser gerados por inquéritos populacionais periódicos. No âmbito do Ministério da Saúde, a Secretaria de Vigilância em Saúde (SVS) tem produzido informações importantes para o planejamento e a avaliação das ações a partir de inquéritos como o PeNSE (Pesquisa Nacional de Saúde do Escolar), o Projeto de Vigilância de Violência e Acidentes (VIVA) e o Sistema de Vigilância de Fatores de Risco e Proteção para Doenças Crônicas por Inquérito Telefônico (Vigitel). Além disso, do ponto de vista interinstitucional, deve ser dado o devido destaque aos suplementos de saúde das PNADs (Pesquisa Nacional por Amostra de Domicílios) realizadas pelo Instituto Brasileiro de Geografia e Estatística (IBGE).

No campo da saúde bucal, segundo Narvai,[5] as primeiras experiências de estudos epidemiológicos em saúde bucal podem ser encontradas, no Brasil desde o início dos anos 1950, dentro dos então chamados 'programas incrementais'. Tais estudos, a despeito de sua importância para a consolidação da epidemiologia em saúde bucal no Brasil, tinham uma abrangência muito restrita às áreas cobertas por estes programas, em particular aquelas áreas onde atuavam os Serviços Especiais de Saúde Pública (SESP). Desse modo, na prática, os inquéritos nacionais vêm se tornar realidade a partir da segunda metade dos anos 1980, com a realização do primeiro levantamento epidemiológico em saúde bucal de 1986 e, em seguida, 10 anos depois, a segunda experiência, com o levantamento de 1996.[6,7] Embora estes estudos tenham tido grande importância a seu tempo, não se estabeleceram enquanto um componente da política de saúde bucal vigente, se conformando em iniciativas isoladas.[8]

A experiência seguinte é a do Projeto SBBrasil, que surgiu como uma ideia de construir um levantamento epidemiológico em saúde bucal de base nacional inspirado na metodologia proposta pela Organização Mundial da Saúde (OMS) no final dos anos 1990.[9] A proposta original era realizá-lo no ano 2000, pelo fato de ser um ano-índice, além de compor o limite para o estabelecimento das metas propostas no programa "Saúde Para Todos no ano 2000" da própria OMS. Por questões operacionais, o levantamento só foi realizado entre 2002 e 2003 e teve seus dados publicados em 2004 e, por esta razão, o nome original do projeto (Projeto SB2000) passou para Projeto SBBrasil 2003.

Dentro das estratégias para a construção do eixo da vigilância em saúde da Política Nacional de Saúde Bucal, foi proposta a edição 2010 do SBBrasil, a qual aperfeiçoou e modernizou a proposta metodológica do SBBrasil 2003.[10] O Projeto SBBrasil, portanto, se coloca enquanto principal estratégia de vigilância em saúde bucal no eixo da produção de dados primários de saúde bucal, contribuindo para a construção de uma Política Nacional de Saúde Bucal pautada em modelos assistenciais de base epidemiológica.

No sentido de contribuir com a discussão acerca da importância dos inquéritos epidemiológicos na estruturação de modelos assistenciais com base na vigilância em saúde, o objetivo deste capítulo é apresentar e discutir a experiência brasileira em inquéritos nacionais de saúde bucal, destacando a estratégia recente do Projeto SBBrasil em suas versões 2003 e 2010. Inicialmente, será feita uma descrição das características mais importantes dos levantamentos e, sem seguida, serão apresentados seus principais resultados.

Inquéritos Nacionais de Saúde Bucal: a Experiência Brasileira

Os inquéritos nacionais de saúde bucal entram na história sanitária brasileira a partir de 1986, com a realização do primeiro levantamento epidemiológico de saúde bucal com abrangência nacional. Na verdade, a pesquisa foi feita em apenas 16 capitais, as quais representaram as cinco macrorregiões do país (Norte, Nordeste, Sudeste, Sul e Centro-oeste). Mesmo assim, essa pesquisa gerou as primeiras estimativas consideradas válidas sobre a realidade epidemiológica brasileira em saúde bucal. Dez anos depois, em 1996, tivemos o segundo levantamento de amplitude nacional. Posteriormente, em 2003 e 2010, foram realizadas as duas edições do que ficou conhecido como Projeto SBBrasil.

Uma extensa revisão analítica dessas experiências, até 2003, foi realizada por Roncalli em 2006.[8] Para o autor *"as três principais iniciativas para a construção de diagnósticos de saúde bucal em nível nacional não se constituem apenas em um conjunto de dados gerados ao longo de 17 anos. A despeito de apresentarem características muito distintas, expressam o amadurecimento técnico-científico e também político da Epidemiologia e da Saúde Bucal Coletiva e tiveram sua importância em seu devido tempo. Foram fundamentais, portanto, para pavimentar o caminho de ambas."*[8]

O quadro 3.1 foi atualizado, com a permissão do autor, com as informações referentes ao SBBrasil 2010. Em seguida, cada uma das quatro experiências é mais bem detalhada.

A Primeira Grande Experiência: "Levantamento Epidemiológico em Saúde Bucal: Brasil, Zona Urbana, 1986"

Sob este título, a então recém-criada Divisão Nacional de Saúde Bucal (DNSB) do Ministério da Saúde tornou público, em 1988, o relatório do primeiro levantamento epidemiológico de abrangência nacional.[6] Tratava-se da primeira experiência de tal envergadura realizada pelo poder público, uma ousadia que se seguiu ao estabelecimento, pela primeira vez na história da Saúde Pública brasileira, de uma instância normativo-programática de saúde bucal em nível ministerial, a já citada Divisão, então entregue ao comando do Dr. Vitor Gomes Pinto, que foi também o mentor do projeto do levantamento.[11]

Quadro 3.1 – Principais características dos quatro levantamentos epidemiológicos realizados no Brasil. Atualizado de Roncalli[8] sob permissão.

Categorias de Análise	1986	1996	2003	2010
Cenário político-sanitário	• Redemocratização do País (Nova República) • Crescimento e amadurecimento do Movimento Sanitário • VIII Conferência Nacional de Saúde • Divisão Nacional de Saúde Bucal (DNSB)	• Primeiro mandato de FHC • Democracia representativa aparentemente consolidada • Avanço na implantação de uma vertente econômica neoliberal • Saúde Bucal como Área Técnica no Ministério da Saúde	• Início do projeto no segundo mandato de FHC e conclusão no início do governo Lula • Pouca ou nenhuma mudança na política macroeconômica • Política de Saúde Bucal priorizada no conjunto de políticas públicas • Rearticulação da Coordenação Nacional de Saúde Bucal • III Conferência Nacional de Saúde Bucal	• Projeto desenvolvido ao longo do segundo mandato de Luiz Inácio Lula da Silva • Manutenção da política macroeconômica • Política de Saúde Bucal ainda priorizada no conjunto de políticas públicas

Cenário epidemiológco	• Alta prevalência e severidade de cárie dentária em estudantes • Alto índice de edentulismo em adultos e idosos • Desigualdades regionais no perfil epidemiológico	• Tendência de queda da cárie de população escolar • Persistência de desigualdades regionais	• Confirmação na tendência de declínio de cárie dentária na população escolar (12 anos) • Persistência de grandes desigualdades regionais. Concentração do declínio e de melhores condições de saúde bucal em área urbana de capitais do Sul e Sudeste e em alunos de escola privada • Quadro de edentulismo ainda alarmante • Surgimento de outras necessidades como as oclusopatias	• Confirmação na tendência de declínio de cárie dentária na população de 12 anos. Queda de 25% em relação à 2003, maior que o declínio entre 1996 e 2003. • Persistência das desigualdades regionais. • Edentulismo ainda alto, mas com resultados positivos já perceptíveis em população adulta
Características metodológicas	• Delineamento amostral probabilístico com representatividade em nível macrorregional • Avaliação de cárie dentária, doença periodontal e edentulismo • Zona de urbana de 16 capitais • Grupos etários de estudantes a idosos	• Modelo amostral não probabilístico • Avaliação apenas de cárie dentária em estudantes de 6 a 12 anos • Zona urbana de 27 capitais e Distrito Federal	• Delineamento amostral probabilístico com representatividade em nível macrorregional • Avaliação de cárie dentária, doença periodontal, edentulismo, oclusopatias e fluorose. Verificação de condições socioeconômicas e acesso a serviços • Zona urbana e rural de 250 municípios de diferentes portes populacionais (de menos de 5 mil a mais de 100 mil habitantes) • Seis grupos etários, de bebês a idosos	• Manteve a estratégia geral do modelo de 2003, ou seja, delineamento amostral probabilístico com representatividade em nível macrorregional e para capitais • Pesquisa apenas em domicílios e não mais em escolas para 5 e 12 anos • Zona urbana de 177 municípios (30 do interior em cada região mais as 27 capitais) • 5 grupos etários (5, 12, 15-19, 35-44 e 65-74 anos) • Melhorias nas técnicas de pesquisa de campo e nas estratégias de análise

Articulação com a política de saúde	• Vinculado ao Programa de Prevenção de Cárie Dentária – PRECAD • Sem continuidade	• Nenhuma política de saúde bucal definida • Sem continuidade	• Articulado à Política Nacional de Saúde Bucal (Brasil Sorridente) • Continuidade ainda indefinida	• Projeto inserido na Política Nacional de Saúde Bucal (PNSB) como componente relativo aos dados primários do eixo da Vigilância em Saúde Bucal • Continuidade estabelecida e vinculada à manutenção da PNSB
Capilarização para Estados e municípios e incorporação da metodologia	Nenhuma	Nenhuma	Restrita inicialmente à fase de execução nos 250 municípios sorteados Indícios claros de incorporação metodológica em Estados do Nordeste, Sudeste e Sul que ampliaram a amostra estadual Absorção e incorporação da metodologia pela Academia	Expansão da amostra em alguns estados e municípios Absorção e incorporação da metodologia consolidadas

Fontes: Roncalli,[8] Ministério da Saúde.[10]

O levantamento de 1986 surgiu como uma das três grandes vertentes da política nacional de saúde bucal da época, contidas na proposta de atuação da DNSB, quais sejam os serviços de Epidemiologia, de Programação e Normas Técnicas e de Recursos Operacionais.[11]* Segundo justificativa explicitada no relatório do levantamento, iniciativas semelhantes ainda não haviam sido tomadas por conta do entendimento corrente de que não seria necessário estabelecer um diagnóstico mais preciso, uma vez que a realidade epidemiológica já seria suficientemente conhecida. Ou seja, "bastava apenas saber que o problema seria imenso."[6]

Ainda, segundo o relatório, três argumentos principais levaram à superação destas justificativas e, consequentemente, à realização da pesquisa. Em primeiro lugar, o reconhecimento de que, apenas com dados fidedignos seria possível o desenvolvimento de ações preventivas, educativas e curativas com a amplitude necessária no país. Segundo, a evidência de que a demanda por serviços odontológicos era limitada. Por fim, em terceiro lugar, a possibilidade cada vez mais próxima e concreta de implantar um programa nacional de saúde pública em Odontologia, para o qual esses subsídios seriam essenciais. Em suma, se falava, concretamente – provavelmente pela primeira vez em caráter nacional – no estabelecimento de um modelo de atenção à saúde bucal de base epidemiológica. Neste sentido, o levantamento de 1986 pode ser considerado um marco no desenvolvimento da epidemiologia em saúde bucal no país, a despeito de suas limitações, como veremos adiante.

---

*A DNSB foi criada oficialmente em 1987, quando o levantamento já havia sido iniciado, em 1986, através de sua estrutura equivalente no MS, o GT-Odonto.

Principais características do levantamento de 1986

O primeiro grande levantamento de abrangência nacional partiu do reconhecimento da grande diversidade existente no território brasileiro e das limitações técnicas, operacionais, políticas e financeiras da emergente Odontologia em Saúde Pública nacional. Optou-se, portanto, por uma base macrorregional como primeira estratificação em seu desenho amostral. Além da idade, um estrato tradicionalmente utilizado nestes estudos, a renda familiar em salários mínimos foi também utilizada como critério de pré-estratificação.

Em relação à idade, foram estabelecidos os grupos etários e as idades-índice (de 6 até 12 anos) e os grupos etários (15-19, 35-44 e 50-59 anos), tentando refletir o que preconizava a OMS.[6] Sobre o último grupo etário, relativo aos indivíduos idosos, a OMS preconizava, à época, o grupo etário de 65 a 74 anos. No entanto, optou-se por um grupo de idade inferior pelo fato de a esperança de vida ao nascer no Brasil ser, na ocasião, 65,5 anos para mulheres e 61,3 para homens. Uma decisão precipitada, uma vez que a esperança de vida não pode ser o único parâmetro de avaliação para o comportamento das tendências demográficas para a população idosa, ou seja, o referencial da esperança de vida não implica a inexistência de pessoas com idade acima destas estimativas em proporções significativas. O grupo de 65 a 74 anos, em 1986, segundo dados do Instituto Brasileiro de Geografia e Estatística (IBGE), representava pouco mais de 3% da população brasileira, não muito distante dos 3,5% atuais nem tão discrepante dos 6,2% representado pelo grupo de 50 a 59 anos de idade. A perda da comparabilidade internacional e mesmo nacional, considerando outros estudos posteriores, foi a consequência desta avaliação equivocada. Outra ausência importante, e que na época já era preconizada pela OMS, foi a idade de 5 anos, referência para ataque de cárie em dentição temporária e importante para a avaliação das metas da OMS para o ano 2000 (ver adiante).

Em relação às doenças bucais, foram avaliados os dois principais agravos, a cárie e a doença periodontal, além da necessidade de prótese total e acesso aos serviços odontológicos.

No que diz respeito às regiões, foi adotada a divisão proposta pelo IBGE (Norte, Nordeste, Sudeste, Sul e Centro-oeste), abrangendo a zona urbana de 16 capitais. A opção pela pesquisa apenas em zona urbana foi justificada pelo alto custo que teria um levantamento incluindo áreas rurais, considerando a dificuldade de acesso e as grandes extensões territoriais em um país com forte tradição rural. Ficou a promessa de que "a posteriori" as regiões rurais seriam devidamente contempladas.

A opção por incluir somente as capitais também é problemática, pois se justificou que "resultados de estudos locais anteriores efetuados no Brasil (...) não mostram diferenças significativas entre (...) habitantes de cidades de grande, médio e pequeno portes". Não foram referidos tais estudos, contudo, sabe-se, atualmente, que o porte populacional tem sido um grande diferencial quando se comparam dados de cárie dentária ou mesmo de outras doenças. Estudos realizados no Estado de São Paulo no fim dos anos 1990, bem como os resultados principais do Projeto SBBrasil, mostram claramente as diferenças entre a capital e o interior, assim como entre municípios de pequeno e grande portes[12,13] Embora as capitais possuam um peso considerável no conjunto da população brasileira, isto não as torna representativas de toda a população. Neste sentido, os resultados do primeiro levantamento podem ser referidos como representativos apenas da zona urbana das regiões brasileiras e, na melhor das hipóteses, de algumas capitais.

Outro detalhe que não ficou suficientemente claro foi o critério para a seleção das 16 capitais participantes da amostra. A descrição do desenho de amostragem do levantamento de 1986 referiu "estritos critérios estatísticos" e a "preferência por aquelas (capitais) onde a Fundação Serviços de Saúde Pública (SESP) mantém representação" como parâmetro de escolha para as capitais a serem integradas ao estudo. Para a Região Norte, foram selecionadas as cidades de Manaus (AM) e Belém (PA); na Nordeste, São Luís (MA), Fortaleza (CE), João Pessoa (PB), Recife (PE), Maceió (AL) e Salvador (BA); na Região Sudeste, Belo Horizonte (MG) e São Paulo (SP); na Sul, Curitiba (PR), Florianópolis (SC) e Porto Alegre (RS) e, na Região Centro-oeste, Brasília (DF), Goiânia e Cuiabá (MT).

Em relação ao detalhamento das estratégias de coleta de dados, nas idades de 6 até os 12 anos, foram realizados exames em escolas e, nas outras faixas, exames domiciliares. Em ambos os casos, trabalhou-se com amostras probabilísticas de múltiplos estágios.

No primeiro caso, as 15.480 crianças de 6 a 12 anos de idade que deveriam ser examinadas foram selecionadas de 105 escolas de ensino fundamental e 24 escolas de ensino médio, tendo sido estabelecido um mínimo de 120 crianças por escola. Não ficou claro o critério estabelecido para a obtenção do tamanho da amostra (se foram utilizadas estimativas anteriores de média e desvio-padrão, p. ex.), apenas se referiu que este número é resultado do "equacionamento entre a precisão dos resultados e a disponibilidade de recursos". O sorteio das escolas foi feito de forma sistemática e considerando, como critério de ponderação, o tamanho da escola, aferido em função do número de alunos matriculados.

No segundo caso, à semelhança das escolas, foram sorteados setores censitários com probabilidades diferentes em função das frações de amostragem. Em cada setor, como resultante do cálculo feito a partir do número de setores, do tamanho da amostra e da fração, foi estabelecido um número mínimo de 16 domicílios a serem percorridos em cada setor censitário.

De modo geral, pode-se dizer que o delineamento do estudo foi bastante cuidadoso, considerando as limitações de tempo e de recursos. Tendo sido mantida a base probabilística, embora o tamanho da amostra e o número reduzido de pontos de amostragem não permitam inferências, estima-se que os resultados do levantamento tiveram boa representatividade para os seus principais estratos (idade e macrorregião). São, portanto, informações razoavelmente válidas para a população urbana residente em capitais das cinco macrorregiões brasileiras.

Verificando Tendências após 10 Anos: A Segunda Experiência Nacional

Em 1996, 10 anos após a realização do primeiro levantamento epidemiológico de base nacional, foi conduzida a primeira etapa do levantamento epidemiológico em saúde bucal (cárie dentária), por parte da coordenação de saúde bucal (COSAB) do Ministério da Saúde,[14] envolvendo apenas crianças. Na verdade, a intenção era que houvesse uma segunda etapa, incluindo população adulta e outras doenças investigadas, o que acabou não acontecendo.

O projeto previa exames relativos à cárie dentária (CPO-D e ceo-d) em crianças de 6 a 12 anos de escolas públicas e privadas das 27 capitais brasileiras. Seriam sorteadas quatro escolas em cada capital, duas públicas e duas privadas, sendo examinadas 40 crianças por idade em cada uma delas, totalizando 160 crianças por idade. Em cada capital, portanto, seriam examinadas 1.120 crianças, perfazendo um total de 30.240 em todo o país.

O projeto foi objeto de várias críticas, em especial por parte do Dr. Vitor G. Pinto, em artigo publicado no Jornal da APCD[15] e, em outro artigo, pelo Prof. Dr. Ruy Vicente Oppermann.[16] Dentre suas principais argumentações, destacam-se: (a) deficiências no plano amostral, sem base probabilística e com poucos pontos de amostragem; (b) não inclusão de outras cidades, além das capitais; (c) ausência injustificada de outros grupos etários, em particular adultos e idosos, e de outros agravos; (d) não inclusão de outras variáveis, como condição socioeconômica e acesso aos serviços; (e) processo de calibração deficiente, excessivamente pulverizado. Ainda segundo Pinto,[15] a serem mantidas as características do projeto, ele não teria possibilidade de comparação com os dados do levantamento anterior, de 1986.

Na verdade, o desenho amostral seguiu as indicações do manual para levantamentos epidemiológicos em saúde bucal da OMS, em sua edição de 1987, o qual previa um plano de amostragem bastante simplificado, mais indicado para pequenas localidades com poucos recursos técnicos e financeiros, o que não era o caso do Brasil. Era de fato possível avançar em um desenho de pesquisa mais arrojado, com mais rigor científico.

De todo modo, a despeito das críticas que o projeto sofreu e das reclamações das universidades que alegaram não terem sido ouvidas, o levantamento foi adiante com a participação de entidades como os Conselhos Regionais de Odontologia (CRO), Associação Brasileira de

Odontologia (ABO) e Secretarias Estaduais de Saúde. Depois de pronto, o levantamento ainda sofreu críticas quanto à validade dos seus dados, sendo objeto de discussão em mesa-redonda patrocinada pelo XIV ENATESPO (Encontro Nacional de Administradores e Técnicos do Serviço Público Odontológico), em Fortaleza – CE, em 1998.

Diferentemente das experiências anteriores, não foi publicado nenhum relatório do levantamento, porém os dados foram disponibilizados na Internet, no sítio do DATASUS, o órgão que agrega as informações do Ministério da Saúde (www.datasus.gov.br). Os dados podem ser acessados através do sistema TAB, desenvolvido pelo próprio DATASUS, que permite algumas combinações entre as variáveis.

Apesar de representar uma iniciativa louvável, o sistema de análise dos dados no sítio do DATASUS ficou bastante limitado nas informações que possibilitava recuperar; e era complicado, o que dificultava a compreensão dos dados por quem não tivesse algum conhecimento básico. Era preciso algum esforço para obter uma simples tabela de CPO-D e seus componentes em função da idade, e não era possível recuperar dados de dispersão, como desvio-padrão, ou observar a distribuição das variáveis.[7]

O Projeto SBBrasil 2003 – Condições de Saúde Bucal da População Brasileira

Desde a finalização do levantamento de 1996, tinha-se clara a importância de serem construídos dados mais representativos para o ano 2000. As razões eram óbvias: tratava-se de um ano-índice, início de década, século e milênio, e um dado nacional seria fundamental para a verificação de tendências. Além disso, era importante checar o desempenho do país mediante as metas propostas pela OMS/FDI, citadas anteriormente. Outra intenção era suprir as deficiências de levantamentos anteriores, gerando dados mais válidos e contribuindo para o estabelecimento de uma normatização em termos de pesquisas epidemiológicas transversais.

Em 1999 foi criado, no âmbito do Ministério da Saúde, por indicação do Comitê Técnico Científico (CTC) da Coordenação Nacional de Saúde Bucal (COSAB), um subcomitê composto por 5 membros, representantes das macrorregiões administrativas brasileiras, o qual teria, como principais incumbências, elaborar e conduzir a execução de um projeto de levantamento epidemiológico no ano 2000.[17]

Após ampla discussão com a comunidade odontológica, foi finalizado, no início do ano 2000, o então chamado *"Projeto SB2000: condições de saúde bucal da população brasileira"*. Em meados de 2000, foi realizado um estudo-piloto para aperfeiçoar as ferramentas de coleta e análise nas cidades de Diadema (SP) e Canela (RS).

Desde o estudo-piloto e até o final do ano 2002, o projeto passou por várias dificuldades em sua operacionalização, atrasando consideravelmente o cronograma inicial. Um maior impulso foi tomado a partir de agosto de 2002 com a superação dos problemas relativos a financiamento e compra de material e, durante todo o ano 2003, foram realizados o treinamento e a coleta de dados de praticamente todos os municípios participantes da amostra.

Principais características do SBBrasil 2003

O Projeto SBBrasil (assim chamado após a posse do novo governo federal em janeiro de 2003) foi bastante inovador em relação às experiências anteriores. Vários pontos deficientes, objeto das críticas antes reportadas às pesquisas de 1986 e de 1996 foram devidamente enfrentados. Entre eles, uma prática pouco comum na pesquisa epidemiológica em saúde bucal que são os exames domiciliares em população adolescente, adulta e idosa. Além da incorporação de outras faixas etárias, outros agravos foram avaliados, sendo que alguns deles nunca antes haviam sido objeto de pesquisas de caráter nacional, como a fluorose e a oclusopatias.

O quadro 3.2 ilustra, resumidamente, as principais características da pesquisa. Mais detalhes podem ser obtidos no sítio da Coordenação Geral de Saúde Bucal do MS (www.saude.gov.br/bucal).

Consolidando a Experiência do SBBrasil em sua Versão 2010

O projeto SBBrasil 2010 teve como principal objetivo "conhecer a situação de saúde bucal

Quadro 3.2 – Principais características metodológicas do Projeto SBBrasil. Fonte: Roncalli et al.[17]

Item	Descrição
Idades-índice e grupos etários pesquisados	Baseados na proposta da OMS (WHO, 1997), com a inclusão de outros grupos relevantes. Ao todo, foram utilizados 6 idades-índice e grupos etários: 18 a 36 meses, 5 anos, 12 anos, 15 a 19 anos, 35 a 44 anos e 65 a 74 anos.
Problemas pesquisados e informações obtidas	• Cárie dentária e respectivas necessidades de tratamento • Doença periodontal • Fluorose • Oclusopatias • Lesões bucais • Informações socioeconômicas, de acesso a serviços e de autopercepção em saúde bucal
Pré-estratificação	Macrorregiões brasileiras (Norte, Nordeste, Sudeste, Sul e Centro-oeste) e porte populacional (até 5.000 habitantes, de 5 a 10.000, de 10 a 50.000, de 50 a 100.000 e mais de 100.000 habitantes). Ao todo, foram pesquisados 250 municípios, 50 em cada região, sendo 10 de cada porte.
Pontos de coleta de dados	Escolas e pré-escolas (20 por município) para 5 e 12 anos. Para adolescentes, adultos e idosos, os exames foram realizados em domicílios, tendo as quadras urbanas e/ou vilas rurais e os setores censitários como Unidades Amostrais Secundárias. Foram sorteados 10 setores por município acima de 50 mil habitantes.
Tamanho da amostra	Calculado em função da média e do desvio-padrão da cárie dentária, para cada região, com correção para porte populacional. Dados do Ministério da Saúde mostram um total de aproximadamente 108 mil indivíduos examinados, uma média próxima de 500 por município.
Treinamento e calibração	Foi adotada a técnica do consenso, com cálculo da concordância percentual e coeficiente Kappa para cada par de examinadores. O treinamento foi realizado para cada equipe local, por instrutores treinados pelos coordenadores regionais. Níveis de concordância para cada agravo pesquisado foram estabelecidos.

da população brasileira urbana em 2010, subsidiar o planejamento e a avaliação das ações e serviços junto ao Sistema Único de Saúde e manter uma base de dados eletrônica para o componente de vigilância à saúde da Política Nacional de Saúde Bucal".[10] Para isso, foram entrevistados e examinados 37.519 indivíduos domiciliados em 177 municípios do país, a fim de avaliar a prevalência e a gravidade dos principais agravos bucais, além das condições socioeconômicas, uso de serviços odontológicos e percepção da saúde bucal.

Do ponto de vista metodológico, aperfeiçoamentos importantes foram acrescentados na edição de 2010, em particular com relação à técnica de pesquisa em domicílios. Alguns índices foram acrescentados, como, por exemplo, a avaliação de traumatismo dentário, e outros foram modificados como o CPI (Índice Periodontal Comunitário) e a avaliação da necessidade de prótese. Em relação ao plano amostral, em 2010 as capitais foram consideradas domínios do estudo. Uma maior racionalidade foi dada ao estudo dos municípios do interior, compondo uma amostra de 30 municípios em cada região (totalizando 150) e a pesquisa foi feita apenas em domicílios da zona urbana.

O quadro 3.3 ilustra as principais características da pesquisa e, a exemplo do SBBrasil 2003, os detalhes da metodologia podem ser obtidos no sítio da Coordenação Geral de Saúde Bucal do Ministério da Saúde (www.saude.gov.br/bucal).

Quadro 3.3 – Principais características metodológicas do Projeto SBBrasil 2010 – Pesquisa Nacional de Saúde Bucal. Fonte: Brasil.[10]

Item	Descrição
Grupos etários pesquisados	5 anos, 12 anos, 15 a 19 anos, 35 a 44 anos e 65 a 74 anos
Agravos bucais pesquisados	• Cárie dentária e sua necessidade de tratamento • Doença periodontal • Fluorose • Oclusopatias • Edentulismo - Uso e necessidade de prótese dentária • Dor de origem dentária • Informações socioeconômicas, uso de serviços odontológicos, autopercepção e impactos da saúde bucal
Domínios do plano amostral	O plano amostral constou de domínios relativos às capitais e municípios do interior. Cada capital de Unidade da Federação (Estados e Distrito Federal) compôs um domínio e todos os municípios do interior de cada região outro domínio, representativo dos municípios do interior. Ao todo, são 27 domínios geográficos de capital, mais 5 de interior, um para cada região, totalizando 32 domínios. Os domínios das capitais e do interior de cada região são representativos para ela. As Unidades Primárias de Amostragem (UPA) foram: (a) município, para o interior das regiões e (b) setor censitário para as capitais.
Coleta de dados	A coleta de dados foi realizada nos domicílios dos setores censitários urbanos.
Treinamento e calibração	A técnica de calibração adotada foi a do consenso, calculando-se os coeficientes de concordância entre cada examinador e os resultados obtidos pelo consenso da equipe. Tomou-se como referência o modelo proposto pela OMS (WHO, 1993) e foi calculado o coeficiente Kappa ponderado para cada examinador, grupo etário e agravo estudados, tendo como limite mínimo aceitável, o valor 0,65.

No que diz respeito à análise de dados, é importante destacar que este foi um dos aspectos em que o SBBrasil 2003 mais sofreu críticas. Segundo Queiroz et al.,[18] mesmo considerando uma amostra de mais de 108 mil indivíduos, suas estimativas não são válidas para a população pelo fato de, entre outros aspectos, não terem sido considerados os pesos amostrais na produção dessas estimativas. Além de não considerarem válidos os resultados para o País, os autores ainda destacam que todos os estudos de associação, realizados posteriormente com o banco de dados do SBrasil 2003, também apresentam problemas de validade.

No ano seguinte, Narvai et al.[19] apresentaram uma contra-argumentação à publicação de Queiroz, o que resultou em artigo de debate no número 4 de 2010 da revista Cadernos de Saúde Pública. A centralidade do argumento de Narvai et al. é que o conceito de validade científica, no caso de estudos epidemiológicos, não deve ser restrito às questões estatísticas e matemáticas. A eventual diferença nas estimativas ponderadas e não ponderadas pode ser relevante em termos matemáticos, mas não necessariamente em termos epidemiológicos. Os autores demonstram que a leitura e a discussão dos dados produzidos não se alteram pela introdução das estatísticas ponderadas.

De qualquer modo, reconhece-se que os estudos epidemiológicos que utilizam amostra complexa, nos quais as probabilidades de seleção dos elementos amostrais são distintas, torna-se necessário aplicar as devidas ponderações. Para o SBBrasil 2010, as diferentes probabilidades, em cada estágio de sorteio, foram calculadas de modo a produzir um banco de dados com estas probabilidades e os pesos corrigidos para cada elemento amostral.

Outro aspecto importante do SBBrasil 2010 diz respeito à sua estratégia operacional. Embora tenha sido um estudo financiado e coordenado pelo nível federal, a execução se deu, essencialmente, em nível municipal. Isso exigiu uma ação articulada entre os três diferentes níveis de gestão, com atribuições específicas para cada um deles. Contudo, a coordenação técnica do estudo, no sentido de realizar oficinas de trabalho, treinar as equipes de campo e resolver todos os problemas inerentes à execução da pesquisa, não teria como ocorrer de modo centralizado. Assim, os recém-criados Centros Colaboradores em Vigilância em Saúde Bucal ficaram encarregados da coordenação técnica da pesquisa. Os 177 municípios da amostra foram divididos em oito lotes, sendo que cada um ficou na responsabilidade de um determinado Centro Colaborador.[10]

Enfim, nas duas experiências do Projeto SBBrasil implementadas até agora, tem havido uma preocupação em compartilhar a construção do projeto com a comunidade científica e dos serviços de saúde no sentido de construir coletivamente a proposta. O anteprojeto do SBBrasil 2010 foi submetido a uma consulta pública, que ocorreu em junho de 2009. Foram enviadas, ao todo, 131 contribuições, oriundas de 45 municípios de 22 estados das cinco regiões brasileiras.[10] Essas contribuições foram analisadas pelo grupo gestor do projeto, sendo que todas foram devidamente respondidas e uma boa parte delas foi incorporada ao projeto final.

Principais Resultados entre 1986 e 2010

Uma primeira questão importante, antes de apresentar os resultados destes quatro inquéritos, é discutir sobre em que medida seus dados são comparáveis. Como pôde ser observado nas seções anteriores, há diferenças metodológicas importantes entre os levantamentos. Por exemplo, em 1986 e 1996 os dados foram obtidos apenas em capitais, sendo que no primeiro em 16 capitais escolhidas por um processo não probabilístico. Em 2003, foram incluídos 223 municípios do interior incluindo zona rural e, em 2010, 150 municípios, com a pesquisa sendo feita apenas em zona urbana. Como outros estudos têm demonstrado, há diferenças importantes na prevalência e gravidade das doenças bucais quando estas categorias (rural/urbano e capital/interior) são consideradas.

Além disso, somente em 2010 as estimativas foram calculadas considerando o efeito do delineamento e dos pesos amostrais. Neste caso, os intervalos de confiança são ajustados e diferem daqueles quando se consideram os dados como se fossem oriundos de uma amostra casual simples. Desse modo, não há como comparar os dados de 2003 com os de 2010 baseados nos intervalos de confiança, pois estes têm parâmetros diferentes.

Pelo fato de termos agravos que foram pesquisados nos quatro levantamentos nos mesmos grupos etários e com técnica de exame semelhante (como o CPO-D, p. ex.), a simples observação das médias (ou outras estimativas aplicadas) poderia indicar uma tendência no agravo ao longo de 24 anos, contudo este tipo de análise deve ser feito com cautela.

Desse modo, os dados que serão apresentados a seguir devem ser vistos como os resultados obtidos em ocasiões distintas, sendo que para alguns agravos há quatro pontos no tempo, para outros três e, para outros, apenas dois. Em alguns casos podem, portanto, gerar hipóteses de que existe uma tendência e podem servir de indicativo do comportamento dos agravos no futuro, porém não há como estabelecer previsões. Eventualmente, o termo tendência será utilizado na discussão dos dados, entretanto sua interpretação deve considerar estes aspectos aqui apresentados.

Cárie dentária em crianças: o CPO-D aos 12 anos

O indicador internacionalmente utilizado para comparações do perfil de cárie dentária em crianças é, sem dúvida, o CPO-D aos 12 anos. É o indicador mais presente nas principais bases de dados e tem sido utilizado como referência para avaliar o padrão de ataque da cárie dentária logo nos primeiros anos em que a dentição permanente é formada.[9,20]

No caso do Brasil, desde o primeiro levantamento em 1986, o CPO-D aos 12 anos vem sendo avaliado. A figura 3.1 mostra as médias do indicador e seus respectivos componentes, bem como a prevalência de cárie,** medida pelo

---
**A despeito de a OMS utilizar o termo "prevalência", é importante frisar que, a rigor, o CPO-D não se constitui em uma medida de prevalência, uma

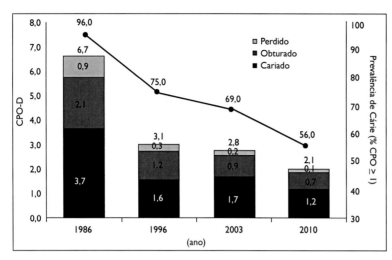

Fig. 3.1 – Prevalência e gravidade da cárie dentária aos 12 anos de idade entre 1986 e 2010 no Brasil. As barras indicam a média do CPO-D e componentes e a linha indica a prevalência (%) de indivíduos com CPO maior ou igual a 1. Fonte: Elaboração dos autores a partir dos bancos de dados de 1986, 1996, 2003 e 2010.

percentual de indivíduos com CPO maior ou igual a 1.

Em 1986, os resultados encontrados para a situação de cárie dentária não foram animadores. O CPO-D aos 12 anos apresentou um valor de 6,65, indicando, de acordo com a escala da OMS, uma prevalência de cárie muito alta.[21] Segundo dados internacionais da época, este valor era o 3º pior índice do mundo, ficando atrás do Brunei e República Dominicana, e empatando com a Jamaica.[22]

Já em 1996, ocorre um declínio acentuado em relação a 1986: a média do CPO-D aos 12 anos (3,06) ficou bastante próxima da meta estabelecida para o ano 2000 pela OMS/FDI (CPO-D aos 12 anos com valor menor que três).

Além da redução de 54% no CPO-D aos 12 anos, também pôde ser observada uma mudança na sua distribuição (Fig. 3.2). A proporção de indivíduos com CPO-D = 0 passou de 3,7% em 1986 para pouco mais de 25% em 1996. Aliado a isso, os valores mais altos de CPO-D passaram a se concentrar em um número menor de indivíduos. Em 1986, 75% de todo o CPO-D aos 12 anos estava concentrado em pouco mais de 37% dos indivíduos, enquanto, em 1996, este número caiu para 23%, o que indica uma tendência à polarização na distribuição do CPO-D,

fenômeno muito comum em situações de baixa prevalência e gravidade do agravo.[23,24]

Considerando os dados de 2003, os resultados para cárie dentária e sequelas mostram que a tendência de queda na prevalência e severidade da cárie em população infantil (tomando a idade de 12 anos como parâmetro) foi mantida, embora a queda em relação a 1996 não tenha sido tão significativa.

Outro dado importante, destacado na figura 3.2 diz respeito à distribuição do CPO-D, onde se observa que o percentual de indivíduos com CPO-D=0 era de menos de 5% em 1986, passando para mais de 25% em 1986 e chegando a mais de 30% em 2003. Em outras palavras, isso significa que, em 2003, cerca de um terço das crianças de 12 anos do País não apresentavam ataque de cárie em dentição permanente.

Finalmente, em 2010, o CPO-D aos 12 anos apresentou uma redução mais considerável ainda em relação a 2003, quando comparado com períodos anteriores. A redução em cerca de 25% no índice é quase três vezes maior que a observada no período 1996-2003 (8,8%). Extrapolando estes valores para a população brasileira estimada para 2010, isto significa que algo em torno de 1,6 milhão de dentes deixaram de ser atacados pela cárie em crianças de 12 anos de idade.[25]

Os resultados agregados para o país como um todo, considerando suas dimensões continentais, devem ser vistos com cautela, sendo sempre importante observar os dados desagregados por alguma unidade territorial. Infelizmente, por razões operacionais, nenhum dos levantamentos realizados trabalhou com dados representativos por unidades da federa-

---

vez que se considera o número de dentes afetados e não a proporção de indivíduos doentes. O mais correto seria utilizar o termo "gravidade" da cárie, uma vez que o total de dentes afetados expressa o grau com que a cárie atingiu ou está atingindo os indivíduos. Doravante, neste capítulo, adotaremos o termo "gravidade" embora reconhecendo que o termo "prevalência" é consagrado pela OMS.

ção. Contudo, é possível desagregar os dados por macrorregião, as quais, em geral, representam também uma dimensão socioeconômica.

Como se nota na figura 3.3, as diferenças regionais no CPO-D aos 12 anos de idade persistem nos quatro levantamentos analisados, sendo que as regiões Norte e Nordeste apresentam sempre as médias mais altas, enquanto as regiões Sudeste e Sul, as médias mais baixas.

É interessante notar, também, que a desigualdade se mantém mesmo com o declínio do CPO-D e, em algumas situações, tende a aumentar. Quando se comparam os dados de 2003 e 2010, por exemplo, a redução, em termos percentuais é 17,5% no Nordeste e 25,2% no Sudeste. Estendendo o período para 1996 a 2010, embora reconhecendo a limitação na comparabilidade, a diferença é ainda maior, com uma redução de 16,5% no Sudeste contara apenas 8,7% no Nordeste.

Na análise por capitais e municípios do interior por região, segundo os dados de 2010, pode-se notar uma variação bastante significativa, desde uma média abaixo de um em Florianópolis, uma capital do Sul do País, até um valor cinco vezes maior em Porto Velho (4,15) na região Norte (Fig. 3.4). De forma geral, as capitais têm médias mais baixas que os municípios do interior, mas é interessante notar que o interior do Sudeste e do Sul apresenta situação melhor do que boa parte das capitais do Norte e do Nordeste.

A tabela 3.1 mostra os dados das capitais nos quatro levantamentos, incluindo o número de indivíduos examinados. Como se pode notar, os dados de 1986 apresentam uma variabilidade muito grande no tamanho da amostra (de apenas 16 crianças, em Florianópolis, até 325, em Belo Horizonte). Além disso, temos apenas 16 capitais escolhidas de modo não aleatório, tornando virtualmente impossível qualquer comparação.

Tomando como base, portanto, o período de 1996 a 2003, cuja comparação é facilitada, inclusive, pelo período entre os levantamentos (7 anos), nota-se um declínio em termos gerais. Duas unidades da federação apresentam dados flutuantes, com aumento no período 1996-2003,

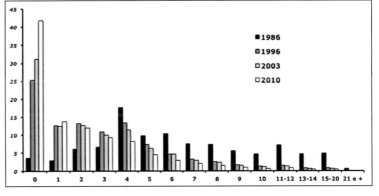

Fig. 3.2 – Distribuição percentual do índice CPO-D aos 12 anos de idade na amostra, segundo ano do estudo. Fonte: Elaboração dos autores a partir dos bancos de dados de 1986, 1996, 2003 e 2010.

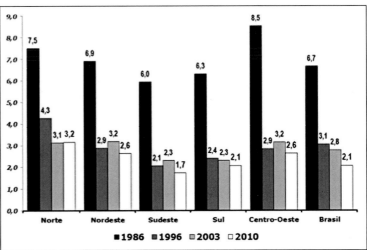

Fig. 3.3 – Índice CPO-D aos 12 anos de idade, segundo região e ano do estudo. Fonte: Elaboração dos autores a partir dos bancos de dados de 1986, 1996, 2003 e 2010.

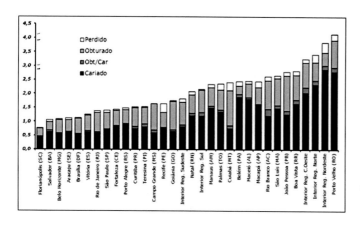

Fig. 3.4 – Índice CPO-D aos 12 anos de idade, de acordo com os domínios de estudo (capitais e interior das regiões). Brasil.[26]

Tabela 3.1 – Número de examinados e médias do índice CPO-D aos 12 anos de idade, segundo capital e ano de estudo.

Capital	1986 n	1986 Média	1996 n	1996 Média	2003 n	2003 Média	2010 n	2010 Média
Porto Velho	-	-	160	4,99	154	2,34	166	4,15
Rio Branco	-	-	160	4,37	169	3,18	172	2,63
Manaus	64	6,81	160	2,54	102	3,21	146	2,34
Boa Vista	-	-	160	6,30	186	2,67	205	2,83
Belém	184	7,73	160	4,49	247	1,58	251	2,45
Macapá	-	-	160	2,56	79	1,10	226	2,46
Palmas	-	-	160	4,62	170	2,42	176	2,35
São Luís	39	5,95	160	3,51	162	3,23	143	2,66
Teresina	-	-	160	3,44	207	2,52	191	1,55
Fortaleza	85	7,74	160	2,34	161	1,75	189	1,44
Natal	-	-	160	3,78	190	2,76	161	2,08
João Pessoa	28	7,04	160	3,94	179	3,51	140	2,78
Recife	83	8,89	160	2,96	106	1,72	197	1,66
Maceió	36	13,81	160	2,89	202	2,91	172	2,46
Aracaju	-	-	160	1,50	335	0,91	250	1,13
Salvador	144	3,76	160	1,53	229	1,45	255	1,07
Belo Horizonte	325	5,33	160	2,41	300	1,02	262	1,10
Vitória	-	-	160	1,47	286	1,25	213	1,28
Rio de Janeiro	-	-	160	2,09	116	1,28	245	1,40
São Paulo	389	6,47	160	2,28	249	1,75	233	1,41
Curitiba	118	6,81	160	2,23	263	1,39	268	1,53
Florianópolis	16	13,94	160	2,83	268	1,30	237	0,77
Porto Alegre	133	4,96	160	2,16	187	1,06	210	1,49
Campo Grande	-	-	160	2,95	163	2,80	206	1,65
Cuiabá	23	9,09	160	3,29	196	3,03	146	2,40
Goiânia	64	8,84	160	3,27	203	1,81	267	1,76
Brasília	61	7,98	160	1,90	134	2,45	195	1,14

Fonte: Elaboração dos autores a partir dos bancos de dados de 1986, 1996, 2003 e 2010.

seguido de redução no período 2003-2010 e outras nove apresentaram redução entre 1996 e 2003, seguida de aumento entre 2003 e 2010. O restante apresenta um padrão de declínio no período de 1996 a 2010, embora que com grande variação, desde uma queda de apenas 4% em Macapá, até 73% em Florianópolis.

Cárie dentária em adolescentes e adultos

A avaliação de cárie dentária em adolescentes e adultos não foi realizada em 1996, conforme já comentado. A figura 3.5 mostra os resultados do CPO-D no grupo etário de 15 a 19 anos nos três levantamentos para os quais se têm dados disponíveis. Nota-se uma redução importante de mais de 30% no CPO-D total entre 2003 e 2010 e, quando se considera o componente cariado, a redução chega a quase 40%. É um aspecto importante a ser considerado, uma vez que se pode inferir que, além de termos prevalência e gravidade menores da doença em adolescentes, esta está sendo tratada de modo mais conservador.

Este padrão repete-se quando observamos os dados de população adulta, expressos na figura 3.6. Neste caso, além da redução de 17% entre 2003 e 2010 (bem maior do que os 10% entre 1996 e 2003), a proporção dos componentes perdidos e obturados torna-se quase que invertida. Os dentes obturados, que compunham 21% do índice em 2003 passam para 44% em 2010, enquanto o componente perdido passa de 66% para 45% respectivamente. À semelhança do grupo etário de 15 a 19 anos, pode-se inferir que os adultos estão tendo menos cáries e estas, quando presentes, estão sendo tratadas de forma mais adequada.

Contudo, do mesmo modo que na idade de 12 anos, observa-se uma distribuição desigual da doença nas regiões naturais, conforme se pode observar na tabela 3.2. Além da diferença em termos de médias no CPO-D dos dois grupos etários, a redução é também diferente, significando que, em determinada medida, a desigualdade exacerba-se com o passar dos anos. Tomando como base a comparação entre 2003 e 2010 entre os adolescentes, a redução na região Norte foi de 8%, no Nordeste 28% e no Centro-oeste, 14%. Nas regiões Sudeste e Sul, o percentual de queda foi 35% e 30% respectivamente. Nos adultos, a diferença na redução do CPO-D entre as regiões não é tão marcante, mas ainda se observam valores menores no Norte e Nordeste (12% e 15% respectivamente) quando comparados com a região Sudeste (19%).

De modo geral, portanto, o grande desafio atual no enfrentamento da cárie em dentição permanente no Brasil passa não apenas pela manutenção da tendência atual, mas, fundamentalmente, em focar na redução das desigualdades na distribuição da doença. Conforme alertaram Narvai et al.,[24] corremos o risco de perpetuar uma "polarização perversa", com maior estoque de doença situado na população com pior situação socioeconômica, a qual em geral é dependente das políticas públicas para o acesso a bens e serviços.

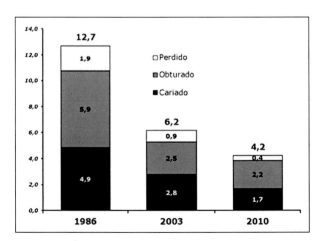

Fig. 3.5 – Índice CPO-D e componentes na faixa etária de 15 a 19 anos, segundo o ano estudado. Fontes: Brasil.[6,13,26]

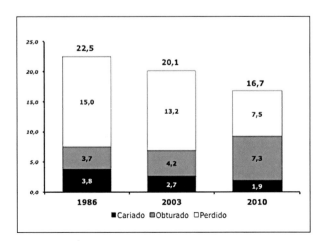

Fig. 3.6 – Índice CPO-D e componentes na faixa etária de 35 a 44 anos, segundo o ano estudado. Fontes: Brasil.[6,13,26]

Tabela 3.2 – Número de indivíduos examinados e média do CPO em adolescentes e adultos, segundo o ano estudado.

Região	15 a 19 anos						35 a 44 anos					
	1986		2003		2010		1986		2003		2010	
	n	Média	n	Média	n	Média	n	Média	n	Média	n	Média
Norte	746	11,89	3.877	6,14	1.344	5,64	328	23,51	2.486	19,90	2.520	17,51
Nordeste	1.071	11,98	3.998	6,34	1.419	4,53	697	20,86	3.370	19,62	2.404	16,62
Sudeste	1.731	12,73	2.981	5,94	910	3,83	1.409	23,05	2.340	20,31	1.586	16,36
Sul	499	13,22	3.841	5,77	810	4,01	335	21,44	3.189	20,61	1.619	17,56
Centro-Oeste	729	14,19	2.136	6,97	884	5,94	565	23,29	2.046	20,39	1.435	17,66
Brasil	4.776	12,7	16.833	6,17	5.367	4,25	3.334	22,52	13.431	20,15	9.564	16,75

Fonte: Elaboração dos autores a partir dos bancos de dados de 2003 e 2010.

Doença periodontal

A doença periodontal, avaliada pelo Índice Periodontal Comunitário (CPI), foi observada nos grupos etários de 12, 15 a 19, 35 a 44 e 65 a 74 anos nos levantamentos de 2003 e 2010. Os resultados para o ano de 2010 estão ilustrados na figura 3.7, onde ainda se pode notar um padrão típico da doença em função da idade. Há um declínio no percentual de sextantes hígidos e um aumento na proporção de sextantes com cálculo até a idade adulta (35 a 44 anos). Entre os grupos de 35 a 44 anos e 65 a 74 anos cresce de modo significativo o percentual de sextantes excluídos em função das perdas dentárias na população idosa. Este percentual já é de quase um terço em adultos e passa para 90% entre os idosos.

Do ponto de vista da análise comparativa entre os anos de 2003 e 2010, a figura 3.8 mostra os resultados para adolescentes e adultos. Entre os adolescentes, a diferença entre os levantamentos é bastante sutil, com um aumento no percentual de sextantes hígidos e uma redução na proporção de sextantes com sangramento gengival. O cálculo também reduz de modo discreto, mas, curiosamente, as bolsas rasas passam de 12% em 2003 para 8,8% em 2010. Entre os adultos, chama a atenção o aumento no percentual de sextantes excluídos, de 11,4% em 2003 para 32,3% em 2010. É um dado contraditório quando se considera a queda no componente perdido do CPO-D neste mesmo grupo etário, conforme discutido anteriormente a partir dos dados da figura 3.6. Qualquer especulação é arriscada neste momento e este perfil certamente deverá ser objeto de investigações futuras.

Necessidade de prótese dentária

A necessidade de prótese dentária, que avalia a perda dentária não tratada, é objeto de uma análise mais pormenorizada no capítulo 16, Parte 1. A tabela 3.3 traz uma síntese dos principais resultados em 2003 e 2010 para adolescentes, adultos e idosos. Nota-se uma redução de 26% para 14% na necessidade de prótese em adolescentes e, em adultos, de 74% para 69%. Embora seja discreta, esta diferença pode ser resultado da redução nos dentes extraídos, conforme já mencionado, aliado a um maior uso de tratamentos de reabilitação.

Em idosos ocorre o inverso, com um aumento de 57,2% em 2003 para 92,7% em 2010. Pelo fato de não terem sido observadas mudanças significativas no grau de perdas dentárias neste grupo etário, este aumento deu-se, exclusivamente, pela mudança no método de aferição, conforme apontado no item "Consolidando a experiência do SBBrasil em sua versão 2010". Em 2003, não foi realizada a avaliação da prótese em uso para determinar se deveria ser trocada ou não, de modo que todos os idosos que apresentassem uma prótese seriam classificados como "não necessidade". Por essa razão, em 2010, com a inclusão da avaliação da prótese, o percentual de necessidade aumenta consideravelmente.

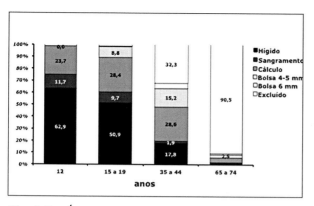

Fig. 3.7 – Índice Periodontal Comunitário (CPI), segundo o grupo etário, no ano de 2010. Fonte: Brasil.[26]

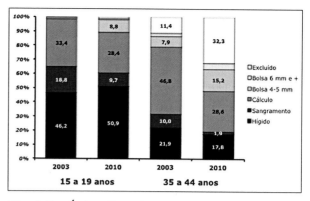

Fig. 3.8 – Índice Periodontal Comunitário (CPI), de acordo com o ano para os grupos etários de 15 a 19 e 35 a 44 anos. Fonte: Elaboração dos autores a partir dos bancos de dados de 2003 e 2010.

Tabela 3.3 – Necessidade de prótese dentária de acordo com o grupo etário e o ano estudado.

	Ano	n	Não necessita	Parcial 1 maxilar	Parcial 2 maxilares	Total 1 maxilar	Parcial + total	Total 2 maxilares
15 a 19	2003	16.427	73,6	20,2	6,2	0,0	0,0	0,0
	2010	5.317	86,3	10,3	3,4	0,0	0,0	0,0
35 a 44	2003	13.371	25,6	40,0	29,9	1,9	1,6	0,9
	2010	8.688	31,2	41,3	26,1	0,6	0,4	0,3
65 a 74	2003	5.349	42,8	15,3	14,5	10,7	4,2	12,5
	2010	3.925	7,3	34,2	20,1	17,9	5,0	15,4

Fonte: Dados produzido pelos autores a partir dos bancos de dados de 2003 e 2010.

Oclusopatias em crianças e adolescentes

As oclusopatias foram avaliadas pela primeira vez em escala nacional apenas em 2003, com o uso do DAI (Índice de Estética Dental) proposto pela OMS[9] em 1997. De maneira geral, a doença afeta crianças e adolescentes de um modo muito semelhante como se pode observar na figura 3.9. Considerando o percentual de "oclusopatia muito severa" como indicativo de necessidade para tratamento imediato, em torno de 10% das crianças e adolescentes necessitam de intervenção ortodôntica. Estas proporções alteraram-se muito pouco entre os anos 2003 e 2010. O percentual de crianças e adolescentes sem nenhum problema oclusal é praticamente o mesmo entre os dois anos.

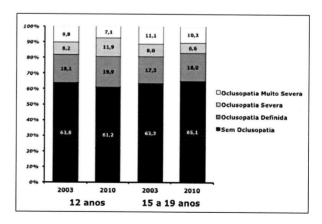

Fig. 3.9 – Distribuição do Índice de Estética Dental, segundo a idade e o ano de estudo. Fontes: Brasil, 2004 e Brasil, 2011.

Considerações Finais

As experiências descritas deixam claro que o esforço pela produção de dados epidemiológicos no Brasil nestas mais de duas décadas tem sido compensador, a despeito das deficiências de caráter metodológico em cada uma das pesquisas analisadas. Percebe-se uma tentativa sempre crescente de superação e um acúmulo de conhecimento. É bem verdade que ainda há muito caminho a ser percorrido até que a Epidemiologia seja apropriada pelos modelos assistenciais em saúde bucal na maioria dos municípios brasileiros; contudo, um grande passo tem sido dado na efetivação de uma metodologia uniforme e na construção de uma base de dados pública e constante.

Além disso, é importante assinalar que a produção de dados por si só não basta. É preciso que estas informações componham um sistema eficiente de vigilância à saúde e que contribuam para as ações de planejamento e avaliação dos serviços, bem como deem o norte das políticas de saúde bucal nos três níveis de governo.

A constatação de que a tendência de declínio de cárie na população infantil tem sido mantida deve ser vista com otimismo, porém com o devido cuidado de não acreditar que a batalha está ganha. É preciso pensar que ainda existem grandes necessidades de reabilitação em adultos, de doença periodontal e de oclusopatias em jovens e que a dentição decídua ainda é atacada pela cárie de maneira preocupante.

Outra questão que fica bastante clara pelos dados e que deverá ser o grande desafio da saúde bucal coletiva brasileira é a imensa desigualdade expressa nas condições de saúde bucal dos brasileiros em todas as idades. Enquanto municípios de grande porte das regiões Sul e Sudeste expressam níveis de saúde bucal semelhantes aos dos países desenvolvidos, em pequenos municípios das regiões Norte e Nordeste os indicadores ainda são bastante precários. Além disso, mesmo considerando as disparidades regionais, em nível individual, as condições socioeconômicas aparecem como fatores determinantes das condições de vida e de saúde.

Neste sentido, o desafio mostra-se ainda mais complexo à medida que a fatia da população que se apresenta com a situação mais aflitiva é exatamente a parcela que depende do Sistema Público de Saúde e da atenção e presença do Estado para a manutenção da saúde. Isto reforça a convicção de que temos que apostar na efetivação de um modelo de atenção à saúde de caráter público, universal, equânime, eficiente e democrático.

Referências

1. Viacava F. Informações em saúde: a importância dos inquéritos populacionais. Cien Saúde Colet 2002;7(4):607-621.
2. Barros MBA. Inquéritos domiciliares de saúde: potencialidades e desafios. Rev Bras Epidemiol 2008;11(supl 1):6-19.
3. Cesar CLG, Tanaka OU. Inquérito domiciliar como instrumento de avaliação de serviços de saúde: um estudo de caso na região sudoeste da área metropolitana de São Paulo, 1989-1990. Cad Saúde Publ 1996;12(Supl.2):59-70.
4. Waldman EA, Novaes HMD, Albuquerque MFM, Latorre MRDO, Ribeiro MCSA, Vasconcellos M et al. Inquéritos populacionais: aspectos metodológicos, operacionais e éticos. Rev Bras Epidemiol 2008;11(supl 1):168-79.
5. Narvai PC. Saúde bucal coletiva: caminhos da odontologia sanitária à bucalidade. Rev Saúde Pública 2006;40(N Esp):141-7.
6. Brasil, Ministério da Saúde – Divisão Nacional de Saúde Bucal. Levantamento Epidemiológico em Saúde Bucal: Brasil, zona urbana. 1986. 137p. Série C: Estudos e Projetos, 4, 1988.
7. Roncalli AG. Levantamento epidemiológico em saúde bucal – 1ª etapa – Cárie Dental, 1996. Relatório Paralelo. 1998. Disponível em www.saude.gov.br/bucal.
8. Roncalli AG. Epidemiologia e saúde bucal coletiva: um caminhar compartilhado. Cien Saúde Colet 2006;11(1):105-114.
9. World Health Organization - WHO. Oral health surveys: basic methods. 4th ed. Geneva: ORH/EPID, 1997. 65p.
10. Brasil, Ministério da Saúde, Departamento de Atenção Básica, Coordenação Nacional de Saúde Bucal. Pesquisa Nacional de Saúde Bucal, SBBrasil 2010: Projeto Técnico. Disponível em www.saude.gov.br/bucal. Capturado em 20 de dezembro de 2010.
11. Zanetti CHG. As marcas do mal-estar social no Sistema Nacional de Saúde: o caso das políticas

de saúde bucal, no Brasil dos anos 80. Rio de Janeiro, 1993. 122p. Dissertação (Mestrado) – Escola Nacional de Saúde Pública, FIOCRUZ.
12. Universidade de São Paulo, Faculdade de Saúde Pública, Núcleo de Estudos e Pesquisas de Sistemas de Saúde. Levantamento Epidemiológico em Saúde Bucal: Estado de São Paulo, 1998. São Paulo, 1999 (mimeo).
13. Brasil, Ministério da Saúde – Coordenação Nacional de Saúde Bucal. Condições de saúde bucal da população brasileira – Projeto SBBrasil 2003 – Resultados Principais. http://portal.saude.gov.br/saude/arquivos/pdf/relatorio_brasil_sorridente.pdf. Capturado em abril de 2004.
14. Souza SMD. Levantamento epidemiológico em saúde bucal – cárie dental – 1ª etapa. Jornal ABO Nacional. nov/dez. 1996, p. 8B.
15. Pinto VG. Projeto de levantamento epidemiológico nacional em saúde bucal não tem consistência. APCD Jornal. nov/dez. 1996, p.15.
16. Opermann RV. A quantas anda a cárie no Brasil? Jornal da ABO Nacional. Setembro 1996, p.3.
17. Roncalli AG, Frazão P, Pattussi MP, Araújo IC, Ely HC, Batista SM. Projeto SB2000: uma perspectiva para a consolidação da Epidemiologia em Saúde Bucal Coletiva. Rev. Bras. Odont. Saúde Coletiva 2000;1(2):9-25.
18. Queiroz RCS, Portela MC, Vasconcellos MTL. Pesquisa sobre as Condições de Saúde Bucal da População Brasileira (SB Brasil 2003): seus dados não produzem estimativas populacionais, mas há possibilidade de correção. Cad Saúde Pública 2009;25(1):47-58.
19. Narvai PC, Antunes JLF, Moysés SJ, Frazão P, Peres MA, Peres KG et al. Validade científica de conhecimento epidemiológico gerado com base no estudo Saúde Bucal Brasil 2003. Cad Saúde Pública 2010;26(4):647-670.
20. World Health Organization. WHO Collaborating Centre, Malmö University, Sweden. WHO Oral Health Country/Area Profile Programme. Disponível em http://www.whocollab.od.mah.se. Capturado em 05/01/2011.
21. Nithila A, Bourgeois DE, Barmes DE, Murtomaa H. WHO Global Oral Data Bank, 1986-1996: an overview of oral health surveys at 12 years of age. Bull World Health Organ 1998,76(3):237-44.
22. Brasil, Ministério da Saúde – Secretaria Nacional de Programas Especiais de Saúde – Divisão Nacional de Saúde Bucal. Saúde bucal: panorama internacional, 1990, 285p.
23. Narvai PC, Frazão P, Castellanos RA. Declínio na experiência de cárie em dentes permanentes de escolares brasileiros no final do século XX. Odontologia e sociedade 1999;1(1/2):25-29.
24. Narvai PC, Frazão P, Roncalli AG, Antunes JLF. Cárie dentária no Brasil: declínio, iniquuidade e exclusão social. Rev Panam Salud Publica 2006;19(6):385-93.
25. Brasil, Ministério da Saúde, Departamento de Atenção Básica, Coordenação Nacional de Saúde Bucal. Pesquisa Nacional de Saúde Bucal, SBBrasil 2010: Nota para a imprensa. (mimeo) 28 de dezembro de 2010.
26. Brasil, Ministério da Saúde, Departamento de Atenção Básica, Coordenação Geral de Saúde Bucal. SBBrasil 2010 – pesquisa nacional de saúde bucal: resultados principais. Brasília, 2011. Disponível em www.saude.gov.br./bucal.

Capítulo 4

Cárie Dentária

José Leopoldo Ferreira Antunes
Marco Aurélio Peres
Paulo Frazão
Maria da Luz Rosário de Sousa

A cárie dentária continua sendo o principal problema de saúde bucal na maioria dos países de alta e média rendas, afetando cerca de 60 a 90% dos estudantes e praticamente todos os adultos.[48] Sua ocorrência é importante causa de dor, perda dentária, problemas na escola e absenteísmo no trabalho. No Brasil, a análise das estimativas disponíveis revela que o declínio da cárie dentária na população infantil está ocorrendo de forma desigual na população brasileira. Estudos prospectivos que acompanharam a incidência da doença em coortes de nascimentos possibilitam avaliar o efeito da exposição precoce a fatores sociobiológicos, e nos permitem compreender os determinantes da cárie dentária.[45] A perda dentária precoce entre adultos e o edentulismo entre idosos são muito altos.[11]

No plano individual, a cárie dentária é uma doença multifatorial de natureza infecciosa, na qual predominam as formas crônicas. As formas agudas, caracterizadas por períodos de latência e de curso assintomático não prolongado, ocorrem numa pequena proporção das pessoas acometidas pela doença, em especial durante a fase de erupção dentária, na infância. Embora a transmissão vertical de microrganismos associados à ocorrência da doença tenha sido demonstrada dos pais/cuidadores para os filhos, ela é considerada parte do grupo das doenças crônicas não transmissíveis, cujo modelo de descrição e investigação melhor se lhe aplica.[35] No plano coletivo, os estudos de distribuição da doença têm identificado múltiplos aspectos de ordem biossocial; os quais estão envolvidos em maior ou menor grau em seu complexo causal.[18]

No presente capítulo, são apresentadas as principais técnicas para o estudo da distribuição da cárie dentária na população, incluindo referências bibliográficas de interesse para um quadro da prevalência do agravo. Para os leitores interessados na aplicação desses conhecimentos, destaca-se a importância do acúmulo de reflexão e experiência em três frentes: (i) aprofundar o estudo sobre as especificações técnicas das modalidades de descrição e análise, através da consulta aos livros de bioestatística; (ii) procurar se familiarizar com a literatura epidemiológica dedicada ao tema; e (iii) incorporar capacitação para um uso efetivo dos recursos contemporâneos de informática.

Instrumentos de Medida da Ocorrência de Cáries

Resumo histórico

Instrumentos diferentes foram sugeridos para medir a ocorrência de cárie dentária. Os primeiros estudos biométricos da cárie dentária foram realizados no século XIX. Em 1847, um pesquisador inglês, chamado Tomes, procedeu à contagem dos dentes extraídos, comparando os resultados segundo sexo e idade. Mais tarde, em 1888 nos Estados Unidos, Ottofy examinou crianças de 5 a 15 anos, contabilizando dentes sadios e doentes. Em 1899, Koerner introduziu as unidades de cariado, perdido e obturado, para a análise de cada dente.[39,41]

No início do século XX, foram sugeridas as medidas da proporção de primeiros molares perdidos por cárie[26] e a porcentagem de dentes permanentes afetados.[1] Ainda nesse período, foi introduzido o índice "CPO", que se revelaria uma forma especialmente interessante de medida, amplamente empregada até os dias atuais. Inicialmente aplicado por Klein e Palmer[29] em pesquisa epidemiológica envolvendo crianças indígenas nos Estados Unidos, esse índice teve seus critérios metodológicos de registro, tabulação e análise explicitados posteriormente pelos autores.[30]

Para medir experiência de cárie na dentição permanente da população infantil, foi registrado o número de dentes "cariados", "perdidos" e "obturados" em cada criança. O valor resultante, expresso pela somatória do número de dentes permanentes atacados por cárie, configurava o novo índice. Para a dentição decídua, foi proposto índice similar; correspondendo à somatória do número de dentes "cariados", "com extração indicada" e "perdidos". De início, os dentes temporários perdidos por cárie não foram contabilizados no índice, devido à complexidade em diferenciá-los dos dentes esfoliados.[23]

Com o tempo, critérios metodológicos diferentes foram empregados para efetuar as observações que resultam no índice CPO. A partir da segunda metade do século XX, iniciativas institucionais relevantes de padronização dos procedimentos técnicos foram patrocinadas pelo Serviço de Saúde Pública dos EUA, pela Associação Dentária Americana, a Organização Mundial da Saúde, e a Federação Dentária Internacional.[41]

Um dos principais aspectos metodológicos dizia respeito à técnica de exame e critério de diagnóstico da cárie. Entre as décadas de 1950 e 1980, foram realizados no Brasil os primeiros levantamentos epidemiológicos de cárie, inclusive a primeira pesquisa de âmbito nacional, em 1986. Os critérios diagnósticos dos levantamentos realizados nesse período envolviam o exame tátil-visual para o diagnóstico da cárie, com uso de espelho bucal e sonda exploradora pontiaguda.[58]

Padronização recente

Em período recente, os critérios diagnósticos da cárie e outras indicações metodológicas para a realização dos levantamentos epidemiológicos de saúde bucal foram consolidados em um manual de procedimentos técnicos padronizados internacionalmente com a chancela da Organização Mundial da Saúde (OMS). A quarta edição desse manual foi divulgada originalmente em 1997 e publicada no Brasil em 1999, trazendo algumas alterações ante as edições anteriores.[42]

Nesse manual, o leitor encontrará definições quanto ao uso de instrumental e critérios diagnósticos para os vários agravos e condições avaliados nos levantamentos epidemiológicos de saúde bucal. Para o registro de prevalência da cárie dentária, é preconizado o exame tátil-visual com auxílio de espelho bucal e sonda do tipo "ball point" (esfera de 0,5 mm na extremidade).

Um dente é considerado "cariado" quando "uma lesão de fóssula ou fissura ou de superfície lisa tem uma cavidade evidente, esmalte socavado, ou um amolecimento detectável do assoalho ou das paredes".[42] Um dente restaurado, mas também cariado, deve ser incluído nessa categoria. Os índices de cáries ainda registram os dentes com experiência passada da doença, registrando aqueles que já receberam tratamento odontológico de restauração e aqueles que foram extraídos como consequência de cáries.

Com essas características, os índices construídos expressam a experiência de cáries tanto para a dentição decídua como para a permanente, tendo como unidade de medida o dente ou a superfície dentária. As diferentes modalidades de medida do índice de cárie dentária são sintetizadas no quadro 4.1.

O quadro 4.2 apresenta os códigos utilizados para identificar a condição dentária e os respectivos critérios de diagnóstico de cárie dentária coronária em dentes permanentes (registro efetuado por números) e decíduos (registro efetuado por letras), conforme a recomendação metodológica da OMS.

Quadro 4.1 – Índices de cárie dentária.

Índices	Unidade	Objeto	Componentes		
ceo-d	Dentes	Dentes decíduos	"Cariados"	"Extraídos"	"Obturados"
ceo-s	Superfícies dentárias	Dentes decíduos	"Cariados"	"Extraídos"	"Obturados"
CPO-D	Dentes	Dentes permanentes	"Cariados"	"Perdidos"	"Obturados"
CPO-S	Superfícies dentárias	Dentes permanentes	"Cariados"	"Perdidos"	"Obturados"

Quadro 4.2 – Códigos e critérios preconizados pela Organização Mundial da Saúde para o diagnóstico e registro de cárie da coroa dentária.

Código	Critério	Descrição
0 ou A	Coroa hígida	Uma coroa é considerada hígida caso não apresente evidências de cáries tratadas ou não tratadas. Os estágios de cáries que precedem a cavitação e outras condições semelhantes não devem ser considerados no diagnóstico de cárie. Assim, uma coroa com as seguintes condições, na ausência de outros critérios positivos, deve ser codificada como hígida: • Manchas brancas ou porosas; • Manchas com alteração de coloração ou rugosidade que não sejam amolecidas ao toque pela sonda periodontal "ball point" usada nesses exames bucais; • Fóssulas ou fissuras pigmentadas no esmalte sem sinais visíveis de esmalte socavado ou amolecido do assoalho ou paredes detectáveis com a sonda periodontal "ball point"; • Áreas escuras, brilhantes, duras, pontilhadas de esmalte em um dente, apresentando sinais de fluorose moderada a severa; • Lesões que, baseando-se em distribuição ou história clínica, ou ao exame tátil-visual, pareçam ser devidas à abrasão.
1 ou B	Coroa cariada	A cárie é considerada presente quando há lesão em uma fóssula ou fissura, ou em uma superfície dentária lisa, com cavidade inconfundível, esmalte socavado ou amolecimento detectável de assoalho ou parede. Um dente com restauração provisória ou selante (código 6 ou F), mas também cariado, deve ser incluído nesta categoria. Nos casos em que a coroa tenha sido destruída por cáries, e apenas a raiz tenha restado, a cárie é considerada como tendo se originado na coroa e, portanto, deve ser classificada como cárie coronária. A sonda periodontal "ball point" deve ser utilizada para confirmar as evidências visuais de cárie nas faces oclusal, vestibular e lingual. Em caso de dúvida, a cárie deve ser registrada como ausente.
2 ou C	Coroa restaurada com cárie	Uma coroa é considerada restaurada com cárie quando tiver uma ou mais restaurações permanentes e uma ou mais áreas que estão com cáries. Não é feita qualquer distinção entre as cáries primárias e secundárias (ou seja, o mesmo código aplica-se caso as lesões por cárie sejam ou não associadas às restaurações).

3 ou D	Coroa restaurada sem cárie	Uma coroa é considerada restaurada sem cárie quando uma ou mais restaurações permanentes estão presentes e não existe cárie em ponto algum da coroa. Um dente que tenha recebido uma coroa protética devido à cárie prévia deve ser classificado nesta categoria.
4 ou E	Dente ausente devido à cárie	Este código é utilizado para os dentes permanentes ou decíduos que tenham sido extraídos devido à cárie e é registrado na condição coronária. Para os dentes decíduos ausentes, esta classificação só deve ser utilizada caso a idade do indivíduo examinado não seja compatível com a hipótese de que a esfoliação pudesse explicar satisfatoriamente a ausência do dente. Em alguns grupos etários, pode ser difícil distinguir dentes não erupcionados (código 8) e dentes ausentes (código 4 ou 5). O conhecimento básico dos padrões de erupção dentária, a aparência do rebordo alveolar na área do espaço dentário em questão e as condições de cárie dos outros dentes na boca fornecem informações úteis para a realização de um diagnóstico diferencial entre os dentes não erupcionados e os extraídos. O código 4 não deve ser utilizado para dentes ausentes por outras razões que não a cárie.
5 (-)	Dente permanente ausente por outra razão	Este código é utilizado para dentes permanentes considerados ausentes por outros motivos que não a cárie: ausência congênita, traumatismo, tratamento ortodôntico, doença periodontal, etc.
6 ou F	Selante de fissura	Este código é utilizado para os dentes com aplicação de selante de fissura na superfície oclusal; ou para dentes em que a fissura oclusal foi amplamente aumentada por broca esférica ou "chama de vela", com aplicação de resina composta. Dentes com selante, porém cariados, devem ser codificados como 1 ou B.
7 ou G	Dente de suporte de prótese, coroa protética ou faceta	Este código é utilizado para indicar a condição de coroa dos dentes que fazem parte de uma prótese parcial fixa, isto é, são suportes de prótese. Este código também pode ser utilizado para coroas protéticas colocadas por outras razões que não a cárie e para recobrimentos facetados e laminados na face vestibular de um dente no qual não existam evidências de cáries ou de uma restauração. Os dentes ausentes repostos por pontes são codificados como 4 ou 5 quanto à condição coronária, enquanto a condição radicular é codificada com 9.
8 (-)	Coroa não erupcionada	Esta classificação está restrita aos dentes permanentes e é utilizada apenas para os espaços dentários com dente permanente não erupcionado e sem o dente decíduo. Os dentes classificados como não erupcionados devem ser excluídos dos cálculos relativos à cárie dentária. Esta categoria não inclui dentes com ausência congênita, nem dentes perdidos por traumatismo ou outros motivos.
T-T	Traumatismo (fratura)	Uma coroa é classificada como fraturada quando parte de sua superfície está ausente como resultado de traumatismo e sem evidência de cárie.
9	Não registrado	Este código é utilizado para quaisquer dentes permanentes erupcionados que não possam ser examinados por qualquer razão (p. ex., devido à presença de bandas ortodônticas, hipoplasias severas, etc).

Fonte: OMS.[42]

Para o cálculo do Índice CPO-D e seus componentes, todos os dentes examinados devem obrigatoriamente receber um código, conforme a classificação do quadro 4.2. O total de dentes CPO-D de um indivíduo se dá pela somatória dos componentes C ("cariados"), P ("perdidos" ou extraídos por cárie) e O ("obturados" ou restaurados) nos dentes permanentes.

Os componentes e a medida global do CPO-D dos indivíduos examinados pode ser calculado através do seguinte procedimento:

C = Contagem dos dentes classificados nos códigos 1 e 2;
P = Contagem dos dentes classificados no código 4 (quando o examinado tiver menos de 30 anos de idade); ou
P = Contagem dos dentes classificados nos códigos 4 e 5 (quando o examinado tiver 30 ou mais anos de idade); e
O = Contagem dos dentes com código 3.

CPO = C + P + O

No manual da OMS para os levantamentos epidemiológicos em saúde bucal, o leitor encontrará ainda especificações técnicas quanto às idades e faixas etárias empregadas para a indicação da presença de cárie. Como os índices de cáries expressam a experiência presente e passada de cáries, seus valores são fortemente influenciados pela idade das pessoas nas quais a medida é tomada. Nesse sentido, a OMS recomenda avaliar a distribuição das doenças bucais nos seguintes grupos etários de referência: 5 anos, para a medida da prevalência de cáries na dentição decídua; 12 anos, para a medida da prevalência de cáries na dentição permanente de crianças; 15 anos para adolescentes; 35 a 44 anos para adultos; e 65 a 74 anos para idosos.

Para o estudo da dentição decídua, são considerados "extraídos" apenas os dentes que foram perdidos em função do ataque de cárie, sendo excluídos os que esfoliaram naturalmente. Para indivíduos com menos de 30 anos de idade, recomenda-se que o cálculo do CPO exclua os dentes que tenham sofrido avulsão ou tenham sido extraídos por outros motivos que não a manifestação de cárie (como traumatismo ou tratamento ortodôntico). Para os indivíduos com 30 anos ou mais, entretanto, todos os dentes "perdidos" devem ser computados no cálculo dos índices de cáries, devido às dificuldades para a obtenção de resposta segura quanto à causa de cada perda dentária nas condições metodológicas previstas.

O total de dentes CPO de um indivíduo pode variar de zero (nenhum dente cariado, perdido ou restaurado) até 28 (todos os dentes, com exceção dos terceiros molares se apresentam cariados, perdidos ou restaurados). Caso os terceiros molares sejam considerados, a variação será de 0 a 32.

Os estudos epidemiológicos envolvem exames em um grande contingente de pessoas e, portanto, é necessário conhecer os valores de tendência central (média, moda, mediana) da população investigada. Por exemplo, para o cálculo da média aritmética do CPO em uma população o cálculo é:

Média do CPO-D = Somatória CPO-D de todos indivíduos examinados/número total de pessoas examinadas.

O CPO-D e os demais índices de cárie dentária podem ser estudados de forma categórica, indicando o contraste entre as categorias de pessoas afetadas e não afetadas pelo agravo, resultando o índice de Knutson.[31] Esses índices também podem ser analisados de forma paramétrica, indicando a quantidade de dentes com história de cárie. Nesse sentido, costuma-se dizer que o ceo-d, ceo-s, CPO-D e CPO-S medem não apenas a prevalência, mas também a extensão da cárie dentária.

Aferição de cárie de raiz dentária

Para adultos e idosos, fatores de ordem diversa contribuem para a exposição da raiz dentária. Nesse sentido, para esses grupos etários, além dos índices descritos, que se referem à condição da coroa dentária, uma medida similar é indicada para expressar a experiência de cáries na raiz dentária. Naturalmente, um dente "perdido" não é passível de exposição radicular; nesse sentido, o índice de condição de raiz dentária considera apenas os componentes de dentes "cariados" e "obturados" (CO-R).

Aferição dos estágios iniciais de cárie

A importância da dimensão tátil no diagnóstico de cárie, forte no passado, vem cedendo lugar à dimensão visual, na qual a sonda é empregada apenas para remover depósitos sobre a superfície examinada, identificar a presença de selante e avaliar suavemente a textura de superfícies e tecidos, inclusive a presença de amolecimento em lesões que não seriam inspecionadas.

Manchas brancas ou escuras, rugosidades e descolorações sem evidência de cavitação ou esmalte socavado (sem suporte) não têm sido consideradas condições para o registro de dentes cariados nos levantamentos que seguem o critério metodológico da OMS. No entanto, essas condições podem ser relevantes para estudos com finalidades de programação de ações coletivas e de assistência individual.

Com o desenvolvimento da Cariologia, incluindo novas técnicas de diagnóstico e tratamento, tem-se dado crescente importância ao registro de estágios diferentes das lesões de cárie, dividindo o componente cariado em mancha branca, lesão de esmalte e de dentina. No planejamento de serviços odontológicos, esse detalhamento pode ser importante para programar a destinação de recursos odontológicos.[9,19]

O registro de lesões de cárie não cavitadas e lesões em esmalte visa permitir um quadro epidemiológico mais abrangente da distribuição do agravo na população[51]. Entretanto, usar esse tipo de escala requer que os dentes sejam secos, implica num exame mais minucioso e prolongado, e exige também mais tempo de treinamento e calibração dos examinadores. Esses cuidados implicam dificuldades operacionais para os levantamentos, tornando sua aplicação restrita aos estudos cuja finalidade é a programação de ações ou à avaliação de técnicas e métodos preventivos no contexto de pesquisas experimentais.

Índice ICDAS

De 2002 a 2005, um grupo internacional de pesquisadores de cárie desenvolveu uma nova metodologia para descrever a experiência de cárie e permitir a avaliação prospectiva da incidência da doença em diferentes grupos populacionais.[52] Essa metodologia deu origem ao índice ICDAS, cuja sigla corresponde ao "International Caries Detection and Assessment System" e foi traduzida para o português como SIDALC: "Sistema Internacional de Detecção e Avaliação de Lesões de Cárie". Os proponentes do novo método mantêm uma página na Internet para mais informações: http://www.icdas.org.

Levando em consideração que a definição de dente cariado estabelecida pela OMS para a aferição dos índices CPO e ceo incluía apenas os dentes com "cavidade evidente, esmalte socavado ou um amolecimento detectável do assoalho ou das paredes",[41] o novo índice procurou ser ainda mais abrangente e incluir os processos iniciais de desmineralização dentária associados às lesões de cárie iniciais. Essa adição não implicaria perda das informações originais previstas pelo CPO e ceo, pois os diferentes tipos de lesão seriam registrados empregando categorias distintas. O critério diagnóstico do índice ICDAS combina o uso de sinais visuais e táteis das lesões de cárie, e considera a possibilidade de aporte tecnológico não previsto pela OMS: profilaxia prévia, com remoção de biofilme, jato de ar para secagem dos dentes e uso de iluminação artificial. Caso não se disponha destas condições para a realização dos exames, o novo índice identifica-se ao CPO e ceo, e apenas os códigos referentes à metodologia da OMS seriam utilizados.

Os estágios clínicos das lesões de cárie foram estabelecidos de acordo com a classificação histológica proposta por Ekstrand et al.,[15] abrangendo desde a identificação de uma mancha branca localizada em fóssulas, que necessitaria de secagem para ser visualizada (código 1), até a cavidade visível em dentina (código 6). A metodologia de diagnóstico possibilita distinguir visualmente os casos de sombreamento com tons acinzentados, marrons ou azulados em dentina, mas com integridade aparente do esmalte (código 4), portanto, sem cavidade. Os códigos 5 e 6 seriam empregados para o registro de lesão com cavidade de cárie, e correspondem ao critério diagnóstico estipulado pela OMS para os índices CPO e ceo.

Os estudos avaliando os resultados da aplicação do novo método, concluíram favoravelmente quanto a sua precisão e validade.[16,27,38]

Isto é, o método foi considerado preciso pelo estudo de concordância entre os resultados obtidos em exames duplicados pelo mesmo examinador (precisão intraobservador) e por examinadores diferentes (precisão interobservadores). E foi considerado válido pela comparação com o exame histológico de dentes extraídos.

O sistema PubMed (http://www.ncbi.nlm.nih.gov/pubmed/) de indexação de periódicos científicos contabilizou, até agosto de 2012, 88 estudos publicados sobre o ICDAS, os quais envolveram aspectos diferentes da nova metodologia. Vinte desses estudos foram realizados no Brasil.

O emprego de critérios distintos e a necessidade do registro do ataque de cárie segundo os estágios iniciais da lesão dependem dos objetivos do estudo epidemiológico e das finalidades pelas quais os resultados serão utilizados. Em estudos multicêntricos e levantamentos em larga escala, deve-se continuar dando preferência à classificação mais simples, na qual apenas a lesão de cárie em dentina é considerada.

Há relato recente na literatura[2] que o uso do ICDASII proporcionou alto nível de reprodutibilidade intra e interexaminadores, porém os autores apontam que este sistema leva a uma superestimação da prevalência da cárie, em especial por causa dos estágios iniciais da cárie no esmalte dentário, não permitindo a comparação com dados coletados com índice CPO-D, além de dobrar o tempo para o exame. Consideram que regras e forma de análise dos dados deveriam ter melhor concordância antes de serem utilizados em pesquisas epidemiológicas globais, pois o uso de um sistema de códigos de duas casas requer um novo programa de análise para que se faça facilmente compreendido e que seja prático, propondo inclusive a possibilidade do não uso de secagem com ar comprimido.

Limitações e aspectos críticos

Embora seja largamente utilizado, o índice CPO-D, apresenta algumas limitações. Seus valores não têm relação com o número de dentes sob-risco; por exemplo, uma criança de 7 anos, com apenas nove dentes permanentes irrompidos, dos quais três foram afetados por cáries em muito pouco tempo, terá CPO-D menos elevado que um adulto com quatro dentes cariados, apesar de apresentar maior proporção de dentes atacados em período de tempo mais curto.

Além disso, valores de CPO-D relativos a segmentos de população com fácil acesso e alta utilização de assistência odontológica, podem superestimar a experiência real de cárie. No passado, era usual restaurar desnecessariamente superfícies sem lesão de dentina. Com o desenvolvimento dos selantes nos anos 60, essa indicação deixou de ser preconizada. Posteriormente, com o emprego de materiais com elevada força de união e capacidade de liberação de flúor, entre outras propriedades, tem aumentado a indicação de restaurações preventivas. Com esse crescimento, em regiões específicas, pode haver sobreindicação de tratamento, e o CPO-D pode refletir mais uma medida de tratamento recebido do que de distribuição do agravo.

Outra limitação do índice CPO-D diz respeito à inclusão de dentes com distintas condições. Como seu cálculo resulta da somatória dos seus componentes, atribui-se igual peso a condições diferentes, e um dente restaurado e saudável e um dente cariado não tratado contribuem de modo equivalente para o valor do índice. Ademais, não é considerada a presença de dentes hígidos, uma dimensão de saúde e não de doença.

Para superar essas limitações, foram sugeridos novos índices aferindo o número de dentes funcionais, contabilizando o número de dentes hígidos e restaurados saudáveis (índice FS-T), ou contabilizando hígidos, restaurados e cariados com pesos diferentes (índice T-Health).[55]

Níveis de análise

A análise dos dados produzidos pelos levantamentos epidemiológicos de cáries pode ser explorada com base nos indivíduos examinados enquanto unidade de observação. A título de exemplo, a figura 4.1 mostra a distribuição das crianças de 12 anos – a idade índice para o estudo de prevalência de cáries em dentes permanentes na infância – no Brasil, segundo valores de CPO-D, com dados do levantamento epidemiológico realizado em 2010.[11]

Esses dados também podem ser organizados para apresentação de informações sintéticas que tomam como unidade de observação as áreas de abrangência do levantamento. Essa modalidade de análise é ilustrada pelas figuras 4.2A,B, que mostram a distribuição do índice CPO-D aos 12 anos, nas cidades que participaram dos levantamentos epidemiológicos realizados no Brasil em 2002-2003 e em 2010. Os estudos de dados agregados, referindo-se às áreas (bairros, distritos, cidades ou mesmo Estados e países), permitem explorar analiticamente as medidas de cárie dentária, relacionando-as com outras medidas de mesma base, como no estudo de Pattussi et al.,[44] em que foram correlacionadas a distribuição de cáries e a situação socioeconômica em regiões administrativas do Distrito Federal. Junqueira et al.[28] consideraram como espaço de observação e monitoramento os 96 distritos administrativos da cidade de São Paulo e correlacionou a porcentagem de indivíduos com dificuldade no acesso ao serviço odontológico, média do ceod e CPOD, prevalência da necessidade de extração e de livres de cárie.

A perspectiva de explorar analiticamente as medidas de cárie dentária, em estudos que tomam indivíduos como unidade de observação ou em estudos aplicados aos grupos de população, representa importante linha de investigação em epidemiologia.

Os serviços de saúde realizam levantamentos epidemiológicos de saúde bucal com alguma frequência, como estes que forneceram os dados para a confecção das figuras 4.1 e 4.2A e B. Esses levantamentos envolvem amostras extensas e representativas da população, e produzem uma ampla base de dados, contendo informações detalhadas sobre vários itens relacionados ao exame bucal. No entanto, esses levantamentos raramente são acompanhados pela aplicação de questionários para que as pessoas examinadas ou seus responsáveis informem quesitos relativos a fatores de interesse, como condição socioeconômica, hábitos alimentares e de higiene bucal, acesso e uso de serviços odontológicos. Exemplificando, o estudo de Piovesan et al.[50] confirmou que o tipo de escola (pública ou privada) pode ser um indicador de nível socioeconômico em substituição

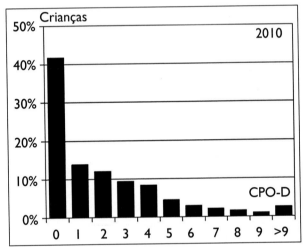

Fig. 4.1 — Distribuição de estudantes de 12 anos de idade, segundo valores de CPO-D. Brasil, 2010. Fonte: Brasil.[11]

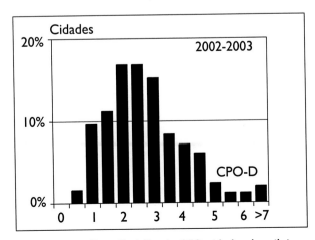

Fig. 4.2A — Distribuição de 250 cidades brasileiras, segundo valores do índice CPO-D para escolares de 12 anos de idade, 2002-2003. Fonte: Brasil.[10]

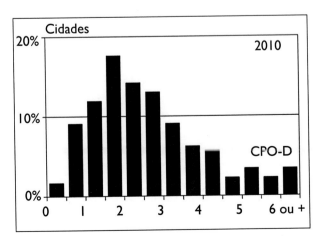

Fig. 4.2B — Distribuição de 176 cidades brasileiras, segundo valores do índice CPO-D para escolares de 12 anos de idade, 2010. Fonte: Brasil.[11]

a dados individuais para a avaliação de fatores associados à cárie dentária em estudos epidemiológicos, sendo uma alternativa eficiente e custo-efetivo para avaliar os fatores associados à distribuição de cárie em pré-escolares, quando não for possível coletar dados individuais adicionais.

Nesse sentido, a discriminação dos resultados desses levantamentos segundo dados agregados relativos às suas áreas de abrangência configura uma estratégia proveitosa para a comparação dos resultados obtidos, segundo informações que tenham sido coletadas para as mesmas áreas através de outras pesquisas, como os recenseamentos gerais de população, as pesquisas por amostragem de domicílios, ou bases de dados produzidas pelo sistema de saúde.

Há outra característica importante dos recortes envolvendo dados agregados dos índices ceo e CPO. Ao contrário do que ocorre para as medidas tomadas para cada indivíduo, a distribuição de frequências das médias calculadas para as áreas de interesse, em geral, têm apresentado distribuição que pode ser considerada normal. Esta verificação pôde ser constatada, por exemplo, para os dados de CPO-D relativos às figuras 4.1 e 4.2A e B, para os quais a aplicação do teste de Kolmogorov-Smirnov resultou em estatística Z igual a 13,566 e 1,146, correspondendo a valores de p menor que 0,001 e igual a 0,145, indicativos de rejeição e aceitação da hipótese de normalidade da distribuição da variável, respectivamente para a distribuição de indivíduos no Estado de São Paulo e de cidades no Brasil.

Prevalência e incidência

Os levantamentos epidemiológicos de saúde bucal realizados pelos serviços de saúde produzem informações de morbidade. É interessante ressaltar, no que diz respeito a essas informações, sua diferenciação entre prevalência e incidência. Dada a natureza transversal desses levantamentos, os índices de cáries obtidos são medidas instantâneas; elas se referem a um único recorte temporal e não permitem considerações sobre o quanto de doença foi sendo desenvolvida ao longo do tempo. Nesse sentido, os índices de cáries resultantes desses levantamentos permitem o cálculo de medidas de prevalência, e não de incidência.

Medidas de incidência também são usuais em pesquisas epidemiológicas da cárie dentária, mas requerem delineamentos diferenciados para a coleta de informações longitudinais. Ao avaliar a progressão de saúde bucal da coorte de nascimento de Pelotas, Peres et al.[45] relatam que houve 94,4% de acompanhamento, ou seja, foi possível acompanhar ao longo do tempo quase todas as crianças, o que favorece os resultados apresentados. Condições socioeconômicas favoráveis na ocasião do nascimento foram associadas com melhores indicadores de saúde gengival, tratamento da cárie, uso de serviços odontológicos e hábitos de higiene bucal aos 12 anos de idade. Pior condição de saúde bucal aos 12 anos manifestou-se nas crianças que tiveram problemas dentários aos 6 anos de idade, reforçando achados internacionais que apontam que a cárie na dentição decídua foi fortemente associada com cárie na dentição permanente. Assim, quanto mais precoce as intervenções de prevenção, melhor o resultado. Entretanto, para estudos de incidência, recomenda-se dar preferência ao uso de índices que utilizem a superfície dentária como unidade de observação, como os índices CPO-S e ceo-s, em função da natureza crônica e do lento desenvolvimento de novas lesões da doença em populações expostas às variadas formas de fluoretos.

Índice de cuidados odontológicos

Vimos que a descrição e análise dos índices de cáries podem utilizar elementos de análise paramétrica e categórica. No caso de índices compostos por indicadores relativos a cada uma das condições consideradas ("cariados", "perdidos" e "obturados"), esses índices podem com proveito ser também estudados com discriminação segundo cada um de seus componentes.

Uma forma particularmente interessante para o estudo dos componentes do CPO-D foi originalmente proposta por Walsh.[59] O índice de cuidados odontológicos é uma forma alternativa de cálculo que integra os mesmos componentes do CPO-D, e tem a finalidade de produzir uma medida que de algum modo reflita a capacidade do sistema de saúde de atender as demandas por atendimento odontológico associadas à manifestação de cáries.

O índice de cuidados odontológicos foi definido como sendo o quociente entre o total de dentes restaurados (componente "O") e a soma de dentes "C", "P" e "O" num determinado grupo de referência, e sua aplicação dirige-se a estudos comparativos da efetividade dos programas de atendimento odontológico. Nesse sentido, não se trata de uma medida a ser tomada para cada indivíduo, mas sim de um indicador para os estudos de dados agregados. Para grupos de população, o índice de cuidados odontológicos reflete sua maior ou menor capacidade de atender de modo devido a suas necessidades de tratamentos de restauração dentária.

A figura 4.3 exemplifica a aplicação desta medida em estudos de saúde bucal, indicando a comparação entre diferentes períodos e tipos de escola (públicas, privadas e escolas localizadas em zona rural), segundo dados da cidade de Chapecó, SC.[43] A simples inspeção visual permite identificar que, a despeito da pior condição indicada para os moradores em áreas rurais, houve crescimento expressivo do acesso aos tratamentos de restauração dentária nas escolas públicas e na zona rural.

Necessidades de tratamento

Além dos índices de cáries, relativos às condições da coroa e da raiz dentária; os exames bucais realizados nos levantamentos epidemiológicos padronizados pela OMS permitem coletar informações sobre necessidades de tratamento.

A noção de necessidade é a chave no planejamento e administração de serviços odontológicos. As necessidades de tratamento podem ser divididas em normativas, sentidas e manifestas.[56] Diz-se serem "normativas" as necessidades identificadas por profissionais e especialistas, enquanto "sentidas" são aquelas identificadas pelas próprias pessoas. São "manifestas" as necessidades sentidas, quando conjugadas com a busca por atendimento. Nesse sentido, nem toda necessidade é transformada em demanda, e nem toda demanda resulta em uso de serviços.

No passado, as necessidades de tratamento eram estimadas pelo componente "C" do índice CPO-D. Atualmente, as necessidades normativas identificadas pela padronização da OMS permitem a classificação em categorias diferentes: necessidades de tratamento preventivo (inativação de lesões de cárie incipientes, como aplicação de verniz fluoretado para a remineralização de mancha branca; aplicação de selante de fissura) e necessidades de tratamento curativo (restauração de uma ou de mais de uma superfície dentária; coroa; laminado; cuidado endodôntico e obturação pulpar; exodontia). Com a introdução desse recurso, a OMS buscou combinar técnicas para concomitantemente estimar a distribuição da doença e as necessidades normativas de tratamento odontológico.

Os dados sobre necessidades de tratamento podem auxiliar a compreender a extensão na qual os serviços odontológicos disponíveis são compatíveis com essas necessidades; a dimensionar a natureza e o volume de procedimentos preventivos e curativos necessários; a estimar os recursos requeridos para as ações de saúde bucal.[42]

Entretanto, é importante destacar que o registro das necessidades de tratamento por parte do cirurgião-dentista nem sempre coincide com as necessidades sentidas pela população; e não implica de modo imediato em demanda por serviços de saúde. Nesse sentido, há limitações quanto à capacidade dos levantamentos epidemiológicos de saúde bucal de produzirem informações efetivas para dirigir o planejamento de provisão de tratamento odontológico.[13]

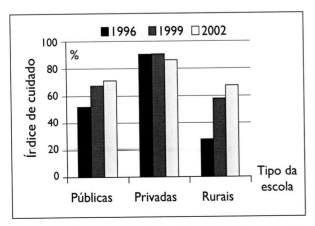

Fig. 4.3 – Índice de cuidado (%) em escolares de 12 anos de idade, segundo o tipo de escola, nos anos 1996, 1999 e 2002 em Chapecó (SC). Fonte: Panizzi et al.[43]

De fato, mesmo as necessidades identificadas pelos cirurgiões-dentistas podem diferir significativamente dos registros efetuados nos levantamentos epidemiológicos. Ao comentar a distinção entre as abordagens epidemiológica e clínica, Frazão[19] relata que, nos levantamentos epidemiológicos, "embora sejam utilizados critérios adaptados a partir de observações clínicas, não se trata de exame clínico, mas sim de exame epidemiológico. O exame clínico é mais detalhado e possui outras finalidades, que requer mais tempo para o exame de cada indivíduo". Esta observação não implica que o exame epidemiológico seja considerado uma observação simplificada ou improvisada. Na verdade, o exame epidemiológico utiliza critérios objetivos para julgar a condição dos tecidos bucais conforme eles se apresentam no momento do exame, e não como eles poderão estar no futuro, aspecto que um bom exame clínico, por possibilitar uma abordagem mais qualitativa, deve considerar.

Se, de um lado, as estimativas de necessidades de tratamento dentário nos levantamentos epidemiológicos são, em geral, menores que as apuradas por meio da abordagem clínica; por outro, essas estimativas são maiores que as obtidas por meio de questionários e medidas subjetivas derivadas da autopercepção dos sujeitos. Sobre esse tópico, Hobdell et al.[24] compararam dois instrumentos para avaliar necessidades de tratamento de cárie dentária em escolares, a padronização da OMS e o questionário *Oral Impacts of Daily Performance* (OIDP), indicando que a previsão de necessidades de tratamento de cárie dentária com base apenas em necessidades normativas pode resultar em superestimação e mais dificuldades para a obtenção de financiamento.

De fato, características recentes do ataque de cáries, como a concentração de sua severidade em número reduzido de sujeitos, o desenvolvimento de técnicas cada vez mais precisas de detecção das lesões, mudanças na abordagem diagnóstica e terapêutica, e novas exigências para a tomada de decisões no campo da atenção à saúde[53] têm indicado que o cálculo das necessidades de tratamento é bastante complexo. Nunca é demais lembrar que a realização de análises mais aprofundadas requer cuidados especiais na interpretação de resultados obtidos a partir de medidas com base em necessidades normativas.

Forma de Distribuição de Frequências dos Índices de Cáries

Com base em dados do censo realizado em 2000, a Fundação IBGE (Instituto Brasileiro de Geografia e Estatística) divulgou o "rendimento nominal médio mensal das pessoas com rendimento, responsáveis pelos domicílios particulares permanentes" no Brasil como sendo R$ 768,83. Para melhor apreciar essa cifra, poder-se-ia indicar, usando taxas de conversão da época, o valor como sendo correspondente a cerca de 5,1 salários mínimos ou 418 dólares. À primeira vista, esses números poderiam impressionar como excessivamente altos para um parâmetro médio da renda no país, uma vez que grande parcela da população aufere renda inferior.

Para o cálculo desta média, foram considerados todos os valores de renda relatados pelos chefes de cada um dos domicílios brasileiros, incluindo todos os Estados e municípios, suas respectivas zonas urbanas e rurais, bairros situados em áreas nobres e em áreas periféricas, pessoas ricas e pessoas pobres, mansões e diferentes tipos de domicílios considerados impróprios pela própria agência responsável pela execução do recenseamento. Dado o imenso volume de dados computados, o valor médio, quando isoladamente considerado, oculta a enorme disparidade de renda entre estas condições, mesmo lembrando que não haviam sido considerados os domicílios não permanentes e os responsáveis pelos domicílios que declararam não ter renda.

O fato de a distribuição de renda no país não ser normal – isto é, não seguir a "distribuição normal" caracterizada pela curva de sino ou de Gauss – poderia induzir a compreensão errônea de que valores próximos a essa relativamente alta renda média correspondessem à realidade da maioria dos domicílios, o que, infelizmente, para os muitos que auferem renda inferior, não é verdade: segundo o mesmo censo, 77,5% dos domicílios declararam renda menor que cinco salários mínimos.

Características tradicionalmente aferidas no hemograma exemplificam variáveis reconhecidas como sendo distribuídas de modo normal. Para as medidas quantificando os componentes celulares do sangue, a maioria de população apresenta valores relativamente próximos à média. Desse modo, sendo conhecido o padrão de distribuição do número de eritrócitos, leucócitos e plaquetas, pode-se dizer não ser esperado que pessoas saudáveis apresentem, para essas características, valores não compreendidos dentro de um intervalo de confiança de amplitude conhecida, os quais são usualmente apresentados nos modelos de comunicação dos resultados desses exames.

Outro indicador da desigualdade de renda, o coeficiente de Gini, cujo valor para o país reduziu de 0,609 em 2000 para 0,543 em 2009 (www.ipeadata.gov.br/default.aspx), mas ainda é considerado alto em termos comparativos internacionais, auxilia a compreender que a renda média por si só não informa a enorme desigualdade em sua distribuição, num país tão repleto de contrastes como o Brasil.

Enfim, quando muitos recebem pouco e poucos recebem muito, a média pode não refletir todas as propriedades esperadas de um parâmetro efetivo de tendência central da distribuição. E, nesse sentido, é importante complementar a informação fornecida pela média aritmética com dados adicionais sobre outras estatísticas usuais em pesquisas populacionais, como a moda e a mediana ou mesmo medidas de desigualdade na distribuição da variável, como o coeficiente de Gini.

Esta consideração sobre a distribuição de renda no Brasil não é de todo deslocada no âmbito de uma reflexão sobre a epidemiologia da cárie dentária, pois também esse agravo vem sendo reconhecido como distribuído de modo anormal na população. É óbvio que níveis mais altos de manifestação de cáries não refletem uma condição favorável, o que diferencia substantivamente os temas da distribuição de renda e de doença. No entanto, do ponto de vista da forma da distribuição de frequências, ambas as variáveis têm conjunturalmente apresentado relativa similaridade para muitos grupos de população.

Diferentemente da distribuição normal, a forma de distribuição decrescente indica que progressivamente menos pessoas apresentam valores mais altos para as medidas usuais, tanto de renda como de cáries, como exemplificado na figura 4.1. O índice CPO-D contabiliza, para cada pessoa examinada, o número de dentes permanentes com lesão de cárie, mesmo que esta já tenha sido tratada ou mesmo tenha levado à extração dentária. Em sua aferição no último levantamento epidemiológico nacional, embora sua média tenha sido 2,04, apenas 21% das crianças tiveram CPO-D igual a 2 ou 3, enquanto uma porcentagem expressivamente mais alta (56%) teve pouca ou nenhuma cárie (CPO-D igual a 0 ou 1), e poucas crianças de 12 anos de idade (7%) apresentaram CPO-D muitíssimo alto (equivalente a 7 ou mais).

Tendo em vista o formato da distribuição de frequências do CPO-D em um grupo de população como o especificado, é desejável que a descrição desse parâmetro não se restrinja à média aritmética, e sejam apresentados dados suplementares. Uma primeira dessas medidas é a moda, que corresponde ao valor que ocorre com mais frequência.

No caso exemplificado, é fácil verificar pela própria figura 4.1 que a moda é igual a zero; não é por acaso que muitos estudos de epidemiologia de cáries suplementam a informação do índice CPO-D apresentando dados sobre a porcentagem de crianças livres de cáries. Há outros atrativos nessa estratégia, além do fato de esse valor, com frequência, corresponder à moda da distribuição do índice de cáries. A porcentagem de crianças livres de cáries é o complemento da frequência das crianças que apresentam um ou mais dentes cariados. Desse modo, a indicação da porcentagem de crianças livres de cáries é equivalente à indicação direta da prevalência de cáries na população estudada. Como o estudo dos índices ceo-d e CPO-D permite diferenciar as crianças com e sem cáries, independentemente do número de dentes afetados, além de fornecer uma informação adicional relativa ao número de dentes afetados, é usual referir os termos ceo-d e CPO-D como medidas ao mesmo tempo de prevalência e extensão da ocorrência de cárie.

Uma segunda medida usual em pesquisas de saúde envolvendo variáveis quantitativas é a mediana, que corresponde ao valor manifestado pelo elemento que divide em duas porções de tamanhos exatamente iguais uma distribuição finita de dados ordenados em escala crescente. Desse modo, os elementos apresentando valores menores ou iguais à mediana deverão ser em mesma quantidade que os elementos com valores maiores ou iguais à mediana. Naturalmente, se o número de elementos descritos for ímpar, a mediana corresponderá ao valor manifestado por um único elemento, situado entre os dois grupos de valores mais e menos altos. Quando o número de elementos descritos for par, não haverá um único valor intermediário central, mas sim dois, e a mediana corresponderá à média aritmética desses dois valores.

No caso exemplificado pela figura 4.1, pode-se deduzir pela apresentação gráfica que a mediana corresponde ao valor de CPO-D igual a 2, pois a soma das porcentagens associadas às categorias iniciais indica que a totalização de 50% das crianças examinadas será completada na categoria correspondente a CPO-D = 2. Desse modo, verifica-se que a moda e a mediana resultaram valores menos altos que a média aritmética de 2,52, para os dados relativos à figura 4.1, indicando a utilidade dessas medidas de tendência central para a apreensão do caráter decrescente e anormal desta distribuição de frequências.

Ainda outras medidas relativas à distribuição de ceo-d e CPO-D são usuais e de fácil compreensão, ajudando a caracterizar a assimetria desses valores na população. É o caso da frequência de valores acima de um determinado patamar preestabelecido, como ceo-d ou CPO-D maior ou igual a 4, para indicar crianças expostas a alto risco de cáries, e maior ou igual a 7, para indicar crianças submetidas a uma muito alta experiência de cáries.

Elementos Descritivos da Distribuição de Frequências do Ceo-d e do CPO-D

Enquanto variáveis quantitativas, o ceo-d e o CPO-D podem ser descritos e analisados de duas formas diferentes e complementares. Uma delas consiste de efetuar o estudo das frequências de população classificada em cada categoria de interesse, depois de estabelecidos um ou mais pontos de corte para os quais se atribui significado qualitativo, como indicado para os grupos de CPO-D diferente de 0, maior ou igual a 4, maior ou igual a 7. A outra forma consiste em computar diretamente o conjunto de medidas, sem a interposição de uma etapa classificatória de seus respectivos valores. Do ponto de vista técnico em estatística, a primeira modalidade é referida como análise categórica e a segunda como análise paramétrica; e ambas encontram aplicação nos estudos de epidemiologia de cáries, tanto isoladamente como em combinação.

A ponderação sobre o caráter anormal da distribuição do ceo-d e do CPO-D em muitas configurações sugere ser recomendável dispor visualmente seus valores em aplicações gráficas como a indicada nas figuras 4.1 e 4.2A e B, para o estudo preliminar do formato assumido pela distribuição de frequências. A vantagem de aferir visualmente o caráter normal ou anormal da distribuição estudada reside no fato de que esta definição tem várias consequências para a análise dos dados, em especial no que diz respeito à seleção dos testes estatísticos para o estudo de associação entre variáveis e para a comparação de valores entre dois ou mais grupos de população.

Avançando na descrição da distribuição de frequências dos índices de cáries, o passo seguinte consiste em identificar medidas de tendência central e de dispersão. Além da moda e da mediana, já descritas, a média aritmética é talvez a medida de tendência central mais difundida, e sua fórmula é bastante conhecida:

$$\overline{X} = \frac{\sum_{i=1}^{n} X_i}{n}$$

Considerando-se, então, o número n de elementos da amostra e seus valores individuais X_i, teremos como principais medidas de dispersão associadas à média aritmética, a variância, o desvio-padrão e o coeficiente de variação. O desvio-padrão é talvez a medida de dispersão mais intuitiva, de fácil compreensão, e corresponde a um parâmetro médio de magnitude das dispersões individuais em relação ao valor de tendência central. A fórmula para o cálculo do desvio-padrão em amostras é a seguinte:

$$DP = \sqrt{\frac{\sum_{i=1}^{n}(X_i - \overline{X})^2}{n-1}}$$

A variância é uma medida frequentemente usada em análise estatística e corresponde ao desvio-padrão elevado ao quadrado. O coeficiente de variação pode ser expresso em termos de proporção ou porcentagem e refere-se ao quociente entre o desvio-padrão e a média. É uma indicação simples da dispersão de uma variável de forma não associada à escala na qual seus valores foram expressos, o que permite comparar a dispersão de variáveis diferentes. Como regra geral, coeficientes de variação menores que 20% são interpretados como indicativos de variáveis com pequena dispersão de valores; e coeficientes de variação maiores que 100% (que ocorrem quando o desvio-padrão for mais alto que a média aritmética) indicam uma dispersão muito alta. Esta condição reforça a hipótese de não terem sido reunidos os pré-requisitos necessários para a aplicação dos recursos de análise paramétrica, como o emprego da média aritmética como medida de tendência central.

Outro elemento de descrição estatística da distribuição de frequências, particularmente útil para o reconhecimento de distribuições que possam ser consideradas normais, é a medida de sua inclinação, dada pela seguinte fórmula:

$$\text{Inclinação} = \frac{n \sum_{i=1}^{n} (X_i - \overline{X})^3}{(n-1)(n-2)}$$

A inclinação é uma medida de assimetria da distribuição de uma variável. O interesse de sua aplicação ao estudo dos índices de cáries reside exatamente no fato de sua distribuição ser com frequência anormal. Tendo em vista a simetria perfeita da curva de sino (ou curva de Gauss), quanto mais a medida de inclinação diferir de zero, tanto maior a assimetria da distribuição. Como regra geral para estimativas, um valor absoluto maior que a unidade para a inclinação já pode ser considerado como sugestivo de uma distribuição anormal. Valores de inclinação positivos indicam distribuição com cauda longa à direita (como no exemplo da figura 4.1, em que a inclinação corresponde a 1,465) e vice-versa para valores negativos.

Apesar de sua fórmula ser visualmente complexa, o cálculo da inclinação não apresenta dificuldades incontornáveis e é passível de cômputo através dos programas de informática usuais para análise estatística. Esses programas também dispõem de testes estatísticos para descartar ou considerar aceitável a hipótese de distribuição normal, como o teste de Kolmogorov-Smirnov,[14] desenvolvido pelos dois estatísticos russos na década de 1930.

Elementos Analíticos da Distribuição de Frequências do Ceo-d e do CPO-D

Comparação entre grupos

A análise comparativa dos índices de cáries entre grupos de população é um tema frequente de estudos epidemiológicos. O interesse dessas comparações está associado ao esclarecimento de temas diferentes, envolvendo, por exemplo, testes de hipóteses para a comparação de níveis do agravo antes e algum tempo depois da fluoretação das águas de abastecimento público;[33] entre crianças de áreas urbanas e de áreas rurais;[34] entre crianças matriculadas em escolas públicas e escolas particulares;[21] entre os sexos;[5] entre grupos étnicos diferentes.[7]

Uma primeira estratégia para esse tipo de análise consiste na comparação direta das medidas de tendência central e dispersão de duas ou mais distribuições, e aplica-se às variáveis que possam com propriedade ser consideradas normais, ou que tenham passado por alguma transformação algébrica com essa finalidade. O recurso de análise paramétrica mais usual para a comparação de duas médias é o teste t de Student, o qual permite, mediante a informação de características da distribuição de frequências, obter a indicação sobre a significância da diferença de duas médias.

Sua aplicação requer informar se a comparação envolve um mesmo grupo de população, com medidas, por exemplo, tomadas antes e depois de uma determinada intervenção, ou se envolve dois grupos independentes. Além disso, é preciso informar se a variância pode ou não ser considerada equivalente para os dois grupos, e se o teste é do tipo uni ou bicaudal. Testes unicaudais envolvem comparações em que o sentido da diferença (qual o grupo que apresenta média mais alta) não é considerado; de modo complementar, testes bicaudais são aqueles em que o sentido da diferença é parte da comparação.

Para o cálculo do t de Student, é necessário informar para cada distribuição os valores da média, do desvio-padrão e do número de elementos da amostra. Naturalmente, quanto maior a diferença entre as duas médias, maior a probabilidade de a diferença ser considerada significativa. O mesmo resultado torna-se mais provável quanto menor for a dispersão indicada pelos valores de desvio-padrão, e quanto maior for o número de elementos considerados na comparação entre os dois grupos.

Após o cálculo do t de Student, para concluir a interpretação sobre o resultado obtido, era tradicionalmente necessário consultar uma tabela indicando a ordem de grandeza do valor de p, que expressava o nível de significância da diferença. O cálculo numérico de t e a consulta à tabela suscitavam alguma dificuldade para estudantes e profissionais ainda pouco experientes nesse tipo de análise. No entanto, a aplicação dos recursos atuais de informática suprimiu essas dificuldades e as telas de resultados dos programas atualmente empregados para a análise estatística fornecem valores exatos para o t de Student e a estimativa de p associada, uma informação mais precisa que apenas sua ordem de grandeza.

Uma segunda estratégia para testar a significância da diferença entre dois conjuntos de valores prescinde da aceitação da hipótese de distribuição normal da variável, e consiste na comparação das posições relativas que os valores assumidos pelos elementos amostrais obtiveram em uma escala ordinal. É, portanto, uma análise não paramétrica, pois não envolve os parâmetros (como média e desvio-padrão) da distribuição. O teste U de Mann-Whitney (aplicado à comparação de dois grupos de população) é equivalente à análise de variância de Kruskal-Wallis (para duas ou mais amostras), e compara os ranques dos valores de cada distribuição em relação à outra que está sendo comparada. Um exemplo é mostrado na figura 4.4, indicando diferença estatisticamente significativa na comparação de ceo-d entre três grupos de crianças de 6 anos de idade na cidade de Pelotas (RS) em 2002, cujas mães relataram níveis de escolaridade diferentes.

Nesses testes não-paramétricos, cada elemento de uma distribuição é comparado com todos os elementos da outra, sendo contabi-

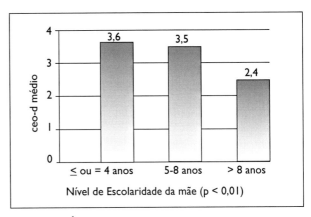

Fig. 4.4 – Índice ceo-d de crianças de 6 anos de idade – segundo o nível de escolaridade da mãe, Pelotas (RS). Comparação entre três categorias (teste de Kruskal-Wallis), com p < 0,01. Fonte: Peres.[46]

lizado o número de ranques de valores mais altos para cada distribuição. Será considerada significativamente mais alta a distribuição que apresentar proporção mais alta de ranques de valor maior. Embora a compreensão do procedimento seja mais complexa que a do teste t de Student, a interpretação do resultado também é expressa em termos de estimativas para o valor de p, e os cálculos estatísticos são obtidos sem dificuldade nas rotinas atuais de computação de dados.

Dada a característica anormal da distribuição de cáries em crianças das idades índices para o estudo de prevalência do agravo (5 anos para dentes decíduos e 12 anos para dentes permanentes), é recomendável que as comparações estatísticas entre grupos sejam efetuadas mediante o uso de testes não paramétricos, como os de Mann-Whitney e de Kruskal-Wallis, reservando o uso do teste t de Student apenas para as variáveis que tenham sido previamente reconhecidas como sendo de distribuição normal, através de testes específicos de análise estatística.

Sendo também uma forma de análise não paramétrica, a aplicação do teste de qui-quadrado não requer a apreciação de normalidade da distribuição, e pode ser útil para classificar diferentes grupos de população quanto aos níveis de prevalência de cáries, assim como para a comparação entre esses níveis. Para a aplicação desse teste, é necessário construir tabelas de contingência classificando em pelo menos duas categorias cada um dos grupos comparados.

Um exemplo de aplicação prática em pesquisa poderia ser dado pela comparação da prevalência de cáries antes e depois da fluoretação das águas de abastecimento, envolvendo dois levantamentos transversais de dados. Naturalmente, seria desejável que os dois levantamentos não fossem muito distantes no tempo, para evitar a interposição de outros fatores, como modificações mais extensas no perfil socioeconômico da cidade. Martildes et al.[33] realizaram um estudo com essas características, aplicado à cidade de Icó, no Ceará.

Sendo observadas essas especificações, a análise dos dados obtidos poderia empregar o teste do qui-quadrado para comparar a frequência de crianças com cáries (independentemente do número de dentes afetados), em relação às crianças livres de cáries. Uma tabela simples, com apenas duas linhas e duas colunas, propiciaria informar os dados para o programa de computador que calcula os respectivos valores de qui-quadrado e da estimativa de p correspondente. Além disso, a mesma sistemática de análise possibilita a comparação de mais de duas categorias, por exemplo, envolvendo os grupos de livres de cáries, com um a 3 dentes afetados por cáries e com 4 ou mais. A aplicação do teste de qui-quadrado pode ser considerada uma etapa ainda exploratória dos dados, a ser complementada com outros recursos de análise.

A tabela 4.1, construída com base nos dados apresentados por Martildes et al.,[33] exemplifica o uso do teste qui-quadrado na comparação da prevalência de cáries entre crianças de dois grupos diferentes. Destaca-se o fato de que a presença de células com valores menores que 5 nas idades de 8 e 9 anos rompe com uma das premissas do uso do teste qui-quadrado, tornando necessária a estimação do valor de p através do teste exato de Fisher.

A tabela 4.2 também exemplifica a aplicação do teste qui-quadrado na comparação da prevalência de cárie segundo o tipo de escola, para crianças de 12 anos de idade.

Associação entre variáveis

No tópico anterior, a comparação dos índices de cáries entre dois ou mais grupos de população foi descrita por meio de duas técnicas de análise. Na primeira, foram apresentados recursos para testar as diferenças entre duas estimativas, ou seja, a variação de um desfecho quantitativo em saúde (variável dependente, para usar um termo técnico da bioestatística), o CPO-D, segundo sua associação com uma variável explicativa (ou independente), a qual havia sido expressa de modo categórico. Na segunda técnica, o desfecho quantitativo foi transformado em variável categórica e, em seguida, um teste de dependência (ou de associação) entre as variáveis foi sugerido.

Um próximo passo para examinar a associação entre variáveis envolve as situações em que ambas as medidas são expressas em termos quantitativos. Conforme mencionado, em se tratando de análise paramétrica, as técnicas descritas em seguida demandam a verificação de distribuição normal tanto para os índices de cáries como para as variáveis explicativas.

Um primeiro recurso para essa análise é o coeficiente de correlação de Pearson, medida bastante empregada em pesquisas de saúde, que consiste em uma indicação quantitativa do grau de associação entre dois conjuntos de

Tabela 4.1 – Distribuição das crianças de Icó, Ceará, segundo a idade, prevalência de cáries e o período do exame.

	Antes da fluoretação (1987)		6 anos depois da fluoretação (1993)		
Idade	CPO-D = 0	CPO-D > 0	CPO-D = 0	CPO-D > 0	p
7 anos	15	79	77	29	< 0,001*
8 anos	4	104	49	58	< 0,001**
9 anos	3	107	34	67	< 0,001**

*estimado pelo teste qui-quadrado.
**estimado pelo teste exato de Fisher.
Fonte: Martildes et al.[33]

Tabela 4.2 – Distribuição da amostra, segundo a prevalência de cárie e o tipo de escola para escolares de 12 anos de idade, Goiânia (GO), Brasil, 2003.

Prevalência de cárie	Escola pública (n = 1790) N°	%	Escola privada (n = 157) N°	%	Total (n = 1947) N°	%	p[a]
Experiência de cárie							
Sim (CPOD[b] ≥ 1)	1205	67,3	41	26,1	1246	64,0	
Não (CPOD[b] = 1)	585	32,7	116	73,9	701	36,0	< 0,001
Dentes cariados							
Sim	801	44,7	20	12,7	821	42,2	
Não	989	55,3	137	87,3	1126	57,8	< 0,001
Dentes extraídos por cárie							
Sim	71	4,0	1	0,6	72	3,7	
Não	1719	96,0	156	99,4	1875	96,3	0,027
Dentes restaurados							
Sim	744	41,6	27	17,2	771	39,6	
Não	1046	58,4	130	82,8	1176	60,4	< 0,001

[a]Teste qui-quadrado.
[b]Índice de dentes cariados, perdidos e obturados.
Fonte: Freire et al.[22]

medidas tomadas para um mesmo grupo de referência. Este coeficiente varia entre –1 e +1, com valores próximos de zero indicando ausência de associação entre as variáveis. Valores positivos altos indicam níveis intensos de associação, que ocorrem quando o crescimento dos valores de uma variável é acompanhado por crescimento proporcional na outra variável. De modo complementar, valores negativos altos em termos absolutos indicam níveis intensos de associação inversa, em que o crescimento dos valores de uma variável é acompanhado por redução proporcional na outra variável.

Exemplificando a aplicação do coeficiente de correlação de Pearson enquanto recurso analítico, a figura 4.5 indica a associação entre o índice CPO-D e uma medida de aglomeração domiciliar, com valores calculados para cada distrito da cidade de São Paulo, com dados relativos a 1996, descritos originalmente por Antunes et al.[3] A aglomeração domiciliar foi expressa em termos do número de moradores dividido pelo número de cômodos nos domicílios, sendo calculada enquanto média para cada distrito. Os autores interpretaram a correlação positiva (+ 0,702) encontrada entre as duas medidas como sendo significativa e indicativa da importância dos cuidados de atenção à saúde bucal que podem ser despendidos para as crianças no âmbito de suas próprias residências.

O coeficiente de correlação de Pearson é uma das medidas de qualidade do ajuste da análise de regressão linear simples, e expressa quão próximos situam-se os pontos do diagrama de dispersão em relação à reta média obtida para o ajuste entre as duas variáveis. Valores mais altos do coeficiente de correlação podem ser obtidos caso os pontos estivessem ainda mais próximos da reta média, e vice-versa para valores inferiores. De modo complementar, coeficientes de correlação negativos indicam uma reta média com inclinação negativa, isto é, uma condição em que a variável dependente cresce de modo concomitante ao decréscimo da variável independente; e valores de correlação não significativamente diferentes de zero são representados por uma reta média horizontal, indicando que variações em uma variável não implicam em modificações na outra.

Uma consideração mais extensa sobre critérios para computação de dados na análise de regressão linear, a qual não é matéria do presente texto, permite calcular os parâmetros de definição da reta média, ou seja, o ponto em que ela intercepta o eixo vertical e a sua incli-

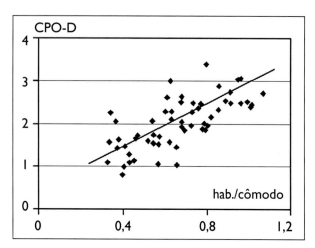

Fig. 4.5 – Distribuição dos distritos de São Paulo (SP), segundo o índice CPO-D e a média de moradores por cômodo nos domicílios, 1996. Fonte: Antunes et al.[3]

nação, assim como os respectivos erros-padrão dessas estimativas. Os recursos de análise de regressão linear possibilitam o estudo da associação dos índices de cáries com duas ou mais variáveis independentes, através dos assim chamados "modelos multivariáveis", que permitem integrar diferentes fatores de risco e de proteção para o agravo, com o necessário controle de colinearidade, efeitos de interação e fatores intervenientes.

O coeficiente de correlação de Pearson foi assim denominado em reconhecimento ao trabalho pioneiro de Karl Pearson em 1895, que propôs expressão algébrica para o cálculo dessa medida. Como indicado anteriormente, no caso de um recurso de análise paramétrica, esta estatística só deve ser selecionada após a verificação de validade da hipótese de distribuição normal das variáveis cuja associação que estão sendo examinadas.

Quando as variáveis envolvidas no estudo de associação têm distribuição marcadamente anormal, ou o número de medidas tomadas não seja o suficiente para o teste dessa hipótese, deve-se considerar a aplicação de uma medida alternativa, introduzida por Charles Edward Spearman em 1904. O coeficiente de correlação de ranques de Spearman baseia-se em uma sistemática de averiguação de ranques de ordenação escalar dos valores medidos para as duas variáveis, em um raciocínio similar ao empregado pelo teste U de Mann-Whitney para a comparação de variáveis quantitativas em dois grupos de população. Para sublinhar a relativa equivalência das indicações de associação obtidas por ambos os métodos, nos casos em que ambas as estimativas são válidas, registramos os valores do coeficiente de Pearson (r = 0,702) e de Spearman (ϱ = 0,718), relativos aos dados da figura 4.5.

Fatores Associados à Prevalência de Cáries

Os estudos epidemiológicos de cárie dentária têm explorado a associação do agravo com fatores de natureza diversa. Em especial, têm sido consideradas informações sobre condição socioeconômica, hábitos alimentares, características da higiene bucal, oferta de flúor nas águas de abastecimento público, acesso e uso de serviços odontológicos.

Os levantamentos epidemiológicos de saúde bucal realizados pelos serviços de saúde incluem algumas características úteis para a estratificação socioeconômica da amostra. Para essa finalidade, podem ser empregadas informações relativas ao tipo (pública ou particular) e à localização (urbana ou rural) das escolas selecionadas para a amostra. Como a frequência em escolas particulares requer o pagamento de mensalidades, costuma-se usar esta condição como indicativo de nível mais alto de condição socioeconômica para o estudo de cáries.[21,50] Como a zona urbana envolve, em geral, padrões médios de renda mais alta e maior provisão de serviço odontológico que a zona rural, esse diferencial também pode ser considerado como indicador indireto de condição socioeconômica.[34]

Nos levantamentos envolvendo cidades diferentes, é possível, ainda, o registro do porte de população, dando ensejo ao estudo de diferenciais dos índices de cáries em municípios com número mais ou menos alto de habitantes;[8] informação que pode ser útil, apesar da dificuldade de sua interpretação. Os levantamentos epidemiológicos também efetuam anotações quanto a outras condições de interesse, como sexo, idade e grupo étnico, as quais podem ser utilizadas com proveito em estudos descritivos e exploratórios que tenham interesse em desdobrar hipóteses relacionadas a essas características.

Dados adicionais de população podem ser coletados através de outros recursos, como a aplicação de questionários para serem associados com os resultados dos exames bucais realizados durante o levantamento epidemiológico. Um estudo epidemiológico conjugando a aplicação de questionário e a realização de exame bucal demandaria esforço adicional, mas representaria interessante perspectiva para a construção de conhecimentos sobre os fatores associados à prevalência do agravo.

Quando o estudo epidemiológico de cáries envolver o uso de dados primários, isto é, coletados especificamente para a pesquisa programada, é possível delinear um conjunto mais extenso de informações socioeconômicas, incluindo informações sobre renda, nível de escolaridade e ocupação, hábitos de higiene e padrões alimentares, acesso a atendimento odontológico, etc. No caso de pesquisas sobre crianças, aplicam-se os dados do núcleo familiar: renda domiciliar, nível de escolaridade da mãe e do pai, ocupação da mãe e do pai. Também se pode com proveito pesquisar características do domicílio, como tamanho, propriedade e diferentes medidas de aglomeração, baseadas no número de habitantes, número de cômodos ou dormitórios, dentre outras. A importância do acesso ao flúor na prevenção do agravo recomenda registrar se o domicílio dispõe de ligação à rede de abastecimento de água, e se esta rede efetua de modo regular e contínuo a adição de compostos de flúor.

Para a caracterização de hábitos alimentares e de higiene, os questionários usados na coleta de dados primários podem incluir informações sobre a frequência e a quantidade de ingestão de alimentos cariogênicos; sobre a frequência e a qualidade da escovação dentária, o uso de outros recursos, como fio dental e bochechos com soluções fluoretadas. O mesmo se aplica ao dimensionamento de acesso a atendimento odontológico, com a possível inclusão de perguntas sobre frequência e características das visitas ao cirurgião-dentista.

Para estudos de dados agregados que tomam a cidade como unidade de observação, o Conselho Federal de Odontologia (CFO) informa o número de cirurgiões-dentistas habilitados ao exercício profissional em cada município, e o Sistema de Informações Ambulatoriais do Sistema Único de Saúde (SIA-SUS) informa características de provisão do serviço público odontológico, como o número de equipos odontológicos instalados no serviço público, o número de profissionais (cirurgiões-dentistas e auxiliares odontológicos) contratados no serviço público, o número de horas semanais de trabalho dos cirurgiões-dentistas e o número de procedimentos por eles efetuados.

Para que esses números adquiram significado, vários procedimentos técnicos são necessários. Em primeiro lugar, é imprescindível verificar as características com que são coletados e o seu caráter aproximativo. É comum observar cirurgiões-dentistas inativos ou que já faleceram terem seu cadastro ainda ativo no sistema de informação. Muitos municípios não atualizam os dados do SIA-SUS e do CFO com a periodicidade requerida. Também é necessário estabelecer proporcionalidade ao porte da população passível de cobertura, mediante a construção de coeficientes com base no número de habitantes de cada município.

Quanto aos procedimentos odontológicos individuais realizados no âmbito do serviço público, os procedimentos registrados no SIA-SUS podem ser discriminados quanto à finalidade em três categorias: procedimentos diagnósticos, preventivos (aplicação de selante e flúor tópico) e terapêuticos. Os procedimentos individuais terapêuticos podem ser divididos quanto à extensão do dano em procedimentos cirúrgicos (que envolvem a exodontia); e procedimentos não cirúrgicos (restauração dentária, entre outros).

As ações de alcance coletivo como, por exemplo, as atividades de educação em saúde bucal, a aplicação de bochechos com soluções fluoretadas, e os programas de evidenciação de placa bacteriana seguida de escovação dentária supervisionada podem também ser uma importante fonte de informação para oferecer subsídios sobre as características do modelo de atenção à saúde bucal na cidade. Todas essas características podem ser integradas ao estudo de prevalência de cárie dentária, possibilitando desdobrar analiticamente hipóteses de interesse, e instruir conhecimentos úteis para a programação de serviços de saúde.

Panorama Internacional

Em um recente relatório sobre as condições globais de saúde bucal, o Programa de Saúde Bucal da OMS[48] usou uma escala de 4 níveis para a classificação do índice CPO-D aos 12 anos de idade: muito baixo (menos de 1,2); baixo (de 1,2 a 2,6); moderado (de 2,7 a 4,4) e alto (mais de 4,4). E, para a faixa etária alvo da avaliação entre adultos, 35 a 44 anos, foram estipulados as seguintes categorias de valores: muito baixo (menos de 5,0); baixo (de 5,0 a 8,9); moderado (de 9,0 a 13,9) e alto (mais de 13,9).

Não obstante o CPO-D aos 12 anos de idade no Brasil em 2010 ter sido substancialmente menos alto, neste relatório da OMS, o país teve seu índice classificado como moderado, nível equivalente ao da Argentina, Chile, Cuba, México e diversos países do centro-leste europeu. O sistema de classificação empregado foi baseado em informações coletadas pelo "Global Oral Health Data Bank" mantido pelo Centro de Ciências em Saúde Bucal da Universidade de Malmö na Suécia; instituição cadastrada pela OMS como Centro Colaborador de seu Programa de Saúde Bucal. Para mais informações sobre as atividades desta unidade colaboradora da OMS, pode-se visitar sua página da Internet: http://www.whocollab.od.mah.se/index.html

O nível de cáries aos 12 anos de idade foi classificado como muito baixo ou baixo para países europeus, norte-americanos e da Oceania. Apesar de apresentarem enorme disparidade para diversos outros indicadores de saúde e de desenvolvimento social, a mesma classificação (nível baixo ou muito baixo de CPO-D) foi consignada para países emergentes do sudeste asiático e países de baixa renda do continente africano. Possivelmente refletindo um risco de cáries mais alto no passado e uma história de atendimento odontológico mutilador, muitos países com prevalência de cáries baixa ou moderada na infância foram classificados como CPO-D alto para o grupo etário de adultos (35 a 44 anos). Esse é o caso tanto do Brasil como do Canadá, Oceania e vários países da União Europeia.

Panorama Nacional

No final do século XX, Narvai et al.,[36] com base em dados secundários, analisaram a experiência de cárie dentária em estudantes brasileiros e apontaram uma redução nos valores do índice CPO-D no período de 1980-1996. Aos 12 anos de idade, o número médio de dentes atacados por cárie passou de 7,2 para 3,1 – uma redução de cerca de 57%. Os autores associaram esse declínio às seguintes hipóteses explicativas: expansão da oferta de água fluoretada, introdução e rápida expansão no mercado dos dentifrícios com flúor, e a reforma do sistema de saúde em curso no país.

A adição de flúor ao sistema de abastecimento de água é obrigatória no Brasil desde 1974, mas a medida foi progressivamente sendo implantada ao longo do tempo. Uma extensão ponderável foi obtida em meados dos anos 1980, quando o benefício teria ultrapassado a marca de 40% da população. Com base em dados da Pesquisa Nacional de Saneamento Básico e do censo, ambos realizados em 2010, pôde-se estimar que a cobertura da água fluoretada atingiu 65,8% da população. Os principais fabricantes introduziram cremes dentais com flúor em 1988; nos anos seguintes, esses produtos respondiam por praticamente 100% do mercado de dentifrícios no país. E, quanto à reforma do sistema de saúde, a implantação do SUS (Sistema Único de Saúde) em 1990 criou condições para a ampliação e reorientação das ações de saúde bucal, contexto no qual atividades educativas e de proteção específica à saúde bucal foram financiadas com recursos do Fundo Nacional de Saúde a partir da oferta de procedimentos coletivos previstos na tabela de procedimentos do SIA-SUS.[20]

A redução dos índices de cárie dentária, que vinha sendo relatada em vários programas de saúde bucal em diferentes localidades brasileiras,[49] começou a produzir efeitos em nível nacional a partir do final do século XX. O levantamento epidemiológico de saúde bucal promovido pelo Ministério da Saúde em 2010 confirmou essa tendência de declínio de cárie nos estudantes brasileiros.[11]

Os valores de CPO-D obtidos pelos levantamentos de amplitude nacional foram sintetizados na tabela 4.3. Além de documentar o declínio dos índices de cárie no contexto nacional, esses levantamentos propiciaram a coleta de dados indicando que, embora em graus diferenciados, tal declínio foi verificado em todas as macro-regiões brasileiras. Para um quadro mais abrangente dos resultados dos levantamentos epidemiológicos realizados nas últimas décadas, pode-se consultar o capítulo 3, da Parte 1.

Tabela 4.3 – Índice CPO-D aos 12 anos de idade em diferentes anos no Brasil. Fonte: Narvai,[36] Brasil.[10,11]

Ano	CPO-D
1980	7,3
1986	6,7
1993	4,8
1996	3,1
2002-2003	2,8
2010	2,0

No Estado de São Paulo, níveis altos de prevalência e severidade do ataque de cárie foram identificados na primeira metade dos anos 1990 por um estudo[47] reunindo informações para 237 cidades: o CPO-D médio na idade índice de 12 anos atingira 4,8, com 40% dessas cidades apresentando índices considerados muito altos (isto é, acima de 6,5). Estudos posteriores relataram a subsequente redução desses índices em São Paulo,[37] numa observação análoga à efetuada em nível nacional. Não obstante, a melhora observada para os valores de CPO-D, tanto em São Paulo como no país como um todo, a redução dos índices não afetou a população de modo homogêneo, e a cárie dentária continuou apresentando índices mais altos para os segmentos de população que estiveram mais submetidos à privação social,[3] a exemplo do que vinha sendo relatado para o contexto internacional.[32]

Metas

A Federação Odontológica Internacional (FDI), a Associação Internacional para Pesquisa Odontológica (IADR) e a Organização Mundial da Saúde (OMS) estabeleceram metas em saúde bucal para o ano 2020.[24] O documento apresentou duas metas, dez objetivos e dezesseis alvos, todos eles relativos à redução do impacto das várias doenças bucais e de origem craniofacial, com ênfase na promoção de saúde, no incremento da oferta de diagnóstico precoce, prevenção e tratamento, no desenvolvimento de programas, na produção de informações epidemiológicas e no fortalecimento dos sistemas de saúde bucal.

Para o índice de cáries na infância, a meta estabelecida foi a seguinte: "reduzir o CPO-D aos 12 anos de idade, em particular o componente 'C', em X% (isto é, sem especificar um valor único de validade global), com atenção especial para os grupos de alto risco, considerando tanto os valores médios como as respectivas distribuições".

É interessante notar três destaques no enunciado. Primeiro, a indicação de que deveria ser despendida atenção especial aos grupos de alto risco. Essa consideração deve-se, como vimos, ao reconhecimento de intensa desigualdade na distribuição da doença. Segundo, a proposição de monitorar não apenas os valores médios, mas também as respectivas distribuições; outra indicação da importância atribuída à desigualdade na distribuição da cárie dentária. Uma atenção restrita ao parâmetro médio deixaria de considerar que índices relativamente baixos podem ser obtidos mesmo quando parte não negligenciável da população apresenta alta experiência de cáries. E, terceiro, sublinha-se o não estabelecimento de valores absolutos, nem para os índices máximos aceitáveis, nem para a redução percentual almejada, porquanto estes devam se adequar às condições locais, no que diz respeito à disponibilidade de bases de informação, prioridades, níveis atuais de prevalência e severidade, condições socioeconômicas, recursos disponíveis e características dos sistemas de saúde.

A perspectiva de uma meta ser proposta em termos de redução percentual, somada ao fato de não ter sido indicado um parâmetro único de validade global, marca uma mudança de estratégia ante o documento anterior,[17] o qual havia estipulado parâmetros fixos como metas para o ano 2000 (50% livres de cáries entre as crianças de 5 e 6 anos de idade, CPO-D não superior a 3 aos 12 anos, dentre outros). Esses valores fixos foram considerados fonte de algumas dificuldades, pois, apesar de alguns países terem conseguido alcançar e mesmo ir além das metas antes mesmo do prazo indicado, para ponderável parte da população mundial, esta perspectiva representou apenas uma aspiração remota. Apesar das críticas e debates suscitados pela proposição de metas em saúde bucal, a estratégia foi considerada bem-sucedida, por ter servido de incentivo ao aprimoramento dos serviços locais de saúde e à implementação dos sistemas de informação. Além disso, a divulgação das metas teria difundido a percepção da importância da saúde bucal nos meios sanitários, catalisando a aplicação de recursos e servindo de foco para os esforços nessa direção.[24]

Medindo a Desigualdade na Distribuição de Cáries

"Mãe, sua criança não terá cáries!" Com esses dizeres, e a foto de um bebê sorridente no colo da mãe, um cartaz preparado pelo serviço público de saúde durante os anos 1990 tentava difundir o conceito de que a manifestação de cáries, tão frequente no passado, podia ser efetivamente evitada; de que seria bem-sucedida a perseverança nos cuidados de dieta e higiene bucal; de que o cirurgião-dentista deveria ser consultado ante os primeiros sinais da doença; de que esta condição era de fato matéria de intervenção do sistema de saúde.

A importância desse recurso de educação em saúde residia na necessidade de mudança de mentalidade e comportamento ante uma doença que vinha passando por uma reconhecida alteração de perfil epidemiológico. De condição de saúde amplamente prevalente na população infantil, com altos índices de dentes afetados, a cárie dentária vinha experimentando um declínio acentuado em nosso meio; e, em alguns contextos, chegou-se a constatar que quase metade das crianças chegava aos 12 anos de idade livres de cáries.

Foi exposto, nos itens anteriores, que o declínio dos índices de cárie na infância foi acompanhado por um processo de polarização da doença nos segmentos de população que menos auferem os benefícios dos recursos de promoção da saúde. A distribuição anormal dos índices usuais para medir a doença na população resulta exatamente da relativamente alta proporção de crianças livres de cáries e do número reduzido delas concentrando experiência mais alta saúde cáries. Nesse sentido, a distribuição anormal dos índices de cáries pode ser interpretada como uma expressão da desigualdade na experiência da doença em nosso meio.

Ao analisar a distribuição de cáries no Estado de São Paulo em dois períodos (1998 e 2002), Antunes et al.[4] registraram uma intensificação do declínio do índice CPO-D aos 12 anos de idade. Combinado com esse declínio, foi documentado aumento da desigualdade na distribuição de cáries, e maior polarização da doença, ou seja, uma proporção maior das lesões concentrou-se numa proporção menor de estudantes. Não obstante a melhora global da condição de saúde bucal, um segmento importante da população escolar permanece excluído dos benefícios, seja porque as medidas de saúde coletiva mais importantes (água e creme dental fluoretados) não alcançaram ainda esse segmento, seja porque as condições de exclusão social e risco à cárie têm se mantido em níveis extremamente altos nesse segmento.

A caracterização do processo de polarização da experiência de cáries requer o monitoramento, não apenas da magnitude dos índices globais, mas de medidas indicativas da desigualdade em sua distribuição. Para essa finalidade, medidas diferentes foram propugnadas pela literatura recente em Saúde Bucal Coletiva. Bratthall[12] dirigiu sua atenção para a alta inclinação da distribuição de cáries em crianças de 12 anos de idade, e propôs o Índice Significante de Cáries ("Significant Caries" – SiC index), representado pelo valor médio do CPO-D calculado para o um terço (1/3) do grupo examinado que apresentou valores mais altos do ataque de cáries. Nugent et al.[40] propuseram o Índice de Desigualdade em Saúde Bucal (*Dental Health Inequality Index – DHII*), uma medida comparando a distribuição de cáries efetivamente observada com a distribuição teórica de Poisson para o mesmo valor médio de CPO-D. Além disso, alguns autores aplicaram para a distribuição de cáries uma medida usual para a aferição da desigualdade de renda, a saber, o coeficiente de Gini.[4,6,57]

Embora tenha sido originalmente formulado para outras finalidades, o coeficiente de Gini é passível de transposição para o cálculo de desigualdade na experiência de cáries, e seu valor pode ser determinado através de cálculo numérico envolvendo os valores de CPO observados em uma população, ou através de recursos gráficos, envolvendo o dimensionamento da área delimitada pela curva de Lorenz da mesma distribuição.

O valor mínimo do coeficiente de Gini é zero, que ocorreria caso não houvesse desigualdade na experiência de cárie; isto é, todos os indivíduos têm o mesmo CPO-D. Valores progressivamente mais altos, até o limite da unidade, podem ocorrer quando aumenta a desigualdade na distribuição da doença; e proporção progressivamente mais baixa de pessoas manifesta valores muito altos, enquanto grande parcela está livre de cárie. Com o intuito de facilitar o cômputo do coeficiente de Gini para a distribuição de cáries, os autores disponibilizaram uma planilha eletrônica na Internet: http://www.fo.usp.br/arquivos/Gini_calculation_for_caries_distribution.zip

Medidas de desigualdade, como o coeficiente de Gini, configuram elemento adicional, no contexto de um conjunto de ferramentas de análise. O aumento da desigualdade na distribuição de doenças é, muitas vezes, um preço a ser pago pela aplicação de medidas adotadas com base em estratégias populacionais, sem combinar medidas concomitantes e complementares para os segmentos submetidos a risco mais elevado. Nesse sentido, o uso de medidas de desigualdade pode representar um implemento importante para a instrução de programas de saúde socialmente apropriados, isto é, que sejam dirigidos à redução dos indicadores globais, sem reforçarem a desigualdade na distribuição de doenças.

A título de exemplo de aplicação do coeficiente de Gini para o dimensionamento de desigualdade na distribuição de cáries, a figura 4.6 mostra a distribuição de CPO-D em estudantes de 12 anos de idade nas regiões Norte e Sudeste do Brasil, em sua aferição mais recente, em 2010,[11] lado a lado com a respectiva curva de Lorenz indicativa da desigualdade na distribuição da doença. Através dos dispositivos gráficos, é possível verificar que, embora a região Norte (CPO-D = 3,16) tenha apresentado magnitude mais alta para o índice de cáries que a região Sudeste (CPO-D = 1,66), a polarização do índice foi mais intensa na região Sudeste (Gini = 0,642) que na região Norte (0,557).

Supõe-se que o nível menos alto da doença na região Sudeste possa estar associado a

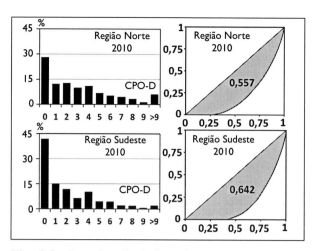

Fig. 4.6 – Distribuição de frequências e curvas de Lorenz para o CPO-D de crianças de 12 anos de idade nas regiões Norte e Sudeste do Brasil, em 2010. Fonte: Brasil.[11]

melhores condições socioeconômicas, a maior acesso a fontes de flúor, incluindo água e creme dental, e mais extensa provisão de recursos de promoção da saúde bucal que na região Norte. Indica-se, no entanto, e também como hipótese para futuros estudos, que esses recursos não estejam homogeneamente distribuídos, deixando ponderáveis segmentos de população – provavelmente os de pior condição socioeconômica – sem acesso a fontes de flúor e a procedimentos odontológicos coletivos e preventivos. Mesmo um recurso "passivo" (no sentido de que não depende da intervenção clínica do cirurgião-dentista) para a prevenção de cárie, como a oferta de água fluoretada, afeta desigualmente a população, em função do número de municípios que, em cada região, consegue efetivar a medida, e em função de níveis diferenciais de acesso à rede de abastecimento em cada cidade. Outras hipóteses a serem exploradas deveriam contemplar fatores relacionados à dieta, condições do ambiente escolar, características do núcleo familiar, etc. Caso essas hipóteses possam ser desdobradas analiticamente, avançar-se-ia na compreensão dos motivos que podem ter contribuído para a verificação de maior desigualdade na experiência de cáries na região Sudeste que na região Norte.

Considerações Finais

O panorama epidemiológico atual da cárie dentária aponta como sendo expressiva, para a população em idade escolar, a distribuição anormal dos índices usuais para medir o agravo. Essa característica vem sendo reconhecida como associada a dois fatores concomitantes, o declínio da experiência de cárie e a polarização do agravo em grupos de maior risco. Em cada região é necessário avaliar possíveis hipóteses explicativas. No Brasil, em muitas regiões, onde a população tem acesso a água e creme dental com flúor, esse fenômeno pode ser resultado de medidas de saúde coletiva que têm por base apenas a estratégia populacional. Por essa razão, especialistas têm chamado atenção para a necessidade de combinar esse tipo de estratégia com iniciativas e recursos complementares de saúde bucal para os grupos de maior risco e vulnerabilidade social.

Essa constatação reforça a necessidade de estudos epidemiológicos de cárie dentária que considerem, como indicado pela meta estipulada para o ano 2020, tanto o valor médio dos índices como os elementos descritivos de sua distribuição. Em outras palavras, é necessário medir não apenas os valores de ceo-d e CPO-D, mas também a desigualdade em sua distribuição.

Essa perspectiva visa a incrementar os estudos de epidemiologia da cárie dentária. Uma caracterização aprimorada da distribuição marcadamente polarizada do agravo na população requer a estimação concomitante de medidas de prevalência e de desigualdade, e os novos estudos deverão produzir informações para melhor avaliar essas medidas; em especial, no que diz respeito ao seu potencial de refletir o impacto de diferenças de ordem socioeconômica e de provisão de serviços odontológicos. Espera-se que estas informações possam instruir a proposição de programas socialmente apropriados de saúde bucal, os quais visem não só reduzir os parâmetros médios da experiência de cárie dentária, mas também diminuir a desigualdade em sua distribuição.

Referências

1. Ainsworth NJ. Mottled teeth. Br Dent J 1933; 55: 233-50.
2. Amorim RG, Figueiredo MJ, Leal SC, Mulder J, Frencken JE. Caries experience in a child population in a deprived area of Brazil, using ICDAS II. Clin Oral Investig 2012;16(2):513-20.
3. Antunes JLF, Frazão P, Narvai PC, Bispo CM, Pegoretti T. Spatial analysis to identify differentials in dental needs by area-based measures. Community Dent Oral Epidemiol 2002;30(2):133-42.
4. Antunes JLF, Jahn GMJ, Camargo MAF. Increasing inequalities in the distribution of dental caries in the Brazilian context. Community Dent Health 2005;22(2):94-100.
5. Antunes JLF, Junqueira SR, Frazão P, Bispo CM, Pegoretti T, Narvai PC. City-level gender differentials in the prevalence of dental caries and restorative dental treatment. Health Place 2003;9(3):231-9.
6. Antunes JLF, Narvai PC, Nugent ZJ. Measuring inequalities in the distribution of dental caries. Community Dent Oral Epidemiol 2004;32(1):41-8.
7. Antunes JLF, Pegoretti T, Andrade FP, Junqueira SR, Frazão P, Narvai PC. Ethnic disparities in the prevalence of dental caries and restorative dental treatment in Brazilian children. Int Dent J 2003;53(1):7-12.
8. Baldani MH, Narvai PC, Antunes JLF. Cárie dentária e condições sócio-econômicas no Estado do Paraná, Brasil, 1996. Cad Saúde Pública 2002;18(3):755-63.
9. Biscaro MRG, Castellanos RA, Pereira AC, Meneghim MC. Influência das lesões pré-cavitadas em relação às necessidades de tratamento em escolares de baixa prevalência de cárie. Rev Bras Odontol Saúde Colet 2000;1(2):57-64.
10. Brasil. Ministério da Saúde. Secretaria de Atenção à Saúde. Departamento de Atenção Básica. Coordenação Nacional de Saúde Bucal Projeto SB Brasil 2003. Condições de saúde bucal da população brasileira 2002-2003. Resultados principais. Brasília-DF; 2004.
11. Brasil. Ministério da Saúde. Secretaria de Atenção à Saúde. Departamento de Atenção Básica. Coordenação Nacional de Saúde Bucal Projeto SBBrasil 2010. Pesquisa nacional de saúde bucal. Resultados principais. Brasília-DF; 2011.
12. Bratthall D. Introducing the Significant Caries Index together with a proposal for a new global oral health goal for 12-year-olds. Int Dent J 2000;50(6):378-84.
13. Burt BA. How useful are cross-sectional data from surveys of dental caries? Community Dent Oral Epidemiol 1997;25(1):36-41.
14. Daniel WW. Biostatistics: a foundation for analysis in the health sciences. New York: Wiley; 1995.

15. Ekstrand KR, Kuzmina I, Bjørndal L, Thylstrup A. Relationship between external and histologic features of progressive stages of caries in the occlusal fossa. Caries Res 1995;29(4):243-50.
16. Ekstrand KR, Martignon S, Ricketts DJ, Qvist V. Detection and activity assessment of primary coronal caries lesions: a methodologic study. Oper Dent 2007;32(3):225-35.
17. FDI. Fédération Dentaire Internationale. Global goals for oral health in the year 2000. Int Dent J 1982;32(1):74-7.
18. Fisher-Owens SA, Gansky SA, Platt LJ, Weintraub JA, Soobader MJ, Bramlett MD, et al. Influences on children's oral health: a conceptual model. Pediatrics 2007;120(3):e510-20.
19. Frazão P. Epidemiologia em saúde bucal. In: Pereira AC (Org.). Odontologia em saúde coletiva: planejando ações e promovendo saúde. Porto Alegre: Artmed; 2003.
20. Frazão P. Tecnologias em saúde bucal coletiva. In: Botazzo C, Freitas SFT. Ciências sociais e saúde bucal: questões e perspectivas. Bauru: Edusc-Unesp; 1998.
21. Freire MC, Melo RB, Almeida e Silva S. Dental caries prevalence in relation to socioeconomic status of nursery school children in Goiânia, GO, Brazil. Community Dent Oral Epidemiol 1996;24(5):357-61.
22. Freire MCM, Reis SCGB, Gonçalves MM, Balbo PL, Leles CR. Condição de saúde bucal em escolares de 12 anos de escolas públicas e privadas de Goiânia, Brasil. Rev Panam Salud Publica 2010;28(2):86-91.
23. Gruebbel AO. A measure of dental caries prevalence and treatment service for deciduous teeth. J Dent Res 1944;23:163-8.
24. Hobdell M, Petersen PE, Clarkson J, Johnson N. Global goals for oral health 2020. Int Dent J 2003;53(5):285-8.
25. Hobdell MH, Narendran S, Alonge OK, Gray W, Deyoung J, Williamson D. The Application of a Quality of Life Measure to Planning Oral Health Services for Children in SE Texas. Dental Branch Research News 2003;2(1):23.
26. Hyatt TP. Report of an examination made of two thousand one hundred and one high school pupils. Dental Cosmos 1920;52:507-11.
27. Ismail AI, Sohn W, Tellez M, Amaya A, Sen A, Hasson H, et al. The International Caries Detection and Assessment System (ICDAS): an integrated system for measuring dental caries. Community Dent Oral Epidemiol 2007; 35(3):170-8.
28. Junqueira SR, Frias AC, Zibovicius C, de Araujo ME. Saúde bucal e uso dos serviços odontológicos em função do Índice de Necessidades em Saúde: São Paulo, 2008. Cien Saúde Colet 2012;17(4):1015-24.
29. Klein H, Palmer CE. Dental caries in American Indian children. In: Public Health Bulletin. Washington: Government Printing Office; 1937. Technical Report Nº 239.
30. Klein H, Palmer CE. Studies on dental caries: X. a procedure for the recording and statistical processing of dental examination findings. J Dent Res 1940;10:243-56.
31. Knutson JW. An index of the prevalence of dental caries in school children. Public Health Reports 1944;59:253-263.
32. Mandel ID. Caries prevention – a continuous need. Int Dent J 1993;43(1 Suppl 1):67-70.
33. Martildes MLR, Crisóstomo FP, Oliveira AWS. Avaliação da prevalência de cárie dental em escolares de Icó, Ceará, Brasil, após seis anos de fluoretação de águas de abastecimento público. X ENATESPO – Encontro Nacional de Administradores e Técnicos do Serviço Público e Odontológico. Centro Brasileiro de Estudos de Saúde. CEBES Divulgação em saúde para debate 1995;10:38-42.
34. Mello TRC, Antunes JLF. Prevalência de cárie dentária em escolares da região rural de Itapetininga, SP. Cad Saude Publica 2004;20(3):829-35.
35. Melo MMDC, Frazão P, Jamelli SR. Saúde bucal e as doenças crônicas não transmissíveis: determinantes e fatores de risco que exigem ação articulada no contexto de construção do sistema de vigilância à saúde. Freese E. Epidemiologia, políticas e determinantes das doenças crônicas não transmissíveis no Brasil. Recife: Ed. Universitária da UFPE; 2006.
36. Narvai PC, Castellanos RA, Frazão P. Declínio na experiência de cárie em dentes permanentes de escolares brasileiros no final do século XX. Odontol Soc 1999;1(1/2):25-9.
37. Narvai PC, Castellanos RA, Frazão P. Prevalência de cárie em dentes permanentes de escolares do Município de São Paulo, SP, 1970-1996. Rev Saúde Pública 2000;34(2):196-200.
38. Nelson S, Eggertsson H, Powell B, Mandelaris J, Ntragatakis M, Richardson T, et al. Dental examiners consistency in applying the ICDAS criteria for a caries prevention community trial. Community Dent Health 2011 Sep;28(3):238-42.
39. Nordblad A. Patterns and indicators of dental decay in the permanent dentition of children

and adolescents. Proc Finn Dent Soc 1986; 82(Suppl. 11-13):1-69.
40. Nugent ZJ, Longbottom C, Pitts NB. Quantifying dental inequality – developing the methodology. Community Dent Health 2002; 19(1):43-5.
41. Oliveira AGRC, Unfer B, Costa ICC, Arcieri RM, Guimarães LOC, Saliba NA. Levantamentos epidemiológicos em saúde bucal: análise da metodologia proposta pela Organização Mundial da Saúde. Rev Bras Epidemiol 1998; 1(2):177-89.
42. OMS. Organização Mundial da Saúde. Levantamentos básicos em saúde bucal. 4ª ed. São Paulo: Ed. Santos; 1999.
43. Panizzi M, Peres MA, Moschetta J. Saúde Bucal: em busca da universalidade, a integralidade e da equidade. In: Franco T, Peres MA, Foschiera MMP, Panizzi M (org.) Acolher Chapecó: uma experiência de mudança no modelo assistencial em saúde. São Paulo: HUCITEC, 2004; p.145-179.
44. Pattussi MP, Marcenes W, Croucher R, Sheiham A. Social deprivation, income inequality, social cohesion and dental caries in Brazilian school children. Soc Sci Med 2001;53(7):915-25.
45. Peres MA, Barros AJ, Peres KG, Araújo CL, Menezes AMB, Hallal PC et al. Estudos de saúde bucal na coorte de nascimentos de Pelotas, Rio Grande do Sul, Brasil, 1993: metodologia e resultados principais. Cad Saúde Pública 2010;26(10):1990-1999.
46. Peres MA. Determinantes sociais e biológicos do período perinatal e da primeira infância na prevalência e severidade da cárie dentária em crianças de 6 anos de idade. Tese de Doutorado. São Paulo: Faculdade de Saúde Pública da USP; 2002.
47. Peres MAA, Narvai PC, Calvo MCM. Prevalence of dental caries in a 12-year-old population in localities in Southeastern Brazil, during the period 1990-95. Rev Saúde Pública 1997;31(6):594-600.
48. Petersen PE. The World Oral Health Report 2003. Continuous improvement of oral health in the 21st century – the approach of the WHO Global Oral Health Programme. Geneva: World Health Organization; 2003.
49. Pinto VG. Epidemiologia das doenças bucais. In: Kriger L. (Org.). Promoção de saúde bucal. São Paulo: Artes Médicas – Aboprev; 1997.
50. Piovesan C, Pádua MC, Ardenghi TM, Mendes FM, Bonini GC. Can type of school be used as an alternative indicator of socioeconomic status in dental caries studies? A cross-sectional study. BMC Med Res Methodol 2011;11:37.
51. Pitts NB. Diagnostic tools and measurements – impact on appropriate care. Community Dent Oral Epidemiol 1997;25:24-35.
52. Pitts NB. ICDAS: An international system for caries detection and assessment being developed to facilitate caries epidemiology, research and appropriate clinical management. Community Dent Health 2004;21(3):193-8.
53. Sackett DL, Rosenberg WMC, Gray JAM, Haynes RB, Richardson WS. Evidence-based medicine: what it is and what it isn't. BMJ 1996;312:71-2.
54. São Paulo. Condições de Saúde Bucal: Estado de São Paulo em 2002. São Paulo: Secretaria de Estado da Saúde, Centro Técnico de Saúde Bucal, Universidade de São Paulo, Faculdade de Saúde Pública, Núcleo de Estudos e Pesquisas de Sistemas de Saúde; 2002.
55. Sheiham A, Maizels J, Maizels A. New composite indicators of dental health. Community Dent Health 1987;4:407-14.
56. Sheiham A, Spencer J. Health needs assessment. In: Pine CM. Community Oral Health. London: Wright; 2002; p.39-54.
57. Tickle M. The 80:20 phenomenon: help or hindrance to planning caries prevention programmes? Community Dent Health 2002;19(1):39-42.
58. Viegas AR. Análise dos dados de prevalência de cárie dental na cidade de Barretos, SP, Brasil, depois de dez anos de fluoretação da água de abastecimento público. Rev Saúde Pública 1985; 19:287-99.
59. Walsh J. International patterns of oral health care – the example of New Zealand. N Z Dent J 1970; 66(304):143-52.

Capítulo 5

Condições Periodontais

Mario Vianna Vettore
Diego Bassani
Abelardo Nunes Lunardelli

Introdução

As doenças periodontais representam um grupo de condições inflamatórias e infecciosas que acometem as estruturas que envolvem e sustentam os dentes. Sabe-se atualmente que a gengivite branda a moderada é comum na maioria dos adultos e estes apresentarão um pouco de perda clínica de inserção periodontal ao longo da vida. No entanto, apenas uma pequena proporção de indivíduos apresenta formas graves e generalizadas da doença periodontal, e que esta proporção aumenta com a idade. Além disso, o padrão de progressão da doença periodontal é compatível com a manutenção da dentição ao longo da vida e que a perda de dentes por doença periodontal destrutiva em idades avançadas não pode ser considerada inevitável.

Os estudos epidemiológicos envolvendo as doenças periodontais representam um desafio, não apenas pela variedade e inconsistência dos métodos de mensuração e critérios de diagnóstico, mas também pela multicausalidade relacionada à sua ocorrência e distribuição. Além disso, as doenças periodontais ganharam destaque importante na epidemiologia de condições sistêmicas diferentes a partir dos diversos estudos que buscam relacioná-la como potencial determinante de doenças e agravos distintos, tema abordado em outro capítulo 5, da Parte 2.

É reconhecida a necessidade da aplicação correta de conceitos e métodos epidemiológicos na elaboração e condução de estudos sobre a frequência, distribuição e determinantes das condições bucais. Neste sentido, o cumprimento do rigor metodológico deve envolver critérios diferentes no estudo das condições periodontais, incluindo aqueles que minimizem o erro aleatório, os tipos de vieses distintos e o papel das variáveis de confusão. Diante de objetivos claros e pré-definidos, a validade dos estudos epidemiológicos envolvendo as condições periodontais depende da escolha adequada da população estudada, seleção dos participantes, definição e aplicação de critérios de inclusão e exclusão, examinadores treinados e calibrados, além da aplicação de procedimentos analíticos corretos. Esses cuidados no delineamento dos estudos determinam a qualidade do registro da frequência e gravidade das doenças periodontais, bem como na caracterização de seus fatores de risco e na distribuição desses eventos, segundo características populacionais diferentes.

Este capítulo aborda a epidemiologia das doenças e condições periodontais de maior interesse, destacando a classificação das diferentes entidades, os principais índices periodontais utilizados em estudos epidemiológicos, o perfil epidemiológico das doenças periodontais em níveis internacional e nacional, bem como os principais fatores associados a estas condições.

Classificação das doenças periodontais

A classificação das doenças periodontais evoluiu à medida que novos conhecimentos científicos sobre sua história natural e etiopatogenia foram adquiridos. Há mais de 14 classificações distintas das doenças periodontais, as quais se diferenciam segundo os parâmetros clínicos empregados, conhecimentos sobre a microbiologia, imunologia e fatores de risco, e sua associação com doenças sistêmicas.

A maioria das condições periodontais nos estágios iniciais compartilha os sinais clínicos de edema, vermelhidão, aumento de fluido nos sulcos gengivais e presença de sangramento provocado ou espontâneo, que caracterizam o quadro de gengivite. Os sinais clínicos de inflamação da gengivite são anatomicamente restritos ao tecido periodontal de proteção (gengiva). Em algumas situações, a inflamação periodontal evolui para um quadro de infecção, então denominado periodontite, que acomete e destrói os tecidos periodontais de suporte ou de inserção (osso alveolar, ligamento periodontal e cemento radicular). O critério clínico que diferencia estas duas condições é a extensão e gravidade do acometimento dos tecidos periodontais. A periodontite é caracterizada pela presença de perda de inserção clínica que histologicamente corresponde à migração do epitélio juncional para apical. Este quadro é frequentemente associado ao aprofundamento do sulco gengival, definido clinicamente pela presença de bolsa periodontal.

A classificação das doenças periodontais com frequência é reformulada a partir de discussões provenientes de encontros científicos de especialistas (workshops).

As primeiras classificações da doença periodontal, concebidas ainda no século XIX, eram baseadas unicamente em achados clínicos e denominações diferentes eram empregadas incluindo doença de Riggs, inflamação calcificante da membrana peridental, pericementite ulcerativa ou necrosante, pericementite crônica supurativa e piorreia alveolar. Sem dúvida, esta última foi a mais popular, sendo mencionada até hoje por leigos. Logo após a publicação do trabalho de Robert Koch, em 1876, sobre a teoria da doença causada por germes, muitos cirurgiões-dentistas começaram a sugerir que as doenças periodontais seriam causadas por bactérias.[1-3]

Em 1942, foi publicada a primeira classificação reconhecida pela Academia Americana de Periodontia (AAP), a qual foi elaborada por Orban. Entre 1920 e 1970, as pesquisas de Gottlieb tiveram um papel central na classificação das doenças periodontais, pois todos os sistemas de classificação incluíam categorias de doença periodontal denominadas "distrófica", "atrófica" ou "degenerativa", ou seja, nessa época, as classificações eram baseadas não só nas características clínicas, mas também na histopatologia da doença. No entanto, apenas em 1977, após a publicação do estudo clássico sobre a gengivite experimental por Löe e colaboradores em 1965 e dos estudos relativos aos defeitos quimiotáticos e da atividade fagocitária de neutrófilos, é que os sistemas de classificação das doenças periodontais da AAP passaram a ser baseados no paradigma infecção/resposta do hospedeiro.[2-4]

As classificações das doenças periodontais propostas pela AAP em 1982 e 1989 dividiam a periodontite em quatro grupos: periodontite juvenil (posteriormente subdividida em periodontite juvenil, periodontite de acometimento precoce e periodontite de progressão rápida), periodontite do adulto, condições necrosantes e periodontite refratária. Em 1989, a periodontite associada a doenças sistêmicas foi incluída pela primeira vez em uma classificação.[5] Em 1999, uma nova classificação foi proposta pela AAP e uma nova nomenclatura passou a ser adotada, com a substituição de uma terminologia centrada no grupo etário para uma volta à natureza da condição. Assim, termos como periodontite crônica e periodontite agressiva substituíram a periodontite do adulto e a de acometimento precoce.[6]

Boa parte das recentes discussões sobre novas classificações das doenças periodontais tem sido motivada pela insuficiência de novos conhecimentos relativos à etiopatogenia da doença, além de aspectos genéticos. Sem dúvida, este parece ser o desafio atual e futuro da Periodontia que, além de possibilitar melhores estratégias para o diagnóstico, tratamento e monitoramento das doenças periodontais, será determinante na configuração das futuras classificações das doenças periodontais.[1]

Atualmente, algumas categorias da classificação das doenças periodontais, como as periodontites crônicas e agressivas, não se reduzem a uma única condição, mas englobam um grupo de doenças. Este grupo de doenças pode ser suscitado por fatores diferentes, tais como tabagismo,[7] padrões de higiene bucal inadequado e alterações da resposta imune ou da fisiologia dos tecidos por outras condições, sejam elas infecciosas,[8] metabólicas,[9-12] farmacológicas,[13] nutricionais[14,15] ou mesmo desencadeadas por estresse.[16-22] Além disso, é grande a variedade de espécies bacterianas envolvidas nessas infecções; e, somando-se a isto, deve-se considerar os polimorfismos diferentes genéticos numa possível classificação das doenças periodontais.[24,25]

Em 1999, foi realizada uma oficina de trabalho internacional, para a revisão dos critérios de classificação da periodontite.[6] A nova classificação foi predominantemente baseada no paradigma da etiologia infecciosa e da resposta do hospedeiro, mas também considerou diversos fatores, numa perspectiva de tentar aferir causas múltiplas. Apesar disso, algumas particularidades de conceitos antigos, incluindo características clínicas (até 1920) e aqueles oriundos da doença clássica (entre 1920 e 1970) ainda se mantiveram presentes no sistema classificatório vigente.

Índices e protocolos desenvolvidos para avaliar as condições periodontais

A avaliação periodontal em ambiente clínico é consensual quanto ao registro de medidas periodontais em 4 ou 6 sítios por dente em todos os dentes para os parâmetros de sangramento à sondagem, profundidade de bolsa à sondagem e nível de inserção clínica, sendo estes dois últimos parâmetros considerados os mais apropriados para monitorar a progressão e o controle da destruição periodontal ao longo da vida. Além disso, exames radiográficos são comumente empregados na avaliação dos tecidos periodontais de suporte.[26,27]

Apesar de o exame clínico periodontal completo já mencionado ser empregado em muitos estudos epidemiológicos para caracterizar a extensão e gravidade das doenças periodontais, índices periodontais diferentes e protocolos de registros parciais têm sido propostos, porque, a logística, o tempo e os custos envolvidos em inquéritos epidemiológicos são aspectos essenciais relacionados à factibilidade destes estudos.[27]

Índices diferentes foram desenvolvidos e são utilizados em pesquisas epidemiológicas sobre condições periodontais. Dentre eles se destacam o Índice de Higiene Oral Simplificado (IHOS) (*OHI – Simplified Oral Hygiene Index*),[28] Índice de Controle de Placa (ICP) (*PCR – Plaque Control Records*),[29] Índice Gengival (*Gingival Index*),[30] Índice Periodontal Comunitário de Necessidades de Tratamento (IPCNT) (*Community Periodontal Index of Treatment Needs – CPITN*),[31] Índice Periodontal Comunitário (IPC) (*Community Periodontal Index – CPI*)[32] e o Índice de Perda de Inserção Periodontal (PIP).[32]

Índice de higiene oral simplificado – IHOS

Proposto em 1964 por Greene e Vermillion,[28] este índice é subdividido em Índice de Placa e Índice de Cálculo. Ambos têm exames, anotações e cálculos feitos no mesmo padrão. As arcadas dentárias são divididas em sextantes, nos quais são definidos os dentes índices a serem examinados (11-16-26 e 46-36-31). Apenas os dentes totalmente erupcionados são considerados para registro. Para as condições encontradas, são empregados códigos específicos, os quais foram indicados nos quadros 5.1 e 5.2.

A figura 5.1 exemplifica os códigos do Índice de Higiene Oral Simplificado.

O Índice de Cálculo segue critérios análogos ao do Índice de Placa. A definição dos códigos de registro é apresentada no quadro 5.2. Pode-se também incluir o registro da presença de cálculo subgengival de forma dicotômica (presença/ausência).

Quadro 5.1 – Registro do índice de placa.

Código	Definição
0	Nenhuma placa observada
1	Pouca placa, menos de 1/3 da superfície dentária coberta
2	Placa cobrindo mais de 1/3 e menos de 2/3 da superfície dentária
3	Placa cobrindo mais de 2/3 da superfície dentária
x	Dente índice e substituto inexistente

Quadro 5.2 – Registro do índice de cálculo.

Código	Definição
0	Nenhum cálculo observado
1	Pouco cálculo, menos de 1/3 da superfície dentária coberta
2	Cálculo cobrindo mais de 1/3 e menos de 2/3 da superfície dentária
3	Cálculo cobrindo mais de 2/3 da superfície dentária
x	Dente índice e substituto inexistente

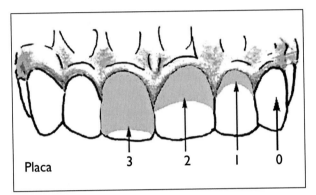

Fig. 5.1 – Índice de higiene oral simplificado com respectivos códigos. Ver quadro 5.1 para a definição dos códigos. Fonte: http://www.mah.se/CAPP/methods-and-indices/oral-hygiene-indices/simplified-oral-hygiene-index--ohi-s

Os códigos anotados para as faces vestibulares e linguais/palatinas são somados e divididos pelo número de superfícies examinadas, tanto para o Índice de Placa quanto para o Índice de Cálculo. Quando estes são somados, temos como resultado o Índice de Higiene Oral Simplificado, conforme as fórmulas a seguir.

Índice de Placa =

$$\frac{\text{Escore total das superf. vestibulares} + \text{escore total das superf. linguais}}{\text{Superfícies examinadas}}$$

Índice de Cálculo =

$$\frac{\text{Escore total das superf. vestibulares} + \text{escore total das superf. linguais}}{\text{Superfícies examinadas}}$$

Índice Higiene Oral - S = Índice de Placa + Índice de Cálculo

Índice de Controle de Placa (ICP)

Este índice foi criado por O'Leary, Drake e Naylor em 1972, no qual o indivíduo faz previamente bochecho orientado com solução evidenciadora de placa bacteriana.[29] Em seguida, são examinadas as superfícies vestibular, lingual/palatina, mesial e distal dos dentes e registrada a presença ou ausência de placa bacteriana em cada uma delas. A soma das superfícies com placa bacteriana é dividida pelo número de superfícies examinadas, resultando no IPC. Os terceiros molares não são examinados. A figura 5.2 apresenta a forma de registro dos dados para o cálculo desse índice. No exemplo apresentado, além da exclusão dos terceiros molares, outros dentes (12, 19 e 29) não foram examinados por terem sido extraídos ou por outros motivos que inviabilizaram a realização do exame (p. ex., coroa dentária extensamente restaurada ou destruída).

$$ICP = \frac{\text{número de superf. com presença de placa}}{\text{número de superfícies examinadas}}$$

Índice gengival

O Índice Gengival, desenvolvido por Löe[30] em 1967, é usado para avaliar a extensão e gravidade da inflamação gengival a partir da presença ou ausência de sinais inflamatórios e tendência de sangramento na margem gengival ou espontâneo. Além do exame visual, utiliza-se o procedimento de sondagem periodontal do sulco gengival ao redor em direção às faces proximais a partir das faces vestibulares e linguais para a observação da presença ou ausência de sangramento no sulco gengival. Registra-se, por dente, a condição clínica, conforme apresentado no quadro 5.3. Os autores em geral apresentam os resultados deste índice como percentual de dentes com sangramento por indivíduo.

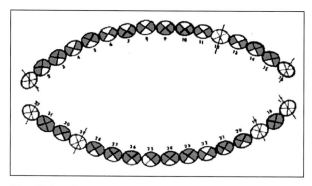

Fig. 5.2 – Exemplo de registro das superfícies com placa bacteriana e dentes excluídos (riscados longitudinalmente) no cálculo do ICP. Fonte: http://www.whocollab.od.mah.se/index.html

Quadro 5.3 – Registro do índice gengival.

Código	Definição
0	Ausência total de sinais visuais de inflamação e sangramento gengival
1	Inflamação leve com ligeira alteração na cor e textura
2	Inflamação moderada, com alteração de cor, edema e tendência de sangramento na margem gengival
3	Inflamação grave, com tendência a sangramento espontâneo

Índice de placa

O Índice de Placa foi elaborado para o registro dos depósitos de placa bacteriana de maneira análoga ao Índice Gengival.[30] Antes do exame, a gengiva e os dentes devem ser secados com jato de ar e o uso de algodão ou gaze não é recomendado para este fim para não interferir nos depósitos. No exame para o registro deste índice (Quadro 5.4), a sonda periodontal deve ser percorrida ao longo das superfícies do dente na região supragengival. A motivação para a elaboração e amplo uso deste índice deveu-se ao fato de que a caracterização da placa bacteriana com a sonda periodontal proporcionava melhores resultados quando comparados com o uso de evidenciadores de placa bacteriana.

Índice de placa e índice gengival simplificados

Variações simplificadas dos índices de placa e gengival têm sido extensivamente usadas.

Quadro 5.4 – Registro do índice de placa.

Código	Definição
0	Ausência de depósitos de placa dentária
1	Presença de placa bacteriana não visível à margem gengival, apenas identificada percorrendo-se a superfície dentária com a ponta de uma sonda periodontal
2	Presença de placa bacteriana não abundante, próximo à margem gengival, visível a olho nu
3	Presença de placa bacteriana abundante na margem gengival e na coroa dentária

Dentre os principais motivos para o seu emprego, destacam-se a agilidade no registro do índice, mais facilidade de interpretação clínica e na análise de dados. A simplificação mais empregada consiste em registrar a presença ou ausência de placa bacteriana e sangramento na margem gengival.[34] Assim, com o índice dicotômico registra-se "1" para presença de placa bacteriana visível (Índice de Placa dicotomizado) e de sangramento na margem gengival (Índice Gengival dicotomizado) e "0" na ausência de sangramento gengival e de placa dental visível.

Índice de sangramento à sondagem

A presença de inflamação subgengival é registrada pelo Índice de Sangramento à Sondagem a partir da presença ou ausência de sangramento no fundo do sulco gengival ou bolsa periodontal.[35] Neste índice, o escore "1" é registrado quando se observa sangramento até 15 segundos após sondagem até o fundo do sulco gengival ou bolsa periodontal. Quando nenhum sangramento é observado, registra-se "0".

O Índice Gengival[30] vem sendo gradualmente substituído pelo Índice de Sangramento à Sondagem[35] nos estudos epidemiológicos.

Índice Periodontal Comunitário de Necessidades de Tratamento (IPCNT)

O Índice Periodontal Comunitário de Necessidades de Tratamento (IPCTN), conhecido pela sua sigla em inglês CPITN (*Community Periodotnal Index of Treatment Needs*) foi apresentado pela Organização Mundial de Saúde (OMS)[31] em 1987, para uma padronização dos levantamentos epidemiológicos das condições periodontais em populações diferentes. O principal objetivo desta proposta foi possibilitar que estudos realizados em países distintos pudessem ser comparados uma vez que antes deste período os estudos eram realizados tendo com base índices variados e parâmetros diversos.

O IPCNT foi substituído pelo Índice Periodontal Comunitário (IPC), ora denominado CPI (*Community Periodotnal Index*) na língua inglesa, que é semelhante, porém mais simples. Toda a metodologia empregada no IPCNT assemelha-se àquela usada no IPC, incluindo os mesmos dentes índices (ver Índice Periodontal Comunitário), técnica de exame e avaliação, registros e códigos. A diferença essencial entre estes índices é que o IPCTN é complementado por indicativos de ações e procedimentos que propiciem um planejamento do tratamento periodontal dos indivíduos examinados, diante do quadro clínico encontrado, além dos critérios para o planejamento e a execução destes tratamentos.

A racionalidade para os diferentes registros e códigos do IPCNT é que um código mais alto representa uma condição clínica mais grave e/ou que demandaria um procedimento clínico mais complexo. Por exemplo, a presença de cálculo dentário (código 3) vem após a presença de sangramento (código 2), em uma suposta ordem crescente de gravidade da condição periodontal. Porém, pode-se argumentar que a presença de cálculo dentário pode ser observada em áreas de saúde periodontal, enquanto o sangramento gengival indica sinais de presença de inflamação. No entanto, na perspectiva do planejamento e tratamento clínico após o levantamento da condição periodontal de uma população, a remoção do cálculo dentário requer mais tempo e a atuação profissional. Teoricamente, na condição de código 1 (presença de sangramento), o processo inflamatório pode regredir por um autocuidado adequado de higiene bucal sem a intervenção profissional. A partir do código 3 (presença de bolsa periodontal), os procedimentos de raspagem e alisamento coronorradicular estão indicados, e os tratamentos devem ser feitos com atendimento clínico profissional e precisam de tempo específico para serem executados.

O IPCNT não foi concebido como um exame parcial,[36] e estabelece, originalmente, um escore para cada sextante da boca, baseado na pior condição clínica (sangramento gengival, cálculo sub e supragengival e profundidade de sondagem) observada entre todos os dentes e sítios de um sextante. O objetivo principal do emprego do IPCNT era estabelecer as necessidades de tratamento periodontal das populações para o planejamento de políticas em saúde e organização dos serviços. Porém, o IPCNT foi rapidamente popularizado e passou a ser amplamente utilizado em levantamentos epidemiológicos para caracterizar as condições periodontais das populações.

Em sua versão parcial, o IPCNT utiliza um grupo específico de dentes (em geral 10 dentes) para estimar a prevalência e gravidade de doença periodontal. O exame inclui a observação dos tecidos periodontais e profundidade de sondagem como parâmetros de diagnóstico e suas deficiências foram extensamente discutidas na literatura. O desempenho do IPCNT em termos de sensibilidade para as condições periodontais diferentes é aceitável. Entretanto, quando se considera o uso do IPCNT para estimar a prevalência e gravidade de doença periodontal, seu uso requer cautela, uma vez que é preciso considerar a validade dos achados.[37-39]

Além das limitações citadas, merece atenção especial a interposição de um índice que identifica a presença de cálculo dentário entre dois marcadores da presença de doença periodontal: sangramento gengival e bolsa periodontal. Teoricamente, a presença de cálculo dentário pode superestimar a presença de sinais clínicos de inflamação gengival, pois, nem sempre, na presença de cálculo dentário, tem-se a presença de sangramento gengival. Atualmente, a Organização Mundial de Saúde indica o uso do IPC para levantamentos epidemiológicos das condições periodontais das diferentes populações, pois as necessidades de tratamento só são utilizadas para planejamento de ações decorrentes dos levantamentos específicos das populações.

É importante que os dados coletados em relação à presença de sangramento gengival, cálculo dentário e profundidade de sulco/bolsa sejam registrados por dente. A transformação deste levantamento em índices (como IPC ou IPCNT) deve ser opcional e para fins comparativos, pois a definição de "doença periodontal", principalmente para relacioná-la a outras doenças sistêmicas, merece discussões mais aprofundadas.

Índice Periodontal Comunitário (IPC)

Este índice foi indicado pela OMS[32] a partir de 1997, para ser empregado nos levantamentos de condições periodontais, em substituição ao IPCNT.

A sonda utilizada para a realização do IPC tem uma extremidade esférica com 0,5 mm de diâmetro, com uma faixa preta ou escura que compreende as medidas de 3,5 a 5,5 mm e anéis circulares a 8,5 e 11,5 mm da ponta esférica (Fig. 5.3).

As arcadas são divididas em sextantes e os dentes indicados para exame são os seguintes:

17 16	11	26 27
47 46	31	36 37

Os sextantes devem ser examinados quando houver dois ou mais dentes presentes e estes não estiverem indicados para exodontia. Caso um dos molares não esteja presente, não será substituído. Além disto, se os dois dentes índices não estiverem presentes, outros dentes do mesmo sextante serão examinados e será imputado o maior valor (código) encontrado (Quadro 5.5). As superfícies distais dos terceiros molares não devem ser examinadas por, geralmente, apresentarem "falsas bolsas" (um aprofundamento do sulco gengival sem migração do epitélio juncional em direção apical, quadro característico de fase final de erupção dentária ou hiperplasia gengival). Para indivíduos com menos de 20 anos de idade, são examinados os dentes 16, 11, 26, 36, 31 e 46 (Fig. 5.4). O critério de exclusão dos outros dentes índices é o mesmo utilizado para o não exame da face distal dos terceiros molares. Além disso, em indivíduos com menos de 15 anos de idade, apenas sangramento gengival e cálculo dentário são registrados.[32] Os códigos usados para a identificação e o registro da condição periodontal dos sextantes são apresentados no quadro 5.5, enquanto exemplos de codificação de acordo com o Índice Periodontal Comunitário são apresentados na figura 5.5.

Quadro 5.5 – Registro do índice periodontal comunitário.

0	Hígido
1	Presença de sangramento observado após a sondagem
2	Presença de cálculo e toda a área escura da sonda periodontal (SP) visível
3	Bolsa periodontal entre 4-5 mm (área escura da SP parcialmente visível)
4	Bolsa periodontal de 6 mm ou mais (toda área escura da SP abaixo da margem gengival)
x	Sextante excluído (menos de dois dentes presentes)
9	Sextante não registrado ou não examinado

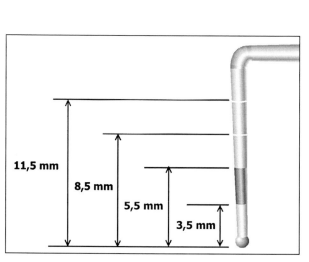

Fig. 5.3 – Sonda periodontal preconizada pela Organização Mundial de Saúde (OMS) para IPCNT, IPC e IPI.

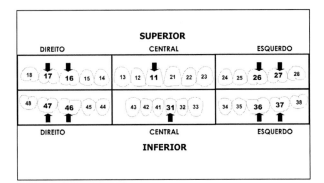

Fig. 5.4 – Divisão da arcada em sextantes e destaque dos dentes índices para Índice Periodontal de Necessidade de Tratamento, Índice Periodontal Comunitário e Índice de Perda de Inserção.

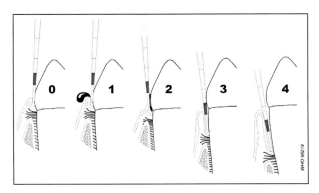

Fig. 5.5 – Exemplos de codificação de acordo com o Índice Periodontal Comunitário, mostrando a posição da sonda. Ver quadro 5.5 para a definição dos códigos.

Índice de Perda de Inserção Periodontal (PIP)

A coleta dos dados de perda de inserção é realizada com a mesma sonda utilizada no IPC (Fig. 5.3) e os dentes índices também são os mesmos (Fig. 5.4).[32] Recomenda-se que estes dois índices sejam utilizados em conjunto, quando necessário, pois alguns dados podem ser coincidentes, como veremos a seguir.

A inserção periodontal é medida da junção cemento-esmalte (JCE) até o fundo do sulco do sulco gengival ou bolsa periodontal registrado pela sondagem periodontal. As medidas de inserção (Quadro 5.6) são iguais as da profundidade à sondagem quando a margem gengival coincide com a JCE (ponto de referência para as medidas de perda de inserção). A perda de inserção não é examinada em indivíduos com menos de 15 anos de idade.

A extensão da perda de inserção é registrada utilizando os códigos do quadro 5.6 enquanto exemplos de codificação são apesentados na figura 5.6.

Uso de dentes índices e protocolos de registros parciais

O emprego de dentes índices é uma estratégia que pode ser empregada para "simplificar" os procedimentos de exames periodontais em estudos epidemiológicos. Apesar de se justificar pela redução no tempo dos exames clínicos, estas estratégias são sujeitas a inúmeras críticas e questionamentos. Em geral o uso de dentes

Quadro 5.6 – Registro do índice de perda de inserção periodontal.

0	Perda de inserção de 0 a 3 mm
1	Perda de inserção de 4 a 5 mm
2	Perda de inserção de 6 a 8 mm
3	Perda de inserção de 9 a 11 mm
4	Perda de inserção de 12 mm ou mais
x	Sextante excluído (menos de dois dentes presentes)
9	Não registrado

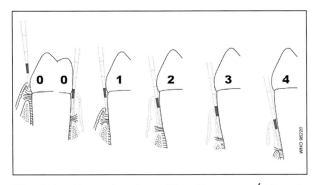

Fig. 5.6 – Exemplos de codificação para o Índice de Perda de Inserção. Ver quadro 5.6 para a definição dos códigos.

índices resulta em subestimativas de prevalência da doença periodontal, mas pode estimar corretamente a sua gravidade. Além dos dentes índices dos índices periodontais já descritos, outras opções incluem os dentes índices do Índice de Doença Periodontal de Ramfjord,[40]

Índice de Russel[41] e do Índice de Severidade e Extensão.[42]

Os protocolos de registros parciais da doença periodontal foram desenvolvidos para caracterizar as condições periodontais de indivíduos e populações.[27] Estes protocolos consistem em um exame de um subgrupo de dentes ou sítios, aleatórios ou não, usando os parâmetros clínicos convencionais descritos no primeiro parágrafo deste capítulo. O uso destes protocolos consiste na redução do número de unidades periodontais a serem examinadas (quadrantes, dentes ou sítios), o que resulta em exames mais rápidos, porém se espera que a validade nas estimativas de prevalência e gravidade da doença periodontal sejam mantidas.

O protocolo de registros parciais empregando metade dos dentes aleatórios, enfocando sítios selecionados (em geral dois ou três sítios por dente), é utilizado nos levantamentos populacionais realizados periodicamente nos Estados Unidos sob a coordenação dos *National Institutes of Health*, e que são conhecidos como *National Health and Nutrition Examination Survey (NHANES)*. Diversos estudos avaliaram a confiabilidade e medidas de validade diferentes de protocolos parciais distintos para doença periodontal.[43-50] Avaliando protocolos parciais de exames periodontais em adolescentes e adultos jovens numa cidade do sul do Brasil, Peres et al.[51] concluíram que essa estratégia seria efetiva para identificar fatores de risco de ordem sociodemográfica e comportamental para as condições periodontais mais relevantes.

A validade dos protocolos parciais ainda requer a realização de estudos epidemiológicos adicionais. Não obstante, Kingman e Albandar[27] avaliaram que a maioria desses protocolos tende a subestimar a prevalência da doença periodontal, principalmente quando apenas dois sítios por dente são examinados. Mesmo quando três sítios por dente são examinados para a caracterização da prevalência, esta ainda foi considerada subestimada.[27]

O exame de sítios específicos de todos os dentes também é uma normatização de exame parcial bastante utilizada.[52] O número de sítios examinados por dente, em geral é limitado a dois ou três em cada um dos dentes presentes. Dependendo da gravidade das perdas de inserção ou profundidades de sondagem, pode haver maior ou menor subestimação com esse exame reduzido.[53] Em geral, quanto maior a perda de inserção periodontal utilizada como ponto de corte, maior a subestimação e menor a sensibilidade do protocolo parcial, apesar de esta relação não ser linear.

A seleção aleatória de dentes e sítios, apesar de sugerida na literatura, parece ter pouca aceitação, principalmente em consequência da complexidade introduzida para o trabalho de campo (coleta de dados), devido à seleção dos sítios e dentes a serem examinados em cada indivíduo.

Validade de estudos epidemiológicos sobre condições periodontais

Os estudos epidemiológicos das condições periodontais contribuem para o esclarecimento de questões importantes relativas a sua história natural, distribuição em diferentes subgrupos populacionais, investigação de seus determinantes e fatores de risco, como o mapeamento de espécie periodontopatogênicas na população e a identificação de polimorfismos genéticos na determinação das diferentes formas de manifestação da doença.

Publicações científicas sobre a caracterização da prevalência e gravidade das doenças periodontais nas populações têm sido frequente. Além de fornecer parâmetros para uma análise global da doença periodontal, estes estudos permitem a avaliação e comparação do perfil de doença periodontal entre diversos países e continentes.[54-66] Os estudos de revisão realizados indicam haver grande discrepância na prevalência e gravidade das doenças periodontais, tanto entre populações semelhantes quanto entre grupos populacionais diferentes. Os delineamentos metodológicos distintos empregados, as técnicas de amostragem, os critérios de elegibilidade e os parâmetros de diagnóstico utilizados para as doenças periodontais podem explicar as inconsistências observadas. Entretanto, resultados divergentes no perfil epidemiológico das doenças periodontais também podem estar relacionados aos seus determinantes ainda desconhecidos, e que devem ser explorados.[53,60-65]

A técnica de amostragem de um estudo, ou seja, a estratégia de seleção de seus participantes, apesar de ser reconhecidamente um elemento crítico no delineamento dos estudos, parece não ter sido valorizada de maneira apropriada nos estudos epidemiológicos sobre as doenças periodontais.[27] Existem diversas técnicas de amostragem, incluindo aleatória simples, aleatória estratificada, aleatória sistemática, por conglomerados ou em múltiplos estágios podem ser aplicadas, e serão válidas (sem ocorrência de viés de seleção), dependendo do objetivo primário do estudo. Além deste importante critério, a escolha da técnica de amostragem é fortemente influenciada pelos recursos humanos, financeiros e tempo para a coleta de dados disponíveis. A complexidade dos procedimentos de amostragem é muito variável, e diferem em termos de custos, e no grau de dificuldade dos procedimentos de análise e interpretação dos dados. A escolha da estratégia para a composição da amostra varia em função do tipo de inferência que se deseja realizar, e uma escolha equivocada decorre na perda de validade do estudo e na falácia dos seus achados, tanto no que diz respeito à validade interna (p. ex., associações espúrias) quanto à sua validade externa (p. ex., conclusões não generalizáveis).[65] Dentre os principais aspectos críticos relacionados a amostragem de estudos epidemiológicos, destaca-se a clara definição da base populacional do estudo e a aleatoriedade no processo amostral. Estas premissas são comumente violadas em estudos epidemiológicos das condições periodontais, nos quais se observa com frequência o emprego de amostras de conveniência.

Os estudos epidemiológicos em Periodontia também agregam outra característica frequentemente ignorada no processo de amostragem e análise. A unidade de observação pode ser o indivíduo, o dente ou, ainda, o sítio periodontal. Ou seja, o processo de amostragem deve ser adequado, tanto para a seleção dos indivíduos que serão incluídos no estudo, quanto dos sítios bucais a serem examinados.[27,66-71] Além disso, a dependência de unidades amostrais intraindivíduos, tais como sítios e dentes, deve ser considerada nas análises estatísticas.

Conforme já discutido, o uso de exames periodontais completos (6 sítios por dente em todos os dentes) é o método que apresenta menos viés de aferição para a doença periodontal. No entanto, em geral, seu emprego é uma tarefa logística e economicamente inviável em estudos de base populacional. Os índices periodontais e de protocolos de registros parciais representam uma alternativa que tende a favorecer a representatividade dos estudos; porém, seus resultados podem sofrer perda de validade interna em função de problemas de sensibilidade e especificidade destes métodos alternativos.[27,53,66]

Apesar da falta de consenso em relação ao método de exame periodontal a ser utilizado, deve-se considerar primordialmente qual a condição clínica periodontal (p. ex., gengivite) ou estimativa populacional que se deseja medir (por exemplo, prevalência).[66] Além disso, a escolha do método periodontal deve ser coerente, ou seja, incluir os mesmos parâmetros de diagnósticos (como a profundidade de bolsa à sondagem, nível de inserção clínica, presença de cálculo dentário ou sangramento à sondagem) com a definição de doença que se toma como válida.[53,65,66]

Quando os parâmetros para o diagnóstico periodontal utilizados no método escolhido (p. ex., protocolos parciais) são coerentes com o que se deseja medir (diagnóstico a partir do padrão-ouro, ou seja, da medida ideal caso não fosse necessário utilizar um exame reduzido), é improvável (virtualmente impossível) haver erro tipo II (falso-positivos) e as estimativas de especificidade, em consequência, serão próximas a 100%.[51] Em outras palavras, a identificação de indivíduos saudáveis, nesses casos, não estará comprometida. Por outro lado, a identificação de indivíduos doentes poderá ser afetada, principalmente no que se refere à inclusão de resultados falso-negativos; dependendo do índice ou protocolo parcial escolhido. A taxa de resultado falso-negativo parece ser uma função da distribuição etária da população, ou seja, uma consequência da gravidade da doença. Assim, a escolha do método parcial deve considerar estes dois elementos: o parâmetro diagnóstico e o perfil demográfico da população.[53,65,66]

Os parâmetros empregados para o diagnóstico periodontal devem ser analisados de forma criteriosa. Apesar do emprego de sinais clínicos diferentes na caracterização das condições periodontais, como, por exemplo, sangramento gengival, profundidade de bolsa à sondagem e perda de inserção clínica, alguns estudos têm questionado a acurácia de alguns destes parâmetros clínicos, isoladamente ou combinados, de proporcionar um quadro de diagnóstico adequado da periodontite.[72,73]

A validade das medidas clínicas para o diagnóstico da doença periodontal destrutiva foi analisada através da sensibilidade e especificidade. Dentre elas, foram investigados placa bacteriana, eritema e supuração gengivais, sangramento à sondagem, presença de bolsas periodontais e perda de inserção clínica como possíveis marcadores de atividade inflamatória periodontal.[74] Embora sejam questionáveis alguns aspectos metodológicos do estudo, como a escolha do padrão-ouro para caracterizar a atividade inflamatória, o valor da sensibilidade foi muito baixo para todos os parâmetros avaliados, exceto para perda de inserção clínica prévia maior que 4 mm. Por outro lado, a especificidade foi muito alta para supuração, bolsa periodontal profunda e perda de inserção clínica maior que 6 mm.[75,76] Como esperado, a sensibilidade para estes mesmos parâmetros foi extremamente baixa, variando de 3 a 10%.

O equilíbrio entre sensibilidade e especificidade deve ser considerado em função dos objetivos e da questão a ser respondida pelo estudo.[77] Estudos que analisam a validade dos sinais clínicos no diagnóstico de atividade inflamatória periodontal sugerem a variação dos níveis de inserção clínica é o melhor indicador tanto para o diagnóstico de periodontite quanto para a avaliação da destruição periodontal.[73,75] Nenhum outro parâmetro periodontal foi considerado adequado ou adaptável para esta finalidade.

Estudos recentes verificaram o potencial de marcadores bioquímicos, imunológicos ou genéticos no diagnóstico das periodontites[20,78-81]. Entretanto, estes resultados ainda são pouco conclusivos e acredita-se que, mesmo havendo a possibilidade de seu uso para o diagnóstico periodontal, estes métodos apresentariam custos altos para a aplicação em estudos epidemiológicos populacionais.

A abordagem ideal para o diagnóstico da atividade da doença periodontal requer o acompanhamento longitudinal do paciente sem intervenções para o seu controle ou tratamento. A perda de inserção clínica entre dois exames consecutivos caracteriza a atividade da doença periodontal e o início ou progressão da periodontite. Entretanto, este método é limitado pela dificuldade de detectar clinicamente tais modificações em função da velocidade da progressão da doença periodontal na maioria dos casos ser muito lenta.[80-82] As variações em diversos parâmetros periodontais foram observadas, incluindo níveis de inserção clínica em uma população de 300 indivíduos não tratados durante 24 meses. Mudanças nos níveis de inserção clínica não foram detectadas neste período. Os pesquisadores não foram capazes de observar a evolução da doença periodontal na ausência de tratamento, pois os pacientes foram tratados por questões éticas,[82] fato este que tem limitado a realização de estudos sobre a história natural da doença periodontal. Em outra pesquisa[81], os níveis de osso alveolar foram monitorados e observou-se perdas ósseas consideráveis durante um período de 10 anos.

A reprodutibilidade das mensurações periodontais é outro fator que requer cuidado nos estudos epidemiológicos sobre condições periodontais, especialmente em estudos populacionais longitudinais, porque a falta de consistência na reprodutibilidade inter e intraexaminador para os parâmetros periodontais está relacionada à ocorrência de viés de mensuração. A consistência do exame periodontal para o nível de inserção clínica em pacientes com periodontite grave foi investigada e observou-se uma concordância média de 90% entre dois examinadores treinados, quando se permitia um erro de 1 mm para mais ou para menos entre as medidas.[83] Os resultados de medidas de concordância para avaliar a confiabilidade de examinadores são limitados. Considera-se importante que medidas de concordância ajustem os coeficientes estimados para não considerar as coincidências que seriam obtidas ao acaso. Dentre as medidas recomendadas para avaliar a confiabilidade intra e interexaminadores, destacam-se a estatística Kappa para mensurações categóricas e o coeficiente de correlação intraclasses para medidas contínuas.

O planejamento e a condução de estudos epidemiológicos envolvendo condições periodontais representam desafios em função dos cuidados metodológicos necessários para assegurar sua representatividade e validade. Enquanto o emprego de exames periodontais completos confere mais validade na mensuração dos agravos, sua representatividade em geral é comprometida por aspectos logísticos e de custo. Assim, os pesquisadores devem realizar escolhas criteriosas relativas à amostragem e ao índice periodontal ou protocolo parcial para que a validade do estudo não fique comprometida, assegurando a adequada avaliação do perfil de saúde-doença periodontal da população.

História natural, prevalência e incidência da doença periodontal

A história natural da doença periodontal definia que toda inflamação gengival (gengivite) evoluiria para perda de inserção periodontal (periodontite), com consequente perda do dente. Além disso, acreditava-se que a velocidade de sua progressão dependia de fatores locais e sistêmicos, como os níveis de placa bacteriana, fatores retentivos locais, tabagismo, diabetes e estresse, entre outros, além da resposta imune de cada indivíduo.[84] Estudos posteriores[85-87] demonstraram um padrão diferente. A proporção de pessoas que desenvolve doenças periodontais graves e generalizadas é bem menor do que se imaginava (cerca de 10%), enquanto as demais pessoas, mesmo apresentando vários sítios com inflamação gengival, não evoluirão para formas graves ou destrutivas das doenças periodontais.

Em geral, a prevalência da doença periodontal grave em estudos epidemiológicos é baixa, e sua progressão é lenta e contínua, com curtos períodos de exacerbação e longos de remissão da atividade de doença periodontal.

As ponderações descritas no item anterior devem ser consideradas quando se trata de avaliar a prevalência e incidência das doenças periodontais. A variedade de desenhos epidemiológicos, critérios para a definição de doença e tipos diferentes de métodos de exames utilizados na mensuração dos níveis de doença prejudica parcialmente a interpretação e comparação dos estudos, a compreensão do perfil epidemiológico das populações e dos determinantes das doenças periodontais.

A epidemiologia da doença periodontal vem demonstrando considerável variação de distribuição dos agravos periodontais em diversas populações.[60-65] Pode-se aceitar, em princípio, que esta variabilidade seja real; porém, é importante considerar a possibilidade de sérias limitações no método de avaliação da condição periodontal, como fator limitante à interpretação dos resultados desses estudos. O procedimento de sondagem periodontal pode impor limitações importantes devido às características da sonda utilizada, da força de sondagem e da calibração dos examinadores.[82,88] Embora estas limitações possam ser eliminadas parcialmente pelo uso de sondas de pressão controlada, sabe-se que variações inter e intraexaminadores podem ocorrer na ausência de calibração prévia. Além disso, sinais de inflamação gengival e presença de profundidade de bolsa à sondagem podem estar associados à inflamação local sem que se caracterize uma atividade destrutiva do periodonto.[89,90] Por fim, a perda óssea alveolar e o nível de inserção clínica são os dois critérios mais frequentemente associados à possível presença de infecção periodontal e a história passada de doença.[91,92]

A presença de um ou mais sulcos gengivais com profundidade à sondagem superior a 3 mm indica a dificuldade de efetuar a remoção do biofilme nestas áreas, tornando-as suscetíveis à proliferação bacteriana e consequente acúmulo de placa bacteriana. Pode-se presumir que as pessoas portadoras de bolsas periodontais também apresentem infecções instaladas. Porém, estas condições nem sempre ocorrem de modo concomitante. Por um lado, a presença de bolsas periodontais não assegura necessariamente que estas estejam ativas, e considerar o portador de bolsa periodontal um "caso" de doença pode levar a resultados falsos-positivos. Por outro lado, as medidas do nível de inserção clínica são informações que devem ser analisadas com cautela, pois expressam essencialmente a história pregressa da doença periodontal. Além disso, por vezes, sítios com perda de inserção clínica são o resultado de áreas que sofreram recessão gengival por traumatismo local. Por exemplo, como o nível de inserção clínica é medido da JCE ao fundo do sulco gengival ou bolsa periodontal, um sulco gengival profundo e uma retração gengival podem apresentar o mesmo valor e representar condições clínicas distintas.

Panorama internacional

Nos Estados Unidos, estudos demonstram prevalência de doença periodontal entre 5 e 50% para os graus moderado e grave, e variando entre 20 e 80%, quando se inclui o grau leve nas estimativas. Há variação na prevalência entre grupos, segundo origem étnica, sexo e faixas etárias.[53,55,60] No Canadá, o único estudo disponível com um número considerável de participantes, apesar de utilizar critério diagnóstico baseado em profundidade de bolsa à sondagem, mostrou que a doença periodontal grave foi observada em cerca de 10% da população adulta, enquanto cerca de 45% apresentou graus leves ou moderados, com variações conforme a idade, etnia e sexo.[93] Em países africanos, em especial no Quênia, onde estudos extensivos estão disponíveis, observa-se variações na prevalência de doença leve e moderada entre 75 e 95%, principalmente considerando a faixa etária. Quadros mais graves são menos frequentes no Quênia e podem situar-se na faixa entre os 3 e 38%, também em função da idade da população e da perda dentária.[94] A situação africana é delicada e modificações do perfil de apresentação da doença podem ser atribuídas a alterações no padrão de resposta imunológica da população em função da epidemia da infecção pelo vírus da imunodeficiência humana (HIV).[8]

Quadros de doença periodontal leves a moderados em países europeus são menos frequentes que na América do Norte, tendo-se estimado a prevalência em cerca de 35% para o continente, com valores ligeiramente mais altos no leste e mais baixos na porção oeste da Europa. Em seu grau mais grave, a doença periodontal na Europa apresenta cerca de 14% de prevalência, de modo similar, com valores mais altos para o leste europeu e mais baixos para o oeste.[64] Infelizmente, a maioria dos estudos disponíveis utiliza o IPCNT para estimar a prevalência de doença, devendo-se, portanto, considerar os valores obtidos como sendo sujeitos às limitações deste índice, as quais já foram discutidas.

As variações na ocorrência da doença periodontal em países diferentes devem ser contextualizadas ante o perfil demográfico e socioeconômico, além de considerar as características relacionadas ao modelo de atenção em saúde bucal, ao padrão e acesso de serviços odontológicos. Também é importante considerar outras características populacionais, como a epidemia de infecção pelo HIV, a comorbidade com diabetes, tabagismo e o padrão de higiene bucal, que são determinantes da incidência e da progressão da doença periodontal, e também desempenham um papel de modificação do perfil epidemiológico da doença. Além disso, diferenças nos métodos empregados, como técnica de amostragem, índice ou parâmetros periodontais e nível de confiabilidade dos examinadores podem explicar, ao menos em parte, algumas das diferenças observadas.

Fatores sociais e macroeconômicos possuem um papel relevante na distribuição das doenças periodontais destrutivas entre regiões diferentes do globo. A relação ecológica entre desigualdades de renda e saúde já foi bem estabelecida.[95] Além disso, é bem estabelecida a influência dos determinantes sociais, tanto para a saúde em geral como para a saúde bucal.[96] No entanto, são poucos os estudos em saúde bucal, que focalizaram desigualdades sociais em doença periodontal.[97,98] Diferenças nos indicadores de doença periodontal entre os estratos sociais podem decorrer do processo de privação material que afeta o bem-estar psicossocial e comportamentos relacionados à saúde bucal. Além disso, esta relação pode ser afetada pela falta de investimentos em ações de promoção de saúde e nos serviços públicos de saúde bucal.[99,100] Um estudo ecológico envolvendo adultos de 17 países ricos observou que países com mais desigualdade de renda apresentaram maior prevalência da doença periodontal, ou seja, a desigualdade de renda foi um fator contextual importante para a doença.[101] Apesar das limitações inerentes ao desenho ecológico, como a falta de controle para variáveis de confusão individuais, este estudo representa uma contribuição para a compreensão dos determinantes macroeconômicos sobre a doença periodontal.

Panorama nacional

Até recentemente, o Brasil necessitava de estudos epidemiológicos de base populacional capazes de caracterizar o perfil da doença periodontal no Brasil. Em geral, as pesquisas sobre as doenças periodontais envolviam amostras não representativas, com pouco poder de inferência para populações. Além disso, os procedimentos empregados para garantir a qualidade das medidas na coleta dos dados, como a aferição de confiabilidade entre examinadores, eram, em geral, ignorados, o que comprometia a validade dos achados.

Estudos descritivos sobre a prevalência de gengivite no Brasil têm demonstrado a alta frequência desta condição, com prevalência igual ou muito próxima de 100%, dependendo da faixa etária e das condições socioeconômicas da amostra estudada.[102-106] Estudos visando estimar a ocorrência da doença periodontal em adultos foram conduzidos no país na década de 1990 em amostras não representativas.[107-111] Os achados desses estudos relataram alta prevalência de gengivite e de perda dentária, em especial entre os mais velhos. Em relação à doença periodontal destrutiva, esses estudos relataram prevalências variando entre moderada e baixa. Entretanto, o número excessivo de sextantes excluídos por ausência de dentes índices pode ter contribuído para subestimar a prevalência da doença periodontal.

Apenas em 2003 foram publicados os resultados do primeiro inquérito nacional em saúde bucal, o Projeto SB Brasil – Condição de Saúde Bucal da População Brasileira – 2002-2003.[112] Este foi o primeiro estudo com amostra representativa do país e regiões sobre as condições periodontais. Recentemente, outro inquérito nacional em saúde bucal, o Projeto SB Brasil 2010 – Pesquisa Nacional de Saúde Bucal, foi conduzido, seguindo os padrões metodológicos semelhantes àqueles empregados no estudo de 2002-2003.[113] Ambos os inquéritos foram concebidos, planejados e executados pelo Ministério da Saúde em parceria com cirurgiões-dentistas que atuam no Sistema Único de Saúde (SUS) e com professores e pesquisadores de universidades do país.

O levantamento de dados, nos dois estudos, observou as diretrizes recomendadas pela OMS.[32] No estudo de 2003, a condição periodontal foi avaliada para as idades/faixas etárias de 5 anos, 15 a 19 anos, 35 a 44 anos e 65 a 74 anos. Com exceção da idade de 5 anos, todos os demais grupos etários foram avaliados em 2010.

A pesquisa de 2003[112] foi a primeira ocasião em que os exames periodontais foram realizados em crianças de 5 anos de idade em levantamentos epidemiológicos promovidos pelo Ministério da Saúde. O percentual de presença de alteração gengival (sangramento) mostrado no quadro 5.7 (6,38%) difere de inúmeros trabalhos realizados no Brasil, em crianças da mesma faixa etária. Esta diferença pode ser justificável pela forma como foi avaliado o índice de alterações gengivais, sendo registrado apenas o sangramento espontâneo em três dentes ou mais. Cardoso et al.[106] e Chambrone[107] relataram a presença de sangramento em praticamente todas as crianças examinadas com idades aproximadas, quando foram feitas sondagens dos sulcos gengivais.

Deve-se atentar que, apesar da alta prevalência de inflamação gengival, a literatura é consistente em reportar a baixa taxa de conversão desta inflamação para perda de inserção clínica periodontal e o baixo valor preditivo do sangramento gengival na determinação de perdas de inserção futura.

Os índices IPCNT e PIP, apresentados no início deste capítulo, foram empregados para a avaliação das condições periodontais em adolescentes, adultos e idosos nos estudos de 2003-2003[112] e 2010[113], conforme o protocolo da OMS para inquéritos populacionais em saúde bucal.[32] As informações dos quadros 5.7 e 5.8 são relativas ao inquérito de 2003 e foram obtidas do relatório oficial do Ministério da Saúde.[112] Apesar de estar disponível o relatório referente ao estudo de 2010,[113] para efeitos comparativos, as estimativas foram diretamente calculadas a partir do banco de dados.

Conforme o IPCNT, a prevalência da doença periodontal foi analisada em ambos os estudos a partir da condição mais grave. Dessa forma, por exemplo, a prevalência de gengivite foi estimada pela contagem de indivíduos cujo maior escore IPCNT foi o código 1. Esta deve ser considerada uma limitação importante na interpretação dos achados, uma vez que aqueles indivíduos com sangramento e com a presença de pelo menos um sextante com cálculo dentário, bolsa periodontal de 4 a 5 mm ou de bolsa maior ou igual a 6 mm não são considerados no cálculo da prevalência de sangramento gengival. Entre 2003 e 2010, observa-se uma

Quadro 5.7 – Número e percentual de crianças de 5 anos com alterações gengivais (AG). Brasil, 2003.

| | Alterações Gengivais (AG) ||||||||
| | Ausência || Presença || Sem Informação || Total ||
	N	%	N	%	N	%	n	%
Total	24.635	92,48	1.701	6,38	303	1,14	26.641	100,00

Fonte: Projeto SB Brasil 2002-2003 – Resultados Principais.

Quadro 5.8 – Número e percentual de pessoas com sangramento gengival em faixas etárias diferentes. Brasil 2003 e 2010.

Idade	Condição Periodontal (CPI)			
	SB 2002-2003		SB 2010	
	Sadio	Sangramento	Sadio	Sangramento
	N (%)	N (%)	N (%)	N (%)
15 a 19 anos	7.772 (46,18)	3.160 (18,77)	2491 (47,0)	455 (9,9)
35 a 44 anos	2.947 (21,94)	1.339 (9,97)	1609 (17,0)	217 (1,9)
65 a 74 anos	422 (7,89)	175 (3,27)	162 (2,3)	24 (0,1)

Fontes: Projeto SB Brasil 2002-2003[112] – Resultados Principais e base de dados do Projeto SB Brasil 2010[113] – Pesquisa Nacional de Saúde Bucal.

redução acentuada na prevalência de gengivite para todos os grupos etários estudados.

Comparativamente aos estudos sobre gengivite em outros países, observa-se que, em 2003, o Brasil apresentou situação semelhante aos demais países da América do Sul,[63] América Central[62] e da África,[61] no que se refere à prevalência de doença, porém com menos frequência de quadros graves do que se observa nos países africanos e em alguns países da América do Sul e América Central (Quadro 5.8).

Analisando os dados provenientes da América do Norte, o Brasil apresenta algumas discrepâncias, no que se refere à frequência de inflamação gengival. As prevalências observadas nos EUA situam-se em torno de 45%, de acordo com dados de levantamentos epidemiológicos de amplitude nacional.[38] No Canadá, apesar dos poucos estudos, os dados sugerem que os valores possam ser mais altos, com cerca de 80% da população de 35-44 anos de idade, na província de Quebec, apresentando sangramento gengival.[100] Os dados do México são ainda mais escassos e não permitem conclusões quanto ao perfil de inflamação gengival da população. Na Europa, onde o número de estudos epidemiológicos sobre condições periodontais é mais alto, observa-se uma variedade relativamente grande de valores relatados para a prevalência de inflamação gengival.[64]

Quanto à prevalência de condições periodontais mais graves (bolsa periodontal), estudos realizados no Brasil apresentam valores que variam entre 30 e 50% para a população em geral,[63,107-111] e valores menos altos para grupos mais jovens.[114] A prevalência de bolsas periodontais moderadas e profundas em jovens e adultos no levantamento epidemiológico realizado pelo Ministério da Saúde em 2003[112] foi baixa, variando de 0,15% (bolsas profundas em adolescentes) a 7,86 (bolsas moderadas em adultos). Os dados de inquérito de 2010 revelam um aumento acentuado na prevalência de jovens e adultos com bolsas moderadas,[113] e redução desta entre os idosos (Quadro 5.9).

Apesar do raciocínio lógico de que as diferenças das condições periodontais observadas entre os inquéritos ocorreu em função da mudança no perfil epidemiológico da gengivite e da doença periodontal na população brasileira, devem-se considerar os possíveis erros no procedimento de aferição da condição periodontal (viés de mensuração) entre examinadores diferentes. Nesse sentido, é pertinente enfatizar a necessidade de treinamentos e estudos de calibração para assegurar a confiabilidade das medidas periodontais nos futuros inquéritos, assegurando dessa forma a validade dos mesmos e a comparabilidade entre eles. Além disso, as estimativas originárias do SB 2003 não foram calculadas, considerando o plano amostral, a estratégia empregada no cálculo do SB 2010.

Os dados dos inquéritos nacionais em saúde bucal de 2002-2203 e 2010 devem ser analisados do ponto de vista de que apenas os sextantes com dentes presentes foram considerados na estimativa de doença periodontal pelo IPCNT. Assim, a distribuição da perda dentária entre as faixas etárias é uma condição clínica que interfere diretamente no registro das condições periodontais, em especial no grupo de idosos. Nos últimos levantamentos nacionais de saúde bucal, por exemplo, alta proporção de sextantes em idosos (65 a 74 anos) não pôde ser examinada para condição periodontal em função das perdas dentárias: 60,8 % dos sextantes em 2003 e 90,8% em 2010.

Etiologia e fatores de risco para as doenças periodontais

Os estudos epidemiológicos sobre os determinantes das doenças periodontais representam a base das evidências utilizadas para as explicações da sua distribuição entre populações diferentes, uma vez que o perfil da doença é influenciado pela prevalência e magnitude dos seus fatores de risco.

O reconhecimento das doenças periodontais destrutivas como infecções crônicas de origem bacteriana anaeróbia e das gengivites como um processo inflamatório não destrutivo localizado no periodonto de proteção é a base para qualquer estudo de seus fatores de riscos. Além do componente microbiano, a resposta do hospedeiro tem um papel importante no início e na progressão da periodontite. Dessa forma, parece plausível a hipótese de que os diferentes perfis de saúde-doença periodontal em áreas distintas do globo podem também estar associados a características genéticas específicas de grupos étnicos diversos.[23-25]

O agente etiológico das doenças periodontais era compreendido como resultado de acúmulos indiscriminados de placa bacteriana, e sua evolução seguia um processo crônico, explicado pela teoria da placa única.[115,116] Esses conceitos foram substituídos pela hipótese da placa específica, que indica aumento de risco de destruição periodontal nos sítios colonizados por microrganismos potencialmente patogênicos. Assim, considera-se a doença periodontal relacionada a um número limitado de patógenos específicos.[117-119]

Os periodontopatógenos promovem a maior parte do dano tecidual de maneira indireta, ativando diferentes mecanismos de defesa do hospedeiro que, na tentativa de desenvolver proteção e combater o agente agressor, resultam em destruição periodontal.[120] Assim, o papel proporcionado à bactéria como fator

Quadro 5.9 – Número e percentual de pessoas com bolsas rasas (4-5 mm) e bolsas profundas (6 mm ou mais) em faixas etárias diferentes. Brasil, 2003.

Idade	Condição Periodontal (CPI)			
	SB 2002-2003		SB 2010	
	Bolsa de 4-5 mm	Bolsa ≥ 6 mm	Bolsa de 4-5 mm	Bolsa ≥ 6 mm
	N (%)	N (%)	N (%)	N (%)
15 a 19 anos	200 (1,19)	26 (0,15)	515 (8,9)	32 (0,6)
35 a 44 anos	1.056 (7,86)	285 (2,12)	1436 (15,1)	316 (4,4)
65 a 74 anos	238 (4,45)	99 (1,85)	227 (2,5)	70 (0,8)

Fonte: Projeto SB Brasil 2002-2003 – Resultados Principais e base de dados do Projeto SB Brasil 2010 – Pesquisa Nacional de Saúde Bucal.

predominante na etiologia da periodontite pode ter sido superestimado, uma vez que é o hospedeiro e não o microrganismo que determina o resultado final das interações parasita-hospedeiro.[121] A ênfase atribuída à resposta do hospedeiro pode ser confirmada pela maior predisposição ao desenvolvimento de periodontite em pacientes com defeitos funcionais de neutrófilos.[5]

A resistência do hospedeiro frente à infecção bacteriana, como na maioria das doenças crônicas, pode ser modificada por condições sistêmicas, locais ou ambientais, o que aumenta sua predisposição à doença periodontal.[122] Assim, as doenças periodontais são decorrentes da presença de bactérias específicas, associadas a fatores imunológicos e ambientais. Quando ocorre um desequilíbrio desses componentes, então a destruição periodontal acontece.[26,120]

Em geral, o aumento da idade reflete-se diretamente em maior prevalência e gravidade de doença periodontal destrutiva.[17,55] No entanto, dependendo do grupo populacional estudado, formas graves da doença também podem ser identificadas em indivíduos jovens e adultos. Isto pode ocorrer tanto em consequência das políticas públicas e do planejamento dos serviços de saúde desenvolvidos para o tratamento da doença (p. ex., exodontias versus tratamentos conservadores), como pela atuação de outros fatores que podem alterar a progressão da doença, como higiene bucal.[123] No entanto, faltam estudos que explorem o papel da idade na alteração do risco de doenças periodontais ou na modificação da prevalência ou gravidade das mesmas.

A influência dos fatores relacionados à higiene bucal inadequada na formação da placa bacteriana e ao papel desta no desenvolvimento das doenças periodontais tem sido claramente descrita na literatura desde os anos 1960.[4,124] Estudos demonstraram que o controle adequado da placa bacteriana, por meio de medidas de higiene bucal, é capaz de prevenir o estabelecimento das doenças periodontais.[125,126] Apesar disso, a mudança de hábitos relacionados à saúde em grupos populacionais é uma tarefa árdua, e estudos têm demonstrado que é difícil estabelecer níveis adequados de higiene bucal, que previnam a ocorrência ou progressão da doença periodontal.[127] A melhoria nas condições periodontais das formas agressivas da doença periodontal não é tão sensível aos procedimentos de higiene bucal em comparação com a gengivite e com as formas crônicas da periodontite.[128]

Estudos epidemiológicos têm demonstrado que mulheres apresentam melhor padrão de higiene bucal do que homens e, consequentemente, menor prevalência e gravidade de doença periodontal.[60] Algumas condições sistêmicas, como o diabetes, alteram o risco de desenvolvimento de doença periodontal.[11,12] Os mecanismos através dos quais este processo se desenvolve têm sido extensivamente investigados. Algumas correntes sustentam a hipótese de que o efeito das altas taxas glicêmicas sobre as proteínas que compõem os tecidos pode estimular a atividade dos fagócitos.[128] Outras linhas sustentam que as respostas inflamatórias nesses pacientes estão exacerbadas, levando à maior destruição tecidual dos tecidos periodontais.[130] Dados de inquéritos populacionais têm demonstrado que a prevalência de profundidades periodontais altas em indivíduos diabéticos pode ser 15 pontos percentuais maiores do que em indivíduos não afetados pela condição.[131] O nível de controle glicêmico do paciente diabético é determinante no tipo de resposta que se pode esperar na presença de infecção periodontal.[132] Entretanto, observa-se que pacientes com bom controle glicêmico ainda podem estar em maior risco de doenças periodontais do que pacientes não diabéticos.[132,133] Alguns estudos têm sustentado a teoria bidirecional, que infere que a relação entre o diabetes e a doença periodontal é dinâmica, resultando em efeito tanto das alterações decorrentes de diabetes sobre a doença periodontal, como das consequências da infecção sobre os níveis glicêmicos. Entretanto, apesar de se apontar o controle da infecção periodontal como possível contribuição para níveis glicêmicos mais baixos, ainda são poucos os estudos que testaram esta hipótese e o tempo de acompanhamento foi, em geral, de até 9 meses.[134,135]

O tabagismo tem sido um dos principais fatores de risco estudados para as doenças periodontais. Prevalências mais baixas, gravidade e extensão da doença periodontal em fumantes são observadas em diversos estudos epidemiológicos.[7,22,23,78,136-149] Dados revelam que a chance de desenvolvimento de periodontite em fumantes pode ser maior do que 3 vezes da observada em não fumantes e cerca de 50% maior em ex-fumantes.[150] Os mecanismos através dos quais o fumo aumenta o risco ou altera a predisposição à doença periodontal foram investigados utilizando diferentes delineamentos de estudo. Aparentemente, não há grandes diferenças entre a composição do biofilme bacteriano de fumantes e não fumantes,[144,145] mas as respostas fisiológicas dos tecidos gengivais podem ser bastante alteradas nos fumantes, seja no que se refere às atividades neutrofílicas, microcirculação gengival e função de outras estruturas celulares envolvidas nos processos de resposta imunocelular.[146-150]

Níveis de marcadores de gengivite mais altos e quantidade de placa bacteriana foram fortemente associados à condição socioeconômica dos estratos populacionais estudados. As doenças periodontais graves, porém, apresentaram associações mais fracas.[150] Gesser et al.,[104] estudando as condições periodontais dos alistandos ao serviço militar em Florianópolis, encontraram associação negativa com as variáveis socioeconômicas estudadas. A presença de cálculo dentário foi associada ao nível de escolaridade mais baixo do pai e da mãe, e bolsas periodontais foram associadas ao nível de escolaridade mais baixo do próprio alistando.

Considerações Finais

O conhecimento epidemiológico das condições periodontais ainda é objeto de discussões em função do forte papel que as opções metodológicas exercem sobre os achados dos estudos. O esclarecimento de muitas das questões discutidas neste capítulo ainda requer novos estudos. Esses estudos devem procurar ser rigorosos na obtenção de dados de qualidade, devem especificar a definição de doença periodontal empregada e explorar as implicações da doença periodontal para a saúde das populações. Apesar da padronização de índices proposta pela OMS, ainda tem sido difícil estabelecer comparações adequadas da prevalência da doença periodontal entre populações diferentes.

Os futuros estudos sobre os fatores de risco de doenças periodontais certamente devem incorporar metodologias robustas como a definição correta da população em risco. Devem ter delineamento de estudo compatível com suas hipóteses, cuidando da predeterminação do tamanho amostral e dos critérios de seleção dos participantes, da escolha dos parâmetros e índices para o diagnóstico da doença periodontal, da seleção de critérios para a aferição dos fatores de exposição, além do emprego correto das técnicas analíticas diferentes. No entanto, ainda se observa a falta de consenso em diversos destes aspectos.

As informações sobre as doenças periodontais bem como sobre seus determinantes deverão continuar sendo investigadas através de estudos epidemiológicos. O registro das condições periodontais nos inquéritos em saúde bucal de base populacional é uma estratégia importante para o monitoramento das tendências destes agravos, além da sua relevância como fonte de informação para subsidiar o planejamento dos serviços de saúde e orientar as futuras políticas de saúde bucal.

Referências

1. Armitage GC. Classifying periodontal diseases – a long-standing dilemma. Periodontol 2000 2002; 30:9-23.
2. Milward MR, Chapple IL. Classification of periodontal diseases: where were we? where are we now? where are we going? Dental Update 2003; 1(30):37-44.
3. Wiebe CB, Putnins EE. The periodontal disease classification system of the American Academy of Periodontology – an update. J Can Dent Assoc 2000; 66(11):594-7.
4. Löe H, Theilade E, Jensen SB. Experimental gingivitis in man. J Periodontol 1965; 36:177-87.
5. The American Academy of Periodontology. Proceedings of the World Workshop in Clinical Periodontics. Chicago: The American Academy of Periodontology; 1989:I/23-I/24.
6. Armitage GC. Development of a classification system for periodontal diseases and conditions. Ann Periodontol 1999; 4(1):1-6.
7. Bergstrom J. Tobacco smoking and risk for periodontal disease. J Clin Periodontol 2003; 30(2):107-13.
8. Schoen DH, Murray PA, Nelson E, Catalanotto FA, Katz RV, Fine DH. A comparison of periodontal disease in HIV-infected children and

household peers: a two-year report. Pediatr Dent 2000; 22(5):365-9.
9. Al-Zahrani MS, Bissada NF, Borawskit EA. Obesity and periodontal disease in young, middle-aged, and older adults. J Periodontol 2003; 74(5):610-5.
10. Katz J, Chaushu G, Sharabi Y. On the association between hypercholesterolemia, cardiovascular disease and severe periodontal disease. J Clin Periodontol 2001; 28(9):865-8.
11. Almas K, Al-Qahtani M, Al-Yami M, Khan N. The relationship between periodontal disease and blood glucose level among type II diabetic patients. J Contemp Dent Pract 2001; 2(4):18-25.
12. Chávarry NG, Vettore MV, Sansone C, Sheiham A. The relationship between diabetes mellitus and destructive periodontal disease: a meta-analysis. Oral Health Prev Dent. 2009; 7(2):107-27.
13. Ciancio SG. Medications as risk factors for periodontal disease. J Periodontol 1996; 67(10 Suppl):1055-9.
14. Nishida M, Grossi SG, Dunford RG, Ho AW, Trevisan M, Genco RJ. Calcium and the risk for periodontal disease. J Periodontol 2000; 71(7):1057-66.
15. Nishida M, Grossi SG, Dunford RG, Ho AW, Trevisan M, Genco RJ. Dietary vitamin C and the risk for periodontal disease. J Periodontol 2000; 71(8):1215-23.
16. Vettore MV, Leão AT, Monteiro Da Silva AM, Quintanilha RS, Lamarca GA. The relationship of stress and anxiety with chronic periodontitis. J Clin Periodontol. 2003; 30(5):394-402.
17. Albandar JM, Rams TE. Risk factors for periodontitis in children and young persons. Periodontol 2000, 2002; 29:207-22.
18. Albandar JM. Global risk factors and risk indicators for periodontal diseases. Periodontol 2000, 2002; 29:177-206.
19. Tezal M, Grossi SG, Ho AW, Genco RJ. The effect of alcohol consumption on periodontal disease. J Periodontol 2001; 72(2):183-9.
20. Dowsett SA, Archila L, Foroud T, Koller D, Eckert GJ, Kowolik MJ. The effect of shared genetic and environmental factors on periodontal disease parameters in untreated adult siblings in Guatemala. J Periodontol 2002; 73(10):1160-8.
21. Hugoson A, Ljungquist B, Breivik T. The relationship of some negative events and psychological factors to periodontal disease in an adult Swedish population 50 to 80 years of age. J Clin Periodontol 2002; 29(3):247-53.
22. Hyman JJ, Winn DM, Reid BC. The role of cigarette smoking in the association between periodontal disease and coronary heart disease. J Periodontol 2002; 73(9):988-94.
23. Meisel P, Krause T, Cascorbi I, Schroeder W, Herrmann F, John U, Kocher T. Gender and smoking-related risk reduction of periodontal disease with variant myeloperoxidase alleles. Genes Immun 2002; 3(2):102-6.
24. Walker SJ, Van Dyke TE, Rich S, Kornman KS, di Giovine FS, Hart TC. Genetic polymorphisms of the IL-1alpha and IL-1beta genes in African-American LJP patients and an African-American control population. J Periodontol 2000; 71(5):723-8.
25. Shirodaria S, Smith J, McKay IJ, Kennett CN, Hughes FJ. Polymorphisms in the IL-1A gene are correlated with levels of interleukin-1alpha protein in gingival crevicular fluid of teeth with severe periodontal disease. J Dent Res 2000; 79(11):1864-9.
26. Newman MG. Current concepts of the pathogenesis of periodontal disease. J Periodontol 1985; 56:734-9.
27. Kingman A, Albandar JM. Methodological aspects of epidemiological studies of periodontal diseases. Periodontol 2000 2002; 29:11-30.
28. Greene JC; Vermilion JR. The Oral Hygiene Index: A method of classifying oral hygiene status. J Am Dent Assoc 1960; 61:172-179.
29. O' Leary T, Drake R, Naylor. The plaque control record. J Periodontol 1972; 43:38-39.
30. Löe H The Gingival Index, the Plaque Index and the Retention Index Systems J Periodontol 1967; 38(6):Suppl:610-6.
31. WHO. Oral Health Surveys, Basic Methods. 3ª ed. Genebra, WHO, 1987.
32. WHO. Oral Health Surveys, Basic Methods. 4ª ed. Genebra, WHO, 1997.
33. Silness J, Löe H. Periodontal disease in pregnancy. II. Correlation between oral hygiene and periodontal condition. Acta Odont Scand 1964; 22:121-35.
34. Ainamo J, Bay I. Problems and proposals for recording gingivitis and plaque. Int Dent J. 1975; 25(4):229-35.
35. Mühlemann HR, Son S. Gingival sulcus bleeding – a leading symptom in initial gingivitis. Helv Odontol Acta. 1971; 15(2):107-13.
36. Baelum V, Manji F, Wanzala P, Fejerskov O. Relationship between CPITN and periodontal attachment loss findings in an adult population. J Clin Periodontol 1995; 22(2):146-52.

37. Rams TE, Listgarten MA, Slots J. Efficacy of CPITN sextant scores for detection of periodontitis disease activity. J Clin Periodontol 1996; 23(4):355-61.
38. Baelum V, Papapanou PN. CPITN and the epidemiology of periodontal disease. Community Dent Oral Epidemiol 1996; 24(6):367-8.
39. Gjermo P. CPITN as a basic periodontal examination in dental practice. Int Dent J 1994; 44(5 Suppl 1):547-52.
40. Ramfjord SP. The Periodontal Disease Index (PDI). J Periodontol 1967; 6 Suppl 38:602-10.
41. Russell AL. A system of classification and scoring for prevalence surveys of periodontal disease. J Dent Res 1956; 35:350-9.
42. Carlos JP, Wolfe MD, Kingman A. The extent and severity index: a simple method for use in epidemiologic studies of periodontal disease. J Clin Periodontol 1986; 13:500-5.
43. Mills WH, Thompson GW, Beagrie GS. Partial-mouth recording of plaque and periodontal pockets. J Periodontal Res 1975; 10:36-43.
44. Ainamo J, Ainamo A. Partial indices as indicators of the severity and prevalence of periodontal disease. Int Dent J 1985; 35:322-6.
45. Hunt RJ. The efficiency of half-mouth examinations in estimating the prevalence of periodontal disease. J Dent Res 1987; 66:1044-8.
46. Papapanou PN, Wennstrom JL, Johnsson T. Extent and severity of periodontal destruction based on partial clinical assessments. Community Dent Oral Epidemiol 1993; 21:181-4.
47. Agerholm DM, Ashley FP. Clinical assessment of periodontitis in young adults-evaluation of probing depth and partial recording methods. Community Dent Oral Epidemiol 1996; 24:56-61.
48. Thomson WM, Williams SM. Partial or full-mouth approaches to assessing the prevalence of and risk factors for periodontal disease in young adults. J Periodontol 2002; 73:1010-4.
49. Dowsett SA, Eckert GJ, Kowolik MJ. The applicability of half-mouth examination to periodontal disease assessment in untreated adult populations. J Periodontol 2002; 73:975-81.
50. Vettore MV, Lamarca Gde A, Leão AT, Sheiham A, Leal Mdo C. Partial recording protocols for periodontal disease assessment in epidemiological surveys. Cad Saúde Pública. 2007; 23(1):33-42.
51. Peres MA, Peres KG, Cascaes AM, Correa MB, Demarco FF, Hallal PC, et al. Validity of partial protocols to assess the prevalence of periodontal outcomes and associated sociodemographic and behavior factors in adolescents and young adults. J Periodontol 2012; 83(3):369-78.
52. Altman DG, Bland JM. Diagnostic tests. 1: Sensitivity and specificity. BMJ 1994; 308(6943); 1552.
53. Owens JD, Dowsett SA, Eckert GJ, Zero DT, Kowolik MJ. Partial-mouth assessment of periodontal disease in an adult population of the United States. J Periodontol 2003; 74(8):1206-13.
54. Marques MD, Teixeira-Pinto A, da Costa-Pereira A, Eriksen HM. Prevalence and determinants of periodontal disease in Portuguese adults: results from a multifactorial approach. Acta Odontol Scand 2000; 58(5):201-6.
55. Albandar JM, Brunelle JA, Kingman A. Destructive periodontal disease in adults 30 years of age and older in the United States, 1988-1994. J Periodontol 1999; 70(1):13-29.
56. Frencken JE, Sithole WD, Mwaenga R, Htoon HM, Simon E. National oral health survey Zimbabwe 1995: periodontal conditions. Int Dent J 1999; 49(1):10-4.
57. Norderyd O, Hugoson A, Grusovin G. Risk of severe periodontal disease in a Swedish adult population. A longitudinal study. J Clin Periodontol 1999; 26(9):608-15.
58. Tilakaratne A, Soory M, Ranasinghe AW, Corea SM, Ekanayake SL, de Silva M. Periodontal disease status during pregnancy and 3 months post-partum, in a rural population of Sri-Lankan women. J Clin Periodontol 2000; 27(10):787-92.
59. Dowsett SA, Archila L, Segreto VA, Eckert GJ, Kowolik MJ. Periodontal disease status of an indigenous population of Guatemala, Central America. J Clin Periodontol 2001; 28(7):663-71.
60. Albandar JM. Periodontal diseases in North America. Periodontol 2000 2002; 29:31-69.
61. Baelum V, Scheutz F. Periodontal diseases in Africa. Periodontol 2000 2002; 29:79-103.
62. Corbet EF, Zee KY, Lo EC. Periodontal diseases in Asia and Oceania. Periodontol 2000 2002; 29:122-52.
63. Gjermo P, Rosing CK, Susin C, Oppermann R. Periodontal diseases in Central and South America. Periodontol 2000 2002; 29:70-8.
64. Sheiham A, Netuveli GS. Periodontal diseases in Europe. Periodontol 2000 2002; 29:104-21.
65. Baelum V, Chen X, Manji F, Luan WM, Fejerskov O. Profiles of destructive periodontal disease in different populations. J Periodontal Res 1996; 31(1):17-26.
66. Slade GD, Beck JD. Plausibility of periodontal disease estimates from NHANES III. J Public Health Dent 1999; 59(2):67-72.

67. Albandar JM, Rams TE. Global epidemiology of periodontal diseases: an overview. Periodontol 2000 2002; 29:7-10.
68. Macfarlane SB. Conducting a descriptive survey: 2. Choosing a sampling strategy. Trop Doct 1997; 27(1):14-21.
69. Flack VF, Eudey TL. Sample size determinations using logistic regression with pilot data. Stat Med 1993; 12(11):1079-84.
70. Macfarlane TV. Sample size determination for research projects. J Orthod 2003; 30(2):99-100.
71. Bimler B. A typical sample case. Int J Orthod Milwaukee 2003; 14(1):15-8.
72. Diamanti-Kipioti A, Papapanou PN, Moraitaki-Tsami A, Lindhe J, Mitsis F. Comparative estimation of periodontal conditions by means of different index systems. J Clin Periodontol 1993; 20(9):656-61.
73. Lopez R, Retamales C, Contreras C, Montes JL, Marin A, Vaeth M, Baelum V. Reliability of clinical attachment level recordings: effects on prevalence, extent, and severity estimates. J Periodontol 2003; 74(4):512-20.
74. Lopez R, Baelum V. Classifying periodontitis among adolescents: implications for epidemiological research. Community Dent Oral Epidemiol 2003; 31(2):136-43.
75. Baelum V, Lopez R. Defining and classifying periodontitis: need for a paradigm shift? Eur J Oral Sci 2003; 111(1):2-6.
76. Alanen P. Remarks on the use of some basic epidemiological concepts in dentistry. Proc Finn Dent Soc 1991; 87(2):209-15.
77. Bland JM, Altman DG. Measurement error. BMJ 1996; 313(7059):744.
78. Yamazaki K, Ueki-Maruyama K, Oda T, Tabeta K, Shimada Y, Tai H, Makajima T, Yoshie H, Herawati D, Seymour GJ. Single-nucleotide polymorphism in the CD14 promoter and periodontal disease expression in a Japanese population. J Dent Res 2003; 82(8):612-6.
79. Meisel P, Siegemund A, Grimm R, Herrmann FH, John U, Schwahn C, Kocher T. The interleukin-1 polymorphism, smoking, and the risk of periodontal disease in the population-based SHIP study. J Dent Res 2003; 82(3):189-93.
80. Goodson JM. Gingival crevice fluid flow. Periodontol 2000 2003; 31:43-54.
81. Nicholls C. Periodontal disease incidence, progression and rate of tooth loss in a general dental practice: the results of a 12-year retrospective analysis of patient's clinical records. Br Dent J 2003; 194(9):485-8.
82. Badersten A, Nilveus R, Egelberg J. Scores of plaque, bleeding, suppuration and probing depth to predict probing attachment loss. 5 years of observation following nonsurgical periodontal therapy. J Clin Periodontol 1990; 17(2):102-7.
83. Altman DG, Bland JM. Diagnostic tests 3: receiver operating characteristic plots. BMJ 1994; 309(6948):188.
84. Löe H; Anerud A; Boysen H; Smith M The natural history of periodontal disease in man. The rate of periodontal destruction before 40 years of age. J Periodontol 1978; 49(12):607-20.
85. Lindhe J, Okamoto H, Yoneyama T, Haffajee A, Socransky SS. Periodontal loser sites in untreated adult subjects. J Clin Periodontol 1989; 16(10):671-8.
86. Lindhe J, Okamoto H, Yoneyama T, Haffajee A, Socransky SS. Longitudinal changes in periodontal disease in untreated subjects. J Clin Periodontol 1989; 16(10):662-70.
87. Papapanou PN, Wennstrom JL, Grondahl K. A 10-year retrospective study of periodontal disease progression. J Clin Periodontol 1989; 16(7):403-11.
88. Rahmati MA, Craig RG, Homel P, Kaysen GA, Levin NW. Serum markers of periodontal disease status and inflammation in hemodialysis patients. Am J Kidney Dis 2002; 40(5):983-9.
89. Helminen-Pakkala E. The effect of sample selection on the behaviour of the periodontal index in rheumatoid arthritis. Acta Odontol Scand 1972; 30(5):523-37.
90. Craig RG, Boylan R, Yip J, Mijares D, Imam M, Socransky SS, Taubman MA, Haffage AD. Serum IgG antibody response to periodontal pathogens in minority populations: relationship to periodontal disease status and progression. J Periodontal Res 2002; 37(2):132-46.
91. 91. Biddle AJ, Palmer RM, Wilson RF, Watts TL. Comparison of the validity of periodontal probing measurements in smokers and non-smokers. J Clin Periodontol 2001; 28(8):806-12.
92. Eley BM, Cox SW. Advances in periodontal diagnosis. 1. Traditional clinical methods of diagnosis. Br Dent J 1998; 184(1):12-6.
93. Locker D, Leake JL. Periodontal attachment loss in independently living older adults in Ontario, Canada. J Public Health Dent 1993; 53(1):6-11.
94. Baelum V; Fejerskov O; Manji F. Periodontal diseases in adult Kenyans. J Clin Periodontol 1988; 15(7):445-52.
95. Wilkinson RG, Pickett KE. The spirit level: why more equal societies almost always do better. London, England: Penguin Group: 2009.

96. Sabbah W, Tsakos G, Chandola T et al. Social gradients in oral and general health. J Dent Res 2007 86:992-996.
97. Celeste RK, Nadanovsky P. Income and oral health relationship in Brazil: is there a threshold? Community Dent Oral Epidemiol 2009 37:285-293.
98. Peres MA, Antunes JLF, Boing AF, Peres KG, Bastos JL. Skin colour is associated with periodontal disease in Brazilian adults: a population-based oral health survey. J Clin Periodontol 2007; 34(3):196-201.
99. Sheiham A, Nicolau B. Evaluation of social and psychological factors in periodontal disease. Periodontol 2000 2005 39:118-131.
100. Kawachi I. Income inequality and health. In Berkman LF and Kawachi I. (eds.) Social epidemiology. pp 76-94. New York: Oxford University Press, 2000.
101. Sabbah W, Sheiham A, Bernabé E. Income inequality and periodontal diseases in rich countries: an ecological cross-sectional study. Int Dent J. 2010; 60(5):370-4.
102. Barbachan e Silva B, Maltz M. [Prevalence of dental caries, gingivitis, and fluorosis in 12-year-old students from Porto Alegre - RS, Brazil, 1998/1999]. Pesqui Odontol Bras 2001; 15(3):208-14.
103. Maltz M, Schoenardie AB, Carvalho JC. Dental caries and gingivitis in schoolchildren from the municipality of Porto Alegre, Brazil in 1975 and 1996. Clin Oral Investig 2001; 5(3):199-204.
104. Gesser HC, Peres MA, Marcenes W. Gingival and periodontal conditions associated with socioeconomic factors. Rev Saude Publica 2001; 35(3):289-93.
105. Martins AM, Viggiano RD, Halla D. [Gingivitis in children. Prevalence and severity in 3 to 6-year old children of both sexes]. RGO 1988; 36(2):141-5.
106. Cardoso L, Rosing CK, Kramer PF. Doença periodontal em crianças: levantamento epidemiológico através de placa visível e sangramento gengival. J Bras Odontoped Odontol Bebe 2000; 3(11):55-61.
107. Chambrone LA, Prevalência da doença periodontal no Brasil, um alerta aos dentistas Rev. Inst. Ciênc. Saúde; 7(2):5-8, jul.-dez. 1989.
108. Flores-de-Jacoby L, Bruchmann S, Mengel R, Zafiropoulos GG. Periodontal conditions in Rio de Janeiro City (Brazil) using the CPITN. Community Dent Oral Epidemiol. 1991; 19(2):127-8.
109. Albandar JM, Buischi YA, Barbosa MF. Destructive forms of periodontal disease in adolescents. A 3-year longitudinal study. J Periodontol 1991; 62(6):370-6.
110. Dini EL, Guimarães LO. Periodontal conditions and treatment needs (CPITN) in a worker population in Araraquara, SP, Brazil. Int Dent J 1994; 44(4):309-11.
111. Pereira AC, Castellanos RA, da Silva SR, Watanabe MG, Queluz DP, Meneghim MC. Oral health and periodontal status in Brazilian elderly. Braz Dent J 1996; 7(2):97-102.
112. Departamento de Atenção Básica, Secretaria de Atenção à Saúde, Ministério da Saúde. Projeto SB Brasil 2003. Condições de saúde bucal da população brasileira, 2002-2003: resultados principais. Brasília: Ministério da Saúde; 2004.
113. Departamento de Atenção Básica, Secretaria de Atenção à Saúde, Ministério da Saúde. Pesquisa Nacional de Saúde Bucal SB Brasil 2010: resultados principais. Brasília: Ministério da Saúde; 2011.
114. Albandar JM, Tinoco EM. Global epidemiology of periodontal diseases in children and young persons. Periodontol 2000 2002; 29:153-76.
115. Waerhaug J. Subgingival plaque and loss of attachment in periodontosis as evaluated on extracted teeth. J Periodontol 1977; 48:125-30.
116. Theilade E. The non-specific theory in microbial etiology of inflammatory periodontal diseases. J Clin Periodontol 1986; 13:905-11.
117. Loesche W J. Chemotherapy of dental plaque infection. Oral Sci Rev 1976; 9:65-107.
118. Loesche WJ. Clinical and microbiological aspects of chemotherapeutic agents used according to the specific plaque hypothesis. J Dent Res 1979; 58:2404-14.
119. Socransky SS, Haffajee AD, Cugini MA, Smith C, Kent Jr. RL. Microbial complexes in subgingival plaque. J Clin Periodontol 1998; 25:134-44.
120. Page RC, Kornman KS. The pathogenesis of human periodontitis: an introduction. Periodontol 2000 1997; 14:9-11.
121. Howard BJ, Ress JC. Host-parasite interactions: mechanisms of pathogenecity. In: Howard JC, Klaus J, Weissfeld AS, Rubin SJ & Tilton RC. (eds). Clinical and pathogenic microbiology. St. Louis, Mosby, 1987.
122. Clarke NG, Hirsch RS. Personal risk factors for generalized periodontitis. J Clin Periodontol 1995; 22:136-45.
123. Abdellatif HM, Burt BA. An epidemiological investigation into the relative importance of

age and oral hygiene status as determinants of periodontitis. J Dent Res 1987; 66(1):13-8.
124. Theilade E, Wright WH, Jensen SB, Loe H. Experimental gingivitis in man. II. A longitudinal clinical and bacteriological investigation. J Periodontal Res 1966; 1:1-13.
125. Axelsson P, Lindhe J. The effect of a preventive programme on dental plaque, gingivitis and caries in schoolchildren. Results after one and two years. J Clin Periodontol 1974; 1(2):126-38.
126. Axelsson P, Lindhe J. Effect of controlled oral hygiene procedures on caries and periodontal disease in adults. J Clin Periodontol 1978; 5(2):133-51.
127. Morris AJ, Steele J, White DA. The oral cleanliness and periodontal health of UK adults in 1998. Br Dent J 2001; 191(4):186-92.
128. Albandar JM, Buischi YA, Oliveira LB, Axelsson P. Lack of effect of oral hygiene training on periodontal disease progression over 3 years in adolescents. J Periodontol 1995; 66(4):255-60.
129. Nishimura F, Takahashi K, Kurihara M, Takashiba S, Murayama Y. Periodontal disease as a complication of diabetes mellitus. Ann Periodontol 1998; 3(1):20-9.
130. Salvi GE, Beck JD, Offenbacher S. PGE2, IL-1 beta, and TNF-alpha responses in diabetics as modifiers of periodontal disease expression. Ann Periodontol 1998; 3(1):40-50.
131. Skrepcinski FB, Niendorff WJ. Periodontal disease in American Indians and Alaska Natives. J Public Health Dent 2000; 60 Suppl 1:261-6.
132. Emrich LJ, Shlossman M, Genco RJ. Periodontal disease in non-insulin-dependent diabetes mellitus. J Periodontol 1991; 62(2):123-31.
133. Taylor GW. Exploring interrelationships between diabetes and periodontal disease in African Americans. Compend Contin Educ Dent 2001; 22(3 Spec No):42-8.
134. Gustke CJ. Treatment of periodontitis in the diabetic patient. A critical review. J Clin Periodontol 1999; 26(3):133-7.
135. Teeuw WJ, Gerdes VE, Loos BG. Effect of periodontal treatment on glycemic control of diabetic patients: a systematic review and meta-analysis. Diabetes Care 2010; 33(2):421-7.
136. Genco RJ. Assessment of risk of periodontal disease. Compend Suppl 1994(18): S678-83; quiz S714-7.
137. Grossi S. Smoking and stress: common denominators for periodontal disease, heart disease, and diabetes mellitus. Compend Contin Educ Dent Suppl 2000(30):31-9; quiz 66.
138. Arbes SJ, Jr., Agustsdottir H, Slade GD. Environmental tobacco smoke and periodontal disease in the United States. Am J Public Health 2001; 91(2):253-7.
139. Unell L, Soderfeldt B, Halling A, Birkhed D. Explanatory models for clinical and subjective indicators of periodontal disease in an adult population. J Clin Periodontol 2000; 27(1):22-9.
140. Locker D, Leake JL. Risk indicators and risk markers for periodontal disease experience in older adults living independently in Ontario, Canada. J Dent Res 1993; 72(1):9-17.
141. Alpagot T, Wolff LF, Smith QT, Tran SD. Risk indicators for periodontal disease in a racially diverse urban population. J Clin Periodontol 1996; 23(11):982-8.
142. Markkanen H, Paunio I, Tuominen R, Rajala M. Smoking and periodontal disease in the Finnish population aged 30 years and over. J Dent Res 1985; 64(6):932-5.
143. Ismail AI, Burt BA, Eklund SA. Epidemiologic patterns of smoking and periodontal disease in the United States. J Am Dent Assoc 1983; 106(5):617-21.
144. Darby IB, Hodge PJ, Riggio MP, Kinane DF. Microbial comparison of smoker and non-smoker adult and early-onset periodontitis patients by polymerase chain reaction. J Clin Periodontol 2000; 27(6):417-24.
145. Stoltenberg JL, Osborn JB, Pihlstrom BL, Herzberg MC, Aeppli DM, Wolff LF, Fischer GE. Association between cigarette smoking, bacterial pathogens, and periodontal status. J Periodontol 1993; 64(12):1225-30.
146. Bostrom L, Linder LE, Bergstrom J. Smoking and GCF levels of IL-1beta and IL-1ra in periodontal disease. J Clin Periodontol 2000; 27(4):250-5.
147. Persson L, Bergstrom J, Ito H, Gustafsson A. Tobacco smoking and neutrophil activity in patients with periodontal disease. J Periodontol 2001; 72(1):90-5.
148. Hanioka T, Tanaka M, Ojima M, Takaya K, Matsumori Y, Shizukuishi S. Oxygen sufficiency in the gingiva of smokers and non-smokers with periodontal disease. J Periodontol 2000; 71(12):1846-51.
149. Kinane DF, Chestnutt IG. Smoking and periodontal disease. Crit Rev Oral Biol Med 2000; 11(3):356-65.
150. Tomar SL, Asma S. Smoking-attributable periodontitis in the United States: findings from NHANES III. National Health and Nutrition Examination Survey. J Periodontol 2000; 71(5):743-51.

Capítulo 6

Oclusopatias

Karen Glazer Peres
Paulo Frazão
Nilce Emy Tomita

Introdução

Nos últimos 40 anos, ocorreram transformações notáveis nos padrões epidemiológicos das doenças e agravos à saúde bucal, fazendo com que morbidades e condições diferentes ganhassem importância para a Saúde Pública. Nesse período, cresceu o interesse pelo desenvolvimento de pesquisas sobre etiologia, métodos de prevenção e tratamento de doenças diferentes e problemas bucais, como as oclusopatias, que ocupam a terceira posição, em uma escala de prioridades dos problemas bucais, proposta pela Organização Mundial da Saúde (OMS).[1]

Angle[2] definiu oclusão como as relações normais entre os planos inclinados oclusais dos dentes quando os maxilares estão cerrados. Em extensa discussão conceitual sobre as denominações dos problemas oclusais, Frazão[3] destacou definições empregadas por autores diferentes. A condição de oclusão não "normal", também conhecida como *má oclusão*, foi definida de modo abrangente por Moyers[4] como *desvios de crescimento e desenvolvimento do complexo bucofacial e desvios de posições dentais que podem originar as deformidades dentofaciais*. Observa-se, porém, que a expressão má oclusão tem sido principalmente empregada para referir o mau posicionamento dental.[5]

Summers[6] sugeriu o uso da expressão *desordens oclusais* para a abordagem epidemiológica das variações existentes neste campo, as quais vão desde uma boa oclusão até a presença dos mais diferentes problemas oclusais. Simões[7] definiu o termo "oclusopatia" como envolvendo *problemas de crescimento e desenvolvimento, que afetam os músculos e os ossos maxilares no período da infância e da adolescência, e que podem produzir alterações estéticas nos dentes ou na face e alterações funcionais envolvendo a mastigação, a fonação e a oclusão dos dentes...*

Neste capítulo, adotamos a denominação proposta por Simões[7] por a considerarmos mais abrangente do que as demais nomenclaturas.

Classificação das Oclusopatias

No limite, a diferença entre uma oclusão normal e a presença de problemas oclusais não é fácil de ser identificada. Apesar da existência de muitos índices que procuram registrar os problemas oclusais, é importante a distinção entre aqueles que classificam os tipos de oclusopatias do ponto vista clínico, os que registram a prevalência destes problemas com objetivos epidemiológicos e aqueles que categorizam os problemas oclusais segundo a urgência e a necessidade de tratamento ortodôntico; havendo ainda os índices que abordam mais de um objetivo. Do ponto de vista da Saúde Pública, o conhecimento dos problemas oclusais tem como objetivos identificar os indivíduos de acordo com a prioridade das suas necessidades e proporcionar o planejamento e a obtenção de recursos para o tratamento ortodôntico. Para isso, são necessários métodos claros de mensuração e classificação dos problemas, que sejam de fácil reconhecimento pelos pesquisadores e permitam sua aplicação em nível epidemiológico.[8] Além disso, um bom índice requer validade e aplicabilidade clínica; deve ser objetivo e produzir informações quantitativas que possam ser analisadas; deve ser de fácil e rápido aprendizado sem treinamento especializado; ser passível de aplicação em populações diferentes e, finalmente, ser aceitável tanto para os profissionais como para o público em geral.[9]

Um dos mais antigos sistemas de classificação dos problemas oclusais foi criado por Edward H. Angle,[2] e é conhecido e utilizado até os tempos atuais, por ser considerado de fácil execução. A classificação de Angle utiliza como referência sinais clínicos na dentição permanente, baseando-se fundamentalmente na inter-relação entre os molares permanentes superiores e inferiores.

No campo da Epidemiologia, são conhecidas algumas propostas de registro dos problemas oclusais. Elsasser[10] propôs o *Índice Dentofacial (Dental Facial Index – DFI)* que mede diferentes pontos do perfil facial e indica o grau do problema oclusal. Foi um dos primeiros índices aplicados às comparações estatísticas, e contribuiu para o surgimento dos índices atuais.

Um sistema de coleta de informações contendo 10 itens relativos a alterações oclusais prejudiciais *(Handicapping Occlusal Anomaly)* foi proposto por Grainger[11] e compõe o *Índice de Prioridade de Tratamento Ortodôntico (Treatment Priority Index – TPI)*. Estas alterações oclusais, aliadas ao julgamento do clínico, definem a necessidade de tratamento ortodôntico dos indivíduos. O TPI é considerado eminentemente descritivo, não havendo separação entre os casos que necessitam de tratamento do ponto de vista da Saúde Pública, daqueles que representam apenas pequenos desvios de oclusão do ponto de vista clínico.

Um índice, cuja finalidade foi permitir a separação objetiva em grandes grupos de crianças com problemas oclusais significativos para a Saúde Pública, foi criado por Dracker[12] e é conhecido como *Handicapping Labio-Lingual Deviations (HLD)*. Este índice considera nove condições clínicas diferenciadas pela sua magnitude e gravidade, atribuindo pesos específicos para cada situação. A somatória final igual ou superior a 13 define a condição de *handicap* físico.

Bjork e Helm[13] sistematizaram uma série de informações clínicas que compõem um quadro passível de comparação entre indivíduos, no qual são avaliadas situações oclusais diferentes. Os autores afirmam que uma das vantagens deste sistema de classificação é que os problemas oclusais podem ser descritos a partir de qualquer combinação definida pelos sinais avaliados não sendo atribuídos escores para as características oclusais encontradas. Além dos critérios clínicos, os autores adicionaram um critério subjetivo para avaliar a necessidade de tratamento ortodôntico.

Foster e Hamilton[14] estabeleceram critérios para uma classificação específica para os problemas oclusais na dentição decídua. Trata-se de um índice que considera algumas condições oclusais separadamente, sem atribuição de escores.

Summers[6] classificou as dentições decídua, mista e permanente quanto à ausência e à magnitude das necessidades de tratamento ortodôntico avaliadas por 9 características específicas, criando o *Índice oclusal (Occlusal Index – OI)*. Sua proposta foi estabelecer prioridades de tratamento ortodôntico através de medidas clínicas para populações com acesso limitado a este tipo de tratamento. Para isto, estabeleceu um sistema complexo de pesos diferenciados para todos os parâmetros envolvidos, classificando os indivíduos de acordo com síndromes de oclusopatias diferentes, definidas através do principal desvio da condição de oclusão considerada normal.

Um método de estimativa de necessidade de tratamento ortodôntico classificada como desnecessária, duvidosa, necessária ou urgente, foi proposto por Bezroukov et al.,[15] considerando, além de características oclusais, outros problemas como cárie dentária e agravos periodontais.

Brook e Shaw[16] propuseram um índice para avaliar a necessidade de tratamento ortodôntico, o *Índice de Necessidade de Tratamento Ortodôntico – INTO (Index of Orthodontic Treatment Need – IOTN)*, que considera dois componentes distintos para a classificação dos indivíduos: a indicação clínica e o prejuízo estético e seu impacto. O componente clínico do índice é medido com uma escala apropriada e classificado através de um gradiente de problemas funcionais, dividido em 5 categorias. Apenas a situação mais grave é utilizada para classificar o indivíduo, isto é, não se realiza a somatória dos escores. O componente estético é medido através de uma escala construída com 10 fotografias mostrando diferentes níveis de aparência dental e, consequentemente, definindo o grau de interferência psicosssocial dos problemas oclusais. Pode ser registrada a observação do profissional ou a autopercepção dos indivíduos. O INTO é amplamente utilizado em estudos desenvolvidos no Reino Unido[17] e é considerado um índice fácil de utilizar.[18]

Em 1987, a OMS estabeleceu critérios de classificação das oclusopatias que são utilizados até os dias de hoje, tanto para a dentição decídua quanto para a permanente, classificando os tipos de oclusão em normal, oclusopatias moderadas e graves.[19] Em 1997, a OMS[20] adotou o Índice de Estética Dental – IED *(Dental Aesthetic Index – DAI)*,[21] como referência para a realização de levantamentos epidemiológicos de oclusopatias. Este índice atribui escores para problemas oclusais específicos, multiplicados por pesos distintos. O índice individual é determinado pela somatória das multiplicações mais uma constante igual a 13, resultado que define a gravidade do problema estético dental. Este índice é recomendado para ser utilizado na dentição permanente completa o que, normalmente, ocorre a partir dos 12 anos de idade e vem substituindo o antigo índice da OMS[19] para esta dentição, entretanto, mantendo a indicação deste último para análises de dentição decídua.

Observou-se que diversos índices para avaliar os problemas oclusais foram propostos ao longo do tempo, considerando uma série de características oclusais. Na maioria deles, os desvios encontrados em relação aos padrões de oclusão considerados ideais não necessariamente significam um problema oclusal, mas apenas uma variação da situação ideal. A possibilidade de múltiplos problemas oclusais facilita a existência de uma classificação simples que represente um quadro epidemiológico.

A distribuição das oclusopatias nas populações pode assumir configurações diferentes, dependendo das características oclusais capturadas pelos diferentes instrumentos de medida com importante implicação para o estudo dos fatores associados.[22]

O quadro 6.1 sintetiza os índices mais importantes utilizados para medir as oclusopatias. Os índices INTO e IED *(DAI)* por serem, atualmente, muito utilizados em nível internacional[23,24] e mais recentemente no Brasil,[25,26] julgou-se de boa utilidade apresentar suas características, bem como sua forma de cálculo de modo integral, respectivamente, nos quadros 6.2 e 6.3.

Epidemiologia das Oclusopatias na Dentição Decídua

Estimativas de frequência das diferentes características oclusais na dentição decídua podem ser observadas através de inúmeros estudos realizados, principalmente, no norte da Europa e nos Estados Unidos. Apesar disso, poucos são aqueles que apresentam delineamento de pesquisa de base populacional. Adicionalmente, torna-se difícil uma comparação direta entre os resultados encontrados nas pesquisas, visto a grande variação nos critérios adotados, nos níveis de gravidade das oclusopatias, além de diferenças entre as amostras quanto a idade, gênero e etnia.

Nesse sentido, parte dessa variação observada durante os estágios precoces de desenvolvimento da oclusão, pode não ser atribuída apenas à interação entre fatores genéticos e ambientais que agem durante o crescimento e desenvolvimento orofaciais, mas também às diferenças nos critérios de interpretação do que representa desvio oclusal relevante e que pode afetar adversamente a dentição permanente resultando em oclusopatia.[27]

Quadro 6.1 – Principais índices e critérios utilizados para a identificação das oclusopatias, segundo autor, ano, tipo de dentição indicada e critérios.

Autor	Ano	Índice	Tipo	Critérios e/ou classificação	Dentição
Angle[2]	1899	Classificação de Angle	Clínico	*Oclusão normal*: relação anteroposterior normal *Classe I*: oclusopatias na região anterior *Classe II*: retrognatismo mandibular *Classe III*: prognatismo mandibular	Permanente
Grainger[11]	1955	TPI	Clínico e Epidemiológico	Alteração estética grave, redução da atividade mastigatória, traumatismo que predispões a cárie e periodontopatias, fonação, estabilidade oclusal.	Permanente
Dracker[12]	1960	HLD	Epidemiológico	Deslocamentos dentais, apinhamentos, *overjet*, *overbite*, mordida aberta anterior, mordida cruzada, erupção ectópica, supranumerários, hipodontia.	Permanente
Bjork, Helm[13]	1964	—	Clínico e Epidemiológico	Problemas relacionados a erupção dentária, alinhamento dental, posicionamento interarcadas superior e inferior, apinhamento dentário ou presença de espaços interdentais.	Permanente
Foster, Hamilton[14]	1969	—	Clínico-epidemiológico	Espaçamento, apinhamento dentário, oclusão dos molares, relação de caninos, *overjet*, mordida cruzada anterior, *overbite*, mordida aberta anterior, mordida cruzada posterior.	Decídua
Summers[6]	1971	OI	Epidemiológico	Divisão I e II: relação molar normal e distal, respectivamente e 7 síndromes: A: *overjet* mordida aberta, B: *overjet*, mordida cruzada posterior, diastema e desvio de linha média, C: ausência congênita de incisivos, D: deslocamento dentário, E: mordida aberta posterior. Divisão III: relação mesial de molares com síndrome F (*overjet*, mordida cruzada posterior, desvio de linha média, diastemas e síndrome G: análise da dentição mista e deslocamento dentário.	Decídua, Mista Permanente
Bezroukov et al.[15]	1979	—	Epidemiológico	Número de dentes permanentes perdidos, dentes supranumerários, a malformação dos incisivos, erupção ectópica, apinhamento ou espaçamento.	Permanente
OMS/WHO[19]	1987	—	Epidemiológico	Ligeiros apinhamentos ou espaçamentos dentários, leves rotações dentárias (1), *overjet* maxilar de 9 mm ou mais, mordida cruzada anterior, mordida aberta, desvio de linha média maior que 4 mm ou apinhamentos/espaçamentos > 4 mm (2).	Decídua e permanente
Brook, Shaw[16]	1989	INTO	Epidemiológico	*Overjet*, sobremordida, mordida aberta, mordida cruzada uni ou bilateral, apinhamento dentário, dentes inclusos, fissura labiopalatal, Classe III e hipodontia.	Permanente
OMS/WHO[20]	1997	IED[21]	Epidemiológico	Perda de dentes incisivo, canino ou pré-molar, apinhamento ou espaçamento dentário no segmento incisal, diastema, irregularidade na maxila ou mandíbula no segmento anterior, *overjet* maxilar ou mandibular, mordida aberta e relação anteroposterior de molar.	Permanente

Quadro 6.2 – Componentes clínicos do índice INTO[16] e necessidade de tratamento.

Condições Oclusais	Necessidade de Tratamento
Pequenos problemas (p. ex., deslocamentos dentais < 1 mm)	Nenhuma
6 mm < sobressaliência >3,5mm, sem alteração labial; 1 mm > sobressaliência reversa > 0; mordida cruzada anterior ou posterior ≤ 1 mm (posição de contato em retrusão e intercuspidação); 2 mm < deslocamento dental > 1 mm; 2 mm ≤ mordida aberta anterior ou posterior > 1mm; Sobremordida ≥ 3,5 mm sem contato gengival; Oclusão pré ou pós-normal, sem outras anomalias, incluindo discrepâncias ≤ 0,5.	Pouca
6 mm < sobressaliência > 3,5 mm, com alteração labial; 3,5 mm > sobressaliência reversa > 1; 2 mm > mordida cruzada anterior ou posterior > 1 mm (posição de contato em retrusão e intercuspidação); 4 mm < deslocamento dental > 2 mm; 4 mm ≤ mordida aberta anterior ou posterior > 2 mm; Sobremordida aumentada e completa sem traumatismo gengival.	Moderada (Utiliza-se a escala de avaliação estética para se definir a necessidade de tratamento)
Hipodontia que requer Ortodontia prévia ou fechamento de espaço para evitar uso de prótese; 9 mm < sobressaliência > 6 mm; sobressaliência reversa > 3,5 sem dificuldade de mastigação ou fala; 3,5 mm > sobressaliência reversa > 1 com dificuldade de mastigação ou fala; mordida cruzada anterior ou posterior > 2 mm (posição de contato em retrusão e intercuspidação); mordida cruzada posterior lingual sem contato oclusal em um ou ambos os lados; deslocamento dental > 4 mm; mordida aberta anterior ou posterior > 4 mm; Sobremordida aumentada e completa com traumatismo gengival; Dentes parcialmente erupcionados, impactados contra os dentes adjacentes; Presença de dentes supranumerários.	Grave
Erupção de dentes impossibilitada devido a apinhamento, deslocamento, supranumerários, dentes decíduos retidos, ou qualquer causa patológica; Hipodontia extensiva com necessidade restauradora (mais que 1 dente perdido em cada quadrante), requerendo Ortodontia prévia; Sobressaliência > 9 mm; Sobressaliência reversa > 3,5 mm com dificuldades de mastigação e fala; Lábio e/ou fissuras palatinas; Dentes decíduos submersos.	Muito Grave

Fonte: Brook, Shaw[16]

Quadro 6.3 – Componentes do Índice de Estética Dental – IED (Dental Aesthetic Index DAI)[21] e necessidade de tratamento.

Condições a Serem Analisadas	Pesos
1. **Dentes incisivos, caninos e pré-molares perdidos:** o valor a ser registrado, para superiores e para inferiores, corresponde ao número de dentes perdidos. Dentes perdidos não devem ser considerados quando o seu respectivo espaço estiver fechado, o decíduo correspondente ainda estiver em posição ou se prótese(s) fixa(s) estiver(em) instalada(s)	6
2. **Apinhamento em segmentos incisais:** o segmento é definido de canino a canino. Considera-se *apinhamento* quando há dentes com giroversão ou mal posicionados na arcada. Não se considera apinhamento quando os 4 incisivos estão adequadamente alinhados e um ou ambos os caninos estão deslocados. (0 = sem apinhamento, 1 = apinhamento em 1 segmento, 2 = apinhamento em 2 segmentos).	1
3. **Espaçamento em segmentos incisais:** são examinadas as arcadas superior e inferior. Há espaçamento quando a distância intercaninos é suficiente para o posicionamento adequado de todos os incisivos e **ainda sobra espaço** e/ou um ou mais incisivos têm uma ou mais superfícies proximais sem estabelecimento de contato interdental (0 = sem espaçamento, 1 = espaçamento em 1 segmento, 2 - espaçamento em 2 segmentos).	1
4. **Diastema incisal:** espaço, em milímetros, entre os dois incisivos centrais superiores permanentes, quando estes perdem o ponto de contato. Diastemas em outras localizações ou na arcada inferior (mesmo envolvendo incisivos) não são considerados. Registra-se o tamanho em mm medido com a sonda CPI.	3
5. **Irregularidade anterior da maxila (mm):** giroversões ou deslocamentos em relação ao alinhamento normal. Os 4 incisivos superiores ou inferiores são examinados, registrando-se a maior irregularidade entre dentes adjacentes (mm com a sonda CPI)	1
6. **Irregularidade anterior da mandíbula:** idem ao da maxila	1
7. **Sobressaliência maxilar anterior:** a relação horizontal entre os incisivos é medida com os dentes em oclusão cêntrica, utilizando-se a sonda CPI, posicionada em plano paralelo ao plano oclusal. O *overjet* é a distância, em mm, entre as superfícies vestibulares do incisivo superior mais proeminente e do incisivo inferior correspondente.	2
8. **Sobressaliência mandibular anterior:** o *overjet* mandibular é caracterizado quando algum incisivo inferior se posiciona anterior ou por vestibular em relação ao seu correspondente superior. A protrusão mandibular, ou mordida cruzada, é medida com a sonda CPI e registrada em milímetros.	4
9. **Mordida aberta anterior vertical:** se há falta de ultrapassagem vertical entre incisivos opostos, caracteriza-se uma situação de **mordida aberta**. **O tamanho da distância** entre as bordas incisais é medido com a sonda CPI e o valor, em mm, registrado no campo correspondente.	4
10. Relação molar anteroposterior (0 = normal, 1 = meia cúspide para mesial ou distas, 2 = uma cúspide para mesial ou distal	3
Constante	13
Classificação	**Escores**
Oclusão normal ou pequenos problemas oclusais	≤ 25
Má oclusão com necessidade de tratamento eletivo	26-30
Má oclusão grave com tratamento altamente desejável	31-35
Má oclusão muito grave ou incapacitante com tratamento obrigatório	≥ 36

Capítulo 6 • Oclusopatias 127

Quadro 6.4 – Índice de Estética Dental – IED (DAI).[21] Figuras ilustrativas das condições clínicas obtidas do projeto SB Brasil do Ministério da Saúde.

Canino / Anterior / Canino / Posterior — Normal (Código 0)	
Molar inferior está a meia cúspide mesialmente de sua relação normal	
Molar inferior está a meia cúspide distalmente de sua relação normal	
Molar inferior está a uma cúspide ou mais mesialmente de sua relação normal	
Molar inferior está a uma cúspide ou mais distalmente de sua relação normal	
Dentes incisivos, caninos e pré-molares perdidos	Diastema incisal
Irregularidade anterior da maxila	Diastema incisal
Overjet maxilar anterior	Overjet mandibular anterior (protrusão mandibular)

Fonte: WHO, 1997[20]

Para superar a dificuldade de comparação dos estudos, alguns especialistas ressaltaram a necessidade de a comunidade científica discutir critérios de interpretação, buscando produzir consensos técnicos, sobre o que constitui um problema de oclusão dentária numa perspectiva de Saúde Pública.[27] O alerta de que índices apoiados em critérios puramente clínicos, que não consideram o grau de necessidade de tratamento do ponto de vista do ajustamento do indivíduo em sociedade não são satisfatórios para uso em Saúde Pública, é bastante antigo.[28]

Pesquisa realizada nas bases de dados MEDLINE (Medical On Line. Literature Internacional), LILACS (Literatura Latinoamericana e do Caribe em Ciências Médicas) e BBO (Bibliografia Brasileira de Odontologia) abrangendo de 1990 a Outubro de 2011 encontrou 82 publicações nos idiomas inglês, espanhol e português, a respeito de estudos de prevalência das oclusopatias na dentição decídua. O quadro 6.5 sintetiza os resultados dos principais estudos internacionais sobre esse tema, os quais apontam prevalência variando de 5,3 a 84%. O quadro 6.6 apresenta um resumo das pesquisas nacionais, que mostram variação na prevalência de oclusopatias de 4,9 a 80,9%.

No Brasil, o Levantamento Epidemiológico Nacional realizado nos anos 2002 e 2003 mostrou 22,0% da população de 5 anos de idade apresentando problemas oclusais considerados leves, segundo os critérios da OMS,[19] e 14,5% apresentando problemas moderados ou severos. Algumas variações foram identificadas entre as regiões do país, com o Centro-oeste apresentando a mais baixa prevalência de problemas oclusais considerados leves (19,7%) e a região Norte, a mais alta (25,6%). Considerando as oclusopatias moderadas ou graves, a região Norte apresentou a menor prevalência (5,6%) e a região Sul, a mais alta (19,4%).[29]

Na Pesquisa Nacional de Saúde Bucal realizada em 2010, foram utilizados os critérios de Foster e Hamilton[8] para registrar alterações oclusais relacionadas à chave de oclusão, sobressaliência, sobremordida e mordida cruzada. Observou-se que 66,7% das crianças de 5 anos de idade apresentavam algum tipo de oclusopatia no Brasil com valores de prevalência mais baixos nas regiões Norte (52,4%) e Centro-oeste (57,7%) e mais altos nas regiões Sul (71,6%) e Sudeste (69,5%) (Fig. 6.1).

Epidemiologia das Oclusopatias na Dentição Permanente

Apesar de se observarem diferenças de prevalências entre os estudos encontrados, há evidência de um aumento tanto na prevalência como na gravidade das oclusopatias, desde os tempos medievais até o período recente.[77] Estudos sugerem que o mau posicionamento dos dentes tem se manifestado de modo crescente nos últimos 150 anos, principalmente em civilizações que têm atravessado rápido avanço tecnológico e em populações rurais, cuja dieta natural tem sido substituída por uma dieta mais mole, que não exige mastigação, típica das populações urbanas.[78]

Tendência secular, como são conhecidas estas mudanças ocorridas no mundo ocidental, também foi observada para outros fenômenos, como peso, altura e início da puberdade dos indivíduos.[79] Esta tendência também foi verificada no aumento das dimensões do esqueleto craniofacial entre gerações diferentes, porém permanecendo semelhante à relação anteroposterior entre os dentes ao longo tempo.[80]

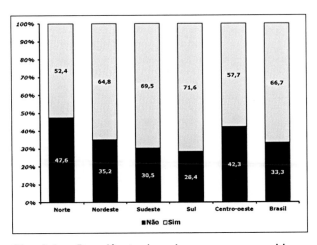

Fig. 6.1 – Prevalência de pelo menos um problema oclusal (chave de oclusão, sobressaliência, sobremordida e mordida cruzada) aos 5 anos de idade, segundo a região do país. Brasil, 2010.[26]

Capítulo 6 • Oclusopatias 129

Quadro 6.5 – Estudos internacionais sobre prevalência de oclusopatias na dentição decídua, segundo autor (es), ano de publicação, local, tamanho da amostra e idade.

Autores	Publicação	Local	Amostra	Idade (anos)	Oclusopatias	Prevalência (%)
Newman e Newmark[30]	1956	Bélgica	3355	6-14	Algum tipo	52,0
Infante[31]	1975	EUA	735	2,5-6	Mordida cruzada	7,1 (brancos), 2,1 (negros), 5,3 (índios)
Kisling e Krebs[32]	1976	Copenhagen	1624	2,5-3	Mordida aberta Mordida cruzada	57,5 (fem), 84,0 (masc) 15,9 (fem), 12,3 (masc)
de Vis et al.[33]	1984	Bélgica	510	3-6	Mordida aberta Mordida cruzada	20,0 8,9
Ghezzi et al.[34]	1986	Genova-Cervante	604	5	Algum tipo Mordida aberta Mordida cruzada	36,8 21,62 13,51
Woon[35]	1988	Malásia	426	3-6	Rotação Apinhamento Relação molar Relação canino Overjet Overbite Mordida aberta Mordida cruzada Espaçamento	1,83-19,51 1,83-13,50 1,57-19,05 9,33-25,58 36,74-60,53 4,67-7,69 0,93-5,38 1,80-2,92 8,43-39,4
Jones et al.[36]	1993	Richmond	493	3-4	Mordida cruzada Mordida aberta	7,0 8,0
Kharbanda et al.[37]	1994	Nova-Deli	1608	5-7	Apinhamento Atrição	32,2 14,1
Kabue et al.[38]	1995	Nairobi, Kenia	221	3-6	Overjet Mordida aberta Mordida profunda Mordida cruzada	13,0 5,0 13,0 5,0
Stecksen-Blicks e Holm[39]	1995	Suécia	Ignorada	4	Mordida cruzada Mordida aberta	18 (1971) 16 (1992) 35 (1971) 41 (1992)

Quadro 6.5 – (Continuação).

Autores	Publicação	Local	Amostra	Idade (anos)	Oclusopatias	Prevalência (%)
Trottman e Eslbach[40]	1996	EUA	238	3-5	Mordida aberta Mordida cruzada	7,1 (brancos); 12,2 (negros) 6,1 (brancos); 8,6 (negros)
Farsi e Salama[41]	1996	Arábia Saudita	520	3-5	Overjet Mordida aberta Classe II canino	2,5 ($\geq$ 6 mm) 9,2 10,9
Johannsdottir et al.[42]	1997	Islândia	396	6	Classe II – molar Classe III – molar	27 (masculino) 31 (feminino) 6 (masculino) 5 (feminino)
Tschill et al.[43]	1997	França	382	4-6	Apinhamento Mordida cruzada Overjet Classe II – molar Mordida aberta	24 16 6 20 37,4
Otuyemi et al.[24]	1997	Nigéria	525	3-4	Classe III – canino Classe II – canino Mordida cruzada Mordida aberta	3,0 14,7 4,8 5,3
Carvalho et al.[44]	1998	Bélgica	750	3-5	Mordida cruzada Mordida aberta	10,1 32,0
Legovic et al.[45]	1998	Ístria, Itália	311	3,5-5,5	Algum tipo	40,83
Navarrete e Espinoza[46]	1998	Santiago, Chile	211	2-4	Mordida cruzada Mordida aberta Sobremordida	10,3 5,0 8,4
Agurto et al.[47]	1999	Santiago, Chile	1110	3-6	Classe II – molar Mordida cruzada Mordida aberta	38 28 16
Alamoudi[48]	1999	Jeddah, Arábia	502	4-6	Apinhamento	14,7
Báez et al.[49]	1999	Maracaibo, Venezuela	579	3-6	Desvio médio Classe II – canino Classe III – canino Mordida cruzada Algum tipo	51,72 21,8 51,2 17,0 57,7
Thilander et al.[50]	2001	Bogotá, Colômbia	4724	5-17	Algum tipo	50,0

Batwala et al.[51]	2007	142	5-6	Overjet > 8,9 mm	14,8
Grabowski et al.[52]	2007	766	4-5	Algum tipo Classe II – molar Classe III-molar Overjet > 2 mm Overbite > 2 mm Openbite Mordida cruzada posterior	74,7 25,8 1,3 49,3 33,2 11,4 7,2
Dimberg et al.[53]	2010	457	3	Algum tipo Classe II – molar Overjet Openbite Mordida cruzada posterior	70,0 26,0 23,0 50,0 19,0
Berneburg et al.[54]	2010	2016	4-6	Relação Canina Classe II Classe III Overjet > 2,5 mm Overbite Openbite Mordida cruzada posterior	22,7 4,8 16,5 25,5 4,6 10,7
Bhayya & Shyagali[55]	2011	1000	4-6	Relação molar (Reto; Degrau distal; mesial) Relação Canina (Classe I; II; III) Overjet > 2,0 mm Overbite > 2,0 mm Mordida aberta Mordida cruzada posterior	52,5; 8,4; 35,9 84,0; 14,2; 0,3 15,5 18,4 1,0 0,6

Quadro 6.6 – Estudos nacionais sobre prevalência de oclusopatias na dentição decídua, segundo autor(es), ano de publicação, local, tamanho da amostra e idade.

Autores	Publicação	Local	Amostra	Idade (anos)	Oclusopatia	Prevalência(%)
Moura et al.[56]	1994	Teresina, PI	144	3-6	Plano reto molar Classe II (Angle molar)	81,9 4,9
Secretaria da Saúde e do Desenvolvimento Social de Florianópolis, SC[57]	1995	Florianópolis, SC	3441	6-12	Leve Moderada/Grave	40,7 12,1
Peres et al.[58]	1996	Chapecó, SC	420	6	Leve Moderada/Grave	10,9 22,6
Tomita[59]	1996	Bauru, SP	2139	3-5	Algum tipo Relação Molar (Reto; degrau distal; mesial) Apinhamento inferior Mordida aberta Mordida cruzada posterior	60, 15, 54, 86, 50, 17 67,1; 30,0; 2,9 2,16 29,22 9,07
Stiz[60]	2001	Camboriú, SC	1847	5-12	Leve Moderada/Grave	10,3 23,0
Chevitarese et al.[61]	2002	Rio de Janeiro, RJ	112	4-6	Algum tipo	75,8
Frazão et al.[62]	2002	São Paulo, SP	490	5	Leve Moderada/Grave	22,9 26,1
Peres[63]	2002	Pelotas, RS	359	5-6	Mordida aberta Mordida cruzada posterior	46,3 18,2
MS, Ministério da Saúde (SBBrasil 2003)[29]	2000-03	Brasil	26.641	5	Leve Moderada/Grave	22,01 14,45
de Castro et al.[64]	2002	Rio de Janeiro, RJ	ND	6-39*	Overjet moderado Overbite severa	38,3 26,6
Katz et al.[65]	2004	Recife, PE	330	4	Algum tipo Mordida cruzada posterior Mordida aberta Overjet	49,7 12,1 36,4 29,7
Emmerich et al.[65]	2004	Vitória, ES	291	3	Algum tipo Overjet > 3,0 mm Overbite > 3,0 mm Mordida aberta Mordida cruzada posterior	59,1 21,3 19,6 25,8 8,6
Leite-Cavalcanti et al.[66]	2007	Campina Grande, PB	342	3-5	Algum tipo	74,0
Silva Filho et al.[67]	2007	Bauru, SP	2016	3-6	Algum tipo Mordida cruzada posterior	73,3 20,8

Almeida et al.[27]	2008	Mauá, SP	344	3-5	Relação molar (Reto; Degrau distal; mesial)	84,3; 9,7; 6,0
					Relação Canina (Classe I; II; III)	86,0; 11,0; 2,9
					Overjet > 3,0 mm	16,0
					Overbite > 3,0 mm	7,0
					Mordida aberta	27,9
					Mordida cruzada posterior	11,3
Gimenez et al.[68]	2008	Piracicaba, SP	226	2-4	Algum tipo	50,0
Hebling et al.[69]	2008	Piracicaba, SP	728	5	Mordida aberta	32,4
					Mordida cruzada posterior	17,1
Macena et al.[70]	2009	Recife, PE	2750	18-59*	Mordida cruzada posterior	10,4
Albuquerque et al.[71]	2009	João Pessoa, PB	292	12-36*	Algum tipo	40,7
					Overjet	35,5
					Overbite	24,7
					Mordida aberta	35,6
					Mordida cruzada posterior	5,1
Granville-Garcia et al.[72]	2010	Recife, PE	2651	1-5	Overjet > 3,0 mm	12,1
					Openbite	19,8
MS, Ministério da Saúde (SBBrasil 2010)[26]	2011	Brasil		5	Chave de caninos (Classes I; II; III)	77,1; 16,6; 6,4
					Overjet	19,5
					Overbite	11,6
					Mordida aberta	12,1
					Mordida cruzada posterior	21,9
Carvalho et al.[73]	2011	Belo Horizonte, MG	1069	5	Algum tipo	46,2
					Overjet > 2 mm	10,5
					Overbite > 2 mm	19,7
					Mordida aberta	7,9
					Mordida cruzada posterior	13,1
Romero et al.[74]	2011	São Paulo, SP	1377	3-6	Mordida aberta	22,4
Marquezan et al.[75]	2011	Canoas, RS	890	3-5	Overjet > 2 mm	61,5
					Mordida aberta	38,3
					Mordida cruzada posterior	15,2
Vasconcelos et al.[76]	2011	Recife, PE	1308	30-59*	Mordida aberta	30,4

*= meses 1= moderada e grave; 3 = 2 a 4 anos; 4 = 4 a 6 anos; 5 = 3 anos; 6 = 4 anos; 7 = 5 anos, ND: informação não disponível

O quadro 6.7 apresenta um resumo dos principais estudos epidemiológicos internacionais sobre oclusopatias na dentição permanente, apesar de alguns estudos abordarem uma faixa etária em que coexistem dentes decíduos e permanentes nas arcadas dentárias. Destaca-se uma grande variação entre as prevalências observadas em países diferentes, inclusive quando os mesmos critérios foram adotados. A classificação de Angle, precursora dos registros dos problemas oclusais, é amplamente adotada nos estudos da década de 1990, marcando presença importante, também, nos estudos do início do século XXI.

O quadro 6.8 mostra alguns estudos nacionais sobre as oclusopatias na dentição permanente. Observa-se, também uma importante variação nos índices utilizados, destacando-se um aumento crescente na adoção do Índice de Estética Dental (IED)[21] nas pesquisas mais recentes, principalmente aquelas desenvolvidas a partir do ano 2000.

Duas pesquisas destacam-se no cenário nacional: o Estudo Epidemiológico Nacional, Projeto SB Brasil-2000-2003 e a Pesquisa Nacional SBBrasil 2010. Utilizando o Índice de Estética Dental – IED,[21] verificou-se no estudo SBBrasil 2003 que aos 12 e aos 15-19 anos de idade 58,1% e 53,2%, respectivamente, da população brasileira apresentava algum tipo de anomalia dentofacial. A menor proporção de indivíduos acometidos foi observada na região Norte para os 12 anos (53,7%) e na região Centro-oeste para os 15-19 anos de idade (49,6%). A maior proporção de indivíduos acometidos estava no Sudeste, tanto para os 12 como para os 15-19 anos de idade (64,1% e 54,2% respectivamente). No Brasil como um todo, 20,8% das crianças de 12 anos de idade apresentaram anomalias dentofaciais consideradas muito graves ou incapacitantes, e dos 15-19 anos 18,8% apresentaram esta condição.[29]

Entre 2003 e 2010, poucas alterações nas prevalências de oclusopatias na dentição permanente de crianças e adolescentes foram observadas (Fig. 6.2). Em 2010, aos 12 anos de idade, 38% apresentaram algum problema de oclusão. Em cerca de 20% destas crianças, os problemas expressaram-se na forma branda, cerca de 12% com oclusopatia grave e 7% com oclusopatia muito grave. Entre os adolescentes de 15 a 19 anos de idade, do total de 35% com algum grau de oclusopatia, apenas 10% apresentaram a forma mais grave do problema.[26] As figuras 6.3 e 6.4 apresentam as distribuições dos problemas oclusais segundo regiões do país aos 12 e 15-19 anos respectivamente. Observa-se aos 12 anos um padrão semelhante de oclusopatia muito grave entre as regiões com destaque para a menor prevalência desta categoria do agravo para a região sudeste (5,9%) (Fig. 6.3). Padrão semelhante entre as regiões também foi observado aos 15-19 anos de idade com menor prevalência de oclusopatia muito grave na região sul (7,3%) (Fig. 6.4).

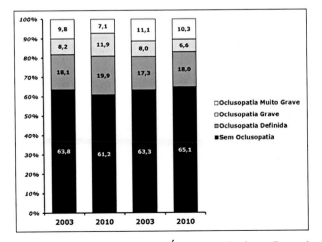

Fig. 6.2 – Distribuição do Índice de Estética Dental (IED) nos anos 2003 e 2010 aos 12 e 15-19 anos de idade. Brasil, 2010.[26]

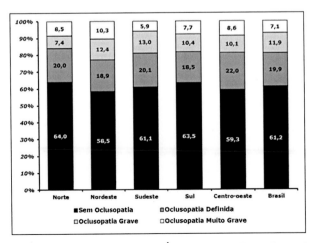

Fig. 6.3 – Distribuição do Índice de Estética Dental (IED) aos 12 anos de idade, segundo as regiões do país. Brasil, 2010.[26]

Quadro 6.7 – Estudos internacionais sobre prevalência de oclusopatias na dentição mista e dentição permanente, segundo autor(es), ano de publicação, local, tamanho da amostra, idade e índice.

Autores	Publicação	Local	Amostra	Idade (anos)	Índice	Prevalência (%)
Scivier et al.[81]	1974	Inglaterra	235	11-12	TPI	Overbite (7,32) Mordida aberta (7,80) Prognatismo (7,89) Retrognatismo (6,20) Hirschowitz et al.[82]
Hirschowitz et al.[82]	1981	África do Sul	402	12	Angle	Classe I (8,8) Classe II (1,3) Classe III (1,0)
Helm[83]	1982	Dinamarca	60 000	9, 12 e 15	—	Overjet mandibular (0,5) Oclusão molar distal (19,0) Apinhamento na maxila (7,0)
Steigman et al.[84]	1983	Nazareth, Israel	803	13 e 15	Angle	Classe I (85,0) Classe II divisão 1 (8,5) Classe II divisão 2 (1,7) Classe III (1,3)
Noar e Portnoy[85]	1991	Zâmbia	354 121	13-22 7-18	Angle	Classe I (80,2) Classe II (10,5) Classe III (9,3)
Estioko et al.[86]	1991	Heildelberg, Victoria	268	12-16	IED	Definida (18,7) Grave (11,9) Muito grave/incapacitante (6,0)
Mugonzibwa[87]	1992	Ilala, Tanzânia	698	6-18	Angle e condições específicas	Classe I (93,0-96,0) Overjet > 5 mm (3,0-5,0) Mordida aberta anterior (9,0-13,0)
Ghabrial et al.[88]	1998	Zâmbia	603	9-12	Summers	Necessidade de tratamento (5,2)
Tapsoba e Bakayoko-Ly[89]	2000	Burkina Faso	300	12	WHO	Má oclusão leve (17,0) Má oclusão moderada (2,0)
Szöke e Petersen[90]	2000	Hungria	900	12	WHO	Má oclusão leve (19,1) Má oclusão moderada (21,3)

Quadro 6.7 – (Continuação).

Autores	Publicação	Local	Amostra	Idade (anos)	Índice	Prevalência (%)
Chi et al.[91]	2000	Nova Zelândia	150	13	IED	Definida (33,0) Grave (20,0) Muito grave/incapacitante (27,0)
Thilander et al.[50]	2001	Bogotá	4.724	5-17	Bjork	Moderada/grave (88,0)
Goel et al.[92]	2000	Puttur-Índia	200	12-13	WHO	Algum tipo (36,95)
Onyeaso[93]	2004	Ibadan, Nigéria	636	12-17	Angle e condições específicas	Classe I (50) Classe II (14) Classe III (12) Overjet (16) Apinhamento (20)
Behbehani et al.[94]	2005	Kuwait	1.299	?	Condições específicas	Overjet (1,5) Openbite (3,5) Mordida profunda (2,0) Mordida cruzada (2,0)
Van Wyk e Drumond[95]	2005	África do Sul	6142	12	IED	Definida (21,2) Severa (14,1) Muito severa/incapacitante (16,9)
Gábris et al.[96]	2006	Hungria	483	16-18	Condições específicas do IED	Apinhamento (14,3) Espaçamento (17,0) Classe I (52,8)
Perinetti et al.[97]	2008	Itália	1198	7-11	Condições específicas	?
Manzanera et al.[98]	2009	Espanha	655	12-16	INTO	Conponente funcional (21,8-12 anos e 17,1-15-16 anos) Componente estético (4,4-12 anos e 2,4-15-16 anos)
Sidlauskas e Lopatiene[99]	2009	Lituânia	1681	7-15	Angle e condições específicas	Mordida cruzada (8,8) Apinhamento superior (44,1) Apinhamento inferior (40,3) Classe I (68,4) Classe II (27,7) Classe III (2,8)

Quadro 6.7 – *(Continuação)*.

				Angle e condições específicas	
Borzabadi-Farahani et al.[100]	2009	Irã	502	11-14	Classe I (41,8) Classe II (24,1) Classe III (7,8) Overjet ≥ 3,5 mm (28,1) Overbite (34,5) Mordida aberta (1,6)
Murshid et al.[101]	2010	Jeddah, Arábia Saudita	1024	13-14	Condições específicas Overjet severo (5) Overbite severo 913 Desvio de linha média (24) Apinhamento superior severo (4) Apinhamento inferior severo (9)
Aliaga-Del Castilo et al.[102]	2011	Ucayali, Peru	201	2-18	Condições específicas Apinhamento (59,6) Mordida cruzada anterior (17,4) Overjet (8,5) Overbite (5,0) Mordida aberta (5,0)

Quadro 6.8 – Estudos nacionais sobre prevalência de oclusopatias nas dentições mista e permanente, segundo autor(es), ano de publicação, local, tamanho da amostra, idade e índice.

Autores	Publicação	Local	Amostra	Idade (anos)	Índice	Prevalência (%)
Frazão et al.[62]	2002	São Paulo, SP	985	12	WHO	Leve (31,5) Moderada/severa (39,8)
Juliani[25]	2003	Palhoça, SC	407	12	IED	Definida (21,9) Severa (12,8) Muito severa/incapacitante (11,5)
MS, Ministério da Saúde (SB 2000-2003)[29]	2002-03	Brasil	26.641	12 15-19	IED	Definida (18,1-12 anos, 17,3-15-19 anos) Severa (8,2-12 anos, 8,0-15-19 anos) Muito severa/incapacitante (9,8-12 anos, 11,1-15-19 anos)
Mello et al.[103]	2002	Itapetininga, SP (área rural)	149	12	IED	24,0 (36) definida 16,0 (24) severa 15,0 (22) muito severa/incapacitante
Frazão et al.[104]	2004	São Paulo, SP	985	12	WHO	Má oclusão leve (31,5) Má oclusão moderada ou grave (39,8)
Marques et al.[105]	2005	Belo Horizonte, MG	333	10-14	IED	Definida (25,8) Severa (13,2) Muito severa/incapacitante (13,2)
Frazão e Narvai[22]	2006	Estado de São Paulo	8837 4964	12 18	IED	Definida (19,6) Severa (9,8) Muito Severa (8,2) Definida (16,6) Severa (7,2) Muito Severa (6,5)
Traebert e Peres[106]	2007	Florianópolis, SC	414	18	IED	–
Suliano et al.[107]	2007	Camaragibe, Pernambuco	173	12	TPI	Tratamento ortodôntico eletivo (20,8) Tratamento ortodôntico altamente desejável (13,3) Tratamento ortodôntico obrigatório (9,8)
Marques[108]	2007	Recife, PE	600	13-15	IED	Tratamento ortodôntico eletivo (23,7) Tratamento ortodôntico altamente desejável (47,5) Tratamento ortodôntico obrigatório (5,8)

Grando et al.[109]	2008	Goiás, GO	926	8-12	Condições específicas	Classe I (55,4) Classe II (21,7) Classe III (11,3) Mordida aberta (6,6) Mordida cruzada (4,3)
Dias e Gleiser[110]	2009	Nova Friburgo, RJ	407	9-12	INTO	Componente funcional (34,2) Componente estético (11,3)
Martins e Lima[111]	2009	Fortaleza, Ceará	264	10-12	Condições específicas	Classe I (47,7) Classe II (22,3) Classe III (4,2) Mordida aberta (36,7) Overjet (50,0) Apinhamento (62,5) Diastema (14,8)
Peres et al.[112]	2010	Pelotas, RS	339	12	IED	Apinhamento anterior superior (32,4) Apinhamento anterior inferior (23,1) Overjet > 3 mm (27,7) Mordida aberta (7,4)
MS, Ministério da Saúde (SBBrasil 2010)[26]	2011	Brasil	–	12 15-19	IED	Definida (19,9-12 anos, 18,0-15-19 anos) Severa (11,9-12 anos, 6,6-15-19 anos) Muito severa/incapacitante (7,1-12 anos, 10,3-15-19 anos)

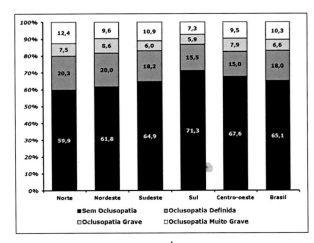

Fig. 6.4 – Distribuição do Índice de Estética Dental (IED) aos 15-19 anos de idade, segundo as regiões do país. Brasil, 2010.[26]

Fatores Associados às Oclusopatias

Pesquisas sobre a etiologia dos problemas oclusais têm abordado a influência dos fatores genéticos e dos fatores ambientais que participam do complexo causal ligado à ocorrência das oclusopatias. O estudo desses fatores pode considerar o efeito de determinadas características na oclusão dentária como um todo, traduzida por um escore global, ou o efeito sobre desvios oclusais específicos, como, por exemplo, sobre o apinhamento dentário.[22]

Em relação às questões genéticas, são extremamente limitadas às intervenções preventivas. Para os fatores comportamentais que influenciam no desenvolvimento das arcadas dentárias e o posicionamento adequado dos dentes durante a infância, no entanto, medidas efetivas de prevenção podem contribuir para o estabelecimento de uma oclusão satisfatória.

Condições socioeconômicas e oclusopatias

A influência das condições socioeconômicas nas oclusopatias é objeto de investigação ainda escasso, cujos resultados não apresentaram, até hoje, respostas conclusivas. Pesquisa realizada nos Estados Unidos com crianças brancas entre 2,5 e 6 anos de idade verificou que a prevalência de relação molar Classe II de Angle em meninas de baixa condição socioeconômica foi maior (18,4%) que a encontrada nas meninas de situação socioeconômica intermediária (15,3%). Além disso, foi observada maior prevalência de mordida cruzada posterior entre as crianças pertencentes ao estrato social intermediário, quando comparadas com as crianças do estrato social mais baixo.[31]

Nenhuma associação entre grau de instrução dos pais e a necessidade de tratamento ortodôntico foi verificada entre crianças de 10 e 12 anos de um subúrbio de Boston, EUA,[113] o mesmo sendo observado entre 1608 estudantes de 5 a 7 anos de idade em Delhi, Índia,[37] quando foram estudadas condições como o tamanho da família, ocupação dos pais, localização e tipo de escola.

Na Venezuela, um número maior de crianças pré-escolares pertencentes às escolas privadas apresentou as arcadas dentárias com espaços primatas (64,0%), quando comparadas com as de escolas públicas (50,0%), condição esta mais favorável para o desenvolvimento da oclusão permanente. Além disso, maior proporção de crianças nas escolas públicas (12,4%) apresentou mordida cruzada posterior que as crianças em escolas privadas (5,5%).[114]

Em Ceuta, Espanha, a prevalência de oclusopatias também foi semelhante entre crianças de 7, 12 e 14 anos de idade, quando comparadas segundo as condições de trabalho dos pais.[115]

No Brasil, a associação entre nível socioeconômico baixo, considerando-se o tipo e a localização geográfica da escola, e maior prevalência de alguns tipos de problemas oclusais foi observada na cidade de Bauru (SP), em 2.416 crianças entre 7 e 11 anos de idade.[116]

A análise da dentição decídua de 2.139 crianças (3 a 5 anos de idade), em Bauru (SP), não encontrou associação entre nível socioeconômico e presença de oclusopatias. Utilizou-se o tipo de escola (pública ou privada) como proxy da condição socioeconômica.[59] O mesmo foi observado no município de São Paulo, para crianças de 5 e 12 anos de idade, no município de São Paulo.[3] Em Pelotas (RS), o único estudo com informações coletadas longitudinalmente realizado no Brasil apontou a ausência de associação entre classe social e condições socioeconômicas e as oclusopatias na dentição decídua de crianças de 6 anos de idade.[63]

A presença de hábitos bucais deletérios, reconhecidamente associados aos problemas oclusais, parece estar associada a determinantes mais gerais. Alguns estudos identificaram associações com condições socioeconômicas representadas por categorias ligadas a renda, nível de escolaridade, trabalho materno, ocupação e cor da pele.[69,117-119]

Características antropométricas da criança

Medidas antropométricas das crianças como peso ao nascimento, perímetro cefálico, relação peso/altura, dentre outros, têm sido considerados como fatores que influenciam no desenvolvimento dos indivíduos, predispondo-os às doenças na infância e na vida adulta,[120,121] inclusive às doenças bucais como a cárie dentária.[122]

Em relação às oclusopatias, existem poucas evidências quanto à contribuição das medidas antropométricas no desenvolvimento de problemas oclusais, mas se reconhece que estes fatores podem estar associados a deficiências no crescimento esquelético, que predisporiam a um mau posicionamento dentário e interfeririam no desenvolvimento da musculatura da região durante os primeiros anos de vida.[13,123] Estudo desenvolvido em São Luis (MA), identificou associação entre déficit nutricional e apinhamento na dentição decídua em crianças de 3 a 5 anos de idade. Crianças sem hábito de chupeta e com déficit na relação peso/altura e altura/idade apresentaram mais chance de apinhamento dentário do que aquelas sem estas características nutricionais.[124]

Características e comportamento das crianças

Dentre vários fatores comportamentais que podem levar ao desenvolvimento de oclusopatias, ressaltam-se os hábitos bucais em especial os de sucção não nutritiva, que variam de acordo com a cultura das populações. Em países ocidentais, é comum o hábito de sucção de bico (chupeta) em até 95% das crianças. Entretanto, em partes da Ásia e da África e em grupos específicos de população, como os esquimós, este comportamento pode ser raro ou até desconhecido.[125]

A persistência deste hábito tem sido associada a problemas no desenvolvimento das estruturas orofaciais e de oclusão na dentição decídua, com prevalência de oclusopatias variando de 38 a 94%.[126-128]

A sucção de chupeta, a sucção de dedo e de polegar têm se destacado entre os hábitos mais documentados. Entre os tipos de desvio oclusal têm sido relatados a mordida aberta anterior, mordida cruzada anterior e posterior, a sobressaliência e a distoclusão representada pela relação anteroposterior em Classe II.[32,33,53,65,74,76,117,119,129-138]

Dado que a maioria dos estudos é transversal, nem sempre é possível controlar a relação de antecedência entre a exposição e o desfecho. Além disso, em muitos estudos, a magnitude do efeito pode estar superestimada em decorrência do tipo de medida de associação empregada.

Um estudo transversal aninhado numa coorte de nascidos vivos mostrou os efeitos relacionados à duração do aleitamento materno e o tempo de uso de bico (chupeta) sobre a prevalência da mordida aberta anterior e da mordida cruzada posterior aos 6 anos de idade. Em relação à mordida aberta anterior, a duração dos hábitos de sucção não nutritiva (uso de bico ou sucção de dedo) foi mais importante do que a época de início do hábito. Quanto à mordida cruzada posterior, uma duração menor que 9 meses de aleitamento materno aumentou em cerca de 7 vezes o risco de mordida cruzada posterior, tanto na presença como na ausência de hábitos de sucção nutritiva. O risco foi o mesmo para aqueles com hábitos de sucção prolongados, independentemente da duração do aleitamento materno. A ausência de ambos os fatores de risco, ou seja, aleitamento materno menor que 9 meses e uso de bico entre 1 e 4 anos de idade, diminuiu em 10% a prevalência de mordida cruzada posterior (Fig. 6.5).[139,140]

Dados ainda não publicados da coorte de nascidos vivos em 2004 de Pelotas (RS) permitiram investigar o efeito destas exposições sobre a prevalência de oclusopatia moderada ou grave (um índice oclusal proposto pela OMS em 1987), controlando os efeitos por algumas características socioeconômicas, maternas e biológicas do sujeito. Uso de chupeta até os 48 meses de idade mesmo que parcialmente e sucção de dedo até os 12 meses foram fatores de risco de oclusopatia moderada ou severa. Destaca-se o aleitamento materno predominante, igual ou maior que 6 meses, como efeito protetor para o desenvolvimento de mordida cruzada posterior, sobressaliência e oclusopatia grave.[20] Entretanto, este efeito desaparece na presença de uso de bico (chupeta).[141]

O quadro 6.9 apresenta um resumo dos principais estudos que avaliaram a associação entre hábitos de sucção não nutritiva e a presença de diferentes tipos de oclusopatias.

Características maternas e as oclusopatias

Nas últimas décadas, o aleitamento materno tem sido encorajado em todo o mundo, devido aos benefícios relacionados ao crescimento e desenvolvimento das crianças.[155] Estudos têm demonstrado que a amamentação natural promove o bom desenvolvimento dos maxilares e fortifica os músculos envolvidos no processo de sucção do leite materno. Além disso, o formato da auréola do seio materno adapta-se ao formato interno da boca da criança, permitindo um perfeito selamento bucal.[156,157]

Os estudos epidemiológicos não são unânimes em apontar a amamentação natural como fator protetor para os problemas de oclusão. Enquanto alguns sustentaram que crianças expostas à amamentação natural por períodos prolongados apresentam menos chance de desenvolverem oclusopatias, principalmente na dentição decídua,[63,147] outros sugeriram não haver essa associação.[113,133]

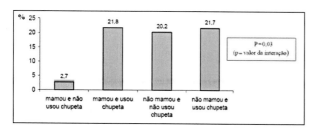

Fig. 6.5 – Prevalência de mordida cruzada posterior, de acordo com a amamentação (maior ou igual a 9 meses) e uso regular de chupeta (entre 12 meses e 4 anos de idade) em crianças de 6 anos de idade. Pelotas (RS) 1999.

Controlando os efeitos por algumas características socioeconômicas, maternas e biológicas da criança, resultados ainda não publicados da coorte de nascidos vivos em 2004 de Pelotas, mostraram que a amamentação exclusiva reduziu em 46% a prevalência de oclusopatia moderada ou severa.[141]

Além desse efeito direto, o aleitamento materno pode ter um efeito indireto ligado à redução do risco de desenvolvimento de hábitos bucais deletérios relacionados a determinados tipos de oclusopatias como mordida aberta anterior, mordida cruzada e desvios anteroposteriores na oclusão dentária.[66,135,139,140,154,158-160]

Doenças e problemas na infância e as oclusopatias

A cárie dentária tem sido associada à presença de oclusopatias na dentição permanente,[161] porém a relação entre as duas condições bucais não está bem estabelecida em relação à dentição decídua.[115] A maioria dos estudos aponta menor prevalência de oclusopatias na dentição permanente em regiões que apresentam água fluoretada, quando comparadas com as que não dispõem desse recurso, devido à ação preventiva sobre a cárie dentária que esta medida promove. Mesmo assim, os estudos mostram variação na prevalência de oclusopatias de 5,3 a 30,0% nestas regiões.[161,162]

No Brasil, são escassos os estudos de base populacional que avaliam a relação entre cárie dentária e oclusopatias, com resultados ora apontando prevalência significativamente mais alta de oclusopatias em indivíduos com algum ataque de cárie, quando comparados com os livres de cárie,[3,149] ora não encontrando associação entre estes eventos.[163]

Além da cárie dentária, outros problemas de saúde na infância têm sido estudados como fatores de risco de presença de oclusopatias. Alguns autores sugerem uma relação estreita entre a presença de oclusopatias e a prevalência de respiração bucal e/ou doenças respiratórias.[164] Como exemplo, podemos citar uma associação significativa entre a relação molar do tipo Classe I divisão 2 e Classe II de Angle e crianças respiradoras bucais em um estudo epidemiológico realizado em 4590 estudantes de 3 a 16 anos de idade, em Mangalore, Índia.[165]

Quadro 6.9 – Estudos nacionais e internacionais sobre a associação entre hábitos de sucção não nutritiva e oclusopatias na dentição decídua. 1972-2000.

Autor (es)	País	Ano	Delineamento	n	Idade	Características/ comportamento	Tipo de oclusopatia
Nanda et al.[129]	Índia	1972	Transversal	2500	2-6	Sucção digital	Overjet, Classe II (caninos e molar)
Popovich e Thompson[130]	Canadá	1973	Longitudinal	1258	3-12	Sucção digital	Classe II de molar
Infante[117]	USA	1976	Transversal	680	2,5-6	Sucção digital	Mordida cruzada, Classe II
Kisling e Krebs[32]	Dinamarca	1976	Transversal	1624	-	Bico	Mordida cruzada
Zadik et al.[142]	Israel	1977	Transversal	333	0-7	Sucção digital/bico	N.I.
Oliveira[131]	Brasil	1981	Transversal	790	3-5	Bico	Mordida aberta
de Vis et al.[33]	Bélgica	1984	Transversal	510	3-6	Bico	Mordida aberta
Schlomer[143]	Alemanha	1984	Transversal	582	3-6	Sucção digital/bico	Mordidas aberta e cruzada
Castelani et al.[144]	Itália	1987	Transversal	400	3-5	Bico	Mordida aberta e Classe II
Adair et al.[132]	EUA	1992	Transversal	79	2-5	Bico	Classe II
Paunio et al.[118]	Finlândia	1993	Transversal	944	3	Sucção digital/bico	Mordidas aberta e cruzada
Ogaard et al.[133]	Suécia	1994	Transversal	445	3	Sucção digital e bico	Mordida cruzada
Adair et al.[128]	EUA	1995	Transversal	218	2-4	Bico	Overjet, Classe II, mordidas aberta e cruzada
Fukuta et al.[145]	Japão	1996	Transversal	930	3-5	Sucção digital	Overjet, mordida aberta, classe II
Lindsten et al.[146]	Noruega	1996	Transversal	40	3	Bico	Encurtamento de arco, mordida cruzada
Farsi e Salama[134]	Arabia Saudita	1997	Transversal	520	3-5	Bico	Mordida aberta
Karjalainen et al.[147]	Finlândia	1999	Transversal	148	3	Sucção digital/bico	Mordida aberta
Tomita[119]	Brasil	2000	Transversal	618	3-5	Bico	Mordida aberta
Wainio et al.[148]	Finlândia	2000	Transversal	509	3	Bico	Classe II, mordida cruzada
Peres[149]	Brasil, Pelotas	2002	Coorte	359	5-6	Bico	Mordida aberta / Mordida cruzada
Warren & Bishara[136]	EUA	2002	Longitudinal	372	4-5	Bico/sucção digital	Mordida aberta / Mordida cruzada posterior / Overjet aumentado
Katz et al.[65]	Brasil – Recife	2004	Transversal	330	4	Bico/sucção digital	Mordida aberta / Mordida cruzada posterior / Overjet aumentado

Quadro 6.9 – (Continuação).

Autor (es)	País	Ano	Delineamento	n	Idade	Características/comportamento	Tipo de oclusopatia
Scavone et al.[150]	Brasil – São Paulo	2007	Transversal	366	3-6	Bico	Mordida cruzada posterior Overjet aumentado
Leite-Cavalcanti et al.[66]	Brasil – Campina Grande (PB)	2007	Transversal	342	3-5	Bico	N.I.
Duncan et al.[151]	Reino Unido	2008	Longitudinal	867	15-36m	Sucção polegar/bico	Mordida aberta Mordida cruzada posterior
Heimer et al.[152]	Brasil – Recife	2008	Longitudinal	287	4-6	Sucção digital/bico	Mordida aberta Mordida cruzada posterior
Onyeaso & Isiekwe[93]	Nigéria	2008	Longitudinal	145	3-5	Sucção digital+*	Mordida aberta
Góis et al.[137]	Brasil – Juiz de Fora (MG)	2008	Longitudinal	300	3-6	Bico Respiração bucal	Mordida aberta Mordida cruzada Overjet > 3 mm
Dimberg et al.[53]	Suécia	2010	Longitudinal	386	3-7	Sucção digital, polegar e outros objetos	Mordida aberta Mordida cruzada
Melink et al.[153]	Slovênia	2010	Transversal	60	3-7	Bico	Mordida cruzada posterior
Macena et al.[70]	Brasil – Recife	2011	Transversal	2750	18-59m	Sucção digital/bico	Mordida cruzada posterior
Montaldo et al.[154]	Itália	2011	Transversal	1451	7-11	Sucção digital/bico	Mordida aberta Mordida cruzada posterior
Vasconcelos et al.[76]	Brasil – Recife	2011	Transversal	1308	30-59m	Sucção digital/bico	Mordida aberta
Romero et al.[74]	Brasil – São Paulo	2011	Transversal	1377	3-6	Sucção digital/bico	Mordida aberta
Jabbar et al.[138]	Brasil – São Paulo	2011	Transversal	911	3-6	Bico e sucção digital	Relação canina – Classe II Overjet > 2 mm

N.I. não informado; *sucção/projeção de língua, morder unha.

Tem sido reconhecido que o padrão de crescimento entre as arcadas dentárias pode ser influenciado por desequilíbrios na função muscular em portadores de respiração bucal.[166,167] Nos primeiros anos do século XXI, alguns estudos têm referido associação entre o hábito da respiração bucal e mais frequência de oclusopatias do tipo mordida aberta anterior e mordida cruzada posterior.[69,137,167-169]

Considerações Finais

Tanto para a dentição decídua quanto para a permanente, a amplitude dos aspectos considerados para a avaliação das condições de oclusão confere aos estudos epidemiológicos características muito variadas, que dificultam as análises comparativas.

A magnitude da tendência secular de incremento na prevalência e gravidade das oclusopatias tem sido difícil de ser mensurada. Embora haja um grande número de estudos, os diferentes critérios para registro da condição oclusal limitam as comparações entre os resultados de levantamentos epidemiológicos diferentes. Apesar disso, pode-se considerar as oclusopatias como um problema de Saúde Pública, pois apresentam alta prevalência, possibilidade de prevenção e tratamento, e interferem na qualidade de vida dos indivíduos.

O uso de índices que consideram ora atributos fundamentalmente biológicos (anatomofuncionais), ora aspectos da subjetividade diagnóstica, tanto por parte do profissional (indicação de tratamento ortodôntico) quanto do indivíduo examinado (necessidade ou desejo de tratamento ortodôntico), demonstra que a tênue linha divisória entre a avaliação normativa e a subjetiva tem pouco significado prático.

A falta de uniformidade nos critérios empregados pelos estudos descritivos realizados em populações diversas, do ponto de vista de suas características étnicas e sociodemográficas, em períodos e regiões diferentes, tem dificultado o uso da epidemiologia como instrumento de análise centrado na tríade espaço, tempo e pessoa.

O uso simplificado dos indicadores de oclusopatia, classificando categorias de tratamento não necessário, duvidoso, necessário e urgente, pouco acrescenta em termos de diagnóstico de população, e os dados são insuficientes para o gestor de saúde pública, que precisa programar o atendimento das necessidades de tratamento, as estratégias populacionais de prevenção, planejamento e financiamento de intervenções focalizadas nas oclusopatias.

Tendo em vista a histórica e reconhecida escassez de recursos para a abordagem terapêutica das oclusopatias, uma abordagem preventiva poderia ser amplamente fortalecida com o uso apropriado das ferramentas da Epidemiologia. Isto requer mais que a descrição de aspectos quantitativos da distribuição de casos, mas também a identificação e avaliação de fatores de risco, como o uso de bico (chupeta), ausência de aleitamento materno, desvios do crescimento físico e algumas condições sistêmicas, entre outros, que poderiam ser precocemente abordados. Por outro lado, indicadores que utilizam critérios clínicos são suficientemente complexos, dificultando sua replicação e reprodutibilidade em condições de campo.

Sheiham[170] alertou para a importância de compartilhar as decisões entre os provedores de cuidados à saúde e a população por eles atendida, o que pode ser obtido por meio da avaliação envolvendo variáveis objetivas e subjetivas. O desenvolvimento de indicadores para a área ortodôntica ilustra esta questão, e destaca a importância do reconhecimento da relação entre os traços oclusais e fatores psicossociais. Seria desejável que o indicador de oclusopatia mais apropriado para aplicação em saúde coletiva tivesse alguns componentes do diagnóstico normativo, aliado a dados de caráter subjetivo, em que aspectos da cultura são considerados na avaliação do que é tido por oclusão aceitável, seja do ponto de vista estético, psíquico, funcional ou social.

O uso de informações subjetivas, além das condições clínicas, confere vantagens para compreender o comportamento relacionado à saúde bucal e amplia a avaliação dos dentes para além dos limites dos estudos epidemiológicos. Neste sentido, vários são os modelos propostos para descrever os desfechos considerados de impacto na saúde bucal. Por exemplo, Locker[171] sugeriu a avaliação do prejuízo psicossocial, da limitação de função, do desconforto e da desvantagem que os problemas bucais causam nos indivíduos. Outros exemplos de escalas que medem o impacto de condições bucais na qualidade de vida são o *Oral Health Impact Profile*,[172] *Social Impacts of Dental Disease*[173] e o *Oral Impact of Daily Performance*,[174] dentre outros. Infelizmente, estes índices foram desenvolvidos para a população adulta, a qual está mais exposta a outros problemas bucais, como as consequências da cárie dentária e dos problemas periodontais, existindo, atualmente, poucos estudos relacionados às oclusopatias.

Os estudos que avaliaram o impacto das oclusopatias na qualidade de vida dos indivíduos sugerem que os problemas oclusais, dependendo do tipo e do grau manifestado, podem ser aceitáveis do ponto de vista social. Por outro lado, os problemas que envolvem comprometimento estético como o apinhamento dentário anterior,[63,175,176] o diastema anterior[175] e a sobressaliência anterior superior (*overjet*),[63,176] além da presença de um conjunto de desordens oclusais moderadas ou graves.[177] estão associados a indivíduos que se consideram menos atraentes e com menos oportunidade de sucesso profissional. Uma aparência dentofacial desfavorável pode discriminar os indivíduos acometidos por estes problemas, tanto no inter-relacionamento pessoal como no ambiente de trabalho e de estudo, reduzindo suas oportunidades de vida. A crescente procura por tratamento ortodôntico parece estar associada à melhora na aparência dentofacial, gerada como resposta à avaliação social percebida pelos indivíduos.[63,175,176,178]

Estimar o impacto dos problemas oclusais e conhecer quais as condições de oclusão que mais afetam física e emocionalmente os indivíduos permitiria uma definição mais clara das condições oclusais a serem consideradas como problema de saúde pública, direcionando, dessa forma, os recursos para a prevenção e o tratamento das oclusopatias.

Referências

1. World Health Organization (WHO) and Fédération Dentarie Internationale. London: Quintessence; 1989.
2. Angle EH. Classification of malocclusion. Dent Cosmos. 1899;41:248-64.
3. Frazão P. Epidemiologia da oclusão dentária na infância e os sistemas de saúde. São Paulo, 1999 [Tese de Doutorado – Faculdade de Saúde Pública, Universidade de São Paulo].
4. Moyers RE. Handbooks. Handbooks of orthodontics. Chicago: Year Book Pub; 1959.
5. Viegas AR. Manual de Odontologia Sanitária: tomo IV. São Paulo: Massao Ohno; 1965.
6. Summers CJ. The occlusal index: a system for identifying and scoring occlusal disorders. Am J Orthod. 1971;59(6):552-67.
7. Simões WA. Prevenção de oclusopatias. Ortodontia. 1978;11:117-25.
8. Foster TD, Menezes DM. The assesment of occlusal features for public health planning purposes. Am J Orthod. 1976;69(1):83-90.
9. Department of Health and Social Security. The occlusal index committee. London: HMSO; 1987.
10. Elsasser WA. Studies of dentofacial morphology. I. A simple instrument for appraising variations. Angle Orthod. 1951;21:163.
11. Grainger RM. The orthodontic treatment priority index. Public Health Service Publication no. 1000 (Vital and Health Statistics) Series 2, n. 25. Washington DC: National Center for Health Statistics; 1967.
12. Dracker HL. Handicapping labio-lingual deviations: a propose index for public health purposes. Am J Orthod. 1960;46(4):295-305.
13. Bjork A, Helm S. Need for orthodontic treatment as reflected in the prevalence of malocclusion in various ethnic groups. Acta Odontol Scand. 1964;22:27-41.
14. Foster TD, Hamilton MC. Occlusion in the primary dentition. Br Dent J.1969;21:76-9.
15. Bezroukov V, Freer TJ, Helm S, Kalamkarov H, Sardo Infirri J, Solow B. Basic methods for recording occlusal traits. Bull World Health Organ. 1979;57(6):955-61.
16. Brook PH, Shaw WC. The development of an index of orthodontic treatment priority. Eur J Orthod. 1989;11(3):309-20.
17. de Oliveira CM, Sheiham A. Orthodontic treatment and its impact on oral health-related quality of life in Brazilian adolescents. J Orthod. 2004;31(1):20-7.
18. Lunn H, Richmond S, Mitropoulos C. The use of the index of orthodontic Treatment Need (IOTN) as a public health tool: a piloty study. Community Dent Health. 1993;10:111-21.
19. World Health Organization. Oral Health surveys: basic methods. Third edition. Geneva: WHO; 1987.

20. World Health Organization. (WHO). Oral health surveys: basic methods. 4. ed. Geneva: WHO; 1997.
21. Cons NC, Jenny J, Kohout FJ. DAI: the dental aesthetic index. Iowa City: College of Dentistry, University of Iowa; 1986.
22. Frazão P, Narvai PC. Socio-environmental factors associated with dental occlusion in adolescents. Am J Orthod Dentofacial Orthop. 2006;129:809-16.
23. Holmes A. The subjective need and demand for orthodontic treatment need. Br J Orthod. 1992;19(4):287-97.
24. Otuyemi OD, Sote EO, Isiekwe MC, Jones SP. Occlusal relationships and spacing or crowding of teeth in the dentitions of 3-4- yearold Nigerian children. Int J Paediatr Dent. 1997;7:155-60.
25. Juliani ALP. Prevalência de Oclusopatias e fatores associados em escolares de 12 anos do município de Palhoça, SC, Brasil, 2003. [Monografia de Especialização em Odontologia em Saúde Coletiva – Associação Brasileira de Odontologia – Secção Santa Catarina]. Brasil, 2003.
26. Brasil. Ministério da Saúde. SB2010 - Pesquisa Nacional de Saúde Bucal – 2010. Resultados principais. Brasília: Secretaria de atenção à saúde. Departamento de atenção básica. Coordenação Geral de Saúde Bucal; 2011.
27. Almeida ER, Narvai PC, Frazão P, Pinto ACG. Revised criteria for the assessment and interpretation of occlusal deviations in the deciduous dentition: a public health perspective. Cad de Saúde Pública. 2008;24:897-904.
28. Chaves MM. Manual de Odontologia Sanitária. São Paulo: Massao Ohno; 1960.
29. Brasil. Ministério da Saúde. Projeto SB Brasil 2003. Condições de saúde bucal da população brasileira: 2002-2003. Resultados principais. Brasília: Secretaria de atenção à saúde. Departamento de atenção básica. Coordenação de Saúde Bucal; 2004.
30. Newman GV, Newmark NJ. Prevalence of malocclusion in children six to fourteen years of age and treatment in preventable cases. J Am Dent Assoc. 1956;52(5):566-75.
31. Infante PF. Malocclusion in the deciduos dentition in white, black, and Apache Indian children. Angle Orthod. 1975;45(3):213-8.
32. Kisling E, Krebs G. Patterns of occlusion in 3-year-old Danish children. Community Dent Oral Epidemiol.1976;4:152-9.
33. De Vis H, De Boever JA, Van Cauwenberghe P. Epidemiolgic survey of functional conditions of the mastigatory system in Belgian children aged 3-6 years. Community Dent Oral Epidemiol. 1984;12(3):203-7.
34. Ghezzi F, Zallio F, Mazzarello GP, Tampelloni C. Indagine epidemiological sulla incidenza di carie e malocclusioni della dentatura decídua nei bambini delle scuole materne della USL 16 (Genova-Levante). Minerva Stomatologica. 1986;35:107-12.
35. Woon KC. Primary dentition occlusion in Chinese, Indian and Malay groups in Malaysia. Aust Orthod J. 1988;10(3):183-185.
36. Jones ML, Mourino AP, Bowden TA. Evaluation of occlusion, trauma, and dental anomalies in African-American children of metropolitan Headstart programs. J Clin Ped Dent. 1993;18(1):51-4.
37. Kharbanda OP, Sidhu SS, Shukla DK, Sundaram KR. A study of the etiological factors associated with the development of malocclusion. J Clin Ped Dent. 1994;18(2):95-8.
38. Kabue MM, Moracha JK, Ng'ang'a PM. Malocclusion in children aged 3-6 years in Nairobi, Kenya. East Afr Med J. 1995;72(4):210-2.
39. Stecksen-Blicks C, Holm AK. Dental caries, tooth trauma, malocclusion, fluoride usage, toothbrushing and dietary habits in 4-year-old Swedish children: changes between 1967 and 1992. Int J Paediatr Dent. 1995;5(3):143-8.
40. Trottman A, Elsbach BS. Comparasion of malocclusion in preschool black and white children. Am J Orthod Dent Orthop. 1996;110(1):69-72.
41. Farsi NMA, Salama FS. Characteristics of primary dentition occlusion in a group of Saudi children. Int J Pad Dent. 1996;6:253-9.
42. Johannsdottir B, Wisth PJ, Magnusson TE. Prevalence of malocclusion in 6-year-old Iceland children. Acta Odontol Scand. 1997;55(6):398-402.
43. Tschill P, Willian B, Sonko A. Malocclusion in the decíduos dentition of Caucasian children. Europ J Orthod. 1997;19(4):361-7.
44. Carvalho JC, Vinker F, Declerck D. Malocclusion, dental injuries and dental anomalies in the primary dentition of Belgian children. Int. J Paediatr Dent. 1998;8(2):137-41.
45. Legovic M, Mady l, Pelizzer S. Orthodontic anomalies in primary and permanent dentition – a longitudinal study. Coll Antropol. 1998;22(suppl):133-7.
46. Navarrete M, Espinoza AR. Prevalencia de anomalias dentomaxilares y sus características en

ninos de 2-4 anos. Odontol Chil. 1998;46(1):27-33.
47. Agurto PV, Diaz RM, Cádiz OD, Bobenrieth FK. Frecuencia de malos hábitos orales y su associación con el desarrollo de anomalias dentomaxilares en ninos de 3 a 6 años del área oriente de Santiago. Rev Chil Pediatr. 1999;70(6):470-82.
48. Alamoudi N. The prevalence of crowding, attrition, midline discrepancies and premature tooth loss in the primary dentition of children in Jeddah, Saudi Arabia. J Clin Pediatr Dent. 1999;24(1):53-8.
49. Báez A, Morón B, Alexis V, Lucchese E, Salazar CRV, Rivera L, Rivera FR de. Aproximación al perfil de occlusión dentaria en preescolares del municipio Maracaibo: estudio piloto. Acta Odontol Venez. 1999;37(2):11-20.
50. Thilander B, Pena L, Infante C, Parada SS, de Mayorga C. Prevalence of malocclusion and orthodontic treatment need in children and adolescent in Bogota, Colombia. An epidemiological study related to different stages of dental development. Eur J Orthod. 2001;23(2):153-67.
51. Batwala V, Mulogo EM, Arubaku W. Oral health status of school children in Mbarara, Uganda. Afr Health Sci. 2007;7(4):233-8.
52. Grabowski R, Stahl F, Gaebel M, Kundt G. Relationship between occlusal findings and orofacial myofunctional status in primary and mixed dentition. Part I: Prevalence of malocclusions. J Orofac Orthop. 2007;68(1):26-37.
53. Dimberg L, Lennartsson B, Söderfeldt B, Bondemark L. Malocclusions in children at 3 and 7 years of age: a longitudinal study. Eur J Orthod. 2011; p.31.
54. Berneburg M, Zeyher C, Merkle T, Möller M, Schaupp E, Göz G. Orthodontic findings in 4- to 6-year-old kindergarten children from southwest Germany. J Orofac Orthop. 2010;71(3):174-86.
55. Bhayya DP, Shyagali TR. Gender influence on occlusal characteristics of primary dentition in 4- to 6-year-old children of Bagalkot City, India. Oral Health Prev Dent. 2011;9(1):17-27.
56. Moura MS et al. Alterações na relação molar entre as dentaduras decídua e mista. Rev ABO Nac. 1994;2(5):333-9.
57. Florianópolis. Secretaria Municipal da Saúde e do Desenvolvimento Social. Saúde bucal na população de 3 a 12 anos de idade no município de Florianópolis, SC, Brasil, 1995 [Relatório técnico].
58. Peres MA, Peres KGA, Mario GJ, Pezzini A, Panizzi M. Prevalência de doenças bucais e necessidade de tratamento odontológico em crianças de 6 a 2 anos de idade do município de Chapecó, SC, 1996. Relatório final.
59. Tomita NE. Relação entre determinantes sócio-econômicos e hábitos bucais: influência na oclusão de pré-escolares de Bauru – SP, Brasil. Bauru, 1996. [Tese de doutorado – Faculdade de Odontologia de Bauru, Universidade de São Paulo].
60. Stiz AL. Prevalência da doença periodontal e da má oclusão dentária em escolares de 5 a 12 anos de idade de Camboriú –SC, 2000. São Paulo, 2001. [Dissertação de mestrado- Departamento de Prática de Saúde Pública, Faculdade de Saúde Pública, Universidade de São Paulo].
61. Chevitarese AB, Della Valle D, Moreira TC. Prevalence of malocclusion in 4-6 year old Brazilian children. J Clin Pediatr Dent. 2002,27(1):81-5.
62. Frazão P, Narvai PC, Latorre MRDO, Castellanos RA. Prevalência de oclusopatia na dentição decídua e permanente de crianças na cidade de São Paulo, Brasil, 1996. Cad Saúde Pública. 2002;18(5):1197-205.
63. Peres KG, Traebert ESA, Marcenes W. Diferenças entre autopercepção e critérios normativos na identificação das oclusopatias. Rev Saúde Pública. 2002;36(2):230-6.
64. de Castro LA, Modesto A, Vianna R, Soviero VL. Cross-sectional study of the evolution of the primary dentition: shape of dental arches, overjet and overbite. Pesquisa Odontol Bras. 2002;16(4):367-73.
65. Katz CR, Rosenblatt A, Gondim PP. Nonnutritive sucking habits in Brazilian children: effects on deciduous dentition and relationship with facial morphology. Am J Orthod Dentofacial Orthop. 2004;126(1):53-7.
66. Leite-Cavalcanti A, Medeiros-Bezerra PK, Moura C. Breast-feeding, bottle-feeding, sucking habits and malocclusion in Brazilian preschool children. Rev Salud Publica. 2007;9(2):194-204.
67. Silva Filho OG, Santamaria M Jr, Capelozza Filho L. Epidemiology of posterior crossbite in the primary dentition. Clin Pediatr Dent. 2007;32(1):73-8.

68. Gimenez CMM, Moraes ABA, Bertoz AP, Bertoz FA, Ambrosano GB. Prevalência de más oclusões na primeira infância e sua relação com as formas de aleitamento e hábitos infantis. Rev Dent Press Ortod Ortop Facial. 2008;13(2):70-83.
69. Hebling SR, Cortellazzi KL, Tagliaferro EP, Hebling E, Ambrosano GM, Meneghim MC, Pereira AC. Relationship between malocclusion and behavioral, demographic and socioeconomic variables: a cross-sectional study of 5-year-olds. J Clin Pediatr Dent. 2008;33(1):75-9.
70. Macena MC, Katz CR, Rosenblatt A. Prevalence of a posterior crossbite and sucking habits in Brazilian children aged 18-59 months. Eur J Orthod. 2009;31(4):357-61.
71. Albuquerque SSL, Duarte RC, Cavalcanti AL, Beltrão EM. Prevalência de más oclusões em crianças com 12 a 36 meses de idade em João Pessoa, Paraíba. Rev Dent Press Ortodon Ortop Facial. 2009,14(6):50-57.
72. Granville-Garcia AF, Ferreira JM, Menezes VA. Prevalence of anterior open bite and overjet preschoolers in the city of Recife (PE, Brazil). Ciênc Saúde Colet. 2010;15 Suppl 2:3265-70.
73. Carvalho AC, Viegas CM, Scarpelli AC, Ferreira FM, Pordeus IA, Paiva SM. Prevalence of malocclusion in primary dentition of a population-based sample of Brazilian preschool children. Eur J Paed Dent. 2011;12:107-11.
74. Romero CC, Scavone-Junior H, Garib DG, Cotrim-Ferreira FA, Ferreira RI. Breastfeeding and non-nutritive sucking patterns related to the prevalence of anterior open bite in primary dentition. J Appl Oral Sci. 2011;19(2):161-8.
75. Marquezan M, Marquezan M, Faraco-Junior IM, Feldens CA, J Kramer PF, Ferreira SH. Association between occlusal anomalies and dental caries in 3- to 5 year-old Brazilian children. J Orthod. 2011;38(1):8-14.
76. Vasconcelos FM, Massoni AC, Heimer MV, Ferreira AM, Katz CR, Rosenblatt A. Non-nutritive sucking habits, anterior open bite and associated factors in Brazilian children aged 30-59 months. Braz Dent J. 2011;22(2):140-5.
77. Weiland FJ, Jonke E, Bantleon HP. Secular trends in malocclusion in Austrian men. Eur J Orthod. 1997;19(4):355-359.
78. Lombardi AV, Bailit HL. Malocclusion in the Kwaio, a Melanesian group on Malaita, Solomon island. Am J Phys Anthropol. 1972;36:283-94.
79. França-Junior I. Mudança secular das estruturas de jovens na cidade de São Paulo, 1950-1976: Uma abordagem para discutir a saúde. São Paulo, 1998. [Tese de Doutorado - Fac. de Medicina da Universidade de São Paulo].
80. Brin I, Zwilling-Sellam O, Harari D, Koyoumdjisky E, Ben-Bassat Y. Does secular trends exist in the distribution of oclusal patterns? The Angle Orthod. 1998;68(1):81-4.
81. Scivier GA, Menezes DM, Parker CD. A pilot study to assess the validity of the Orthodontic Treatment Priority Index in English schoolchildren. Community Dent Oral Epidemiol. 1974;2:246-52.
82. Hirschowitz AS, Rashid AA, Cleaton-Jones PE. Dental caries, gingival health and malocclusion in 12-year-old urban Black schoolchildren from Soweto, Johannesburg. Community Dent Oral Epidemiol. 1981;9(2):87-90.
83. Helm S. Orthodontic treatment priorities in the Danish Child Dental Health Services. Community Dent Oral Epidemiol. 1982;10(5):260-3.
84. Steigman S, Kawar M, Zilberman Y. Prevalence and severity of malocclusion in Israeli Arab urban children 13 to 15 year og age. Am J Orthod. 1983;84(4):337-43.
85. Noar J, Portnoy S. Dental status of children in a primary and secondary school in rural Zâmbia. Int Dent J. 1991;41(3):142-8.
86. Estioko LJ, Wrihgt FAC, Morgan MV. Orthodontic treatment need of secondary schoolchildren in Heidelberg, Victoria: An epidemiologic study using the Dental Aesthetic Index. Community Dent Health. 1994;11(3):147-51.
87. Mugonzibwa EA. Variations in occlusal and space characteristics in a series of 6-18 year olds, in Ilala district, Tanzania. Afr Dent J. 1992;6:17-22.
88. Ghabrial E, Wiltshire WA, Zietsman ST, Viljoen E. The epidemiology of malocclusion in Zambian urban school children. SADJ. 1998;53(8):405-8.
89. Tapsoba H, Bakayoko-Ly R. Oral health status of 12-year-old schoolchildren in the province of Kadiogo, Burkina Faso. Community Dent Health. 2000;17(1):38-40.
90. Szöke A, Petersen PE. Evidence for dental caries decline among children in an East European country (Hungary). Community Dent Oral Epidemiol. 2000;28(2):155-60.
91. Chi J, Johnson M, Harkness M. Age changes in orthodontic treatment need: a longitudinal study of 10- and 13-year-old children, using the Dental Aesthetic Index. Aust Orthod J. 2000;16(3):150-6.

92. Goel P, Sequeira P, Peter S. Prevalence of dental disease amongst 5-6 and 12-13 year old school children of Puttur municipality, Karnataka State-India. J Indian Soc Pedod Prev Dent. 2000;18(1):11-7.
93. Onyeaso CO, Isiekwe MC. Oral habits in the primary and mixed dentitions of some Nigerian children: a longitudinal study. Oral Health Prev Dent. 2008;6(3):185-90.
94. Behbehani F. et al. Prevalence and severity of malocclusion in adolescent Kuwaitis. Med Princ Pract. 2005;14(6):390-5.
95. van Wyk PJ, Drummond RJ. Orthodontic status and treatment need of 12-year-old children in South Africa using the Dental Aesthetic Index. SADJ. 2005;60(8):334-6.
96. Gábris K, Márton S, Madléna M. Prevalence of malocclusions in Hungarian adolescents. Eur J Orthod. 2006; 28(5):467-70.
97. Perinetti G, Cordella C, Pellegrini F, Esposito P. The prevalence of malocclusal traits and their correlations in mixed dentition children: results from the Italian OHSAR Survey. Oral Health Prev Dent. 2008;6(2):119-29.
98. Manzanera D, Montiel-Company JM, Almerich-Silla JM, Gandía JL. Orthodontic treatment need in Spanish schoolchildren: an epidemiological study using the Index of Orthodontic Treatment Need. Eur J Orthod. 2009;31(2):180-3.
99. Sidlauskas A, Lopatiene K. The prevalence of malocclusion among 7-15-year-old Lithuanian schoolchildren. Medicina (Kaunas). 2009;45(2):147-52.
100. Borzabadi-Farahani A, Borzabadi-Farahani A, Eslamipour F. Malocclusion and occlusal traits in an urban Iranian population. An epidemiological study of 11- to 14-year-old children. Eur J Orthod. 2009;31(5):477-84.
101. Murshid ZA, Amin HE, Al-Nowaiser AM. Distribution of certain types of occlusal anomalies among Saudi Arabian adolescents in Jeddah city. Community Dent Health. 2010;27(4):238-41.
102. Aliaga-Del Castillo A, Mattos-Vela MA, Aliaga-Del Castillo R, Castillo-Mendoza. C. Maloclusiones em niños y adolescentes de caseríos y comunidades nativas de La Amazonía de Ucayali, Peru. Rev Peru Med Exp Salud Publica. 2011;28(1):87-91.
103. Mello TRC, Antunes JLF. Prevalência e severidade dos agravos de oclusão e necessidade de tratamento ortodôntico em escolares da região rural de Itapetininga – SP. RPG Rev Pós-Grad. 2002;9:281.
104. Frazão P, Narvai PC, Latorre MRDO, Castellanos RA. Are severe occlusal problems more frequent in permanent than deciduous dentition? Rev Saúde Pública. 2004;38(2):247-254.
105. Marques LS, Barbosa CC, Ramos-Jorge ML, Pordeus IA, Paiva SM. Prevalência da maloclusão e necessidade de tratamento ortodôntico em escolares de 10 a 14 anos de idade em Belo Horizonte, Minas Gerais, Brasil: enfoque psicossocial. Cad. Saúde Pública. 2005;21(4):1099-1106.
106. Traebert ESA, Peres MA. Do malocclusion affect the individual´s oral health-related quality of life? Oral Health and Prev Dent. 2007;5:3-12.
107. Suliano AA, Rodrigues MJ, de França Caldas A Jr, da Fonte PP, Porto-Carreiro Cda F. Prevalence of malocclusion and its association with functional alterations of the stomatognathic system in schoolchildren. Cad Saúde Pública. 2007;23(8):1913-23.
108. Marques CR. Determinação da necessidade de tratamento ortodôntico em escolares da cidade do Recife. [dissertação]. Recife (PE). Universidade Federal de Pernambuco; 2005.
109. Grando G, Young AA, Vedovello Filho M, Vedovello SA, Ramirez-Yañez GO. Prevalence of malocclusions in a young Brazilian population. Int J Orthod Milwaukee. 2008;19(2):13-6.
110. Dias PF, Gleiser R. Orthodontic treatment need in a group of 9-12-year-old Brazilian schoolchildren. Braz Oral Res. 2009;23(2):182-9.
111. Martins M da G, Lima KC. Prevalence of malocclusions in 10- to 12-year-old schoolchildren in Ceará, Brazil. Oral Health Prev Dent. 2009;7(3):217-23.
112. Peres MA, Barros AJ, Peres KG, Araújo CL, Menezes AM, Hallal PC, Victora CG. Oral health follow-up studies in the 1993 Pelotas (Brazil) birth cohort study: methodology and principal results Cad Saúde Pública. 2010;26(10):1990-9.
113. Meyers A, Hertzberg J. Bottle feeding and malocclusion: Is there an association? Am J Dentofac Orthop. 1988;93:149-52.
114. Moron BA, Baez A, Rivera L, Hernandez N, Rivera N, Luchese E. Perfil de la occlusion del niño en edad preescolar. Factores de beneficio y riesgo. Acta Odontol Venez. 1995;35(1):12-5.
115. Garcia VMN, Garcia MAN, Remigio JRL, Martin LAK. Salud oral de los escolares de Ceuta. Influencias de la edad, el género, la etnia y el

nivel socioeconómico. Rev Esp Salud Pública. 2001;75(6):541-50.
116. Silva Filho OG, Freitas SF, Cavassan AO. Prevalência de oclusão normal e má oclusão em escolares da cidade de Bauru (São Paulo). Parte II: influência da estratificação sócio-econômica. Rev Odontol Univ São Paulo. 1990b;4(3):189-96.
117. Infante PF. An epidemiologic study of finger habits in preschool children, as relates to malocclusion, socioeconomic status, race, Sex, and size of community. J Dent Child. 1976;43(165):33-8.
118. Paunio P, Rautava P, Sillanpää M. The finnish family competence study: the effects of living conditions on sucking habits in 3-year-old Finnish children and the association between these habits and dental occlusion. Acta Odontol Scand. 1993;51:23-9.
119. Tomita NE, Bijella VT, Franco LJ. Relação entre hábitos bucais e má oclusão em pré-escolares. Rev de Saúde Pública. 2000;34(3):299-303.
120. Barcker DJP. Mothers, babies and disease in later life. London: BMJ Publishing Group; 1994.
121. Kuh D, Ben-Shlomo Y. A life course approach to chronic disease epidemiology. Oxford: Oxford University Press; 1997.
122. Peres MA, Latorre MRD, Sheiham A, Barros FC, Hernandez PG, Maas AM, Romano AR, Victora CG. Social and biological early life influences on severity of dental caries in children aged 6 years. Community Dent Oral Epidemiol. 2005;33(1):53-63.
123. Ngan P, Fields HW. Open bite: a review of etiology and management. Pediatr Dent. 1997;19(7):91-8.
124. Thomaz EBAF, Valença AMG. Associação entre déficit de peso e apinhamento na dentição decídua. J. Pediatr. 2009;85(2):110-116.
125. Levine RS. Briefing paper: Oral aspects of dummy and digit sucking. Br Dent J. 1999; 186(3):108.
126. Kholer L, Hoist K. Malocclusion and sucking habits of four-year-old children. Acta Paediatr Scand. 1973;62:373-9.
127. Larsson E. Prevalence of crossbite among children with prolonged dummy- and finger- sucking habit. Swed Dent J. 1983;7:117-9.
128. Adair SM, Milano M, Lorenzo I, Russel C. Effects of current and former pacifier use on the dentition of 24- to 59- month-old children. Pediatr Dent. 1995;17(7):437-44.
129. Nanda RS, Khan I, Anand R. Effect of oral habits on the occlusion in preschool children. J Dent Child. 1972;39:449-52.
130. Popovich F, Thompson GW. Thumb and finger sucking: its relation to malocclusion. Am J Orthod. 1973;63(2):148-55.
131. Oliveira SF. Oclusão e hábitos de sucção: estudo em pré-escolares de Piracicaba. Piracicaba, 1981. [Dissertação de Mestrado – Faculdade de Odontologia de Piracicaba, Universidade Estadual de Campinas].
132. Adair SM, Milano M, Dushku JC. Evaluation of the effects orthodontics pacifiers on the primary dentitions of 24-59 month old children: preliminary study. Pedaitric Dent. 1992;14:13-8.
133. Ogaard B, Larsson E, Lindsten R. The effect of sucking habits, cohort, sex, intercanine arch widths, and breast or bootle feeding on posterior crossbite in Norwegian a Swedish 3-year-old children. Am J Orthod. 1994;106:161-6.
134. Farsi NMA, Salama FS. Sucking habits in children: prevalence, contributing factors and effects on the primary dentition. Pediatr Dent. 1997;19(1):28-33.
135. Serra Negra JMC. et al. Estudo da associação entre aleitamento, hábitos bucais e maloclusões. Rev. Odontol. Univ. São Paulo. 1997;11(2):79-86.
136. Warren JJ, Bishara SE. Duration of nutritive and nonnutritive sucking behaviors and their effects on the dental arches in the primary dentition. Am J Orthod Dentofac Orthop. 2002;121:347–56.
137. Góis EGO, Ribeiro-Junior HC, Vale MPP, Paiva SM; Serra-Negra JMC, Ramos-Jorge ML; Pordeus IA. Influence of Nonnutritive Sucking Habits, Breathing Pattern and Adenoid Size on the Development of Malocclusion. Angle Orthod. 2008;78(4):647-54.
138. Jabbar NS, Bueno AB, Silva PE, Scavone-Junior H, Inês Ferreira R. Bottle feeding, increased overjet and Class 2 primary canine relationship: is there any association? Braz Oral Res. 2011;25(4):331-7.
139. Peres KG, Barros AJD, Peres MA, Victora CM. Effects of breastfeeding and sucking habits on malocclusion in a birth cohort study. Rev Saúde Pública. 2007;41:343-50.
140. Peres KG, Latorre MRDO, Sheiham A, Peres MA, Victora CG, Barros FC. Social and biological early life influences on the prevalence of open bite in Brazilian 6-year-olds. Int J Paediatr Dent, 2007;17:41-9.

141. Peres KG, Cascaes AM, Barros AJD, Peres MA, Effect of predominat breastfeeding on malocclusion: follow-up study. IEA World Congress of Epidemiology, 2011. Edimburgh, Scoltland.
142. Zadik D, Stern N, Litner M. Thumb- and pacifier-sucking habits. Am J Orthod. 1977;71(2):197-201.
143. Schlömer R. Influence of thumb sucking and pacifiers on deciduous teeth. Fortschr Kieferorthop. 1984;45(2):141-8.
144. Castelani G, Bertele GP, Zerman N. Indagine epidemiologica nelle scuole materne del Comune di Verona sull'incidenza della carie, delle malocclusioni e delle abitudini viziate che possono influire sul normale sviluppo delle strutture scheletriche facciali del bambino. Minerva Stomat. 1987;36(3):121-5.
145. Fukuta O, Braham RL, Yokoi K, Kurosu K. Damage to the primary dentition resulting from thumb and finger (digit) sucking. ASDC J Dent Child. 1996;63(6):403-7.
146. Lindsten R, Larsson E, Ogaard B. Dummy-sucking behaviour in 3-year old Norwegian and Swedish children. Eur J Orthod. 1996;18(2):205-9.
147. Karjalainen S, Rönning O, Lapinleimu H, Simmel O. Association between early weaning, non-nutritive sucking habits and occlusal anomalies in 3 year-old Finnish children. Int J Paediatr Dent. 1999;9:169-73.
148. Wainio HL, Varrela J, Alanen P. Early oral sucking habits and occlusal development in the primary dentition. J Dent Res. 2000;79(5):1301.
149. Peres KG de A. Oclusopatias na dentição decídua: acúmulo de riscos do nascimento à primeira infância. São Paulo, 2002 [Tese de Doutorado – Faculdade de Saúde Pública, Universidade de São Paulo].
150. Scavone H Jr, Ferreira RI, Mendes TE, Ferreira FV. Prevalence of posterior crossbite among pacifier users: a study in the deciduous dentition. Braz Oral Res. 2007;21(2):153-8.
151. Duncan K, McNamara C, Ireland AJ, Sandy JR. Sucking habits in childhood and the effects on the primary dentition: findings of the Avon Longitudinal Study of Pregnancy and Childhood. Int J Paediatr Dent. 2008;18(3):178-88.
152. Heimer MV, Tornisiello Katz CR, Rosenblatt A. Non-nutritive sucking habits, dental malocclusions, and facial morphology in Brazilian children: a longitudinal study. Eur J Orthod. 2008;30(6):580-5.
153. Melink S, Vagner MV, Hocevar-Boltezar I, Ovsenik M. Posterior crossbite in the deciduous dentition period, its relation with sucking habits, irregular orofacial functions, and otolaryngological findings. Am J Orthod Dentofacial Orthop. 2010;138(1):32-40.
154. Montaldo L, Montaldo P, Cuccaro P, Caramico N, Minervini G. Effects of feeding on non-nutritive sucking habits and implications on occlusion in mixed dentition. Int J Paediatr Dent. 2011;21(1):68-73.
155. Legovic M. Ostric L. The effects of feeding methods on the growth of the jaws in infants. J Dent Child. 1991;58:253-5.
156. Picard PJ. Bottle feeding as preventive orthodontics. J. Calif State Dent Assoc. 1959;35:90-5.
157. Drane D. The effect of use of dummies and teats on orofacial development. Breastfeeding Review. 1996;4:59-64.
158. Davis DW, Bell PA. Infant feeding practices and occlusal outcomes: a longitudinal study. J Can Dent Assoc. 1991;57(7):593-4.
159. Degano MP, Degano RA. Breastfeeding and oral health. A primer for the dental practitioner. N Y State Dent J. 1993;59(2):30-2.
160. Viggiano D, Fasano D, Monaco G, Strohmenger L. Breast feeding, bottle feeding, and non-nutritive sucking; effects on occlusion in deciduous dentition. Arch Dis Child. 2004;89(12):1121-3.
161. Perin PCP, Bertoz FA, Saliba NA. Influência da fluoretação da água de abastecimento público na prevalência de cárie dentária e maloclusão. Rev Fac Odontol Lins. 1997;10(2):10-5.
162. Ben-Bassat Y, Harari D, Brin I. Occlusal traits in a group of school children in an isolated society in Jerusalem. Br J Orthod. 1997;24(3):229-35.
163. Bortoluzzi DA. Prevalência de cárie e oclusopatias em escolares de 6 anos de idade de escolas públicas no município de Joaçaba, Santa Catarina. Joaçaba 2001. [Monografia de Especialização em Saúde Coletiva, Associação Brasileira de Odontologia (ABO), seção Santa Catarina]. Brasil, 2001.
164. Linder-Aronson S. Adenoids: Their effects on mode of breathing and nasal airflow and their relationship to characteristics of the facial skeleton and the dentition. A biometric, rhinomonometric and cephalometro-radiographic study on children with and withouth adenoids. Acta Otolaryngol. 1970;(suppl) 265:1-132.

165. Shetty SR, Munshi AK. Oral habits in children – a prevalence study. J Indian Soc Pedod Prev Dent. 1998;16(2):61-6.
166. Emslie RD, Massler M, Zwemer JD. Mouth breathing. I. Etiology and effects (a review). J Am Dent Assoc. 1952;44:506-521.
167. Souki BQ, Pimenta GB, Souki MQ, Franco LP, Becker HMG, Pinto JA. Prevalence of malocclusion among mouth breathing children: Do expectations meet reality? Int J Pediat Otorhinolaryngol. 2009;73:767-73.
168. Kharbanda OP, Sidhu SS, Sundaram K, Shukla DK. Oral habits in school going children of Delhi: a prevalence study. J Indian Soc Pedod Prev Dent. 2003;21(3):120-4.
169. Menezes VA, Leal RB, Pessoa RS, Pontes RMES. Prevalence and factors related to mouth breathing in school children at the Santo Amaro project-Recife, 2005. Rev Bras Otorrinolaringol. 2006;72(3):394-9.
170. Sheiham A. A determinação de necessidades de tratamento odontológico: uma abordagem social. In: Pinto VG. Saúde bucal coletiva. São Paulo, Ed. Santos. 2000; 223-50.
171. Locker D. Measuring oral health: a conceptual framework. Community Dent Health. 1988;5(1):3-18.
172. Slade GD, Spencer AJ. Development and evaluation of the Oral Health Impact Profile. Community Dent Health. 1994;11(1):3-11.
173. Leão A, Sheiham A. The development of a socio-dental measure of dental impacts on daily living. Community Dent Health. 1996;13(1):22-6.
174. Adulyanon S, Sheiham A. Oral impacts on daily performances. In: SLADE, G.D. (ed.) Measuring oral health and quality of life. Chapel Hill: University of North Carolina. 1997.
175. Kerosuo H, Hausen H, Laine T, Shaw W. The influence of incisal malocclusion on the social attractiveness of young adults in Finland. European J Orthod. 1995;17:505-12.
176. Traebert ESA. Impacto das doenças bucais na qualidade de vida de adultos jovens. [Dissertação Mestrado em Saúde Pública] Universidade Federal de Santa Catarina, 2004.
177. Peres KG, Barros AJD, Anselmi L, Peres MA, Barros FC. Does malocclusion influence the adolescent's satisfaction with appearance? A cross-sectional study nested in a Brazilian birth cohort. Community Dent Oral Epidemiol. 2008;36:137-143.
178. Shaw WC. Factors influencing the desire for orthodontic treatment. Eur J Orthod. 1981;3(3):151-62.

Capítulo 7

Dor Orofacial

Paulo Sávio Angeiras de Goes
Mauricio Kosminsky
José Tadeu Tesseroli de Siqueira
Maria de Fátima Pinto Ribeiro

Introdução

Dor orofacial é condição de alta prevalência, e tem impacto significativo no indivíduo e na sociedade, constituindo um problema importante de saúde pública. Estima-se que mais de 80% da população apresenta ao longo da vida dor severa nessa região, a ponto de buscar o serviço de saúde.[1] Em um estudo em que foram avaliadas a presença e a distribuição geográfica de dor nos últimos 6 meses verificou-se que a condição mais prevalente é a lombalgia (41%), seguida pela cefaleia (26%), dor abdominal (17%) e dor toráxica (12%). Os resultados desse estudo sugerem que a dor orofacial é também bastante prevalente, acometendo 12% da amostra pesquisada.[2]

A epidemiologia contribui para incrementar o conhecimento sobre a história natural das doenças. Há dificuldades inerentes ao estudo da história natural das dores. Elas são decorrentes de ampla variação temporal, e dos diversos níveis de severidade na apresentação desse sintoma. A persistência de dor por período prolongado pode modificar seu quadro clínico. Quanto ao aspecto temporal, a dor pode ser classificada como assintomática, aguda, recorrente ou crônica. Por exemplo, uma artralgia aguda da articulação temporomandibular (ATM) deve receber tratamento o mais prontamente possível. Através dos conhecimentos disponíveis sobre a história natural da dor, foi possível observar que a persistência do sintoma por um período prolongado pode vir a ter repercussões importantes. A dor pode tornar-se recorrente e, posteriormente, crônica. Artralgia crônica pode implicar em maiores perdas de dias de trabalho e, em alguns casos, apresentar envolvimento psicossocial relevante. O tratamento desse quadro pode requerer custos altos para o sistema de saúde.

Conceito de Dor

Na cultura ocidental, dor esteve inconscientemente relacionado à culpa. A palavra inglesa *pain* é associada a um termo do latim usado para designar pena ou punição. Essa associação sugere que a dor possa ser um castigo que pune alguém culpado de algo. No século XIX, os estudos relacionados à Neurofisiologia estabeleceram que a dor era apenas um fenômeno nociceptivo, ou seja, uma resposta a um dano tecidual. O conceito atual, estabelecido pela Associação Internacional para Estudos da Dor (IASP), define-a como "uma experiência sensitiva e emocional desagradável, associada a um dano tecidual real ou potencial, ou descrita em termos deste dano".[2] Por este conceito é possível entender a dor não apenas um estímulo nociceptivo. Incorporado ao sintoma, encontram-se componentes psicossociais e comportamentais importantes. A variação temporal dos fatores associados à dor, bem como o caráter subjetivo da aferição de sua intensidade, pode induzir a erros de mensuração, durante a coleta de dados para estudos epidemiológicos.

Outra questão relevante diz respeito ao fato de que eventos que no passado geraram dor formam uma memória negativa que é acionada quando se repetem. Essa memória parece contribuir para a experiência de dor, mas representa apenas uma parte do componente psicológico associado. Algumas dores e alguns pacientes são mais ou menos influenciados por esses fatores. A percepção da dor pode variar também de acordo com o grupo étnico.[3] Bonica[4] indicou respostas diferentes à dor por parte de grupos étnicos distintos, como mais ou menos propensão para a manifestação do sofrimento. Também se supõe haver diferenças de ordem individual para a percepção da dor. Na teoria da hereditariedade, por exemplo, alguns indivíduos apresentam predisposição para vivenciar de forma mais intensa os sintomas relacionados à dor.[5] Do ponto de vista biológico, níveis diferentes na biodisponibilidade de opioides endógenos, níveis altos de neurotransmissores excitatórios, como a substância P, ou níveis baixos de neurotransmissores inibitórios, como serotonina e norepinefrina, podem modular a intensidade da dor.[6]

Conceito de Dor Orofacial

Definir dor orofacial com o objetivo de realizar estudos epidemiológicos não é uma tarefa fácil.[7] Esse termo designa as dores cuja origem está localizada abaixo da linha meato-orbital, acima do pescoço e em posição anterior ao ouvido, incluindo a cavidade bucal.[8,9] Ela é definida pela Academia Americana de Dor Orofacial como sendo "uma condição dolorosa associada a tecidos duros e moles da cabeça, face, pescoço e todas as estruturas intraorais", o espectro de diagnóstico inclui as odontalgias, cefaleias, dores musculoesqueléticas, dores neurogênicas, dores decorrentes de transtornos na saúde mental (p. ex., depressão) e dor do câncer, entre outras.[10]

Dor que ocorre no segmento de cabeça e pescoço pode ser associada a inflamação, neoplasias, doenças oftalmológicas, neurológicas, psiquiátricas, ortopédicas, além de outros transtornos.[11] Várias dessas condições apresentam-se como dor orofacial. As dificuldades de estabelecer a conexão entre os sintomas e a doença podem ser relacionadas com a falta de conhecimento dos mecanismos centrais e periféricos da dor, bem como a incerteza quanto à etiologia e patogênese de várias dessas condições.[12]

O diagnóstico das dores que acometem o segmento orofacial pode requerer um exame detalhado, em decorrência ainda do fenômeno da dor referida ou difusa. Não são raros os pacientes que percorrem diversos ambulatórios e persistem com os sintomas. Uma alteração pulpar pode simular otite, sinusopatia ou disfunção temporomandibular. Por outro lado, uma alteração na musculatura mastigatória pode simular dor de dente. A superposição dos diversos sintomas associados aos vários grupos diagnósticos da região de cabeça e pescoço estabeleceu a necessidade de um maior conhecimento do comportamento dessas doenças, tendo em vista que as falhas nesses diagnósticos podem acarretar implicação para os pacientes, e altos custos para o sistema de saúde. Não são raros os casos em que diversos dentes são extraídos por erros de diagnóstico. Outra questão relevante relacionada às dores orofaciais diz respeito a sua localização. A região do trigêmeo compreende uma série de estruturas anatômicas responsáveis pela expressão de emoções e comunicação. A presença de dor nessa região pode levar a um sofrimento com características diferentes das que ocorrem em outros segmentos do corpo.

Conceito de Dor Aguda e Crônica

Na elaboração de políticas públicas de saúde e na prática clínica, é importante diferenciar dois tipos de dores, a aguda e a crônica. A dor aguda é o fenômeno transitório associado a alguma doença, cuja finalidade é informar a possibilidade de algum dano tecidual prestes a ocorrer, ou alguma alteração já presente no organismo. A dor aguda tem também a função de evitar um dano maior ao tecido, pela necessidade do repouso no segmento lesionado. Ela aparece subitamente e tende a desaparecer após a cura da lesão.

Por outro lado, a dor crônica tem sido descrita como de etiologia ainda não identificada.[13] É uma condição que persiste mesmo após a cura da alteração tecidual e não aparenta cumprir função específica. Nesse sentido, a dor aguda pode ser considerada um sintoma, enquanto a dor crônica é uma doença, ainda que associada a outras doenças que promoverem sintomas constantes durante longo período. A dor crônica é capaz de afetar diversos domínios da vida, e é associada a distúrbios do sono, perda de apetite, fadiga, perda da libido, da autoestima e das interações sociais. Pacientes portadores de dor orofacial crônica com frequência peregrinam por diversos centros de assistência, acumulando decepções e, por vezes, quebra de confiança na relação profissional-paciente, pela não resolução dos sintomas. Esses pacientes são, muitas vezes, rotulados como portadores de doenças inexplicáveis.[14]

Do ponto de vista epidemiológico, definir dor orofacial crônica continua apresentando alto grau de subjetividade. O subcomitê de taxonomia da IASP identifica três categorias: dor que se iniciou a menos de um mês, dor com duração entre um e 6 meses e dor com duração de mais de 6 meses. Entretanto, essa classificação apresenta problemas, e é difícil classificar como agudo ou crônico os pacientes que apresentam recorrências da dor com diferentes períodos de duração.[10] Não obstante, é importante haver critérios explícitos para a realização de estudos, de modo a minimizar e controlar erros na seleção e classificação da amostra.

Para fins de pesquisa, a IASP sugere que se considere dor crônica a condição que persiste mais de 6 meses.[15] Recentemente, Von Korff e Dunn,[16] estudando pacientes com lombalgia, cefaleias e dor orofacial de origem muscular, sugeriram que a cronicidade seja indicada não apenas pelo número de dias, conforme sugere a IASP, mas também pelo comprometimento da qualidade de vida (alterações do sono, humor, depressão, afastamento do trabalho, etc.).

As dores orofaciais agudas são comumente associadas às estruturas intrabucais como dentes e periodonto. As dores orofaciais crônicas com frequência apresentam origem musculoesquelética, vascular ou neuropática. As dores musculoesqueléticas têm origem em músculos, fáscia, tendões, ligamentos e superfícies articulares.

Classificação da Dor Orofacial

A investigação epidemiológica pressupõe uma definição objetiva do grupo diagnóstico. A dor quando localizada na face, a identificação de sua origem pode representar um grande desafio. Os fatores que contribuem para essa dificuldade incluem: (a) grande variedade componentes anatômicas, ocorrendo referência da dor de uma estrutura para outra, (b) inervação extensa dos tecidos na região orofacial, (c) ampla variedade de doenças, associada à vasta sobreposição de sinais e sintomas dessas enfermidades, (d) diversos tipos de dores a que são suscetíveis a face e, ainda, (e) uma grande variação na percepção da dor entre os pacientes. Todos esses fatores contribuem para a difícil tarefa de estabelecer um diagnóstico correto.[17]

As dores orofaciais são classificadas de acordo com critérios diagnósticos, os quais são representados por sinais e sintomas, e não por fatores etiológicos. Para muitas doenças associadas a essas dores, os dados subjetivos coletados na anamnese têm mais peso que os dados objetivos registrados no exame físico ou em exames complementares. Por ser a dor um construto multidimensional informado pelo paciente e, portanto, de ordem subjetiva, é necessário empregar técnicas especiais de validação dos instrumentos de coleta de dados, para minimizar os erros de interpretação desses dados. Uma consideração crítica deve-se ao fato de que várias estruturas da região de cabeça e pescoço podem apresentar doenças com padrões similares de dor, o que pode implicar em erro de classificação.

Como exemplo, questionários de triagem comumente são validados confrontando grupos de pacientes com disfunção temporomandibular (DTM) e pacientes assintomáticos. Essa metodologia estabelece instrumentos adequados para estudos de base populacional, entretanto, pode apresentar baixa especificidade quando se deseja identificar pacientes com DTM, dentre aqueles com dor orofacial. Isso se deve à superposição dos sinais e sintomas das diversas doenças que acometem essa região. Araújo et al.[18] desenvolveram um questionário que cumpre os objetivos de simplicidade, sensibilidade, especificidade e consistência interna, para identificar pacientes com algum subtipo de DTM, dentre aqueles que apresentam queixas de dores orofaciais. O instrumento pode ser empregado para triagem em pesquisa e na prática clínica dos profissionais que atuam na área de dor craniocervical.

Dworkin et al.[19] também desenvolveram um conjunto de critérios diagnósticos para a pesquisa em DTM, denominado *Research Diagnostic Criteria for Temporomandibular Disorders*, internacionalmente conhecido pela sigla RDC/TMD, o qual tem uma abordagem multiaxial, avalia em conjunto os aspectos clínicos da DTM (Eixo I) e os fatores psicossociais e psicológicos (Eixo II), sendo, atualmente, considerado um instrumento de eleição, universalmente aceito e validado, para pesquisas epidemiológicas em DTM.[20]

Dor: Aspectos Teóricos e Metodológicos da sua Medição

Um dos grandes problemas para o estudo da Epidemiologia da dor refere-se à definição e operacionalização de sua medição enquanto desfecho clínico. Após uma definição precisa de qual é a dor que se pretende estudar, deve-se ter em mente que o propósito de medir é, por definição, regido pela atribuição de valores a um conceito. Dessa forma, os estudos epidemiológicos da dor devem oferecer uma descrição bastante detalhada da dor, para viabilizar alguma quantificação.

Existem métodos quantitativos e qualitativos para a aferição da dor. O método mais comum refere-se ao autorrelato de dor. Medidas baseadas nesse método não têm como objetivo medir a nocicepção de dor, mas sim sua experiência. Dessa forma, para o desenvolvimento e a medição de quadros de dor haveria pelo menos três dificuldades imediatas. Primeiro, a dor deve ser considerada um construto ou uma variável latente, o que impede sua medida direta. Ou seja, sua existência é inferida a partir de observações associadas à experiência de dor. Segundo, a dor é uma experiência complexa e difícil de ser medida como construto unidimensional. Terceiro, o autorrelato de dor é por si só um comportamento, o qual pode ser influenciado por fatores cognitivos, culturais e emocionais. Tudo isso interfere no contexto em que a medição é feita, nos motivos de sua aferição e no sujeito que a avalia.

Para fazer frente a essa dificuldade, foi proposto um modelo contextual da dor.[21] De acordo com este modelo, três dimensões distintas da dor deveriam ser avaliadas em estudos populacionais: intensidade de dor, o quanto ela afeta o indivíduo e qual sua localização. Em adição a este modelo, outras dimensões podem ser consideradas, em especial aquelas relativas ao quanto a experiência de dor interfere nas atividades diárias dos indivíduos, como o trabalho, o sono e as interações sociais (Quadro 7.1).

Os critérios para que uma medida de intensidade da dor seja aceita foram descritos: a medida deve ter como parâmetro o zero verdadeiro; deve ser livre de vieses presentes em alguns métodos psicológicos; deve ser testada em relação a sua precisão e confiabilidade; ser útil em cenários diferentes (clínico ou experimental); confiável para a comparação de tipos distintos; deve ser generalizável; sensível a mudanças de nível; deve ser simples para

Quadro 7.1 – Dimensões a serem avaliadas em estudos epidemiológicos de dor.

Dimensão	Conceito	Instrumento de medida (exemplos)
Intensidade	Estimativa quantitativa da severidade de dor	VAS (Escala analógica visual) VRS (Escala verbal) NRS (Escala numérica)
Efeito	Efeito emocional que a dor pode produzir	Questionário McGill
Localização	Autopercepção da localização da dor	Questionário McGill

poder ser usada por pacientes; e deve avaliar separadamente as dimensões sensoriais das dimensões afetivas.[22,23]

As medidas mais comuns para medir a intensidade da dor são as escalas analógica visual (VAS), verbal (VRS) e a numérica (NRS). As escalas VAS consistem de uma linha de 10 cm, cujos limites estão marcados com os extremos da dor. Neste tipo de escala, os pacientes são solicitados a indicar qual o ponto da linha melhor representa a intensidade de sua dor. As escalas verbais (VRS) consistem de uma lista de adjetivos que descrevem diferentes níveis de intensidade de dor. Essas escalas devem incluir adjetivos extremos desta dimensão e adjetivos adicionais que capturem gradações de intensidade. Nas escalas numéricas (NRS), os pacientes são solicitados a avaliar a dor que está sentido numa escala que vai de 0 a 10, ou de 0 a 100, com a compreensão de que esses números representam os extremos de intensidade contínua da dor.

Todas estas escalas apresentam vantagens e desvantagens, daí a necessidade de se avaliarem suas características para a escolha da melhor escala em cada situação de interesse. Todas foram avaliadas favoravelmente quanto à validade, e seus escores devem ser tratados como dados contínuos, à exceção da escala verbal, cujos escores são do tipo ordinal.[24,25] Outro detalhe importante na escolha da escala é a faixa etária da população a ser avaliada, pois a maioria dessas escalas foi testada e avaliada com pacientes adultos, necessitando de adaptações para serem aplicadas a crianças.

As medidas para avaliar a dor em crianças são classificadas de modo análogo às que medem a dor no adulto. Estudos realizados com crianças têm se baseado em estimativas feitas por seus pais.[26,27] Apesar de terem alguma correspondência, as avaliações de dor feitas pelas próprias crianças e as feitas por seus pais não são idênticas.[28] Não devemos perder de vista a perspectiva de que a dor é, por definição, um fenômeno subjetivo, o que torna imprecisa qualquer medida não baseada no autorrelato.

Algumas revisões têm sido publicadas sobre avaliação e medição de dor em crianças.[29-33] Contudo, o grande número de escalas desenvolvidas para o registro do autorrelato de dor em crianças sugere que nenhuma escala é ideal para aplicações em todas as idades. Desta forma, para a seleção da escala para uso em crianças, deve-se considerar sua faixa etária (indicador direto de seu desenvolvimento e maturidade cognitiva), a categoria da dor (aguda ou crônica) e se as medidas a serem tomadas serão utilizadas para o diagnóstico clinico ou epidemiológico.

Uma série de estudos avaliou a habilidade de as crianças utilizarem as escalas VAS (Figs. 7.1 e 7.2) para medir dor aguda, crônica ou recorrente.[29,33] Concluiu-se que crianças e adolescentes de 3 a 16 anos de idade poderiam usar as escalas VAS e a escala de faces afetivas (FAS) para avaliar a intensidade de diferentes tipos de dor aguda provocada por procedimentos médicos ou manifesta em suas atividades diárias, por episódios de dores recorrente, pós-cirúrgica, fantasma e crônica. Geralmente, crianças com mais de 5 anos de idade são hábeis para utilizar as escalas VAS de forma confiável e válida, de forma independente do sexo, idade e estado de saúde.

Em relação ao efeito da dor, a medida mais utilizada para esta finalidade em todo mundo é o Questionário McGill – MPQ.[34,35] Esse questionário tem três partes. A primeira parte inclui uma escala descritiva (intensidade de dor presente), enumerando seis adjetivos: 0 (nenhuma dor); 1 (dor leve); 2 (desconforto); 3 (estressante); 4 (horrível) e 5 (insuportável). A segunda parte inclui as visões dorsal e ventral do corpo humano, para os pacientes marcarem a localização da dor. A terceira parte é baseada numa seleção de adjetivos que refletem uma gradação da dor, a partir de 20 categorias. Esses adjetivos refletem o componente sensorial; afetivo e cognitivo da dor em diferentes subclasses, envolvendo (1) palavras que descrevem as qualidades sensoriais da experiência de dor em termos das suas propriedades temporais e espacial; (2) palavras que descrevem qualidades afetivas da dor, como tensão, medo e experiência; e (3) palavras avaliativas para referenciar a intensidade da experiência de dor do indivíduo.

A capacidade do MPQ de diferenciar dor aguda e dor crônica e sua capacidade de medir o efeito da dor como característica distinta de intensidade tem sido analisada em vários estudos.[36] Turk et al.[25] concluíram que o uso da escala total do MPQ seria apropriado para avaliar a experiência de dor, pois as três subescalas (sensorial, afetiva e avaliativa) foram identificadas como altamente correlacionadas. No entanto, estudos posteriores apontaram as subclasses afetivas e sensoriais como constituindo dimensões independentes do mesmo construto.[37,38]

Por último, a localização da dor pode ser definida como a percepção de localização da dor que os pacientes experimentam nos seus corpos. O instrumento mais comumente usado para esta avaliação é a realização de desenhos; procedimento usualmente feito reproduzindo áreas anatômicas do corpo humano.[21]

A seguir, são apresentados os instrumentos utilizados por Goes,[39] baseados no modelo de Loeser,[35] para a avaliação de dor em estudos epidemiológicos.

Questões para a avaliação da presença da dor

- Você já teve dor de dente na sua vida?
  ( ) Sim
  ( ) Não
  ( ) Não sei / não me lembro
- Você teve dor de dente nos últimos 6 meses (pode-se optar pelas últimas 4 semanas)?
  ( ) Sim
  ( ) Não
  ( ) Não sei/não me lembro

Questões para a avaliação da duração da dor

- Você poderia marcar quanto tempo em dias sentiu dor de dente?
  ( ) Sim. Quantos dias? _____
  ( ) Não sei/não me lembro

Na última questão, você respondeu quanto tempo em dias sentiu dor de dente. Agora, gostaríamos de saber qual a duração da dor de dente a cada dia?
  ( ) Um tempo muito pequeno
  ( ) Uma hora
  ( ) O dia inteiro
  ( ) A noite toda
  ( ) Mais que uma noite
  ( ) Não sei/não me lembro

Questões para medir a intensidade da dor
Escala Verbal

Agora você poderia escolher das palavras a seguir a que melhor pode descrever a sua dor de dente? (Baseada no *McGill Questionnaire of Pain*)

( ) Leve
( ) Desconfortável
( ) Estressante
( ) Horrível
( ) Intolerável

VAS (escala analógica visual)

Você poderia marcar na linha abaixo o tamanho dessa sua última dor de dente?. Você deve considerar que **0 (zero) significa nenhuma dor e 10 (dez) a dor pior possível.**

◄─────────────►
0 1 2 3 4 5 6 7 8 9 10

Questões para avaliar a localização da dor

Marque um círculo no desenho a seguir que melhor representa a região da sua face que você sentiu dor.

Face direita   **Face esquerda**

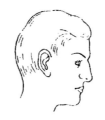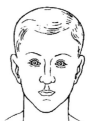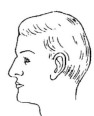

Questões para avaliar a causa da dor

Qual foi a principal causa da sua dor de dente? você só pode marcar uma alternativa.

( ) Buraco ou cavidade no dente
( ) Quando comi ou bebi alimentos quentes, frios ou doces
( ) Quando mastiguei alguns alimentos duros como cenoura, maçã
( ) Quando perdi um dente
( ) Um novo dente aparecendo
( ) Aparelho ortodôntico fixo ao dente
( ) Aparelho ortodôntico removível
( ) Quando restaurei um dente
( ) Quando fiz um tratamento de canal
( ) Quando extraí um dente
( ) Quando um dente quebrou
( ) Não sei/não me lembro

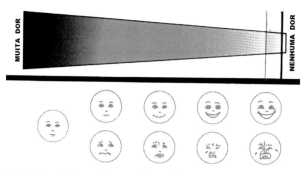

Fig. 7.1 – Tipos de escalas utilizadas nos exames clínicos para a avaliação da dor.

Perfil Epidemiológico dos Principais Tipos de Dor Orofacial

Prevalência da dor orofacial

A prevalência da dor orofacial é alta, sendo reconhecida como uma das síndromes dolorosas mais frequentes. Diferentes estudos relataram prevalência variável de dor orofacial, com as discrepâncias entre os estudos sendo decorrentes de diferenças em conceitos, critérios de diagnóstico e tempo de avaliação. Von Korff et al.[2] pesquisaram 1.016 sujeitos de uma amostra extensa, constatando que 12% da população foi acometida por dor orofacial nos últimos 6 meses. Em uma análise de 45.711 famílias, foi observado que 22% das pessoas experimentou dor orofacial nos últimos 6 meses, sendo 12,2% de origem dental, 5,3% dor associada à DTM e 1,4% dor em outros segmentos da face.[40]

Fatores associados à dor orofacial

Não está bem estabelecida a distribuição da dor orofacial por faixa etária. Lipton et al.[40] verificaram não ter ocorrido variação de prevalência com o aumento da faixa etária; entretanto, foi observada redução importante dos sintomas para grupos com mais idade: a dor foi relatada por 15% da amostra de 25 a 44 anos de idade, proporção que reduziu para 1,3% quando considerada a faixa etária de 65 anos ou mais.[2] Quanto a diferenças por sexo, maior prevalência da dor orofacial foi relatada para o sexo feminino.[40-42] Várias hipóteses envolvendo fatores biológicos, psicológicos, sociais e hormonais têm sido sugeridas para explicar a observação mais frequente de prevalência mais alta de dor orofacial no sexo feminino. Em estudo de base populacional, foi observada associação entre dor orofacial e dor durante o período menstrual e pré-menstrual, um achado que pode indicar diferenças de percepção da dor durante as diversas fases do ciclo menstrual.[43]

Tem sido indicada com frequência a associação entre a manifestação de dor orofacial e fatores intrabucais. Fatores mecânicos locais como hábito noturno de apertar os dentes; ranger os dentes durante o dia ou à noite, traumatismo na região da face, travamento mandibular, ruídos articulares, redução de abertura, morder caneta ou roer unha como relacionados às referidas dores. Essas associações, entretanto, variam de acordo com a doença considerada, por exemplo, embora ranger os dentes associe com dor na região da ATM, o mesmo não ocorre com a síndrome da ardência bucal.[44-47]

Fatores psicossociais parecem desempenhar um papel importante na dor orofacial crônica.[42] Macfarlane et al.[43] associaram dor orofacial crônica com estresse emocional, e apontaram crianças que não tiveram uma infância feliz como suscetíveis a risco mais alto de desenvolverem os referidos sintomas. Apesar da associação com estresse psicológico, persiste a dúvida se esse fator deve ser considerado como causa ou consequência da dor orofacial.

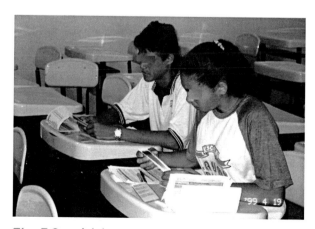

Fig. 7.2 – Adolescentes respondendo questionário contendo escala analógica visual para a avaliação da dor dentária.

Impacto das dores orofaciais

Lipton et al.[40] indicaram que, a cada 6 meses, 22% da população experimenta pelo menos um tipo de dor orofacial. Na análise da distribuição dos sintomas, dor articular está presente em 8,3% da população, dor na face 3,1%, dor de dente 12,0% e, ainda, 1,6% é portador de síndrome da ardência bucal.[48] Apesar dos conhecimentos acumulados em Neuroanatomia, Fisiopatologia e Bioquímica da dor, há poucos dados disponíveis relacionando o impacto dessas dores nos sistemas de saúde. Estudos relativos à dor orofacial em geral referem-se à efetividade de tratamento, e raramente é examinada a relação custo-benefício da prevenção e controle destas doenças. Apesar disso, algumas revisões sistemáticas estabeleceram os benefícios resultantes de tratamentos isolados aplicados no controle de diversas dores orofaciais.

As alterações comportamentais mais frequentes associadas com dores orofaciais referem-se à necessidade de consultar um profissional de saúde, evitar alguns alimentos, empregar determinados medicamentos, além dos distúrbios do sono. Os impactos mais severos estão relacionados à incapacidade para o trabalho, necessidade de repouso e redução das interações sociais.[45] Em estudo de base populacional, 46% dos pacientes portadores de dor orofacial procuraram ajuda profissional para o tratamento dos seus sintomas e 64% tomavam medicamento para o controle da dor, incluindo drogas à base de paracetamol e anti-inflamatórios não esteroidais.[9] Estudos em população brasileira também demonstraram um impacto importante na qualidade de vida.[49,50]

Odontalgia ou "Dor de Dente"

A dor de dente pode ser definida como aquela que emana dos dentes e de suas estruturas de suporte, sendo resultado de doenças como cárie, doença periodontal ou traumatismo dentário. Podem ser classificadas como aguda, recorrentes e crônicas; ou, de acordo com sua origem, como odontogênicas e não odontogênicas. Entre as dores não odontogênicas, as de caráter crônico são as mais comuns.[51]

Quando comparado com outras dores orofaciais, a dor de dente tem sido um tópico menos estudado do ponto de vista epidemiológico. No entanto, quando incluída como problema a ser investigado em levantamentos epidemiológicos de dor, a mesma sempre aparece como a dor orofacial mais prevalente, e é considerada pelos indivíduos pesquisados como uma das dores mais incapacitantes.[52,53] Os estudos epidemiológicos que relatam experiência de dor de dente, à semelhança de estudos que envolvem outros tipos de dor, podem ser classificados em dois tipos, um envolvendo as pesquisas desenvolvidas em cenários clínicos, e outro envolvendo estudos de base populacional. Este último tipo pode ser dividido entre levantamentos epidemiológicos de cárie dentária e levantamentos específicos de dor.

Vale ressaltar que os estudos desenvolvidos em cenários clínicos têm características específicas em relação às suas populações. É comum encontrar estudos relatando episódios de dor de dente a partir de emergências odontológicas.[54,55] Estes estudos possuem objetivos diferentes, como o monitoramento de viabilidade dos serviços de emergência ou a avaliação das necessidades de saúde bucal de populações carentes. Mesmo quando a amostra deste tipo de estudo foi selecionada de modo aleatório, suas conclusões não são passíveis de generalização.[56]

Quanto aos estudos de cárie dentária, a inclusão do relato da presença ou ausência de dor de dente no levantamento de saúde bucal das crianças da Inglaterra e País de Gales em 1973 constituiu um marco histórico. Apesar disso, dor de dente não seria investigada nos levantamentos realizados em 1983 e 1993. No entanto, há um considerável número de estudos no Reino Unido, nos quais, dor de dente foi investigada em levantamentos de cárie.[57-59] Além disso, dor de dente também foi investigada em estudos epidemiológicos de cárie em outras partes do mundo.[60,61]

Apesar da contribuição desses estudos, como a dor de dente era, em geral, apenas um objetivo secundário, sua abordagem apresentou problemas do ponto de vista metodológico. Um primeiro ponto a destacar diz respeito à grande variação nas taxas de respostas, o que compromete os estudos baseados na aplicação de questionários. Outro fator a ser considerado é a grande variação nos períodos em que a dor de dente foi relatada, bem como a ausência de informações relativas à sua severidade e duração.[39]

Finalmente, há um grupo de estudos centrados na análise da dor de dente. Em sua maioria, estes estudos focalizaram apenas a população adulta, e a prevalência de dor dente encontrada variou de 12 a 39%.[40,46,52,53,62] Esta variação pode ser devida aos fatores mencionados na seção anterior, em especial, a definição de dor e seu período de referência. Um estudo canadense foi o único a reportar severidade da dor; no entanto, os autores não distinguiram os diferentes tipos de dor orofacial envolvido no estudo.[46]

No período recente, alguns estudos têm proposto a estimação de prevalência da dor de dente em crianças com tempo para relato variando entre 4 semanas e 2 anos.[39,63-66] As estimativas de prevalência variaram entre 5 e 48%. Segundo Jaffar et al.,[64] entre os afetados por dor orofacial (incluindo a dor de dente), no período de 12 meses, 91% consideraram a dor como leve ou moderada, e 9% como severa ou muito severa. Apesar de os autores não terem distinguido dor de dente e as demais dores orofaciais, não foi mencionado o método utilizado para a avaliação da severidade da dor.

Goes[39] relatou prevalência de dor de dente em estudantes brasileiros de 14 e 15 anos de idade como sendo 33,6 e 12,8% conforme se perguntava se a dor era relatada nos últimos 6 meses ou nas últimas 4 semanas. Entre os que relataram dor de dente nos últimos 6 meses, 12,1 % consideraram sua dor como leve, 12,8% como desconfortável e 8,7% como estressante, horrível ou insuportável. Outra dimensão investigada nesse estudo foi a duração da dor de dente, com os estudantes relatando que a dor persistiu em média de 4,5 dias (IC95% 3,8 a 5,0).

Pode-se dizer que houve um aumento considerável da preocupação de diversos pesquisadores de esclarecer o comportamento da dor de origem dental na população na última década, tanto no Brasil quanto em outras partes do mundo. Estudos realizados em diferentes partes do país, em Florianópolis, a dor dental nos últimos 12 meses, em adolescentes de 12 a 13 anos de idade, foi de 33,7%, enquanto em Manaus essa prevalência foi 33,7%, definida como nos últimos 3 meses. Relatos de dor em crianças e adolescentes têm sido publicados em várias partes do mundo como Uganda, Paquistão, China, Grécia, Tailândia e Reino Unido.[67-69]

No Brasil, pode-se considerar que o interesse pela dor de origem dental chegou ao ápice com a inclusão e discussão no relatório final deste agravo à saúde bucal no Levantamento Nacional de Saúde Bucal-SB 2010. Muito embora já houvesse questões no levantamento anterior de 2003, de fato só o último pode-se considerar que foi empregada uma metodologia universalmente aceita para a avaliação deste agravo. No levantamento de 2003, a prevalência de dor dental nos últimos 6 meses, para adolescentes de 15 a 19 anos de idade foi de 35,6%.[70]

Os dados do levantamento SB 2010 apontam uma prevalência para o Brasil de 24,7% para idade de 15-19 anos, demonstrando uma pequena variação nas diferentes regiões do país, como pode ser também exemplificado no gráfico, para o grupo etário de 15-19 anos. Estas variações presentes para as idades de 33-44 anos e de 65-74 anos. Para o primeiro grupo etário, as regiões norte e nordeste apresentam as maiores prevalências e para os demais, o grupo sudeste apresenta as maiores prevalências 30,8% e 11,4% respectivamente para os grupos etários de 15-19 anos (Fig. 7.3) e 65-74 anos.[70]

Recentemente, tem surgido uma preocupação com outros grupos populacionais, como os pré-escolares para os quais foi validado um questionário para a avaliação de dor.[71] O estudo encontrou uma prevalência de dor nesta população de 11,1%, tendo a dor de origem dental sido associada ao sexo das crianças, condição socioeconômica e diversos indicadores de experiência de cárie[72] sendo os que possuem maior desvantagem social, apresentam maiores prevalências de dor.

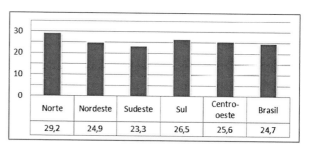

Fig. 7.3 – Prevalência da dor de dente para o grupo etário de 15-19 anos, segundo a macrorregião. Brasil, 2010. Fonte: SB Brasil, 2010.

Fatores Associados à Dor de Dente

Fatores sociodemográficos

Poucos estudos têm abordado amostras com grupos etários diferentes; mas há indicações de prevalência mais alta de dor entre os mais jovens, possivelmente em função de sua maior prevalência de cárie.[40,46,52,53] No que diz respeito à diferenciação entre os sexos, há indicações de que as mulheres relatam mais dor que os homens, tanto para condições dolorosas temporárias e persistentes, como para dor mais severa e de maior duração.[72] No entanto, em sua maior parte, os estudos específicos sobre dor de dente não relataram diferença significativa de prevalência entre os sexos.[40,46,53,61,63-66] Por outro lado, outros estudos encontraram diferença significante de prevalência entre os sexos.[56,74] No entanto, algumas singularidades destes estudos podem influir na interpretação de seus resultados: o primeiro focalizou uma amostra proveniente de uma única clínica odontológica no País de Gales; e o segundo, realizado na Suécia, abordava apenas a população com mais de 50 anos de idade.

Condição socioeconômica

Condição socioeconômica tem sido avaliada em diferentes tipos de estudos epidemiológicos utilizando-se para este fim indicadores distintos. Não se pode considerar como robusta a associação entre condição socioeconômica e os diferentes tipos de dor, mas há estudos indicando pessoas menos instruídas e com menor renda como estando submetidas a risco mais alto de dor. No entanto, não há uma explicação unívoca quanto aos mecanismos através dos quais a condição socioeconômica poderia afetar os níveis populacionais de determinados tipos de dor.

Vários estudos associaram a dor de dente com condição socioeconômica, relatando maior prevalência nos grupos com indivíduos de baixa condição socioeconômica.[54,57-59,75,76] Observa-se, no entanto, que há dificuldades metodológicas nesses estudos, como a representada pela falta de comparabilidade das medidas de condição socioeconômica.

Goes[39] relatou associação entre dor de dente e condição socioeconômica, com estudants de baixa condição socioeconômica apresentando 1,6 vezes (IC 95% 1,2 a 2,2) mais dor de dente quando comparados com seus colegas de condição socioeconômica alta. O excesso de prevalência de dor no estrato de pior condição socioeconômica persistiu significativo, mesmo após o ajuste por frequência de consulta com um cirurgião-dentista.

Peres et al.,[77] avaliando adolescentes acompanhados em um estudo longitudinal, mostraram que os impactos produzidos pelas doenças bucais estavam associados a variáveis explanatórias coletadas, como nível de escolaridade da mãe e se a mãe estava empregada; o estudo demonstrou ainda que a dor de origem dental esteve estatisticamente associada a altos escores na medida dos impactos na vida diária.

Para avaliar o papel dos efeitos contextuais, foi utilizado um modelo de regressão multinível de Poisson, tendo sido relatada uma prevalência de 25,6% (IC 95% 24,5-26,7) em adolescentes, sendo 33% menor entre aqueles adolescentes que moravam em áreas menos desenvolvidas na cidade de São Paulo, quando comparados com área menos desenvolvida. O estudo concluiu que meninas, as da raça negra, cujos pais relatam salários baixos, que estudam em escolas públicas e com altas necessidades de tratamento. Mostrou-se o índice de desenvolvimento humano permanecendo significativamente associado à dor, mesmo após os ajustes por variáveis individuais.[78]

Estes dois últimos estudos lançam uma importante evidência sobre o importante papel das condições socioeconômicas, não apenas do ponto de vista individual ao longo da vida, como em relação às condições das áreas de moradia. Foi relatado não ter havido diferença na prevalência de dor, quando comparadas áreas cobertas pela estratégia de saúde da família, e áreas com atenção odontológica tradicional, o que indica ser limitada a capacidade da atenção odontológica para a redução da prevalência da dor dentária.

Fatores psicológicos

Em casos de dor crônica, processos psicológicos podem ora causar ou manter a dor, ora serem deflagrados como consequências da própria dor. Fatores psicológicos podem interferir em estágios diferentes da dor, como o suporte social para assistência e mesmo para ajudar as pessoas a conviver com a dor crônica. Por outro lado, fatores como ansiedade e depressão poderiam influenciar no prognóstico e tratamento da dor a longo prazo.[79]

Em um levantamento sobre dor nos EUA, foi evidenciado que os efeitos negativos do estresse sobre a prevalência de dor. Os dados deste estudo mostraram que 5% dos entrevistados relataram eventos diários de estresse, 38% várias vezes por semana e 51% pelo menos uma vez por semana. Quanto maior o número de eventos de estresse no curso de um ano, maior era a frequência e a severidade da dor relatada, inclusive dor de dente.[52]

Em estudo sobre adultos de meia-idade, demonstrou-se uma associação entre sintomas orais e situações de estresse durante o curso da vida. Depois de efetuar ajuste por importantes fatores de confusão, como problemas familiares e qualidade da relação conjugal, esta associação manteve-se significativa para homens, mas não para mulheres. Entretanto, o estudo não diferenciou os tipos de dor orofacial.[80]

Ao analisar fatores associados com dor de dente em estudantes brasileiros, foi observado associação entre variáveis psicossociais e dor de dente. A ordem de nascimento e o desempenho escolar do adolescente foram fortemente associados com dor de dente, mesmo após o ajuste por outras variáveis, sendo responsáveis pelo maior ajuste na associação entre dor de dente e condição socioeconômica, evidenciando seu papel importante enquanto efeito mediador desta relação. Neste estudo, os adolescentes que eram os últimos nascidos em suas famílias e tinham desempenho escolar ruim relatavam sentir mais dor de dente no período investigado.[39] Em outros estudos, as mesmas variáveis foram associadas a risco mais alto de cárie[81-83] e de dor de dente.[63]

Fatores étnicos e culturais

Características étnicas e culturais têm sido investigadas para a predição do risco de dor e de reações à dor. Além disso, fatores culturais também participam das estratégias para lidar com dor, sofrimento e incapacidade relacionada. No clássico estudo realizado por Zborowsky[84] constituiu um marco histórico na caracterização dos aspectos culturais da dor. Neste estudo, empregou-se a técnica de observação participativa e entrevistas com indivíduos de quatro grupos étnicos do Hospital da Cidade de Nova Iorque, com foco nas reações para os diferentes tipos de dor pós-operatória. O autor encontrou diferenças qualitativas entre italianos, judeus e americanos; ressaltando que reações similares não necessariamente refletiam atitudes semelhantes diante da experiência da dor.

Estudos epidemiológicos abordando a interface dos aspectos culturais da dor têm identificado duas questões. Uma relativa a possíveis variações nas taxas de prevalência de dor entre culturas diferentes, e outra sobre a contribuição de características étnicas e culturais para as maneiras de lidar com a dor. Evidências recentes sugerem que fatores étnicos e culturais parecem ser determinantes para a segunda questão, mas não para a primeira.[85]

Entretanto, há relatos epidemiológicos comparando a prevalência da dor em culturas específicas. A partir do uso da técnica de meta-análise para a avaliação de cerca de 65.000 indivíduos residentes nas Américas do Sul e do Norte, Europa, Ásia e África.[86] Foi utilizada a mesma metodologia para detectar diferenças na prevalência de lombalgia entre britânicos e chineses. A menor prevalência entre chineses persistiu mesmo quando ajustada pelo tempo de memória utilizado para o relato de dor.

Fatores étnicos e culturais da dor de dente têm sido investigados como preditivos de reações à dor, da maneira de lidar com ela e dos níveis esperados de sofrimento e incapacidade. Diferenças étnicas foram relatadas quanto à atribuição de importância para o uso de anestesia em procedimentos de restauração dentária entre americanos, anglo-saxões, chineses e escandinavos.[88]

Não há estudos epidemiológicos apontando diferenciais consistentes de prevalência de dor dentária entre grupos étnicos. No maior levantamento epidemiológico do gênero, conduzido nos EUA, foi relatada maior prevalência de dor orofacial em negros e em hispânicos que em americanos de origem caucasiana. No entanto, essas diferenças não foram significativas.[39] Estudos conduzidos no Reino Unido, com diferentes grupos étnicos, demonstraram resultado semelhante.[66,89] Estudo conduzido em uma comunidade do sul de Londres apontou diferença significativa entre os diversos grupos étnicos, quanto à capacidade de comer alguns alimentos. Através de análise multivariável, mostrou-se que os habitantes de origem paquistanesa relatavam menos dor de dente que os demais grupos étnicos envolvidos no estudo. No entanto, esses estudos não utilizaram amostras representativas, e não incluíram brancos, grupo étnico majoritário da sociedade inglesa, para fins de comparação.[89]

Condição de Saúde Bucal e Comportamentos Relacionados

A associação entre dor de dente e condição de saúde bucal e comportamentos relacionados tem sido apresentada como específica e direta. Entre as características associadas à dor de dente, destaca-se a presença de dentes cariados não tratados, o padrão de frequência ao cirurgião-dentista e hábitos de escovação.

A associação entre dor de dente e padrão de frequência ao cirurgião-dentista tem sido historicamente relatada,[54] que evidenciaram ser a dor de dente mais frequente entre os que não consultavam o cirurgião-dentista regularmente. Esta associação é sustentada por estudos realizados em emergências odontológicas.[90] Um achado comum entre estes estudos é que a maioria das pessoas que procuram clínicas de emergência odontológica, principalmente crianças, o faz por não terem um padrão de regularidade nas consultas ao cirurgião-dentista e, consequentemente, por terem maior quantidade de dentes não tratados.

Entretanto, estudos conduzidos em populações de países com alta cobertura de atenção odontológica ou mesmo em grupos específicos considerados de boa saúde dental demonstram que a dor de dente estava presente e, em alguns casos, com alta prevalência.[63,64] Apesar de diferenças de ordem metodológica na condução desses estudos, suas conclusões podem induzir à indagação sobre a possibilidade de a dor de dente ter sido induzida pelos tratamentos odontológicos.

Outros fatores relacionados à exposição a métodos preventivos da cárie dentária também têm sido associados à dor de dente. A frequência de escovação foi considerada a variável mais efetiva para a predição de dor de dente entre adolescentes finlandeses;[62] e há estudos indicando baixa prevalência de dor de dente em cidades com abastecimento de água fluoretada.[57,60]

Impacto da Dor de Dente

Apesar de certo consenso quanto à força incapacitante da dor de dente, poucos estudos a têm demonstrado de forma consistente. Locker e Gruska[46] relataram associação entre dor orofacial e perturbações do sono, não ingestão de determinados tipos de alimento e automedicação. Resultados semelhantes foram relatados para um grupo de adultos malasianos com 18% das pessoas que apresentaram dor orofacial tiveram também distúrbios do sono, 10% tiveram de se ausentar do trabalho e 26% visitaram o cirurgião-dentista em função da dor.[63] No entanto, estes estudos abordaram dor de dente de modo indiferenciado das demais dores orofaciais.

O impacto da dor de dente foi avaliado em uma amostra de crianças de 8 anos de idade em Londres. Entre as atividades que mais perturbaram as crianças investigadas estavam a alimentação, as brincadeiras e o sono. Entres os que relataram dor de dente, 41% foram ao cirurgião-dentista solicitar tratamento.[66]

Buscando avaliar o impacto da dor de dente em adolescentes, Goes[39] utilizou uma escala baseada no Inventário de Dor para Crianças[30] investigando se a dor relatada nos últimos 6 meses interferiu em várias atividades diárias. A dimensão mais afetada foi a concentração na escola. Na análise dicotômica, demonstrou-se que a prevalência da dor de dente com impacto nas atividades diárias foi 14,5% (IC95% 12,2 a 16,8%). Esta condição foi significativamente associada à condição socioeconômica, e o principal fator preditivo de impacto nas atividades diárias foi a severidade da própria dor.

Dor Neuropática

Esses sintomas originam-se a partir do sistema nervoso periférico ou central. São condições cuja qualidade da dor frequentemente não é familiarizada pelo paciente. Isso pode dificultar a comunicação da forma como o paciente percebe a experiência dolorosa. Os descritores típicos incluem dor penetrante, em queimação, choque elétrico, adormecimento ou formigamento, projetado na área cutânea.[90] As dores neuropáticas podem ser divididas em episódicas e contínuas.

A dor neuropática contínua é caracterizada por não apresentar uma área definida com precisão, e ainda não é associada ao nervo trigêmeo. A dor é presente na maior parte do dia, entretanto não desperta o paciente durante o sono, apesar de muitos referirem dificuldade de dormir.[91] Ela flutua de intensidade ao longo do tempo, entretanto nunca há a remissão completa dos sintomas, sendo descrita como uma sensação entediante de queimação. Pode ser acompanhada por outros sintomas neurológicos como anestesia, parestesia, hipoestesia ou hiperestesia. Na localização descrita não há evidências de alteração tecidual. Quando localizada na região de um dente, pode ocorrer dificuldade de estabelecer o diagnóstico diferencial com a odontalgia.[92]

Neuralgia do Trigêmeo

A neuralgia do trigêmeo (NT) é uma dor neuropática orofacial, unilateral, confinada ao território de um ou mais nervos do V par craniano, sendo o maxilar o ramo mais acometido.[91] Frequentemente, é possível descrever a exata localização da dor, entretanto, essa não corresponde ao local de origem.[92] Localizada em pequenos segmentos da face, sendo o lado direito, em geral, o mais afetado.[93] Além da face, pode se apresentar na região da gengiva ou dentes. Ela é com frequência descrita como um choque elétrico, sendo considerada a mais agonizante na espécie humana.

Na metade dos casos da NT, há uma zona gatilho que quando estimulada precipita o ataque.[94] Esses gatilhos podem ser deflagrados com um toque suave, na mastigação, fonação, deglutição, ao escovar os dentes, fazer a maquiagem ou lavar a face. As mais frequentes áreas de gatilho são a asa do nariz no nervo maxilar, e comissura labial.[90]

A dor surge de forma repentina, apresentando ataques paroxísticos com curto período de duração, vaiando de segundos a minutos, não despertando o paciente durante o sono. O paroxismo é acompanhado por um período refratário que pode durar vários minutos. O curso da NT é variado, os episódios podem durar semanas ou meses, acompanhados por intervalos assintomáticos de meses ou anos. Usualmente, nenhuma experiência dolorosa ocorre entre os ataques.[90] Os pacientes podem se beneficiar por longos períodos de remissão dos sintomas, sem necessidade de tratamento.[95]

Embora os critérios para seu diagnóstico necessitem ainda serem validados, a Sociedade Internacional de Cefaleia recomendou a inclusão da dor unilateral em segmento da face; caracterizada por choque elétrico; limitada à distribuição de uma ou mais divisões do nervo trigêmeo; podendo ser evocada por estímulos de baixa intensidade, como tomar banho, fazer a barba, fumar, falar e escovar os dentes. Pode também ocorrer de forma espontânea, iniciando e terminando de forma abrupta e repetitiva, não ocorrendo dor durante o sono.[96]

Estimou-se que, ao longo da vida, 0,3% da população apresentará sintomas associados à NT.[97] Katusic et al.,[98] analisando a incidência entre 1945 e 1984, observaram o acometimento de 4,3 por 100.000 pessoas, com o sexo feminino sendo significativamente mais comprometido que o masculino (5,9 e 3,4 por 100.000 respectivamente). O número de episódios variou entre um e 11, e sua duração entre um dia e 4 anos, sendo que a incidência aumenta com o avanço da idade. Em asiáticos, também foi observada frequência mais alta no sexo feminino, com pico de incidência entre a sexta e a sétima décadas; em contraste com o relatado para populações caucasianas, o nervo mandibular foi mais afetado que o maxilar.[99] A NT pode ser associada a uma compressão vascular[93,100] e apenas 13,4% dos casos são relacionados à lesão central.[101]

Dor de Dente Fantasma

As dores por desaferentação são definidas como dores contínuas que ocorrem após um dano parcial ou total ao nervo, pode ser associada a traumatismo facial ou aposição de implantes dentários. Em sua forma clássica, é descrita como dor de dente em uma região em que ocorreu previamente uma extração ou remoção da polpa. As características clínicas incluem dor anterior à lesão ou amputação que permanece após a cicatrização, sendo refratária a tratamentos que usualmente são efetivos.[90] Assim, o quadro clínico é caracterizado pela persistência da dor no dente ou outras estruturas orais, após procedimentos como remoção da polpa dental ou exodontias.[101] Cinquenta por cento dos pacientes relacionam o início dos sintomas com um tratamento endodôntico prévio.[103]

A dor é persistente, podendo ocorrer parestesia nos dentes próximos. É referida como profunda, sendo ainda ocasionalmente descrita como pontada. Um estímulo periférico pode também momentaneamente exacerbar os sintomas, sem persistência mais prolongada. A dor não desperta o paciente durante o sono e não há um período refratário na vigília. Alguns pacientes podem referir remissão dos sintomas ao despertar, esse período assintomático prolonga-se por alguns segundos ou minutos.[104]

Esta condição é motivo de frustração e incerteza quanto aos resultados terapêuticos, e sua etiologia e fisiopatologia ainda permanecem indefinidas.[104] Para solucionar esses sintomas, pacientes portadores de dor de dente fantasma podem receber tratamentos endodônticos e exodontias, aumentando os custos para os sistemas de saúde. Foi observado que a dor após tratamento endodôntico não cirúrgico, com características de dor neuropática, pode persistir em 7,0% da população.[105] Os critérios de diagnóstico incluem: dor em um dente ou no local de um dente; dor contínua ou quase contínua; dor que persiste por mais de 4 meses; nenhuma doença local ou dor referida, sendo que o bloqueio nervoso apresenta resultados incertos.[106]

Em amostra de 463 pacientes que receberam tratamento endodôntico, estimou-se uma prevalência de dor fantasma em 3 a 6% da população.[14] Ocorre predominantemente na maxila e na região de molares[107] e sua prevalência é maior no sexo feminino.[104] Os sintomas podem apresentar-se como parestesia e, quando associada a exodontias, a dor localiza-se na área edêntula, apresentando características semelhantes a outras dores por neuropatias.[14] A fisiopatologia parece incluir o processo de desaferentação, seguida por alterações plásticas neuronais.[108] Pode estar associada ainda a fatores de ordem psicossocial, os quais podem ser causa ou consequência desses sintomas.[14,107]

Síndrome da Ardência Bucal

A "Síndrome da Ardência Bucal" é uma condição dolorosa idiopática, cujas principais características são queixas de dor e queimação em uma ou mais regiões da cavidade bucal, podendo ser acompanhadas por hipossalivação ou xerostomia subjetiva. Alterações de comportamento, como irritabilidade, depressão, cancerofobia e redução da sociabilidade, manifestam-se com frequência nesses doentes.[108,109]

A manipulação excessiva, a falta de atenção e o descrédito de muitos profissionais sobre as queixas desses doentes contribuem para ampliar o descontentamento e a frustração. Manifestações de estresse pioram algumas dessas queixas, embora alterações sistêmicas hormonais, metabólicas ou nutricionais possam estar envolvidas. Quadros de depressão primária podem se manifestar inicialmente com sintomas de ardência bucal. Assim, é fundamental uma avaliação cuidadosa destes doentes, devido à etiologia multifatorial da sua queixa, inclusive para o diagnóstico diferencial do câncer bucal, o que requer atendimento multiprofissional.[110]

A prevalência desta condição tem sido relatada como oscilando entre 0,7 e 18% para populações adultas.[111,112] Estudo epidemiológico envolvendo 45.711 famílias americanas nãoinstitucionalizadas, em todas as faixas etárias, mostrou cerca de 2% de prevalência de ardência bucal nos 6 meses que antecederam à pesquisa, sendo o sexo feminino o mais afetado.[40] Outra pesquisa, realizada com pacientes idosos (mais de 65 anos de idade) indicou prevalência de ardência bucal de 1,7%.[113] Estudo posterior pela mesma equipe mostrou que, na faixa etária entre 45-65 anos, a ardência bucal é mais comum em mulheres, fato que não ocorre acima dos 65 anos de idade.[48]

A equipe de dor orofacial do Hospital das Clínicas de São Paulo relatou ardência bucal em cerca de 4% dos pacientes que solicitaram tratamento para dor orofacial entre 1996 e 2000. Esse estudo indicou predomínio em mulheres, na proporção 9:1, e a média de idade foi 58 anos, sendo as regiões da cavidade bucal mais atingidas a língua (63,0%), o rebordo alveolar (29,5%), a mucosa jugal (23,5%), o palato (17,5%), o lábio (11,5%), o assoalho da boca (11,5%) e o fundo de sulco (11,5%). Áreas múltiplas de ardência ocorreram em 61% dos pacientes. Foi comum a presença de doenças sistêmicas crônicas como hipertensão arterial sistêmica, lúpus eritematoso, diabetes mellitus e artrite reumatoide. Hipossalivação ou xerostomia subjetiva foi relatada por 65% da amostra estudada; edentulismo total foi encontrado em 53% dos pacientes e sinais de DTM foram encontrados em 59% da amostra, sendo que 70% destes apresentavam hiperalgesia do músculo masseter ao exame clínico.[110]

A etiologia da síndrome de ardência bucal é multifatorial, possivelmente envolvendo fatores locais e sistêmicos, podendo ser inicialmente uma condição indicadora de anormalidades metabólicas, fisiológicas ou emocionais.[114] A manifestação desta queixa por mulheres no período perimenopausa faz supor a influência de fatores hormonais em sua etiologia. Estudos recentes apontam para a presença de anormalidade neuropática decorrente de alterações de alguns nervos cranianos.[115] Estudo sobre a circulação sanguínea intracraniana, através de tomografia por emissão de pósitrons (PET) mostra ação inibitória da via nigroestriatal dopaminérgica reduzida em pacientes com dor crônica por síndrome de ardência bucal.[116] Por outro lado, alterações circulatórias nos locais de ardência bucal reforçam a possibilidade de vasorreatividade alterada.[117] Ambas as perspectivas analíticas supõem a necessidade de revisão do processo inflamatório na gênese da síndrome de ardência bucal e da condição neurológica envolvida.

Alterações psicológicas compatíveis com doentes com queixa de dor crônica não são incomuns na síndrome de ardência bucal, embora existam dúvidas sobre o papel etiológico dessas anormalidades no estabelecimento das queixas.[118]

Dor Orofacial e Cefaleias

Embora ainda escassa, a literatura sobre dores orofaciais traz muitas informações relevantes para o atendimento clínico desses pacientes. Um grupo diagnóstico refere-se às cefaleias, condição bastante prevalente na população, e que representa um problema importante de saúde pública, sendo uma causa importante de dias de trabalho perdidos.[119] Cefaleia e dor orofacial são um achado comum na população em geral, em muitos casos, há uma associação entre a cefaleia e a DTM, sugerindo a presença de um mecanismo fisiopatológico comum entre as doenças.[120]

Alguns estudos apontaram ainda que o tratamento das DTM pode beneficiar pacientes portadores de cefaleia.[121,122] O comitê internacional para classificação das cefaleias da *Headache Society* também estabeleceu esta condição bucal como um dos fatores associados à cefaleia do tipo tensional.[123,124] Além disso, o bruxismo e outros hábitos bucais têm sido relatados como associados à cefaleia.[124]

Vários estudos recentes mostram uma associação importante entre cefaleias primária e disfunções mandibulares, principalmente as musculares, as quais se apresentam como morbidades associadas e deveriam ser consideradas durante o tratamento médico e o odontológico.[126,127] Não se deve esquecer a relevância do bruxismo, que embora não seja considerado um fator primário para dor facial e cefaleias, ele aumenta o fator de risco, tanto para dores craniofaciais como para depressão e sintomas inespecíficos.[128]

Dor como Sintoma do Câncer Oral

Nos estudos sobre dor orofacial, fica clara a necessidade de definir os diferentes tipos e origens dessas dores. No que se refere à Odontologia, além das citadas com frequência, é importante realçar que o câncer de cabeça e pescoço é um dos que mais causam dor e esta pode ser a queixa que leva o paciente à procura por atendimento médico ou odontológico. Cuffari et al.[129] mostraram que em cerca de 1400 pacientes com diagnóstico desse tipo de câncer, cerca de 20% procuraram atendimento devido à queixa de dor. Estas, por sua vez, foram muito variadas e, embora relacionadas ao estádio da doença, em cerca de 10% ocorreram nas suas fases iniciais.

Alterações na percepção sensorial podem também ser os sintomas iniciais do câncer localizado na região de oro e nasofaringe.[17] A prevalência de dor pode variar de acordo com o tipo e a localização da lesão, como exemplo, em carcinoma de glândula parótida, a dor se apresenta como queixa de 40,1% dos pacientes.[128] No câncer oral, a intensidade da dor é de 30 mm medidos em escalas do tipo VAS (com os extremos medindo 100 mm entre eles) em 84% dos pacientes.[130] Em cerca de 40% a dor é espontânea, no restante é provocada, sendo que naqueles em que é espontânea, também pode ocorrer a dor provocada. A presença de dor espontânea em alguns tipos de câncer pode ser indicativa de um prognóstico mais reservado.[131] Em cerca de um terço dos sintomáticos, a dor é associada à deglutição, em alguns pacientes, o sintoma inicial é a ardência bucal, dor de dente ou otalgia, assim, o diagnóstico diferencial com a síndrome da ardência bucal, odontalgia e DTM deve ser estabelecido.[128]

Não devemos desconsiderar também aqui no Brasil as populações idosas, pois apresentam frequência significativa em diversos tipos de dores orofaciais como: dor por infecções periodontais, neuralgia do trigêmeo, osteoartrose da ATM, sídrome de ardência bucal[131] e dor no câncer oral e suas diversas fases[128] além de complicações musculoesqueléticas decorrentes de doenças neurológicas ou seus medicamentos (discinesia, distonia, etc.).

Considerações Finais

O emprego da Epidemiologia para estimar as taxas populacionais de dor tem sido de grande valia para a realização de planejamento de centros dedicados ao estudo da dor, bem como políticas paliativas para os doentes de dor crônica. O aumento populacional de portadores de dor crônica tem sido potencializado com a transição epidemiológica e demográfica.

No entanto, vai ficando evidente que fatores contextuais como as condições sociais em que vivem a população são importantes determinantes nos quadros de dores agudas resultantes de doenças não tratadas, como a dor de origem dental provocada por cáries. Por outro lado, explicações mais sofisticadas são necessárias para as dores crônicas e de origem neuropática, sindrômica e proveniente de tumores.

Neste contexto, fatores psicológicos relacionados à compreensão cognitiva da dor têm ganho destaque em alguns estudos. A análise desses fatores desafiam epidemiologistas que se dedicam ao aprofundamento dos estudos da dor a pelos menos dois desafios metodológicos. O primeiro constitui-se em estar em busca permanente de instrumentos que de forma válida e fidedigna possam de forma acurada medir a dor; o outro é estudar esse processo dentro de estudos com modelos mais robustos para o estabelecimento de causa-efeito como estudo de coorte; além de lidar de forma quantitativa com pequenos números dado a baixa prevalência, nos casos da dores neuropáticas.

Por último, pode-se concluir que é grande o impacto da dor de origem facial nas atividades diárias dos indivíduos, e há muitas implicações de aspectos culturais e sociais para a análise desse tipo de impacto.

Referências

1. James FR, Large RG, Bushnell, JA, Wells JE. Epidemiology of pain in New Zealand. Pain 1991; 44(3):279-83.
2. Von Korff M, Dworkin SF, Le Resche L, Kruger A: An epidemiologic comparison of pain complaints. Pain 1988; 32(2):173-83.
3. Moore R, Miller ML, Weinstein P, Dworkin SF, Liou HH. Cultural perceptions of pain and pain coping among patients and dentists. Community Dent Oral Epidemiol 1986; 14(6):327-33.
4. Bonica JJ. Evolution and current status of pain programs. J Pain Symptom Manage 1990; 5(6):368-74.
5. Helliwell PS, Mumford DB, Smeathers JE, Wright V. Work related upper limb disorder: the relationship between pain, cumulative load, disability, and psychological factors. Ann Rheum Dis 1992; 51(12):1325-9.
6. Hawley DJ, Wolfe F. Effect of light and season on pain and depression in subjects with rheumatic disorders. Pain. 1994; 59(2):227-34.
7. Macfarlane TV, Glenny AM, Worthington HV. Systematic review of population-based epidemiological studies of oro-facial pain. J Dent 2001; 29(7):451-67.
8. Zakrzewska JM, Hamlyn PJ. Facial pain. In: Crombie I (Ed.). Epidemiology of pain. Seattle: IASP Press, 1999; p.171-201.
9. Macfarlane TV, Blinkhorn AS, Davies RM, Worthington HV. Association between local mechanical factors and orofacial pain: survey in the community. J Dent 2003; 31(8):535-42.
10. Okeson JP. Orofacial Pain: guidelines for assessment, classification and management. Chicago: Quintessence Publishing. 1996; p.116.

11. Manolopoulos L, Vlastarakos PV, Georgiou L. Myofascial pain syndromes in the maxillofacial area: a common but underdiagnosed cause of head and neck pain. Int J Oral Maxillofac Surg 2008; 37(11):975-84.
12. Sessle BJ. Peripheral and central mechanisms of orofacial pain and their clinical correlates. Minerva Anestesiol 2005 April;71(4):117-36.
13. Thomsen AB, Sorensen J, Sjogren P, Eriksen J. Chronic non-malignant pain patients and health economic consequences. Eur J Pain. 2002; 6(5):341-52.
14. Marbach JJ. Medically unexplained chronic orofacial pain. Temporomandibular pain and dysfunction syndrome, orofacial phantom pain, burning mouth syndrome,and trigeminal neuralgia. Med Clin North Am. 1999 May; 83(3):691-710.
15. Merskey H, Bogduk N. Classification of chronic pain. 2nd ed. Seattle: IASP Press, 1994.
16. Von Korff M, Dunn KM. Chronic pain reconsidered. Pain. 2008; 138(2):267-76.
17. Clark GT, Ram S. Orofacial pain and neurosensory disorders and dysfunction in cancer patients. Dent Clin North Am. 2008; 52(1):183-202.
18. Araújo GM, Kosminsky M, de Siqueira JTT, Vasconcelos BCE. Questionário simplificado para identificação de dores orofaciais associadas às disfunções temporomandibulares. Rev Dor. 2010; 11:297-303.
19. Dworkin S, Von Korff M, LeReshe L. Epidemiologic studies of chronic pain: A dynamic-ecologic model perspective. Ann Behav Med 1992; 14(1):3-11.
20. Kosminsky M, Lucena LBS, Siqueira JTT, Pereira Junior FJ, Goes, PSA. Adaptação cultural do questionário "Research diagnostic criteria for temporomandibular disorders: Axis II" para o português. J Bras Clin Odontol Int 2004; 8(43):51-61.
21. Jensen M, Karoly P. Self-report scales and procedures for assessing pain in adults. In: Turk D, Melzack R (Eds.). Handbook of pain assessment. New York: Guildford Press, 1992; p.135-51.
22. Gracely R, Dubner R. Pain assessment in humans- a reply to hall. Pain 1981; 11:109-20.
23. Price D, Harkins S. Psychological approaches to pain measurement and assessment. In: Turk D, Melzack R (Eds.). The handbook of pain assessment. New York: Guildford Press, 1992; p.111-33.
24. Littman GS, Walker BR, Schneider BE. Reassessment of verbal and visual analogue ratings in analgesic studies. Clin Pharmacol Ther 1985; 38:16-23.
25. Turk DC, Rudy TE, Salovey P. The McGill Pain Questionnaire reconsidered: confirming the factor structure and examining appropriate uses. Pain 1985; 21:385-97.
26. Zuckerman B, Stevenson J, Bailey V. Stomachaches and headaches in a community sample of pre-school children. Pediatrics 1987; 79:677-82.
27. Beyer J, Wells N. The assessment of pain in children. Pediatr Clin N Am 1989; 36:837-54.
28. Richardson GM, McGrath P, Cunningham SJ, Humphreys P. Validity of the headache diary for children. Headache 1983; 23:184-7.
29. McGrath PJ, Unruh A. Pain in children and adolescents. Amsterdam: Elsevier, 1987.
30. McGrath PA. Pain in children – Nature, Assessment & Treatment. New York: Guilford Press, 1990.
31. Karoly P. Assessment of paediatric pain. In: Bush, J. and Harkins, S., (Eds.) Children in pain: Clinical and research issues from a developmental perspective. New York: Spriger-verlag, 1991; p.59-82.
32. Mathews JR, McGrath PJ, Pigeon H. Assessment and measurement of pain in children. In: Schecter NL, Berde CB and Yaster M., (Eds.). Pain in infants, children and adolescents. Baltimore: Williams and Wilkins, 1993; p.97-111.
33. McGrath PA, Seifert CE, Speechley KN, Booth JC, Stitt L, Gibson MC. A new analogue scale for assessing children's pain: an initial validation study. Pain 1996; 64:435-43.
34. Melzack R. The McGill Questionnaire: major properties and escoring methods. Pain 1975; 1:277-99.
35. Melzack R, Katz J. The McGill Questionnaire: appraisal and current status. In: Turk D, Melzack R (Eds.). The handbook of pain assessment, New York: Guildfor Press, 1992; p.152-168.
36. Reading AE. A comparison of the McGill Pain Questionnaire in chronic and acute pain. Pain 1982; 13:185-92.
37. Donaldson GW. The factorial structure and stability of the McGill Pain Questionnaire in patients experiencing oral mucositis following bone marrow transplantation. Pain 1995; 62:101-9.
38. Masedo AI, Esteve R. Some empirical evidence regarding the validity of the Spanish version

of the McGill Pain Questionnaire (MPQ-SV). Pain 2000; 85(3):451-6.
39. Goes PSA. The prevalence and impact of dental pain in Brazilian schoolchildren and their families. Thesis (PhD) – Department of Epidemiology and Public Health. University College London, London. 2001; 305p.
40. Lipton JA, Ship JA, Larach-Robinson D. Estimated prevalence and distribution of reported orofacial pain in the United States. JADA 1993; 124:115-21.
41. LeResche L. Gender considerations in the epidemiology of chronic pain. In: I.K. Crombie, Editor, Epidemiology of pain, IASP Press, Seattle, WA (1999).
42. Sanders AE, Slade GD. Gender modifies effect of perceived stress on orofacial pain symptoms: National Survey of Adult Oral Health. J Orofac Pain. 2011; 25(4):317-26.
43. Macfarlane TV, Blinkhorn AS, Davies RM, Kincey J, Worthington HV. Oro-facial pain in the community: Prevalence and associated impact. Community Dent Oral Epidemiol 2002; 30:52-60.
44. Helm S, Kreiborg S, Solow B. Malocclusion at adolescence related to self-reported tooth loss and functional disorders in adulthood. Am J Orthod Dentofacial Orthop 1984; 85:393-400.
45. Szentpetery A, Fazekas A, Mari A. An epidemiologic study of mandibular dysfunction dependence on different variables. Community Dent Oral Epidemiol 1987; 15:164-8.
46. Locker D, Grushka M. Prevalence of oral and facial pain and discomfort: Preliminary results of a mail survey. Community Dent Oral Epidemiol 1987; 15:169-72.
47. Macfarlane TV, Kincey J, Worthington HV. The association between psychological factors and oro-facial pain: a community-based study. Eur J Pain 2002; 6(6):427-34.
48. Riley JL 3rd, Gilbert GH. Orofacial pain symptoms: an interaction between age and sex. Pain 2001; 90(3):245-56.
49. Oliveira AS, Bemudez CC, Souza RA et al. Impacto da dor na vida de portadores de disfunção temporomandibular. J Appl Oral Sci 2003; 11:138-143.
50. Barros VM, Seraidarian PI, Côrtes MIS, Paula LV. The impact of orofacial pain on the quality of life of patients with temporomandibular disorder. J Orofac Pain 2009; 23:28-37.
51. Mumford J. Orofacial pain – aetiology, diagnosis and treatment. London: Churchil Livinstone, 1982.
52. Sternbach R. Pain and 'hassles' in the United States: findings of the Nuprin pain report. Pain. 1986; 27(1):69-80.
53. Bassols A, Bosch F, Campillo M, Canellas M, Banos JE. An epidemiological comparison of pain complaints in the general population of Catalonia (Spain). Pain 1999; 83:9-16.
54. Miller J, Swallow JN. Dental pain and health. Publ Hlth 1970; 85:46-50.
55. Richards W, Scourfield S. Oral ill-health in a general dental practice in south Wales. Prim Dent Care 1996; 3:6-13.
56. Carmichael C, French A, Rugg-Gunn A, Furness J. The relationship between social class and caries experience in five-years old children in Newcastle and Northumberland after twelve years' fluoridation. Community Dent Health 1984; 1(1):47-54.
57. Evans DJ, Rugg GA, Tabari ED, Butler T. The effect of fluoridation and social class on caries experience in 5-year-old Newcastle children in 1994 compared with results over the previous 18 years. Community Dent Health 1996; 13:5-10.
58. Prendergast MJ, Beal JF, Williams SA. The relationship between deprivation, ethnicity and dental health in 5-year-old children in Leeds, UK. Community Dent Health 1997; 14:18-21.
59. Treasure ET, Dever JG. The prevalence of caries in 5-year-old children living in fluoridated and non-fluoridated communities in New Zealand. N Z Dent J 1992; 88:9-13.
60. Moyses SJ. Oral health and healthy cities: An analysis of intra-urban differentials in oral health outcomes in relation to "Healthy Cities" policies in Curitiba, Brazil. PhD thesis. Department of Epidemiology and Public Health, University College London. London, 2000.
61. Doreyat J, Jaafar N. Impact of Orofacial Pain and Discomfort in 16-17 yrs-old children in Johor, Malaysia. J Dent Res 1998; 77:1350.
62. Honkala E, Honkala S, Rimpela A, Rimpela M. The trends of perceived toothache among the Finnish adolescents between 1977 and 1997. J Dent Res 2000; 79(288):1159.
63. Jaafar N. Evaluation of the outcome of dental services among Malaysian secondary school children. PhD Thesis. Department of Community Dentistry – Faculty of Dentistry, University of Malaya – Malaysia, 1999.
64. Shepherd MA. The Prevalence and Impact of dental pain in eight year old school children in Harrow. Master of Science in Dental Public Health. London: University College London, 1995.

65. Shepherd MA, Nadanovsky P, Sheiham A. The prevalence and impact of dental pain in 8-year-old school children in Harrow, England. Br Dent J 1999; 187:38-41.
66. Okullo I, Åstrøm AN, Haugejorden O. Social inequalities in oral health and in use of oral health care services among adolescents in Uganda. Int J Paediatric Dent. 2004; 14:326-35.
67. Kiwanuka SN, Åstrøm AN. Self reported dental pain and associated factors in Uganda schoolchildren. Norsk Epidemiologi. 2005; 15:175-82.
68. Jiang H, Petersen PE, Peng B, Tai B, Bian Z. Self assessed dental health, oral health practices, and general health behaviours in Chinese urban adolescents. Acta Odontol Scand. 2005; 63:343-52.
69. Brasil, Ministério da Saúde, Projeto SB Brasil 2010-Resultados principais, 2011.
70. Barrêtto ER, Paiva SM, Pordeus IA, Ferreira e Ferreira E: Validation of a child dental pain questionnaire instrument for the self-reporting of toothache in Children. Pediatr Dent 201; 33(3):228-32.
71. Moure-Leite FR, Ramos-Jorge J, Ramos-Jorge ML, Paiva SM, Vale MP, Pordeus IA: Impact of dental pain on daily living of five-year-old Brazilian preschool children: prevalence and associated factors. Eur Arch Paediatr Dent 2011; 12(6):293-7.
72. Unruh AM. Gender variations in clinical pain experience. Pain 1996; 65:123-67.
73. Unell L, Soderfeldt B, Halling A, Birkhed D. Explanatory models for clinically determined and symptom-reported caries indicators in an adult population. Acta Odontol Scand 1999; 57:132-8.
74. Bailit HL. The prevalence of dental pain and anxiety: their relationship to "quality of life". N Y State Dent J 1987; 53:27-30.
75. Gilbert GH, Duncan R, Vogel WB. Six months of dental care use in dental adults:six months use during a 24 months period in the Floridian Dental Care Study. Soc Sci Med 1998; 47(6):727-37.
76. Peres KG, Peres MA, Araujo CL, Menezes AM, Hallal PC: Social and dental status along the life course and oral health impacts in adolescents: a population-based birth cohort. Health Qual Life Outcomes 2009; 7:95.
77. Peres MA, Peres KG, Frias AC, Antunes JL. Contextual and individual assessment of dental pain period prevalence in adolescents: a multilevel approach. BMC Oral Health; 2010; 10:20.
78. Linton SJ, Skevingkton SM. Psychological factors. In: Crombie IK, Croft PR, Linton SJ, Le-Resche L, Von Korff M (Eds.). Epidemiology of pain. Seattle: IASP Press, 1999. p.25-42.
79. Marcenes WS, Croucher R, Sheiham A, Marmot M. The relationship between self-reported oral symptoms and life-events. Psychol Health 1993; 8:123-34.
80. Nitzschmann L, Kaiser D, Reinhardt H. State of oral health with children and adolescents aged 10 to under 15 years relation to selected social factors. Dtsch Stomatol 1990; 40:496-7.
81. Petridou E, Athanassouli T, Panagopoulos H, Revinthi K. Socio-demographic and dietary factors in relation to dental health among Greek adolescents. Community Dent Oral Epidemiol 1996; 24:307-11.
82. Weissenbach M, Chau N, Benamghar L, Lion C, Schwartz F, Vadot J. Oral Health in adolescents from a small French town. Community Dent Oral Epidemiol 1995; 23:147-54.
83. Zborowski M. Cultural components in response to pain. J Soc Issues 1952; 8:15-35.
84. Moore R, Brodsgaard I. Cross-cultural investigation of pain. In: Crombie IK, Croft PR, Linton SJ, Le Resche L, Von Korff M. (Eds.) Epidemiology of pain. Seattle: IASP Press, 1999; p.53-80.
85. Chen ACN. Headache: contrast between childhood and adult pain. Int J Adolescent Medicine and Health 1993; 6:75-93.
86. Lau EMC, Egger P, Coggon D, Cooper C. Low back pain in Hong kong: prevalence and characteristics compared with Britain. J Epidemiol Commmunity Health 1995; 49:492-4.
87. Moore R, Brodsgaard I, Mao TK, Miller ML, Dworkin SF. Perceived need for local anesthesia in tooth drilling among Anglo-Americans, Mandarins Chinese and Scandinavians. Anesth Prog 1998; 45:22-8.
88. Newton JT, Khan FA, Bhavnani V, Pitt J, Gelbier S, Gibbons DE. Self-assessed oral health status of ethnic minority residents of South London. Community Dent Oral Epidemiol 2000; 28(6):424-34.
89. Blinkhorn AS, Attwood D, Kippen AM. A report on the feasibility of establishing a paediatric emergency dental service at Glasgow Dental Hospital. Community Dent Health 1991; 8:257-62.
90. Spencer CJ, Gremillion HA. Neuropathic orofacial pain: proposed mechanisms, diagnosis, and treatment considerations. Dent Clin North Am. 2007; 51(1):209-24.

91. Stavropoulos F, Hastie BA. Chronic facial pain in the female patient: treatment updates. Oral Maxillofac Surg Clin North Am. 2007; 19(2):245-58.
92. Okeson JP, de Leeuw R. Differential diagnosis of temporomandibular disorders. and other orofacial pain disorders. Dent Clin North Am. 2011; 55(1):105-20.
93. Love S, Coakham, HB. Trigeminal neuralgia Pathology and pathogenesis. Brain 2001; 124(12):2347-60.
94. Montgomery MT. Extraoral facial pain. Emerg Med Clin North Am. 2000; 18(3):577-600.
95. Joffroy A, Levivier M, Massager N. Trigeminal neuralgia. Pathophysiology and treatment. Acta Neurol Belg. 2001; 101(1):20-5.
96. Kitt CA, Gruber K, Davis M, Woolf CJ, Levine JD. Trigeminal neuralgia: opportunities for research and treatment, Pain 2000; 85(1-2):3-7.
97. Mueller D, Obermann M, Yoon MS, Poitz F, Hansen N, Slomke MA et al. Prevalence of trigeminal Neuralgia and persistent idiopathic facial pain: a population-based study. Cephalalgia. 2011; 31(15):1542-8.
98. Katusic S, Williams DB, Beard CM, Bergstralh EJ, Kurland LT. Epidemiology and clinical features of idiopathic trigeminal neuralgia and glossopharyngeal neuralgia: similarities and differences, Rochester, Minnesota, 1945-1984. Neuroepidemiology 1991; 10(5-6):276-81.
99. Loh HS, Ling SY, Shanmuhasuntharam P, Zain R, Yeo JF, Khoo SP. Trigeminal neuralgia. A retrospective survey of a sample of patients in Singapore and Malaysia. Aust Dent J. 1998; 43(3):188-91.
100. Bowsher D. Trigeminal neuralgia: an anatomically oriented review. Clin Anat 1997; 10(6):409-15.
101. Nomura T, Ikezaki K, Matsushima T, Fukui M. Trigeminal neuralgia differentiation between intracranial mass lesions and ordinary vascular compression as causative lesions. Neurosurg Rev 1994; 17(1):51-7.
102. Türp JC. Die atypische Odontalgie – ein wenig bekannter Phantomschmerz. Schmerz 2001; 15(1):59-64.
103. Marbach JJ. Is phantom tooth pain a deafferentation (neuropathic) syndrome? Part II: Psychosocial considerations. Oral Surg Oral Med Oral Pathol 1993; 75(2):225-32.
104. Melis M, Lobo SL, Ceneviz C, Zawawi K, Al-Badawi E, Maloney G et al. Atypical odontalgia: a review of the literature. Headache 2003; 43(10):1060-74.
105. Klasser GD, Kugelmann AM, Villines D, Johnson BR. The prevalence of persistent pain after nonsurgical root canal treatment. Quintessence Int. 2011; 42(3):259-69.
106. Okeson JP. Neuropathic pains. In: Okeson JP, ed. Bell's Orofacial Pains. 5th ed. Chicago: Quintessence Publishing, 1995, p.403-55.
107. Jacobs R, Wu CH, Goossens K, De Laat A, Van Loven K, Antonis Y, Lambrechts P, van Steenberghe D. A case-control study on the psychophysical and psychological characteristics of the phantom tooth phenomenon. Clin Oral Investig 2002; 6(1):58-64.
108. Grushka M, Sessle BJ. Burning mouth syndrome. Dent Clin North Am 1991; 35(1):171-84.
109. Ship JA, Grushka M, Lipton JA, Mott AE, Sessle BJ, Dionne RA. Burning mouth syndrome: an update. JADA 1995; 126:842-53.
110. Nasri C, Teixeira MJ, Siqueira JTT. Ardência bucal. Avaliação de uma amostra clínica. Rev. SIMBIDOR 2000; 1(2):75-82.
111. Tammiata-Salonem J, Heidenkari T, Parvinem T. Burning mouth in a Finish adult population. Community Dent Oral Epidemiol 1993; 21:67-71.
112. Hakeberg M, Berggren U, Hagglin C, Ahlqwist M. Reported burning mouth symptons among middle-aged and elderly women. Eur. J Oral Sci 1997; 102:539-43.
113. Riley JL 3rd, Gilbert GH, Heft MW. Orofacial pain symptom prevalence: selective sex differences in the elderly? Pain 1998; 76(1-2):97-104.
114. Bergdahl M, Bergdahl J. Burning mouth syndrome: prevalence and associated factors. J Oral Pathol Med 1999; 28:350-4.
115. Bartshuk LM, Grushka M, Duffy VB, Fast K, Lucchina L, Prutkin J et al. Burning mouth syndrome: damage to CN VII and psin phantoms in CN V. Chem Senses 1999; 24:609.
116. Jääskeläinen SK, Rinne JO, Forssell H, Tenovuo O, Kaaasinen V, Sonninen P et al. Role of the dopaminergic system in chronic pain – a fluorodopa-PET study. Pain 2001; 90:257-60.
117. Heckmann SM, Heckmann JG, Hilz MJ, Popp M, Marthol H, Neudörfer B et al. Oral mucosal blood flow in patients with burning mouth syndrome. Pain 2001; 90:281-6.
118. Zakrzewska JM. The burning mouth syndrome remains an enigma. Pain 1995; 62:253-7.

119. Rasmussen BK, Jensen R, Schroll M, Olesen J. Epidemiology of headache in a general population – a prevalence study. J Clin Epidemiol 1991; 44(11):1147-57.
120. Bender SD. Temporomandibular disorders, facial pain, and headaches. Headache. 2012;52 (Suppl 1):22-5.
121. Forssell H, Kirveskari P, Kangasniemi P. Changes in headache after treatment of mandibular dysfunction. Cephalalgia 1985; 5(4):229-36.
122. Magnusson T, Carlsson GE. A 2-1/2-year follow-up of changes in headache and mandibular dysfunction after stomatognathic treatment. J Prosthet Dent 1983; 49(3):398-402.
123. Pettengill C. A comparison of headache symptoms between two groups: A TMD group and a general dental practice group. J Craniomand Pract 1999; 17(1):64-9.
124. Ciancaglini R, Radaelli G. The relationship between headache and symptoms of temporomandibular disorder in the general population. J Dent 2001; 29(2):90-9.
125. Molina OF, dos Santos J Jr, Nelson SJ, Grossman E. Headaches and bruxism in CMD patients. Craniomand Practice 1997; 15(4):314-25.
126. Gonçalves DAG, Bigal ME, Jales LC, Camparis CM, Speciali JG. Headache and symptoms of temporomandibular disorder: an epidemiological study. Headache 2010; 50(2):231-241.
127. Gonçalves DAG, Camparis CM, Speciali JG, Franco AL, Castanharo SM, Bigal ME. Temporomandibular disorders are differenctially associated with headache diagnoses. A controlled study. Clin J Pain 2011, 27(7):611-615.
128. Cuffari L, Siqueira JTT, Nemr K, Rapaport A. Pain complaint as the first symptom of oral cancer: a descriptive study. Oral Surg Oral Med Oral Pathol Oral Radiol Endod., 102(1):56-61, 2006.
129. Fernandes G, Franco AL, Siqueira JT, Gonçalves DA, Camparis CM. Sleep bruxism increases the risk for painful temporomandibular disorder, depression and non-specific physical symptoms. J Oral Rehabil. 2012 Apr 17. (Epub ahead of print).
130. Stodulski D, Mikaszewski B, Stankiewicz C. Signs and symptoms of parotid gland carcinoma and their prognostic value. Int J Oral Maxillofac Surg. 2012 Apr 26.
131. Lam DK, Schmidt BL. Orofacial pain onset predicts transition to head and neck cancer. Pain. 2011; 152(5):1206-9.
132. Thomsen AB, Sorensen J, Sjogren P, Eriksen J. Chronic non-malignant pain patients and health economic consequences. Eur J Pain. 2002; 6(5):341-52.
133. Sato J, Yamazaki Y, Satoh A, Onodera-Kyan M, Abe T, Satoh T et al. Pain may predict poor prognosis in patients with oral squamous cell carcinoma. Oral Surg Oral Med Oral Pathol Oral Radiol Endod. 2011 May; 111(5):587-92.
134. Siqueira SRDT, Almansa NK, Teixeira MJ, Siqueira JTT. Levantamento Epidemiológico de dor na clínica odontológica do SESC Santo André, Brasil. Revista DOR 2008; 9(2):1225-1233.

Capítulo 8

Fluorose Dentária

Simone Tetu Moyses
Samuel Jorge Moyses

Introdução

O uso de flúor como medida de promoção de saúde bucal e prevenção da doença cárie em populações humanas é uma das marcas de saúde pública das últimas décadas. A fluoretação de águas de consumo humano foi considerada pelo Centro de Controle e Prevenção de Doenças (CDC), nos EUA, em 1999,[1,2] como uma das dez medidas de saúde pública mais importantes do século XX e uma estratégia de ação coletiva com impacto positivo na qualidade de vida e saúde bucal, prevenindo a cárie dentária. Não obstante, a doença cárie e suas sequelas continuam a ser um problema de saúde pública para muitos países em desenvolvimento e para as populações vítimas das iniquidades nos países desenvolvidos.

As primeiras pesquisas envolvendo o uso de fluoretos concentraram-se basicamente no seu uso coletivo, veiculado pela água, tanto em sua ocorrência natural quanto adicionada artificialmente. Tais pesquisas visavam mensurar seus efeitos preventivos na prevalência e incidência de cárie, mas também os níveis seguros para evitar fluorose dentária.[3-6] Um aumento significativo do uso de flúor, proveniente de variadas fontes, pôde ser observado em todo o mundo a partir dos anos 1930. O uso institucionalizado dos fluoretos como meio preventivo e terapêutico da cárie dentária iniciou-se em 1945 e 1946, nos Estados Unidos da América e Canadá, com a fluoretação das águas de abastecimento público. Após estudos que comprovaram a eficácia da medida (na época uma redução de cerca de 50% na prevalência de cáries), o método foi recomendado pela Organização Mundial de Saúde (OMS) e pelas principais instituições mundiais da área da saúde. Nos anos de 1960 e 1970, o uso de flúor através da água fluoretada, tornou-se difundido mundialmente. A medida expandiu-se para várias regiões e, no início do século XXI, vem beneficiando cerca de 400 milhões de pessoas em 53 países.[7] No Brasil, estima-se que entre 40 e 60% da população tinha acesso à água fluoretada em 2004.[8]

No Brasil, a fluoretação das águas foi iniciada em 1953, no município de Baixo Guandu, ES,[9] e tornou-se lei federal;[10] expandiu-se nos anos 1980 e, em 2006, beneficiava cerca de 100 milhões de pessoas. É importante destacar, porém, que no contexto brasileiro, estudos demonstraram que a fluoretação de águas concentra-se nas regiões e municípios com melhores indicadores sociais.[11-14] Portanto, não fluoretar a água ou interromper sua continuidade deve ser considerada uma atitude juridicamente ilegal, cientificamente insustentável e socialmente injusta.[15]

A indicação de que crianças deveriam ser expostas a uma forma coletiva (também chamada "sistêmica") de flúor e formas apropriadas de uso individual (também chamada "tópica"), discutida nos anos 1990, era baseada nas evidências disponíveis na época do efeito pós-eruptivo dos fluoretos no controle da cárie.[16] Os estudos reforçavam que a máxima proteção contra cáries seria obtida quando o dente irrompesse em um ambiente com baixas e contínuas concentrações de fluoretos.[17] A disseminação de compostos e formas diferentes de uso do flúor foi expressiva desde então.

Quanto à fluoretação de dentifrícios e as modificações em sua composição que favorecessem a adição de flúor, elas foram estabelecidas na década de 1980 no Brasil. Segundo Cury,[3,18] no Brasil, em 1988, os dentifrícios passaram a ser uma fonte significativa de exposição ao flúor pela população, mediante a incorporação de fluoretos nos dentifrícios mais consumidos no país. Atualmente, o Brasil é o terceiro país em consumo *per capita* de dentifrícios, atrás apenas dos Estados Unidos e Japão.[19]

Concomitantemente à comprovada tendência de declínio da cárie como efeito do uso intensivo de flúor, uma tendência inversa de aumento das taxas de fluorose dentária tem sido relatada nos últimos anos. Publicações apontam esta tendência de aumento em várias regiões do mundo, tanto em comunidades que consomem água fluoretada como naquelas que consomem água não fluoretada.[20-38]

A possibilidade de ocorrência de fluorose quando da ingestão de flúor já era de conhecimento empírico há muito tempo e, desde os estudos de Dean,[39] no final da década de 1930 e início de 1940, este fenômeno ficou mais bem esclarecido. Dean sugeria que, para se obter o benefício do uso de flúor no controle da cárie, a concentração total de flúor na água deveria ser administrada no limite da possibilidade de produção de uma fluorose bastante discreta, em no máximo 10% das crianças, ou seja, uma concentração em torno de 1,0 ppm de flúor nas águas de abastecimento público.[9] Portanto, historicamente, uma prevalência pequena das formas leves de fluorose tem sido aceita como uma consequência razoável, considerando a proteção substancial contra cárie promovida pela ingestão de água com ótima concentração de flúor, fluoretada naturalmente ou ajustada artificialmente.[40]

A maioria dos casos relatados na literatura atual, mesmo no Brasil, aponta para a ocorrência de fluorose muito leve ou leve, não sendo, portanto, considerada problema de saúde pública.[26,41-46] Contudo, uma prática de saúde pública prudente, voltada para o controle do consumo excessivo de flúor, deve ser desenvolvida para minimizar esta condição, em especial com atenção às formas moderada e severa de fluorose. Além disso, é importante considerar a percepção pública sobre aquilo que pode ser avaliado como esteticamente aceitável.

Recomendar formas adequadas de uso de fluoretos ou avaliar a prevalência da fluorose *per se* em área de ocorrência natural do flúor na água, ou em sujeitos submetidos a concentrações diferentes de fluoreto adicionado na água de abastecimento público tem sido historicamente um objetivo frequente de pesquisa. Publicações recentes demonstram um renovado interesse no tema.[5,16,47,48] Este capítulo visa aprofundar temas relacionados aos aspectos clínicos, as formas de medir e a epidemiologia da fluorose dentária e fatores associados ao seu desenvolvimento, além das estratégias propostas para o controle de sua ocorrência.

Fluorose Dentária e Efeitos Sistêmicos em Saúde Humana

A fluorose é uma manifestação clínica de que o dente, em seu desenvolvimento e mineralização, esteve exposto ao flúor. A ingestão de fluoretos durante o desenvolvimento dos dentes pode resultar em alterações visíveis de opacidade do esmalte, em geral de manifestação simétrica em dentes homólogos, devido a alterações no processo de mineralização.[5,49]

Os aspectos clínicos da fluorose são caracterizados por um espectro de mudanças que vão desde linhas opacas, brancas, finas, cruzando transversalmente o longo eixo da coroa do dente, até situações em que áreas do esmalte gravemente hipomineralizadas rompem-se e, em geral, o esmalte restante fica pigmentado.[50] A fluorose dentária classificada como leve causa apenas alterações estéticas, caracterizadas por pigmentação branca no esmalte dentário. A fluorose moderada e severa, caracterizada por manchas amarelas ou marrons, além de defeitos estruturais no esmalte, apresenta repercussões estéticas, morfológicas e funcionais.[51]

Com crescente exposição aos fluoretos nas suas distintas formas de apresentação, veiculação e consumo pela população, os dentes mostram alterações progressivas na superfície do esmalte. A ocorrência de fluorose é relatada como sendo fortemente associada com a ingestão cumulativa de fluoretos durante o desenvolvimento dos dentes, mas sua gravidade depende principalmente da dose, duração e tempo de ingestão.[52,53] Aspectos biológicos individuais como baixo peso corpóreo, taxa de crescimento esquelético, períodos de remodelamento ósseo, estado nutricional, alterações da atividade renal e homeostase do cálcio são ainda sugeridos como possíveis fatores que interferem na severidade da fluorose.[45,54]

O parâmetro mais disseminado sobre a dose limite de ingestão de fluoretos, que seria capaz de produzir uma fluorose clinicamente aceitável do ponto de vista estético, foi definido por Burt[55] como uma dose entre 0,05 a 0,07 mg de F/dia/kg de peso corpóreo. Porém, Warren[56] adverte que, dada a extrema variabilidade na ingestão de flúor individualmente, qualquer afirmação recomendando doses "ótimas" de fluoreto torna-se problemática.

Há na literatura sugestões de que o período crítico de exposição a dosagens excessivas de flúor para as duas dentições é do nascimento até 8 anos de idade.[57] Esse parâmetro não foi confirmado em estudos longitudinais de relação dose-efeito,[58] pois não é considerada a diferença entre dose de ingestão do que realmente é absorvido. Assim, a maioria dos trabalhos estima risco de fluorose com base exclusivamente em dose de ingestão, e não no seu real efeito sistêmico, que é devido ao F circulando pelo sangue.

As alterações distribuem-se simetricamente dentro da boca, mas nem todos os dentes são igualmente afetados. Os estágios de transição e maturação inicial do desenvolvimento do esmalte parecem ser mais suscetíveis aos efeitos do flúor. Estes estágios ocorrem em períodos diferentes para dentes distintos. Para os incisivos centrais superiores, por exemplo, alguns autores estimam que o período mais suscetível ocorre entre a idade de 20 a 30 meses.[40,59]

Entretanto, uma revisão sistemática da literatura conduzida por Bardsen,[60] para o período de 1966 a 1998, revelou que dentre 143 trabalhos analisados, apenas 10 atendiam aos critérios rigorosos estabelecidos para a meta-análise, o que em princípio coloca dúvidas sobre a consistência das afirmações clínicas e epidemiológicas sobre a fluorose. Com base nos achados deste estudo, nenhum período específico de formação do esmalte pôde ser isolado como sendo o mais crítico para o desenvolvimento da fluorose dentária.

Os pré-molares e segundos molares são os mais frequentemente afetados, seguidos pelos incisivos superiores, enquanto os incisivos inferiores são os menos afetados. O grau de severidade reflete o estágio em que vários tipos de dentes são formados e mineralizados, considerando também o regime de fluoretação (baixa ou alta) a que o indivíduo esteve exposto. A dentição decídua costuma ser menos envolvida que a permanente. Alguns estudos relatam casos de fluorose na dentição decídua e outros destacam esta ocorrência em áreas com altos teores de flúor.[25,61-64]

Oponentes da fluoretação das águas denunciam efeitos adversos do flúor na saúde geral das pessoas, com base geralmente em opiniões e não em evidências científicas. Uma revisão sistemática da literatura identificou 33 estudos que investigaram o possível efeito entre a fluoretação das águas e os efeitos sistêmicos adversos à saúde, tais como câncer, fraturas ósseas, síndrome de Down, defeitos de nascimento, efeitos renais, efeitos na tireoide, inteligência, entre outros.[65] Não foi encontrada evidência que sustente haver risco para a saúde humana, decorrente do uso de fluoretos em concentrações adequadas. Também não foram constatados efeitos adversos na mortalidade precoce e no desenvolvimento infantil.

Como Medir Fluorose na População

O desenvolvimento de um sistema de classificação (índice) para manifestações clínicas da fluorose dentária surgiu da necessidade de investigar os efeitos tóxicos do uso de flúor no esmalte dos dentes em desenvolvimento. Dean,[66] observando a ocorrência de fluorose dentária nos EUA, utilizou uma classificação que incluía sete categorias (normal, questionável, muito branda, branda, moderada, moderadamente grave e grave), dependendo das alterações estéticas e morfológicas provocadas pelo consumo de flúor nos dois dentes mais afetados. Sua proposta de classificação pretendia assegurar o registro não apenas das características clinicamente visíveis da fluorose dentária em uma população, mas também dos verdadeiros efeitos biológicos do flúor no esmalte dos dentes em desenvolvimento.

As restrições decorrentes do conhecimento disponível na época sobre as características histopatológicas da fluorose dentária e do espectro de fluorose conhecido por Dean impuseram limitações importantes no seu sistema de classificação original.[50] O agrupamento das categorias "moderadamente grave" e "grave" em uma única categoria denominada "grave", foi uma das primeiras modificações propostas para este índice. Mais recentemente, os termos "branda" e "grave", inicialmente utilizados por Dean, têm sido substituídos por leve e severa respectivamente.[67]

Contudo, o *Índice de Dean* é amplamente utilizado, sendo inclusive recomendado pela Organização Mundial de Saúde (OMS)[68] para levantamentos epidemiológicos básicos em saúde bucal. Este índice também é adotado pelo Ministério da Saúde para os levantamentos da condição de saúde bucal da população brasileira, nos projetos denominados SB Brasil, tais como ocorreu em 2003 e 2010.[69,70]

O registro é feito baseando-se na alteração fluorótica mais importante apresentada em dois ou mais dentes. Em caso de dúvida sobre a presença ou não de fluorose, deve-se considerar o dente como normal. O quadro 8.1 apresenta os códigos e critérios do Índice de Dean.

Ainda, o *Índice de fluorose dentária da comunidade* foi proposto por Dean com o objetivo de favorecer sua interpretação no âmbito da saúde pública. Este índice tem sido utilizado com o objetivo de explorar o impacto da fluorose na saúde coletiva e sugerir as intervenções mais apropriadas. Calcula-se a partir da média aritmética dos graus atribuídos a cada indivíduo, de acordo com a fórmula a seguir.

Σ *(frequência x grau)/n*, em que *n* é o número de sujeitos da amostra.

O quadro 8.2 explora seu significado.[71]

No final da década de 1970, a ampliação do conhecimento sobre as características histológicas e microscópicas do esmalte fluorótico possibilitaram o desenvolvimento de novos métodos de classificação das características clínicas de fluorose dentária. Isto permitiu explorar melhor a diferenciação entre alterações provocadas por fluorose ou por outras interações etiológicas, além de refinar a descrição de alterações associadas a variados graus de fluorose dentária.

Quadro 8.1 – Índice de Dean.

Classificação	Código	Características clínicas
Normal	0	O esmalte apresenta-se translúcido, vitriforme na estrutura, superfície lisa, lustrosa, usualmente de cor branca ou creme-pálido.
Questionável	1	O esmalte mostra alterações discretas na translucidez, que podem ir desde pequenos traços esbranquiçados até manchas ocasionais.
Muito leve	2	Áreas brancas pequenas e opacas espalhadas pelo dente não envolvendo mais de 25% da superfície (1 a 2 mm a partir do topo da cúspide).
Leve	3	Áreas brancas não envolvendo mais de 50% da superfície.
Moderada	4	Toda a superfície está afetada; as superfícies estão sujeitas ao desgaste estrutural; manchas marrons frequentes.
Severa	5	Toda a superfície está afetada e há hipoplasia com mudança da anatomia dentária; manchas marrons, erosões e aparência de corrosão.

Quadro 8.2 – Índice de fluorose dentária da comunidade.

Índice	Classificação	Interpretação
0,0 a 0,4	Negativo	Índice sem importância para a saúde pública, do ponto de vista da fluo-
0,4 a 0,6	Zona limítrofe	rose, porém, de alto valor do ponto de vista da prevenção da cárie.
0,6 a 1,0	Leve	Recomendada a remoção do excesso de fluoretos na água.
1,0 a 2,0	Médio	
2,0 a 3,0	Grave	
3,0 a 4,0	Muito grave	

Thylstrup e Fejerskov[72] desenvolveram o *Índice T-F*, que classifica as características dentais em 10 categorias, de 0 a 9 (Quadro 8.3), refletindo o estadiamento de gravidade da fluorose. Neste índice, recomenda-se o exame apenas das superfícies vestibulares, considerando-se que todas as superfícies dentais estariam similarmente afetadas.

Outro índice utilizado para medir fluorose dentária, o *Índice de Fluorose na Superfície Dentária*, ou Índice TSIF, proposto por Horowitz,[73,74] classifica os indivíduos em oito categorias, de acordo com os aspectos estéticos. Um valor é dado a cada superfície vestibular e lingual de dentes anteriores não restaurados e um valor individual às superfícies vestibular, oclusal e lingual de dentes posteriores. Os códigos utilizados por este índice estão descritos no quadro 8.4.

O uso de índices diferentes para estabelecer a presença de fluorose tem sido identificado como um problema para a confiabilidade e consistência dos dados de prevalência/incidência. Estudos comparando os resultados obtidos com o uso destes índices têm sido descritos na literatura.

Em 1994, dois estudos utilizando os índices de Dean, Thylstrup & Fejerskov (T-F) e índice de fluorose na superfície dentária (TSIF) foram conduzidos com este propósito. O primeiro,[75] analisando o grau de fluorose em populações expostas a águas com baixa e alta concentração de flúor, concluiu que tanto o índice T-F

Quadro 8.3 – Índice T-F.

Código	Características clínicas
0	A translucidez normal do esmalte permanece após a limpeza e a secagem da superfície.
1	Linhas brancas estreitas correspondendo ao periquimata (representação das estrias de Retzius na superfície do esmalte).
2	As linhas mais pronunciadas de opacidade ocasionalmente se fundem formando pequenas áreas nebulosas. A "cobertura de neve" nas pontas das cúspides e incisais é comum.
3	Linhas brancas fundidas com áreas nebulosas de opacidade espalhando-se por muitas partes da superfície.
4	A superfície inteira exibe opacidade marcada, ou parece branca calcária. Locais sujeitos à atrição parecem menos afetados.
5	A superfície inteira exibe opacidade marcada, com perda focal de esmalte mais externo, menor que 2 mm de diâmetro, formando depressões.
6	As depressões estão regularmente arranjadas em faixas horizontais menores que 2 mm em extensão vertical.
7	Perda de esmalte externo em áreas irregulares envolvendo menos que a metade da superfície. O esmalte intacto restante é opaco.
8	Perda de esmalte externo envolvendo mais da metade da superfície, com pó restante intacto e opaco.
9	Perda da maior parte da camada de esmalte com mudança da anatomia dentária. A margem cervical do esmalte quase intacta e opaca é frequentemente notada.

Quadro 8.4 – Índice TSIF.

Código	Características clínicas
0	O esmalte não mostra evidência de fluorose.
1	O esmalte mostra evidência definitiva de fluorose, áreas com aspecto branco-giz atingindo menos de um terço da superfície visível do esmalte. Esta categoria inclui fluorose confinada apenas às incisais dos dentes anteriores e à ponta de cúspides dos dentes posteriores ("cume de neve").
2	A fluorose com bandas branco-giz totaliza pelo menos um terço da superfície visível, mas menos de dois terços.
3	Fluorose com bandas branco-giz totaliza pelo menos dois terços da superfície visível.
4	A área afetada ultrapassa dois terços da superfície visível. Esmalte mostra manchas escuras em conjunto com algum dos níveis anteriores de fluorose. A mancha é definida como uma área de descoloração definida que pode variar de marrom-claro a marrom-escuro.
5	Discretas cavitações do esmalte, acompanhadas por evidência de manchas no esmalte intacto remanescente. Uma cavitação é definida como um defeito físico na superfície do esmalte, na forma de depressões com um fundo rugoso, delimitada por uma parede de esmalte intacto. A área da cavidade é usualmente manchada ou difere em cores do esmalte adjacente.
6	Confluentes cavitações da superfície do esmalte existentes.
7	Grandes áreas de esmalte podem estar perdidas, pois as cavitações se coalescem e a anatomia do dente é deformada. Manchas acastanhadas, marrom-escuras estão usualmente presentes.

quanto o TSIF foram capazes de detectar diferenças significativas de prevalência nas duas populações. O segundo estudo,[76] comparando o emprego dos índices de Dean e T-F em populações com fluorose baixa, moderada e severa apontou maior reprodutibilidade do índice T-F, caracterizando-o como mais adequado que o índice de Dean para o registro de fluorose em populações com comprometimento leve ou moderado. Entretanto, os autores consideraram que os dois índices analisados revelaram prevalências similares quando a maior parte da população apresentava fluorose severa.

Um estudo brasileiro sobre o uso de índices diferentes para medir a fluorose dentária, buscando a validação dos índices de Dean, T-F e TSIF, concluiu que há boa correlação estatística entre eles.[77]

Um estudo americano avaliou a reprodutibilidade do índice de Dean, mostrando excelente concordância, excluída a chance, quando sujeitos foram classificados com respeito à ausência e presença de fluorose. Quando a unidade de análise é o dente, menor concordância tem sido observada.[78]

As dificuldades no diagnóstico e caracterização da fluorose em graus mais leves podem ser causadas pela presença de opacidades no esmalte não induzidas por flúor. Isto tem levado alguns autores a optarem pelo uso do *índice modificado para defeitos de desenvolvimento do esmalte* (DDE), proposto pela OMS[68,79] para medir alterações fluoróticas e não fluoróticas em esmalte. Entretanto, para evitar problemas no diagnóstico diferencial entre as formas mais leves de fluorose e opacidades não induzidas por flúor, Fejerskov et al.[50] propõem o uso de alguns critérios apresentados no quadro 8.5.

Kozlowski e Ferreira[67] ainda destacam que a observação das características clínicas com finalidades de diagnóstico de fluorose deveria ser realizada com boa iluminação, após profilaxia e secagem prévia dos dentes.

A diversidade de índices propostos para medir a fluorose, combinada com a necessidade de uma calibração rigorosa de examinadores e a falta de um método padronizado e menos subjetivo têm sido apontadas como causas de dificuldades na comparação entre estudos e avaliação de tendências na prevalência de fluorose.[30] Novas pesquisas têm sido desenvolvidas com o propósito de estabelecer novas metodologias e protocolos para levantamentos epidemiológicos, como os descritos por Cochran et al.[80] e Soto-Rojas et al.,[81] procurando aprimorar o diagnóstico com o uso de fotografias.

Quadro 8.5 – Diagnóstico diferencial: formas mais leves de fluorose dentária e opacidades do esmalte de origem não fluorótica.

Características	Fluorose dentária	Opacidades do esmalte
Área afetada	As superfícies inteiras do esmalte (todas) em geral são afetadas ou perto das pontas das bordas das cúspides/incisais.	Geralmente centralizadas em superfície lisa de extensão limitada.
Formato da lesão	Assemelha-se à sombra de uma linha traçada com lápis, a qual segue as linhas incrementais do esmalte. Linhas que se fundem e, no grau 3 do Índice T-F, têm aparência nebulosa. Nas bordas das cúspides/incisais, há formação de coberturas brancas irregulares ("cobertura de neve").	Redondas ou ovais.
Demarcação	Distribuição difusa sobre a superfície com intensidade variada.	Claramente diferenciadas do esmalte adjacente normal.
Cor	Linhas brancas opacas ou nuvens, até aparência calcária. "Coberturas de neve" nas margens das cúspides/incisais. Pode apresentar descoloração acastanhada na parte mesioincisal dos incisivos superiores centrais após a erupção (grau 3 do Índice T-F).	Brancas opacas ou de amarelo-creme até vermelho-escuro – alaranjadas na época da erupção.
Dentes afetados	Sempre nos dentes homólogos. Os dentes cuja erupção ocorre primeiro (incisivos/primeiros molares) são menos afetados. Os pré-molares e segundos molares (e terceiros molares) são os mais gravemente afetados.	Mais comum nas superfícies vestibulares de um único ou, eventualmente, dos dentes homólogos. Qualquer dente pode ser afetado, mas principalmente os incisivos.

Aspectos Epidemiológicos da Fluorose Dentária

Estudos epidemiológicos descrevem, analisam e comparam diferenças importantes na prevalência da fluorose dentária. Exemplos para o período 2001-2004, apresentados nas tabelas 8.1 e 8.2, revelam uma variação em torno de 5 a 70%. Em geral, altas prevalências têm sido relatadas em regiões onde a fluorose é endêmica devido à alta concentração de flúor nas fontes naturais de água ou múltiplas fontes de ingestão, como o relatado em estudos na Indonésia,[82] Índia,[83] Turquia,[27] China,[84] no Sri Lanka[85] e México.[86]

Os dados obtidos nos levantamentos epidemiológicos nacionais, realizados em 2003 e 2010, no Brasil, podem levar pesquisadores a inadvertidamente pensarem em estimar a ocorrência de fluorose na população brasileira nas faixas etárias de 12 e 15 a 19 anos. Para a faixa de 12 anos, a população com fluorose alcançaria 7,4% em 2003 (somando os escores muito leve, leve, moderada, severa); em 2010, a fluorose estimada seria de 16,7%. Se tais resultados pudessem ser tomados como estimativas válidas, eles demonstrariam uma baixa prevalência de fluorose no Brasil, mas com uma preocupante elevação percentual de aproximadamente 126% em apenas 7 anos.

Entretanto, cautelas são necessárias na interpretação de estimativas nacionais para esses estudos: 1) As pesquisas de 2003 e 2010 não tinham como objetivo principal a verificação da prevalência de fluorose, ou seja, o plano amostral não tomou como base este agravo para o cálculo do tamanho da amostra e para o estabelecimento do desenho de estudo; 2) variáveis de ponderação foram utilizadas apenas em 2010, sendo que em 2003 foram utilizados pesos iguais para todos os indivíduos; 3) pelo fato de não existirem fatores de ponderação em 2003, os intervalos de confiança foram calculados pressupondo uma amostragem casual simples; em 2010, os intervalos de confiança foram calculados considerando as variáveis de desenho e de ponderação.

Tabela 8.1 – Prevalência de fluorose dentária no mundo, anos 2003 e 2004.

País/Autor	Idade (anos)	Amostra	Índice	Prevalência (%)	Mod./sev. (%)
Portugal[63]	6 e 12	1599	DDE	7,2	2,1
Sri Lanka[87]	14	518	DDE	43,2	
México[88]	escolares	1569	Dean	60,4	
Etiópia[89,90]	12 e 15	306	T-F	72	37
Jordânia[91]	12	1878	T-F	18,5	
Irlanda[92]	8	17851	Dean	23	
	15			36	
Uganda[93]	12	202	T-F	28,5	
Bélgica[94,95]	11	4128	T-F	10	
Europa – Flint Project (Inglaterra, Irlanda, Grécia, Países Baixos, Finlândia, Islândia, Portugal)[64]	8	2100	DDE T-F	44,5	4

Tabela 8.2 – Prevalência de fluorose dentária no Brasil, anos 2001 a 2004.

Cidade/Autor	Idade (anos)	Amostra	Índice	Prevalência (%)	Mod./sev. (%)
Rio de Janeiro – RJ[42]	7 e 12	266	T-F	7,9	0,8
Porto Alegre – RS[41]	12	1000	T-F	52,9	0
Princesa Isabel – PB[43]	10 a 15	142	T-F	20	0,15
Mariápolis – SP[44]	5 a 12, 15	320	Dean	17,2	1,9
Curitiba – PR[51]	12	1494	Dean	23	2,6
Sorocaba – SP[26]	7 a 12	2897	Dean	12,7	0,9
Piracicaba – SP[96]	5	2805	Dean	2,6	0,3
	6			6,1	0,7
Chapecó – SC[97]	12	695	Dean	27,8	4,9
Salvador – BA[54]	12	3313	Dean	31,4	0,2
	15			27,6	0,2
Paulínia – SP[98]	7 a 12	665	Dean	30,5	1,8
Curitiba – PR[99]	12	1233	Dean	36,5	1,7
	15 a 19	996		24,6	1,2
Brasil (SB2003)[70]	12	34143	Dean	7,4	0,7
	15 a 19	16314		5,1	0,3

Por outro lado, as discrepâncias entre os dados do SB 2003 e SB 2010 são ainda mais acentuadas quando são incluídos, para comparação, estudos independentes publicados na literatura; apenas para exemplificar, pode-se tomar a situação de Aracaju – SE (com prevalência percentual de 7,80 em 2003 e 25,40 em 2010, nos respectivos estudos nacionais). A publicação de um estudo independente,[35] com o objetivo de determinar a prevalência de fluorose dentária nesta capital, utilizou o índice de Dean para examinar 196 escolares de 5 a 15 anos de idade, embora não tenha sido especificado o ano de realização da coleta de dados, nem se foram usados procedimentos metodológicos para ponderar e suavizar os resultados amostrais. A prevalência de fluorose dentária foi de 8,16%.

Percepção de Impacto da Fluorose Dentária

O impacto biopsicossocial da fluorose dentária tem suscitado discussões importantes. A necessidade de romper com uma avaliação diagnóstica normativa, feita exclusivamente pelos profissionais, para incorporar a percepção dos cidadãos sobre sua condição de saúde e bem-estar, faz parte da pauta destas discussões.[51]

Percepções estéticas e de qualidade de vida relacionadas à saúde bucal, relativamente à fluorose dentária, foram avaliadas em vários estudos durante os últimos anos.

Em um estudo conduzido no vale do Rio Rift, na Etiópia, com fluorose endêmica conhecida há bastante tempo, Wondwossen et al.[89] analisaram a concordância entre a avaliação clínica e a percepção de crianças de 12 a 15 anos de idade sobre a descoloração e o manchamento dos dentes, além da percepção da fluorose dentária como um problema para as crianças e suas mães. A probabilidade de considerar a aparência dos dentes um problema aumentou com a severidade da fluorose. Os pares de crianças e mães consideraram esteticamente aceitável a situação de dentes com fluorose leve, enquanto dentes com fluorose moderada a severa foram considerados inaceitáveis.

A percepção dos pais de crianças de 8 anos de idade com fluorose dentária também foi estudada na Irlanda, Islândia e Inglaterra.[100] Observou-se uma tendência de pais demonstrarem estarem mais descontentes com a aparência dos dentes de seus filhos à medida que aumentava a severidade da fluorose. Entretanto, isto só acontecia em casos de fluorose moderada a severa. Os autores concluíram que, aparentemente, existe uma preocupação das pessoas com defeitos de desenvolvimento e fluorose dentária, embora isto nem sempre seja expresso como insatisfação.

Moysés et al.[51] encontraram associação significativa entre a presença de fluorose e a percepção de alteração da cor dos dentes entre escolares de 12 anos de idade em Curitiba, Paraná. Entretanto, 83% dos 337 respondentes que apresentaram fluorose afirmavam não se incomodar com os efeitos da mesma. Pelos resultados obtidos, os autores ainda salientam que a autopercepção de alteração de cor dos dentes nem sempre coincide com o diagnóstico normativo (profissional) de fluorose e vice-versa. Ou seja, há casos diagnosticados pelos examinadores como fluorose que não são percebidos como dentes com cor alterada pelos escolares, assim como há casos percebidos como dentes com cor alterada que não são diagnosticados como fluorose.

Outros dois estudos conduzidos no Brasil relatam não terem observado impacto da fluorose dentária na satisfação de crianças com a aparência dos dentes e mastigação: o estudo de Menezes et al.,[101] em Piracicaba, e o estudo de Peres et al.[97] em Chapecó, Santa Catarina.

Um artigo de revisão abrangente foi publicado, revisando estudos que investigam as relações entre as percepções da aparência dos dentes/qualidade de vida relacionados à saúde bucal (OHRQoL) e fluorose dentária. O banco de dados PubMed foi utilizando, com filtros para a língua inglesa, selecionando estudos de 1985 a 2009. Trinta e cinco artigos foram qualificados mediante critérios de inclusão e, em seguida, foram classificados em três categorias com base no tipo de abordagem do estudo: (i) revisão de fotografias pelos respondentes e de avaliação referente à satisfação/aceitação, (ii) avaliação dos respondentes sobre satisfação/aceitação de dentes de sujeitos de pesquisa e (iii) avaliações de respondentes do impacto psicossocial/OHRQoL. Estudos mais recentes, com avanços metodológicos para avaliar o impacto na qualidade de vida, mostraram claramente que a fluorose leve não era uma preocupação. Além disso, a fluorose leve foi por vezes associada a melhor OHRQoL (impacto favorável); já a fluorose grave foi consistentemente relacionada a efeitos negativos em OHRQoL.[102]

Fatores de Risco para a Fluorose Dentária

O principal fator de risco associado à fluorose mencionado na literatura é o aumento da ingestão média de fluoretos, de variadas formas, a partir dos anos 1930. O uso de água fluoretada, de dentifrício fluoretado, de suplementos com flúor e de bebidas ou alimentação infantil em pó contendo fluoretos antes dos 6 anos de idade tem sido considerado o mais importante fator de risco.[30,57,103]

Estudos epidemiológicos têm se preocupado em explorar aspectos determinantes dos diferenciais de prevalência da fluorose a partir da análise de exposição a fatores de risco. O principal aspecto considerado tem sido a variação na dosagem de flúor em águas de abastecimento público, pois muitos autores pensam que o aumento da severidade da fluorose dentária está relacionado a este aspecto. Apesar da variação na delimitação de dosagens altas, ótimas e baixas de flúor nos diferentes estudos sobre a água de abastecimento, em sua maioria esta tendência parece ser confirmada por alguns estudos.[27,104-107] Muitos ignoram ou omitem a possibilidade de o aumento da fluorose estar associado à ingestão de fluoretos em situações em que isto não deveria jamais ocorrer, como no caso dos dentifrícios.

Beltran-Aguilar et al.,[22] analisando os dados de prevalência de fluorose em crianças americanas entre os anos 1930 e 1980, observaram aumento significativo, também em grupos que receberam água fluoretada em nível subótimo. Os autores consideram que a exposição a múltiplas fontes de flúor pode explicar este aumento.

Um estudo multicêntrico realizado em 2003 em Sorocaba e mais sete municípios vizinhos, em São Paulo, com e sem água fluoretada, analisou a prevalência de fluorose em 2897 crianças de 7 a 12 anos.[26] Foi observada uma prevalência total de 12,9%, sendo menor nas crianças que residiam nos municípios com flúor nas águas de abastecimento público (11,4%) que nas crianças que residiam nos municípios sem este benefício (22,8%). Esta diferença foi estatisticamente significativa. Outras fontes de consumo de fluoretos foram apontadas como justificativa para estes resultados.

Outro estudo com crianças expostas à água fluoretada de forma contínua e descontínua no Canadá[108] analisou o impacto de fatores sociodemográficos e acesso a diferentes produtos com flúor no desenvolvimento de fluorose dentária. O nível de fluorose total foi baixo ou leve para toda a população estudada, sendo que as crianças residentes onde a água deixou de ser fluoretada apresentaram escores um pouco maiores de fluorose que aquelas com acesso contínuo à água fluoretada. Os achados deste estudo ainda sugeriram que meninas, crianças com mais de 10 anos de idade, crianças que iniciaram escovação com dentifrício fluoretado entre seu primeiro e segundo ano de vida, crianças que usaram regularmente suplementos com flúor e aquelas crianças cujos pais tinham educação superior apresentaram maiores escores de fluorose dentária. Foi ainda observado que o consumo de água mineral entre o nascimento até 6 meses de idade era um fator de proteção contra fluorose. Os autores concluem que a exposição intensa a fluoretos aumenta a probabilidade de a criança apresentar escores altos de fluorose, em especial quando diversos produtos com flúor são utilizados regularmente em casa.

O acesso precoce a produtos com flúor (incluindo o uso de dentifrício fluoretado, uso de soluções para bochechos e aplicação profissional antes dos 3 anos de idade) tem sido apontado como fator de risco à fluorose dentária.[41] O aumento do uso de dentifrícios fluoretados é considerado um dos principais fatores para a redução da experiência de cárie no mundo. Entretanto, a associação entre este aumento, em particular entre crianças e bebês, e o aumento de fluorose dentária tem sido um dos principais pontos de debate internacional na área.

Correlação positiva entre a quantidade de dentifrício utilizado, frequência de escovação e início de escovação no primeiro ano de vida e fluorose dentária tem sido descrita na literatura.[88] Em estudo realizado por Pereira et al.,[109] crianças que começaram a usar dentifrícios fluoretados antes dos 3 anos de idade tinham uma chance 4,4 vezes maior de apresentar fluorose dentária do que aquelas que começaram a usar dentifrício fluoretado depois dos 3 anos de idade.

Segundo Cochran et al.,[64] a quantidade média ingerida de fluoreto através de dentifrício por crianças entre 1,5 a 3,5 anos de idade varia entre 0,01 e 0,04 mg de F/dia/kg de peso corpóreo. O estudo de Villena[110] comparando a quantidade média de dentifrício usada sobre a escova dental com os métodos de "uso padrão", "tamanho de ervilha" e "método transversal" mostrou que a quantidade usada foi de 0,58 g, 0,34 g e 0,27 g respectivamente. A técnica transversal foi considerada a mais adequada para evitar a ingestão de doses altas de flúor através do dentifrício por crianças pequenas.

Entretanto, a ingestão de dentifrício somada à ingestão de flúor através da dieta parece aumentar significativamente o risco de fluorose. Lima e Cury[59] avaliaram o consumo de flúor através de dentifrícios e da dieta (água fluoretada e alimentos preparados com esta água) por crianças de 20 a 30 meses. A dose total consumida foi de 0,09 mg de F/dia/kg de peso corpóreo, acima da dose aceitável (entre 0,05 e 0,07 mg de F/dia/kg peso corpóreo), sendo que a maior quantidade de flúor era proveniente do dentifrício (55%).

Outro estudo realizado no México,[111] analisando a quantidade de flúor ingerida a partir do consumo de alimentos e bebidas por crianças de 15 a 36 meses, corrobora que a maior quantidade de flúor consumido é proveniente de dentifrícios fluoretados.

Paiva et al.[112] analisaram o consumo de flúor através da dieta e de dentifrícios por crianças brasileiras de 19 a 38 meses de idade em duas comunidades com acesso à água fluoretada. As crianças da primeira comunidade, institucionalizadas em uma creche, tinham mais quantidade de flúor em sua dieta que as da segunda comunidade, não institucionalizadas. Foi também observado que o consumo através de dentifrício era maior que da dieta e, ainda, que a maioria das crianças estava exposta a uma dose combinada de flúor (dieta + dentifrícios) acima do limite considerado de risco de fluorose. Segundo os autores, os dados sugerem que a ingestão de flúor através da dieta depende das condições de vida e acesso a alimentos.

Analisando o consumo diário através de água fluoretada, bebidas, alimentos, dentifrícios e suplementos dietéticos, isolados ou combinados, por crianças americanas de 36 a 72 meses de idade, Levy et al.[113] observaram que o consumo através da água aumentou com a idade, enquanto o consumo por outras bebidas e dentifrícios, bem como o consumo total combinado, diminuiu com a idade. Concluíram, portanto, que o risco da ingestão exceder a dose limite de risco para fluorose diminui com a idade.

Ainda, Casarin et al.,[114] investigando a concentração de fluoreto na refeição brasileira típica (arroz e feijão) e em alimentos infantis industrializados e estimando suas contribuições para fluorose dentária, concluíram que: a) a concentração de fluoreto encontrada nos grãos de arroz e feijão foi baixa; b) a concentração aumentou 100-200 vezes após o cozimento em água fluoretada e, mesmo assim, foi menor que a encontrada em alguns alimentos industrializados; c) uma refeição com arroz e feijão preparada com água fluoretada seria responsável por 29% da dose-limite de ingestão de fluoreto em termos de fluorose aceitável; a contribuição de alguns alimentos industrializados atingiria 45%.

Revisões sistemáticas defendem que deve haver ponderação equilibrada entre os benefícios do uso individual de fluoretos (aplicação tópica de flúor) na prevenção da cárie e do risco de desenvolvimento de fluorose. A maioria da evidência disponível concentra-se em fluorose leve, mas há poucas e frágeis evidências de que o uso de dentifrícios com flúor, em crianças com menos de 12 meses de idade, pode estar associada com aumento do risco de fluorose. Igualmente, a evidência para seu uso na faixa etária entre 12 e 24 meses é equívoca.[115] Por outro lado, há revisões sistemáticas confirmando os benefícios do uso de dentifrício com flúor na prevenção da cárie em crianças e adolescentes quando comparado com o placebo, mas de forma significativa apenas para as concentrações de flúor de 1000 ppm e acima.[116-118]

O consumo de flúor através de produtos como água mineral,[119] sal fluoretado,[86] chás,[120] e bebidas infantis, especialmente fórmulas preparadas com água fluoretada,[121] tem sido apontado na literatura como fontes adicionais de flúor, que podem aumentar o risco de fluorose dentária em crianças.

Outro estudo[122] sobre a quantidade de flúor presente em chocolates e bolachas de chocolate consumidas por crianças brasileiras concluiu que alguns alimentos analisados podem ser contribuintes importantes para a ingestão diária total de flúor. Considerando o produto que apresentou maior quantidade de flúor – uma bolacha de chocolate –, se apenas 3 unidades são ingeridas em uma única vez ao dia, elas podem fornecer mais de 40% da ingestão diária máxima de F recomendada (0,07 mg de F/kg de peso corpóreo) para uma criança de 2 anos de idade com cerca de 12 kg.

Em um caminho de raciocínio inverso, considerando fatores de proteção contra a fluorose, Brothwell e Limeback[123] observaram aumento na prevalência de fluorose dentária em crianças associado com o tempo de aleitamento materno. Crianças amamentadas por mais de 12 meses apresentaram menos prevalência de fluorose (13,8%) que aquelas amamentadas por menos de 6 meses (27,2%) e por um período de 6 a 12 meses (19,6%). Os autores associam estes resultados ao uso de fórmulas para o aleitamento artificial, o que poderia aumentar a ingestão de flúor pelas crianças nos primeiros meses de vida. Concluem ainda que o aleitamento materno por um período maior que 6 meses pode proteger contra o desenvolvimento de fluorose dentária em incisivos permanentes.

Finalmente, o uso prolongado de suplementos com flúor prescrito por profissionais de saúde é ainda apontado como um importante fator de risco de fluorose dentária em alguns países.[64,95]

Ações de Promoção de Saúde Bucal e Controle de Fluorose Dentária

Um dos principais benefícios da aplicação de estratégias de promoção de saúde bucal é a redução de iniquidades em saúde e do impacto de doenças bucais na qualidade de vida das pessoas. O uso de flúor, como medida de promoção de saúde bucal, tem efetivamente contribuído de forma expressiva para isso.[73,124-126]

Entretanto, promover saúde também significa garantir o direito de cada cidadão ao acesso a medidas coletivas seguras, a políticas públicas que garantam a saúde, o acesso à informação, a autonomia nas escolhas e participação nas decisões que influenciam em sua vida e saúde, e o acesso à atenção em saúde baseada em evidências que comprovem a eficácia e efetividade de medidas preventivas e de controle de problemas de saúde adequadas às necessidades da população. Portanto, é importante salientarmos aqui estratégias voltadas para o controle de fatores de risco e incremento de fatores de proteção contra a fluorose dentária.

A vigilância à saúde, como processo amplo e integrado (vigilâncias epidemiológica, sanitária, ambiental e ações territoriais integradas intersetoriais), é um imperativo ético para qualquer sistema de saúde e não seria diferente para a execução da fluoretação. Quando se faz vigilância com base nos dados fornecidos aos órgãos de saúde pelas empresas de tratamento da água, trata-se de vigilância com base no controle operacional. Outra possibilidade é o denominado heterocontrole, situação em que as estruturas e equipes de vigilância encarregam-se da coleta e análise dos dados.

Contudo, atenção é necessária na questão do controle operacional e do heterocontrole, pois a escolha da técnica analítica interfere significativamente nos resultados obtidos. Estudo em Curitiba (PR) mostrou que o valor médio de fluoreto na água foi maior quando avaliado pela técnica eletrométrica (0,743 ppm de F ± 0,133) quando comparado com a técnica SPADNS (0,637 ppm de F ± 0,164). A proporção de amostras dentro do padrão ideal de fluoretação foi de 15,05% para SPADNS e 63,97% para eletrométrica; de 62,03 e 22,85% para amostras abaixo do ideal; e de 21,10 e 13,18% para amostras acima do ideal respectivamente. Houve diferença estatisticamente significativa na fluoretação entre os distritos sanitários e os meses pesquisados.[127]

Outro estudo, abordando a questão da flutuação sazonal nas concentrações de flúor, sugere que a fluorose dentária decorrente da ingestão de água com concentração mensal constante de 0,7 ppm de F durante 30 dias poderá ser de maior intensidade do que a ingestão de água a 1,0 ppm de F ou maior durante 1-2 dias, mas 0,6 ppm de F nos demais 29-28 dias.[128]

As estratégias descritas a seguir são baseadas em uma série de recomendações e protocolos de uso de flúor organizados com o objetivo de destacar os aspectos mais relevantes para o controle da fluorose dentária, em especial o protocolo de uso de fluoretos para controle de cárie dentária nos Estados Unidos proposto pelo Centro de Controle e Prevenção de Doenças,[40] o protocolo de uso de flúor da Secretaria Municipal da Saúde de Curitiba[129] e o Guia de recomendações para o uso de fluoretos no Brasil, do Ministério da Saúde.[52] Elas incluem desde recomendações para uso clínico do flúor até o desenvolvimento de políticas públicas que garantam o monitoramento dos produtos com flúor disponíveis para a população.

- A decisão sobre o uso de fluoretos e suas múltiplas formas para a prevenção de cáries é mais complicada agora do que no passado, uma vez que hoje se faz necessária uma avaliação criteriosa sobre os benefícios para populações com baixa prevalência de cárie e os riscos de fluorose dentária. Considerando que água fluoretada e o uso de dentifrício fluoretado são as formas mais eficientes e custo-efetivas para a prevenção de cáries, outras formas de uso deveriam ser indicadas apenas para pessoas com alto risco de cárie ou atividade da doença.

- A dose de flúor na água ingerida por crianças no primeiro ano de vida deve ser menor que 0,3 mg/L para prevenir fluorose.
- Crianças com menos de 6 anos de idade, em especial aqueles com menos de 2 anos, têm alto risco de desenvolvimento de fluorose pelo desenvolvimento inadequado do controle reflexo de deglutição. Pais e cuidadores devem ser aconselhados sobre os cuidados necessários para o uso de dentifrícios fluoretados para crianças pequenas: limitar a frequência de escovação a duas vezes ao dia, aplicar uma quantidade de dentifrício equivalente a um grão de arroz por escovação, realizar a escovação com dentifrício enquanto a criança não tiver condições de se autocuidar e supervisionar a escovação de crianças maiores, além de encorajar a criança a cuspir todo o excesso de dentifrício.
- Crianças com menos de 6 anos de idade não devem utilizar bochechos com soluções fluoretadas, pelo risco de ingestão repetida.
- Suplementos com fluoretos só deverão ser indicados para crianças com alto risco de cárie, quando a dosagem de fluoretos na água de abastecimento for baixa. Para crianças com menos de 6 anos de idade, o cirurgião-dentista, médico ou outro profissional de saúde deve avaliar cuidadosamente o risco de cárie, a prevenção contra cárie oferecida pelo suplemento e o potencial de risco de fluorose antes de indicar a suplementação. É essencial considerar as fontes de fluoretos disponíveis para a criança, em especial a água de abastecimento. Propõe-se a revisão dos protocolos de uso de suplementos com flúor para reduzir ou eliminar seu uso.
- O aleitamento materno por um período maior que 6 meses pode ser um fator de proteção ao desenvolvimento de fluorose dentária, evitando assim o uso de fórmulas para o aleitamento artificial.
- A indústria deve garantir a indicação da dosagem de fluoreto no rótulo de águas minerais, promover o uso de pequena quantidade de dentifrícios para crianças com menos de 6 anos de idade e colaborar com a educação de profissionais e público sobre o uso correto de produtos com flúor.
- O poder público deve garantir o desenvolvimento de um sistema de heterocontrole adequado da dosagem de flúor nas águas de consumo, desenvolvimento de novas tecnologias mais precisas e de fácil operação para análise e controle dos teores de flúor nas diversas fontes disponíveis, monitoramento da prevalência de fluorose através de um sistema de informação consistente, além de ações de educação em saúde para a população.

Referências

1. USA, Centers for Disease Control and Prevention. Achievements in Public Health, 1900–1999. Fluoridation of drinking water to prevent dental caries. MMWR Morb Mortal Wkly Rep 1999; 48(41):933-940.
2. USA, Centers for Disease Control and Prevention. Ten great public health achievements – United States, 1900-1999. MMWR Morb Mortal Wkly Rep 1999;48(12):241-243.
3. Cury JA. Uso do flúor e controle da cárie como doença. In: Baratieri LN, editor. Odontologia Restauradora – Fundamentos e Possibilidades. 1ª ed. São Paulo: Ed. Santos; 2001; p.33-68.
4. Jones S, Burt BA, Petersen PE, Lennon MA. The effective use of fluorides in public health. Bull World Health Organ 2005;83(9):670-6.
5. Newbrun E. What we know and do not know about fluoride. J Public Health Dent 2010;70(3):227-33.
6. Frazão P, Peres MA, Cury JA. Drinking water quality and fluoride concentration. Rev Saúde Pública 2011;45(5):964-73.
7. Murray JJ, editor. The prevention of dental disease. 4th ed. Oxford: Oxford University Press; 2003.
8. The British Fluoridation Society, The UK Public Health Association, The British Dental Association, The Faculty of Public Health. One in a million: the facts about water fluoridation.

In: The British Fluoridation Society, editor. Manchester; 2004; p. 55-80.
9. Emmerich A, Freire AdS, editors. Flúor e saúde coletiva. Vitória: EDUFES; 2003.
10. BRASIL. Lei Federal n. 6.050, de 24/05/1974. In. Brasília: Congresso Nacional; 1974.
11. Peres MA, Fernandes LS, Peres KG. Inequality of water fluoridation in Southern Brazil – the inverse equity hypothesis revisited. Soc Sci Med 2004;58:1181-1189.
12. Peres MA, Antunes JL, Peres KG. Is water fluoridation effective in reducing inequalities in dental caries distribution in developing countries? Recent findings from Brazil. Soz Praventivmed 2006;51(5):302-10.
13. Gabardo MC, da Silva WJ, Moyses ST, Moyses SJ. Water fluoridation as a marker for sociodental inequalities. Community Dent Oral Epidemiol 2008;36(2):103-7.
14. Gabardo MC, da Silva WJ, Olandoski M, Moyses ST, Moyses SJ. Inequalities in public water supply fluoridation in Brazil: An ecological study. BMC Oral Health 2008;8:9.
15. Narvai PC. Cárie dentária e flúor: uma relação do século XX. Cien Saude Colet 2000;5(2):381-392.
16. Sampaio FC, Levy SM. Systemic fluoride. Monogr Oral Sci 2011;22:133-45.
17. Kargul B, Caglar E, Tanboga I. History of water fluoridation. J Clin Pediatr Dent 2003;27(3):213-7.
18. Cury JA. Representatividade dos dentifrícios fluoretados no mercado brasileiro e sua confiabilidade como método preventivo. São Paulo: Associação Brasileria de Odontologia Preventiva – ABOPREV; 1989.
19. Cury JA, Tenuta LM, Ribeiro CC, Paes Leme AF. The importance of fluoride dentifrices to the current dental caries prevalence in Brazil. Braz Dent J 2004;15(3):167-74.
20. Fomon SJ, Ekstrand J, Ziegler EE. Fluoride intake and prevalence of dental fluorosis: trends in fluoride intake with special attention to infants. J Public Health Dent 2000;60(3):131-139.
21. Pendrys DG. Risk of enamel fluorosis in nonfluoridated and optimally fluoridated populations: considerations for the dental professional. J Am Dent Assoc 2000;131(6):746-755.
22. Beltran-Aguilar ED, Griffin SO, Lockwood SA. Prevalence and trends in enamel fluorosis in the United States from the 1930s to the 1980s. J Am Dent Assoc 2002;133(2):157-65.
23. Beltrán-Aguilar ED, Barker LK, Canto MT, Dye BA, Gooch BF, Griffin SO et al. Surveillance for dental caries, dental sealants, tooth retention, edentulism, and enamel fluorosis – United States, 1988-1994 and 1999-2002. In: Surveillance Summaries, August 26, 2005. MMWR Surveill Summ 2005;54(3):1-43.
24. Beltran-Aguilar ED, Barker L, Dye BA. Prevalence and severity of dental fluorosis in the United States, 1999-2004. NCHS Data Brief 2010(53):1-8.
25. Cypriano S, de Sousa Mda L, Rihs LB, Wada RS. Oral health among preschool children in Brazil, 1999. Rev Saúde Pública 2003;37(2):247-53.
26. Cypriano S, Pecharki GD, Souza ML, Wada RS. A saúde bucal de escolares residentes em locais com e sem fluoretação das águas de abastecimento público na região de Sorocaba, São Paulo, Brasil. Cad Saúde Pública 2003;19(4):1063-1071.
27. Ermis RB, Koray F, Akdeniz BG. Dental caries and fluorosis in low and high – fluoride areas in Turkey. Quintessence Int 2003;34(5):354-360.
28. Khan A, Moola MH, Cleaton-Jones P. Global trends in dental fluorosis from 1980 to 2000: a systematic review. SADJ 2005;60(10):418-21.
29. Cunha LFd, Tomita NE. Fluorose dentária no Brasil: uma revisão sistemática do período 1993/2004. Cad Saúde Pública 2006;22(9):1809-1816.
30. Whelton HP, Ketley CE, McSweeney F, O'Mullane DM. A review of fluorosis in the European Union: prevalence, risk factors and aesthetic issues. Community Dent Oral Epidemiol 2004;32(Suppl 1):9-18.
31. Whelton H, Crowley E, O'Mullane D, Donaldson M, Cronin M, Kelleher V. Dental caries and enamel fluorosis among the fluoridated population in the Republic of Ireland and non fluoridated population in Northern Ireland in 2002. Community Dent Health 2006;23(1):37-43.
32. Meneghim Mde C, Tagliaferro EP, Tengan C, Meneghim ZM, Pereira AC, Ambrosano GM et al. Trends in caries experience and fluorosis prevalence in 11- to 12-year-old Brazilian children between 1991 and 2004. Oral Health Prev Dent 2006;4(3):193-8.
33. Catani DB, Hugo FN, Cypriano S, Sousa Mda L, Cury JA. Relationship between fluoride le-

vels in the public water supply and dental fluorosis. Rev Saúde Pública 2007;41(5):732-9.
34. Carvalho TS, Kehrle HM, Sampaio FC. Prevalence and severity of dental fluorosis among students from Joao Pessoa, PB, Brazil. Braz Oral Res 2007;21(3):198-203.
35. Carvalho RWFd, Valois RBV, Santos CNA, Marcellini PS, Bonjardim LR, Oliveira CCdC et al. Estudo da prevalência de fluorose dentária em Aracaju. Cien Saúde Colet 2010;15(Supl. 1):1875-1880.
36. Rigo L, Caldas Junior AdF, Souza EAd, Abegg C, Lodi L. Estudo sobre a fluorose dentária num município do sul do Brasil. Cien Saúde Colet 2010;15(Supl. 1):1439-1448.
37. Carvalho RBd, Medeiros UVd, Santos KTd, Pacheco Filho AC. Influência de diferentes concentrações de flúor na água em indicadores epidemiológicos de saúde/doença bucal. Cien Saúde Colet 2011;16(8):3509-3518.
38. Buzalaf MA, Levy SM. Fluoride intake of children: considerations for dental caries and dental fluorosis. Monogr Oral Sci 2011;22:1-19.
39. Dean HT. Endemic fluorosis and its relation to dental caries. Public Health Reports 1938;53:1443.
40. CDC. Recommendations for using fluoride to prevent and control caries in United States. Recommendations and Reports. Atlanta: CDC; 2001 August, 2001. Report No.: RR14.
41. Maltz M, Silva BB. Relação entre cárie, gengivite e fluorose e nível socioeconômico em escolares. Rev Saúde Pública 2001;35(2):170-176.
42. Oliveira BH, Milbourne P. Fluorose dentária em incisivos superiores permanentes em crianças de escola pública do Rio de Janeiro, RJ. Rev Saúde Pública 2001;35(3):276-282.
43. Forte FDS, Freitas CHSM, Sampaio FC, Jardim MCAM. Fluorose dentária em crianças de Princesa Isabel, Paraíba. Pesqui Odontol Bras 2001;15(2):87-90.
44. Brandão IMG, Peres AS, Saliba NA, Moimaz SAS. Prevalência de fluorose dentária em escolares de Mariópolis, São Paulo. Cad Saúde Pública 2002;18(3):877-881.
45. Cangussu MCT, Narvai PC, Castellanos Fernandez R, Djchizian V. A fluorose dentária no Brasil: uma revisão crítica. Cad Saúde Pública 2002;18(1):7-15.
46. Frazão P, Peverari AC, Forni TI, Mota AG, Costa LR. Dental fluorosis: comparison of two prevalence studies. Cad Saúde Pública 2004;20(4):1050-8.
47. Tenuta LM, Cury JA. Fluoride: its role in dentistry. Braz Oral Res 2010;24 Suppl 1:9-17.
48. Sampaio FC, Silva FD, Silva AC, Machado AT, de Araujo DA, de Sousa EM. Natural fluoride levels in the drinking water, water fluoridation and estimated risk of dental fluorosis in a tropical region of Brazil. Oral Health Prev Dent 2010;8(1):71-5.
49. Moseley R, Waddington R, Sloan A, Smith A, Hall R. The influence os fluoride exposure on dentin mineralization using an in vitro organ culture model. Calcif Tissue Int 2003;73(5):470-475.
50. Fejerskov O, Manji F, Baelum V, Moller I. Fluorose dentária – um manual para profissionais de saúde. São Paulo; 1994.
51. Moysés SJ, Moysés ST, Allegretti ACV, Argenta M, Werneck R. Fluorose dental: ficção epidemiológica? Rec Panam Salud Publica 2002;12(5):339-346.
52. BRASIL, Ministério da Saúde, Secretaria de Atenção à Saúde, Departamento de Atenção Básica. Guia de recomendações para o uso de fluoretos no Brasil. Brasília: Ministério da Saúde; 2009.
53. Denbesten P, Li W. Chronic fluoride toxicity: dental fluorosis. Monogr Oral Sci 2011;22:81-96.
54. Cangussu MC, Fernandez RAC, Rivas CC, Jr CF, Santos LC. Prevalência da fluorose dentária em escolares de 12 a 15 anos de idade em Salvador, Bahia, Brasil, 2001. Cad Saúde Pública 2004;20(1):129-135.
55. Burt BA. The changing patterns of systemic fluoride intake. J Dent Res 1992;71(Spec Issue):1228-1237.
56. Warren JJ, Levy SM, Broffitt B, Cavanaugh JE, Kanellis MJ, Weber-Gasparoni K. Considerations on optimal fluoride intake using dental fluorosis and dental caries outcomes - a longitudinal study. J Public Health Dent 2009;69(2):111-5.
57. Mascarenhas AK. Risk factors for dental fluorosis: a review of the recent literature. Pediatr Dent 2000;22(4):269-277.
58. Martins CC, Paiva SM, Lima-Arsati YB, Ramos-Jorge ML, Cury JA. Prospective study of the association between fluoride intake and dental fluorosis in permanent teeth. Caries Res 2008;42(2):125-33.
59. Lima IBO, Cury JA. Ingestão de fluor por crianças pela água e dentifrícios. Rev Saúde Pública 2001;35(6):576-581.

60. Bardsen A. "Risk periods" associated with the development of dental fluorosis in maxillary permanent central incisors: a meta-analysis. Acta Odontol Scand 1999;57(5):247-256.
61. Loyola-Rodriguez JP, Pozos-Guillen AJ, Hernandez-Guerrero JC, Hernandez-Sierra JF. Fluorosis in primary dentition in a region with endemic water fluoride. Salud Publica Mex 2000;42(3):194-200.
62. Warren JJ, Levy SM, Kanellis MJ. Prevalence of dental fluorosis in the primary dentition. J Public Health Dent 2001;61(2):87-91.
63. Almeida CMd, Petersen PE, Andre SJ, Toscano A. Changing oral health status of 6- and 12-year-old schoolchildren in Portugal. Community Dent Health 2003;20(4):211-6.
64. Cochran JA, Ketley CE, Arnadottir IB, Fernandes B, Koletsi-Kounari H, Oila A-M et al. A comparison of the prevalence of fluorosis in 8-year-old children from seven European study sites using a standardized methodology. Commun Dent Oral Epidemiol 2004;32(s1):28-33.
65. McDonagh MS, Whiting PF, Wilson PM, Sutton AJ, Chestnutt I, Cooper J et al. Systematic review of water fluoridation. BMJ 2000;321(7265):855-859.
66. Dean HT. Distribution of mottled enamel in United States. J Am Dent Assoc 1934;20(8):1421-1426.
67. Kozlowski FC, Ferreira AC. Aspectos clínicos e epidemiológicos da fluorose dentária. In: Pereira AC, editor. Odontologia em saúde coletiva. São Paulo; Editora Artmed, 2003. p. 326-339.
68. OMS, Organização Mundial de Saúde. Levantamentos básicos em saúde bucal. 4a ed. São Paulo: Ed. Santos; 1999.
69. BRASIL. Projeto SBBrasil 2010 – Pesquisa Nacional de Saúde Bucal. Disponível: http://dab.saude.gov.br/cnsb/sbbrasil/index.html. Acesso: jan 2012.
70. BRASIL, Ministério da Saúde, Secretaria de Atenção à Saúde, Departamento de Atenção Básica. Projeto SB Brasil 2003: condições de saúde bucal da população brasileira 2002-2003: resultados principais. Brasília: Ministério da Saúde; 2004.
71. Chaves MM. Odontologia social. 2nd ed. Rio de Janeiro: Editorial Labor do Brasil; 1977.
72. Thylstrup A, Fejerskov O. Clinical appearance of dental fluorosis in permanent teeth in relation to histologic changes. Community Dent Oral Epidemiol 1978;6(6):315-328.
73. Horowitz HS. A new method for assessing the prevalence of dental fluorosis - the Tooth Surface Index of Fluorosis. J Am Dent Assoc 1984;109(1):37-41.
74. Horowitz HS. Indexes for measuring dental fluorosis. J Public Health Dent 1986;46(4):179-83.
75. Ellwood R, O'Mullane D, Clarkson J, Driscoll W. A comparison of information recorded using the Thylstrup Fejerskov index, Tooth Surface Index of Fluorosis and Developmental Defects of Enamel index. Int Dent J 1994;44(6):628-36.
76. Mabelya L, Hof MAvt, Konig KG, vanPalensteinHelderman WH. Comparison of two indices of dental fluorosis in low, moderate and high fluorosis Tanzanian populations. Community Dent Oral Epidemiol 1994;22(6):415-420.
77. Pereira AC, Moreira BH. Analysis of three dental fluorosis indexes used in epidemiologic trials. Braz Dent J 1999;10(1):29-37.
78. Kumar JV, Swango PA, Opima PN, Green EL. Dean's fluorosis index: an assessment of examiner reliability. J Public Health Dent 2000;60(1):57-59.
79. Elcock C, Lath DL, Luty JD, Gallagher MG, Abdellatif A, Backman B et al. The new Enamel Defects Index: testing and expansion. Eur J Oral Sci 2006;114 Suppl 1:35-8; discussion 39-41, 379.
80. Cochran JA, Ketley CE, Sanches L, Mamai-Homata E, Oila A-M, Arnadottir IB et al. A standardized photographic method for evaluating enamel opacities including fluorosis. Commun Dent Oral Epidemiol 2004;32(s1):19-27.
81. Soto-Rojas AE, Martinez-Mier EA, Urena-Cirett J, Jackson RD, Stookey GK. Development of a standardisation device for photographic assessment of dental fluorosis in field studies. Oral Health Prev Dent 2008;6(1):29-36.
82. Budipramana ES, Hapsoro A, Irmawati ES, Kuntari S. Dental fluorosis and caries prevalence in the fluorosis endemic area of Asembagus, Indonesia. Int J Paediatr Dent 2002;12(6):415-422.
83. Yadav J, Lata S. Urinary fluoride levels and prevalence of dental fluorosis in children os Jhajjar District, Haryana. Indian J Med Sci 2003;57(9):394-9.
84. Yang L, Peterson PJ, Williams WP, Wang W, Li R, Tan J. Developing environmental health indicators as policy tools for endemic fluorosis management in the People's Republic of China. Environ Geochem Health 2003;25(3):281-95.

85. Ekanayabe L, vanderHoek W. Prevalence and distribution os enamel defects and dental caries in a region with different concentrations of fluoride in drinking water in Sri Lanka. Int Dent J 2003;53(4):243-248.
86. Soto-Rojas AE, Urena-Cirett JL, Martinez-Mier EA. A review of the prevalence of dental fluorosis in Mexico. Rev Panam Salud Publica 2004;15(1):9-18.
87. vanderHoek W, Ekanayake L, Rajasooriyar L, Karunaratne R. Source of drinking water and other risk factors for dental fluorosis in Sri Lanka. Int J Environ Health Res 2003;13(3):285-293.
88. Juarez-Lopez ML, Hernandez-Guerrero JC, Jimenez-Farfan D, Ledesma-Montes C. Prevalence of dental fluorosis and caries in Mexico City schoolchildren. Gac Med Mex 2003;139(3):221-225.
89. Wondwossen F, Astrom AN, Bardsen A, Bjorvatn K. Perception of dental fluorosis amongst Ethiopian children and their mothers. Acta Odontol Scand 2003;61(2):81-86.
90. Wondwossen F, Astrom AN, Bjorvatn K, Bardsen A. The relationship between dental caries and dental fluorosis in areas with moderate- and high-fluoride drinking water in Ethiopia. Community Dent Oral Epidemiol 2004;32(5):337-44.
91. Hamdan MA. The prevalence and severity of dental fluorosis among 12-year-old schoolchildren in Jordan. Int J Paediatr Dent 2003;13(2):85-92.
92. Whelton H, Crowley E, O'Mullane D, Donaldson M. Dental caries and enamel fluorosis among the fluoridated and non-fluoridated populations in the Republic of Ireland in 2002. Community Dent Health 2004;21(1):37-44.
93. Nalweyiso N, Businge J, Whitworth J, Robinson PG. Dental treatment needs of children in a rural subcounty of Uganda. Int J Paediatr Dent 2004;14(1):27-33.
94. Bottenberg P. Fluoride content of mineral waters on the Belgian market and a case report of fluorosis induced by mineral water use. Eur J Pediatr 2004;163(10):626-7.
95. Bottenberg P, Declerck D, Ghidey W, Bogaerts K, Vanobbergen J, Martens L. Prevalence and determinants of enamel fluorosis in Flemish schoolchildren. Caries Res 2004;38(1):20-8.
96. Cypriano S, Souza MLRd, Rihs LB, Wada RS. Saúde bucal dos pré-escolares, Piracicaba, Brasil, 1999. Rev Saúde Pública 2003;37(2):247-253.
97. Peres KG, Latorre Mdo R, Peres MA, Traebert J, Panizzi M. Impact of dental caries and dental fluorosis on 12-year-old schoolchildren's self-perception of appearance and chewing. Cad Saúde Pública 2003;19(1):323-30.
98. Gomes PR, Costa SC, Cypriano S, Souza MLR. Paulínia, São Paulo, Brasil: a situação da cárie dentária com relação às metas OMS 2000 e 2010. Cad Saúde Pública 2004;20(3):866-870.
99. Prefeitura Municipal de Curitiba, Secretaria Municipal da Saúde. SB Brasil Curitiba. Resultados preliminares. Curitiba; 2004.
100. Sigurjons H, Cochran JA, Ketley CE, Holbrook WP, Lennon MA, O'Mullane DM. Parental perception of fluorosis among 8-year-old children living in three communities in Iceland, Ireland and England. Community Dent Oral Epidemiol 2004;32(Suppl 1):34-38.
101. Menezes L, Souza MLR, Rodrigues LKA. Autopercepção da fluorose pela exposição a flúor pela água e dentifrício. Rev Saúde Pública 2002;36(6):752-754.
102. Chankanka O, Levy SM, Warren JJ, Chalmers JM. A literature review of aesthetic perceptions of dental fluorosis and relationships with psychosocial aspects/oral health-related quality of life. Community Dent Oral Epidemiol 2010;38(2):97-109.
103. Pendrys DG, Haugejorden O, Bardsen A, Wang NJ, Gustavsen F. The risk of enamel fluorosis and caries among Norwegian children: implications for Norway and the United States. J Am Dent Assoc 2010;141(4):401-14.
104. Tabari ED, Ellwood R, Rugg-Gunn AJ, Evans DJ, Davies RM. Dental fluorosis in permanent incisor teeth in relation to water fluoridation, social deprivation and toothpaste use in infancy. Br Dent J 2000;189(4):216-220.
105. Grobleri SR, Louw AJ, van Kotze TJ. Dental fluorosis and caries experience in relation to three different drinking water fluoride levels in South Africa. Int J Paediatr Dent 2001;11(5):372-9.
106. Chikte UM, Louw AJ, Stander I. Perceptions of fluorosis in northen Cape communities. SADJ 2001;56(11):528-532.
107. Stephen KW, Macpherson LM, Gilmour WH, Stuart RA, Merrett MC. A blind caries and fluorosis prevalence study of school-children in naturally fluoridated and nonfluoridated townships of Morayshire, Scotland. Community Dent Oral Epidemiol 2002;30(1):70-9.
108. Maupome G, Shulman JD, Clark DC, Levy SM. Socio-demographic features and fluoride tech-

nologies contributing to higher fluorosis scores in permanent teeth of Canadian children. Caries Res 2003;37(5):327-34.
109. Pereira AC, Cunha FLD, Meneghim MC, Werner CW. Dental caries and fluorosis prevalence study in a nonfluoridated Brazilian community: trend analysis and toothpaste association. ASDC J Dent Child 2000(67):2.
110. Villena RS. An investigation of the transverse technique of dentifrice application to reduce the amount of fluoride dentifrice for young children. Pediatric Dentistry 2000;22(4):312-317.
111. Martinez-Mier EA, Soto-Rojas AE, Urena-Cirett JL, Stookey GK, Dunipace AJ. Fluoride intake from foods, beverages and dentifrice by children in Mexico. Community Dent Oral Epidemiol 2003;31(3):221-30.
112. Paiva SM, Lima YB, Cury JA. Fluoride intake by Brazilian children from two communities with fluoridated water. Community Dent Oral Epidemiol 2003;31(3):184-91.
113. Levy SM, Warren JJ, Broffitt B. Patterns of fluoride intake from 36 to 72 months of age. J Public Health Dent 2003;63(4):211-20.
114. Casarin RC, Fernandes DR, Lima-Arsati YB, Cury JA. Fluoride concentrations in typical Brazilian foods and in infant foods. Rev Saúde Pública 2007;41(4):549-56.
115. Wong MC, Glenny AM, Tsang BW, Lo EC, Worthington HV, Marinho VC. Topical fluoride as a cause of dental fluorosis in children. Cochrane Database Syst Rev 2010(1):CD007693.
116. Walsh T, Worthington HV, Glenny AM, Appelbe P, Marinho VC, Shi X. Fluoride toothpastes of different concentrations for preventing dental caries in children and adolescents. Cochrane Database Syst Rev 2010(1):CD007868.
117. Rasines G. Fluoride toothpaste prevents caries in children and adolescents at fluoride concentrations of 1000 ppm and above. Evid Based Dent 2010;11(1):6-7.
118. Wong MC, Clarkson J, Glenny AM, Lo EC, Marinho VC, Tsang BW, et al. Cochrane reviews on the benefits/risks of fluoride toothpastes. J Dent Res 2011;90(5):573-9.
119. Ramires I, Grec RHdC, Cattan L, Moura PGd, Lauris JRP, Buzalaf MAR. Avaliação da concentração de flúor e do consumo de água mineral. Rev Saúde Pública 2004;38(3):459-465.
120. Hayacibara MF, Queiroz CS, Tabchoury CP, Cury JA. Flúor e alumínio em chás e bebidas à base de chás. Rev Saúde Pública 2004;38(1):100-105.
121. Marshall TA, Levy SM, Warren JJ, Broffitt B, Eichenberger-Gilmore JM, Stumbo PJ. Associations between Intakes of fluoride from beverages during infancy and dental fluorosis of primary teeth. J Am Coll Nutr 2004;23(2):108-16.
122. Buzalaf MA, Granjeiro JM, Cardoso VE, Silva TLd, Olympio KP. Conteúdo de flúor em diversar marcas de chocolate e bolachas de chocolate encontradas no Brasil. Pesqui Odontol Bras 2003;17(3):223-227.
123. Brothwell D, Limeback H. Breastfeeding is protective against dental fluorosis in a nonfluoridated rural area of Ontario, Canada. J Hum Lact 2003;19(4):386-90.
124. Horowitz HS. Why I continue to support community water fluoridation. J Public Health Dent 2000;60(2):67-71.
125. Horowitz HS. The 2001 CDC recommendations for using fluoride to prevent and control dental caries in the United States. J Public Health Dent 2003;63(1):3-8; discussion 9-10.
126. Burt BA. Fluoridation and social equity. J Public Health Dent 2002;62(4):195-200.
127. Motter J, Moyses ST, França BHS, Carvalho MLd, Moysés SJ. Análise da concentração de flúor na água em Curitiba, Brasil: comparação entre técnicas. Rev Panam Salud Publica 2011;29(2):120-125.
128. Catani DB, Tenuta LMA, Andaló FA, Cury JA. Fluorosis in rats exposed to oscillating chronic fluoride doses. Braz Dent J 2010;21(1):32-37.
129. Curitiba, Secretaria Municipal da Saúde de Curitiba. Protocolo de uso de flúor. Curitiba: PMC/SMS; 2004.

Capítulo 9

Traumatismo Dentário

Maria Ilma de Souza Côrtes
Juliana Vilela Bastos
Maria Letícia Ramos-Jorge

Introdução

A literatura atual demonstra claro interesse nas pesquisas sobre a epidemiologia dos traumatismos dentários, conduzindo-nos a uma reflexão sobre a inclusão deste agravo como condição de problema de saúde pública. As opiniões dos epidemiologistas são controversas, mas alguns fatores devem ser considerados em favor desta afirmativa. Os resultados de várias pesquisas apontam que a prevalência de traumatismo dentário é alta, variando de 3,9 a 58,6%, quando reportada em estudos populacionais, representando dados de vários países.[1-3] Alguns levantamentos afirmam que sua etiologia é conhecida, o que possibilita estratégias de prevenção e controle.[4-13] Apesar de escassos os dados sobre o custo do tratamento do traumatismo dentário, principalmente em crianças e adolescentes, algumas publicações são unânimes em apontar a gravidade do problema. Na Inglaterra, Wong et al.[14] relataram o alto custo das despesas diretas com o tratamento, ou indiretas com perda de dias de trabalho e absenteísmo escolar. Segundo Glendor et al.,[15] além dos custos do tratamento inicial das lesões traumáticas dentárias (LTD), existem ainda os gastos com o controle pós-tratamento, que se estende por muitos anos. Borum e Andreasen[16] reportaram o alto consumo de recursos com serviços de saúde na Dinamarca, devido ao tratamento das lesões traumáticas dos dentes permanentes.

O impacto psicossocial causado pelo comprometimento estético dos dentes anteriores fraturados, devido à importância destes dentes na aparência face, deve ser considerado neste contexto, a despeito da escassez de publicações relativas ao impacto das LTD na qualidade de vida das pessoas.[17-22] A insatisfação com a aparência dos dentes foi afirmada tanto por crianças e adolescentes que apresentaram fratura de esmalte e dentina,[18] quanto por aqueles que tiveram seus dentes restaurados após a ocorrência da lesão.[19]

As perdas dentárias ocasionadas por lesão traumática (LT) apresentam uma alta frequência e principalmente entre crianças, adolescentes e adultos jovens. Estes constituem o grupo de risco de acidentes, como observado nas pesquisas aqui apresentadas. O traumatismo dentário afeta principalmente os incisivos centrais superiores que, na faixa etária de 7 a 9 anos, estão em fase de desenvolvimento, apresentando rizogênese incompleta. A perda precoce destes dentes pode acarretar problemas estéticos e funcionais, de maneira, às vezes, permanente. Exemplo disto é o fato de no tratamento endodontico radical dos dentes permanentes com rizogênese incompleta, a remoção precoce da polpa, isto é, em tenra idade, impede a deposição de dentina nas paredes do canal radicular, deixando-as frágeis. Estudos apontam que o tratamento endodôntico radical em dentes com raízes incompletamente formadas tem prognóstico desfavorável a longo prazo, mesmo quando a apecificação é bem-sucedida.[23-26] Além disso, nesses casos, episódios de traumatismo subsequentes podem levar a fraturas radiculares de terço cervical, com consequente perda precoce dos incisivos, que acarreta inúmeras dificuldades para o tratamento, deixando sequelas, tanto funcionais quanto psicológicas para a criança ou adolescente.[27,28]

Índices para o Diagnóstico das Lesões Traumáticas Dentárias

A abordagem dos índices utilizados para a coleta de dados relativos ao tipo de LTD, nos remonta à recomendação da Organização Mundial de Saúde (OMS),[29] que o relato da prevalência das doenças em populações diferentes é importante para se fazerem comparações e deve ser utilizado para monitorar o estado de saúde, observar as tendências dos diversos países e entre países, estabelecer o planejamento dos serviços de saúde e programas de prevenção e controle das doenças, além de servir de base para pesquisas futuras. O'Mullane[30] enfatizou que, apesar da importância dada na literatura ao traumatismo dentário em crianças e adolescentes, estudos de prevalência variam consideravelmente em seus resultados e conclusões. Em muitos estudos de prevalência das LT, nenhum tipo de comparação pode ser realizado, nem se consegue estabelecer uma tendência clara no âmbito mundial, pois não há padronização de métodos para a coleta de dados, principalmente no que diz respeito ao índice adotado para o diagnóstico da lesão.[31] Além disto, cabe discutir a aplicabilidade das classificações publicadas, sendo que algumas apresentam critérios que não se adequam ao exame epidemiológico, que devido à sua especificidade, em campo é realizado apenas com luz natural e instrumentos manuais.

Cabe ressaltar que, para identificar as lesões traumáticas, deve-se distinguir a situação de exame no consultório odontológico e de exame de campo, ou de cunho epidemiológico. Pesquisadores que utilizaram classificações clínicas em estudos epidemiológicos limitaram-se a empregar apenas alguns dos critérios ou informações parciais das mesmas. A variedade de critérios de diagnóstico utilizada tem trazido certa dificuldade para a comparação dos resultados, tanto clínicos quanto epidemiológicos, já que cada autor adota aqueles de sua preferência.[3, 32-38] Sendo assim, a possibilidade de observar as tendências a partir dos dados apresentados é limitada, devendo ser feita apenas quando se verifica a semelhança dos índices adotados. Pesquisas brasileiras publicadas nas últimas décadas[6,8,9,39-45] utilizaram classificações semelhantes e apropriadas a levantamentos epidemiológicos, o que permite comparar seus resultados.

A classificação de Ellis & Davey,[32] tem sido amplamente utilizada em levantamentos epidemiológicos, mas os pesquisadores limitaram-se aos critérios de diagnóstico das fraturas coronárias. Se utilizada na íntegra, esta classificação não é apropriada para a pesquisa populacional, pois o diagnóstico da Classe IV, que indica ausência de vitalidade pulpar, requer a realização de provas de sensibilidade e exame radiográfico. De forma semelhante, é necessária uma tomada radiográfica para se realizar o diagnóstico de Classe VI (fratura radicular) e Classe VII (deslocamento do dente). Os autores basearam-se em um sistema numérico de Classe I a VIII, que descreve a extensão anatômica da lesão e utiliza termos subjetivos como "fratura simples" e "fratura extensa", dentre outros. Não há critérios para classificar os tratamentos realizados em decorrência das lesões traumáticas, nem tampouco as sequelas das mesmas, como mudança de coloração, fístula e edema (Quadro 9.1).

Andreasen e Andreasen[3] apresentaram uma classificação válida para exame e diagnóstico clínico das lesões traumáticas, incluindo tecidos mineralizados dos dentes, polpa e periodonto, além de osso, gengiva e mucosa. Sua grande importância está no fato de permitir que se coletem informações completas e valiosas de diagnóstico no momento do primeiro exame do

Quadro 9.1 – Critérios de diagnóstico da lesão traumática dentária – Ellis e Davey (1970).

Código	Critério
Classe I	Fratura simples da coroa, envolvendo pouca ou nenhuma estrutura dentinária
Classe II	Fratura extensa da coroa, envolvendo considerável estrutura dentinária, mas não a polpa
Classe III	Fratura extensa da coroa, envolvendo considerável estrutura dentinária, com exposição pulpar
Classe IV	Ausência de vitalidade, com ou sem perda de estrutura coronária
Classe V	Perda do dente
Classe VI	Fratura da raiz, com ou sem perda de estrutura coronária
Classe VII	Deslocamento dental com fratura da coroa ou raiz
Classe VIII	Fratura coronária "en masse" e sua reconstituição

Fonte: Côrtes, 2000.[38]

paciente com traumatismo, possibilitando realizar o plano de tratamento adequado e estabelecer o prognóstico, baseando-se na gravidade das lesões. Entretanto, esta classificação não se aplica a estudos epidemiológicos, pois para o diagnóstico de alguns tipos de lesão, como fratura envolvendo cemento, fratura radicular, lesão ao tecido periodontal – excluindo a avulsão – e lesão ao osso de suporte, é necessário exame radiográfico. Alguns termos utilizados para a indicação dos critérios, como "fratura complicada" e "fratura não complicada" são subjetivos. Esta classificação não permite identificar tratamento e sequelas das lesões traumáticas, critérios importantes para se avaliar a prevalência de traumatismo dentário na população (Quadros 9.2 e 9.3).

O Reino Unido realiza o *National Child Dental Health Survey* a cada 10 anos, avaliando também a presença de traumatismo dentário, além de outros agravos à saúde bucal de crianças e adolescentes. Desde 1973 (Quadro 9.4), tem-se adotado índice desenvolvido pelo *Department of Dental Health – University of Birmingham Dental School* e *Department of Child Dental Health – University of Newcastle Dental School*.[33] Após seu primeiro uso, o índice foi modificado com a exclusão do critério "deslocamento" e inclusão dos critérios "restauração com resina composta" e "prótese para a substituição de dentes perdidos por traumatismo", sendo novamente utilizado no levantamento de 1983[35] (Quadro 9.5). Pequenas modificações foram feitas para seu uso em 1993[36] e 2003[46] (Quadro 9.6). As modificações realizadas ao longo destes quatro levantamentos consolidaram a classificação utilizada, permitindo que atualmente seja, a nosso ver, a mais indicada para o emprego em pesquisas epidemiológicas. A exclusão do critério "deslocamento" a tornou mais adequada a este tipo de pesquisa, uma vez que a identificação desta lesão só poderia ser realizada com o auxílio de radiografias e do exame clínico em momentos subsequentes ao acidente, quando os sinais e sintomas ainda estão presentes. Acrescentar os critérios para restaurações realizadas em decorrência de lesões traumáticas permite identificar maior número de casos de traumatismo, uma vez que este agravo é cumulativo.

A classificação formulada por Garcia-Godoy et al.[34] e que foi definida para exame clínico, e epidemiológico, necessita de critérios para a identificação de sequelas das lesões traumáticas, assim como para o tratamento realizado. Além disto, lesões como fratura de cemento, fratura radicular, concussão, luxação, deslocamento lateral, intrusão e extrusão necessitam para seu diagnóstico, dados radiográficos, além de um exame clínico criterioso de preferência no momento em que ocorreu o acidente. Consequentemente, isto restringe sua aplicação em levantamentos epidemiológicos. Entretanto, aplica-se a esta classificação a mesma importância ressaltada para a classificação de Andreasen e Andreasen[3] (Quadro 9.7).

O índice proposto pelo *National Institute of Dental Research (NIDR)*[47] foi utilizado na pri-

Quadro 9.2 – Critérios de diagnóstico da lesão traumática dentária – Andreasen JO e Andreasen FM (1994): Lesões aos tecidos mineralizados e pulpares.

Código	Critério	Descrição
N 502.50	Infração do esmalte	Fratura incompleta (trinca) do esmalte, sem perda de substância
N 502.50	Fratura de esmalte (fratura coronária não complicada)	Fratura com perda de substância dentária confinada ao esmalte
N 502.51	Fratura de esmalte-dentina (fratura coronária não complicada)	Fratura com perda de substância, confinada ao esmalte e dentina, mas não envolvendo a polpa
N 502.52	Fratura complicada da coroa	Fratura envolvendo esmalte-dentina-polpa
N 502.54	Fratura coronorradicular não complicada	Fratura envolvendo esmalte, dentina e cemento, sem exposição pulpar
N 503.54	Fratura coronorradicular complicada	Fratura envolvendo esmalte, dentina e cemento, com exposição pulpar
N 502.53	Fratura radicular	Fratura envolvendo dentina, cemento e polpa

Fonte: Côrtes, 2000.[38]

Quadro 9.3 – Critérios de diagnóstico da lesão traumática dentária – Andreasen JO e Andreasen FM (1994): Lesões ao tecido periodontal.

Código	Critério	Descrição
N 503.20	Concussão	Lesão às estruturas de suporte sem mobilidade anormal nem deslocamento do dente, mas evidente resposta à percussão
N 503.20	Subluxação (mobilidade)	Lesão às estruturas de suporte com mobilidade anormal, mas sem deslocamento de dente
N 503.20	Luxação extrusiva (deslocamento periférico, ou avulsão parcial)	Deslocamento parcial do dente para fora do alvéolo
N 503.20	Luxação lateral	Deslocamento do dente em outra direção que não a axial. Esta lesão é acompanhada por cominução ou fratura do alvéolo
N 503.21	Luxação intrusiva (deslocamento central)	Deslocamento do dente para dentro do alvéolo. Esta lesão é acompanhada por cominução ou fratura do alvéolo
N 502.22	Avulsão (exarticulação)	Deslocamento completo do dente para fora do alvéolo

Fonte: Côrtes, 2000.[38]

meira fase de coleta dos dados de exame bucal do *National Health & Nutrition Epidemiological Survey (NHANES III)* em uma amostra de indivíduos de 6-50 anos de idade nos Estados Unidos.[37] Esta classificação apresenta alguns pontos questionáveis para seu uso em trabalho de campo, pois o critério denominado "reparo pulpar" requer a verificação da presença de restauração lingual como sinal de tratamento endodôntico. Isto gera dificuldade, uma vez que a forma correta de se certificar da existência de tratamento endodôntico seria uma tomada radiográfica, que permitisse confirmar a presença da obturação do sistema de canais radiculares. A coloração escurecida da coroa foi considerada lesão pulpar não tratada. A melhor forma de se certificar de tal diagnóstico seria através do teste de sensibilidade pulpar,

Quadro 9.4 – Critérios de diagnóstico da lesão traumática dentária – Todd (1975): *Children's Dental Health in the United Kingdom.*

Código	Critério	Descrição
Código 1	Mudança de coloração	Autoexplicativo
Código 2	Fratura envolvendo esmalte	Autoexplicativo
Código 3	Fratura envolvendo esmalte e dentina	Autoexplicativo
Código 4	Fratura envolvendo esmalte e dentina e polpa	Autoexplicativo
Código 5	Perda do dente	Autoexplicativo
Código 6	Coroa provisória	Refere-se a qualquer reconstituição coronária imediata
Código 7	Restauração permanente ou semipermanente	Refere-se a coroas do tipo veneer, coroas com núcleos, etc.
Código 8	Deslocamento	Autoexplicativo
Código X	Ausência de lesão traumática	Autoexplicativo

Fonte: Côrtes, 2000.[38]

Quadro 9.5 – Critérios de diagnóstico da lesão traumática dentária – Todd e Dodd (1985): *Children's Dental Health in the United Kingdom.*

Código	Critério	Descrição
Código 0	Ausência de traumatismo	
Código 1	Mudança de coloração	
Código 2	Fratura (esmalte)	Fratura envolvendo esmalte
Código 3	Fratura (esmalte e dentina)	Fratura envolvendo esmalte e dentina
Código 4	Fratura (envolvendo a polpa)	Fratura envolvendo esmalte, dentina e polpa
Código 5	Dente ausente devido a traumatismo	Dente perdido por traumatismo
Código 6	Restauração com resina composta	Restauração composta com ataque ácido
Código 7	Coroa permanente	Incluindo jaquetas e coroas fixadas com pino, quer de porcelana ou acrílico
Código 8	Outras restaurações	Outras restaurações permanentes ou semipermanentes, tais como coroas de aço, *pinch* bandas, coroas de acetato etc.
Código 9	Aparelho móvel devido a traumatismo	Aparelho móvel devido à perda do dente

Fonte: Côrtes, 2000.[38]

que não é possível em levantamentos populacionais. Andreasen et al.[48] reportaram que o escurecimento da coroa em traumatismo dentário também se deve a eventos de cura, a exemplo da obliteração do canal radicular que se instala mesmo em presença de polpa vital. Além disso, um escurecimento transitório pode ocorrer como resultado de hemorragia pós-traumática que se segue imediatamente a uma lesão por luxação. Sendo assim, a mudança de coloração pode ser considerada com o sinal de LT, mas nem sempre é indicativa de lesão pulpar (Quadro 9.8).

Côrtes[38] sugeriu índice semelhante ao de O'Brien para a coleta de dados de traumatismo dentário durante a realização de um estudo de base populacional na cidade de Belo Horizonte (MG).[39] Os critérios adotados foram compilados

Quadro 9.6 – Critérios de diagnóstico da lesão traumática dentária – O'Brien (1995): *Children's Dental Health in the United Kingdom*.

Código	Critério	Descrição
Código 0	Ausência de lesão traumática	
Código 1	Mudança de coloração	
Código 2	Esmalte	Fratura envolvendo esmalte
Código 3	Esmalte e dentina	Fratura envolvendo esmalte e dentina
Código 4	Esmalte e dentina e polpa	Fratura envolvendo esmalte e dentina e polpa
Código 5	Ausência devido a traumatismo	Ausência devido a traumatismo
Código 6	Restauração composta com ataque ácido	Restauração composta com ataque ácido
Código 7	Recolocação permanente	Recolocação permanente com coroa, com aparelho removível ou ponte
Código 8	Restaurações temporárias	Restaurações temporárias
Código 9	Exame não realizado	Exame não realizado

Fonte: Côrtes, 2000.[38]

Quadro 9.7 – Critérios de diagnóstico da lesão traumática dentária – Garcia-Godoy (1981).

Código	Critério	Descrição
Classe 0	Trinca coronária	Fratura incompleta do esmalte, sem perda de substância
Classe 1	Fratura de esmalte	Fratura de esmalte com perda de substância, sem envolvimento pulpar
Classe 2	Fratura de esmalte e dentina, sem exposição pulpar	Fratura de esmalte e dentina, sem envolvimento pulpar
Classe 3	Fratura de esmalte e dentina, com exposição pulpar	Fratura de esmalte e dentina, com envolvimento pulpar
Classe 4	Fratura de esmalte, dentina e cemento, sem exposição pulpar	Fratura de esmalte, dentina e cemento, sem exposição pulpar
Classe 5	Fratura de esmalte, dentina e cemento, com exposição pulpar	Fratura de esmalte, dentina e cemento, com exposição pulpar
Classe 6	Fratura radicular	Fratura envolvendo cemento, dentina e polpa
Classe 7	Concussão	Lesão dentária sem mobilidade anormal ou deslocamento, mas com resposta altamente positiva à percussão
Classe 8	Luxação (mobilidade)	Lesão dentária com mobilidade anormal, mas sem deslocamento
Classe 9	Deslocamento lateral	Deslocamento do dente em direção diferente da axial
Classe 10	Intrusão	Deslocamento do dente em direção ao osso alveolar
Classe 11	Extrusão	Deslocamento parcial do dente de dentro do seu alvéolo
Classe 12	Avulsão	Deslocamento completo do dente de dentro do alvéolo

Fonte: Côrtes, 2000.[38]

Quadro 9.8 – Critérios de diagnóstico da lesão traumática dentária – *National Institute of Dental Research (NIDR)* (1989) index; *NHANES III* (1996).

Código	Critério	Descrição
Código 0	Ausência de traumatismo	Nenhuma evidência de lesão traumática
Código 1	Esmalte	Fratura de esmalte não restaurada, sem envolvimento de dentina
Código 2	Dentina	Fratura não restaurada envolvendo a dentina
Código 3	Lesão pulpar	Lesão não tratada evidenciada por uma das seguintes pistas: a) coloração escura quando comparada com o dente adjacente saudável, é considerada sinal de lesão (a) ou presença de edema e/ou fístula, ou (b) presença de edema e/ou fístula no vestíbulo labial e/ou no vestíbulo lingual adjacente a um dente saudável
Código 4	Reparo	Fratura restaurada, com coroa total ou restauração menos extensa. Pode ser necessário questionar o indivíduo sobre a razão da restauração.
Código 5	Reparo pulpar	Presença de restauração lingual como sinal de tratamento endodôntico e história positiva do indivíduo sobre o tratamento realizado após lesão traumática
Código 6	Dente perdido	Dente perdido devido a traumatismo
Código Y	Sem escore	Qualquer dente ou espaço que não se aplique as outras categorias anteriores

Fonte: Côrtes, 2000.[38]

a partir das classificações existentes e são aplicáveis a levantamentos epidemiológicos, pois permitem identificar as lesões traumáticas dentárias sem a necessidade de exame radiográfico, testes de sensibilidade pulpar ou outro equipamento odontológico auxiliar. Além disso, a presente classificação agrega informações sobre os diferentes tipos de tratamento realizado, incluindo a "colagem de fragmento", que vem se tornando uma indicação frequente para a restauração das fraturas coronárias. Os critérios "mudança de coloração da coroa" e "presença de fístula ou edema" indicam as sequelas resultantes da LT (Quadro 9.9).

No estudo de Belo Horizonte (MG), os dados coletados durante o exame de 3702 crianças de 9 a 14 anos de idade foram analisados à luz dos índices já existentes na literatura, com o intuito de verificar a semelhança entre eles.[39] Os resultados mostraram prevalências similares entre a classificação de Côrtes[38] e os critérios de Todd e Dodd,[35] O'Brien,[36] Bhat et al.[47] e Kaste et al.[37] Entretanto, observou-se menor prevalência de traumatismo dentário quando se utilizaram os critérios de Ellis & Davey,[32] Todd,[33] Garcia-Godoy[34] e Andreasen e Andreasen[3] (Quadro 9.10). Isto sugere que os estudos que utilizaram estas últimas classificações podem ter subestimado a prevalência de traumatismo dentário, provavelmente por não considerarem o tratamento das lesões traumáticas e suas sequelas, como nas demais classificações.

Além do estudo de Belo Horizonte (MG), Malikaew, Watt e Sheiham[49] empregaram esta classificação e observaram prevalência de 35% de traumatismo dentário em escolares tailandeses. Recomenda-se que estudos de base populacional empreguem uma classificação que identifique todos os possíveis sinais de traumatismo dentário, tais como lesão traumática não tratada, diferentes tipos de tratamento proposto para reparar a lesão e as sequelas resultantes destas lesões. Critérios para a verificação da presença de restaurações são desejáveis na composição dos índices, para evitar a subestimação da prevalência, pois este agravo é cumulativo. Além disso, este dado facilitará o monitoramento da assistência prestada às crianças e adolescentes vítimas de acidentes e a verificação da negligência no tratamento dos mesmos.

Glendor, Marcenes e Andreasen[3] compilaram dados das diversas classificações existentes para sugerir um índice aplicável a estudos epidemiológicos.

Quadro 9.9 – Critérios de diagnóstico da lesão traumática dentária com finalidade epidemiológica – Côrtes (2000).

Código	Critério	Descrição
Código 0	Ausência de lesão traumática	Nenhum tipo de lesão traumática presente
Código 1	Mudança de coloração da coroa	Mudança de coloração da coroa, variando do amarelo ao cinza-escuro (quando comparada com os dentes adjacentes)
Código 2	Trinca de esmalte	Fratura incompleta do esmalte ou trinca, sem perda de substância
Código 3	Fratura de esmalte	Perda de pequena porção da coroa envolvendo apenas esmalte
Código 4	Fratura de esmalte e dentina	Perda de porção maior da coroa envolvendo esmalte e dentina
Código 5	Fratura de esmalte e dentina, com exposição pulpar	Perda de esmalte e dentina e/ou cemento, com exposição pulpar
Código 6	Ausência do dente devido a traumatismo	Ausência do dente devido à total exarticulação
Código 7	Restauração estética com compósito	Restauração estética devido à fratura coronária e/ou restauração no lado palatino da coroa
Código 8	Colagem de fragmento	Colagem do fragmento devido à fratura coronária
Código 9	Coroa total permanente	Restauração permanente envolvendo a reconstituição completa da coroa
Código 10	Restauração provisória	Qualquer tipo de coroa, prótese removível ou fixa (pôntico) colocada provisoriamente devido à perda do dente
Código 11	Ponte fixa (pôntico) ou removível	Restauração definitiva com ponte fixa (pôntico) ou removível, devido à perda do dente
Código 12	Fístula ou edema	Presença de fístula ou edema relacionado a dentes sem cárie
Código 99	Exame não realizado	Sinais de traumatismo dentário que não puderam ser anotados devido ao uso de aparelho ortodôntico ou outro motivo.

Fonte: Côrtes, 2000.[38]

Quadro 9.10 – Prevalência das lesões traumáticas na dentição permanente de 3702 escolares, de 9 a 14 anos de idade, utilizando diferentes classificações; Belo Horizonte, Brasil.

Idade (anos)	Amostra total (n)	Ellis e Davey (1970)	Todd (1975)	Garcia-Godoy (1981)	Todd e Dodd (1985)	Bhat et al. (1989)	Andreasen e Andreasen (1994)	O'Brien (1995)	Kaste et al. (1996)	Cortes (2000)
					Prevalência (%)					
9	578	5,9	6,1	6,4	7,6	7,3	6,4	7,6	7,3	8,0
10	573	6,6	7,5	6,8	8,9	8,7	6,8	8,9	8,7	9,1
11	608	8,6	9,2	8,6	10,5	10,4	8,6	10,5	10,4	10,5
12	649	10,9	11,7	11,2	12,8	12,8	11,2	12,8	12,8	13,6
13	722	12,0	13,3	12,3	14,5	14,5	12,3	14,5	14,5	14,7
14	572	9,3	11,2	9,6	15,6	15,6	9,6	15,6	15,6	16,1

Fonte: Côrtes, 2000.[38]

Estudos de Prevalência de Traumatismo na Dentição Permanente

As tabelas 9.1 a 9.6 mostram uma grande variação na prevalência de traumatismo dentário, nos estudos revisados desde a década de 1970. Esta variação reflete não apenas as diferenças entre possíveis fatores, como aspectos culturais e comportamentais, meio ambiente e classe social, mas também reflete diferenças entre as metodologias adotadas para a coleta dos dados. Os estudos populacionais em traumatismo dentário apresentam limitações, como a ausência de um padrão determinado para exame e classificação definida para o diagnóstico. Além disto, não seguem padrões para a definição da faixa etária, sexo, tipo de dentes examinados, etiologia e local de ocorrência do traumatismo.

Tabela 9.1 – Prevalência das lesões traumáticas na dentição permanente, em países da *Regional Office for Africa (AFRO)*.

Local	Autores (data de publicação)	Faixa etária	Amostra	Prevalência (%)
África do Sul (Maseru)	Lin e Naidoo[50] (2009)	10-14	290	9,3
África do Sul (Ugu/Kwazulu Natal)	Naidoo et al.[51] (2009)	11-13	2610	6,4
Kênia (Nairobi)	Ng'ang'a e Valderhaugh[52] (1988)	13-15	250	16,8
Nigéria (Benin)	Naqvi e Ogidan[53] (1990)	9-16	1102	19,1
Nigéria (Ibadan)	Falomo[54] (1986)	10-17	2979	14,7
Nigéria (Ibadan)	Ajayi et al.[55] (2010)	12-19	1532	10,8
Nigéria (Ile-Ife)	Otuyemi[56] (1994)	12	1016	10,9
Nigéria (Ile-Ife)	Adekoya-Sofowora et al.[12] (2009)	12	415	12,8
Nigéria (Lagos)	Agbelusi e Jeboda[57] (2005)	12	1600	9,8
Nigéria (Nordeste)	Taiwo e Jalo[58] (2011)	12	719	15,2%

Fonte: Côrtes, 2000,[38] atualizada.

Tabela 9.2 – Prevalência de lesões traumáticas na dentição permanente, nos países da *Regional Office for the Americas (AMRO)*.

Local	Autores (data de publicação)	Faixa etária	Amostra	Prevalência (%)
Brasil (Bauru – Região Sul)	Bijela[59] (1972)	7-15	15675	6,0
Brasil (Belo Horizonte – Região Sudeste)	Côrtes et al.[39] (2001)	9	578	8,0
		12	649	13,6
		14	572	16,1
Brasil (Belo Horizonte – Região Sudeste)	Bendo et al.[60] (2010)	11-12	856	15,5
		13-14	756	18,8
Brasil (Biguaçu – Região Sul)	Traebert et al.[41] (2004)	11	649	10,4
		12	727	10,6
		13	642	11,2
Brasil (Blumenau – Região Sul)	Marcenes et al.[40] (2001)	12	652	58,6
Brasil (Campina Grande – Região Nordeste)	Cavalcanti et al.[43] (2009)	7-12	448	21,0
Brasil (Cianorte – Região Sul)	Nicolau et al.[8] (2001)	13	764	20,4
		15	701	38,0

Continua....

Tabela 9.2 *(Continuação)* – Prevalência de lesões traumáticas na dentição permanente, nos países da *Regional Office for the Americas (AMRO)*.

Local	Autores (data de publicação)		Faixa etária	Amostra	Prevalência(%)
Brasil (Curitiba – Região Sul)	Moysés et al.[61]	(2006)	12	2126	14,4
Brasil (Curitiba – Região Sul)	Carvalho et al.[62]	(2010)	12	880	36,5
Brasil (Florianópolis – Região Sul)	Traebert et al.[9]	(2003)	12	307	18,9
Brasil (Herval D'Oeste – Região Sul)	Traebert et al.[42]	(2006)	12	297	17,3
Brasil (Jaraguá do Sul – Região Sul)	Marcenes et al.[6]	(2000)	12	476	15,3
Brasil (Palhoça – Região Sul)	Traebert et al.[44]	(2010)	12	405	22,5
Brasil (Santa Maria, – Região Sul)	Piovesan et al.[45]	(2011)	12	792	9,7
Brasil (Recife – Região Nordeste)	Soriano et al.[63]	(2007)	12	1046	10,5
Brasil	SB Brasil[64]	(2011)	12	7208	20,5
Brasil (Região Centro-oeste)	SB Brasil[64]	(2011)	12	1170	24,5
Brasil (Região Nordeste)	SB Brasil[64]	(2011)	12	2014	22,4
Brasil (Região Norte)	SB Brasil[64]	(2011)	12	1695	25,3
Brasil (Região Sudeste)	SB Brasil[64]	(2011)	12	1331	18,8
Brasil (Região Sul)	SB Brasil[64]	(2011)	12	1005	21,0
Canadá (Ontário)	Locker[65]	(2005)	14	3010	18,5
EUA	Macko et al.[66]	(1979)	12-15	1314	19,1
EUA	Oluwole e Leverett[67]	(1986)	11-21	5000	5,0
EUA	Kaste et al.[37]	(1996)	6-20	3337	18,4
EUA	Shulman e Peterson[68]	(2004)	6-20 21-50 6-50	6558 8806 15 364	16,0 27,1 23,5
República Dominicana (San Pedro de Marcoris)	Garcia-Godoy et al.[34]	(1981)	7-14	596	18,1
República Dominicana (Santo Domingo)	Garcia-Godoy et al.[69]	(1985)	6-17	1200	12,2
República Dominicana (Santo Domingo)	Garcia-Godoy et al.[70]	(1986)	7-16	596	esc.privada 21,3 esc.pública 16,3

Fonte: Côrtes, 2000,[38] atualizada.

Tabela 9.3 – Prevalência das lesões traumáticas na dentição permanente, nos países da *Regional Office for Easter Mediterranean (EMRO)*.

Local	Autores (data de publicação)	Faixa etária	Amostra	Prevalência(%)
Albânia (Tirana)	Thelen e Badsen[71] (2010)	16-18	2789	9,9
Emirados Árabes (Sharjah)	Fakhruddin e Kawas[20] (2010)	18-22	412	25,9
Iran (Yazd)	Navabazam e Farahani[72] (2010)	9-14	1440	27,6
Iraque (Bagdá)	Baghdady et al.[73] (1981)	6-12	6090	7,7
Iraque (Sulaimani)	Noori e Al-Obaid[74] (2009)	6-13	4015	6,1
Jordânia (Amman)	Jamani e Fayyad[75] (1991)	7-12	3041	10,5
Jordânia (Amman – Área urbana)	Hamdan e Rock[76] (1995)	10-12	234	19,2
Jordânia (South Shouna – Área rural)	Hamdan e Rock[76] (1995)	10-12	225	15,5
Jordânia (Amman)	Hamdan e Rajab[77] (2003)	12	1878	13,8
Palestina (Ramallah/Belém/Hebron e Jericó)	Livny et al.[78] (2010)	11-12	804	17,7
Síria (Damasco)	Marcenes et al.[5] (1999)	9-12	1087	—
		9	235	5,2
		10	320	6,7
		11	302	9,6
		12	143	11,7
Sudão (Khartoum)	Baghdady et al.[73] (1981)	6-12	3057	5,1
Kwait (Kwait)	Artun et al.[79] (2005)	13-14	1583	Masc. 19,3 Fem. 9,7

Fonte: Côrtes, 2000,[38] atualizada.

Tabela 9.4 – Prevalência das lesões traumáticas na dentição permanente, nos países da *Regional Office for Europe (EURO)*.

Local	Autores (data de publicação)	Faixa Etária	Amostra	Prevalência(%)
Dinamarca	Andreasen e Ravn[80] (1972)	9-17	487	22,0
Espanha (Mostoles)	Tapias et al.[81] (2003)	10	470	17,4
Espanha (Valência, Algemesi, Alzira)	Faus-Damià et al.[82] (2011)	6-8	1325	6,2
Finlândia	Järvinen[83] (1979)	6-16	1614	19,8
França (Rennes)	Delattre et al.[84] (1994)	6-15	2020	13,6
Inglaterra	Clarkson et al.[85] (1973)	11-17	756	9,8
Inglaterra/País de Gales	Todd[33] (1975)	5-15	12952	—
Inglaterra (Manchester)	Hamilton et al.[86] (1997)	11-14	2022	34,4
Inglaterra (Londres/Newham)	Marcenes e Murray[87] (2001)	14	2684	27,3
Inglaterra (Londres/Newham)	Marcenes e Murray[88] (2002)	14	411	43,8

Continua...

Tabela 9.4 (continuação) – Prevalência das lesões traumáticas na dentição permanente, nos países da *Regional Office for Europe (EURO)*.

Local	Autores (data de publicação)		Faixa Etária	Amostra	Prevalência (%)
Irlanda	O'Mullane[30]	(1972)	6-19	2792	13,0
Irlanda	Holland et al.[89]	(1988)	8;12;15	7171	–
Irlanda	Holland et al.[90]	(1994)	16-24	400	14,0
Israel (Jerusalém)	Zadick et al.[91]	(1972)	6-14	10903	8,7
País de Gales	Hunter et al.[92]	(1990)	11-12	968	15.3
Suécia (Área urbana)	Forsberg e Tedestam[93]	(1990)	7-15	1635	18,0
Suécia (Área rural)	Josefsson e Karlander[94]	(1994)	7-17	750	11,7
Suécia (County Vasterbotten)	Borssén e Holm[95]	(1997)	16	3007	35,0
Reino Unido	Todd e Dodd[35]	(1985)	8-15 12	22375 –	– 29,0
Reino Unido	O'Brien[36]	(1995)	8-15 12	18869 –	– 25,0
Reino Unido	Lader et al.[46]	(2005)	8-15 12	12698 –	– 14,0

Fonte: Côrtes, 2000,[38] atualizada.

Tabela 9.5 – Prevalência das lesões traumáticas na dentição permanente, nos países da *Regional Office for South East Asia – SEARO*.

Local	Autores (data de publicação)		Faixa etária	Amostra	Prevalência (%)
Índia (Baddi-Barotiwala, Aimachal Pradesh District)	Gupta et al.[96]	(2011)	4-15	1059	4,15
Índia (Haryana, Ambala)	Kumar et al.[97]	(2011)	12-15	963	14,4
Índia (Davangere, Kairnataka)	Ravishankar et al.[98]	(2010)	12	1020	15,1
Índia (Kerala)	David et al.[99]	(2009)	12	838	6,0
Índia (South Kanara – Áreas urbana e rural)	Gupta et al.[100]	(2002)	8-14	2100	13,8
Tailândia (Chiang Mai – Área urbana)	Malikaew et al.[49]	(2006)	11-13	2752	35,0
Tailândia (Kaohsiung)	Huang et al.[11]	(2009)	15-18	6312	19,9

Fonte: Côrtes, 2000,[38] atualizada.

Tabela 9.6 – Prevalência das lesões traumáticas na dentição permanente nos países da *Regional Office for Western Pacific (WPRO)*.

Local	Autores (data de publicação)		Faixa etária	Amostra	Prevalência (%)
Malásia	Meon[101]	(1986)	7-12	1635	3,9
Malásia	Nik-Hussein[102]	(2001)	16	4085	4,1
Japão (Kumamoto)	Uji e Teramoto[103]	(1988)	6-18	15822	21,8

Fonte: Côrtes, 2000,[38] atualizada.

Para facilitar a avaliação dos resultados obtidos em levantamentos realizados em todo o mundo, utilizaremos a mesma divisão em continentes, que é adotada pela OMS para reportar os dados de saúde bucal.[104] Esta divisão foi originalmente publicada por Côrtes[39] e recentemente atualizada.[1] Neste capítulo, as pesquisas foram atualizadas, incluindo as publicações indexadas até 2012. Adotamos a abreviatura original: *Regional Office for Africa – AFRO; Regional Office for the Americas – AMRO; Regional Office for the Eastern Mediterranean – EMRO; Regional Office for Europe – EURO; Regional Office for South-East Asia – SEARO; Regional Office for the Western Pacific – WPRO* (Tabelas 9.1 a 9.6).

Os resultados apresentados podem ter sido subestimados, primeiramente por se tratar de estudos transversais que dependem das informações do participante, ou de seus pais ou responsáveis, o que pode incorrer em viés de memória. Além disso, o exame clínico realizado em campo, sem o uso de equipamentos específicos para dignóstico, como testes de sensibilidade, transiluminação e radiografias, deixa a desejar principalmente para o diagnóstico das lesões por luxação, fraturas radiculares, problemas pulpares como necrose e lesões de tecido periodontal como as reabsorções. Leve-se também em consideração o fato de que, no exame tardio, perde-se a oportunidade de observar sinais e sintomas iniciais importantes para o diagnóstico da lesão traumática, principalmente nos casos das luxações e lesões de mucosa.[27,28]

Cabe ressaltar que um declínio significativo da prevalência e severidade da cárie em muitos países[105-107] faz com que as atenções voltem-se atualmente para as questões relativas ao traumatismo dentário, observando-se, na última década, aumento do número de estudos, principalmente no que se refere à prevalência. Apesar deste aumento, as pesquisas no campo dos traumatismos dentários ainda se concentraram nas questões biológicas e nas alternativas de tratamento, enfatizando principalmente as novas técnicas restauradoras dos dentes fraturados e novas alternativas para minimizar a reabsorção radicular dos dentes reimplantados.[27,28] Entretanto, nos últimos anos, os epidemiologistas têm se preocupado com a necessidade de levantamentos que permitam avanços na compreensão da etiologia do traumatismo.

No Brasil, não tem sido diferente, e o país vem realizando os grandes levantamentos da condição de saúde bucal da população, uma estratégia inserida no componente de vigilância à saúde da Política de Saúde, na perspectiva da construção de uma série histórica de dados. O último estudo transversal, o SB Brasil 2010 – Pesquisa Nacional de Saúde Bucal SBBrasil 2010 – se constituiu em pesquisa de base nacional, com representatividade para as capitais de Estado e do Distrito Federal e para as cinco regiões naturais (Norte, Nordeste, Sudeste, Sul e Centro-oeste), com base em uma amostra de indivíduos residentes em 177 municípios, nos quais foram realizados exames bucais para avaliar a prevalência e a gravidade dos principais agravos bucais e aplicados questionários para a coleta de dados sobre a condição socioeconômica, uso de serviços odontológicos e percepção de saúde. O Plano Amostral constou de domínios relativos às capitais e municípios do interior. Cada capital de Unidade da Federação (Estados e Distrito Federal) compôs um domínio e todos os municípios do interior de cada região outro domínio, representativo dos municípios do interior. A amostra constitui-se de 27 domínios geográficos de capital e 5 de interior, um para cada região, totalizando 32 domínios. Pela primeira vez, houve mudanças na informação sobre traumatismo dentário que vinha sendo coletada. Embora na aferição da condição dentária do levantamento de 2003, os dentes que apresentaram lesões traumáticas tenham sido codificados (código "T" do CPO), pode ter havido alguma perda desta informação, porque nos casos em que uma lesão de cárie estivesse associada, prevalecia a informação de cárie dentária. A informação era demasiadamente simplificada, podendo uma pequena fratura ser codificada do mesmo modo que uma perda de estrutura dentária de maiores proporções. Além disso, não era possível saber quando o dente era perdido por traumatismo, pois o mesmo código foi usado para perdas por outros motivos. Desse modo, julgou-se importante que, em 2010, o traumatismo dentário fosse avaliado como uma medida específica, em separado, na idade de 12 anos. Para tanto, foram utilizados os critérios que indicavam sinais de fratura coronária e avulsão dentária nos incisivos superiores e inferiores permanentes. Devido ao ineditismo do método de mensuração deste agravo, não foi possível, neste momento, estabelecer comparações com os dados anteriores.

Estes dados serão muito importantes para estabelecer uma linha-base que servirá de instrumento de planejamento das ações no momento atual e também para projetar metas futuras. A amostra examinada foi de 7208 adolescentes de 12 anos de idade. Em relação à análise dos dados, considerando-se que se trata de amostra complexa, as estimativas de prevalências foram calculadas com o uso do módulo "Complex Samples" do programa Statistical Package for the Social Science (SPSS), que considera as variáveis de planejamento e inclusão dos pesos básicos resultantes do processo de amostragem. Os pesos amostrais foram calculados, para cada indivíduo examinado, a partir das probabilidades obtidas nos diferentes estágios de sorteio conforme descrito no plano amostral. Em seguida, estes passaram por um processo de suavização e foram, então, agregados ao banco de dados final da pesquisa. Os resultados demonstraram a prevalência de indivíduos com pelo menos um incisivo apresentando lesão traumática que, para o Brasil como um todo foi 20,5%. Para a região Centro-oeste (n = 1170) e Norte (n = 1695) a prevalência foi semelhante, 24,5% e 25,3% respectivamente. A mesma semelhança ocorreu para as regiões Nordeste (n = 2014) e Sul (n = 1005), com 22,4% e 21,1% respectivamente. A região Sudeste apresentou prevalência menor (18,8%). O tipo de lesão mais frequente foi a fratura de esmalte (16,5%), seguido da fratura de esmalte e dentina, que foi identificada em 4,0% da amostra, não havendo diferença entre as regiões. Apenas 0,2% dos examinados apresentaram fratura de esmalte e dentina com exposição pulpar e a ausência dentária devido a traumatismo foi identificada em 0,1% dos adolescentes.[64]

O Reino Unido (Escócia, País de Gales, Inglaterra e Irlanda do Norte) realiza a cada década, desde 1983, o monitoramento da saúde bucal de crianças e adolescentes através do *National Child Dental Health Survey*, fazendo o exame na escola da criança. O levantamento de 1973 foi realizado apenas na Inglaterra e País de Gales, utilizando uma classificação diferente dos anos subsequentes. Dentre os levantamentos apresentados neste capítulo, estes são os únicos comparáveis entre si,[35,36,46] uma vez que utilizaram a mesma metodologia para a coleta dos dados. Os resultados mostraram tendências entre os países que fizeram a análise em separado – Inglaterra, País de Gales e Irlanda do Norte – que se assemelham ao padrão identificado em todo o Reino Unido. Houve um declínio da prevalência de traumatismo dentário desde 1993 para as idades de 12 e 15 anos, sendo a queda mais acentuada entre as crianças do sexo masculino na idade de 12 anos, de 29% em 1983 para 25% em 1993, e 14% em 2003.

Nos Estados Unidos da América dois levantamentos nacionais[37,68] permitiram sugerir que existem pequenas mudanças, sendo 18,4% em 1996 e 16% em 2004 para a população de 6 a 20 anos de idade.

No Brasil, algumas pesquisas locais, realizadas nas duas últimas décadas, que utilizaram uma classificação semelhante à do Reino Unido, permitiram estabelecer alguma comparação, quando tomamos por base a idade de 12 anos. Observa-se a maior prevalência na cidade de Blumenau (58,6%), seguida de Curitiba (36,5%), Palhoça (22,5%), Florianópolis (18,9%) e Herval D'Oeste (17,3%). Prevalências mais baixas foram observadas em Jaraguá do Sul (15,3%), Belo Horizonte (13,6%), Biguaçu (10,6%) e Santa Maria (9,7%). Estas duas últimas assemelham-se à reportada no Reino Unido em 2003 (11,0%), uma vez que a comparação é possível devido à metodologia semelhante empregada.

Estudos de Prevalência de Traumatismo na Dentição Decídua

A prevalência de traumatismo na dentição decídua também apresenta grande variação. Nas tabelas 9.7 e 9.8 são apresentados os estudos epidemiológicos de base populacional, que apresentam amostra aleatória de indivíduos afetados oriundos de uma população definida e mostraram resultados que variaram de 6,2%[115] a 62,1%.[130] Apesar da preocupação com a representatividade da amostra, alguns dados foram coletados em pré-escolares,[116,126] outros em campanhas de vacinação[127-131] e outros em

Tabela 9.7 – Prevalência das lesões traumáticas na dentição decídua em países das Regionais AFRO, EMRO, EURO e SEARO.

Local	Autores (data de publicação)	Faixa etária	Amostra	Prevalência (%)
AFRO				
África do Sul	Hargreaves et al.[108] (1999)	1-5	1466	15,0
Nigéria (Ile-Ife)	Otuyemi et al.[109] (1996)	1-5	1401	30,8
EMRO				
Israel (Jerusalén)	Zadik[110] (1976)	5	965	11,1
Iraque (Bagdad)	Yagot et al.[111] (1988)	1-4	2389	24,4
Kwait	Hasan et al.[112] (2010)	2-6	500	11,2
EURO				
Bélgica (Leuven)	Carvalho et al.[113] (1998)	3-5	750	18,0
Turquia (Anatolia)	Tümen et al.[114] (2011)	2-5	727	8,0
SEARO				
Índia (Chennai)	Shekhar e Mohan[115] (2011)	3-5	1126	6,2

Tabela 9.8 – Prevalência de lesões traumáticas na dentição decídua da *Regional Office for the Americas (AMRO)*.

Local	Autores (data de publicação)	Faixa etária	Amostra	Prevalência(%)
República Dominicana (Santo Domingo)	Garcia-Godoy[116] (1983)	3-5	800	35
Estados Unidos	Jones et al.[117] (1993)	3-4	493	23
Brasil (Bauru – Região Sudeste)	Bijella et al.[118] (1990)	0-5	576	30,2
Brasil (Distrito Federal – Região Centro-oeste)	Mestrinho et al.[119] (1998)	1-5	1853	20,0 (5 anos)
Brasil (Canoas – Região Sul)	Kramer et al.[120] (2003)	0-6	1545	35,5
Brasil (Recife – Região Nordeste)	Granville-Garcia et al.[121] (2006)	1-5	2651	36,8
Brasil (João Pessoa – Região Nordeste)	Beltrão et al. (2007)	1-3	293	10,2
Brasil (Diadema – Região Sudeste)	Oliveira et al.[123] (2007)	0-5	892	9,4
Brasil (Recife – Região Nordeste)	Ferreira et al.[124] (2009)	0-5	3489	14,9
Brasil (Belo Horizonte – Região Sudeste)	Jorge et al.[125] (2009)	1-3	519	41,6
Brasil (Belo Horizonte – Região Sudeste)	Robson et al.[126] (2009)	0-5	419	39,1
Brasil (Diadema – Região Sudeste)	De Vasconcelos Cunha Bonini et al.[127] (2009)	0-4	778	13,9
Brasil (Canoas – Região sul)	Feldens et al.[128] (2010)			
Brasil (Pelotas – Região Sul)	Wendt et al.[129] (2010)	1-5	571	36,6
Brasil (Belo Horizonte – Região Sudeste)	Viegas et al.[130] (2010)	5	388	62,1
Brasil (Região Sudeste)	Bonini et al.[131] (2012)	3-5	376	27,7

domicílios,[118] o que pode explicar a discrepância entre os achados.

Os tipos mais comuns de lesões traumáticas na dentição decídua diferem entre os estudos. As fraturas coronárias são mais frequentes na dentição permanente enquanto as luxações ocorrem com mais frequência na dentição decídua. Isso é justificado em função da maior plasticidade do osso alveolar em crianças pré-escolares, o que propicia o deslocamento dentário em episódio de traumatismo.[132] Porém, alguns autores encontraram a fratura de esmalte como mais prevalente na dentição decídua.[125,126,131,132] É importante que o leitor observe o local onde a coleta dos dados foi realizada. Estudos realizados em hospitais e clínicas odontológicas universitárias indicam uma maior prevalência de luxações,[132] enquanto estudos populacionais mostram que as fraturas de esmalte são mais comuns. Além disso, em estudos populacionais existe uma subnotificação da real prevalência do traumatismo na dentição decídua uma vez que são cadastrados apenas aqueles dentes que apresentam sinais e sintomas evidentes no momento do exame clínico bucal.

Quanto ao tipo de dente mais afetado, há um consenso de que este seja o incisivo central superior seguido pelo incisivo lateral superior, não havendo diferenças entre os lados direito e esquerdo.[125,126] Estudos têm mostrado que a prevalência de traumatismos múltiplos que afetam mais de um dente é alta, embora os sinais clínicos, muitas vezes, sejam evidentes em apenas um dente. Em Belo Horizonte, verificou-se que 24% das crianças de 0 a 3 anos de idade apresentaram traumatismo em um dente, enquanto 11,8% em dois dentes e 4,6% tinham entre 3 e 6 dentes afetados.[126] Em clínicas odontológicas e hospitais, a prevalência de traumatismos que afetam mais de um dente é maior. Em estudo realizado em clínica universitária na Coreia do Sul com 1856 crianças pré-escolares, verificou-se que dentre os casos de traumatismo dentário, 47% afetaram um dente, 38% afetaram dois dentes e 14% afetaram três dentes ou mais.[132]

Distribuição por Idade e Sexo

A análise da prevalência de lesões traumáticas dentárias por idade deve considerar o fato de a maioria dos estudos populacionais relatar a presença da lesão dentária no momento do exame, não definindo a idade no momento do traumatismo. Para relatar a idade de pico, ou a idade de maior risco de lesões traumáticas dentárias, alguns estudos relataram a idade do acidente perguntando às crianças ou aos pais. A maioria das evidências sugere que a idade de maior prevalência das lesões traumáticas na dentição permanente é de 9 a 12 anos de idade na dentição permanente.[43,49-51,55,74,82] A comparação entre as idades relatadas nos estudos populacionais deve ser feita com cautela, uma vez que existe uma grande variedade da idade média dos grupos etários estudados (Tabelas 9.1 a 9.6). Apesar das dificuldades em fazer comparações entre os estudos, a idade de 12 anos tem sido utilizada para apresentar a prevalência de lesões aos dentes permanentes em vários estudos populacionais (Tabelas 9.1 a 9.6). Além de ser a idade recomendada pela OMS para a avaliação dos indicadores de saúde da população infantil,[53] é a idade de maior pico das lesões traumáticas.

Outra constatação frequente dos estudos populacionais é a de que a prevalência de LTD aumenta com a idade. No entanto, ela não deve ser interpretada como mais vulnerabilidade dos mais velhos, uma vez que esta observação deve-se à característica cumulativa da lesão traumática.[5,8,38,41,43,46,60,68,71,96] No estudo longitudinal realizado em Copenhagen,[80] foram observadas a prevalência e incidência de LTD, de acordo com a idade e sexo. O grupo foi acompanhado continuamente desde a idade de 2 a 14 anos e os autores observaram que na dentição permanente, um aumento significativo na incidência de LTD é visto em meninos com idade entre 8 a 10 anos, enquanto a incidência é bastante estável para as meninas.[80,133] Pode-se especular que este pico de incidência em meninos está provavelmente relacionado com o maior vigor durante as brincadeiras nesta faixa etária.[133]

Para a dentição decídua, têm-se verificado que o traumatismo é pouco frequente no primeiro ano de vida pelo fato de os incisivos superiores irromperem por volta dos 9 meses de idade e pela limitação de movimentos da criança nesse período. No momento em que a criança começa a andar e adquire mais autonomia, aumenta a prevalência de lesões traumáticas. Nessa idade, a criança torna-se mais independente, porém ainda sem coordenação motora suficiente para que a movimentação seja realizada com segurança. O estudo longitudinal realizado em Copenhagen demonstrou que o primeiro pico de incidência de traumatismo aconteceu entre 2 e 4 anos de idade. Com a idade de 7 anos, 28% das meninas e 32% dos meninos sofreram uma TDI para a dentição decídua.[80] Estudos populacionais posteriores confirmaram que esta é a faixa etária de maior incidência de traumatismo na dentição decídua, com idades de pico variando entre 2 e 4 anos.[114,120,122,126, 128,132,134]

A literatura mostra claramente que o traumatismo dentário é mais prevalente no sexo masculino uma vez que apenas dois estudos provenientes da República Dominicana[34,116] relataram que as meninas sofreram lesões dentárias com mais frequência do que os meninos. Na maioria dos estudos populacionais, esta diferença foi significativa. Pode-se especular que a maior frequência de traumatismos em meninos deve-se tanto às diferentes atividades lúdicas e esportivas praticadas quanto ao vigor com que os meninos se empenham nestas atividades. O fato de alguns estudos recentes terem observado redução nesta diferença pode refletir uma mudança no comportamento das meninas.[9, 96,97,135]

Em crianças pré-escolares, a variável sexo adquire menos importância para a ocorrência de traumatismo. Isto pode ser explicado pelo fato de meninos e meninas desta idade participarem de atividades sociais e recreativas semelhantes. Embora a maioria dos estudos populacionais relate maior prevalência de traumatismos em pré-escolares do sexo masculino, poucos observaram diferença significativa entre os dois sexos.[131,134]

Impacto do Traumatismo Dentário na Qualidade de Vida

Historicamente, a boca tem sido dissociada do restante do corpo quando se considera o estado de saúde geral das pessoas. No entanto, pesquisas recentes revelaram que desordens bucais, assim como outras doenças, trouxeram consequências biológicas, emocionais e psicossociais para o indivíduo, visto na sua integralidade. Dentre essas desordens, o traumatismo dentário foi amplamente referenciado como causador de tais consequências.[18,19,136,137] O trauma psicológico que se segue a uma fratura é, em muitos casos, subestimado e, às vezes, inteiramente ignorado. A tomada de consciência de "ser diferente", a crítica a que a criança se expõe e o desapontamento da família diante da questão estética é suficiente para causar mudanças de ordem emocional em muitas crianças.

Tem-se constatado que o traumatismo dentário causa grande impacto sobre a qualidade de vida de adolescentes. Côrtes et al.[18] avaliaram o impacto psicossocial das fraturas de esmalte e dentina não restauradas, na vida diária dos estudantes de Belo Horizonte, utilizando-se de um estudo de caso-controle de base populacional. O índice utilizado foi o *Oral Impact on Daily Performances* (OIDP) que, sendo o único existente à época da coleta dos dados, pareceu aplicável a esta faixa etária, por ser conciso e facilmente administrado sob a forma de entrevista. Os resultados demonstraram que o traumatismo dentário apresentou grande impacto na qualidade de vida das crianças, causando limitações em suas atividades diárias. A maioria das crianças portadoras de fratura de esmalte e dentina estava mais insatisfeita com a aparência dos seus dentes anteriores apresentando, ainda, dificuldade de morder os alimentos e pronunciar determinadas palavras. Além disto, por comprometer a estética, o traumatismo levou a problemas emocionais, limitou o convívio social, fazendo com que a criança evitasse principalmente sorrir e mostrar seus dentes. Crianças com fratura de esmalte e dentina não tratada apresentavam 20 vezes mais chance de ter impacto na qualidade de vida do que crianças que não apresentavam traumatismo.

Com a finalidade de verificar se o tratamento da fratura coronária poderia restaurar a capacidade de sorrir, de se alimentar e de desempenhar atividades diárias sem prejuízos estéticos e funcionais, Ramos-Jorge et al.[19] realizaram um estudo de caso-controle. Adotou-se o mesmo índice – *OIDP* – para a avaliação do impacto na qualidade de vida. O grupo caso, composto por estudantes com fratura de esmalte/dentina tratada foi pareado com o grupo controle. Para compor o grupo controle foram selecionados, para cada caso, quatro adolescentes que nunca tiveram traumatismo e apresentavam a mesma idade, mesmo gênero, pertenciam à mesma classe escolar e faziam parte do grupo de amigos da escola do adolescente do grupo caso. Verificou-se que crianças com traumatismo tratado apresentaram cerca de 3 vezes mais chance de ter impacto na qualidade de vida que crianças sem traumatismo. As atividades diárias afetadas foram mostrar os dentes ao sorrir, comer e falar. Comparando com o estudo de Côrtes et al.,[18] verificou-se que o tratamento trouxe grandes benefícios, porém não eliminou totalmente as limitações em relação às atividades diárias. O mesmo resultado foi observado por Thelen et al.[136] em estudo desenvolvido na Albânia. A necessidade de restaurar um dente fraturado de acordo com todos os critérios de excelência em relação à adaptação marginal, estabilidade de cor, anatomia do dente, textura, sensibilidade pós-operatória e manutenção da saúde periodontal é um desafio para o cirurgião-dentista, em especial durante um procedimento emergencial.[138] Problemas estéticos aliados ao sentimento de insegurança relacionado à queda da restauração podem levar à ansiedade do indivíduo com traumatismo dentário.[17]

Estudos foram desenvolvidos posteriormente utilizando outro instrumento de avaliação do impacto na qualidade de vida, o *Child Perceptions Questionnaire (CPQ11-14)*. Na maioria dos estudos, estudantes com incisivos fraturados apresentaram mais chance de relatar limitações em sua vida diária do que estudantes que não apresentaram traumatismo dentário.[20,21,137] Entretanto, nenhum impacto negativo foi observado em amostra representativa de adolescentes de 12 anos de idade que apresentaram, em sua maioria, fratura de esmalte nos incisivos centrais superiores.[45]

Mais recentemente, foram publicados os primeiros estudos relacionados ao impacto do traumatismo dentário na qualidade de vida de crianças pré-escolares e de suas famílias.[22,139,140] O instrumento utilizado para avaliar o impacto foi o *Early Childhood Oral Health Impact Scale (ECOHIS)*.[140,141] Porém, os resultados mostraram-se contraditórios. Aldrigui et al.[22] realizaram um estudo em clínica universitária com pais de crianças pré-escolares. Os autores verificaram que crianças que apresentaram traumatismo envolvendo o tecido pulpar como fratura de esmalte e dentina com exposição pulpar, luxações, fratura radicular e avulsão apresentaram impacto na qualidade de vida. Abanto et al.[139,140] realizaram dois estudos em clínicas odontológicas universitárias e não encontraram associação entre traumatismo e impacto na qualidade de vida. Outros estudos representativos de base populacional serão necessários para elucidar essa questão.

Os índices de avaliação do impacto do traumatismo na qualidade de vida trazem contribuições importantes para o planejamento dos serviços de saúde. Os programas de assistência odontológica a crianças e adolescentes devem priorizar o tratamento das lesões traumáticas, principalmente a realização de restaurações estéticas para os casos de fratura coronária de esmalte e dentina. Além disso, campanhas de educação em saúde com ênfase aos primeiros socorros em casos de acidentes devem ser realizadas com mais frequência.

Fatores Clínicos Predisponentes

Os principais fatores clínicos predisponentes do traumatismo dentário descritos na literatura são o *overjet* aumentado e cobertura labial inadequada.[5,9,79,142-144] Alguns estudos concluíram que crianças com *overjet* maior que 5 mm possuem mais chance de apresentarem lesões traumáticas,[6,39,78,114] mas vários outros têm verificado aumento na prevalência de traumatismo dentário em crianças com *overjet* superior a 3 mm.[41,43,97,100,135,145,146] A definição de *overjet* acentuado na literatura consultada variou de maior ou igual a 3,0 mm[79] até 6,0 mm.[146] Uma meta-análise realizada por Nguyen et al.,[147] utilizando 11 artigos publicados entre 1966 e 1996 que satisfaziam critérios previamente definidos, demonstrou que crianças com *overjet* maior que 3 mm tinham um risco aproximadamente duas vezes maior de apresentar alguma lesão traumática do que crianças com *overjet* menor que 3 mm. Os resultados de Côrtes et al.[39] demonstraram que crianças com *overjet* maior que 5 mm tiveram mais chance de apresentar lesão traumática do que crianças com *overjet* menor que 5 mm (*odds ratio* 1,37, IC 95% 1,06-1,80).

Por outro lado, em crianças com idade inferior a 5 anos, os estudos, muitas vezes, não incluem a medida do *overjet* em milímetros e relatam apenas se está aumentado ou não.[93,131] Estudo recente revelou que, na dentição decídua, quando a mordida aberta ou *overjet* aumentado estavam associados à cobertura labial inadequada, a ocorrência de traumatismo era maior do que em crianças que apresentavam apenas a má oclusão.[93,131]

No que diz respeito à proteção labial, a grande variedade de medidas adotadas para definir a posição do lábio em relação aos dentes anteriores dificulta as comparações. Forsberg e Tedestam[93] afirmaram que ao se determinar a proteção labial, deve ser observada a extensão dos dentes coberta pelos lábios superiores. A maioria dos autores considerou proteção adequada para as crianças cujos lábios cobriam completamente os dentes superiores em posição de repouso.[39,79,126,131] Côrtes et al.[39] verificaram que crianças com proteção labial adequada tinham menos chance de apresentar lesão traumática quando comparadas com crianças com proteção labial inadequada. Baseado nestes achados, aconselha-se atenção especial na indicação de tratamento ortodôntico em crianças com *overjet* aumentado como método de prevenção de traumatismo dentário.[144]

Etiologia

Com o objetivo de elucidar a etiologia das lesões traumáticas dentárias, Glendor et al.[2] e Glendor,[10] seguindo a proposta da OMS, levaram em consideração a **intenção**, que representa o envolvimento humano na ocorrência do evento gerador da lesão. Sendo assim, as lesões traumáticas dentárias podem ser classificadas em não intencionais e intencionais. Os autores ressaltaram a importância de conhecer as "causas das causas" das LTD. Qual é o motivo pelo qual as pessoas caem ou têm uma colisão? O que faz com que as pessoas envolvam-se em acidentes automotivos, de bicicleta ou mesmo a pé, resultando em lesão? O que faz com que as lesões ocorram durante a prática de esportes? O que faz com que as pessoas envolvam-se em brigas? Há muito se questiona se os acidentes são acidentais. O "Correio da Unesco" traz uma alusão ao tema *Láccident nést pas accidentel*, na comemoração do dia mundial da saúde em 7 de abril de 1961, ressaltando que, de maneira geral, é possível prevenir os acidentes.[148] "Os acidentes causam mais mortes do que qualquer outra doença, exceto o câncer e as doenças cardiovasculares. Em muitos países, o problema afeta na maioria, crianças e jovens de 5 a 19 anos de idade, em maior proporção que todas as outras doenças somadas. Perdem-se mais vidas por acidentes do que qualquer guerra que o mundo já tenha conhecido".

As verdadeiras causas que levam à ocorrência das lesões tem o envolvimento de fatores determinantes ambientais e comportamentais. O modelo desenvolvido por Haddon[149-151] apresenta uma matriz para avaliar as causas da lesão e identificar os métodos de prevenção. É possível que haja descompasso entre o que propõe este modelo, isto é, a possibilidade de prevenir lesões tidas como acidentais e o entendimento das pessoas responsáveis por formular as políticas e o público em geral, resultando em poucas ações concretas e objetivas no sentido de utilizar esta matriz para a prevenção. Na matriz de Haddon, os elementos da tríade epidemiológica[152] distribuem-se em quatro colunas: **o hospedeiro ou a vítima** (a pessoa e fatores inerentes a ela); **o agente que provoca a lesão** (a energia mecânica, térmica ou elétrica transferida ao indivíduo por um veículo, objeto inanimado ou um vetor, pessoa ou animal); **o ambiente físico** que inclui todas as características locais (características das rodovias, prédios, parques e áreas de recreação, quadras de esportes) e **o ambiente social/socioeconômico/ sociocultural** (leis que regulam consumo de bebidas alcoólicas, leis que restringem motociclistas, o uso de armas de fogo, imposição de limites de velocidade, leis que regulam o uso de equipamentos de proteção e definem medidas de punição para os infratores). Estes fatores interagem e são os determinantes da lesão. Nesta matriz, eles serão examinados de acordo com as três fases no tempo dispostas em linhas, e relacionadas aos fatores que afetam o hospedeiro: **pré-evento** (que fatores afetam o hospedeiro antes que o evento ocorra? O evento com potencial para causar a lesão irá ocorrer?; **evento** (que fatores estão relacionados ao momento em que ocorre o evento? A lesão irá ocorrer?) e **pós-evento** (que fatores estão relacionados ao que ocorre após o evento? Qual será o resultado?). As células vazias da matriz deverão ser preenchidas, auxiliando na identificação dos riscos em potencial e dos fatores de proteção, além de estratégias de prevenção aplicáveis a cada um dos fatores determinantes (colunas) para cada uma das diferentes fases (linhas) (Quadro 9.11). A matriz de Haddon tem sido utilizada de maneira compreensiva para a prevenção de vários tipos de lesões. Entretanto, para orientar a identificação das medidas a serem adotadas, Runyan[153] sugeriu uma terceira dimensão, que auxiliará acrescentando critérios de valor à tomada de decisões. Assim, antes de se optar por determinada medida, será pensado o custo/efetividade da intervenção, priorizando sempre os fatores que se mostrem mais importantes.

As atividades geradoras da lesão traumática vão desde as colisões contra objetos ou pessoas, as quedas ocasionadas por diversas situações, as atividades físicas de lazer, os jogos de contato físico, os acidentes de trânsito, a violência, até mesmo o uso inadequado dos dentes e a mordida a alimentos ou objetos muito duros, podendo ser divididas em intencionais e não intencionais.

As **lesões traumáticas dentárias intencionais** são representadas principalmente pela violência tanto urbana quanto doméstica, caracterizada por assaltos, brigas, violência no trânsito, que pode ser resultante do consumo de bebida alcoólica em excesso, colocando também em risco a vida das pessoas. A queda ou colisão devido a um empurrão deve ser vista como um comportamento intencional de risco indesejado, representando um caso menor de violência ou *bullying*, até mesmo em decorrência de brigas e assaltos. No estudo de Traebert et al.,[154] que avaliou a intenção humana no momento da ocorrência do traumatismo, 7,4% das causas do traumatismo foram devidas às colisões e 2,5% às quedas, que ocorreram com a participação intencional de outras pessoas. As atividades de lazer envolvendo outras pessoas resultaram em 16,5% dos casos de traumatismo, 1,6% ocorreu devido a brincadeiras rudes, como lutas entre crianças e 1,2% devido a incidentes violentos, como assaltos. Os resultados demonstraram que 29,2% do total de ocorrências de traumatismo foi devido à ação violenta de outras pessoas.

O aumento do histórico de violência contra crianças constitui-se na síndrome da criança maltratada, motivo de grande preocupação em todo o mundo. O cirurgião-dentista precisa estar atento às lesões que identifiquem crianças vítimas de violência e denunciar sinais e sintomas às autoridades competentes que possam tomar as providências legais.[155-160]

Lesões traumáticas dentárias contribuíram para 10% do total de observado em 0,6% de crianças que sofreram abuso.[161,162]

Assaltos e agressões em brigas resultam em lesões faciais e atingem principalmente pessoas adultas, estando quase sempre relacionados ao consumo de álcool.[163]

As **lesões traumáticas dentárias não intencionais** são representadas pelas quedas ocasionadas por diversas situações, colisões contra objetos ou pessoas, atividades físicas de lazer, jogos de contato físico, acidentes de trânsito, uso indevido dos dentes e problemas sistêmicos. A literatura apresenta evidência de que as quedas são os eventos mais comuns na ocorrência das LTD, tanto nos estudos de base populacional,[9,12,43,49,58,60,72,79,81,96,97] quanto em estudos conduzidos em clínicas e serviços de atendimento de urgências.[164-175] As quedas, comuns entre crianças que estão aprendendo os primeiros passos[80,176,177] podem ser consideradas como resultado de negligência de cuidado dos pais ou responsáveis. A melhor supervisão, além do planejamento de dispositivos de segurança e organização da casa, podem evitar as quedas, principalmente em casa, que é o local onde a criança desta idade passa a maior parte do seu tempo.

Quadro 9.11 – Matriz de Haddon.

	Hospedeiro	Agente	Ambiente físico	Ambiente socioeconômico
Pré-evento				
Evento				
Pós-evento				

É importante ressaltar que as quedas referem-se a uma ampla categoria que pode mascarar outras causas, como a violência observada nas quedas por empurrão ou oriundas de brincadeiras agressivas praticadas por crianças e adolescentes.[3,7]

As atividades esportivas podem ser responsáveis pelas LDT principalmente na adolescência e juventude, quer entre os desportistas amadores ou entre os profissionais, tendo sido reportadas como as causas mais prevalentes.[11,30,71,154,178-188]

A prevalência das lesões faciais foi alta (80%) entre os lutadores profissionais, principalmente o *kickboxing*, quando não faziam o uso de protetores. Para estes esportes, deve ser obrigatório o uso de proteção adequada.[189]

Os acidentes de trânsito, incluindo automóveis, motocicletas, bicicletas ou mesmo pedestres, são responsáveis por múltiplas lesões dentárias afetando principalmente os tecidos de sustentação e os tecidos moles bucais. O risco de fraturas dos ossos da face aumenta mais que duas vezes nesta etiologia que é pouco frequente em citações de lesões traumáticas dentárias. Gassner et al.[190] reportaram 5%, Fakhruddin e Kawas,[20] 9%, Wright et al.,[186] 1,5%, Canakci et al.,[191] 6,1%. Por outro lado, esta é a etiologia mais frequentemente responsável pelo alto índice de mortalidade entre crianças e adolescentes.[190] Consequentemente, as vítimas destes acidentes não entram no cômputo geral das lesões traumáticas dentárias, e sim nas prevalências de óbitos devidos a acidentes automobilísticos. Maior frequência de lesões causadas por acidentes automobilísticos foi observada em estudo retrospectivo conduzido em hospital (15,5% das lesões).[192]

Diferentes fatores de risco foram identificados para acidentes de transito como passageiros ocupantes de bancos traseiros em veículos comerciais.[193] O desenvolvimento de acessórios de segurança, os *airbags*, reduziram a morbidade e mortalidade, mas apresentam riscos quando utilizados de maneira inadequada, como sem o cinto de segurança ou grande proximidade do volante, podendo causar lesões traumáticas dentárias e faciais.[194,195] O estudo de Cox et al.[195] demonstrou que o uso de *airbags*, conjugados ou não ao cinto de segurança, reduziu o risco de lesões faciais em impactos automobilísticos frontais, quando comparado com os passageiros que não utilizaram estas proteções.

Ciclistas com menos de 15 anos de idade foram avaliados em estudo hospitalar, apresentando alta prevalência de lesões traumáticas faciais. Das 15 que apresentaram fraturas de face, 10 usavam capacetes infantis, aprovados pelas normas de segurança.[197] Entretanto, a revisão sistemática conduzida por Thompson, Rivara e Thompson[198] concluiu que o uso de capacetes reduz as lesões traumáticas na cabeça e face para ciclistas de todas as idades envolvidos em qualquer tipo de acidente.

O uso inadequado dos dentes e mordidas em alimentos ou objetos duros também podem resultar em lesão traumática dentária. Este evento não faz parte do escopo das lesões acidentais, mas deve ser considerado, apesar da baixa frequência, em comunidades cujos hábitos alimentares incluem triturar ossos e desmembrar caranguejos com os dentes[11] ou comer castanhas cruas e sementes secas de melão.[199] Outros estudos relataram lesões durante a alimentação (5,8%) e uso impróprio dos dentes (3,3%).[154] Ainda nesse sentido, podemos citar o uso de *piercing* bucal, que pode causar fraturas dentárias e mesmo de restaurações.[200-203]

Apesar de raros, os eventos ocasionados por doenças, que facilitem as quedas, podem resultar em lesão traumática dentária como casos de ataques epilépticos, pessoas que apresentem tonteiras e mesmo em pessoas portadoras de paralisia cerebral. Pacientes epilépticos apresentaram maior risco de traumatismo dentário.[204-207]

Pessoas portadoras de paralisia cerebral apresentaram uma prevalência de 57% de traumatismo dentário, sendo maior do que em grupos de pessoas saudáveis, apesar do fato de não participarem de atividades esportivas violentas como as crianças saudáveis.[208]

Pessoas com dificuldades de aprendizagem, que apresentem problemas motores,[209] crianças e jovens adultos cegos[210] e crianças portadoras de deficiência auditiva ou visual[211] tinham maior risco de quedas, com consequente lesão traumática dentária.

Determinantes Socioambientais

A relação entre a prevalência de lesões traumáticas e indicadores socioeconômicos é assunto controverso, embora se saiba do seu papel inquestionável na saúde. Dos poucos estudos populacionais que investigaram esta relação na dentição decídua, a maioria não observou associação significativa[114,123,127,130] entre os indicadores socioeconômicos adotados e a prevalência de LTD. O estudo realizado em Belo Horizonte não observou correlação entre o Índice de Vulnerabilidade Social e a presença de LTD, demonstrando que não houve influência da condição socioeconômica.[125] Já Feldens e col.[128] relataram um maior risco de traumatismos em pré-escolares, filhos de mães com alto nível de escolaridade. Na dentição permanente, tem-se observado na última década um aumento considerável de estudos populacionais que pesquisaram a correlação da condição socioeconômica com a prevalência de traumatismos dentários. Na sua maioria, estes levantamentos não observaram uma correlação positiva entre os indicadores utilizados e a prevalência de lesões traumáticas dentárias.[6,8,9,21,40,45,50,78,81,99,135,165]

Alguns poucos levantamentos observaram associação entre a ocorrência de traumatismos e baixo nível socioeconômico,[75] baixo nível de escolaridade dos pais e baixa renda familiar.[49,71] Curiosamente, outros relataram uma maior prevalência de TDI entre crianças e adolescentes de alto nível socioeconômico,[39,51] alto nível de escolaridade dos pais[11] e alta renda familiar.[20] O maior risco de lesões traumáticas dentárias entre crianças de nível socioeconômico alto pode estar relacionado ao alto poder aquisitivo e acesso a jogos e equipamentos capazes de expor o jovem a situações de risco. A comparação entre os resultados deve ser cautelosa, uma vez que existe grande variação nas medidas empregadas para definir o padrão socioeconômico das amostras estudadas: renda familiar, nível de escolaridade e ocupação dos pais ou responsáveis, índice de vulnerabilidade social e poder aquisitivo.[212] Os resultados verificados nesta revisão demonstram que a avaliação deve ir além das medidas empregadas, levando-se em consideração outros fatores socioambientais e culturais que se sobrepõem aos fatores socioeconômicos.

Um ambiente físico inadequado contribui de maneira adversa para a manutenção da saúde.[213,214] Há evidência de associação entre o ambiente físico da escola e a ocorrência de lesões traumáticas.[215-220] Moysés et al.[221] observaram que crianças matriculadas em escolas promotoras de saúde apresentavam melhor saúde bucal e menor prevalência de traumatismo dentário, quando comparadas com as crianças matriculadas em escolas que não apresentavam ambiente propício. O elemento-chave para que a escola torne-se um ambiente de suporte para uma vida saudável parece estar na construção coletiva de um espaço social voltado para o bem-estar físico, emocional e social de alunos, além de seu desempenho acadêmico.

De modo semelhante, o principal resultado de Malikaew, Watt e Sheiham[49] demonstraram que crianças matriculadas em escolas com melhor ambiente social apresentavam risco menor de lesões traumáticas dentárias do que aquelas que frequentavam escolas com ambientes menos favoráveis.

Dentre os determinantes socioambientais das lesões traumáticas dentárias está ainda a carência material, retratada por estudos em crianças e adolescentes realizados por Hamilton, em Bury e Salford (prevalência de 34,4%),[86] e Marcenes e Murray, em Newham (prevalência de 43,8%).[87] A prevalência encontrada nestes estudos foi alta, quando comparada com os levantamentos realizados na Inglaterra, que observaram prevalências menores, de 15% e 17% respectivamente.[36]

Os resultados do estudo de Curitiba demonstraram o envolvimento de fatores socioambientais na prevalência de traumatismo dentário, pois os componentes relacionados ao meio ambiente e ao desenvolvimento de políticas públicas tiveram significância estatística, epidemiológica e clínica. A falta de recursos, no seu sentido mais amplo, que incluiu a falta de políticas públicas, principalmente a falta de cobertura por Centros de Saúde esteve associada ao maior risco de traumatismo.[222]

Comportamento

Apesar da fraca evidência, devido à escassez de pesquisas sobre o tema, pode-se especular que crianças e adolescentes que adotam comportamento de risco podem apresentar maior tendência à ocorrência de lesão traumática dentária. Crianças que apresentavam dificuldade de relacionamento com os colegas, vítimas de *bullying*, tiveram mais chance de ocorrência de traumatismo, ao contrário daquelas que se comportavam adequadamente.[223]

O Transtorno do Déficit de Atenção com Hiperatividade (TDAH) é uma síndrome psiquiátrica de alta prevalência em crianças e adolescentes, apresentando critérios clínicos operacionais bem estabelecidos para o seu diagnóstico.[224-226]

Tem-se tentado realizar uma correlação da ocorrência de lesão traumática dentária com o diagnóstico de TDAH. Apesar de o estudo de Odoi et al.[223] não ter demonstrado nenhuma relação entre a hiperatividade e o traumatismo dentário, o resultado encontrado por Laloo[227] demonstrou que a hiperatividade em crianças esteve significativamente associada à ocorrência de lesões afetando a face e os dentes.

Crianças e adolescentes em tratamento em uma clínica infantil de psiquiatria em Istambul foram examinadas com o objetivo de verificar a associação entre a TDAH e traumatismo dentário. Os resultados demonstraram uma prevalência de 6,7% de LTD e associação significativa, contribuindo assim para a proposta de um modelo que possa explicar a ocorrência de LTD em indivíduos portadores de tal transtorno.[228]

Sabendo que uma característica bem conhecida da TDAH é a propensão a acidentes, Sabuncuoglu[229] examinou a relação desta desordem com a ocorrência de LTD e concluiu que permeia uma certa relação entre as duas condições. Entretanto, o autor aconselha que é essencial a existência de uma colaboração estreita e mais sensibilização das Áreas envolvidas, no sentido de evoluir no aprofundamento deste conhecimento para responder à pergunta proposta.

O estudo envolvendo crianças e adolescentes que estavam em tratamento no Departamento de Psiquiatria Clínica da Faculdade de Medicina na Turquia identificou 32% de indivíduos com TDAH apresentando também dentes com traumatismo. Entretanto, apenas 5,1% procuraram tratamento nas primeiras 24 horas.[230]

A ocorrência de lesões traumáticas ainda permanece presente, causando alto impacto na vida das pessoas em todo o mundo. Entre crianças e adolescentes, estas lesões constituem uma das principais causas de morbidade. Entretanto, nas últimas décadas, houve substancial evolução, contribuindo, não apenas para a redução do impacto destas lesões na saúde pública, mas também para o desenvolvimento de métodos baseados em evidência científica e que permitem pensar em novas formas de intervenção. As pesquisas etiológicas tornaram-se mais sofisticadas para melhor desvendar a complexidade da interação dos fatores de risco envolvidos na ocorrência e recuperação de uma lesão. Apesar disso, a escassez dos recursos disponíveis para esta tarefa exige que as intervenções sejam sempre baseadas em evidências.[231]

Em vista dos aspectos ambiental e comportamental que estão implícitos na etiologia das lesões traumáticas dentárias, sua prevenção requer ações que ultrapassam o âmbito odontológico e mesmo o setor da saúde, recaindo sobre a estratégia dos fatores de risco comuns.[232] Neste contexto, ressalta-se a atuação do cirurgião-dentista, que deve se envolver com os profissionais de outras como o pessoal de segurança, autoridades legais, assumindo sua responsabilidade quanto ao entendimento das políticas de prevenção e controle de causas intencionais e não intencionais da lesão traumática.

Referências

1. Côrtes MIS, Bastos JV. Epidemiologia do traumatismo dentário. Pro-odonto. Prevenção. 2011;5:113-49.
2. Glendor U. Epidemiology of traumatic dental injuries – a 12 year review of the literature. Dent Traumatol. 2008;24:603-11.
3. Glendor U, Marcenes W, Andreasen JO. Classification, epidemiology and etiology. In: Andreasen JO, Andreasen FM, Andersson L. Textbook and color atlas of traumatic injuries to teeth. 4ª ed. Oxford: Blackwell Publishing; 2007; p.217-254.
4. Andreasen JO, Andreasen FM. Dental traumatology: quo vadis. Endod Dent Traumatol. 1990;6:78-80.
5. Marcenes W, al Beiruti N, Tayfour D, Issa S. Epidemiology of traumatic injuries to the permanent incisors of 9-12-year-old schoolchildren in Damascus, Syria. Endod Dent Traumatol. 1999;15:117-23.

6. Marcenes W, Alessi O, Traebert J. Causes and prevalence of traumatic injuries to the permanent incisors of school children aged 12 years in Jaragua do Sul, Brazil. Int Dent J. 2000;50:87-92.
7. Marcenes W, Bönecker M. Epidemiologia das doenças bucais In: Buischi YP. editora. Promoção de saúde bucal na clínica odontológica. São Paulo: Artes Médicas; 2000; p.44-53.
8. Nicolau B, Marcenes W, Sheiham A. Prevalence, causes and correlates of traumatic dental injuries among 13-year-olds in Brazil. Dent Traumatol. 2001;17:213-7.
9. Traebert J, Peres M, Blank V, Böell RS, Pietruza J. Prevalence of traumatic dental injury and associated factors among 12-year-old schoolchildren in Florianópolis, Brazil. Dent Traumatol. 2003;19:15-8.
10. Glendor U. Aetiology and risk factors related to traumatic dental injuries – a review of the literature. Dent Traumatol. 2009;25:19-31.
11. Huang B, Marcenes W, Croucher R, Hector M. Activities related to the occurrence of traumatic dental injuries in 15- to 18-year-olds. Dent Traumatol. 2009;25:64-8.
12. Adekoya-Sofowora C, Adesina O, Nasir W, Oginni A, Ugboko V. Prevalence and causes of fractured permanent incisors in 12-year-old suburban Nigerian schoolchildren. Dent Traumatol. 2009;25:314-7.
13. Bourguignon C, Sigurdsson A. Preventive strategies for traumatic dental injuries. Dent Clin North Am. 2009;53:729-49.
14. Wong F, Kolokotsa K. The cost of treating children and adolescents with injuries to their permanent incisors at a dental hospital in the United Kingdom. Dent Traumatol. 2004;20:327-33.
15. Glendor U, Jonsson D, Halling A, Lindqvist K. Direct and indirect costs of dental trauma in Sweden: a 2-year prospective study of children and adolescents. Community Dent Oral Epidemiol. 2001;29:150-60.
16. Borum M, Andreasen J. Therapeutic and economic implications of traumatic dental injuries in Denmark: an estimate based on 7549 patients treated at a major trauma centre. Int J Paediatr Dent. 2001;11:249-58.
17. Robertson A, Noren JG. Subjective aspects of patients with traumatized teeth. A 15-year follow-up study. Acta Odont Scand 1997;55:142-7.
18. Cortes M, Marcenes W, Sheiham A. Impact of traumatic injuries to the permanent teeth on the oral health-related quality of life in 12-14-year-old children. Community Dent Oral Epidemiol. 2002;30:193-8.
19. Ramos-Jorge M, Bosco V, Peres M, Nunes A. The impact of treatment of dental trauma on the quality of life of adolescents – a case-control study in southern Brazil. Dent Traumatol. 2007;23:114-9.
20. Fakhruddin KS, Lawrence HP, Kenny DJ, Locker D: Impact of treated and untreated dental injuries on the quality of life of Ontario schoolchildren. Dent Traumatol 2008,24:309-313.
21. Bendo CB, Paiva SM, Torres CS, Oliveira AC, Goursand D, Pordeus IA, Vale MP. Association between treated/untreated traumatic dental injuries and impact on quality of life of Brazilian schoolchildren. Health Qual Life Outcomes. 2010;4:8-114.
22. Aldrigui JM, Abanto J, Carvalho TS, Mendes FM, Wanderley MT, Bönecker M, Raggio DP. Impact of traumatic dental injuries and malocclusions on quality of life of young children. Health Qual Life Outcomes. 2011;24:9-78.
23. Kerekes K, Heide S, Jacobsen I. Follow-up examination of endodontic treatment in traumatized juvenile incisors. J Endod. 1980;6:744-8.
24. Mackie I, Bentley E, Worthington H. The closure of open apices in non-vital immature incisor teeth. Br Dent J. 1988;165:169-73.
25. Kleier D, Barr E. A study of endodontically apexified teeth. Endod Dent Traumatol. 1991; 7:112-7.
26. Cvek M. Prognosis of luxated non-vital maxillary incisors treated with calcium hydroxide and filled with gutta-percha. A retrospective clinical study. Endod Dent Traumatol. 1992;8:45-55.
27. Andreasen JO, Andreasen FM, Andersson L. Textbook and color atlas of traumatic injuries to teeth. 4ª ed. Oxford: Blackwell Publishing; 2007; 897p.
28. Cortes MIS, Bastos JV. Biological and clinical aspects of traumatic injuries to the permanent teeth. In: Estrela C. editor. Endodontic Science. São Paulo: Artes Médicas; 2009; p.953-1078.
29. WORLD HEALTH ORGANIZATION. Oral health surveys: basic methods. 4ª ed. Geneva: ORH/EPID, 1997.
30. O'Mullane DM. Injured permanent incisor teeth: an epidemiological study. J Ir Dent Assoc 1972;18:160-73.

31. Andreasen JO, Andreasen FM. Dental trauma. In: Pine CM. Community Oral Health. Great Britain: Wright; 1997; p. 94-99.
32. Ellis RG, Davey KW. The classification and treatment of injuries to teeth of children. 5ª ed. Chicago: Year Book Publishers Inc; 1970.
33. Todd JE. Children's Dental Health in England and Wales 1973. London: HMSO; 1975.
34. Garcia-Godoy F, Sanchez R, Sanchez JR. Traumatic dental injuries in a sample of Dominican schoolchildren. Community Dent Oral Epidemiol 1981;9:193-97.
35. Todd JE, Dodd T. Children's dental health in the United Kingdom 1983. London: HMSO; 1985.
36. O'Brien M. Children's dental health in the United Kingdom 1993. London: HMSO; 1995.
37. Kaste LM, Gift HC, Bhat M, Swango PA. Prevalence of incisor trauma in persons 6-50 years of age: United States, 1988-1991. J Dent Res 1996; 75:696-705.
38. Cortes MIS. Epidemiology of traumatic injuries to permanent teeth and the impact on the daily living of Brazilian schoolchildren. (Tese de Doutorado). Londres: Department of Epidemiology and Public Health, University College London; 2000. 247p.
39. Cortes M, Marcenes W, Sheiham A. Prevalence and correlates of traumatic injuries to the permanent teeth of schoolchildren aged 9-14 years in Belo Horizonte, Brazil. Dent Traumatol. 2001;17:22-6.
40. Marcenes W, Zabot N, Traebert J. Socio-economic correlates of traumatic injuries to the permanent incisors in schoolchildren aged 12 years in Blumenau, Brazil. Dent Traumatol. 2001;17:222-6.
41. Traebert J, Almeida I, Garghetti C, Marcenes W. Prevalência, necessidade de tratamento e fatores predisponentes do traumatismo na dentição permanente de escolares de 11 a 13 anos de idade. Cad Saúde Pública. 2004;20:403-10.
42. Traebert J, Bittencourt D, Peres KG, Peres MA, de Lacerda J, Marcenes W. Aetiology and rates of treatment of traumatic dental injuries among 12-year-old school children in a town in southern Brazil. Dent Traumatol. 2006;22:173-8.
43. Cavalcanti A, Bezerra P, de Alencar C, Moura C. Traumatic anterior dental injuries in 7- to 12-year-old Brazilian children. Dent Traumatol. 2009;25:198-202.
44. Traebert J, Marcon K, Lacerda J. Prevalência de traumatismo dentário e fatores associados em escolares do município de Palhoça, (SC). Cien Saude Colet. 2010 Jun;15 Suppl 1:1849-55.
45. Piovesan C, Abella C, Ardenghi TM. Child oral health-related quality of life and socioeconomic factors associated with traumatic dental injuries in schoolchildren. Oral Health Prev Dent. 2011;9:405-11.
46. Lader D, Chadwick B, Chestnutt I, Harker R, Morris J, Nuttall N, et al. Children's Dental Health in the United Kingdom, 2003 – Summary Report. Office for National Statistics. 2005. 58p. [Acesso em 01/08/2010] Disponível em: http://www.dh.gov.uk/prod_consum_dh/groups/dh_digitalassets/@dh/@en/documents/digitalasset/dh_4107310.pdf
47. Bhat M, Swango PA, Musselman RJ, Schneider PE. A new approach for determining prevalence and risk factors for traumatised anterior teeth. J Public Health Dent 1989;49:105 (Abstract).
48. Andreasen FM, Zhijie Y, Thomsen BL, Andersen PK. Occurrence of pulp canal obliteration after luxation injuries in the permanent dentition. Endod Dent Traumatol 1987;3:103-15.
49. Malikaew P, Watt R, Sheiham A. Prevalence and factors associated with traumatic dental injuries (TDI) to anterior teeth of 11-13 year old Thai children. Community Dent Health. 2006;23:222-7.
50. Lin H, Naidoo S. Causes and prevalence of traumatic injuries to the permanent incisors of school children aged 10-14 years in Maseru, Lesotho. SADJ. 2008;63:152,4-6.
51. Naidoo S, Sheiham A, Tsakos G. Traumatic dental injuries of permanent incisors in 11- to 13-year-old South African schoolchildren. Dent Traumatol. 2009;25:224-8.
52. Ng'ang'a P, Valderhaug J. The prevalence of fractured permanent incisors in 13 to 15-year-old school children in Nairobi. Afr Dent J. 1988;2:76-9.
53. Naqvi A, Ogidan O. Traumatic injuries of anterior teeth in first year secondary school children in Benin-City, Nigeria. Afr Dent J. 1990;4:11-5.
54. Falomo B. Fractured permanent incisors among Nigerian school children. ASDC J Dent Child. 1986;53:119-21.
55. Ajayi M, Denloye O, Abiodun Solanke F. The unmet treatment need of traumatized anterior teeth in selected secondary school children in Ibadan, Nigeria. Dent Traumatol. 2010;26:60-3.

56. Otuyemi O. Traumatic anterior dental injuries related to incisor overjet and lip competence in 12-year-old Nigerian children. Int J Paediatr Dent. 1994;4:81-5.
57. Agbelusi G, Jeboda S. Traumatic fracture of anterior teeth in 12-year old Nigerian children. Odontostomatol Trop. 2005;28:23-7.
58. Taiwoo OO, Jalo HP. Dental injuries in 12-year old Nigerian students. Dent Traumatol. 2011;27:230-4.
59. Bijela MFTB. Estudo de traumatismo em incisivos permanentes de escolares brasileiros de Bauru, Estado de São Paulo – Prevalência, causa e atendimento odontológico. Tese de doutorado. São Paulo: Universidade de São Paulo; 1972.
60. Bendo C, Paiva S, Oliveira A, Goursand D, Torres C, Pordeus I, et al. Prevalence and associated factors of traumatic dental injuries in Brazilian schoolchildren. J Public Health Dent. 2010;4:8-114.
61. Moyses SJ, Moyses ST, McCarthy M, Sheiham A. Intra-urban differentials in child dental trauma in relation to healthy cities policies in Curitiba, Brazil. Health Place 2006;12:48-64.
62. Carvalho ML, Moysés SJ, Bueno RE, Shimakura S, Moysés ST. A geographical population analysis of dental trauma in school-children aged 12 and 15 in the city of Curitiba-Brazil. BMC Health Services Research 2010, 10:203.
63. Soriano E, Caldas AFJ, Diniz De Carvalho M, Amorim Filho HA. Prevalence and risk factors related to traumatic dental injuries in Brazilian schoolchildren. Dent Traumatol. 2007;23:232-40.
64. BRASIL. Ministério da Saúde. Secretaria de Atenção à Saúde. Departamento de Atenção Básica. Projeto SB Brasil 2010: condições de saúde bucal da população brasileira 2010-1011: resultados principais. Brasília: Ministério da Saúde, 2011. 68p.; Série C. Projetos, Programas e Relatórios.
65. Locker D. Prevalence of traumatic dental injury in grade 8 children in six Ontario communities. Can J Public Health. 2005;961:73-6.
66. Macko D, Grasso J, Powell E, Doherty N. A study of fractured anterior teeth in a school population. ASDC J Dent Child. 1979;46:130-3.
67. Oluwole T, Leverett D. Clinical and epidemiological survey of adolescents with crown fractures of permanent anterior teeth. Pediatr Dent. 1986;83:221-5.
68. Shulman J, Peterson J. The association between incisor trauma and occlusal characteristics in individuals 8-50 years of age. Dent Traumatol. 2004;20:67-74.
69. Garcia-Godoy F, Morbán-Laucer F, Corominas L, Franjul R, Noyola M. Traumatic dental injuries in schoolchildren from Santo Domingo. Community Dent Oral Epidemiol. 1985;13:177-9.
70. García-Godoy F, Dipres F, Lora I, Vidal E. Traumatic dental injuries in children from private and public schools. Community Dent Oral Epidemiol. 1986;14:287-90.
71. Thelen DS, Bårdsen A. Traumatic dental injuries in an urban adolescent population in Tirana, Albania. Dent Traumatol. 2010;26:376-82.
72. Navabazam A, Farahani S. Prevalence of traumatic injuries to maxillary permanent teeth in 9- to 14-year-old school children in Yazd, Iran. Dent Traumatol. 2010;26:154-7.
73. Baghdady V, Ghose L, Enke H. Traumatized anterior teeth in Iraqi and Sudanese children--a comparative study. J Dent Res. 1981;60:677-80.
74. Noori A, Al-Obaidi W. Traumatic dental injuries among primary school children in Sulaimani city, Iraq. Dent Traumatol. 2009 Aug;25:442-6.
75. Jamani K, Fayyad M. Prevalence of traumatized permanent incisors in Jordanian children, according to age, sex and socio-economic class. Odontostomatol Trop. 1991;14:17-20.
76. Hamdan M, Rock W. A study comparing the prevalence and distribution of traumatic dental injuries among 10-12-year-old children in an urban and in a rural area of Jordan. Int J Paediatr Dent. 1995;5:237-41.
77. Hamdan M, Rajab L. Traumatic injuries to permanent anterior teeth among 12-year-old schoolchildren in Jordan. Community Dent Health. 2003;20:89-93.
78. Livny A, Sgan-Cohen H, Junadi S, Marcenes W. Traumatic dental injuries and related factors among sixth grade schoolchildren in four Palestinian towns. Dent Traumatol. 2010;26:330-4.
79. Artun J, Behbehani F, Al-Jame B, Kerosuo H. Incisor trauma in an adolescent Arab population: prevalence, severity, and occlusal risk factors. Am J Orthod Dentofacial Orthop. 2005;128:347-52.
80. Andreasen JO, Ravn J. Epidemiology of traumatic dental injuries to primary and permanent teeth in a Danish population sample. Int J Oral Surg. 1972;1:235-9.

81. Tapias M, Jiménez-García R, Lamas F, Gil A. Prevalence of traumatic crown fractures to permanent incisors in a childhood population: Móstoles, Spain. Dent Traumatol. 2003;19:119-22.
82. Faus-Damiá M, Alegre-Domingo T, Faus-Matoses I, Faus-Matoses V, Faus-Llácer VJ. Traumatic dental injuries among schoolchildren in Valencia, Spain. Med Oral Patol Oral Cir Bucal. 2011;16:e292-5.
83. Järvinen S. Fractured and avulsed permanent incisors in Finnish children. A retrospective study. Acta Odontol Scand. 1979;37:47-50.
84. Delattre J, Resmond-Richard F, Allanche C, Perrin M, Michel J, Le Berre A. Dental injuries among schoolchildren aged from 6 to 15, in Rennes (France). Endod Dent Traumatol. 1995;11:186-8.
85. Clarkson B, Longhurst P, Sheiham A. The prevalence of injured anterior teeth in English schoolchildren and adults. J Int Assoc Dent Child. 1973;4:21-4.
86. Hamilton F, Hill F, Holloway P. An investigation of dento-alveolar trauma and its treatment in an adolescent population. Part 1: The prevalence and incidence of injuries and the extent and adequacy of treatment received. Br Dent J. 1997;182:91-5.
87. Marcenes W, Murray S. Social deprivation and traumatic dental injuries among 14-year-old schoolchildren in Newham, London. Dent Traumatol. 2001;17:17-21.
88. Marcenes W, Murray S. Changes in prevalence and treatment need for traumatic dental injuries among 14-year-old children in Newham, London: a deprived area. Community Dent Health. 2002;19:104-8.
89. Holland T, O'Mullane D, Clarkson J, O'Hickey S, Whelton H. Trauma to permanent teeth of children, aged 8, 12 and 15 years, in Ireland. J Paediatr Dent. 1988;4:13-6.
90. Holland T, O'Mullane D, Whelton H. Accidental damage to incisors amongst Irish adults. Endod Dent Traumatol. 1994;10:191-4.
91. Zadik D, Chosack A, Eidelman E. A survey of traumatized incisors in Jerusalem school children. ASDC J Dent Child. 1972;39:185-8.
92. Hunter M, Hunter B, Kingdon A, Addy M, Dummer P, Shaw W. Traumatic injury to maxillary incisor teeth in a group of South Wales school children. Endod Dent Traumatol. 1990;6:260-4.
93. Forsberg CM, Tedestam G. Etiological and predisposing factors related to traumatic injuries to permanent teeth. Swed Dent J. 1993;17:183-90.
94. Josefsson E, Karlander E. Traumatic injuries to permanent teeth among Swedish school children living in a rural area. Swed Dent J. 1994;18(3):87-94.
95. Borssén E, Holm A. Traumatic dental injuries in a cohort of 16-year-olds in northern Sweden. Endod Dent Traumatol. 1997;13:276-80.
96. Gupta S, Kumar-Jindal S, Bansal M, Singla A. Prevalence of traumatic dental injuries and role of incisal overjet and inadequate lip coverage as risk factors among 4-15 years old government school children in Baddi-Barotiwala Area, Himachal Pradesh, India. Med Oral Patol Oral Cir Bucal. 2011;16:e960-5.
97. Kumar A, Bansal V, Veeresha KL, Sogi GM. Prevalence of traumatic dental injuries among 12- to 15-year-old schoolchildren in Ambala district, Haryana, India. Oral Health Prev Dent. 2011;9:301-5.
98. Ravishankar TL, Kumar MA, Ramesh N, Chaitra TR. Prevalence of traumatic dental injuries to permanent incisors among 12-year-old school children in Davangere, South India. Chin J Dent Res. 2010;13(1):57-60.
99. David J, Astrøm A, Wang N. Factors associated with traumatic dental injuries among 12-year-old schoolchildren in South India. Dent Traumatol. 2009;25:500-5.
100. Gupta K, Tandon S, Prabhu D. Traumatic injuries to the incisors in children of South Kanara District. A prevalence study. J Indian Soc Pedod Prev Dent. 2002 Sep;20(3):107-13.
101. Meon R. A study of traumatised permanent anterior teeth in a school population. Singapore Dent J. 1986 Jul;11(1):19-21.
102. Nik-Hussein N. Traumatic injuries to anterior teeth among schoolchildren in Malaysia. Dent Traumatol. 2001 Aug;17(4):149-52.
103. Uji T, Teramoto T. Occurrence of traumatic injuries in the oromaxillary region of children in a Japanese prefecture. Endod Dent Traumatol. 1988 Apr;4(2):63-9.
104. http://www.mah.se/CAPP/Country-Oral-Health-profiles/According-to-WHO-Regions/ Acesso em Dezembro de 2011.
105. Burt AB. The future of the caries decline. J Public Health Dent 1985;45:261-69.

106. Glass RL. The first international conference on the declining prevalence of dental caries. J Dent Res 1982;61:1301-83.
107. Petersson HG, Bratthall D. The caries decline: a review of reviews. Eur J Oral Sci 1996;104:436-43.
108. Hargreaves JA, Cleaton-Jones PE, Roberts GJ, Williams S, Matejka JM. Trauma to primary teeth of South African pre-school children. Endod Dent Traumatol 1999;15:73-6.
109. Otuyemi OD. Segun-Ojo, Adegboye AA. Traumatic anterior dental injuries in Nigerian preschool children related to incisor overjet and lip competence in 12-year-old Nigerian children. East Afr Med J 1996;9:604-6.
110. Zadik D. A survey of traumatized primary anterior teeth in Jerusalem preschool children. Community Dent Oral Epidemiol 1976;4:149-51.
111. Yagot KH, Nazhat NY, Kuder SA. Traumatic dental injuries in nursery schoolchildren from Baghdad, Iraq. Community Dent Oral Epidemiol. 1988;16:292-3.
112. Hasan AA, Qudeimat MA, Andersson L. Prevalence of traumatic dental injuries in preschool children in Kuwait - a screening study. Dent Traumatol. 2010;26:346-50.
113. Carvalho JC, Vinker F, Declerck D. Malocclusion, dental injuries and dental anomalies in the primary dentition of Belgian children. Int J Paediatr Dent 1998;8:137-41.
114. Tümen EC, Adigüzel O, Kaya S, Uysal E, Yavuz I, Ozdemir E, Atakul F. Incisor trauma in a Turkish preschool population: prevalence and socio-economic risk factors. Community Dent Health. 2011;28:308-12.
115. Shekhar MG, Mohan R. Traumatic dental injuries to primary incisors and the terminal or occlusal plane relationship in Indian preschool children. Community Dent Health. 2011;28:104-6.
116. García-Godoy F, Morbán-Laucer F, Corominas LR, Franjul RA, Noyola M. Traumatic dental injuries in preschoolchildren from Santo Domingo. Community Dent Oral Epidemiol. 1983;11:127-30.
117. Jones ML, Mourino AP, Bowden TA. Evaluation of occlusion, trauma, and dental anomalies in African-American children of metropolitan Headstart programs. J Clin Pediatr Dent. 1993;18:51-4.
118. Bijella MF, Yared FN, Bijella VT, Lopes ES. Occurrence of primary incisor traumatism in Brazilian children: a houseby-house survey. ASDC J Dent Child 1990;57:424-7.
119. Mestrinho HD, Bezerra ACB, Carvalho JC. Traumatic dental injuries in Brazilian preschool children. Braz Dent J 1998;9:101-4.
120. Kramer PF, Zembruski C, Ferreira SH, Feldens CA. Traumatic dental injuries in Brazilian preschool children. Dent Traumatol 2003;19:299-303.
121. Granville-Garcia AF, de Menezes VA, de Lira PIC. Dental trauma and associated factors in Brazilian preschoolers. Dent Traumatol 2007;22:318-22.
122. Beltrão EM, Cavalcanti AL, Albuquerque SS, Duarte RC. Prevalence of dental trauma children aged 1-3 years in Joao Pessoa (Brazil). Eur Arch Paediatr Dent 2007;8:141-3.
123. Oliveira LB, Marcenes W, Ardenghi TM, Sheiham A, Bönecker M. Traumatic dental injuries and associated factors among Brazilian preschool children. Dent Traumatol. 2007;23:76-81.
124. Ferreira JM, Fernandes de Andrade EM, Katz CR, Rosenblatt A. Prevalence of dental trauma in deciduous teeth of Brazilian children. Dent Traumatol. 2009;25:219-23.
125. Jorge KO, Moysés SJ, Ferreira e Ferreira E, Ramos-Jorge ML, de Araújo Zarzar PM. Prevalence and factors associated to dental trauma in infants 1-3 years of age. Dent Traumatol. 2009;25:185-9.
126. Robson F, Ramos-Jorge ML, Bendo CB, Vale MP, Paiva SM, Pordeus IA. Prevalence and determining factors of traumatic injuries to primary teeth in preschool children. Dent Traumatol. 2009;25:118-22.
127. de Vasconcelos Cunha Bonini GA, Marcenes W, Oliveira LB, Sheiham A, Bönecker M. Trends in the prevalence of traumatic dental injuries in Brazilian preschool children. Dent Traumatol. 2009;25:594-8.
128. Feldens CA, Kramer PF, Ferreira SH, Spiguel MH, Marquezan M. Exploring factors associated with traumatic dental injuries in preschool children: a Poisson regression analysis. Dent Traumatol. 2010;26:143-8.
129. Wendt FP, Torriani DD, Assunção MC, Romano AR, Bonow ML, da Costa CT, Goettems ML, Hallal PC. Traumatic dental injuries in primary dentition: epidemiological study among preschool children in South Brazil. Dent Traumatol. 2010;26:168-73.
130. Viegas CM, Scarpelli AC, Carvalho AC, Ferreira FM, Pordeus IA, Paiva SM. Predisposing

factors for traumatic dental injuries in Brazilian preschool children. Eur J Paediatr Dent. 2010;11:59-65.
131. Bonini GC, Bönecker M, Braga MM, Mendes FM. Combined effect of anterior malocclusion and inadequate lip coverage on dental trauma in primary teeth. Dent Traumatol. 2012.
132. Choi SC, Park JH, Pae A, Kim JR. Retrospective study on traumatic dental injuries in preschool children at Kyung Hee Dental Hospital, Seoul, South Korea. Dent Traumatol. 2010;26:70-5.
133. Ravn JJ. Dental injuries in Copenhagen schoolchildren, school years 1967-1972. Community Dent Oral Epidemiol. 1974;2:231-245.
134. Skaare AB, Jacobsen I. Primary tooth injuries in Norwegian children (1-8 years). Dent Traumatol. 2005;21:315-9.
135. Jorge KO, Oliveira Filho PM, Ferreira EF, Oliveira AC, Vale MP, Zarzar PM. Prevalence and association of dental injuries with socioeconomic conditions and alcohol/ drug use in adolescents between 15 and 19 years of age Dental Traumatology 2012;28:136-141.
136. Thelen DS, Trovik TA, Bårdsen A. Impact of traumatic dental injuries with unmet treatment need on daily life among Albanian adolescents: a case-control study. Dent Traumatol. 2011;27:88-94.
137. Traebert J, de Lacerda JT, Foster Page LA, Thomson WM, Bortoluzzi MC. Impact of traumatic dental injuries on the quality of life of schoolchildren. Dent Traumatol. 2012.
138. Strassler HE. Aesthetic management of traumatized anterior teeth. Dent Clin North Am. 1995;39:181-202.
139. Abanto J, Carvalho TS, Mendes FM, Wanderley MT, Bönecker M, Raggio DP. Impact of oral diseases and disorders on oral health-related quality of life of preschool children. Community Dent Oral Epidemiol. 2011;39:105-14.
140. Abanto J, Paiva SM, Raggio DP, Celiberti P, Aldrigui JM, Bönecker M. The impact of dental caries and trauma in children on family quality of life. Community Dent Oral Epidemiol. 2012. Tesch FC, Oliveira BH, Leão A. Semantic equivalence of the Brazilian version of the Early Childhood Oral Health Impact Scale. Cad Saúde Pública. 2008;24:1897-909.
141. Martins-Júnior PA, Ramos-Jorge J, Paiva SM, Marques LS, Ramos-Jorge ML.Validations of the Brazilian version of the Early Childhood Oral Health Impact Scale (ECOHIS).

142. Burden DJ. An investigation of the association between overjet size, lip coverage, and traumatic injury to maxillary incisors. Eur J Orthod. 1995;17:513-7.
143. Bauss O, Röhling J, Schwestka-Polly R. Prevalence of traumatic injuries to the permanent incisors in candidates for orthodontic treatment. Dent Traumatol. 2004;20:61-6.
144. Ramos-Jorge ML, Tataounoff J, Corrêa-Faria P, Alcântara CE, Ramos-Jorge J, Marques LS. Non-accidental collision followed by dental trauma: associated factors. Dent Traumatol. 2011;27:442-5.
145. Sgan-Cohen HD, Megnagi G, Jacobi Y. Dental trauma and its association with anatomic, behavioral, and social variables among fifth and sixth grade schoolchildren in Jerusalem. Community Dent Oral Epidemiol. 2005;33:174-80.
146. Damé-Teixeira N, Alves LS, Susin C, Maltz M. Traumatic dental injury among 12-year-old South Brazilian schoolchildren: prevalence, severity, and risk indicators. Dent Traumatol. 2012.
147. Nguyen QV, Bezemer PD, Habets L, Prahl-Andersen B. A systematic review of the relationship between overjet size and traumatic dental injuries. Eur J Orthod.1999;21:503-15.
148. http://unesdoc.unesco.org/images/0003/000357/035706fo.pdf acesso em 07/04/2012.
149. Haddon Jr W. The changing approach to the epidemiology, prevention, and amelioration of trauma: the transition to approaches etiologically rather than descriptively based. Am J Public Health. 1968;58:1431-8.
150. Haddon W. A logical framework for categorizing highway safety phenomena and activity. J Trauma 1972;12:193-207.
151. Haddon W. Advances in the epidemiology of injuries as a basis for public policy. Public Health Rep 1980;95:411–21.
152. Gordon JE. The epidemiology of accidents. Am J Public Health 1949;39:504-15.
153. Runyan CW. Using the Haddon matrix: introducing the third dimension. Inj Prev. 1998;4:302-7.
154. Traebert J, Almeida IC, Marcenes W. Etiology of traumatic dental injuries in 11 to 13-year-old schoolchildren. Oral Health Prev Dent. 2003;1:317-23.
155. Laskin DM. The battered-child syndrome. J Oral Surg 1973;31:903.
156. Shwartz S, Woolridge E, Stege D. Oral manifestations and legal aspects of child abuse. J Am Dent Assoc 1977;95:586-91.

157. Laskin DM. The recognition of child abuse. J Oral Surg 1978;36:349.
158. Ten Bensel RW, King KJ. Neglect and abuse of children: historical aspects, identification, and management. ASDC J Dent Child. 1975;42:348-58.
159. Ten Bensel RW, King KJ, Bastein SA. Child abuse and neglect: history, identification and reporting. Dent Hyg (Chic). 1977;51:119-25.
160. Becker DB, Needleman HL, Kotelchuck M. Child abuse and dentistry; orofacial trauma and its recognition by dentist. J Am Dent Assoc 1978;97:24-8.
161. Tate RJ. Facial injuries associated with the battered child syndrome. Br J Oral Surg 1971;9:41-5.
162. Needleman HL. Orofacial trauma in child abuse: types, prevalence, management, and the dental profession's involvement. Pediatr Dent. 1986 May;8(1 Spec No):71-80.
163. Sindelar HA, Barnett NP, Spirito A. Adolescent alcohol use and injury. A summary and critical review of the literature. Minerva Pediatr. 2004;56:291-309.
164. Al-Jundi SH. Dental emergencies presenting to a dental teaching hospital due to complications from traumatic dental injuries. Dent Traumatol. 2002;18:181-5.
165. Rajab LD. Traumatic dental injuries in children presenting for treatment at the Department of Pediatric Dentistry, Faculty of Dentistry, University of Jordan, 1997-2000. Dent Traumatol. 2003;19:6-11.
166. Sandalli N, Cildir S, Guler N. Clinical investigation of traumatic injuries in Yeditepe University, Turkey during the last 3 years. Dent Traumatol. 2005;21:188-94.
167. Zuhal K, Semra OE, Hüseyin K. Traumatic injuries of the permanent incisors in children in southern Turkey: a retrospective study. Dent Traumatol. 2005;21:20-5.
168. Khan NA, Qazi HS, Maxood A, Khan AM, Abbas I. Traumatic injuries of the permanent maxillory incisors at Dental Department, Pakistan Institute of Medical Sciences Islamabad: a retrospective study. J Ayub Med Coll Abbottabad. 2008;20:84-7.
169. Panzarini SR, Pedrini D, Poi WR, Sonoda CK, Brandini DA, Monteiro de Castro JC. Dental trauma involving root fracture and periodontal ligament injury: a 10-year retrospective study. Braz Oral Res. 2008;22:229-34.
170. Ekanayake L, Perera M. Pattern of traumatic dental injuries in children attending the University Dental Hospital, Sri Lanka. Dent Traumatol. 2008;24:471-4.
171. Eyuboglu O, Yilmaz Y, Zehir C, Sahin H. A 6-year investigation into types of dental trauma treated in a paediatric dentistry clinic in Eastern Anatolia region, Turkey. Dent Traumatol. 2009;25:110-4.
172. Jesus MA, Antunes LA, Risso PA, Freire MV, Maia LC. Epidemiologic survey of traumatic dental injuries in children seen at the Federal University of Rio de Janeiro, Brazil. Braz Oral Res. 2010;24:89-94.
173. Díaz JA, Bustos L, Brandt AC, Fernández BE. Dental injuries among children and adolescents aged 1-15 years attending to public hospital in Temuco, Chile. Dent Traumatol. 2010;26:254-61.
174. de Amorim LeF, da Costa LR, Estrela C. Retrospective study of traumatic dental injuries in primary teeth in a Brazilian specialized pediatric practice. Dent Traumatol. 2011;27:368-73.
175. Gong Y, Xue L, Wang N, Wu C. Emergency dental injuries presented at the Beijing Stomatological Hospital in China. Dent Traumatol. 2011;27:203-7.
176. Andreasen JO. Etiology and pathogenesis of traumatic dental injuries. A clinical study of 1298 cases. Scand J Dent Res. 1970;78:339-42.
177. Johnson JE. Causes of accidental injuries to the teeth and jaws. J Public Health Dent. 1975;35:123-31.
178. Hedegard B, Stalhane I. A study of traumatized permanent teeth in children aged 7-15 years. Part I. Swed Dent J 1973;66:431-50.
179. Jarvinen S. On the causes of traumatic dental injuries with special reference to sports accidents in a sample of Finnish children. A study of a clinical patient material. Acto Odontol Scand 1980;38:151-4.
180. Nysether S. Dental injuries among Norwegian soccer players. Community Dent Oral Epidemiol. 1987;15:141-3.
181. Häyrinen-Immonen R, Sane J, Perkki K, Malmström M. A six-year follow-up study of sports-related dental injuries in children and adolescents. Endod Dent Traumatol 1990;6:208-12.
182. Bhat M, Li S-H. Consumer product-related tooth injuries treated in hospital emergency rooms: United States, 1979-87. Community Dent Oral Epidemiol 1990;18:133-8.
183. Biasca N, Wirth S, Tegner Y. The avoidability of head and neck injuries in ice hockey: an historical review. Br J Sports Med. 2002;36:410-27.

184. Levin L, Friedlander LD, Geiger SB. Dental and oral trauma and mouthguard use during sport activities in Israel. Dent Traumatol. 2003;19:237-42
185. Zuhal K, Semra OE, Hüseyin K. Traumatic injuries of the permanent incisors in children in southern Turkey: a retrospective study. Dent Traumatol. 2005;21:20-5.
186. Wright G, Bell A, McGlashan G, Vincent C, Welbury RR. Dentoalveolar trauma in Glasgow: an audit of mechanism and injury. Dent Traumatol. 2007;23:226-31.
187. Cohenca N, Roges RA, Roges R. The incidence and severity of dental trauma in intercollegiate athletes. J Am Dent Assoc. 2007 Aug;138:1121-6.
188. Hecova H, Tzigkounakis V, Merglova V, Netolicky J. A retrospective study of 889 injured permanent teeth. Dent Traumatol. 2010;26:466-75.
189. Shirani G, Kalantar Motamedi MH, Ashuri A, Eshkevari PS. Prevalence and patterns of combat sport related maxillofacial injuries. J Emerg Trauma Shock. 2010;3:314-7.
190. Gassner R, Tuli T, Hachl O, Moreira R, Ulmer H. Craniomaxillofacial trauma in children: a review of 3,385 cases with 6,060 injuries in 10 years. J Oral Maxillofac Surg 2004;62:399-407.
191. Canakci V, Akgül HM, Akgül N, Canakci CF. Prevalence and handedness correlates of traumatic injuries to the permanent incisors in 13-17-year-old adolescents in Erzurum, Turkey. Dent Traumatol. 2003;19:248-54.
192. Bakardjiev A, Pechalova P. Maxillofacial fractures in Southern Bulgaria – a retrospective study of 1706 cases. J Craniomaxillofac Surg. 2007;35:147-50.
193. Fasola AO, Lawoyin JO, Obiechina AE, Arotiba FT. Inner city maxillofacial fractures due to road traffic accidents. Dent Traumatol 2003;19:2-5.
194. Roccia F, Servadio F, Gerbino G. Maxillofacial fractures following airbag deployment. J Craniomaxillofac Surg 1999;27:335-8.
195. Mouzakes J, Koltai PJ, Kuhar S, Bernstein DS, Wing P, Salsberg E. The impact of airbags and seat belts on the incidence and severity of maxillofacial injuries in automobile accidents in New York State. Arch Otolaryngol Head Neck Surg 2001;127:1189-93.
196. Cox D, Vincent DG, McGwin G, MacLennan PA, Holmes JD, Rue LW 3rd Effect of restraint systems on maxillofacial injury in frontal motor vehicle collisions. J Oral Maxillofac Surg 2004;62:571-5.
197. Acton CH, Nixon JW, Clark RC. Bicycle riding and oral/ maxillofacial trauma in young children. Med J Aust 1996;165:249-51.
198. Thompson DC, Rivara FP, Thompson R. Helmets for preventing head and facial injuries in bicyclists. Cochrane Database Syst Rev. 2000; (2): CD001855.
199. Al-Majed I, Murray JJ, Maguire A. Prevalence of dental trauma in 5-6- and 12-14-year-old boys in Riyadh, Saudi Arabia. Dent Traumatol. 2001;17:153-8.
200. Botchway C, Kuc I. Tongue piercing and associated tooth fracture. J Can Dent Assoc. 1998;64:803-5.
201. Reichl RB, Dailey JC. Intraoral body piercing: a case report. Gent Dent. 1996;44:346-7.
202. De Moore RIG, De Witte AMJC, De Bruyne MAA. Tongue piercing and associated oral and dental complications. Endod Dent Traumatol. 2000;16:232-237.
203. Levin L, Zadik Y, Becker T. Oral and dental complications of intra-oral piercing. Dent Traumatol. 2005;21:341-3.
204. Bessermann K. Frequency of maxillo-facial injuries in a hospital population of patients with epilepsy. Bull Nord Soc Dent Handicap. 1978;5:12-26.
205. Buck D, Baker GA, Jacoby A, Smith DF, Chadwick DW. Patients' experiences of injury as a result of epilepsy. Epilepsia. 1997;38:439-44.
206. Ogunbodede EO, Adamolekun B, Akintomide AO. Oral health and dental treatment needs in Nigerian patients with epilepsy. Epilepsia. 1998;39:590-4.
207. Chapman PJ. Medical emergencies in dental practice and choice of emergency drugs and and equipment: a survey of Australian dentists. Aust Dent J. 1997;42:103-8.
208. Holan G, Peretz B, Efrat J, Shapira Y. Traumatic injuries to the teeth in young individuals with cerebral palsy. Dent Traumatol. 2005;21:65-9.
209. Snyder JR, Knoops JJ, Jordan WA. Dental problems of non-institutionalized mentally retarded children. North-West Dent. 1960;39:123-33.
210. O'Donnell D. The prevalence of nonrepaired fractured incisors in visually impaired Chinese children and young adults in Hong Kong. Quintessence Int. 1992;23:363-5.
211. Alsarheed M, Bedi R, Hunt NP. Traumatised permanent teeth in 11-16-year-old Saudi Arabian children with a sensory impairment

attending special schools. Dent Traumatol. 2003;19:123-5.
212. Bendo CB, Scarpelli AC, Vale MP, Zarzar PMA. Correlation between socioeconomic indicators and traumatic dental injuries: a qualitative critical literature review. Dent Traumatol. 2009;25:420-5
213. Towner E, Dowswell T, Jarvis S, Reducing childhood accidents, the effectiveness of health promotion interventions: a literature review, London: Health Education Authority 1993.
214. Wilkinson RG, Marmot M, Social determinants of health, Oxford. Oxford University Press 1999:1-291.
215. Boyce WT, Sprunger LW, Sobolewski S, Schaffer C. Epidemiology of injuries in a large, urban school district. Pediatrics 1984; 74:342-349.
216. Boyce WT, Sobolewski S, Sprunger LW, Schaffer C. Playground equipment injuries in a large, urban school district. Am J Public Health 1984;74:984-986.
217. Lenaway DD, Ambler AG, Beaudoin DE, The epidemiology of school related injuries: new perspectives. Am J Prev Med 1992;8:193-198.
218. Rudd RD, Walsh DC, Schools as healthful environments: prerequisite to comprehensive school health? Prev Med 1993; 22:499-506.
219. Sosin DM, Keller R, Sacks JJ, Kresnow M, Van Dyck PC, Surface- specific fall injury rates on Utah school playground. Am J Pub Heaith 1993; 83:733-735.
220. Stark C, Wright J, Lee J, Watt L. Two years of school injuries in a Scottish education sub-division. Pub Health 1996;110: 229-235.
221. Moysés ST, Moysés SJ, Watt RG, Sheiham A. Associations between health promoting schools' policies and indicators of oral health in Brazil. Health Promot Int. 2003;18:209-18.
222. Moysés S, Moysés S, McCarthy M, Sheiham A. Intra-urban differentials in child dental trauma in relation to healthy cities policies in Curitiba, Brazil. Health Place. 2006;12:48-64.

223. Odoi R. Croucher R. Wong F. Marcenes W. The relationship between problem behaviour and traumatic dental injury amongst children aged 7-15 years old. Community Dent Oral Epidemiol. 2002; 30:392-6.
224. Rohde LA, Busnello EA, Chachamovich E, Vieira GM, Pinzon V, Ketzer CR. Transtorno de déficit de atenção/hiperatividade: revisando conhecimentos. Rev ABP-APAL 1998;20:166-78.
225. Rohde LA, Biederman J, Busnello EA, Zimmermann H, Schmitz M, Martins S, et al. ADHD in a school sample of Brazilian adolescents: a study of prevalence, comorbid conditions, and impairments. J Am Acad Child Adolesc Psychiatry. 1999;38:716-22.
226. Rohde LA, Biederman J, Zimmermann H, Schmitz M, Martins S, Tramontina S. Exploring ADHD age-of-onset criterion in Brazilian adolescents. Eur Child Adolesc Psychiatry. 2000;9:212-8.
227. Lalloo R. Risk factors for major injuries to the face and teeth. Dent Traumatol. 2003; 19:12-14.
228. Sabuncuoglu O, Taser H, Berkem M. Relationship between traumatic dental injuries and attention-deficit/hyperactivity disorder in children and adolescents: proposal of an explanatory model. Dent Traumatol. 2005;21:249-53.
229. Sabuncuoglu O. Traumatic dental injuries and attention-deficit/hyperactivity disorder: is there a link? Dent Traumatol. 2007;23:137-42.
230. Avsar A, Akbaş S, Ataibiş T. Traumatic dental injuries in children with attention deficit/hyperactivity disorder. Dent Traumatol 2009;25:484-9.
231. Rivara FP. Introduction: the scientific basis for injury control. Epidemiol Rev. 2003;25:20-3.
232. Sheiham A, Watt R. The common risk factor approach: a rational basis for promoting oral health. Community Dent Oral Epidemiol. 2000; 28:399-406.

Capítulo 10

Traumatismo Maxilofacial

Maria de Fátima Pinto Ribeiro
Paulo Sávio Angeiras de Goes

Introdução

O traumatismo maxilofacial é resultante de injúrias ocorridas na face e na cabeça, e é frequentemente encontrado na população,[1-4] podendo acarretar danos físicos, psicológicos e produzir impacto econômico no indivíduo e na sociedade. Ele pode ser tratado e, mais importante, pode ser prevenido.[3] Devido a sua posição anatômica, a face e a cabeça são sempre mais suscetíveis a sofrer traumatismo, sendo a região o primeiro objeto de interação com o indivíduo, tornando-a pouco protegida e bastante exposta.[5]

Apesar do grande número de trabalhos que estudam a frequência de fraturas do complexo maxilofacial, poucos enfocam a dimensão populacional do problema. Estudos realizados em hospitais de emergência[1-3] relataram que a prevalência do traumatismo maxilofacial varia de 3,8 a 4,0%. Prevalência similar (4,1%) foi encontrada por Ribeiro et al.[6] em estudo conduzido em unidades de atendimento de emergência de hospitais públicos na cidade do Recife; neste mesmo estudo, indicou-se que o traumatismo maxilofacial representa 32,1% de todos os outros tipos de traumatismo.

Os fatores etiológicos do traumatismo maxilofacial têm variado de acordo com as características conjunturais da vida social. No contexto internacional, houve crescimento das injúrias maxilofaciais durante a década de 1960, sendo guerras e acidentes de trânsito[7] os principais fatores etiológicos. Na década de 1970, no entanto, Oslon et al.,[8] observaram diminuição de eventos relacionados a injúrias maxilofacial, atribuindo-a a fatores socioeconômicos, como o embargo de combustíveis durante a crise do petróleo.

Por outro lado, a análise da literatura revela que a etiologia do traumatismo geral e maxilofacial varia consideravelmente de um país para o outro, de acordo com seu grau de desenvolvimento.[9-10] Consequentemente, pode-se esperar que os aspectos relacionados à condição de vida do indivíduo, tais como ocupação, condição socioeconômica, local de residência, uso de álcool e/ou drogas, vida familiar e nível de escolaridade, contribuam para o aumento do risco de traumatismos acidentais ou intencionais. Além disso, esses fatores também podem influir na gravidade do dano e, inclusive, acarretar o óbito, causando impacto nos índices de mortalidade de determinadas comunidades.[10]

Shepherd et al.[11] afirmaram que as desigualdades sociais e a qualidade de vida podem ser consideradas fatores determinantes do traumatismo, como acontece para outros agravos, para os quais esta associação é bem documentada. Os autores salientaram que a injúria intencional produzida pela violência é o principal fator etiológico do traumatismo maxilofacial na atualidade.

Mais recentemente, Magennis et al.[3] observaram que, no Reino Unido, a incidência de traumatismo facial subiu de 20 para 24 por 100.000 habitantes, e que a porcentagem de injúrias maxilofaciais causadas por assaltos e violência subiu de 40% em 1977 para 50% em 1987. Dados sobre traumatismo maxilofacial do Reino Unido foram similares aos encontrados em Recife, em estudo que evidenciou diferentes tipos de violência urbana como a principal causa do traumatismo maxilofacial em várias faixas etárias.[6,12]

No que diz respeito às análises entre condições de saúde e desigualdades sociais, novas teorias têm sido propostas para explicar essa relação. Wilkinson[13] afirmou que a magnitude das diferenças sociais em uma comunidade pode ser mais importante como determinante de saúde que as condições materiais dos indivíduos. Segundo sua proposição, as diferenças sociais seriam fator de instabilidade psicossocial, e poderiam acarretar o aumento da mortalidade e morbidade.

Destacando esta nova ênfase na compreensão da relação entre desigualdades sociais e saúde, Cubbin et al.[14] afirmaram que as diferenças sociais repercutem tanto nas pessoas como nos lugares. Características das comunidades, como o ambiente em que se vive, o índice de criminalidade, o desemprego e a segregação social têm influência marcante nos resultantes de saúde e comportamento.

Caracterização do Traumatismo Maxilofacial como Problema de Saúde Pública

A conferência de Alma Ata estabeleceu "Saúde para todos" como o principal objetivo para o ano 2000. Este objetivo teve como meta alcançar um nível satisfatório de saúde na população, que permitisse às pessoas ter uma vida produtiva do ponto de vista socioeconômico.[15] Após a conferência, inúmeras ações foram desenvolvidas, visando obter uma melhor expectativa de vida. Apesar disso, a desigualdade social continuou afetando extensos segmentos de população.[16]

Contrariando os esforços que visam propiciar melhores condições de vida, novos problemas de saúde foram reconhecidos, e outros cresceram em importância. Um desses problemas é constituído pelas injúrias intencionais e não intencionais, das quais o traumatismo maxilofacial é um dos principais resultantes. O alto impacto global das injúrias intencionais e não intencionais foi quantificado pela Organização Mundial da Saúde (OMS),[16] representando 16% da morbidade em todo o mundo, no ano 1998.

O traumatismo pode ser definido como um ferimento ou dano aos tecidos,[17] não existindo uma classificação ou índice universalmente aceito para estudos epidemiológicos. Quando afeta a região maxilofacial, podem resultar danos aos tecidos moles, dentes e ossos da face, incluindo mandíbula, maxila, zigoma, complexo nasoetmoidal e estruturas orbitais. Muitas vezes, os traumatismos faciais acontecem em combinação com traumatismos afetando outras partes do corpo.[2-4,18-23]

O traumatismo maxilofacial é comum em pessoas que sofrem injúrias intencionais e não intencionais. Estudo envolvendo 152.692 pacientes atendidos em unidades hospitalares de emergência na Inglaterra identificou que 6.114 (4%) pacientes sofreram traumatismo maxilofacial. A partir dessas informações, estimou-se que cerca de 500.000 pessoas sofriam traumatismo maxilofacial anualmente naquele país.[2,3] Estudo com as mesmas características, envolvendo 5.644 pacientes atendidos em unidades hospitalares de emergências em Recife, identificou que 1.816 (32,2%) pessoas sofreram traumatismotismos, sendo 229 (4,1%) os casos de traumatismo na região maxilofacial.[4] Estudo retrospectivo revisando dados de 87.174 pacientes que sofreram traumatismo nos Estados Unidos entre 1982 e 1987 indicou 34% dos pacientes como tendo sofrido traumatismo maxilofacial.[24]

O traumatismo maxilofacial representa grande impacto no indivíduo e na sociedade.

Cerca de 30% dos adultos que sofreram fraturas no complexo maxilomandibular ou lacerações faciais maiores que 3 cm desenvolveram problemas psicológicos após o traumatismo, devido às cicatrizes faciais que deixam marcas permanentes da violência. As sequelas psicológicas implicam restrições ao bem-estar físico, econômico e emocional, e são ainda mais relevantes para as pessoas jovens, nas quais as marcas dos traumatismos podem causar problemas duradouros e repercutir em seus familiares.[3,25]

O tratamento de pacientes com traumatismo acarreta custos altos aos sistemas de saúde em todo o mundo. Dados relativos à Inglaterra indicam que, em média, cada paciente com traumatismo na região facial custa ao *National Health Service* (NHS) cerca de 733 libras por ano.[26] Estimativas baseadas no Estado da Califórnia, EUA, em 1993, previram em 34 milhões de dólares o custo total dos tratamentos de pacientes afetados por fratura mandibular.[27]

O tratamento do traumatismo maxilofacial é conhecido. Os recursos e as técnicas de cirurgia maxilofacial tiveram expansão importante nos últimos 30 anos, oferecendo melhores condições aos pacientes, assim como centros de tratamentos avançados.[26] Além das possibilidades de tratamento, é importante notar que o traumatismo maxilofacial pode ser prevenido. Quando as possibilidades de tratamento e prevenção são consideradas em conjunto com a alta frequência com que esta condição afeta a população, seus efeitos clínicos, psicológicos e econômicos, conclui-se que o traumatismo maxilofacial é um importante problema de saúde pública.

Acidentes de trânsito, injúrias esportivas, acidentes de trabalho e violência interpessoal são os fatores etiológicos mais frequentes do traumatismo maxilofacial, variam no tempo e no espaço, em especial em função do estágio de desenvolvimento da comunidade. Entre os fatores que têm sido associados ao traumatismo maxilofacial, destaca-se as variáveis sociodemográficas, como sexo, idade, grupo étnico e classe social. Na última década, estudos epidemiológicos têm evidenciado aumento na frequência do traumatismo maxilofacial devido à violência urbana. Esta situação pode ser agravada pelo consumo de bebidas alcoólicas, desemprego, má distribuição de renda, desvantagem social e exclusão.[10] Apesar de sua importância como problema de saúde pública, poucos estudos têm sido publicados sobre sua prevalência e relação com fatores etiológicos nos países em desenvolvimento.

Fatores Associados ao Traumatismo Maxilofacial

Classe social

O traumatismo maxilofacial está relacionado com fatores socioeconômicos.[28-29] Classe social e condição de trabalho vêm sendo relacionadas, como fatores que influenciam no tipo de traumatismo e os fatores etiológicos relacionados a ele. Hitchin e Shuker[28] mostraram que, entre empresários, gerentes e profissionais qualificados, a principal causa do traumatismo é acidente de trânsito; já para outros trabalhadores e pessoas desempregadas, brigas e violência interpessoal foram as causas mais importantes.

Kappor e Srivastava[30] relataram que 48,7% dos pacientes com traumatismo maxilofacial eram de classe social baixa; 37,7% de classe média; 11,3% de classe média alta e 6,2%, classe alta. Muitos pacientes de classe social baixa eram analfabetos e trabalhavam no campo, tendo sido vítimas de acidentes de trabalho, de trânsito ou violência. Já os pacientes de classe social alta foram vítimas de acidentes esportivos e de trânsito. Esses estudos indicam que a prevalência de traumatismo maxilofacial é influenciada por fatores de ordem social, como o estágio de desenvolvimento da sociedade, sua cultura, aspectos econômicos e níveis de violência.

Idade

Vários estudos apontam a faixa etária de 20 a 29 anos como sendo a que concentra maior proporção de traumatismo maxilofacial.[2,12,21,29,31-35] Contudo, há discrepâncias entre as observações para países desenvolvidos e em desenvolvimento, em especial no que diz respeito à proporção de casos afetando a infância.

Azevedo et al.[27] reportaram baixos índices de prevalência nas idades de 0 a 12 anos em países desenvolvidos. Kappor e Srivastava,[30] Nair e Paul,[20] Amaratunga,[36] Bamjee et al.[37] indicaram que a proporção de traumatismo maxilofacial afetando este grupo etário variava entre 0 e 7%. Apesar dessas observações, há também o registro de frequências mais altas de traumatismo maxilofacial em crianças nos países em desenvolvimento; Khalil e Shaladi[38] e Karyouti[39] reportaram que a proporção de casos em menores de 12 anos de idade variou de 14 a 25% do total de casos.

A escassez de dados epidemiológicos sobre traumatismo maxilofacial em crianças reforça a indicação de baixa prevalência. Dentre as hipóteses aventadas para explicar este achado, indica-se o fato de as crianças estarem menos expostas aos agentes externos e, em se tratando do risco de fraturas, nesta faixa etária os ossos da face são mais elásticos, com potencial maior resistência ao traumatismo. Apesar disso, as fraturas alveolares são mais comuns em crianças deste grupo de idade.[32]

Kotilainen et al.[40] relataram que, num total de 350 fraturas faciais, 20% ocorreram em adolescentes. Seu estudo mostrou correlação entre a idade e os fatores etiológicos do traumatismo. O traumatismo maxilofacial em crianças e em adolescentes é bastante discutido, em função do aumento de casos de violência familiar. Estudos realizados no Reino Unido mostraram que 15% dos tipos de violência estão relacionados à família.[32] Apesar disso, a maioria dos episódios de violência sofridos por crianças e adolescentes não é relatada à polícia e ao hospital, suscitando a subestimação das estatísticas.

O traumatismo vem sendo descrito como afetando principalmente homens jovens em regiões urbanas. Entretanto, o aumento da população idosa tem suscitado aumento dos episódios de traumatismo envolvendo esse grupo etário. A maior susceptibilidade de idosos à fratura mandibular deve-se ao risco mais alto de quedas nessa população, e à vulnerabilidade da mandíbula edêntula. Estudo estimou que 29% dos traumatismos que ocorrem anualmente afetariam pacientes idosos.[41] Os autores também observaram que o aumento do número de idosos que sofreram traumatismo maxilofacial deve-se ao aumento de longevidade e a mudanças de estilo de vida. O traumatismotismo geriátrico também representa um problema importante de ordem econômica, pois consome parcela ponderável do total de recursos destinados ao tratamento do traumatismo.[42]

Sexo

O traumatismo maxilofacial ocorre com mais frequência em homens que em mulheres. No entanto, a magnitude desta diferença varia de estudo para estudo.[12,21,34,43-46] Linn et al.[47] mostraram que a diferença em homens e mulheres varia em diferentes categorias de idade; também Bochlogyros[48] observou que o máximo de incidência nos homens ocorre entre a idade de 20 a 29 anos e nas mulheres, entre os 10 e 29 anos de idade.

Estudos também mostram que os homens estão mais expostos ao traumatismo devido a sua exposição à violência urbana; ao maior número de condutores de veículos automotivos, por praticarem mais esportes de contato físico, além de terem uma vida social mais intensa, consequentemente ingerirem mais álcool e outras drogas.[49]

Vários são os fatores que determinam o padrão da relação do sexo com o traumatismo maxilofacial. Turvey[50] observou que o aumento e a severidade do traumatismo maxilofacial aumentou nas mulheres em decorrência de sua crescente inserção na sociedade, ocasionando maior exposição a interações sociais e ao trabalho fora de casa. Estudos realizados na Europa e nos Estados Unidos indicaram que a severidade e a frequência do traumatismo aumentaram entre as mulheres nas últimas décadas.[19,21,43-44,47,51-53] Houve aumento crescente dos traumatismos em mulheres, em geral na faixa etária até 40 anos, devido à sua maior participação em atividades que antes eram predominantemente masculinas.[49]

Apesar disso, estudos que relataram dados de traumatismo maxilofacial nos países do Mediterrâneo, Ásia e África mostraram que a razão entre os sexos permaneceu inalterada mesmo no período mais recente.[38,46,54] Estes achados foram interpretados como refletindo características culturais das sociedades islâmicas culturalmente mais conservadoras, que impõem restrições às interações sociais das mulheres.[38,39]

Grupo étnico

São escassos os estudos que relatam a prevalência do traumatismo maxilofacial com diferenciais de grupos étnicos. Além disso, deve-se considerar a fragilidade desses estudos, tanto do ponto de vista de validade externa como das medidas utilizadas para classificar os grupos étnicos, o que dificulta uma análise mais profunda do tema.

Alguns estudos apresentaram diferenciais de distribuição do traumatismo maxilofacial entre os grupos étnicos. Turvey[50] relatou 58% de pacientes caucasianos, 36% negros, 5% hispânicos e 1% latinos. Vettter et al.[55] identificaram que 25% dos pacientes eram hispânicos, 65% caucasianos e 20% negros. Covington et al.[22] classificaram 74,5% dos pacientes examinados como sendo caucasianos, 12,8% hispânicos e 10,7% negros.

Principais Fatores Etiológicos Relacionados ao Traumatismo Maxilofacial

Tendo em vista a modificação de prevalência dos principais fatores de risco de traumatismo maxilofacial, a violência vem sendo reconhecida como o principal fator responsável por este tipo de dano à saúde. Não só as causas do traumatismo maxilofacial têm mudado ao longo do tempo, mas também a tendência e a frequência dos tipos de traumatismo têm mudado.[30]

Sinclair[56] constatou que as causas do traumatismo maxilofacial têm mudado significativamente em um curto período. De 1974 a 1978, a proporção de traumatismos maxilofaciais causados por acidente de trânsito reduziu de 36 para 28%, enquanto a proporção de episódios relacionados a assaltos e brigas cresceu de 33 para 43,1%. Alguns fatores parecem ter exercido influência marcante nessas mudanças, como a legislação obrigando o uso do cinto de segurança, limite de velocidade no trânsito, consumo de álcool, indicadores de violência, etc.

Além de mudanças ao longo do tempo, as causas do traumatismo maxilofacial variam entre os países, seguindo diferenciais de ordem econômica, cultural e ambiental.[30,34,45,57] As principais causas reconhecidas no contexto internacional são: acidentes de trânsito, diferentes formas de violência, quedas, injúrias esportivas Telfer et al.[9] Em países em desenvolvimento, os acidentes de trânsito são a causa mais frequente do traumatismo maxilofacial, enquanto em alguns países desenvolvidos têm-se descrito a maior preponderância dos eventos associados a assaltos.[30,58]

O aumento do número e a severidade dos traumatismos faciais em relação ao início do século são atribuídos, principalmente, ao desenvolvimento dos meios de transporte motorizados.[59] Araújo e Valera[60] relatam que o estresse do dia a dia na vida dos indivíduos leva-os a se locomoverem com mais velocidade e rapidez e, até mesmo, a prática do esporte mostra-se mais violenta, sendo é a cabeça o primeiro ponto de choque frente às adversidades, tornando-se alvo de impacto.[25]

Acidente de trânsito

Diferentes estudos realizados em diversos países apontaram os acidentes de trânsito como o fator etiológico mais importante dos traumatismos maxilofaciais.[8,18,21,23,38,46,47,62-66] Entretanto, análises do início da década de 1990 no contexto britânico[32] indicam redução de 34% nos acidentes de trânsito, entre 1977 e 1987.

Os acidentes de trânsito, por sua vez, apresentaram grande relevância e nesses, os acidentes de motocicleta foram os mais prevalentes. Os acidentes de motocicleta foram apresentados também como causa agravante de traumatismos bucofaciais por Leles et al.[67] Os veículos de duas rodas, em comparação com os carros, são instáveis e oferecem pouca proteção aos seus pilotos em acidentes. Essa pode ser uma possível explicação para o aumento da frequência dos acidentes rodoviários que envolvem as duas rodas.[68] Mesmo com as regulamentações governamentais sobre medidas preventivas, tais como o uso do cinto de segurança, assentos de carro para crianças e capacetes, a adesão da população às medidas preventivas é variável.[67] Além disso, o crescente volume de tráfego, como resultado do rápido aumento na densidade de população urbana e da expansão econômica, também pode ser o fator responsável pelo aumento dos acidentes rodoviários nos últimos tempos.[68] Em Brasília-DF, houve diminuições de traumatismos faciais decorrentes de atropelamentos e de acidentes de motocicletas e veículos, e eles atribuíram isso às leis distritais que regulamentaram o aumento da quantidade de barreiras eletrônicas para a redução de veículos na via, o uso obrigatório de cintos de segurança nos veículos e capacetes pelos condutores de motocicletas, assim como todos os veículos terem que parar na faixa, enquanto um pedestre estiver atravessando.[69]

A diminuição da frequência e severidade do traumatismo maxilofacial associado a acidentes de trânsito, em alguns países, pode ser explicada devido à implementação da legislação que tornou obrigatório o uso do cinto de segurança, pela imposição de limite de velocidade, pela frequência de inspeção por itens de segurança, veículos mais modernos e mais seguros e criação de legislação para restrições no consumo de álcool.[9,70-73] Huelke e Compton[73] estimaram em 25% a redução em injúrias faciais após a obrigatoriedade do uso de cinto de segurança. Além disso, as fraturas faciais de maior complexidade sofreram redução de dois terços, indicando o efeito desta medida na redução da severidade dos danos associados ao traumatismo maxilofacial.

Injúrias esportivas

Estudos relataram que houve aumento da proporção e na frequência do traumatismo maxilofacial devido a atividades esportivas.[2,19,34,51,66] Vários tipos de injúrias podem decorrer da prática de atividades esportivas, mas a principal causa de injúrias é atribuída ao impacto de um jogador contra outro, fator que seria responsável por cerca de 56% das fraturas faciais.

Acidente de trabalho

Estudos na Europa e nos Estados Unidos mostraram baixa frequência de injúrias devido a acidentes de trabalho.[32] Iizuka et al.[74] analisaram 98 pacientes e relataram que 37,8% dos casos referiam-se a injúrias sofridas por acidentes de trabalho. Entre os trabalhadores da construção civil, a porcentagem foi de 29,7% e, para trabalhadores fabris, foi de 48,6%. Mas, é importante destacar que 20,4% destes casos ocorreram no trajeto ao trabalho. No local de trabalho, a causa mais comum foi a queda da própria altura (70%) e mais de 66% dos casos ocorreu nas fábricas e nas obras em construção. As pessoas que estão expostas a estas atividades teriam risco 15 vezes mais alto de traumatismo maxilofacial, quando comparadas com os trabalhadores de escritórios. Na Índia, Kappor e Srivastava[30] relataram que os acidentes de trabalho figuram como a segunda maior causa de traumatismo maxilofacial, com 24% dos casos, superada apenas por acidentes de trânsito, responsável por 35% dos casos.

Quedas

Vários estudos relataram a queda como uma das principais causas do traumatismo maxilofacial.[8,19,20,30,50-51,64-65,75-78] É importante salientar que a classificação como "quedas" pode estar incluindo outros fatores etiológicos, como assaltos, violência ou atividades esportivas. De acordo com os autores, pessoas idosas constituem a maioria dos pacientes com traumatismo maxilofacial devido a quedas. Hutchison et al.[2] descreveram os resultados de um extenso levantamento de injúrias faciais no Reino Unido, e observaram que 40% delas foram devidas a quedas. Indicaram também que 11% das quedas estavam associadas ao consumo de álcool e 14% delas resultaram em lesões de maior gravidade.

Violência

A partir da década de 1980, as causas externas passaram a representar a segunda causa de morte no Brasil e a primeira para aqueles que se encontram entre 5 e 39 anos de idade. Nesse contexto, vários estudos epidemiológicos publicados caracterizam as causas externas e suas vítimas sob os mais diferentes aspectos, enfatizando a violência que resulta em danos quantificáveis que matam e lesam as pessoas.

Estudos recentes realizados tanto em países desenvolvidos como nos em desenvolvimento têm indicado que diferentes tipos de violência, como assaltos, violência doméstica, agressões pessoais e outros são atualmente a mais prevalente causa do traumatismo maxilofacial, e aparecem de modo associado ao consumo de álcool e desemprego.[2,3,12,79-82] Estas observações chamam atenção para a importância do controle da violência urbana e de políticas de saúde pública dirigidas à redução das desigualdades sociais e ao estabelecimento de um meio ambiente seguro, como estratégia para diminuir a prevalência e severidade dos traumatismos maxilofaciais.

Makenzie[8] relatou que a maioria dos pacientes estudados, vítimas de traumatismo por agressão, teve a face como local mais acometido, aliado ao fato de que as roupas oferecem certa proteção ao tronco e aos membros, parcialmente explicando a preponderância de lesões faciais. Em grande parte, as agressões físicas têm sido apontadas como o principal fator etiológico dos traumatismos faciais, superando, inclusive, os acidentes automobilísticos, que eram considerados o fator etiológico mais comum nesses traumatismos.[83-88]

Em 1998, o Ministério da Saúde criou um comitê técnico com a finalidade de diagnosticar e propor ações específicas para cuidar das pessoas vítimas de violência. Desse modo, foi criada no Brasil, em 2001, a Política Nacional de Redução da Morbimortalidade por Acidentes e Violências,[84] a qual foi oficializada pela portaria nº 737 MS/GM (16 de junho de 2001), que tem sido o principal marco para a real inclusão da violência na agenda do setor saúde.

Medidas Preventivas de Controle do Traumatismo Maxilofacial

Vincent-Townend e Shepherd[32] propugnaram a formulação de políticas e programas voltados à redução de prevalência e severidade do traumatismo maxilofacial. Segundo os autores, essas medidas deveriam incluir dispositivos legislativos de prevenção de acidentes e de violência, com incremento de supervisão policial nos centros urbanos, em especial em bares, escolas e estabelecimentos em que a violência é mais frequente. Melhorias no transporte público deveriam incluir faixas de pedestres, criação de ciclovias, limites de velocidade e dispositivos de segurança nos veículos automotores. Dever-se-ia incentivar soluções de Engenharia para evitar acidentes nos domicílios e condomínios, como móveis adequados; balcões, janelas e vidros seguros; supervisão de adultos, pisos macios e equipamentos para equipar *playgrounds* e parques de diversão.

Apesar das campanhas públicas de regulamentação do trânsito (uso obrigatório de dispositivos de segurança, limitadores eletrônicos de velocidade e, mais recentemente, a "Lei Seca"), o número de acidentes de trânsito ainda continua muito grande em relação às demais etiologias. Parcialmente, isso se deve ao fato de uma fiscalização ineficiente em diversas regiões do País. Em determinados locais, a grande parte da população que guia veículos motorizados não utiliza os dispositivos de segurança, não possuem habilitação e ainda o fazem muitas vezes alcoolizados,[89] tornando-se dessa forma evidente a necessidade de implementação de medidas preventivas junto à população, visando diminuir a prevalência, incidência dos traumatismos maxilofaciais. É necessário destacar a importância da educação no trânsito, com adoção de comportamentos preventivos, assim como a implementação de medidas rigorosas de vigilância e a devida punição aos infratores.[89]

Em Pernambuco, foi criado o Comitê de Prevenção de Acidentes de Moto, com o intuito de diminuir a grande incidência de acidentes de trânsito e reduzir o número de atendimentos envolvendo motociclistas nos hospitais.

Referências

1. Williams JL (ed). Maxillofacial Injuries. Edinburgh: Churchill Livisgstone, 1994;
2. Hutchison IL, Magennis P, Shepherd JP, Brown AE. The BAOMS United Kingdom survey of facial injuries part 1: Aetiology and association with alcohol consumption. Br J Oral Maxillofac Surg. 1998; 36:3-13.
3. Magennis P, Shepherd JP, Hutchison I, Brown A. Trends in facial injury. BMJ 1998; 16:325-326.
4. Ribeiro MFP, Croucher R, Marcenes WS. Prospective study of maxillofacial traumatismo in Recife-PE-Brazil. J Dent Res 2000;79(Sp Iss):1889.
5. Oliveira CMCS, Santos JS, Brasileiro, BF, Sntos TS. Epidemiologia dos traumatismotismos buco-maxilo-faciais por agressões em Aracaju/SE. Revista de Cirurgia Traumatismotologia Buco-Maxilo-Facial 2008; 8(3):57-68.

6. Ribeiro MFP, Marcenes M, Croucher R, Sheiham A. The prevalence and causes of maxilofacial fractures in patients attending Accident and Emergency Departments in Recife-Brazil. Int Dent J 2004; 54:47-51.
7. Sazima HJ. Facial traumatismo at a Marine Corps Base. Oral Surgery 1969; 27:858.
8. Olson RA, Fonseca RJ, Zeitler DL, Osbon DB. Fractures of the mandible: A review of 580 cases. J Oral Maxillofac Surg 1982; 40:23-28.
9. Telfer MR, Jones GM, Sherpherd JP. Trends in the aetiology of maxillofacial fractures in the United Kingdom (1977-1987). Br J Oral Maxillofac Surg 1991; 29:250-25.
10. Poole GV, Griswold JA, Thaggard VK, Rhodes RS. Traumatismo is a current disease. Presented at the fourteenth R. Adams Cowley National Traumatismo Symposium, Baltimore 1993; 608-611.
11. Shepherd JP, Ali MAA, Hughes AO, Levers BG. Trends in urban violence: a comparison of accident department and police records. J R Soc Med 1993; 86:87-88.
12. Ribeiro MFP, Marcenes WS, Croucher R. Relation between socio-economic indicators, maxillofacial traumatismo. J Dent Res 2000, 79(5):1199.
13. Wilkinson RG. Unhealthy societies. The afflictions of inequality. London: Routledge Press, 1996.
14. Cubbin C, LeClere FB, Smith GS. Socioeconomic status and injury mortality: individual and neighbourhood determinants. J Epidemiol Community Health 2000; 54:517-524.
15. WHO. Primary Health Care, Alma Ata 1978. Health for All. Geneva, World Health Organization, 1978.
16. WHO. The World Health Report 1999: Making a difference. Geneva, World Health Organization, 1999.
17. Harty FJ, Rogston Concise illustrated dental dictionary. Wright, Bristol, 1987.
18. Oikarinen VJ, Lindqvist C. The frequency of facial bone fractures in patients with multiple injuries sustained in traffic accidents. Proc Finn Dent Soc 1975; 71:51-57.
19. Haidar Z. Fractures of the zygomatic complex in the South-East region of Scotland. Br J Oral Surg 1977-1978; (15):265-267.
20. Nair KB, Paul G: Incidence and aetiology of fractures of the facio-maxillary skeleton in Trivandrum: a retrospective study. Br J Maxillofacial Surgery 1986; 24:40-43.
21. Hayter JP, Ward AJ, Smith EJ: Maxillofacial traumatismo in severely injured patients. Br J Oral Surg 1991; 29:370-373.
22. Covington DS, Wainwright DJ, Teichgraeber JF et al. Changing patterns in the epidemiology and treatment of zygoma fractures: 10-year review. J Traumatismo 1994; 37:243-248.
23. Down KE, Boot DA, Gorman DF. Maxillofacial and associated injuries in severely traumatismotised patients: implications of a regional survey. Int J Maxillofac Surg 1995; 24:409-412.
24. Sastry SM, Sastry CM, Paul BK, Bain L, Champion HR Leading causes of facial traumatismo in the major traumatismo outcome study. Plast Reconstr Surg 1995; p.196-197.
25. Lopes ALC, Range CLG, Paiva KRG, Camara THQ, Ferreira MAF. Prevalência dos Traumatismos Buco-faciais em Pacientes Atendidos no Hospital Walfredo Gurgel (Natal-Rio Grande do Norte) Prevalence of Oral-facial Traumatismo. Rev. Cir. Traumatismotol. Buco-Maxilo-Fac. 2011; 11(2):123-130.
26. Lowry JC. Maxillofacial surgery: the economic aspect. Br J Oral and Maxillofacial Surg 1990; 28:16-19.
27. Azevedo AB, Trent RB, Ellis A. Population-Based analysis of 10.766 hospitalisations for mandibular fractures in California, 1991 to 1993. J Traumatismo 1998; 45:1084-1087.
28. Hitchin AD, Shuker. Sociological aspects of Maxillofacial injuries in the East of Scotland [Abridged]. Proc Roy Soc Med 1973; 66:699-700.
29. Torgersen S, Tornes K. Maxillofacial fractures in a Norwegian district. Int J Oral Maxillofac Surg 1992; 21:335-338.
30. Kappor AK, Srivastava AB. Maxillofacial fracture: An analysis of 320 cases. In: Jacobs JR (Ed.) Maxillofacial Trauma: An International perspective. New York: Praeger, 1983.
31. Hill CM, Croscher RF, Mason DA. Dental and facial injuries following sports accidents: A study of 130 patients. Br J Oral Maxillofac Surg 1985 23:268-274.
32. Adi M, Ogden GR, Chisholm DM. An analysis of mandibular fractures in Dundee, Scotland (1977 to 1985). Br J Oral Maxillofac Surg 1990; 28:194-199.
33. Vincent-Townend JL, Shepherd JP. Appendix. In: Rowe NL, Williams JL (eds). Maxillofacial Injuries. Edinburgh: Churchill Livisgstone, 1994; pp. 1053-1067.
34. Tanaka N, Hayashi S, Amagasa T, Kohama G. Maxillofacial fractures sustained during sports. J Oral Maxillofac Surg 1996; 54:715-720.

35. Melo REVA, Freitas CM, Abreu TC. Traumatismo facial: uma analise de 1316 pacientes. Revista Odonto Ciência – Faculdade de Odontologia/PUCRS 1996; 21:167-181.
36. Amaratunga NAS. Mandibular fractures in children – a study of clinical aspects, treatment needs, and complications. J Oral Maxillofac Surg 1988; 46:637-640.
37. Bamjee Y, Lownie JF, Cleaton-Jones PE, Lownie MA. Maxillofacial injuries in a group of South Africans under 18 years of age. Br Journal of Oral Maxillofac Surg 1996; 34:298-302.
38. Khalil AF, Shaladi OA. Fractures of the facial bones in the Eastern region of Lybia. Br J Oral Surg 1981; 19:300-304.
39. Karyouti SM. Maxillofacial injuries at Jordan University Hospital. Int J Oral Maxillofac Surg 1987; 16:262-265.
40. Kotilainen R, Kiarjia J, Kulla-Mikkonen A. Jaw fractures in children. International Journal of Paediatric Otorhino-laryngology 1990; 19:57-61.
41. Goldschmidt MJ, Castiglione CL, Assael LA, Litt MD. Craniomaxillofacial traumatismo in elderly. J Oral Maxillofac Surg 1995; 53:1145-1149.
42. DeMaria EJ, Kenney PR, Merriam MA, Casanova LA, Gann DS. Survival after traumatismo in geriatric patients. Ann Surgery 1987; 6:738.
43. Beck RA, Blakeslee DB. The changing picture of facial fractures (5-year review). Arch Otolaryngol Head Neck Surg. 1989; 115:826-829.
44. Haug RH, Prather J, Indresano T. An epidemiologic survey of facial fractures and concomitant injuries. J Oral Maxillofac Surg 1990; 48:926-932.
45. Amato Filho G, Goldman RS. Fraturas de mandíbula por arma de fogo. Rev Assoc Paul Cir Dent 1992; 46:903-906.
46. Ugboko VI, Odusanya SA, Fagade OO. Maxillofacial fractures in semi-urban Nigerian teaching hospital – a review of 442 cases. Int J Oral Maxillofac Surg 1998; 27:286-289.
47. Linn EW, Vrijhoef MM, de Wijn JR, Coops RP, Cliteur BF, Meerloo R Facial injuries sustained during sports and games. J Maxillofac Surg 1986; 14:83-88.
48. Bochlogyros PN. A retrospective study of 1.521 mandibular fractures. J Maxillofac Surg 1985; 7:597-599.
49. Martins Junior JC, Keim FS, Helene ET. Aspectos epidemiológicos dos pacientes com traumatismos maxilofaciais operados no Hospital Geral de Blumenau, SC de 2004 a 2009. Arq. Int. Otorinolaringol 2010; 14(2):192-198.
50. Turvey TA. Midafacial fractures: a retrospective analysis of 593 cases. J Oral Surg 1977; 35:887-891.
51. Hill CM, Crosher RF, Carroll MJ, Mason DA. Facial fractures – The results of a retrospective four-year study. J Maxillofac Surg 1984; 12:267-270.
52. Anderson PJ. Fractures of the facial skeleton in children. Injury 1995; 26:47-50.
53. Hill CM, Burford K, Martin A, Thomas DW. A one-year review of Maxillofacial sports injuries treated at an accident and emergency department. Br J Oral Maxillofac Surg 1998; 36:44-47.
54. Al-Aboosi K, Perriman A. One hundred cases of mandibular fractures in children in Iraq. Int J Oral Surg 1976; 5:8-12.
55. Vetter JD, Topazian RG, Goldberg MH Smith DG. Facial fractures occurring in a medium-sized metropolitan area: recent trends. Int J Oral Maxillofac Surg 1991; 20:214-216.
56. Sinclair JH. The changing pattern of maxillofacial injuries. Ann R Australas Coll Dent Surg 1979; 6:43-49.
57. Holderbaum MA, Lorandi CS. Levantamento epidemiológico das fraturas de face na comunidade atendida junto ao grupo hospitalar conceição. Revista Odonto Ciência 1997; 24:45-66.
58. Brown RD, Cowpe JG. Patterns of maxillofacial traumatismo in two different cultures. J R Coll Surg Edinb 1985; 30:229.
59. Menezes MM, Yui KCK, Araújo MAM, Valera MC. Prevalência de traumatismos maxilo-faciais e dentais em pacientes atendidos no Pronto Socorro Municipal de São José dos Campos-SP. Revista Odonto Ciência 2007; 22:210-216.
60. Araújo MAM, Valera MC. Tratamento clínico dos traumatismos dentários. Serie EAP/APCD. São Paulo: Artes Médicas, 1999.
61. Afzelius L, Rosen C. Facial fractures: a review of 368 cases. Int J Oral Surg 1980; 9:25-32.
62. Adekeye EO. Paediatric fractures of facial skeleton: a survey of 85 cases from Kaduna, Nigeria. Oral Surgery 1980; 38:355-358.
63. Adekeye EO. The pattern of fractures of the facial skeleton in Kaduna, Nigeria- A survey of 1.447 cases. Oral Surgery 1980; 49:491-495.
64. Bochlogyros PN. A Prospective study of 2521 mandibular fractures. J Maxillofac Surg 1985; 7:597-599.
65. Zachariades N, Papavassiliou D, Koumoura M. Fractures of the facial skeleton in children. J Craniomaxillofac Surg 1990; 18:151-153, 1990.
66. Hammond KL, Fergusson JW, Edwards JL. Fractures of the facial bones in the Otago Region 1979-1985. N Z Dent J 1991; 87:5-9.

67. Leles JLR, Santos EJ, Jorge FD, Silva ET, Leles CR. Risk factors for maxillofacial injuries in a Brazilian emergency hospital sample. J Appl Oral Sci. 2010; 18:23-9.
68. Chandra Shekar BR, Reddy C. A five-year retrospective statistical analysis of maxillofacial injuries in patients admitted and treated at two hospitals of Mysore city. Indian J Dent Res 2008; 19:304-8.
69. Macedo JLS, Camargo LM, Almeida PF, Rosa SC. Mudança etiológica dos traumatismos de face de pacientes atendidos no Pronto Socorro de Cirurgia Plástica do Distrito Federal. Rev Soc Bras Cir Plást 2007; 22:209-12.
70. McDade AM, McNichol RD, Ward-Booth P, Chesworth J, Moss KF. The aetiology of maxillofacial injuries with special reference to the abuse of alcohol. Int J Oral Surg 1982; 11:152.
71. Perkins CS, Layton SA. The aetiology of maxillofacial injuries and the seat belt law. Br J Maxillofac Surg 1988; 26:353-363.
72. Tino MT, Andrade FA, Gonçalves AJ, Freitas RR. Epidemiologia do traumatismo maxilofacial num hospital universitário terciário da cidade de São Paulo. Rev Bras Cir Cabeça Pescoço 2010; 39:139-145.
73. Huelke DF, Compton CP. The effects of seat belts on injury severity of front and rear seat occupants in the same frontal crash. Accid Anal Prev 1995; 27:835-8.
74. Iizuka T, Randell T, Güven O, Lindqvist C. Maxillofacial fractures related to work accidents. J Craniomaxillofac Surgery 1990; 18:225-259.
75. Voss R. Changing etiologic pattern of jaw fractures. In: Jacobs JR (Ed.). Maxillofacial traumatismo: An International perspective. New York: Praeger, 1983; p.3-9.
76. Bhoyar SC, Mishra YC. Facial fractures – A retrospective analysis. J Indian Dental Assoc 1986; 58:261-263.
77. Fridrich KL, Pena-Velasco G, Olson RAJ. Changing trends with mandibular fractures: A review of 1.067 cases. J Oral Maxillofac Surg 1992; 50:586-9.
78. Sheikh EL, Gupta MH. Faciomaxillary fractures in Lybia- Retrospective analysis of 14 years. JPFA 1992; 5:75-79.
79. Van Hoof RF, Merkx CA Stekelenburg EC. The different patterns of fractures of the facial skeleton in the four European countries. Int J Oral Surg 1977; 6:3-11.
80. Odusanya SA. Maxillofacial fractures in South Western Nigeria (1976-1981) Odontostomatol Trop 1985; 19:153-6.
81. Abiose BO. Maxillofacial injuries in the Western States of Nigeria. Br J Oral Maxillofac Surg 1986; 24:31-39.
82. Akinwande J. A. Fractures of the mandible due to road traffic accidents in Lagos, Nigeria. Nig Dent J 1990; 9:15-20.
83. Makenzie EJ. Epidemiology of injuries: current trends and future challenges. Epidemiol Rev. 2000; 22:112-9.
84. Brasil. Ministério da Saúde. Política Nacional de Redução da Morbimortalidade por Acidentes e Violências. Brasília: MS, 2001.
85. Aijaz MDA, Doherty T, Lewen G. Facial fractures and concomitant injuries in traumatismo patients. Laryngoscope. 2003; 113:102-6.
86. Kieser J, Stephenson S, Liston PN, Tong DC, Langley JD. Serious facial fractures in New Zealand from 1979 to 1998. Int J Oral Maxillofac Surg. 2002; 31:206-9.
87. Bakardjiev A, Pechalova P. Maxillofacial fractures in Southern Bulgaria – A retrospective study of 1706 cases. J Craniomaxillofac Surg. 2007; 35:147-50.
88. Wulkan M, Parreira Júnior JG, Botter DA. Epidemiologia do traumatismo facial. Rev Assoc Med Bras. 2005;51:290-5.
89. Brasileiro BF, Vieira JM, Silveira CES. Avaliação de traumatismos faciais por acidentes motociclísticos em Aracaju – SE. Rev Cir Traumat Buco Maxilo Facial 2010; 10(2):97-104.

Capítulo 11

Disfunção Temporomandibular

Márcio Lima Grossi
Gabriela Modesti Vedolin

Introdução

A articulação temporomandibular (ATM) é classificada como uma articulação composta e é formada pelo côndilo mandibular posicionado dentro da fossa mandibular do osso temporal e pelo disco articular que separa os dois ossos. O termo "disfunção temporomandibular" (DTM) envolve uma série de agravos de dor crônica relacionadas à musculatura mastigatória, à articulação temporomandibular ou a ambas.[25] Os principais sinais e sintomas de DTM são: dor na região temporomandibular; dor e sensibilidade nos músculos da mastigação e na articulação temporomandibular (ATM); ruídos articulares; e limitação ou desvio do movimento mandibular.[11]

A Epidemiologia é o campo do conhecimento que se preocupa com a descrição do estado de saúde, com a distribuição de uma determinada doença ou agravo na população e seus fatores determinantes. Em um contexto mais amplo, os objetivos da Epidemiologia são: dar base científica à análise de fatores etiológicos, proporcionar a prevenção e o controle de doenças, e permitir a avaliação das necessidades de tratamento de uma doença.[42,78,92]

Na área da DTM, a maioria das pesquisas são desenvolvidas para a determinação da prevalência ou estudos transversais, e na análise comparativa envolvendo estudos do tipo caso-controle para determinar fatores de risco no desenvolvimento da doença.

Os estudos epidemiológicos sobre DTM têm se concentrado nos sinais e sintomas da doença. Uma das principais causas de desacordos na literatura tem sido a falta de um critério diagnóstico de consenso entre os pesquisadores.[30,41] O presente capítulo objetivou rever os estudos epidemiológicos sobre o agravo, indicar os índices mais frequentemente utilizados para aferir esta condição de saúde e sugerir futuras pesquisas na área.

Índices de Disfunção Temporomandibular

No que diz respeito à DTM, a razão entre sintomas relatados pelo paciente e sinais clínicos detectados pelo cirurgião-dentista na população em geral oscila entre 1 e 2.[15] Isto significa que muitos indivíduos não estão a par dos sinais clínicos e que, tão importante quanto diagnosticar sinais e sintomas é avaliar o grau de gravidade do problema. Para este fim, diversos índices de disfunção têm sido utilizados na literatura.

Os índices de Helkimo,[44] um para a anamnese e outro para manifestações clínicas, foram os primeiros a serem desenvolvidos, e ainda são os usados com mais frequência. Sua finalidade era facilitar e padronizar a classificação e avaliação dos sinais e sintomas de DTM, principalmente para a pesquisa epidemiológica. O Índice de Disfunção Anamnésica baseava-se nas informações prestadas pela pessoa examinada, resultando em uma classificação em três grupos: 0 = subjetivamente sem sintomas; 1 = sintomas leves (sons na ATM, fadiga/rigidez dos maxilares); 2 = sintomas graves (dor, dificuldade na movimentação mandibular, travamento e luxação). O Índice de Disfunção Clínica baseava-se nas observações obtidas pelo cirurgião-dentista no exame clínico, e resultava em uma classificação em quatro grupos: 0 = sinais clinicamente ausentes; 1 = sinais leves; 2 = sinais moderados; e 3 = sinais graves. A base da avaliação do grau de disfunção clínica depende dos sinais, sendo que cada sinal é julgado de acordo com uma escala de gravidade com 3 graus. Os sinais são: movimentos mandibulares limitados, função da ATM limitada, sensibilidade/dor à palpação da musculatura, dor na ATM à palpação, e dor durante a movimentação da mandíbula.

Em estudos populacionais utilizando o Índice de Helkimo, encontrou-se prevalência de sintomas graves, baseados no Índice Anamnésico, variando entre 5 e 26% para a população adulta. A disfunção grave, baseada no Índice de Disfunção Clínica, variou de 1 a 22% da população em geral. Mais recentemente, algumas tentativas têm sido feitas para apresentar outros índices.[31,50,73] Em um estudo,[83] o Índice de Helkimo foi comparado com o Índice Craniomandibular (CMI), e a correlação entre os dois índices foi alta (r = 0,9). Da mesma forma, Gil et al. demonstrou em seu estudo que é possível avaliar com segurança sinais e sintomas de DTM com o CMI.[39] É praticamente impossível criar um índice de DTM que inclua todos os distúrbios associados e a multidimensionalidade do problema.

O índice mais recente que vem sendo bastante utilizado[8] é o RDC/DTM.[30] O questionário RDC/DTM (Eixos I e II) reflete a interação complexa entre dimensões físicas e psicológicas de dor crônica, isto é, com duração superior a 6 meses. Este índice evoluiu para um sistema de eixo duplo, como uma tentativa inicial de permitir uma mensuração confiável de sinais e sintomas de DTM (Eixo I), bem como o de fatores psicossociais (Eixo II). Com isso, a caracterização do agravo passou a reconhecer a depressão e a ansiedade associadas à dor crônica, assim como preservava a preocupação com os sintomas físicos. Utilizado no mundo todo, tem contribuído para as pesquisas na área de dor orofacial de forma importante. Recentemente, dados epidemiológicos têm sido determinados através do índice do RDC/TMD em populações diferentes.[7,10,59,77] Adicionalmente, devido ao interesse generalizado no resultado de tratamento da DTM, o RDC/DTM (Eixo II) também incluiu uma avaliação das limitações na habilidade da função bucal. É importante enfatizar que a presença de uma abordagem multiaxial é consistente com o pensamento atual, o qual simultaneamente introduz algumas medidas e métodos de mensuração pouco usados na área de DTM.

Uma característica importante de RDC/DTM é a sua abordagem de duplo eixo, fornecendo descrições não só das descobertas físicas (Eixo I), mas também do estado psicológico e incapacidade relacionada à dor (Eixo II) de pacientes com DTM.[75] No entanto, apesar de o RDC/DTM dominar o campo de pesquisa para DTM 18 anos, existem preocupações quanto à sua validade[63-90] que não foram estudadas até agora.[94,96]

Entretanto, algumas destas questões estão relacionadas às controvérsias científicas nas opiniões de especialistas. Isto é ilustrado pelo dois estudos recentemente publicados que tratam da validade de o RDC/TMD.[94,96] A complexidade do processo de revisão é bastante significativa e indica a necessiade de uma revisão do RDC/TMD especialmente para diagnóstico das várias subclassificações de DTM.[84] Portanto, considerações sobre a validação RDC/TMD é um passo importante, mas não uma decisão final com relação a uma nova versão do RDC/TMD. A nova versão deve ser baseada em todas as evidências científicas disponíveis e deverá ser complementada por consenso dos especialistas de DTM.[75]

Estudos Transversais

Os estudos transversais avaliam a prevalência de uma doença, ou de seus sinais e sintomas, em uma determinada população ou em várias populações em um determinado período. Durante os anos 1980, vários desses estudos foram realizados na Europa e na América do Norte para aferir a prevalência de DTM.[15,36,41] Os resultados obtidos variaram entre 16 e 59% para os sintomas relatados pelos pacientes e de 33 a 86% para os sinais clínicos registrados pelos profissionais de saúde. Os ruídos na ATM relatados pelo paciente (sintomas) variaram de 6 a 48%, enquanto sua detecção pelos clínicos (sinais) variou de 9 a 50%. Estes estudos concluíram que sinais e sintomas de DTM são comuns na população, e que os sinais são mais frequentes que os sintomas, demonstrando que os pacientes podem responder com ou sem dor a um mesmo problema. Segundo a Academia Americana de Dor Orofacial, estudos epidemiológicos na população adulta sugerem que 40-75% dos indivíduos apresentam pelo menos um sinal de DTM e cerca de 33% apresentam pelo menos um sintoma de DTM.[25] Uma dificuldade no estudo da DTM apontada por Kanter et al.[23] foi a grande variabilidade nos resultados entre os estudos, o que seria devido: às variações nos critérios de definição da doença; à falta de confiabilidade dos examinadores; à falta de avaliações sobre o estado da dentição; à falta de definição do método empregado; à limitação da amostra; e à variação na apresentação dos resultados. Portanto, em que pese o grande número de estudos de prevalência de DTM disponíveis, o número de estudos com delineamento adequado é pequeno.[31]

Durante a década de 1990, foram realizados estudos populacionais mais bem delineados. Salonen et al.[79] estudaram mais de 900 indivíduos, em uma amostra da população sueca. A proporção de indivíduos sem sintomas relatados de DTM foi de 50% para a população entre 20 e 40 anos de idade, e de mais de 70% para a população com mais de 60 anos, com padrões semelhantes entre homens e mulheres. A proporção média de indivíduos com sintomas graves, incluindo dor na ATM foi de cerca de 10%, sem variação relevante nas diferentes faixas etárias. O exame clínico revelou aumento com a idade de indivíduos com um ou mais sinais de DTM; sinais e sintomas graves, contudo, foram raros. A prevalência de doenças sistêmicas e o uso contínuo de medicamento nesta amostra também aumentaram consideravelmente com a idade.

Em um levantamento epidemiológico da população adulta na Holanda, de Kanter et al.[22] investigaram a prevalência e a necessidade de tratamento de DTM. Cerca de 20% dos entrevistados relataram um ou mais sintomas de DTM. A prevalência foi um pouco mais alta em mulheres que em homens, e a maioria dos sintomas foram relatados como moderados. Contudo, cerca de 50% da população apresentavam um ou mais sinais clínicos de disfunção, principalmente leves e moderados. Utilizando o Índice de Helkimo, 4% dos homens e 6% das mulheres manifestaram sintomas graves e que necessitavam de tratamento. A prevalência geral de sintomas graves na população holandesa foi de 5%. Nenhuma diferença foi encontrada entre indivíduos com dentição natural ou usando próteses totais.

Em um estudo epidemiológico extenso nos Estados Unidos, Dworkin et al.[29] delinearam o levantamento em dois estágios. No primeiro, foi utilizado um questionário para uma amostra estratificada por idade, identificando 12% de casos de DTM. Posteriormente, este grupo foi comparado com um grupo controle da mesma população; e um terceiro grupo, composto por casos clínicos encaminhados para tratamento de disfunção, também foi incluído. No grupo de casos clínicos, houve grande preponderância de mulheres (84%); o mesmo ocorrendo no grupo de casos de autorrelato de DTM (75%). Não houve diferenças dos indicadores de oclusão dentária entre os três grupos.

Lipton et al.[53] publicaram dados sobre diferentes tipos de dor orofacial em um levantamento epidemiológico nacional da população americana, incluindo mais de 42.000 domicílios. Estimaram que 6% da população com mais de 18 anos de idade possuíam sintomatologia envolvendo dor na ATM e/ou na face. As mulheres (66%) foram duas vezes mais frequentes que os homens no grupo que relatou dor. A prevalência estimada para DTM diminuiu com a idade, atingindo sua menor prevalência no grupo entre 55 e 74 anos de idade, e prevalência ligeiramente mais alta no grupo com mais de 75 anos. Contudo, é difícil interpretar estes dados, devido ao complexo método de coleta e à reduzida amostragem no grupo etário mais idoso.

Em um estudo, Yap et al.[107] utilizaram o questionário RDC/DTM para o estudo de uma população de etnia chinesa de Cingapura, que procurava tratamento para DTM em duas clínicas especializadas, encontrando agravos musculares em 31,4% de um grupo com 53 homens e 138 mulheres, enquanto 15,1% e 15,7%, respectivamente, apresentavam deslocamentos de disco nas ATM esquerda e direita (Eixo I). Os autores também relataram que 39,8% dos pacientes apresentavam depressão, nos graus moderado a grave. Contudo, disfunção psicossocial foi observada em apenas 4,2% dos pacientes baseada nos escores de dor crônica (Eixo II). Esses resultados não diferiram de avaliações efetuadas nos Estados Unidos e nos países escandinavos.

Winocur et al.[104] compararam o diagnóstico de uma população de homens e mulheres judeus nascidos em Israel através do RDC/TMD com outras etnias. Foram encontrados 65% de dores miofasciais, 38% de deslocamento de disco e 18% de atralgias, osteoartrites ou osteoartroses (Eixo I). Além desses dados, foram encontrados 20% de indivíduos com depressão grave e 35% com índices de somatização (Eixo II). Manifestação dolorosa ocorreu em 82% dos pacientes, sendo dor crônica em 4% dos casos. Os autores concluíram que os resultados do RDC/DTM para índices de Eixo I foram similares a outras pesquisas em povos de outros países, enquanto para o Eixo II os judeus israelenses demonstraram mais suscetibilidade quando comparados com estudos em outras etnias. Sugerem associação com condição socioeconômico e a relação com o gênero deve ser avaliada separadamente.

Em amostras com mais de 10.000 pacientes com DTM, Levitt e McKinney[51] observaram menores prevalência e gravidade dos sintomas de disfunção articular e limitação de mobilidade mandibular em indivíduos mais idosos que nos mais jovens. Adicionalmente, as mulheres foram mais afetadas e relataram o problema com mais frequência que os homens. Em resumo, na maioria dos estudos, os sintomas de disfunção foram relatados menos frequentemente por indivíduos mais velhos que pelos mais novos. Esses resultados parecem sugerir que DTM, em geral, não progridem para uma deterioração progressiva da função mastigatória, e a dor relatada em maior proporção pelos mais jovens parece desaparecer com o avanço da idade, o que tem sido corroborado pelos achados clínicos. Finalmente, não se notaram diferenças na prevalência de DTM entre os grupos étnicos ou entre regiões diferentes de moradia.

Sinais e sintomas de DTM em crianças e adolescentes

Diversos estudos epidemiológicos têm se concentrado na prevalência de sinais e sintomas de disfunção de ATM em crianças e adolescentes.[43,49,65,93] Os resultados de prevalência relatados nestes estudos variaram muito, mas a maioria destes estudos encontrou sinais efetivos da doença, com sinais e sintomas caracterizados como de intensidade média, sendo estalos na ATM e dor muscular à palpação os achados mais frequentes. Quando comparados com os achados em adultos, a prevalência de sinais e sintomas de DTM foi menor em crianças e adolescentes, sendo que decresceram para as crianças de idade menos altas. Por exemplo, em crianças com idade de 3 a 6 anos, os sinais e sintomas foram encontrados em apenas 3,5%.[21,26] Assim, esses estudos indicam a necessidade de o clínico estar preparado para detectar sinais e sintomas de DTM em crianças e adolescentes. O fato de estes sinais e sintomas serem indicativos de necessidade de tratamento é ainda questionável, pois a dor disfuncional que exige tratamento ocorre em apenas uma pequena parcela da população infantil.[89,93,100]

List et al.[54] examinaram 862 crianças e adolescentes de 12 a 18 anos de idade. Cerca de 7% foram diagnosticados com DTM, segundo os critérios do RDC/DTM. Ambos os gêneros exibiram distribuição semelhantes quanto aos tipos de disfunção, com a exceção da dor miofascial, que foi mais comum em meninas do que em meninos. Manifestação de dor mais que uma vez por semana foi relatada na cabeça (21%), na zona do músculo temporal (12%) e na face, maxilares e ATM (3%), tendo prevalência mais alta para meninas que para meninos. Em indivíduos que sentiam dor menos de uma vez por semana, no entanto, nenhuma diferença entre os gêneros foi observada nos escores de dor, avaliação comportamental, consumo de medicamentos, ausência na escola ou necessidade de tratamento.

Da mesma forma, em um estudo transversal na Suécia, Köhler et al.[47] estimaram a prevalência de sinais e sintomas de DTM em um grupo de crianças e adolescentes em um período de 20 anos entre os anos 1983 e 2003. Com uma amostra de 100 indivíduos divididos em grupos de 3, 5, 10 e 15 anos de idade foram analisadas além de alterações na ATM, questões de saúde geral, hábitos de cuidados bucais e questões sociodemográficas. A DTM foi avaliada considerando alterações musculares e articulares como dor, limitação de abertura, estalido, crepitação, limitação de abertura, alteração de movimento. Os resultados mostraram serem raros os sintomas em crianças nos grupos de 3 e 5 anos de idade. No grupo de 10 e 15 anos de idade, 5-9% dos participantes demonstraram sintomas graves e mais de 50% apresentaram um ou mais sinais de DTM e estimou-se a necessidade de tratamento para 1-2% das crianças. Além disso, os sinais e sintomas graves diminuíram com a idade e não houve diferença entre gênero, exceto em relação a dores de cabeça recorrentes. Não houve nenhuma alteração estatisticamente significativa na prevalência dos sinais e sintomas de DTM no período de 20 anos. Bruxismo e apertamento dental foram associados com sinais e sintomas de DTM. Concluíram assim que a prevalência de sintomas mais graves e os sinais de DTM em crianças e adolescentes em geral foi baixa em todos os três exames e não se alterou significativamente durante o período de 20 anos. O aumento da idade, fatores de saúde geral e parafunções orais foram associados com sintomas de DTM e sinais nos grupos de 10 e 15 anos de idade.

Recentemente, Wu et al.[106] compararam a prevalência de DTM entre adolescentes alemães e chineses considerando diferenças étnicas e fatores genéticos. Utilizando o RDC/TMD avaliaram 1058 indivíduos, sendo 561 alemães e 497 chineses com idades entre 13 e 18 anos. De forma geral, a prevalência foi de 13,9% de diagnóstico pelo RDC/TMD, sendo 13% nos adolescentes originados da Alemanha e 14,9% da China. Assim, não houve diferença estatisticamente significativa entre as duas etnias, exceto especificamente nos índices de deslocamento de disco e diagnóstico de dor que foram menores nos chineses e menores nos alemães respectivamente. Os autores concluíram que as diferenças na prevalência de DTM entre adolescentes de origens étnicas distintas (Asiáticos e Europeus) não podem ser atribuídas apenas a diferenças culturais e consideram o envolvimento de fatores genéticos na etiologia de DTM.

Diferenças de gênero em sinais e sintomas de DTM

A predominância do sexo feminino tem sido observada em praticamente todos os estudos clínicos de DTM.[86] Em um estudo com mais de 10.000 pacientes, foi observado que as mulheres relatam maior grau de gravidade dos sintomas físicos e psicológicos que os homens.[51] Achado esse confirmado por Giannakopoulos et al.,[37] ao avaliar pacientes com DTM e dores faciais crônicas. Os dados do estudo demonstraram que a depressão tem um papel importante em mulheres com dor miofascial crônica, o mesmo não acontece com os homens. Estas observações têm sido interpretadas de formas diferentes, com alguns autores enfatizando os fatores hormonais e de constituição física, enquanto outros destacam características de natureza comportamental, psicológica e social entre os gêneros.

Em um primeiro momento, os estudos epidemiológicos não encontraram grandes diferenças de prevalência dos sinais e sintomas de DTM entre homens e mulheres na população em geral. Isto foi interpretado como indicativo de que as diferenças entre os gêneros poderiam ser explicadas em termos psíquicos, sociais e comportamentais. As diferenças de gênero, no que se refere à tolerância à dor e outros sintomas físicos são comuns, com os homens tendo sido relatados como sendo mais tolerantes a alguns estímulos dolorosos e procurando menos tratamento médico e odontológico que as mulheres.[24,53] Contudo, também houve estudos mostrando não haver diferenças significativas entre os gêneros, no que diz respeito à disfunção de ATM;[72,93] e dados epidemiológicos indicam que as mulheres realmente possuem mais problemas relacionados às articulações e às estruturas musculoesqueléticas.[22,24,29,79] Em um estudo epidemiológico recente, Gonçalvez et al.[41] confirmaram a maior prevalência de sintomas de DTM no gênero feminino.

Um achado muito interessante é o fato de homens e mulheres diferirem na presença de receptores de estrogênio na ATM, o que poderia indicar a existência de um sistema de modulação de dor mediado pelo hormônio.[34,62] A relevância deste fator, no entanto, continua incerta e requer a realização de mais estudos.[3,14,52]

Estudos Longitudinais

Em sua maioria, os estudos epidemiológicos sobre DTM realizados até os anos 1980 eram do tipo transversal. Estudos longitudinais prospectivos começaram a aparecer em maior número nos anos seguintes.[21,55-58,69,76,98,100] Estes estudos estimaram a incidência de sinais e sintomas do agravo e documentaram a grande variabilidade na experiência de dor ao longo do tempo, mesmo em pacientes crônicos.

Sinais e sintomas de DTM em crianças e adolescentes

Estudos longitudinais envolvendo crianças e adolescentes confirmaram indicações fornecidas pelos estudos transversais que apontavam o aumento da prevalência de DTM ao longo da evolução etária, apesar de haver grande variação quanto à frequência de sinais e sintomas. Magnusson et al.[58] relataram que quase metade dos indivíduos com estalidos na ATM aos 15 anos de idade não tinha nenhum estalido na idade de 20 anos, enquanto metade dos que possuíam estalidos na idade de 20 anos não o tinha na idade de 15 anos. Estudos envolvendo a observação clínica têm indicado que a disfunção de ATM em crianças e adolescentes começa com estalidos e pode evoluir para a remissão espontânea ou para o travamento da articulação, eventualmente incluindo o desenvolvimento de osteoartrite.

Sinais e sintomas de DTM em idosos

Estudos longitudinais para a população idosa indicam que os sinais e principalmente os sintomas de disfunção diminuem com a idade.[69] Dificuldade de abertura de boca, por exemplo, foi relatada por 12% dos entrevistados com idade entre 70 e 70 anos, mas quase não afetou os pacientes acima dessa idade. Ruídos articulares também variaram ao longo do tempo, indicando aspecto similar para a observação de indivíduos jovens. Esse estudo sugeriu que a idade não seria fator de risco de desenvolvimento de DTM, e que, ao contrário, está associada à redução na percepção de sintomas.

Um estudo de pacientes com idade média de 59 anos, acompanhados por 30 anos após o tratamento não cirúrgico de osteoartrose e/ou distúrbios internos da ATM, também registrou que, com o tempo, os sinais clínicos do agravo tendem a desaparecer.[24] Esta observação também confirma indicações fornecidas por estudos transversais.[22,79,97] Schmitter et al.[85] com o objetivo de avaliar a prevalência de sinais e sintomas em idosos compararam uma amostra de indivíduos que moravam em casas geriátricas com um grupo controle de jovens na Alemanha. Com média de idade de 83,4 anos, o grupo de idosos foi formado por 58 indivíduos, enquanto a amostra de jovens apresentava 44 indivíduos com idade média de 27,5 anos. Utilizando o RDC/TMD, as amostras foram analisadas quanto a sons articulares, palpação muscular intra e extrabucal, bruxismo, entre outros. O estudo mostrou que houve diferenças estatisticamente significativas entre os grupos, em especial quanto aos sons articulares e dor à palpação. Os idosos apresentaram maior prevalência de alterações articulares, porém menos sintomatologia dolorosa espontânea ou ao exame clínico. Por outro lado, o grupo controle de jovens raramente apresentava sinais de DTM, porém apresentou mais sintomas de dor facial, dor muscular e à palpação.

Em uma revisão da literatura, Marchini e Netto[60] também observaram que é reduzida a frequência de pessoas com mais de 65 anos de idade que procuram atendimento para DTM, apesar de o processo de envelhecimento de articulações e músculos aumentar a vulnerabilidade do sistema estomatognático. No entanto, os motivos dessa observação ainda são controversos, e podem estar associados ao surgimento de problemas sistêmicos, como diabetes, neoplasias e agravos coronarianos, que implicariam em redução da atenção do paciente para outros problemas do seu corpo.[30]

Epidemiologia da Osteoartrite de ATM

Muitas doenças podem produzir sintomas relacionados ao sistema mastigatório.[12,16] O mais prevalente destes distúrbios é a doença articular degenerativa ou osteoartrite/osteoartrose (OA). A prevalência da OA aumenta com a idade, mas muda conforme a articulação envolvida. Os joelhos e os quadris são mais frequentemente afetados na população em geral; após a idade de 50 anos, a OA é mais comum em mulheres.

A prevalência da OA na ATM é também alta,[12,66,108] mas difere amplamente na sua magnitude, dependendo dos métodos de exame e critérios de diagnóstico, idade e seleção das amostras. Em estudos clínicos envolvendo indivíduos assintomáticos, a crepitação (sinal clínico de OA) foi encontrada com frequências variando de 1 a 24%; alterações radiográficas têm sido observadas de 14 a 44%; mudanças degenerativas macroscópicas têm sido registradas em 22 a 84% de necropsias, com números semelhantes para alterações microscópicas.[108] Ákerman[6] observou perfuração de disco em 36% de idosos.

Para pacientes com DTM, a OA da ATM foi diagnosticada com frequências de 8 a 16%.[91] Pereira et al.[71] coligiram dados de 68 exames necroscópicos de ATM, observando diferenças significativas entre grupos etários para a manifestação de alterações morfológicas (desvio de forma, alterações degenerativas, adesões e perfurações), que foram mais frequentes em idosos que em jovens. Em estudo posterior,[70] foi observado que idosos apresentaram menos quantidade de fibroblastos na ATM, bem como menos vascularização e mais tecido fibroso denso, o que explicaria a maior propensão para alterações degenerativas. Estas alterações degenerativas, no entanto, não foram acompanhadas por aumento dos sintomas articulares.

Entre as poliartrites que podem afetar a ATM, a artrite reumatoide (AR) é a mais comum. Uma variação muito grande tem sido relatada na literatura para a frequência dessa condição, variando de 2 a 88%.[16] Quanto mais grave a doença sistêmica (AR), maior é a probabilidade de a ATM ser afetada. Prevalência mais alta de sinais e sintomas de DTM, em relação ao grupo controle de assintomáticos, tem sido relatada não apenas para indivíduos diagnosticados com AR, mas também para outras poliartrites, como a espondilite anquilosante e a artrite psoriática. Adicionalmente, a gravidade dos sinais e sintomas de disfunção tem sido correlacionada com a gravidade da poliartrite.[48] Indivíduos com hipermobilidade generalizada também têm sido descritos como mais suscetíveis a sinais e sintomas de DTM.[103] Esta é uma indicação adicional da necessidade de considerar fatores de saúde geral no diagnóstico e tratamento das disfunções de ATM.

As associações encontradas entre DTM e outras condições, como dor de cabeça e lombalgia, e o fato de que a gravidade destes problemas pode ser diminuída após o tratamento da disfunção de ATM, sugerem que a DTM pode representar um problema de saúde sistêmico. Indivíduos com dor em diversos locais possuem mais probabilidade de apresentarem depressão que indivíduos com dor em apenas um local,[32,37,67,105] e estudos longitudinais observaram que a presença de dor em estágio inicial aumenta o risco de dores adicionais.[98] O registro de absenteísmo associado à sinais e sintomas de DTM sugere que o impacto da doença pode ser maior do que se presumia.[47,102]

Comorbidades das Disfunções Temporomandibular

Várias doenças podem apresentar sintomas similares, em especial aquelas que manifestam dor nos músculos craniofaciais e na ATM. As dores orofaciais estão frequentemente relacionadas à ocorrência de uma doença qualquer em um indivíduo já portador de outra doença, com a possibilidade de potencialização recíproca. Assim, os sinais e sintomas de DTM vão muito além de dor na mandíbula e na região da ATM, dor de cabeça, ruído na articulação, dificuldade de abrir e fechar a boca, morder e cortar alimentos. As dores miofasciais provenientes da DTM, embora sejam localizadas na região da face, cabeça e pescoço, pode, em determinados pacientes, coexistir com síndromes dolorosas sistêmicas.

Dentre as comorbidades das dores orofaciais mais comuns encontram-se a fibromialgia, a síndrome do intestino irritável e síndrome da fadiga crônica.

Fibromialgia

Fibromialgia é uma síndrome reumática não articular, caracterizada por dor musculoesquelética difusa, crônica e presença de múltiplas regiões dolorosas.[4] Por muitos anos os estudos apontaram prevalência de fibromialgia entre 2 e 3%, entretanto, dados recentes estimam valores em torno de 5%, em especial nas mulheres associado a agravos reumáticos e oesteoartrites.[88]

Muitas vezes, os sintomas dos indivíduos com doenças como fibromialgia (FM), síndrome da fadiga crônica (SFC) e cefaleias tensionais são similares.[20] Dentre eles: dor na mandíbula, na orelha e na cabeça. Achados clínicos mais presentes são dor e tensão nos músculos da mastigação durante o exame de palpação. O diagnóstico é baseado apenas em critérios clínicos, em virtude da ausência de exames complementares que a identifiquem.

A FM é uma desordem sistêmica cuja característica principal é a dor musculoesquelética difusa e crônica. É possível que as dores musculares de DTM e FM sejam relacionadas pela semelhança no entendimento da fisiopatologia associada às queixas dolorosas somáticas e fadiga, alteração no padrão do sono, fatores modulares, predominância no gênero feminino e etiologia desconhecida. Tais evidências sugerem que talvez haja entre a FM e a DTM uma relação direta.[64,82]

Algumas correlações foram encontradas por Salvetti et al.[80] No estudo, 79,6% dos fibromiálgicos tinham pelo menos um diagnóstico de DTM; o mais encontrado foi agravo inflamatório e degenerativo (71%), seguido de agravos musculares (40,9%).

Em estudo em que os fatores clínicos envolvidos no sistema mastigatório de pacientes com FM forma investigados e comparados com sinais e sintomas de DTM através dos critérios estabelecidos pelo RDC/TMD e demonstrado que 86,7% dos pacientes com FM apresentaram sinais e sintomas relacionados a DTM. Da mesma forma, estudos que investigaram a prevalência de sinais e sintomas da DTM confirmaram a hipótese da associação com pacientes com FM. Da mesma forma, Balasubramaniam et al. relacionaram FM e DTM e encontraram 53% dos pacientes de FM com dores na face e destes, 71% preenchiam os critérios de diagnóstico de DTM.[9]

É importante salientar que nas duas doenças a dor é o principal sintoma. Associa-se a dor a alterações no processamento central do estímulo sensitivo. Além disso, as síndromes dolorosas são caracterizadas pela diminuição no limiar da dor e pela redução da capacidade de atuação dos sistemas descendentes de modulação da dor.[45] A relação de comorbidade entre DTM e FM indica a existência de alguma forma de sensibilização central comum a ambas, com compartilhamento de eventos neuroquímicos.[33,45,82]

Síndrome da fadiga crônica

Síndrome da fadiga crônica (SFC) é uma síndrome funcional com condição clínica caracterizada por uma série de sintomas com manifestações diferentes. As características mais comuns são fadiga generalizada, cefaleia tensional, alteração da memória e dificuldade de concentração, mialgias, atralgias, perturbação do sono e humor irritado. Além disso, é possível o desenvolvimento de fibromialgia, depressão e síndrome do intestino irritável.[61]

Pouco se sabe sobre a etiologia e patogênese da SFC. Porém, estudos recentes sugerem uma origem multifatorial na qual ansiedade prolongada e estresse emocional podem ser fatores de risco da doença.[82] Por ser uma doença de diagnóstico exclusivamente clínico, tem seus sintomas frequentemente confundidos com Síndrome Miofascial, FM e DTM.[64]

Essas hipóteses foram confirmadas por Aaron em um estudo com pacientes com FM, DTM e SFC quando comparados com pacientes saudáveis. Foram realizados exame clínico e questionário sobre sintomas. O diagnóstico de DTM foi realizado de acordo com os critérios do RDC/TMD. Os resultados mostraram que os pacientes com SFC, FM e DTM compartilham sintomas em comum, como sensibilidade à dor muscular generalizada, dificuldade de concentração, alteração do sono, problemas intestinais e cefaleias.

Além disso, Dinos et al. em uma revisão sistemática, avaliaram a prevalência entre os grupos étnicos e concluíram que, embora os estudos disponíveis e os dados fossem limitados, haveria indicações compatíveis com a hipótese de que alguns grupos étnicos minoritários (africanos, asiáticos, multirraciais, paquistaneses, chineses, índios americanos) seriam mais propensos a sofrer de SFC, comparados com os brancos. Os dados ainda são insuficientes para explicar a variação étnica de prevalência. Fatores de risco psicossociais e variações étnicas dos grupos de risco devem ser investigados para melhor compreensão da etiologia e melhor abordagem desses pacientes.[27] Assim como os aspectos socioculturais, ansiedade, depressão e inatividade física contribuem para diferenças na prevalência de SFC nas variadas amostras. Apesar de a SFC ser um tema corrente de pesquisa em diversos países, no Brasil ainda não há dados epidemiológicos definidos. Além disso, é necessário mais conhecimento dos próprios profissionais a respeito do quadro, como demonstraram Cho et al.[18] Os estudos têm se intensificado e a validação de um questionário para a mensuração da fadiga contribui para o desenvolvimento das pesquisas.

Considerações Finais

Na perspectiva de um trabalho multidisciplinar, o contato entre profissionais de áreas diferentes vem contribuindo para uma abordagem mais adequada dos pacientes.

O indivíduo com DTM e dor crônica deve receber tratamentos conjuntos baseados na etiologia multifatorial da doença, abrangendo, assim, as comorbidades de dores orofaciais em um mesmo planejamento para o melhor prognóstico.[5,13] Para essa finalidade, é importante incrementar os recursos de diagnóstico e especificar de modo mais detalhado a definição de caso.

Há a necessidade de ampliar os estudos epidemiológicos no Brasil e exterior, para aferir a prevalência e incidência do agravo em bases populacionais mais extensas. Para esta finalidade, poderão ser utilizados índices já validados, como o RDC/DTM. Além dos estudos de prevalência e incidência, estudos de caso-controle e ensaios clínicos randomizados podem contribuir para o avanço do conhecimento sobre os determinantes da DTM e sua terapêutica.

Os conhecimentos gerados por estudos epidemiológicos podem ser incorporados à clínica odontológica, contribuindo para que os avanços na compreensão da DTM sejam integrados aos programas de prevenção, tratamento e reabilitação dos pacientes.

Referências

1. Aaron LA, Burke MM, Buchwald D. Overlapping conditions among patients with chronic fatigue syndrome, fibromyalgia, and temporomandibular disorder. Arch Intern Med. 2000 Jan;160(2):221-7.
2. Abramowicz M, Gil C, Botino MC. Contribuição para o estudo dos pacientes que frequentam as clínicas da Faculdade de Odontologia da Universidade de São Paulo. Rev Fac Odontol Univ São Paulo. 1976 Jul-Dez;14(2):259-270.
3. Abubaker AO, Raslan WF, Sotereanos GC. Estrogen and progesterone receptors in temporomandibular joint discs of symptomatic and asymptomatic persons: a preliminary study. J Oral Maxillofac Surg. 1993 Oct;51(10):1096-100.
4. Acosta-Ortiz R, Schulte JK, Sparks B, Marsh W. Prediction of different mandibular activities by EMG signal levels. J Oral Rehabil. 2004 May;31(5):399-405.
5. Aggarwal VR, Tickle M, Javidi H, Peters S. Reviewing the evidence: can cognitive behavioral therapy improve outcomes for patients with chronic orofacial pain? J Orofac Pain. 2010 Spring;24(2):163-71
6. Akerman S. Morphologic, radiologic and thermometric assessment of degenerative and inflammatory temporomandibular joint disease. An autopsy and clinical study. Swed Dent J Suppl. 1987;52:1-110.
7. Al-Harthy M, Al-Bishri A, Ekberg E, Nilner M. Temporomandibular disorder pain in adult Saudi Arabians referred for specialised dental treatment. Swed Dent J. 2010;34(3):149-58.

8. Anderson GC, Gonzalez YM, Ohrbach R, Truelove EL, Sommers E, Look JO, Schiffman EL. The Research Diagnostic Criteria for Temporomandibular Disorders. VI: future directions. J Orofac Pain. 2010 Winter;24(1):79-88.

9. Balasubramaniam R, De Leeuw R, Zhu H, Nickerson RB, Okeson JP, Carlson CR. Prevalence of temporomandibular disorders in fibromyalgia and failed back syndrome patients: a blinded prospective comparison study. Oral Surg Oral Med Oral Pathol Oral Radiol Endod. 2007 Aug;104(2):204-16.

10. Balke Z, Rammelsberg P, Leckel M, Schmitter M. Prevalence of temporomandibular disorders: samples taken from attendees of medical health-care centers in the Islamic Republic of Iran. J Orofac Pain. 2010 Fall;24(4):361-6.

11. Bell WE. Orofacial Pains Classification, Diagnosis, Management. 4th ed. Chicago: Year Book Medical Publishers, 1989.

12. Benoliel R, Sharav Y. Chronic orofacial pain. Curr Pain Headache Rep. 2010 Feb;14(1):33-40.

13. Burris JL, Evans DR, Carlson CR. Psychological correlates of medical comorbidities in patients with temporomandibular disorders. J Am Dent Assoc. 2010 Jan;141(1):22-31.

14. Campbell JH, Courey MS, Bourne P, Odziemiec C. Estrogen receptor analysis of human temporomandibular disc. J Oral Maxillofac Surg. 1993 Oct;51(10):1101-5.

15. Carlsson GE. Epidemiological studies of signs and symptoms of temporomandibular joint-pain-dysfunction. A literature review. Aust Prosthodont Soc Bull. 1984 Dec;14:7-12.

16. Carlsson GE, Kopp Se, Öberg T. Arthritis and allied diseases of the temporomandibular joint. In: Zarb GA, Carlsson GE, editors. Temporomandibular joint: function and dysfunction. Copenhagen: Munksgaard; 1979; p. 269-320.

17. Cho HJ, Costa E, Menezes PR, Chalder T, Bhugra D, Wessely S. Cross-cultural validation of the Chalder Fatigue Questionnaire in Brazilian primary care. J Psychosom Res. 2007 Mar;62(3):301-4.

18. Cho HJ, Menezes PR, Bhugra D, Wessely S. The awareness of chronic fatigue syndrome: a comparative study in Brazil and the United Kingdom. J Psychosom Res. 2008 Apr;64(4):351-5.

19. Choung RS, Locke GR 3rd. Epidemiology of IBS. Gastroenterol Clin North Am. 2011 Mar;40(1):1-10.

20. Clauw DJ. Fibromyalgia: an overview. Am J Med. 2009 Dec;122(12 Suppl):S3-S13.

21. De Boever JA, van den Berghe L. Longitudinal study of functional conditions in the masticatory system in Flemish children. Community Dent Oral Epidemiol. 1987 Apr;15(2):100-3.

22. De Kanter RJ, Käyser AF, Battistuzzi PG, Truin GJ, Van 't Hof MA. Demand and need for treatment of craniomandibular dysfunction in the Dutch adult population. J Dent Res. 1992 Sep;71(9):1607-12.

23. De Kanter RJ, Truin GJ, Burgersdijk RC, Van 't Hof MA, Battistuzzi PG, Kalsbeek H, Käyser AF. Prevalence in the Dutch adult population and a meta-analysis of signs and symptoms of temporomandibular disorder. J Dent Res. 1993 Nov;72(11):1509-18.

24. De Leeuw R, Boering G, Stegenga B, De Bont LG. Clinical signs of TMJ osteoarthrosis and internal derangement 30 years after non-surgical treatment. J Orofac Pain. 1994 Winter;8(1):18-24.

25. De Leeuw R, editor. Orofacial Pain: guidelines for assessment, diagnosis and management. 4th ed. Chicago: Quintessence; 2008.

26. De Vis H, De Boever JA, van Cauwenberghe P. Epidemiologic survey of functional conditions of the masticatory system in Belgian children aged 3-6 years. Community Dent Oral Epidemiol. 1984 Jun;12(3):203-7.

27. Dinos S, Khoshaba B, Ashby D, White PD, Nazroo J, Wessely S, Bhui KS. A systematic review of chronic fatigue, its syndromes and ethnicity: prevalence, severity, co-morbidity and coping. Int J Epidemiol. 2009 Dec;38(6):1554-70.

28. Drangsholt M, LeResche L. Temporomandibular disorder pain. In: Crombie IK, Croft PR, Linton SJ, LeResche L, Von Korff M, editors. Epidemiology of pain. Seattle: IASP Press; 1999; p.203-33.

29. Dworkin SF, Huggins KH, LeResche L, Von Korff M, Howard J, Truelove E, Sommers E. Epidemiology of signs and symptoms in temporomandibular disorders: clinical signs in cases and controls. J Am Dent Assoc. 1990a Mar;120(3):273-81.

30. Dworkin SF, LeResche L. Research diagnostic criteria for temporomandibular disorders: review, criteria, examinations and specifications, critique. J Craniomandib Disord. 1992a Fall;6(4):301-55.

31. Dworkin SF, von Korff MR, LeResche L. Epidemiologic studies of chronic pain: A dynamic-ecologic perspective. Ann Behav Med. 1992b;14(1):3-11.

32. Dworkin SF, von Korff M, LeResche L. Multiple pains and psychiatric disturbance. An epidemiologic investigation. Arch Gen Psychiatry. 1990b Mar;47(3):239-44.
33. Edwards RR. Individual differences in endogenous pain modulation as a risk factor for chronic pain. Neurology. 2005 Aug;65(3):437-43.
34. Eli I. Psychosocial factors in the etiology, diagnosis and management of temporomandibular disorders. Alpha Omegan. 2003 Jul;96(2):20-3.
35. Fukuda K, Straus SE, Hickie I, Sharpe MC, Dobbins JG, Komaroff A. The chronic fatigue syndrome: a comprehensive approach to its definition and study. International chronic fatigue syndrome study group. Ann Intern Med. 1994 Dec 15;121(12):953-9.
36. Gesch D, Bernhardt O, Alte D, Schwahn C, Kocher T, John U et al. Prevalence of signs and symptoms of temporomandibular disorders in an urban and rural German population: results of a population-based Study of Health in Pomerania. Quintessence Int. 2004 Feb;35(2):143-50.
37. Giannakopoulos NN, Keller L, Rammelsberg P, Kronmüller KT, Schmitter M. Anxiety and depression in patients with chronic temporomandibular pain and in controls. J Dent. 2010 May;38(5):369-76.
38. Gil C, Abramowicz M, Sima F, Melo, L. Situação sócio-econômica de pacientes que frequentam as clínicas da Faculdade de Odontologia da USP: um estudo transversal. R. P. G. 1999 Jan-Mar;6(1):74-83.
39. Gill C, Nakanae AEM. Distúrbios craniomandibulares em pacientes edentados unilaterais com e sem próteses parciais removíveis (PPR): um estudo transversal utilizando o índice craniomandibular (ICM). Rev Odontol Univ São Paulo. 1998 Abr-Jun;12(2):189-96.
40. Gonçalves DA, Bigal ME, Jales LC, Camparis CM, Speciali JG. Headache and symptoms of temporomandibular disorder: an epidemiological study. Headache. 2010 Feb;50(2):231-41.
41. Gonçalves DA, Dal Fabbro AL, Campos JA, Bigal ME, Speciali JG. Symptoms of temporomandibular disorders in the population: an epidemiological study. J Orofac Pain. 2010 Summer;24(3):270-8.
42. Gordis L: Epidemiology. 3ª ed. Philadelphia: Saunders, 2004.
43. Grøholt EK, Stigum H, Nordhagen R, Köhler L. Recurrent pain in children, socio-economic factors and accumulation in families. Eur J Epidemiol. 2003;18(10):965-75.
44. Helkimo M. Studies on function and dysfunction of the masticatory system. II. Index for anamnestic and clinical dysfunction and occlusal state. Sven Tandlak Tidskr. 1974 Mar;67(2):101-21.
45. Kindler LL, Bennett RM, Jones KD. Central sensitivity syndromes: mounting pathophysiologic evidence to link fibromyalgia with other common chronic pain disorders. Pain Manag Nurs. 2011 Mar;12(1):15-24.
46. Kirveskari P. Are craniomandibular disorders a general health problem? Proc Finn Dent Soc. 1991;87(2):309-13.
47. Köhler AA, Helkimo AN, Magnusson T, Hugoson A. Prevalence of symptoms and signs indicative of temporomandibular disorders in children and adolescents. A cross-sectional epidemiological investigation covering two decades. Eur Arch Paediatr Dent. 2009 Nov;10 Suppl 1:16-25.
48. Könönen M, Wenneberg B, Kallenberg A. Craniomandibular disorders in rheumatoid arthritis, psoriatic arthritis, and ankylosing spondylitis. A clinical study. Acta Odontol Scand. 1992 Oct;50(5):281-7.
49. LeResche L, Mancl LA, Drangsholt MT, Huang G, von Korff M. Predictors of onset of facial pain and temporomandibular disorders in early adolescence. Pain. 2007 Jun;129(3):269-78.
50. Levitt SR, Lundeen TF, McKinney MW. Initial studies of a new assessment method for temporomandibular joint disorders. J Prosthet Dent. 1988 Apr;59(4):490-5.
51. Levitt SR, McKinney MW. Validating the TMJ scale in a national sample of 10,000 patients: demographic and epidemiologic characteristics. J Orofac Pain. 1994 Winter;8(1):25-35.
52. Lim PF, Smith S, Bhalang K, Slade GD, Maixner W. Development of temporomandibular disorders is associated with greater bodily pain experience. Clin J Pain. 2010 Feb;26(2):116-20.
53. Lipton JA, Ship JA, Larach-Robinson D. Estimated prevalence and distribution of reported orofacial pain in the United States. J Am Dent Assoc. 1993 Oct;124(10):115-21.
54. List T, Wahlund K, Wenneberg B, Dworkin SF. TMD in children and adolescents: prevalence of pain, gender differences, and perceived treatment need. J Orofac Pain. 1999 Winter;13(1):9-20.
55. Magnusson T, Carlsson GE, Egermark I. Changes in subjective symptoms of craniomandibular disorders in children and adolescents

during a 10-year period. J Orofac Pain. 1993 Winter;7(1):76-82.
56. Magnusson T, Egermark I, Carlsson GE. A longitudinal epidemiologic study of signs and symptoms of temporomandibular disorders from 15 to 35 years of age. J Orofac Pain. 2000 Fall;14(4):310-9.
57. Magnusson T, Egermark-Eriksson I, Carlsson GE. Four-year longitudinal study of mandibular dysfunction in children. Community Dent Oral Epidemiol. 1985 Apr;13(2):117-20.
58. Magnusson T. Five-year longitudinal study of signs and symptoms of mandibular dysfunction in adolescents. Cranio. 1986 Oct;4(4):338-44.
59. Manfredini D, Borella L, Favero L, Ferronato G, Guarda-Nardini L. Chronic pain severity and depression/somatization levels in TMD patients. Int J Prosthodont. 2010 Nov-Dec;23(6):529-34.
60. Marchini L, Cerveira Netto H. Desordem crânio-mandibular em idosos: revisão da literatura. Rev Odonto Ciênc.. 1999 Dez;14(28):79-88.
61. Mathieu N. Somatic comorbidities in irritable bowel syndrome: fibromyalgia, chronic fatigue syndrome, and interstitial cystitis. Gastroenterol Clin Biol. 2009 Feb;33 Suppl 1:S17-25.
62. Mogil JS, Sternberg WF, Kest B, Marek P, Liebeskind JC. Sex differences in the antagonism of swim stress-induced analgesia: effects of gonadectomy and estrogen replacement. Pain. 1993 Apr;53(1):17-25.
63. Naeije M, Kalaykova S, Visscher CM, Lobbezoo F. Evaluation of the research diagnostic criteria for temporomandibular disorders for the recognition of an anterior disc displacement with reduction. J Orofac Pain. 2009 Fall;23(4):303-11.
64. Nickel JC, Tripp DA, Pontari M, Moldwin R, Mayer R, Carr LK et al. Interstitial cystitis/painful bladder syndrome and associated medical conditions with an emphasis on irritable bowel syndrome, fibromyalgia and chronic fatigue syndrome. J Urol. 2010 Oct;184(4):1358-63.
65. Nilner M. Functional disturbances and diseases in the stomatognathic system among 7- to 18-year-olds. Cranio. 1985 Sep-Dec;3(4):358-67.
66. Nitzan D, Benoliel R, Heir G, Dolwick F. Pain and dysfunction of the temporomandibular joint. In: Sharav Y, Benoliel R, editors. Orofacial Pain and Headache. Edinburgh: Mosby Elsevier; 2008. p.149-192.
67. Ohrbach R, Turner JA, Sherman JJ, Mancl LA, Truelove EL, Schiffman EL et al. The Research Diagnostic Criteria for Temporomandibular Disorders. IV: evaluation of psychometric properties of the Axis II measures. J Orofac Pain. 2010 Winter;24(1):48-62.
68. Oliveira AS, Rodrigues D, Semeghini TA, Caria PHF, Berzin F. Diagnóstico diferencial entre DTM, síndrome da fibromialgia. Rev Assoc Paul Cir Dent. Maio-Jun 2005;59(3):195-200.
69. Osterberg T, Carlsson GE, Wedel A, Johansson U. A cross-sectional and longitudinal study of craniomandibular dysfunction in an elderly population. J Craniomandib Disord. 1992 Fall;6(4):237-45.
70. Pereira Júnior FJ, Lundh H, Westesson PL. Age-related changes of the retrodiscal tissues in the temporomandibular joint. J Oral Maxillofac Surg. 1996 Jan;54(1):55-61.
71. Pereira Júnior FJ, Lundh H, Westesson PL. Morphologic changes in the temporomandibular joint in different age groups. An autopsy investigation. Oral Surg Oral Med Oral Pathol. 1994 Sep;78(3):279-87.
72. Pow EH, Leung KC, McMillan AS. Prevalence of symptoms associated with temporomandibular disorders in Hong Kong Chinese. J Orofac Pain. 2001 Summer;15(3):228-34.
73. Pullinger AG, Monteiro AA. Functional impairment in TMJ patient and nonpatient groups according to a disability index and symptom profile. Cranio. 1988 Apr;6(2):156-64.
74. Rachlin ES. History and physical examination for regional myofascial pain syndrome. In: Rachlin ES, editor. Myofascial pain and fibromyalgia: trigger point management. St. Louis: Mosby; 1994; p.159-72.
75. Ramos HAD, Correia fas, Luz JGC Incidência de ruídos articulares em pacientes portadores de disfunção dolorosa da articulação temporomandibular. Rev Odontol Univ São Paulo. 1993 Jan-Mar;7(1):43-6.
76. Raphael KG, Marbach JJ. A year of chronic TMPDS: evaluating patients' pain patterns. J Am Dent Assoc. 1992 Nov;123(11):53-8.
77. Rodrigues-Bigaton D, Berni KC, Almeida AF, Silva MT. Activity and asymmetry index of masticatory muscles in women with and without dysfunction temporomandibular. Electromyogr Clin Neurophysiol. 2010 Nov-Dec;50(7-8):333-8.

78. Rothman KJ, Greenland S. Modern Epidemiology. 2nd ed. Philadelphia, PA: Lippincott-Raven; 1998.
79. Salonen L, Helldén L, Carlsson GE. Prevalence of signs and symptoms of dysfunction in the masticatory system: an epidemiologic study in an adult Swedish population. J Craniomandib Disord. 1990 Fall;4(4):241-50.
80. Salvetti G, Manfredini D, Bazzichi L, Bosco M. Clinical features of the stomatognathic involvement in fibromyalgia syndrome: a comparison with temporomandibular disorders patients. Cranio. 2007 Apr;25(2):127-33.
81. Santos As, Nunes R, Martins Ea. Disfunção do sistema estomatognático: síndrome de dor e disfunção do sistema estomatognático – análise anamnésica de 110 casos. RGO (Porto Alegre). 1986 Nov-Dez;34(6):452-4.
82. Sauer SE, Burris JL, Carlson CR. New directions in the management of chronic pain: self-regulation theory as a model for integrative clinical psychology practice. Clin Psychol Rev. 2010 Aug;30(6):805-14.
83. Schiffman EL, Fricton JR, Haley D. The relationship of occlusion, parafunctional habits and recent life events to mandibular dysfunction in a non-patient population. J Oral Rehabil. 1992 May;19(3):201-23.
84. Schiffman EL, Ohrbach R, Truelove EL, Tai F, Anderson GC, Pan W et al. The Research Diagnostic Criteria for Temporomandibular Disorders. V: methods used to establish and validate revised Axis I diagnostic algorithms. J Orofac Pain. 2010 Winter;24(1):63-78.
85. Schmitter M, Rammelsberg P, Hassel A. The prevalence of signs and symptoms of temporomandibular disorders in very old subjects. J Oral Rehabil. 2005 Jul;32(7):467-73.
86. Scrivani SJ, Keith DA, Kaban LB. Temporomandibular disorders. N Engl J Med. 2008 Dec;359(25):2693-705.
87. Sola AE, Bonica JJ. Yofascial pain syndromes. In: Bonica JJ, editor. The management of pain. 2nd ed. Philadelphia: Lea & Febiger; 1990; p. 352-67.
88. Spaeth M. Epidemiology, costs, and the economic burden of fibromyalgia. Arthritis Res Ther. 2009;11(3):117.
89. Srouji R, Ratnapalan S, Schneeweiss S. Pain in children: assessment and nonpharmacological management. Int J Pediatr. 2010; 2010. pii: 474838.
90. Steenks MH, de Wijer A. Validity of the Research diagnostic criteria for temporomandibular disorders axis I in clinical and research settings. J Orofac Pain. 2009 Winter;23(1):9-16.
91. Stegenga B. Temporomandibular joint osteoarthrosis and internal derangement: diagnositic and therapeutic outcome assessment [thesis]. Groningen, University of Groningen; 1991.
92. Szklo M, Nieto FJ: Epidemiology: beyond the basics. 2nd ed. Maryland: Aspen Publication, 2007.
93. Tallents RH, Catania J, Sommers E. Temporomandibular joint findings in pediatric populations and young adults: a critical review. Angle Orthod. 1991 Spring;61(1):7-16.
94. Truelove E, Pan W, Look JO, Mancl LA, Ohrbach RK, Velly AM et al. The Research Diagnostic Criteria for Temporomandibular Disorders. III: validity of Axis I diagnoses. J Orofac Pain. 2010 Winter;24(1):35-47.
95. Visscher C, Lobbezoo F, Naeije M. The RDC/TMD validation project: an important or a final step towards a revised version of the RDc/TMD? J Orofac Pain. 2010 Summer;24(3):234-5.
96. Visscher CM, Naeije M, De Laat A, Michelotti A, Nilner M, Craane B et al. Diagnostic accuracy of temporomandibular disorder pain tests: a multicenter study. J Orofac Pain. 2009 Spring;23(2):108-14.
97. von Korff M, Dworkin SF, Le Resche L, Kruger A. An epidemiologic comparison of pain complaints. Pain. 1988 Feb;32(2):173-83.
98. von Korff M, Le Resche L, Dworkin SF. First onset of common pain symptoms: a prospective study of depression as a risk factor. Pain. 1993 Nov;55(2):251-8.
99. Von Korff M, Wagner EH, Dworkin SF, Saunders KW. Chronic pain and use of ambulatory health care. Psychosom Med. 1991 Jan-Feb;53(1):61-79.
100. Wänman A, Agerberg G. Recurrent headaches and craniomandibular disorders in adolescents: a longitudinal study. J Craniomandib Disord. 1987 Winter;1(4):229-36.
101. Wänman A. Craniomandibular disorders in adolescents. A longitudinal study in an urban Swedish population. Swed Dent J Suppl. 1987;44:1-61.
102. Wedel A. Heterogeneity of patients with craniomandibular disorders. A longitudinal study. Swed Dent J Suppl. 1988;55:1-51.

103. Westling L. Temporomandibular joint dysfunction and systemic joint laxity. Swed Dent J Suppl. 1992;81:1-79.
104. Winocur E, Steinkeller-Dekel M, Reiter S, Eli I. A retrospective analysis of temporomandibular findings among Israeli-born patients based on the RDC/TMD. J Oral Rehabil. 2009 Jan;36(1):11-7.
105. Wirz S, Ellerkmann RK, Buecheler M, Putensen C, Nadstawek J, Wartenberg HC. Management of chronic orofacial pain: a survey of general dentists in german university hospitals. Pain Med. 2010 Mar;11(3):416-24.
106. Wu N, Hirsch C. Temporomandibular disorders in German and Chinese adolescents. J Orofac Orthop. 2010 May;71(3):187-98.
107. Yap AU, Dworkin SF, Chua EK, List T, Tan KB, Tan HH. Prevalence of temporomandibular disorder subtypes, psychologic distress, and psychosocial dysfunction in Asian patients. J Orofac Pain. 2003 Winter;17(1):21-8.
108. Zarb GA, Carlsson GE. Osteoarthrosis. In: Zarb GA, Carlsson GE, Sessle Bj, Mohl ND (Eds.). Temporomandibular joint and masticatory muscle disorder. Copenhagen: Munksgaard; 1994; p. 298-314.

Capítulo 12

Fendas Orofaciais

Simone Rennó Junqueira
Marcia André

Introdução

As fendas orofaciais referem-se a defeitos estruturais da face causados por motivos genéticos e ambientais que ocorrem na fase embrionária, sendo consideradas congênitas por estarem presentes no momento do nascimento. São possivelmente tão antigas quanto a própria existência humana, e sua etiologia ainda não foi de todo esclarecida, havendo controvérsias no estabelecimento de possíveis fatores genéticos e ambientais que interferem no desenvolvimento embrionário.[51]

Alguns exames médicos realizados durante o pré-natal, desde os mais invasivos, como a amniocentese, aos não invasivos, como o ultrassom morfológico, podem evidenciar uma série de malformações no embrião. Entretanto, predizer com exatidão o risco desses agravos demandaria o mapeamento genético,[50] um tipo de estudo limitado por dificuldades metodológicas e custo alto.

As fendas orofaciais podem provocar desde pequenas alterações até grandes deformidades na região dos lábios, rebordo alveolar, palato e também na região nasal, e são fatores de limitação funcional (sucção, deglutição e fonação) e estética de grande impacto, que podem afetar inclusive o relacionamento materno-infantil.[17,41]

Os portadores dessa anomalia apresentam determinadas características que diferem com a extensão do defeito, como perfil côncavo, prognatismo, assimetria facial e achatamento da narina. Em geral, as fendas orofaciais estão associadas com oclusopatias, hipoplasias dentárias, dentes supranumerários, agenesia dental, alterações de erupção, maior incidência de cárie e problemas periodontais.

As fendas orofaciais – labiais, labiopalatinas e palatinas – estão entre as malformações bucais mais comuns em todos os grupos étnicos.[34] A preocupação com tais anomalias está presente desde longa data, porém, a partir da década de 1960, toma maior impulso como preocupação médico-social nos programas de saúde. Nesse período, os estudos de Fogh-Andersen referiram a hereditariedade como sendo responsável por 40 a 50% das fendas labiais e labiopalatinas e sugeriram que fatores ambientais, tais como poluição e herbicidas, poderiam desempenhar um papel ainda mais importante para as fendas palatinas, pois em apenas 20 a 25% desses casos havia história familiar positiva.[26,30]

Esse capítulo procura sintetizar o conhecimento disponível sobre os indicadores epidemiológicos das fendas orofaciais e os fatores intrínsecos e extrínsecos que vêm sendo estudados como possíveis agentes responsáveis pela ocorrência dessa malformação.

Considerações Embriológicas

O nascimento de uma criança com alguma malformação sempre foi motivo de consternação para pais e familiares, e essa angústia muitas vezes participou das explicações atribuídas ao fenômeno em épocas diferentes, de acordo com as crenças e culturas prevalentes. Retrospectivamente, a criança portadora de tal deformidade já foi considerada impura e passível de ser sacrificada; ao contrário, também já foi venerada como sinal de nobreza ou divindade, o que talvez explique o achado de uma múmia egípcia portadora de fenda labiopalatina.[41]

A formação da face e das estruturas intrabucais consiste em uma série complexa de eventos que envolvem migrações celulares extensivas e interações teciduais. Estes eventos são sensíveis às influências genéticas – mutações dos genes – e mesológicas – interferência do meio ambiente.[4]

As estruturas embriológicas que dão as bases da forma facial são: superiormente a proeminência frontal; lateralmente os dois processos maxilares; inferiormente os dois processos mandibulares e ao centro o *stomodeum*, também denominado boca primitiva.

Por volta da 4ª semana do desenvolvimento embrionário, a porção inferior do processo frontal evolui de forma distinta, constituindo o processo frontonasal, que sofre um espessamento do ectoderma, originando duas regiões circulares, localizadas ventrolateralmente, que são os placódios olfatórios.

Com o curso do desenvolvimento, acontece uma rápida proliferação e elevação bilateral do mesênquima subjacente, transformando os placódios olfatórios em fossetas nasais. Os processos maxilares crescem medialmente e aproximam-se dos processos nasais, empurrando os processos nasais mediais em direção à linha média, quando estes se fundem entre si. Na sequência, os processos maxilares finalizam o mecanismo de fusão, de forma que o processo frontonasal fica interposto entre eles.

O tecido subjacente a cada fossa narinária representa a separação das cavidades nasal e bucal na região anterior. Assim, ao redor da 7ª semana, o palato primário, que compreende as estruturas labiais e o osso incisivo, apresenta-se formado.

Durante a 8ª semana, logo após o término da formação do palato primário, emergem duas saliências da porção interna dos processos maxilares, chamadas processos palatinos ou lâminas palatinas. Esses processos palatinos crescem inicialmente no sentido vertical e mais tarde sofrem um movimento de rotação para o plano horizontal, com a finalidade de permitir a aproximação e a fusão deles, de forma a separar a cavidade nasal da bucal.

A aproximação dos processos palatinos só ocorre se houver o crescimento do arco mandibular em comprimento e largura, possibilitando o deslocamento da língua para uma posição mais posterior e inferior, o que cria um espaço livre para a convergência desses processos na linha mediana.

O mecanismo de fusão se dá no sentido anteroposterior, quando ocorre o contato epitelial seguido de desintegração desse epitélio, o que permite a união do tecido mesodérmico adjacente. Ao final da 10ª semana, inicia-se a ossificação da parte mais anterior do palato secundário, originando o palato duro, e a região posterior não ossificada é chamada palato mole.

A fenda de lábio ocorre por volta da 7ª semana de vida intrauterina, quando não há fusão do processo maxilar com o processo frontonasal, podendo ser uni ou bilateral. O momento e a duração do período de interferência determinam se a falha será restrita aos tecidos moles ou irá se estender até o forame incisivo, caracterizando uma fissura completa de palato primário.

As fendas de palato secundário ocorrem quando não há fusão dos processos palatinos, ao redor da 10ª semana. Dependendo da extensão da falha de coalescência, a fissura será completa, quando atinge os palatos duro e mole, ou será incompleta comprometendo só o palato mole.

A fissura de palato é uma entidade patológica distinta da fissura de lábio, uma vez que essas estruturas têm o seu desenvolvimento embrionário de forma e em tempos diversos, registrando diferenças na etiologia, incidência e prevalência de anomalias associadas.

Vale ressaltar que as fendas de lábio estão frequentemente associadas às de palato, já que a presença da fenda labial comporta-se como fator de risco para a manifestação da fenda palatina.

Classificação

Uma classificação adequada das fendas labiopalatinas deve descrever de forma clara e objetiva a extensão da deformidade, com a finalidade de facilitar a comunicação entre os membros da equipe multidisciplinar responsável pelo tratamento dos pacientes.

Várias classificações têm sido propostas, mas nenhuma conseguiu ser universalmente aceita, devido a problemas distintos, tais como complexidade ou incapacidade de abranger todas as diversas manifestações clínicas da fenda. Internacionalmente consagrada, a classificação proposta por Kernahan e Stark,[21] em 1958, fundamenta-se no desenvolvimento embrionário das estruturas orais. Sintetizada na figura 12.1, esta classificação divide as fendas conforme descrito em seguida:

- Fendas de palato primário, as quais são consideradas completas quando envolvem lábio e rebordo alveolar, com comprometimento de assoalho narinário ou incompletas quando atingem apenas o lábio, ou só o rebordo alveolar ou ambos, mas sem a comunicação com fossa nasal. Podem ser unilaterais, direita ou esquerda, e bilaterais.
- Fendas de palato secundário, subdivididas em completas quando atingem os palatos duro e mole, e incompletas quando só comprometem o palato mole.
- Fendas de palatos primário e secundário, que quando completas se estendem desde o lábio até o palato mole, e incompletas quando qualquer das estruturas permanece íntegra, podendo também ser uni ou bilaterais.

No Brasil, Spina e colaboradores[48] propuseram modificações para essa classificação em 1968 e atualizaram sua proposição em 1972. Sua proposição adota como referência anatômica o forame incisivo, estrutura que limita a divisão entre palatos primário e secundário, e que agrega os prefixos pré, pós e trans para especificar a localização da fissura. São agrupadas da forma descrita a seguir.

Grupo I *Fissuras pré-forame incisivo (lábio, alvéolo)*
- Unilateral (completa, incompleta, direita ou esquerda)
- Bilateral (completa, incompleta)
- Mediana (completa, incompleta)

Grupo II *Fissuras transforame incisivo (lábio, alvéolo, palato duro, palato mole)*
- Unilateral (direita, esquerda)
- Bilateral
- Mediana

Grupo III *Fissuras pós-forame incisivo (palato duro, palato mole)*
- Completa
- Incompleta

Grupo IV *Fissuras faciais raras*

De modo mais simples e informal, as fendas são referenciadas como:

- fenda labial (FL) = *cleft lip* (CL);
- fenda labial acompanhada de fenda palatina (FLP) = *cleft lip and palate* (CLP);
- fenda palatina (FP) = *cleft palate* (CP).

A literatura especializada internacional utiliza a sigla CL ± P, que significa fenda de lábio, com ou sem fenda de palato.

Indicadores Epidemiológicos

Historicamente, o estudo da etiologia das fendas orofaciais tem suscitado grande interesse. Apesar de, em investigações epidemiológicas, terem sido identificados fatores de risco genéticos e não genéticos para o agravo, há carência de achados conclusivos em diversos estudos. Embora alguns desses fatores não estejam consistentemente relacionados como fatores de risco, representam tópicos importantes para investigações futuras.[34]

Diferenças na metodologia das pesquisas epidemiológicas sobre as fendas orofaciais, pequenas amostras de estudo e irregularidades na notificação desta malformação geram dificuldades para os estudos de incidência desta condição no monitoramento dos nascimentos e distribuição de seus fatores associados.[34,37]

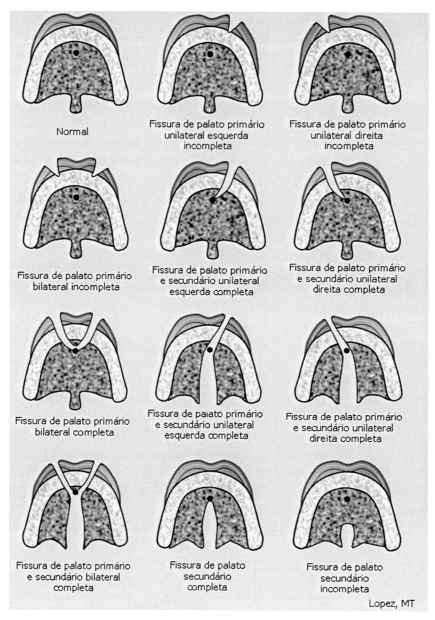

Fig. 12.1 – Classificação das fissuras orofaciais (baseada em Kernahan e Stark[21]).

O estudo de incidência de fendas orofaciais nos nascimentos é efetuado por meio de informações fornecidas por algumas maternidades, nas quais consegue-se estabelecer um sistema de registro satisfatório. Como o agravo deixa sequelas cicatriciais evidentes mesmo após o tratamento, também é possível efetuar estudos transversais sobre a distribuição do agravo, nos quais a taxa de prevalência indica o número de casos reconhecidos em uma determinada amostra de indivíduos.

Em 1998, o Consórcio Internacional para Fendas Orais Genéticas (*International Consortium for Oral Clefts Genetics*) promoveu uma oficina para desenvolver diretrizes para pesquisas futuras, incluindo protocolos para a coleta e a análise de dados que facilitariam comparações entre informações de múltiplos centros. Para o diagnóstico e classificação fenotípica, foi indicada a realização de um criterioso histórico médico, incluindo a descrição da lesão, questões ligadas à gestação, parto e histórico de desenvolvimento infantil e familiar. Foi também preparado um questionário detalhado para tentar identificar as anomalias ou síndromes mais comuns associadas com as fendas e padronizar a identificação de fendas não sindrômicas.[34]

O primeiro autor a se preocupar com o problema foi Fröbelius, que analisou 180.000 crianças de São Petersburgo, na Rússia, no período de 1833 a 1864, encontrando incidência de 1 caso para cada 525 nascimentos. Posteriormente, Grothkopp, na Alemanha, relatou um índice de 1:638 em 1934. Henderson encontrou 1 caso para cada 550 nascidos vivos no Havaí em 1940. Douglas, em estudo publicado em 1958, relatou 1 caso entre 1.694 negros no Tennessee, EUA.[36]

A Organização Mundial da Saúde (OMS), após amplo inquérito de âmbito mundial, em 1965, informou que a incidência oscilava entre 0,7 a 3,3 por mil, o que corresponderia a 1 caso entre 303 e 1.428 nascimentos. As fendas de lábio e palato estavam em 3º lugar entre as dez mais frequentes anomalias relatadas em Nova York, entre 1952 e 1962, sendo a mais frequente malformação de cabeça e pescoço.[13] Em estudo realizado no município de Bauru, estado de São Paulo, Nagem Filho et al.[36] relataram prevalência de 1:650, após exame de extensa amostra (13.249 escolares), e avaliaram possíveis fatores que teriam influenciado na malformação congênita. De modo geral, no mundo, a incidência de fendas orofaciais é da ordem de 1 caso para cada 700 nascidos vivos, podendo variar de acordo com a área geográfica.[14]

Um levantamento sobre a prevalência de fendas orofaciais nas capitais brasileiras, a partir de dados do Sistema de Informações Hospitalares do Sistema Único de Saúde (SIH-SUS) e do Sistema de Informações de Nascidos Vivos (SINASC), indicou incidência de 0,36 casos por 1.000 nascidos vivos, o que corresponde a 1:2.777.[40]

Várias síndromes de caráter genético apresentam-se associadas a algum tipo de fenda orofacial. Estima-se que cerca de 50% das crianças portadoras de fendas palatinas e de 20 a 30% das crianças portadoras de fendas labiais com ou sem comprometimento de palato apresentem alguma síndrome genética.[5,27,34]

Desde 1967, existe um programa clínico-epidemiológico baseado em informações coletadas em hospitais de vários países da América Latina, chamado ECLAMC – Estudo Colaborativo Latino-americano de Malformações Congênitas. Entre 1967 e 1981, nos 56 hospitais distribuídos em 10 países, a incidência de fendas labiais com ou sem comprometimento palatino foi de 0,87 por mil nascimentos (1:1.149) e de 0,13 por mil nascimentos para as fendas palatinas isoladas (1:7.692).[32]

Dados mais recentes, referentes ao período de 1982 a 1990, indicaram uma prevalência na América Latina de 10,49 casos para cada 10.000 habitantes (1:953). Venezuela, Peru, Uruguai e Brasil apresentaram as menores prevalências, observação atribuída como possível consequência da miscigenação racial. As fendas orofaciais foram mais prevalentes na Bolívia, Equador e Paraguai, o que, sugeriu-se, poderiam estar associadas à menor ou menos intensa troca genética na composição de suas populações.[41]

Ainda em relação à distribuição das malformações, destacam-se informações relativas a extensão, sexo e cor da pele. Em relação à extensão, são mais frequentes as fendas labiopalatinas unilaterais. O comprometimento do lado esquerdo parece ser mais frequente que do direito.[4,16,36,39,41]

Quanto ao gênero, foi observada uma proporção de três meninas afetadas por fendas de palato para cada dois meninos com a mesma condição.[16,26,32,37,41]

É possível que a maior incidência de fendas de palato no gênero feminino seja atribuída ao fato de o palato secundário fechar-se com mais lentidão no embrião feminino, o que aumenta tempo de exposição aos fatores de risco.[13]

As fendas labiais completas (lábio e rebordo alveolar) e as labiopalatinas são mais prevalentes no gênero masculino, uma vez que para eles, a maior lentidão se dá no fechamento do palato primário.[4,16,32,39]

A prevalência das fendas orofaciais é diferente segundo a cor da pele dos indivíduos, e tem sido sugerido que a característica da mãe é mais importante na determinação do risco que a do pai, o que levantaria a possibilidade de uma influência genética materna na determinação do risco de fendas orais.[34]

Em geral, tem-se identificado maior incidência em grupos étnicos consanguíneos, como em populações indígenas norte-americanas, para as quais o estudo de Trestven na década de 1960 indicou uma proporção de 1:276 nascidos vivos. As maiores proporções encontrar-se-iam entre os asiáticos (até 4 vezes mais frequentes que em caucasianos), e as menores em negros – africanos ou imigrantes.[34,39,52]

Entre nigerianos, foi relatado um caso em 2.703 nascimentos.[18] mas essa medida pode ser pouco confiável em função de inconsistências nos registros em determinadas comunidades.

Outra justificativa para a menor incidência entre os negros americanos pode estar relacionada ao processo de seleção de escravos africanos: à medida que um número reduzido de pessoas com fendas orofaciais teria atravessado o Atlântico, a transmissão por hereditariedade dessa condição teria sido reduzida.[26]

Entre os japoneses, mencionam-se os efeitos ambientais relacionados à radiação ionizante das bombas atômicas e também os casamentos consanguíneos frequentes em comunidades orientais isoladas, além do padrão facial, como fatores para esse país apresentar a maior prevalência de fendas e malformações em geral.[26]

Fatores de Risco

O conceito de risco tem sido aplicado para indicar maior tendência, predisposição e susceptibilidade a determinados processos patológicos. Para Beck,[6] risco é a possibilidade de perda ou traumatismo. Aplicada a um evento de saúde, o risco é definido como a probabilidade individual de ocorrência de determinada doença ou condição, ou a mudança, por um período específico, das condições de saúde. Essa definição pressupõe que os estudos sobre risco monitorem a população em momentos diferentes e sejam capazes de medir mudanças na doença ou nas condições de interesse.

Por ser uma anomalia desencadeada por fatores genéticos e mesológicos, isolados ou em conjunto, buscam-se possíveis correlações que podem contribuir para a prevenção das fendas orofaciais, principalmente no caso das palatinas, em que se acredita que o fator genético possa ser menos preponderante.

A seguir, são indicados os fatores mais comumente relatados na literatura como possíveis agentes relacionados ao surgimento de fendas. Quando possíveis ou existentes, métodos preventivos são sugeridos.

Tipo sanguíneo

Reconhecendo a importância dos grupos sanguíneos (ABO) e do fator Rh na genética das populações, vários estudos exploraram esse tópico, principalmente nas décadas de 1960 e 1970, não tendo sido encontradas associações dignas de nota nos tipos sanguíneos mais prevalentes de cada população.[2]

Casamentos consanguíneos

Em populações confinadas em aldeias e em culturas nas quais é usual a união de parentes, foi observado maior risco de nascimentos de crianças com fendas orofaciais, entre outras alterações. No estudo de prevalência de Nagem Filho,[36] casamentos consanguíneos foram relatados em 10% dos casos de fendas orais.

Em estudo de caso-controle realizado no Rio de Janeiro,[23] a consanguinidade esteve associada nos casos de fendas labiais, com ou sem comprometimento do palato, e o histórico familiar do pai ou da mãe esteve fortemente associado à ocorrência de fendas orofaciais.

Em contrapartida, a porcentagem de famílias consanguíneas com histórico familiar positivo para as fendas labiopalatinas não foi diferente da população geral, em estudo realizado no Kuwait.[3]

Assim como a consanguinidade, o histórico familiar é apontado como um fator de risco importante para a ocorrência de fendas orofaciais.[14]

Idade dos pais

A idade materna é um fator de risco conhecido para a ocorrência de anomalias cromossômicas, mas esse fator de risco, isoladamente, não pôde ser atribuído aos casos de fendas orais não associadas a síndromes. Tem-se reconhecido a concepção na adolescência e após os 45 anos de idade como fator de risco para as malformações congênitas em geral. Como essas anomalias cromossômicas podem se associar à manifestação de fenda oral labiopalatina ou apenas palatina, alguns desses casos sindrômicos podem ter sido incluídos em estudos epidemiológicos, sendo fator de confusão dos resultados.[37,39,53]

Vários estudos anteriores à década de 1970 identificaram a associação entre o aumento da idade materna e a ocorrência de fendas orofaciais. A avaliação de um Serviço de referência multiprofissional para deformidades craniofaciais, no estado de Minas Gerais, embora com uma população limitada, verificou a associação entre idade materna e alto risco de fissuras labiopalatinas.[31] Os achados a esse respeito, entretanto, são contraditórios.

A média de idade dos pais tem aumentado em virtude de uniões mais tardias e a preocupação com certa estabilidade profissional e financeira. No início do século XXI, a média de idade dos pais dinamarqueses aumentou 3 anos. A partir de dados de base populacional de um sistema de informação sobre fendas orofaciais no país, que mostrou a prevalência de 1:775 para fendas labiais com ou sem comprometimento de palato e 1:1.557 para as fendas palatinas, Bille et al.[7] confirmaram a influência do avanço da idade materna e paterna no risco de ocorrência das primeiras, sendo que essa influência desapareceu quando um dos dois era mais jovem. A maior idade do pai aumentou o risco de fendas palatinas isoladas. Os autores alertaram que, pelo fato de o estudo ter se baseado em registros de nascimento, não foi possível controlar algumas variáveis intervenientes como nutrição, consumo de álcool e fumo pela gestante, epilepsia, ordem de nascimento e condição socioeconômica.

Em estudo de meta-análise específico sobre idade materna e fendas orais, Vieira et al.[53] observaram não haver razões para acreditar que a idade materna aumente o risco de gerar crianças com formas não sindrômicas de fendas labiopalatinas. De 64 artigos selecionados, foram excluídos aqueles em que havia diferença no intervalo de idade materna considerado pelos autores (< 20, 20-24, 25-29, 30-34, 35-39 e ≥ 40) e outros que não especificaram a frequência de casos ou de nascidos vivos em relação à idade materna. Restaram 8 estudos de base populacional com informações sobre os nascidos vivos e o número de casos de fendas orais não sindrômicas, oriundos de 4 países da Europa, dos Estados Unidos e da Austrália.

Raios X

O reconhecido efeito teratogênico da exposição de mulheres grávidas aos raios X tem sido lembrado como fator de risco de fenda palatina.[51] Uma exposição excessiva aos raios X afeta o embrião de modos diferentes, pode também comprometer suas células germinativas, originando as mutações genéticas que induzem as malformações congênitas. Considerando que é obrigatório o uso do avental plumbífero em todos os pacientes que recebem irradiação, o atendimento odontológico não precisa ser interrompido na gestante, desde que as medidas de biossegurança sejam adotadas.

Deficiências nutricionais

Esse efeito, isoladamente, ainda não foi demonstrado em seres humanos, embora uma deficiência nutricional – especialmente de vitaminas –, tenha sido reconhecida como teratogênica em experimentos com animais.[51]

O assunto é controverso, a literatura diverge sobre a associação de deficiência nutricional e o surgimento de fendas orofaciais. A desnutrição pode ser um fator de risco quando associado a outros. Ainda que uma deficiência nutricional não esteja correlacionada com o aparecimento de fendas orofaciais em humanos, é consenso que isso pode gerar um desequilíbrio no desenvolvimento do embrião, com consequências para o recém-nascido.

Existem indicações de que uma suplementação de vitaminas, em especial o ácido fólico, que é um derivado da vitamina B (B9) e a vitamina A, para a gestante, seja capaz de proteger o feto de algumas malformações congênitas, incluindo fendas orofaciais.[11,28,34,53,54]

Deve-se atentar para o número cada vez maior de adolescentes e jovens que, para se enquadrarem num padrão de beleza feminina, mantêm regimes sem orientação médica, o que pode comprometer seu próprio equilíbrio nutricional; na adolescência, o próprio organismo da menina está ainda em desenvolvimento e passará a competir com o embrião pelo nutriente. Algumas gestantes, pensando na dificuldade que terão de perder o peso após o nascimento da criança, já se arriscam com ingestão alimentar insuficiente durante a gestação e, nesse sentido, a orientação alimentar no pré-natal deve ser reforçada.

Ainda num contexto alimentar, até o consumo exagerado de café tem sido investigado mundialmente. Estudo de caso-controle entre gestantes norueguesas mostrou que houve associação dose-dependente entre o consumo de cafeína durante o primeiro trimestre de gestação e o alto risco de fendas labiais com ou sem comprometimento de palato. Mais estudos são necessários, mas, segundo os autores, as mulheres não devem acreditar que o café é totalmente seguro para o desenvolvimento do feto.[19]

Agentes infecciosos

Durante a gestação, agentes infecciosos, como o vírus da rubéola, podem afetar o embrião, atingindo-o por meio da membrana placentária. A intensidade e as consequências da agressão dependem do tipo de agente (vírus, bactérias, fungos) e, principalmente, do período de gestação. A fenda palatina e deformidades nos dentes são malformações usuais que resultam de infeccções da mãe durante a gestação.[51] Para alguns agentes etiológicos, como o vírus da rubéola, há vacinas que propiciam proteção efetiva, e há campanhas de saúde que procuram ampliar a cobertura vacinal de adolescentes, para evitar que elas contraiam a doença quando vierem a engravidar.

Diabetes

Tem-se indicado a participação de diabetes mellitus na etiologia das malformações congênitas. Um estudo de caso-controle nos Estados Unidos indicou que mães portadoras de diabetes têm mais chance de gerarem crianças com fendas labiais ou labiopalatinas. Nesse sentido, reforça-se a importância do controle de glicemia em gestantes, como medida potencialmente útil para o declínio de incidência dessa anomalia congênita.[47]

A obesidade materna, mesmo quando não for relacionada ao diabetes, também tem sido associada com algumas malformações congênitas, incluindo defeitos do tubo neural, espinha bífida, anomalias cardiovasculares e fendas orofaciais.[49]

Epilepsia

Associada a outros fatores de risco, a epilepsia pode contribuir para a gestação de crianças com fendas labiais ou labiopalatinas. No entanto, não está claro se essa associação é devida à doença ou ao uso de anticonvulsivantes prescritos para o tratamento e controle da epilepsia.[1,26,27]

Drogas

Toda e qualquer prescrição à gestante deve ser criteriosa e, principalmente, deve-se desestimular a automedicação, uma vez que não se sabe ao certo quais as consequências das drogas para os fetos. Estudos demonstram que o uso de determinadas drogas (esteroides e anticonvulsivantes), durante a gestação, pode estar associado com o maior risco de fendas orofaciais.[38]

Sugeriu-se que o uso de anti-inflamatório nos primeiros 4 meses de gestação, associado a outros fatores, poderia estar correlacionado às fendas labiopalatinas.[26]

Maior prevalência de fenda palatina foi encontrada após o tratamento com ampicilina durante o 2º e o 3º mês de gestação – período crítico para a maioria das anomalias congênitas, o que não pôde ser confirmado para outros tipos de malformação.[15] Se o uso de determinadas drogas pode ser suspenso ou substituído por outras terapêuticas menos agressivas para as gestantes, o mesmo não pode ser feito para aquelas que sofrem de epilepsia, sendo o uso de anticonvulsivantes pelas mães sinalizado como possível fator de risco de fendas orofaciais.[1,22] Esses estudos também suscitaram a hipótese de usuárias de drogas ilícitas, como maconha e cocaína, terem mais chances de gerar uma criança com fendas orofaciais.

Álcool

Embora seja ainda um tema controverso, há estudos indicando o uso diário de bebidas alcoólicas durante a gestação como fator associado à ocorrência de fendas orofaciais.[22,29,34,35] Controlar o consumo do álcool é um desafio para os serviços de saúde. Gerar crianças malformadas pode ser mais um evento adverso relacionado ao consumo exagerado do álcool.

Fumo

Também para esse fator, os relatos da literatura são divergentes quanto à associação causa-efeito.[12,20,23,24,27,29,33] Tendo em vista que as fendas palatinas são menos afetadas pela hereditariedade, sugere-se que essa condição poderia sofrer mais influência de fatores externos. Isso poderia contribuir para explicar a maior frequência de casos entre mães fumantes.

O tabagismo é o fator de risco ambiental isolado mais estudado e traz vários problemas, dentre eles: gravidez tubária, descolamento da placenta, malformação fetal, sangramento, aborto espontâneo, nascimento prematuro, bebês com baixo peso, morte do feto ou mesmo do recém-nascido.

A despeito de controvérsias na literatura, tem-se estimado que cerca de 10% de todas as fendas orais poderiam ser evitadas com a eliminação do fumo entre as gestantes.[25,34,50]

A fumante passiva também parece sofrer com as consequências do vício alheio, já tendo sido encontrada associação entre gestantes que conviviam com fumantes e a ocorrência de fendas labiais com ou sem o comprometimento do palato.[23]

Segundo informações do Instituto Nacional do Câncer – INCA,[8] o tabaco é a segunda droga mais consumida entre os jovens, no mundo e no Brasil, em função do baixo custo, e 90% dos fumantes adquirem o hábito antes dos 19 anos de idade. Se somadas a promoção e a publicidade, que associam o tabaco às imagens de beleza, sucesso, liberdade, poder, inteligência e outros atributos desejados em especial pelos jovens, torna-se mais difícil o trabalho preventivo com gestantes que já tiverem adquirido o hábito de fumar.

Ainda segundo o INCA,[8] o Estudo Global do Tabagismo entre os Jovens, realizado pela OMS em 46 países, revelou um quadro alarmante de dependência prematura. Em algumas áreas da Polônia, do Zimbábue e da China, crianças de 10 anos de idade já são dependentes do tabaco. No Brasil, este mesmo estudo foi realizado entre escolares de 12 capitais brasileiras, nos anos 2002 e 2003, sendo encontrada uma prevalência de experimentação variando de 36 a 58% no sexo masculino e de 31 a 55% no sexo feminino, entre as cidades.

Um dos desafios para a Saúde Pública no século XXI é o enfretamento do tabagismo, cuja prevalência tem sido aumentada entre mulheres, jovens e pessoas com menos poder aquisitivo. Para tanto, será necessário entender o fenômeno de forma global e agir localmente, com estratégias criativas e mais adequadas às novas necessidades, o que inclui a construção social e compartilhada de conhecimentos e habilidades para encarar esse desafio.[9]

Qualidade do ar

Segundo a Companhia de Tecnologia de Saneamento Ambiental – CETESB, considera-se poluente "qualquer substância presente no ar e que, pela sua concentração, possa torná-lo impróprio, nocivo ou ofensivo à saúde, causando inconveniente ao bem-estar público, danos aos materiais, à fauna e à flora ou prejudicial à segurança, ao uso e gozo da propriedade e às atividades normais da comunidade".[44]

Produtos orgânicos voláteis, componentes em diversos produtos da indústria química, como o benzeno, são cancerígenos e mutagênicos, não havendo uma concentração ambiente totalmente segura. Éteres de glicol foram associados à infertilidade masculina, mas poucos estudos examinaram os efeitos sobre a fertilidade feminina.[11]

Embora pouco relatada na literatura, sugere-se que a exposição à poluição possa estar associada ao surgimento de fendas palatinas.[26]

Quanto à procedência, estudos relatam que a prevalência de fendas é maior na zona rural que na urbana, sendo o uso de herbicidas considerado danoso.[22,27,42]

Morar em residências próximas a áreas industriais (como metalúrgicas, siderúrgicas, refinarias de petróleo e seus derivados) pode ser considerado um fator de risco potencial para as malformações orofaciais, assim como a combinação do uso doméstico de inseticidas e o controle urbano de vetores.[22]

A exposição ocupacional da mãe a 3 classes de solventes: oxigenados, clorados ou derivados do petróleo esteve associada com o maior risco de fendas orofaciais.[11]

Uma exposição crônica a esses compostos, principalmente solventes de uso industrial e doméstico, é reconhecida como um fator de risco para a saúde humana, cuja toxicidade pode resultar em abortos espontâneos, malformações congênitas, doenças degenerativas e neoplasias.[42]

Condições socioeconômicas

Para muitas condições de saúde, é conhecida a associação entre piores indicadores de saúde e privação material.[10,55] No entanto, não há evidências conclusivas sobre a associação de fendas orais em contextos submetidos a más condições socioeconômicas.

Mesmo assim, as malformações congênitas têm sido apontadas como estando diferencialmente relacionadas à condição social. A ocorrência de fendas labiopalatinas foi indicada como sendo mais frequente nos grupos sociais mais submetidos à privação, indicando a importância dos fatores ambientais e a possibilidade de estratégias de controle.[37]

Em locais com alto índice de mortalidade infantil, condição reconhecidamente associada à pobreza, a ocorrência de malformações labiopalatinas pode contribuir para essa estatística, pois os recém-nascidos que apresentam esta condição têm dificuldade para a amamentação, e a restrição à sua fonte de alimentação diminui suas chances de sobrevivência.[37]

A associação entre fatores socioeconômicos municipais das capitais brasileiras e a ocorrência de fendas orofaciais não foi confirmada por Rodrigues et al.[40] Entretanto, o possível subregistro desta condição em municípios menos desenvolvidos foi apontado como fator de limitação para esta análise.

O acompanhamento desde 1990 nos hospitais da cidade de Pelotas, no Rio Grande do Sul, cuja incidência foi de um caso para cada 1.282 nascimentos, revelou uma correlação importante entre o grau de instrução materna e a ocorrência de fendas orofaciais.[14]

Tratamento

Medidas preventivas para as fendas labiopalatinas dizem respeito à preservação da gestante em relação aos possíveis fatores de risco, principalmente para aquelas que trazem em seu histórico familiar algum caso relatado. Por ser um problema intrínseco na formação celular, não há, no momento, recursos seguros que possam evitá-lo. Uma vez diagnosticada a fenda orofacial, as medidas de reabilitação do portador envolvem uma equipe multiprofissional, com intervenções cirúrgicas, protéticas, fonoaudiólogas e psicológicas, cada qual ao seu tempo, em função do tipo de lesão.

É fundamental que a mãe alimente de forma adequada a sua criança, o que pode parecer inicialmente o maior obstáculo a ser vencido. Uma orientação precisa por parte da equipe profissional deixará a mãe mais segura para realizar essa tarefa. A revelação das representações sociais de mães de crianças portadoras de fendas apontou aspectos ligados à equipe de saúde, como o despreparo, desconhecimento e práticas desumanizadas da equipe no momento do parto; e outros ligados aos sentimentos maternos, como culpa, susto ou negação. Apontaram ainda a importância do aleitamento materno, que causa medo, frustração e constrangimento pelo insucesso no aleitamento, o que acarreta no desmame precoce.[46]

O recém-nascido portador de fissuras orais está mais suscetível ao ataque de doenças como laringites, otites e problemas broncopulmonares, e uma boa alimentação pode colaborar para a proteção contra esses agravos. O aleitamento materno deve ser incentivado, pois reduz os riscos de infecção do ouvido e do trato respiratório em até 25% dos casos.[41]

Mesmo quando todos os passos do tratamento foram executados, o paciente pode permanecer com sequelas psicológicas, funcionais (fonação, audição, oclusão) e estéticas. Em várias etapas desse processo, é imprescindível a interação multiprofissional para o tratamento e a reabilitação desses pacientes.

O ambulatório de fissurados labiopalatais do Departamento de Cirurgia, Prótese e Traumatologia Maxilofaciais da Faculdade de Odontologia da Universidade de São Paulo vem acompanhando há mais de 4 décadas a reabilitação de pacientes oriundos de vários serviços da região, do município ou da grande São Paulo. Os pacientes, de idades variadas e em distintas condições de reabilitação da lesão, procuram o serviço a fim de terem sanados não só seus "problemas odontológicos", mas também em busca de intervenções cirúrgicas e de orientações quanto aos aspectos de nutrição, fonação e outros.

A longa duração do tratamento é um fator de dificuldade, que pode contribuir para o abandono do tratamento. Nesse sentido, deve-se enfatizar a importância de promover a adesão ao tratamento, visando manter o paciente e seu responsável estimulados e empenhados na perspectiva da reabilitação e inserção social.

Considerações Finais

Para a prevenção das fissuras orais, a mulher deve poder usufruir de suas melhores condições de saúde durante os períodos da concepção, gestação e pré-natal, reforçando os cuidados relacionados aos possíveis fatores de risco, principalmente no primeiro trimestre da gestação. A educação em saúde utiliza essas informações para orientar quanto aos fatores que podem ser modificados, como, por exemplo, o fumo e, assim, contribuir para reduzir o risco. No entanto, deve-se cuidar para que o trabalho de educação não seja recebido como censura ou como excessivamente exigente, apontando ideais que, muitas vezes, não podem ser atingidos.

A recuperação de um paciente fissurado é um trabalho de longa duração, que abrange o período compreendido entre seu nascimento e o início da idade adulta, constituindo-se em um serviço de alto custo, por incluir diversas intervenções cirúrgicas e odontológicas.

Por se tratar de um atendimento complexo, nem todos os serviços de saúde estão – ou precisam estar – aptos a receber esse tipo de paciente, mas deve-se garantir seu encaminhamento para Centros de Referência. Tratamentos de suporte, no entanto, como o odontológico restaurador, fonoaudiólogo e psicológico, podem e devem ser realizados pelos serviços de saúde em nível local.

Referências

1. Abrishamchian AR, Khoury MJ, Calle EE. The contribution of maternal epilesy and its treatment to the etiology of oral clefts: a population based case-control stdy. Genet Epidemiol 1994; 11(4):343-51.
2. Affonso MMV. Correlação entre grupos sangüíneos do sistema ABO e do fator Rh nos pacientes portadores de malformações congênitas de lábio e/ou palato. Rev FOUSP 1986; 24(1):17-25.
3. al-Bustan SA, el-Zawahri MM, al-Adsani AM, Bang RL, Ghunaim I, Maher BS et al.. Epidemiological and genetic study of 121 cases of oral clefts in Kwait. Orthod Craniofac Res 2002; 5(3):154-60.
4. André, M. Prevalência dos tipos de fendas labiopalatinas em relação ao sexo, ao mês de nascimento e a idade dos pais – contribuição ao estudo. Dissertação de Mestrado. Faculdade de Odontologia da Universidade de São Paulo, 1982.
5. Andersson EM, Sandvik L, Abyholm F, Semb G. Clefts of the secondary palate referred to the Oslo Cleft Team: epidemiology and cleft severity in 994 individuals. Cleft Palate Craniofac J 2010; 47(4):335-42.
6. Beck JD. Identification of risk factors. In: Bader JD (ed). Risk assessment in dentistry. Chapel Hill: University of North Caroline Dental Ecology, 1990; p.8-13.
7. Bille C, Skythe A, Vach W, Knudsen LB, Andersen AMN, Murray JC et al. Parent's age and the risk of oral clefts. Epidemiology 2005; 16(3):311-6.
8. Brasil. Instituto Nacional do Câncer. Jovem, mulher e tabaco. Disponível em http://www1.inca.gov.br/tabagismo/. Capturado em fevereiro de 2011.
9. Brasil. Instituto Nacional do Câncer. Tabagismo feminino e sua complexidade: questão de saúde pública. Disponível em http://www1.inca.gov.br/tabagismo/. Capturado em fevereiro de 2011.
10. Buss PM. Promoção da saúde e qualidade de vida. Cien Saúde Colet 2000; 5(1):163-77.
11. Chevrier C, Nonanché B, Bahuau M, Nelva A, Herman C, Francannet C, Robert-Gnansia E, Cordier S. Occupational exposure to organic solvent mixtures during pregnancy and risk of non-syndrommic oral clefts. Occup Environ Med 2006; 63:617-23.
12. Christensen K, Olsen J, Norgaard-Pedersen B, Basso O, Stovring H, Milhollin-Johnson L, Murray JC. Oral clefts, transforming growth factor alpha gene variants, and maternal smoking: a population-based case-control study in Denmark, 1991-1994. Am J Epidemiol 1999, 149(3):248-55.
13. Conway H, Wagner KJ. Congenital anomalies of the head and neck. Plast Reconstr Surg 1965, 36(1):71-9.
14. Cunha ECM, Fontana R, Fontana T, Silva WR, Moreira QVP, Garcias GL, Roth MGM. Antropometria e fatores de risco em recém-nascidos com fendas faciais. Rev Bras Epidemiol 2004; 7(4):417-22.

15. Czeizel AE, Rockenbauer M, Sorensen HT, Olsen J. A population-based case-control teratologic study of ampicillin treatment during pregnancy. Am J Obstet Gynecol 2001; 185(1):140-7.
16. Freitas JA, Dalben Gda S, Santamaria M Jr, Freitas PZ. Current data on the characterization of oral clefts in Brazil. Braz Oral Res 2004; 18(2):128-33.
17. Grisci CLI. Fissura lábio-palatal como estigma social e aspectos psico-sociais referentes à relação mãe-criança. Rev Odonto Cienc 1993; 8(16):55-67.
18. Iregbulem LM. The incidence of cleft lip and palate in Nigeria. Cleft Palate J 1982; 19(3):201-5.
19. Johansen AMW, Wilcox AJ, Lie RT, Andersen LF, Drevon CA. Maternal consumption of coffee and caffeine-containing beverages and oral clefts: a population-based case-control study in Norway. Am J Epidemiol 2009; 169(10):1216-1222.
20. Källén K. Maternal smoking and orofacial clefts. Cleft Palate Craniofac J 1997; 34(1):11-6.
21. Kernahan DA, Stark RB. A new classification for cleft lip and cleft palate. Plast Reconstr Surg Transplant Bull 1958; 22(5):435-41.
22. Leite ICG, Paumgartten FJR, Koifman S. Chemical exposure during pregnancy and oral clefts in newborns. Cad Saúde Pública 2002; 18(1):17-31.
23. Leite ICG, Koifman S. Oral clefts, consanguinity, parental tobacco and alcohol use: a case-control study in Rio de Janeiro, Brazil. Braz Oral Res 2009; 23(1):31-7.
24. Lieff S, Olshan AF, Werler M, Strauss RP, Smith J, Mitchell A. Maternal cigarette smoking during pregnancy and risk of oral clefts in newborns. Am J Epidemiol 1999; 150(7):683-94.
25. Little J, Cardy A, Munger RG. Tobacco smoking and oral clefts: a meta-analysis. Bull World Health Organ 2004; 82(3):213-8.
26. Loffredo LCM. Fissuras lábio-palatais: estudo caso-controle de fatores de risco. Tese de doutorado. Faculdade de Saúde Pública da Universidade de São Paulo, 1990.
27. Loffredo LCM, Souza JMP, Freitas JAS, Simões S. Fissura oral e tabagismo. Rev Odonto UNESP 1994; 23(2):333-7.
28. Loffredo LC, Souza JM, Freitas JA, Mossey PA. Oral clefts and vitamin supplementation. Cleft Palate Craniofac J 2001; 38(1):76-83.
29. Lorente C, Cordier S, Goujard J, Aymé S, Bianchi F, Calzolari E, Walle Hek, Knill-Jones R. Tobacco and alcohol use during pregnancy and risk of oral clefts. Am J Public Health 2000; 90(3):415-9.
30. Luijsterburg AJ, Vermeij-Keers C. Ten years recording common oral clefts with a new descriptive system. Cleft Palate Craniofac J 2011; 48(2):173-82.
31. Martelli DRB, Cruz KW, Barros LM, Silveira MF, Swerts MSO, Martelli Júnior H. Avaliação da idade materna, paterna, ordem de paridade e intervalo interparital para fissura lábio-palatina. Braz J Otorhinolaryngol 2010; 76(1):107-12.
32. Menegotto BG, Salzano FM. Epidemiology of oral clefts in a large south american sample. Cleft Palate Craniofac J 1991; 28(4):373-6.
33. Mitchell LE, Murray JC, O'Brien S, Christensen K. Evaluation of two putative loci for oral cleft in Danish population. Am J Epidemiol 2001; 153(10):1007-15.
34. Mitchell LE, Beaty TH, Lidral AC, Munger RG, Murray JC, Saal HM et al. Guidelines for the design and analysis of studies on nonsyndromic cleft lip and cleft palate in humans: summary report from a workshop of the International Consortium for Oral Clefts Genetics. Cleft Palate Craniofac J 2002; 39(1):93-100.
35. Munger RG, Romitti PA, Daack-Hirsch S, Burns TL, Murray JC, Hanson J. Maternal alcohol use and risk of orofacial cleft birth defects. Teratology 1996; 54(1):27-33.
36. Nagem Filho H, Moraes N, Rocha RGF. Contribuição para o estudo da prevalência das más formações congênitas lábio-palatais na população escolar de Bauru. Rev FOUSP 1968; 6(2):111-128.
37. Osthoff FA. Etiologia das malformações labiopalatinas. Odontol Mod 1992; 19(5):6-13.
38. Palmieri A, Avantaggiato A, Brunelli G, Arlotti M, Scapoli L, Martinelli M, Pezetti F, Carinci F. Drugs and nonsyndromic orofacial cleft: an update. Braz J Oral Sci 2008; 7(24):1470-75.
39. Robert E, Källén B, Harris J. The epidemiology of orofacial clefts. 1. Some general epidemiological characteristics. J Craniofac Genet Dev Biol 1996; 16(4):234-41.
40. Rodrigues K; Sena MF, Roncalli AG, Ferreira MAF. Prevalence of orofacial clefts and social factors in Brazil. Braz Oral Res 2009; 23(1):38-42.
41. Rodriguez MTC, Torres MEM. Labio y paladar fisurados. Apectos generales que deben conocer en la atención primaria de salud. Rev Cubana Med Gen Integr 2001; 17(4):379-385.
42. Rojas AR, Ojeda MEB, Barraza X. O. Malformaciones congénitas y exposición a pesticidas. Rev Med Chile 2000; 128(4):399-404.

43. Rouquayrol MZ, Goldbaum M. Epidemiologia, história natural e prevenção de doenças. In: Rouquayrol MZ, Almeida Filho N. Epidemiologia e Saúde. 5ª ed. Rio de Janeiro: Medsi, 1999; p.15-30.
44. São Paulo. Secretaria de Estado do Meio Ambiente. Companhia de Tecnologia de Saneamento Ambiental – CETESB. Disponível em http://www.cetesb.sp.gov.br. Capturado em fevereiro de 2011.
45. Silva OG, Freitas JAS, Okada T. Fissuras labiopalatais: diagnóstico e uma filosofia interdisciplinar de tratamento. In: Pinto VG. Saúde Bucal Coletiva. 4ª ed. São Paulo: Ed. Santos, 2000; p.482-527.
46. Silveira JLGC, Weise CM. Representações sociais das mães de crianças portadoras de fissuras labiopalatinas sobre aleitamento. Pesq Bras Odontoped Clin Integr 2008; 8(2):215-21.
47. Spilson SV, Kim HU, Chung KC. Association between maternal diabetes mellitus and newborn oral cleft. Ann Plast Surg 2001; 47(5):477-81.
48. Spina V, Psillakis JM, Lapa FS, Ferreira MC. Classificação das fissuras labiopalatinas. Sugestão de modificação. Rev Hosp Clin Fac Med São Paulo 1972; 27:5-6.
49. Stott-Miller M, Heike CL, Kratz M, Stan JR. Incresead risk of orofacial clefts associated with maternal obesity: case-control study and Monte Carlo-based bias analysis. Paediatr Perinat Epidemio 2010; 24:502-12.
50. Strauss RP. Social, ethical, and legal issues in genetic screening, counseling, risk appraisal, and the prevention of craniofacial abnormalities. In: Bader JD (ed). Risk assessment in dentistry. Chapel Hill: University of North Carolina Dental Ecology, 1990; p.282-287.
51. Ten Cate AR. Embriologia da cabeça, face e cavidade oral. In: Ten Cate AR. Histologia bucal: desenvolvimento, estrutura e função. 5ª ed. Rio de Janeiro: Guanabara-Koogan, 2001; p.24-49.
52. Vanderas AP. Incidence of cleft lip, cleft palate, and cleft lip and palate among races: a review. Cleft Palate J 1987; 24(3):216-25.
53. Vieira AR, Orioli IM, Murray JC. Maternal age and oral clefts: a reappraisal. Oral Surg Oral Med Oral Pathol 2002; 94(5):530-5.
54. Vieira ARR, Orioli IM, Castilla EE, Cooper ME, Marazita ML, Murray JC. MSX1 and TGFB3 contribute to clefting in South América. J Dent Res 2003; 82(4):289-92.
55. Waldman EA. A transição epidemiológica: tendências e diferenciais dos padrões de morbimortalidade em diferentes regiões do mundo. O Mundo da Saúde 2000; 24(1):10-8.

Capítulo 13

Defeitos de Desenvolvimento de Esmalte não Fluoróticos na Dentição Decídua

Fabiana Vargas-Ferreira
Sandra Espíndola Lunardelli
Marco Aurélio Peres

Introdução

O esmalte dentário é um tecido incomum, que uma vez formado não sofre remodelação como os outros tecidos duros. Assim, alterações durante sua formação são permanentemente registradas na superfície dentária,[1-3] podendo tais modificações ocorrerem nos períodos pré, neo e pós-natal.[1-2] Por esse aspecto, estudos de antropologia têm inferido ao esmalte, especificamente aos defeitos de desenvolvimento de esmalte não fluoróticos – DDE, um possível caráter de identificador de "risco" individual associado com condições gerais de saúde ou ambientais, ou seja, um biomarcador para eventos de saúde/doença em tenra idade, como desnutrição.[4-6]

Outro aspecto importante refere-se à presença de DDE na dentição decídua como fator de risco para a ocorrência de cárie dentária identificado em estudos longitudinais[7-11] Além disso, uma série de estudos tem enfocado a influência de fatores pré, neo e pós-natais no desenvolvimento de DDE, tais como prematuridade, baixo peso ao nascimento, condições nutricionais e doenças[8-9,12-15] e fatores socioeconômicos,[8-9,16] com resultados contraditórios. No entanto, os estudos de base populacional sobre DDE são escassos no Brasil, em especial na dentição decídua.

À presença de DDE têm sido atribuídas alterações estéticas, de sensibilidade dentária e de impacto na qualidade de vida.[9,13,17]

Este capítulo objetiva sistematizar o conhecimento epidemiológico sobre o DDE. A abordagem dos defeitos de desenvolvimento de esmalte não fluoróticos sob a óptica da Saúde Coletiva é importante para que se possa conhecer a prevalência e distribuição deste agravo na população infantil e, dessa forma, estabelecer iniciativas que contribuam para o controle e a redução dos prejuízos advindos destes defeitos. Outrossim, a identificação dos fatores de risco comuns das doenças configura-se em uma estratégia de prevenção e controle adotada pela Organização Mundial da Saúde (OMS).[18]

Aspectos biológicos, de diagnóstico, estudos epidemiológicos de prevalência e incidência, etiológicos e antropológicos bem como a relação dos defeitos com fatores pré, neo e pós-natais são abordados no capítulo.

Aspectos Gerais, Biológicos e Antropológicos Relativos aos DDE

A literatura especializada tem demonstrado a influência da nutrição nas dimensões físicas do corpo humano, principalmente em relação ao processo de crescimento e desenvolvimento,[19] mostrando que os primeiros anos de vida são importantes e devem ser acompanhados com o objetivo de favorecer o desenvolvimento biológico, cognitivo, emocional e social à criança.

Sabe-se que o crescimento é um processo dinâmico e contínuo, que ocorre desde a concepção até o final da vida e constitui-se em um dos melhores indicadores de saúde, refletindo as condições de vida no passado e no presente.[20]

A ideia de que o processo de formação dos dentes funciona como um registro biológico de saúde e de doença do indivíduo tem recebido mais confirmação por estudos antropológicos, clínicos e de experimentos com animais, que relacionam a influência das condições metabólicas ao desenvolvimento dos dentes.[21]

Antropólogos têm utilizado os defeitos de esmalte para reconstruir as condições de vida em estudos arqueológicos, principalmente relacionados ao período pré-histórico. O interesse é empregar os DDE como uma ferramenta para inferir sobre as condições de vida em gerações passadas ou como um potencial indicador de aspectos sociais e de saúde pública.[4] Dessa forma, os DDE podem ser considerados biomarcadores de eventos inespecíficos que contribuem para o desequilíbrio homeostático. Além disso, os DDE são fontes recordatórias de eventos de estresse ocorridos nos períodos pré, neo e pós-natais, sendo considerada evidência bioarqueológica, conforme a Hipótese de Barker, que denominou essas evidências como "janelas para o passado".[6]

A hipótese formulada por David Barker estipula que os eventos de estresse ocorridos em tenra idade na história individual têm consequências negativas em épocas posteriores. De início, a hipótese focalizou principalmente os eventos pré-natais, como baixo peso e desfechos relacionados. Posteriormente, a expressão "fase fetal de desenvolvimento" ou "programação fetal" foi substituída por "hipóteses de saúde e doenças relacionadas ao desenvolvimento", uma vez que os eventos pós-natais também podem ter impacto similar aos pré-natais. Os defeitos de esmalte, notadamente, a hipoplasia, é um marcador bioarqueológico confiável e pode estar associado à morbidades e também à mortalidade. Os mecanismos que relacionam distúrbios fisiopatológicos com hipoplasia de esmalte são variados. Uma primeira explicação propõe que indivíduos com defeitos de esmalte vivenciaram altos níveis de estresse na infância (p. ex., desnutrição e quadros infecciosos), pois as hipoplasias representam condições ambientais adversas que repercutem nos dentes. Outra explicação sugere que os indivíduos com defeitos de esmalte são biologicamente "danificados", do ponto de vista da hipótese de Barker.[6]

Coerente com estas hipóteses, tem sido sugerido que experiências precoces na infância influenciam na saúde na vida adulta, partindo do pressuposto de que o estado de saúde em qualquer idade é resultado não só de condições atuais, mas também de um acúmulo de condições que foram incorporadas ao longo da vida.[22] Portanto, as condições bucais também podem resultar de uma interação de fatores sociais, econômicos, biológicos e psicológicos.

O processo de formação do esmalte (amelogênese) na dentição humana inicia no útero materno e é dividida em três blocos com envolvimento de proteínas: (1) secreção ou secretora – é o estágio da formação da matriz, no qual as proteínas envolvidas na amelogênese são produzidas; (2) calcificação ou transição – o estágio da calcificação, no qual é depositado mineral e a maior parte das proteínas originais é removida; e (3) maturação – o esmalte recém-mineralizado sofre processo final de calcificação, e as proteínas ainda remanescentes são removidas.[23]

A odontogênese ocorre na vida intrauterina, na infância e adolescência, sendo um evento complexo, multifatorial e que requer condições nutricionais, locais e sistêmicas adequadas.[18] Os ameloblastos, células formadoras do esmalte, no germe dentário em desenvolvimento são extremamente sensíveis aos estímulos externos, e muitos fatores, tanto locais como sistêmicos, podem resultar em anomalias no esmalte;[24] portanto, o período da odontogênese corresponde à época de maior vulnerabilidade.

Durante o desenvolvimento das estruturas dentárias, inúmeros agentes etiológicos podem causar distúrbios na formação da matriz e mineralização dos tecidos duros dos dentes. Estes agentes podem ter ação local e afetar um único dente, ou serem de natureza sistêmica, afetando grupos de dentes ou mesmo toda a dentição. A sequência complexa de eventos geradores do esmalte dentário pode apresentar interrupções por qualquer fator etiológico,[25] ou seja, de origem local, genética, sistêmica ou ambiental[3] e a função dos ameloblastos pode ser interrompida temporária ou permanentemente.

Cada dente tem seu desenvolvimento bem definido e que consiste de quatro a cinco estágios até alcançar a morfologia e maturação funcionais adequados.[23] O primeiro dente decíduo começa o seu desenvolvimento no útero materno (3 a 4 meses), aproximadamente aos 6 meses de idade, as coroas dos incisivos já estão formadas. A mineralização dos molares decíduos inicia no final do 5º mês de gestação e termina no final do 1º ano de vida.[26] Visto que os dentes decíduos são formados durante a vida intra e extrauterina até um ano de idade, eles podem servir de marcadores de eventos ocorridos durante sua mineralização, tais como as mudanças morfológicas do esmalte.[27]

A dentição decídua começa sua erupção por volta dos 6 meses de vida e se completa, aproximadamente, entre 24 e 30 meses, com o irrompimento dos segundos molares superiores.[23]

O DDE pode se manifestar como estrutura de esmalte com defeitos quantitativos e/ou qualitativos, os quais podem variar desde a ausência total de esmalte até com espessura estrutura normal, exceto pela coloração alterada,[25,28] dependendo da fase do agente etiológico (Fig. 13.1).[26]

Os distúrbios ocorridos durante os primeiros estágios de formação dentária resultam na redução da quantidade ou espessura do esmalte, ou seja, na hipoplasia do esmalte (HE).[2,8] A HE é definida como uma formação incompleta da matriz orgânica do esmalte dentário, sendo relacionada a estímulos sobre os ameloblastos do germe dentário em desenvolvimento.[8] Durante o estágio de deposição ou de secreção e calcificação da matriz, fatores genéticos e ambientais podem acarretar hipoplasias de esmalte.[23] Esse tipo de defeito compromete a estrutura dentária em quantidade, portanto, há maior possibilidade de formação de nichos de retenção do biofilme dental, podendo propiciar a instalação e a progressão da cárie dentária.[13,29]

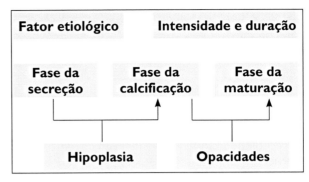

Fig. 13.1 – Descrição das fases formadoras do esmalte dentário. Fonte: Katchburian et al. (2004).[23]

Os dentes com hipoplasia de esmalte apresentam superfícies irregulares e retentivas, o que aumentaria o risco de adesão e colonização de bactérias; portanto, crianças com hipoplasia tendem a ter níveis altos de *Streptococcus mutans*,[30,31] desde que haja a presença de dieta cariogênica e com baixos níveis de flúor.[8]

Uma deficiência na formação do esmalte é observada na porção específica em que cada dente está se desenvolvendo durante o período de ocorrência da doença. Com conhecimento da cronologia de desenvolvimento dos dentes, os registros podem ser avaliados radiograficamente (dentes irrompidos e não irrompidos), clínica e histologicamente (dentes extraídos ou esfoliados).[21]

Quando a agressão ocorrer na fase de maturação ou mineralização da matriz, resultará em uma hipocalcificação.[3] A hipocalcificação ou hipomineralização é um defeito onde não há perda de esmalte, mas sim mudanças na sua cor e translucidez, também denominada opacidade do esmalte.[32]

As opacidades podem ser demarcadas ou difusas. A primeira apresenta um esmalte de espessura normal e superfície intacta, porém há alteração de grau variável na translucidez do esmalte. Essa translucidez é demarcada a partir do esmalte adjacente normal com limites nítidos e claros, podendo apresentar uma coloração branca, bege amarela ou marrom. Já a opacidade difusa consiste em uma alteração na translucidez do esmalte, de grau e coloração variáveis, de modo análogo à opacidade demarcada. Todavia, não há uma diferenciação clara entre o esmalte normal adjacente e a opacidade difusa, podendo esta fronteira apresentar-se clinicamente de forma linear, em placas, ou ter uma distribuição confluente.[19] Assim como para as lesões hipoplásicas, o esmalte dentário hipomineralizado apresenta ação cariosa mais rápida.[13] A opacidade demarcada e a hipoplasia ocorrem de modo circunscrito no tempo e no espaço, o que sugere haver fatores causais exógenos. Já a opacidade difusa manifesta-se num período específico da progressão etária, o que sugere haver fatores causais endógenos.[33]

É importante considerar que as fases de amelogênese podem ocorrer de forma simultânea, ocasionando dentes com ambos os defeitos, ou seja, hipoplasia e hipomineralizações.[33]

Esses defeitos apresentam diversas formas clínicas. Quando visíveis, são localizados afetando um ou vários dentes; sistêmicos, afetando grupos de dentes que estão se desenvolvendo no período dos distúrbios; ou ainda ser de natureza genética.[3,34] Podem afetar ambas as dentições, apenas os dentes decíduos ou apenas os permanentes. O esmalte, a dentina e o cemento podem ser afetados[32] e como a maioria dos defeitos de esmalte afeta os dentes anteriores e primeiros molares, os fatores sistêmicos terão ocorrido durante o primeiro ano e meio de vida.[33]

A hipoplasia linear de esmalte nos dentes incisivos decíduos superiores e a hipoplasia localizada de caninos decíduos apresentam aspectos e características mais específicas. A hipoplasia localizada de canino decíduo tem forma aproximadamente circular e localiza-se na face vestibular. São lesões de cerca de 1 mm de diâmetro são encontradas com mais frequência na mandíbula.[35] A hipoplasia linear de esmalte é caracterizada como um sulco hipoplásico, localizado na superfície vestibular dos incisivos decíduos superiores. Esses defeitos são mais prevalentes em países pobres e em comunidades com condições socioeconômicas desfavoráveis.[8,36,37]

Diagnóstico dos DDE não Fluoróticos

O diagnóstico de lesões de cárie, doenças periodontais, oclusopatias e outras doenças bucais mais prevalentes são habitualmente identificáveis pelos cirurgiões-dentistas. O mesmo, no entanto, não ocorre para os defeitos de esmalte, tanto pela falta de familiaridade do profissional, quanto pela necessidade de uma inspeção visual mais acurada das superfícies dentárias.

Compreender as definições e classificações dos defeitos de esmalte configura-se em um ponto fundamental para o registro e coleta de informações para o tipo, localização e extensão dos DDE.

Na literatura, utiliza-se uma variedade de termos para definir as alterações de esmalte, baseados sumariamente na aparência clínica, como hipoplasia de esmalte, fluorose, mancha branca e esmalte sem coloração.[32] Com isso havia um problema de terminologia nos estudos de DDE, o que dificultava caracterizar se havia ou não origem fluorótica.

Com o objetivo de superar essa dificuldade, a Federação Dentária Internacional (FDI), criou um índice descritivo de defeito de desenvolvimento do esmalte (DED Index), que foi revisado e modificado novamente pela FDI, em 1992.[32] O índice proposto em 1982 era considerado complicado e demorado, uma vez que cada superfície dentária deveria receber, pelo menos, dois códigos (tipo e número, e defeitos), além da localização e se o dente apresentasse mais de um defeito, este também deveria ser registrado.

A Organização Mundial da Saúde (OMS)[19] recomenda utilizar o Índice Modificado de Defeitos de Desenvolvimento do Esmalte (*Modified Development Defects of Enamel Index – Modified DDE Index*) proposto pela Federação Dentária Internacional (FDI) em 1992, com o objetivo de uniformizar a terminologia, a classificação e a compreensão do sistema de registro; favorecer a padronização das técnicas de exame e a comparabilidade dos estudos[32] (Quadro 13.1).

Quase todos os defeitos de esmalte em humanos podem ser classificados segundo seu aspecto macroscópico em opacidades demarcadas, opacidades difusas e hipoplasias. Quando um defeito de esmalte não puder ser classificado dentro dos três tipos básicos (opacidade demarcada, opacidade difusa e hipoplasia de esmalte) deverá receber o código 4 ("Outros defeitos") (Quadro 13.2).

Quadro 13.1 – Descrição dos defeitos de esmalte não fluoróticos.

Tipos de defeitos	
Opacidade Demarcada	Envolve alteração na translucidez do esmalte, em vários graus. O esmalte defeituoso é de espessura normal, com superfície lisa. Apresenta limite claro e distinto do esmalte normal adjacente e pode apresentar cor branca, creme, amarela ou marrom. As lesões variam em extensão, posição na superfície do dente e distribuição na cavidade bucal.
Opacidade Difusa	Envolve alteração na translucidez do esmalte, em vários graus. O esmalte defeituoso é de espessura normal e ao erupcionar, tem superfície relativamente lisa, e sua coloração é branca. Pode ter distribuição linear, manchada ou confluente, sem limite claro com o esmalte normal adjacente. As linhas são brancas de opacidade que seguem as linhas de desenvolvimentno dos dentes. As manchas são irregulares e sombreadas de opacidades desprovidas de margens bem definidas. O termo confluente refere-se a manchamento difuso numa área branco-giz, estendendo-se das margens distais para as distais, e pode cobrir a superfície por inteiro ou estar restrita à área localizada.
Hipoplasia	É um defeito envolvendo a superfície do esmalte e associado com a redução localizada na espessura do esmalte. Pode ocorrer na forma de: (a) fóssulas – únicas, múltiplas, rasas ou profundas, difusas ou alinhadas, dispostas horizontalmente na superfície; (b) sulcos – únicos ou múltiplos, estreitos ou amplos (máximo de 2 mm); ou (c) ausência parcial ou total de esmalte sobre uma área considerável de dentina. O esmalte pode ser translúcido ou opaco.

Fonte: FDI (1992).[32]

Quadro 13.2 – Índice modificado para diagnóstico de DDE (*screening*).

Tipos de Defeito	Código
Normal	0
Opacidade demarcada	1
Opacidade difusa	2
Hipoplasia	3
Outros defeitos	4
Combinações	**Código**
Opacidade demarcada e difusa	5
Opacidade demarcada e hipoplasia	6
Opacidade difusa e hipoplasia	7
Todos os 3 defeitos	8
Excluídos	9

Fonte: FDI (1992).[32]

Algumas considerações são importantes para a avaliação de DDE, que são: se houver dúvida acerca da presença de uma anormalidade, a superfície dentária é classificada como "normal" e uma superfície com uma única anormalidade menor que 1 mm de diâmetro será classificada como "normal".

As superfícies dentárias devem ser inspecionadas visualmente e, em caso de dúvida, os defeitos devem ser verificados com uma sonda periodontal para a confirmação do diagnóstico. Cabe ressaltar que o documento oficial[32] sobre a avaliação de DDE não tematiza sobre o instrumental a ser utilizado, no entanto, a sonda *ball point* deve ser a escolhida em virtude da indicação metodológica da OMS.

O examinador poderá realizar a inspeção sentado ou em pé, posicionado à frente ou atrás do indivíduo. Movimentos na linha de visão do examinador podem auxiliar na visualização dos defeitos. O exame pode ser realizado sob luz natural ou artificial. Qualquer resíduo grosseiro de placa ou alimentos deve ser removido. Diagnóstico diferencial deve ser efetuado com cautela entre os defeitos de desenvolvimento de esmalte, em especial as opacidades difusas, e outras alterações do esmalte, tais como manchas brancas de cárie e cristas marginais e cúspides esbranquiçadas em pré-molares, molares e, ocasionalmente, nos incisivos laterais.

É importante enfatizar que hipoplasias de esmalte assim como opacidades demarcadas são facilmente detectadas, devido a característticas clínicas, enquanto opacidades difusas representam mais mudanças inespecíficas e não têm delimitação precisa com o esmalte normal adjacente.[34,38]

Em relação ao exame dentário, não há padronização quanto à secagem ou não dos dentes; no entanto, de acordo com as condições do trabalho de campo, muitas vezes, torna-se aceitável que o exame seja realizado em condições úmidas,[32] mas isso poderia gerar prevalências sub ou superestimadas.[12,39] Devido a essas variações metodológicas, a comparação entre os estudos epidemiológicos exige cautela.[3,34]

Para o exame clínico, na dentição permanente, orienta-se a inspeção das faces vestibulares de dez dentes (14, 13, 12, 11, 21, 22, 23, 24, 36 e 46). Estudos brasileiros na dentição decídua têm empregado o índice de DDE com pequenas modificações, como a avaliação das superfícies vestibulares e linguais de cada dente anterior e vestibulares, linguais e oclusais dos dentes posteriores. A localização do defeito é classificada de acordo com sua posição na coroa dentária na porção gengival, incisal ou oclusal,[8,9,11,14] pois a posição do DDE fornece respostas sobre o período do traumatismo ocorrido durante a odontogênese.[40]

Mais detalhamentos dos defeitos poderão ser obtidos por meio da classificação, segundo a coloração do esmalte afetado, o número e demarcação dos defeitos, sua localização na superfície e necessidades de tratamento. É necessário registrar todos os detalhes do exame, incluindo os critérios de diagnóstico, para possibilitar comparações entre os estudos. Observa-se que, especificamente para a dentição decídua, não há orientações preestabelecidas para muitos aspectos, o que dificulta o diagnóstico, uma vez que alguns tipos e defeitos na dentição decídua são mais difíceis de detectar que na dentição permanente por causa de sua presença mais sutil.[2]

As formas mais suaves na dentição decídua resultam de vários fatores. Primeiro, o ambiente intrauterino protege o esmalte formado durante o período pré-natal. Com isso, apenas alterações mínimas são observadas nas coroas dentárias. Segundo, devido ao período mais curto de formação do esmalte e uma espessura mais fina da camada de esmalte quando comparada com a do permanente, podem tornar as opacidades menos evidentes entre os decíduos.

Além disso, a aparência mais esbranquiçada do esmalte pode dificultar o discernimento de lesões mais suaves.[2]

Quando o profissional for a campo para realizar um estudo epidemiológico, certamente perceberá que as hipoplasias de esmalte, assim como as opacidades demarcadas, pelo seu aspecto clínico bem característico, são fáceis de detectar, diferente das opacidades difusas, as quais, sendo inespecíficas, não apresentam limites precisos com o esmalte normal adjacente. A aparência mais branca do esmalte dos dentes decíduos pode dificultar a detecção de opacidades na dentição decídua. Além disso, os defeitos de esmalte podem ser mascarados pela saliva, placa e iluminação inadequada e confundidos por alterações ocorridas após a erupção dos dentes, como as cáries e perdas de estrutura dental por atrição e traumatismos. Estas observações visam justificar a necessidade de diagnósticos diferenciais.[2]

Fatores Associados

O conhecimento aprofundado dos fatores etiológicos, um diagnóstico adequado e a compreensão da dinamicidade dos processos saúde/doenças bucais são imprescindíveis para a atuação em promoção da saúde, tanto em nível individual quanto coletivo.

Os fatores etiológicos associados aos defeitos de esmalte podem ocorrer localmente, afetando um único dente, ou agir sistemicamente, afetando todos os dentes nos quais o esmalte está sendo formado. A extensão do defeito de esmalte depende de três condições: (1) a intensidade do fator etiológico, (2) a duração da presença do fator, e (3) o período em que ocorre o fator, durante a formação da coroa.[33]

A duração do estímulo sobre o ameloblasto tem grande impacto na localização e no aspecto do defeito no esmalte. A causa do dano parece não ter muita importância, porque inúmeros estímulos locais e sistêmicos diferentes podem resultar em defeitos com aspectos clínicos semelhantes e, nesse sentido, o esmalte final representa um registro de todas as agressões significativas recebidas durante o desenvolvimento dos dentes.[24]

O exato mecanismo e fatores etiológicos associados com os DDE não estão completamente esclarecidos e isso se confirma porque já foram relatados mais de noventa diferentes fatores relacionados aos defeitos de desenvolvimento do esmalte nas dentições decídua e permanente. Estes fatores podem ser divididos em dois grupos: (1) aqueles que causam defeitos localizados limitados a um ou poucos dentes, tais como traumatismos, infecções, anquilose e irradiação; e (2) os fatores que causam defeitos generalizados que afetam a maioria dos dentes ou a sua totalidade. Esses defeitos generalizados podem ser causados por fatores ambientais ou condições hereditárias.

Os principais fatores ambientais seriam as infecções, distúrbios neonatais, endócrinos e nutricionais, desordens hemolíticas, intoxicações exógenas, doenças cardíacas, renais e gastrointestinais. Os defeitos de esmalte hereditários podem afetar apenas os dentes ou podem ser uma manifestação de uma doença sistêmica.[1]

Em virtude de a etiologia ser multifatorial, uma vez que reflete distúrbios na formação do esmalte desde a vida intrauterina até os três primeiros anos de vida, faz-se necessária avaliação criteriosa da literatura sobre o tema, uma vez que os resultados advêm de amostras de conveniência (na maioria dos casos), a informação sobre características pré, neo e pós-natais é retrospectiva, ou seja, as informações podem ser limitadas e não confiáveis e, ainda, é difícil separar com fidedignidade os fatores responsáveis pelos DDE. Para facilitar a apresentação dos fatores associados, procurou-se focalizar as principais condições materno-infantis.

Crescimento intrauterino restrito/baixo peso/prematuridade

O baixo peso ao nascimento e/ou prematuridade são considerados problemas de Saúde Pública, porque estão associados com altos custos econômicos, sociais, familiares e individuais[18] e principalmente porque crianças de baixo peso ao nascimento apresentam maior risco de morbidade e mortalidade durante o primeiro ano de vida.[40] Pela facilidade de obtenção, o peso ao nascimento é utilizado para descrever e classificar a população de recém-nascidos. São consideradas com muito baixo peso as crianças que nascem com menos de 1.500 g; baixo peso, menos de 2.500 g; peso insuficiente, entre 2.500 e 2.999 g, e peso favorável, igual ou mais de 3.000 g.[41]

Pré-termo é definido como um neonato cujo nascimento ocorreu antes das 37 semanas completas. Gravidez termo ou a termo é definida como aquela que resulta em nascimento em 37 até 42 semanas incompletas e, segundo a Associação Americana de Pediatria,[42] o pós-termo corresponde às crianças nascidas com 42 semanas ou mais. Em todo o mundo, nascem anualmente cerca de 20 milhões de bebês pré-termo e de baixo peso. Desses, um terço morre antes de completar um ano de vida. No Brasil, a primeira causa de mortalidade infantil são as afecções perinatais, que compreendem problemas respiratórios, asfixia ao nascer e infecções que são mais incidentes em bebês pré-termo e de baixo peso. Além disso, muitos bebês são acometidos de distúrbios metabólicos, apresentam dificuldades de se alimentar e regular a temperatura corpórea.[20]

O peso ao nascimento é determinado pelo crescimento fetal e duração da gestação. Estima-se que cerca de 40% da variação de crescimento fetal seja atribuída a fatores genéticos (genótipos materno e fetal) e o remanescente é determinado por fatores ambientais maternos,[43] como fumo, gestações múltiplas, mãe jovem e consumo de álcool durante a gestação.[15,40] Há sugestão de relação linear entre o número de cigarros consumidos por dia durante a gestação e o risco de hipoplasia de esmalte.[15]

Crianças com crescimento uterino restrito podem apresentar dificuldades em relação à amamentação, tornando-as mais vulneráveis à ocorrência de doenças frequentes e prolongadas, com sequelas importantes, como diarreia e infecções respiratórias.[18] Nesse sentido, o peso ao nascimento constitui-se em um indicador valioso das condições de sobrevida e qualidade de vida da criança, além de refletir o estado de saúde ao nascimento.

Em crianças pequenas para a idade gestacional (ou de baixo peso), a morbidade e mortalidade são mais frequentes, em função de uma série de complicações perinatais às quais são mais vulneráveis, como asfixia, síndrome da aspiração do mecônio, hipotermia, policitemia e hipoglicemia.[40] Recém-nascidos com muito baixo peso apresentam maior risco para uma série de problemas orgânicos, como imaturidade pulmonar, cardiovascular, gastrointestinal, hepática, imunológica e renal, além de reservas metabólicas reduzidas,[40-44] fatores que podem afetar o desenvolvimento das estruturas dentárias. Estudos nacionais e internacionais corroboram com essa hipótese,[9,13,16,39,40,44,45] ou seja, a baixa idade gestacional e o baixo peso podem ser considerados fatores fundamentais na determinação da incidência de complicações neonatais, incluindo condições bucais.

As causas do retardo do crescimento fetal são múltiplas e estão inter-relacionadas: tipo de alimentação materna, trabalhos desgastantes durante a gravidez, doenças (em especial as infecciosas), gestante de pequena estatura, jovens e partos subsequentes com pequeno intervalo.[19] Para avaliar a influência de fatores socioeconômicos relacionados ao risco nutricional e sua associação com DDE em crianças brasileiras nordestinas entre 16 e 18 meses, os autores concluíram que os defeitos de esmalte foram associados com risco nutricional após o primeiro ano de vida e este às condições socioeconômicas desfavoráveis durante a gestação e o nascimento.[23] A literatura tem demonstrado que as deficiências nutricionais estão associadas com a ocorrência de DDE,[9,12,16,39] e isso poderia ser explicado pelo comprometimento dos ameloblastos, em virtude da lacuna de elementos minerais, que estão associados diretamente à sua função.

Vários estudos reforçam a hipótese de que a associação negativa entre o peso ao nascimento e/ou prematuridade e a presença de defeitos de esmalte. Além disso, pode haver interação sinérgica entre as variáveis já citadas no desenvolvimento do esmalte e sua suscetibilidade a doenças dentais.[39] Autores selecionaram três grupos de crianças australianas com diferentes pesos ao nascimento (1 – peso muito baixo ao nascer – < 1500 gramas; 2 – peso baixo ao nascer –1500 a 2500 gramas e 3 – peso normal ao nascer – > 2500 gramas) e encontraram que a frequência de hipoplasia de esmalte foi de 62,3% em crianças no grupo de muito baixo peso, 27,3% no grupo de baixo peso e 12,7% em crianças com peso normal.[46] Avaliando 102 crianças espanholas entre 4 e 5 anos de idade através de um estudo caso-controle para analisar a influência de fatores de risco perinatais nos DDE mostrou que a chance de ter hipoplasia e a média de dentes afetados por este defeito foi significativamente maior entre as crianças com baixo peso (59 e 1,6%) quando comparada com aquelas de peso adequado (16 e 0,3%).[15]

No Brasil, estudos também verificaram forte associação de variáveis pré e neonatais com a ocorrência de defeitos de esmalte, principalmente a hipoplasia de esmalte.[9,13-14,16]

Em relação às crianças prematuras e/ou de baixo peso ao nascimento, diversos autores[2,33] sugerem que os defeitos de esmalte possam estar ligados ao suplemento inadequado de fosfato e cálcio no organismo, uma vez que a mineralização do esqueleto no útero é máxima no último trimestre da gestação, pois de um total, em média, de 30 gramas de cálcio presentes no esqueleto do recém-nascido, 25 gramas são depositados no último semestre. Complementando a hipótese, estudos também sugerem que o surgimento dos defeitos de esmalte em crianças prematuras e/ou de baixo peso seria decorrente da imaturidade dos órgãos, como fígado, rins e glândulas da paratireoide, em metabolizar o cálcio.[47-48]

Aleitamento materno

Autores brasileiros avaliaram crianças de 3 a 5 anos de idade em um estudo caso-controle para avaliar o papel do aleitamento materno e outras condições relacionadas ao binômio mãe-criança na ocorrência de DDE. Eles concluíram que crianças que não foram amamentadas apresentaram 3,2 vezes mais chance de ter defeitos de esmalte quando comparadas com aquelas amamentadas. Entre as prematuras, a chance de ter DDE foi 2,6 vezes maior do que entre as crianças com idade gestacional adequada.[13]

A provável explicação para a proteção do leite materno sobre o desenvolvimento de defeitos de esmalte reside em sua composição, que contém nutrientes disponíveis em quantidade e qualidade apropriadas para o crescimento e desenvolvimento fisiológicos, incluindo a formação do órgão dentário.[13,49] Além disso, o leite materno apresenta propriedades imunológicas que reduzem a probabilidade de doenças no primeiro ano de vida, fator que também pode contribuir para evitar o desenvolvimento de DDE.[27]

Fatores demográficos e socioeconômicos

Etnia

A relação entre etnia/raça e defeitos de esmalte na dentição decídua tem sido pouco explorada na literatura. Sugere-se que essa influência seja complexa, esteja relacionada com fatores biológicos, comportamentais e psicossociais.[50] Estudos prévios atribuíram diferenças étnicas de saúde bucal em relação à condição socioeconômica e condições de saúde geral,[50-51] mas em relação aos defeitos de esmalte, no Brasil, não houve ainda essa avaliação.

Escolaridade materna

Algumas investigações têm relacionado a influência do nível de escolaridade materna na ocorrência de DDE.[13-14,16] O nível de escolaridade materna e/ou paterna é considerado um bom indicador socioeconômico, uma vez que altos níveis de escolaridade tendem a proporcionar melhores condições de trabalho, de renda e acesso a serviços.[52] Além disso, os baixos níveis de educação também podem capturar o efeito cumulativo de adversidades socioeconômicas ao longo da vida de um indivíduo.[52] No entanto, a relação entre DDE e nível de escolaridade permanece não esclarecida, uma vez que possivelmente a escolaridade seja um forte determinante sobre condições de saúde nos períodos pré, neo e pós-neonatal.

Renda familiar

Há escassez de informações sobre a influência socioeconômica em relação aos defeitos de esmalte. Alguns estudos verificaram uma associação significativamente positiva entre DDE e privação material.[8-9,14] Estudos sobre possíveis preditores para DDE são importantes para diagnosticar lesões e identificar suas possíveis causas, objetivando a manutenção da saúde bucal.[34] A realização de estudos com tal enfoque permitiria a geração de dados, a implementação de estratégias de atuação para a prevenção e/ou controle de defeitos de esmalte. Além disso, contribuiria para a avaliação do gradiente social em relação à saúde bucal e ao desenvolvimento dentário, uma vez que a presença de DDE pode ser considerada um evento sentinela, ou seja, evidenciador de estresses em tenra idade.

Fatores externos

Intubação endotraqueal e/ou laringoscopia

A lesão traumática causada pela laringoscopia e intubação endotraqueal no período crítico da amelogênese contribui para o desenvolvimento de defeitos na dentição decídua de crianças de baixo peso ao nascimento, cujo desenvolvimento dental já está comprometido pelos distúrbios do metabolismo do cálcio e outros fatores sistêmicos,[44] sendo uma prática rotineira em crianças com asfixia perinatal ou respiratória.[44] Ao avaliarem crianças pré-termo e a termo em relação à presença de defeitos de esmalte, os autores verificaram que, de todas as crianças assistidas em um hospital paulista que foram intubadas no período neonatal, cerca de 87% dos pré-termos tinham defeitos de esmalte. As crianças sem defeitos de esmalte não foram submetidas à intubação.[44] Traumatismos locais oriundos de intubação orotraqueal e uso de laringoscópio no período neonatal são bem estabelecidos na literatura como potenciais fatores de risco de DDE,[44,53] sendo que as lesões são mais frequentemente observadas no terço incisal dos dentes anteriores superiores em virtude do impacto gerado por esses traumatismos locais.[44]

É importante ressaltar que a espessura do esmalte fornece explicações sobre o porquê de os DDE serem mais frequentemente relatados nos dentes superiores, nas superfícies vestibulares e no terço médio da coroa. Os dentes anteriores superiores decíduos têm menor espessura do que os seus equivalentes inferiores. Além disso, o terço incisal dos dentes anteriores decíduos apresenta cerca de 87% dos pré-termo tinham defeitos de esmalte menor espessura de esmalte e em geral são gastos significativamente, evidenciando, muitas vezes, os defeitos de esmalte.[40] Outra explicação reside no fato de que o período crítico da amelogênese ocorre durante as idades de zero a 2 anos de idade, sendo a criança vulnerável a várias condições sistêmicas comuns que podem afetar o desenvolvimento do esmalte.[54-55]

Pode-se observar que a etiologia dos defeitos de esmalte dentário são comuns a outras doenças e agravos à saúde infantil, o que certamente implica na discussão das políticas públicas destinadas ao seu enfrentamento, se mais específicas ou mais gerais, favorecendo uma linha de pensamento para o trabalho em conjunto, um princípio essencial na prática de promoção de saúde – a abordagem dos fatores de risco comuns a vários problemas de saúde.[56]

Os quadros 13.4 e 13.5 sintetizam os fatores que vêm sendo descritos e as principais causas de alteração do esmalte humano nas dentições decídua e permanente.

Estudos Epidemiológicos

Os DDE são considerados condições bucais comuns, e sua distribuição varia entre as populações.[2] Na literatura, são poucos os estudos que avaliaram a prevalência de DDE; para a dentição decídua, o número de estudos é ainda menor, principalmente de base populacional, em especial quando comparados com a dentição permanente.

A prevalência de DDE varia consideravelmente. Nos estudos de base populacional (Quadro 13.3), essa variação foi de 1,9 a 99%. Vale ressaltar que a alta prevalência encontrada nos estudos deve-se ao fato de a amostra ter sido composta por crianças com características diferentes como: desnutrição, prematuridade, baixo peso ao nascimento e estarem em situação de desigualdade social. Na Austrália, a prevalência encontrada foi de 98% entre aborígines. Provavelmente, esse resultado pode ser explicado pela diferença social entre os aborígines e a população australiana.[57] Um estudo na Etiópia mostrou uma prevalência de 38,9%, sendo a amostra composta por crianças que na sua maioria apresentaram sinais de subnutrição e tiveram baixo peso ao nascimento.[58] Na Arábia Saudita, a prevalência foi 43%; vale ressaltar que a incidência de subnutrição da amostra foi maior que na população do país como um todo.[12] Em Santa Catarina – Brasil, a prevalência encontrada foi de 24,4%, sendo a amostra representativa da cidade de Itajaí,[34] resultado bastante similar ao de Indaiatuba, São Paulo, onde a prevalência foi de 25,6%.[3]

Estudos com delineamento caso-controle conduzidos na Austrália e em Cuba apresentaram resultados similares, ou seja, a presença de DDE esteve associada a crianças com baixo peso e com cárie dentária,[60-61] respectivamente.

Investigações de coorte foram realizadas, principalmente no Brasil, enfocando crianças de baixo nível socioeconômico com o objetivo de avaliar o papel de condições pré, neo e pós-natais sobre a ocorrência defeitos de esmalte,[7-11] mostrando resultados similares, ou seja, que as condições socioeconômicas influenciam na saúde bucal e no desenvolvimento dentário.

Outro fato que merece discussão é que a maioria dos estudos da literatura não apresenta avaliação adequada de possíveis fatores de confusão, tornando-os difíceis de serem analisados.

Os quadros 13.6-13.8 sintetizam os estudos com delineamentos transversal, caso-controle e coorte, respectivamente, dos defeitos de desenvolvimento de esmalte na dentição decídua, relacionando-os a inúmeros fatores, em especial ao baixo peso ao nascimento e à prematuridade, além de abordar estudos que analisaram a associação entre DDE e cárie dentária.

Defeitos de Desenvolvimento de Esmalte na Dentição Decídua e Cárie Dentária

A cárie dentária continua sendo um problema de Saúde Pública em várias partes do mundo.

Além dos fatores reconhecidamente associados à presença de cárie dentária, como socioeconômicos e biológicos, a presença de defeitos de esmalte tem recebido atenção da comunidade científica e da Saúde Pública. Para avaliar os DDE como fator de risco de cárie, estudos longitudinais bem delineados são considerados o padrão-ouro.[7,10,11] Outros delineamentos também têm identificado associação entre DDE e cárie.[3,38,39,59]

Cerca de 80% das crianças de baixo nível socioeconômico residentes em João Pessoa, Paraíba, apresentavam, aos 36 meses de idade, pelo menos, um dente com defeitos de esmalte e 25% tinham cárie dentária. Além disso, 17% dos dentes com defeitos de esmalte também haviam

Quadro 13.3 — Estudos epidemiológicos de defeitos de desenvolvimento de esmalte (DDE) na dentição decídua. Autor(es) e ano de publicação, idade ou faixa etária, tamanho da amostra, prevalência dos defeitos e país de realização do estudo.

Autores/Ano de Publicação	Idade/Faixa Etária	Tamanho da Amostra	Prevalência (%)	País
Grahnen & Larsson,[61] 1958	4-6 anos	129	13-32*	Suécia
Infante & Gillespie,[62] 1974	6 meses a 6 anos	429	31,2*	Guatemala
Murray & Shaw,[63] 1979	6 anos	303	32,7	Inglaterra
Funakoshi et al.[64] 1981	2-5 anos	52	1,9-26,9	Japão
Pimlott et al.[65] 1985	18 meses a 8 anos	106	38	Canadá
Seow et al.[66] 1987	17 a 35 meses	157	12,7-62,3	Austrália
Fearne et al.[54] 1990	5 anos	193	25-71	Inglaterra
Weeks et al.[67] 1993	4-5 anos	232	20-35	Inglaterra
Pascoe & Seow,[68] 1994	4-6 anos	80	99	Austrália
Li et al.[50] 1995	3-5 anos	1.344	23,9	China
Kanchanakamol et al.[69] 1996	1-4 anos	344	22,7	Tailândia
Lai et al.[70] 1997	2-4 anos	50	45-96	Austrália
Peréz et al.[71] 1997	6-8 anos	200	7-60*	Cuba
Slayton et al.[13] 2001	4-5 anos	698	6-27*	EUA
Montero et al.[72] 2003	3-5 anos	517	49	EUA
Lunardelli & Peres,[14] 2005	3-5 anos	431	24	Brasil
Oliveira et al.[8] 2006	12-36 meses	246/228	78,9	Brasil
Chaves et al.[9] 2007	12-36 meses	246/228	78,9	Brasil
Hoffmann et al.[3] 2007	5 anos	624	25,6	Brasil
Massoni et al.[21] 2009	16 a 18 meses	117	49,6	Brasil
Farsi,[17] 2010	4-5 anos	510	45,4	Arábia Saudita
Targino et al.[11] 2010	0-54 meses	275/224	81,3	Brasil
Carvalho et al.[36] 2011	2-5 anos	1718	48	Brasil
Seow et al.[56] 2011	6 anos	163	25	Austrália

*Estudos só de hipoplasia.

sido afetados por cárie, sendo que a presença de opacidade com esmalte hipoplásico foi o defeito mais frequentemente associado com cárie dentária.[8] Crianças com hipoplasia de esmalte apresentaram 5 vezes mais chances de ter cárie, e a presença de opacidade difusa aumentou a chance em 3,5 vezes mais na dentição permanente.[3]

Trabalho desenvolvido, inicialmente, com 275 crianças residentes na região Nordeste que foram acompanhadas desde o nascimento até os 54 meses de idade para avaliar a relação entre hábitos de higiene bucal, amamentação noturna, aleitamento artificial noturno, presença de açúcar na mamadeira e defeitos de esmalte com cárie dentária mostrou que no último exame bucal (224), 81,3% apresentavam, pelo menos, um dente com DDE e 44,2% tinham cárie. A presença de defeitos de esmalte esteve associada significativamente para a presença de cárie aos 24, 30 36 e 42 meses. Assim, pode-se afirmar que os DDE foram o principal fator predisponente para lesões cariosas.[11]

Em geral, populações acometidas por defeitos de esmalte necessitam prioritariamente de intervenções preventivas e curativas precoces em relação à cárie dentária. As depressões e fissuras formadas nos DDE podem fornecer locais para que bactérias cariogênicas possam se aderir e colonizar a superfície dentária. Além disso, como muitas vezes a superfície dentária está com a dentina exposta nos DDE, o processo da cárie dentária acontece mais rápido nestes locais.[57]

Quadro 13.4 – Fatores etiológicos dos defeitos de desenvolvimento do esmalte humano, não relacionados à ingestão de fluoretos.

Fatores Sistêmicos	Fatores Locais
Determinações genéticas • Amelogênese imperfeita como fenômeno isolado. • Amelogênese imperfeita associada com outras lesões (epidermólise bolhosa, pseudoparatireoidismo, taurodontismo, ossos escleróticos). • Outras doenças determinadas geneticamente (Síndrome de Ehlers-Danlos). **Anomalias cromossômicas** • Trissomia do cromossomo 21. **Defeitos congênitos** • Doença cardíaca; • Hipoplasia facial unilateral; • Hiperplasia facial unilateral. **Desordens do metabolismo** • Galactosemia; • Fenilcetonúria; • Alcaptonúria; • Porfiria eritropoiética; • Hiperoxaluria primária. **Distúrbios neonatais** • Nascimento prematuro; • Hipocalcemia; • Anemia hemolítica; • Alergia. **Doenças infecciosas** • Virais (rubéola); • Bacterianas (sífilis, tétano). **Distúrbios neurológicos** • Esclerose tuberosa **Endocrinopatias** • Hipotireoidismo; • Hipoparatireoidismo; • Diabetes. **Deficiências nutricionais** **Nefropatias** • Síndrome nefrótica; • Infecções do sistema urinário. **Enteropatias** • Doença celíaca; • Linfangiectasia. **Doenças do fígado** **Intoxicações** • Tetraciclinas; • Talidomida; • Vitamina D; • Chumbo.	**Traumatismo mecânico agudo local** • Ventilação mecânica neonatal • Quedas • Tiro de arma de fogo • Cirurgia • Mutilação ritual **Queimadura elétrica** **Irradiação** **Infecção local** • Osteíte periapical • Maxilite neonatal aguda **Odontodisplasia regional**

Fonte: Pindborg (1982).[55]

Quadro 13.5 – Fatores sistêmicos e locais que poderão resultar em defeitos no esmalte.

Fatores Sistêmicos	Fatores Locais
Traumatismo relacionado ao nascimento • Nascimento prematuro; • Nascimentos múltiplos; • Trabalho de parto prolongado; • Hipoxia; • Apresentações caudais. **Fatores químicos** • Flúor; • Chumbo; • Tetraciclina; • Talidomida; • Vitamina D. **Anormalidades cromossômicas** • Trissomia do 21 **Infecções** • Catapora; • Tétano; • Citomegalovírus; • Pneumonia; • Sarampo; • Infecções respiratórias; • Rubéola; • Infecções gastrointestinais. • Sífilis; **Doenças hereditárias** • Fenilcetonúria; • Galactosemia; • Síndrome amelocerebroipoidrótica; • Síndrome amelo-onicoipoidrótica; • Epidermólise bolhosa; • Mucopolissacaridose IV; • Displasia oculodento-óssea; • Pseudo-hipoparatireoidismo; • Síndrome tricodento-óssea; • Esclerose tuberosa; • Raquitismo dependente da vitamina D. **Má nutrição** • Deficiência de vitamina D; • Deficiência de vitamina A; • Má nutrição generalizada. **Alterações metabólicas** • Doença cardíaca; • Hiperbilirrubinemia; • Má absorção gastrointestinal; • Hipocalcemia; • Diabete maternal; • Hipotireoidismo; • Doença renal; • Hipoparatireoidismo. • Toxemia da gravidez; • Linfangiectasia gastrointestinal; • Doença hepatobiliar; **Alterações neurológicas** • Paralisia cerebral; • Retardo mental; • Defeitos de audição sensorioneurais.	**Traumatismo mecânico agudo local** • Quedas • Tiros de armas de fogo • Ventilação mecânica neonatal • Mutilação ritual • Cirurgia • Acidentes de veículos **Queimadura elétrica** **Irradiação** **Infecção local** • Doença inflamatória periapical. • Maxilite neonatal aguda.

Fonte: Neville et al. (1995).[24]

Quadro 13.6 – Resumo de estudos epidemiológicos sobre a prevalência de defeitos de desenvolvimento de esmalte e fatores associados.

Ano da publicação, Local do estudo Autor(es)	Objetivo Principal	Características do Estudo	Principais Resultados
1958 (Suécia) Grahnen & Larsson[63]	Determinar a prevalência de hipoplasias de esmalte na dentição decídua de crianças nascidas prematuramente, comparando-a com crianças nascidas com peso ≥ 3000 g.	Estudo transversal com crianças de 4 a 6 anos de idade. Foram examinadas 68 crianças nascidas prematuramente e com peso ≤ 2500 g e 61 crianças nascidas com peso ≥ 3000 g.	A prevalência de hipoplasia de esmalte foi maior no grupo de crianças de baixo peso (32%), quando comparada com crianças com peso adequado (13%). Os dentes superiores foram os mais atingidos assim como as superfícies vestibulares e linguais.
1971 (Vila de Santa Maria de Cauqué/Guatemala/) Sweeney et al.[36]	Conhecer a prevalência e identificar possíveis fatores relacionados à hipoplasia linear de incisivos decíduos.	Estudo de prevalência de hipoplasia linear de esmalte com 73 crianças de 1,5 a 2,5 anos com histórias médicas acompanhadas desde o nascimento.	A prevalência da hipoplasia linear de esmalte (HLE) foi de 42,5%. As crianças que apresentaram HLE tiveram quase o dobro da prevalência de doenças infecciosas (66,7%) durante os primeiros 35 dias após o parto quando comparadas com crianças sem HLE (37,5%). Outros fatores avaliados, tais como peso ao nascimento e aos 6 meses de vida, duração da gestação, nível sérico de vitamina A ao nascimento, ordem do nascimento da criança na família, número de membros na família não apresentaram diferenças estatisticamente significativas.
1974 (Guatemala) Infante & Gillespie[64]	Estudar a prevalência e distribuição da HLE em dentes decíduos.	Estudo de prevalência com 429 crianças de 6 meses a 6 anos de idade residentes em 4 vilas rurais da Guatemala, cuja população apresentava nível moderado de má nutrição.	A prevalência da HLE foi de 31,2%, variando de 18 a 62% nas 4 vilas. Não houve aumento da prevalência com o aumento da idade das crianças, não houve diferença entre os sexos, crianças nascidas nos últimos meses do ano apresentaram menor prevalência de HLE e os irmãos das crianças do estudo apresentaram uma prevalência significativamente maior quando comparados com a população geral.
1979 (Inglaterra) Murray & Shaw[65]	Determinar a prevalência e extensão das opacidades de esmalte nas dentições decídua e permanente em áreas não fluoretadas.	Estudo de prevalência com 303 crianças de 6 anos de idade e 1214 crianças de 13 a 14 anos.	A prevalência de opacidades de esmalte foi de 32,7% na dentição decídua e 82% na dentição permanente. A diferença nas prevalências pode estar relacionada ao maior desenvolvimento pós-natal da dentição permanente com todos os fatores etiológicos potenciais que podem causar hipoplasias de esmalte.

1981 (Japão) Funakoshi et al.[66]	Avaliar a prevalência das hipoplasias de esmalte e descoloração dental em crianças com baixo peso ao nascimento e a relação com doenças sistêmicas.	Estudo de prevalência com 52 crianças de 2 a 5 anos nascidas de baixo peso.	A prevalência da hipoplasia de esmalte e descoloração dental foi de 26,9% e 1,9% respectivamente. Das crianças que apresentaram alterações de esmalte, 40% delas tiveram hiperbilirrubinemia, 33,3% doenças respiratórias e 26,7%, hipocalcemia no período neonatal.
1985 (Canadá) Pimlott et al.[67]	Avaliar a influência dos parâmetros metabólicos e de nascimento de recém-nascidos de baixo peso no desenvolvimento de seus dentes.	Estudo de prevalência de defeitos de esmalte em 106 crianças entre 18 meses e 8 anos de vida nascidas prematuramente e com peso < 1500 g.	A prevalência de defeitos de esmalte foi de 38% na dentição decídua das crianças prematuras. A prevalência de defeitos de esmalte foi a mesma entre crianças prematuras com peso adequado para a idade gestacional e crianças prematuras pequenas para a idade gestacional. Não foi observada diferença estatisticamente significativa entre defeitos de esmalte e níveis plasmáticos de cálcio, períodos de convulsão, peso ao nascimento, tamanho ao nascimento, tamanho da circunferência da cabeça ao nascimento e escores de Apgar no 1° e 5° minutos.
1987 (Austrália) Seow et al.[46]	Avaliar a relação entre os defeitos de desenvolvimento de esmalte e o peso da criança ao nascimento.	Estudo de prevalência de defeitos de esmalte em 3 grupos de crianças entre 17 e 35 meses de vida. Grupo 1: 77 crianças de muito baixo peso ao nascimento (< 1500 g.) e com idade gestacional entre 22-33 semanas. Grupo 2: 33 crianças de baixo peso (1500-2500 g.) e idade gestacional entre 32-41 semanas. Grupo 3: 47 crianças com peso normal (> 2500 g.) nascidas a termo.	A prevalência de defeitos de esmalte foi de 62,3% no grupo de muito baixo peso, 27,3% no grupo de baixo peso e 12,7% no grupo de crianças com peso normal. Quanto menor o peso de uma criança ao nascimento, maior a tendência de desenvolver defeitos de esmalte.
1990 (Inglaterra) Fearne et al.[68]	Avaliar a prevalência e fatores associados a defeitos de esmalte na dentição decídua.	Estudo de caso-controle. Grupo de casos: 100 crianças de 5 anos de idade nascidas de baixo peso (= ou < 2000 g.) que fizeram parte de um estudo longitudinal de 7 anos. Grupo controle: 93 crianças nascidas com peso normal.	Crianças nascidas com baixo peso tiveram maior prevalência de hipoplasia de esmalte (71%) que o grupo controle (15%); entretanto, as opacidades não apresentaram diferenças entre o grupo de casos (25%) e o grupo controle (26%). No grupo de baixo peso, os defeitos de esmalte foram associados com doenças ocorridas no período perinatal, crianças que receberam ventilação de suporte e nascidas com menos de 32 semanas de gestação.

Quadro 13.6 – (Continuação).

Ano da publicação, Local do estudo Autor(es)	Objetivo Principal	Características do Estudo	Principais Resultados
1993 (Inglaterra) Weeks et al.[69]	Comparar a prevalência de defeitos de esmalte em áreas fluoretadas (1ppm de F) e áreas não fluoretadas (< 0,2 ppm de F).	Estudo de prevalência com 232 crianças inglesas de 4 e 5 anos de idade residindo em áreas fluoretadas e não fluoretadas.	A prevalência de defeitos de esmalte foi de 35% em áreas fluoretadas e 20% em áreas não fluoretadas. Apenas a prevalência das opacidades difusas apresentou diferenças estatisticamente significativas: 29% nas áreas fluoretadas e 14% em áreas sem flúor.
1994 (Austrália) Pascoe & Seow[70]	Investigar a prevalência de hipoplasia e cárie dentária e a relação entre essas duas condições.	Estudo de prevalência com 80 crianças aborígenas entre 4 e 6 anos de idade.	A prevalência de hipoplasia foi de 99%, e a prevalência de cárie foi de 83%. Houve uma forte associação entre hipoplasia de esmalte e cárie dentária (p < 0,01).
1995 (China) Li et al.[45]	Determinar a prevalência e distribuição da hipoplasia de esmalte, relacionando-a com possíveis fatores etiológicos.	Estudo de prevalência com 1.344 crianças chinesas de 3 a 5 anos de idade, residentes em áreas rurais. Os dentes mais acometidos foram os incisivos.	A prevalência dos defeitos de esmalte foi de 23,9%. As crianças nascidas com baixo peso mostraram maior prevalência de defeitos de esmalte (40%) do que crianças com peso normal (25%). As crianças prematuras tiveram 4 vezes mais chance de apresentarem defeitos de esmalte nos dentes centrais superiores, do que crianças nascidas a tempo (OR ~ 4,0).
1996 (China) Li et al.[39]	Testar associação entre hipoplasia de esmalte e cárie na dentição decídua.	Estudo transversal com 1344 crianças chinesas de 3 a 5 anos de idade.	A prevalência de hipoplasia de esmalte foi de 22,3% e a prevalência de cárie foi de 82,3%. Crianças com hipoplasia de esmalte apresentaram maior prevalência de cárie (92,8%), do que crianças que não apresentaram hipoplasia (79,0%) (p < 0,001).
1998 (Arábia Saudita) Rugg-Nunn et al.[12]	Identificar fatores relacionados à má nutrição em crianças com dentições decídua e permanente e sua relação com defeitos de esmalte.	Estudo transversal com 390 meninos com idades entre 2, 4 e 6 anos.	A prevalência de defeitos de esmalte foi de 43% na dentição decídua. Crianças com má nutrição apresentaram quase 5 vezes mais chance de ter DDE do que as crianças nutridas adequadamente. O baixo peso e a presença de doenças infantis também estiveram significativamente associados ao desfecho.
1999 (Paraná, Brasil) Pegoraro & Dezan[71]	Verificar a prevalência e os tipos de defeitos de esmalte em crianças prematuras.	Estudo de prevalência com 31 crianças com idades entre 4 e 5 anos.	Crianças com peso muito baixo, bem como as de pouca idade gestacional ao nascimento (29-33 semanas) apresentaram maior prevalência de hipoplasia de esmalte (66,7%) e hipomineralização de esmalte (33,3%), quando comparadas com as com peso normal ao nascimento e maior idade gestacional.

1999 (Paraíba, Brasil) Lima & Duarte[72]	Avaliar a prevalência dos defeitos de esmalte na dentição decídua de crianças nascidas com baixo peso e peso adequado, de creches e escolas públicas de João Pessoa (Paraíba).	Estudo de prevalência com 100 crianças de baixo peso e 100 crianças de peso adequado nas idades de 6 a 72 meses.	As crianças nascidas com baixo peso apresentaram prevalência de 43% de defeitos de esmalte e as crianças com peso adequado, uma prevalência de 7%. Os tipos de defeitos mais comuns foram opacidade branca/creme (43,3%) e hipoplasia (25%).
2001 (EUA) Slayton et al.[73]	Determinar a prevalência de hipoplasias e opacidades de esmalte na dentição decídua de crianças.	Estudo de prevalência de hipoplasia e opacidade de esmalte em 698 crianças saudáveis de 4 e 5 anos de idade.	A prevalência de hipoplasias foi 6% e opacidades, 27%. Os dentes decíduos mais acometidos por hipoplasias e opacidades foram os segundos molares inferiores e superiores respectivamente.
2001 (Brasil) Lopes et al.[74]	Determinar a prevalência de defeitos de desenvolvimento de esmalte nas dentições decídua e permanente em pacientes celíacos.	Estudo de prevalência com 49 crianças celíacas e crianças saudáveis.	A prevalência de defeitos de esmalte foi 18,2% nas crianças celíacas e 12,8% em crianças sem a doença. Os defeitos foram mais frequentes na arcada superior e na dentição permanente. Os caninos e primeiros molares foram os dentes decíduos mais acometidos, tanto nas crianças celíacas quanto nas crianças saudáveis; nos dentes permanentes, os primeiros pré-molares no grupo de celíacas e nos incisivos superiores no grupo controle foram mais afetados.
2003 (EUA) Montero et al.[75]	Determinar a prevalência de defeitos de esmalte e cárie dentária em uma amostra de crianças predominantemente afro-americanas e hispânicas e sua associação.	Estudo transversal com 517 crianças entre 3 e 5 anos de idade.	A prevalência de DDE foi de 49% e de cárie, 38%. A maioria dos defeitos foi localizada nos dentes anteriores superiores, sendo que a superfície vestibular do canino correspondeu a 70% das lesões. Houve uma associação positiva entre DDE e cárie dentária. Não houve associação entre DDE e etnia ou raça.
2007 (Brasil) Hoffmann et al.[3]	Verificar a prevalência de hipoplasia, opacidade demarcada e fluorose dentária e a associação da presença desses defeitos de esmalte e a cárie dentária.	Estudo transversal com 624 pré-escolares de 5 anos e 309 escolares de 12 anos de idade.	As prevalências de opacidade demarcada, hipoplasia e fluorose na dentição decídua foram de 20,1, 5,5 e 26,2% respectivamente. Na permanente, foram 20,9, 8,7 e 17,1% respectivamente. As crianças com hipoplasia de esmalte apresentaram 4,8 vezes mais chance de terem cárie e 11,0 vezes mais na dentição permanente.
2007 (Brasil) Massoni et al.[23]	Verificar o risco nutricional após o primeiro ano de vida (16 a 18 meses) em crianças de baixo nível socioeconômico e a sua relação com defeitos de esmalte.	Estudo transversal com 117 crianças.	Crianças desnutridas apresentaram quase 4 vezes mais chance de ter DDE quando comparada com as eutróficas.

Quadro 13.6 – (Continuação).

Ano da publicação, Local do estudo Autor(es)	Objetivo Principal	Características do Estudo	Principais Resultados
2009 (Brasil) Massoni et al.[14]	Avaliar a prevalência de defeitos de esmalte em crianças de baixo nível socioeconômicos e a possível associação com distúrbios ocorridos nos períodos pré, peri e pós-natal.	Estudo transversal com 117 crianças entre 16 a 18 meses de idade que foram incluídas em 4 grupos baseados na idade gestacional e no parto (prematuras ou não).	A prevalência de DDE foi de 49,6%, maior no grupo dos meninos (p < 0,001). Nível educacional, idade gestacional e retardo de crescimento intrauterino, além da falta de aleitamento materno, aumentaram a probabilidade de ter defeitos de esmalte.
2010 (Arábia Saudita) Farsi[38]	Examinar a prevalência, severidade e associação com defeitos de esmalte e cárie dentária.	Estudo transversal com 510 crianças com idade entre 4 e 5 anos.	A prevalência de defeitos foi de 45,4%, com a ocorrência de opacidade demarcada mais frequente, seguida por hipoplasia. A média de ceo-d foi de 3,99 e variou de 3,73 até 4,13. Crianças com defeitos de esmalte tiveram maior prevalência de cárie e média de ceo-d.
2011 (Brasil) Carvalho et al.[29]	Avaliar o impacto dos defeitos de esmalte e indicadores relativos à mãe e à criança no desenvolvimento de cárie precoce em uma coorte de pré-escolares.	Estudo transversal com 1718 crianças entre 2 e 5 anos de idade.	A prevalência de crianças com defeitos de esmalte foi de 48% e não houve diferenças em relação ao sexo e à idade. Cerca de 44% das crianças tiveram experiência de cárie. Crianças com superfícies com hipoplasia tiveram maior risco de ter superfícies restauradas e não cavitadas. Entretanto, hipoplasia não foi um fator significativo, sugerindo que o defeito não potencializa a ocorrência de cárie.

Quadro 13.7 – Estudos com delineamento caso-controle sobre defeitos de esmalte na dentição decídua e fatores associados.

Ano de Publicação, Local do Estudo, Autor(es)	Objetivo Principal	Características do Estudo	Principais Resultados
1997 (Austrália) Lai et al.[60]	Verificar se defeitos de esmalte estão associados com o peso ao nascimento e com a cárie dentária.	Estudo de caso-controle. Grupo casos: 25 crianças prematuras com peso muito baixo. Controles: 25 crianças nascidas a termo com peso normal. Crianças foram examinadas aos 30, 44 e 52 meses de idade em relação à cárie e a defeitos de esmalte.	Em todos os exames, crianças com peso muito baixo ao nascimento mostraram maior prevalência de defeitos de esmalte (96%) que os controles (45%). Associação significativa ($p < 0,001$) foi encontrada entre defeito de esmalte e cárie no segundo e terceiro exames das crianças com peso muito baixo ao nascimento.
1997 (Cuba) Pérez et al.[61]	Avaliar a influência do fator nutricional na qualidade e textura dos tecidos dentários.	Estudo de caso-controle. Grupo casos: 100 crianças de 6, 7 e 8 anos de idade, nascidas com peso baixo por má nutrição fetal. Grupo controle: 100 crianças nascidas com peso normal.	Crianças com baixo peso ao nascimento apresentaram maior prevalência de hipoplasia de esmalte (60%) que o grupo controle (7,0%) ($p < 0,001$). A cárie dentária na dentição decídua foi mais prevalente no grupo de casos (80%) que no grupo controle (52%) ($p < 0,005$).
2006 (Brasil) Lunardelli & Peres[13]	Examinar a associação entre defeitos de esmalte nos dentes decíduos e baixo peso ou prematuridade em crianças entre 3 e 5 anos de idade.	Estudo de caso-controle. Grupo de casos: 102 crianças com pelo menos uma superfície dentária com defeitos de esmalte. Grupo controle: 113 sem DDE, pareadas por sexo, idade e creche.	A prevalência de defeitos foi maior no grupo de crianças com baixo peso ao nascimento (62%) quando comparada com as crianças com peso normal (46%); no entanto, essa diferença não foi estatisticamente significativa. Crianças nascidas com menos de 37 semanas de gestação apresentaram 2,6 vezes mais risco de ter defeitos de esmalte do que as que foram a termo, enquanto, as crianças não amamentadas apresentaram 220% mais chance de ter DDE do que as crianças que tiveram aleitamento materno.

Quadro 13.8 – Estudos de coorte sobre defeitos de esmalte não fluoróticos na dentição decídua e fatores associados.

Ano da Publicação, Local do Estudo Autor(es)	Objetivo Principal	Características do Estudo	Principais Resultados
2000 (Finlândia) Aine et al.[53]	Determinar a prevalência de defeitos de esmalte nas dentições decídua e permanente das mesmas crianças nascidas prematuramente.	Estudo de coorte: Grupo de estudo: 32 crianças prematuras com peso < 2000 g. Grupo controle: 64 crianças saudáveis e nascidas a termo. Os dentes decíduos foram examinados nas idades de 1 e 2 anos e os permanentes das mesmas crianças aos 9 e 11 anos.	A prevalência de defeitos de esmalte em cças nascidas prematuramente foi bem mais alta tanto na dentição decídua quanto na permanente quando comparada com a dos controles. Em crianças prematuras: prevalência de 70% na dentição decídua e 83% na permanente. Em crianças nascidas a termo: prevalência de 20% na dentição decídua e 36% na permanente (p < 0,001).
2003 (China) Lo et al.[7]	Investigar a relação entre presença de opacidades demarcadas e hipoplasia em dentes permanentes e presença de cárie nos predecessores decíduos em uma coorte.	Estudo de coorte com 250 crianças entre 3 e 6 anos de idade. Nesta época, foram avaliadas quanto à presença de cárie. Aos 12 anos de idade, foram reavaliadas para avaliar presença de defeitos de esmalte.	Cerca de 56,8% das 250 crianças tiveram opacidades demarcadas, enquanto 10,8% delas apresentaram hipoplasia. Maior prevalência de opacidade demarcada foi encontrada naqueles dentes permanentes em que seus predecessores tiveram cárie (7,5% x 3,8%, p < 0,001). Fato similar à presença de hipoplasia (1,9 x 0,4%, p < 0,001).
2006 (Brasil) Oliveira et al.[8]	Avaliar a influência de defeitos de esmalte no desenvolvimento de cárie dentária e sua associação com práticas de alimentação e comportamentos bucais.	Estudo de coorte com 246 crianças no nascimento, sendo examinadas dos 12 aos 36 meses, no final, com 228 crianças.	Aos 36 meses de idade, 78,9% das crianças apresentavam pelo menos um dente com DDE e 25% tinham pelo menos, um dente cariado. Um total de 16,9% dos dentes com defeitos desenvolveram cárie. Opacidade com hipoplasia foi o defeito mais associado com cárie. Apenas 0,9% dos dentes sem defeitos tiveram cárie. A presença de defeitos foi o único preditor de cárie aos 36 meses (p < 0,001).
2007 (Brasil) Chaves et al.[9]	Avaliar a incidência cumulativa de defeitos de esmalte e sua correlação com eventos precoces como má nutrição e infecções pré e pós-natais em crianças de baixo nível socioeconômico.	Estudo de coorte com 246 crianças examinadas aos 12 meses, e 228 aos 36 meses de idade.	A incidência cumulativa de DDE foi de 78,9%. Os defeitos mais prevalentes foram as opacidades difusas, presentes no terço gengival da face vestibular. Infecções maternas, retardo de crescimento intrauterino, má nutrição e infecções pós-natais foram preditoras de DDE.
2010 (Brasil) Targino et al.[11]	Avaliar a relação entre defeitos de esmalte e cárie dentária em uma coorte de crianças acompanhadas até os 54 meses de idade.	Estudo de coorte com 275 crianças ao nascimento que foram acompanhadas a cada 6 meses desde os 12 meses de idade e aos 54 meses de idade foi de 224.	No final do acompanhamento, das 224 crianças, 81,3% tinham pelo menos um dente com defeitos de esmalte e 44,2% tinham cárie dentária. A presença de defeitos de esmalte foi preditora de cárie aos 24, 30, 36 e 42 meses.

Em geral, as condições socioeconômicas têm forte influência na saúde em geral, incluindo saúde bucal, por isso, sugere-se que a má nutrição desempenha um papel importante no desenvolvimento dental[8-9] e a falta de nutrientes considerados básicos na fase intrauterina poderia ser um forte determinante da cárie dentária. Por isso, enfatiza-se que os esforços sejam direcionados para a melhoria da qualidade de vida e da saúde geral, principalmente em áreas menos favorecidas.

Essas evidências da associação entre defeitos de esmalte, em especial a presença da hipoplasia, e a cárie dentária ampliam o conhecimento sobre fatores e condições de risco tanto biológicos quanto sociais para esta doença, principalmente em populações de alta vulnerabilidade social. Crianças acometidas por defeitos de esmalte têm maior risco biológico de cárie dentária, assim como maior risco social, pois são inúmeros os fatores etiológicos de ordem ambiental associados aos defeitos de esmalte. A presença de defeitos de esmalte é encontrada, geralmente, entre as crianças prematuras, de baixo peso ao nascimento, expostas à desnutrição e carências vitamínicas, não amamentadas e acometidas por doenças infecciosas. Ainda, são estas as crianças que apresentam maiores prevalências de defeitos de esmalte; são estas as crianças que foram geradas por mães pobres, desempregadas, desnutridas, doentes, de baixo nível de escolaridade, que têm menos acesso aos serviços básicos de saúde e aumento no risco de desenvolverem doenças crônicas. Em síntese, o gradiente social negativo apresenta um efeito nocivo na vida das pessoas, na formação do esmalte dentário e consequentemente na cárie dentária.

Cabe enfatizar que os estudos epidemiológicos conduzidos para verificar a associação entre DDE e cárie dentária, muitas vezes, não apresentam análise de possíveis fatores de confusão; dessa forma, dificultam a avaliação dos resultados.

Considerações Finais

Neste capítulo, procuramos mostrar que poucos estudos abordaram os defeitos de esmalte na dentição decídua com amostras de base populacional.

Outro enfoque interessante em relação aos defeitos de esmalte refere-se ao possível comprometimento da estética dental e ao impacto na qualidade de vida relacionada à saúde bucal.[17,34] No entanto, não há estudos que tenham avaliado subjetivamente essa condição entre crianças e adolescentes para determinar esse possível impacto. Além disso, pode-se sugerir que os defeitos de esmalte sejam incluídos como indicador de saúde em estudos de saúde bucal de crianças e adolescentes, propiciando com isso um maior volume de dados e de estudos sobre o tema.

A realização de estudos abordando a autopercepção dos sujeitos afetados por DDE pode propiciar a instrução de políticas públicas de saúde, ao identificar grupos com prioridade de intervenção, em função do maior impacto em sua qualidade de vida. Essa estratégia poderia propiciar uma melhor orientação dos serviços de saúde para uma alocação mais efetiva de seus recursos.[62]

Espera-se que o estudo epidemiológico dos defeitos de esmalte sirva de subsídio para pesquisas futuras que venham a ampliar e refinar o conhecimento nesta área, contribuindo para a proposição de medidas mais efetivas para o enfrentamento destas alterações na coletividade. Permite a identificação dos determinantes que atuam no processo saúde-doença, principalmente, para a aplicação de medidas de prevenção, promoção e controle de uma determinada condição, possibilitando, assim, a redução das iniquidades em saúde.

Por fim, a avaliação dos defeitos de esmalte e seus determinantes biológicos, comportamentais e contextuais podem permitir o entendimento da etiopatogenia dessa condição e ser útil para a promoção da saúde bucal.

Referências

1. Small BW, Murray JJ. Enamel opacities: prevalence, classification and aetiological considerations. J Dent. 1978;6(1):33-42.
2. Seow WK. Effects of preterm birth on oral growth and development. Aust Dent J. 1997;42(2):85-91.
3. Hoffman RH, de Sousa ML, Cypriano S. Prevalence of enamel defects and the relationship to dental caries in deciduous and permanent den-

tition in Indaiatuba, São Paulo, Brasil. Cad Saúde Pública. 2007;23(2):435-444.
4. Goodman AH, Martinez C, Chavez A. Nutritional supplementation and the development of linear enamel hypoplasia in children from Tezonteopan, Mexico. Am J Clin Nutr. 1991;53(3):773-81.
5. Boldsen JL. Early childhood stress and adult age mortality – a study of dental enamel hypoplasia in the Medieval Danish village of Tirup. Am J Phys Anthropol. 2007;132(1):59-66.
6. Armelagos GJ, Goodman AH, Harper KN, Blakey ML. Enamel hypoplasia and early mortality: bioarcheological support for the Barker Hypothesis. Evolutionary Anthropol. 2009;18(2):261-71.
7. Lo ECM, Zheng CG, King NM. Relationship between the presence of demarcated opacities and hypoplasia in permanent teeth and caries in their primary predecessors. Caries Res. 2003;37(6):456-61.
8. Oliveira AFB, Chaves AMB, Rosenblatt A. The influence of enamel defects on the development of early childhood caries in a population with low socioeconomic status: a longitudinal study. Caries Res. 2006;40(4):296-302.
9. Chaves AMB, Rosenblatt A, Oliveira OFB. Enamel defects and its relation to life course events in primary dentition of Brazilian children: a longitudinal study. Community Dent Health. 2007;24(1):31-6.
10. Hong L, Levy SM, Warren JJ, Brofitt B. Association between enamel hypoplasia and dental caries in primary second molars: a cohort study. Caries Res. 2009;43(5):345-53.
11. Targino AGR, Rosenblatt A, Oliveira AF, Chaves AMB, Santos VE. The relationship of enamel defects and caries: a cohort study. Oral Dis. 2011;17(4):420-6.
12. Rugg-Gunn AJ, Al-Mohammadi SM, Butler TJ. Malnutrition and developmental defects of enamel in 2-to 6-year-old Saudi boys. Caries Res. 1998;32(3):181-192.
13. Lunardelli SE, Peres MA. Breast-feeding and other mother-child factors associated with developmental enamel defects in the primary teeth of Brazilian children. J Dent Child. 2006;73(2):70-8.
14. Massoni AC, Chaves AM, Rosenblatt A, Sampaio FC, Oliveira AF. Prevalence of enamel defects related to pre, peri-and postnatal factors in a Brazilian population. Community Dent Health. 2009;26(3):143-149.
15. Velló MA, Martínez-Costa C, Catala M, Fons J, Guijarro-Martínez R. Prenatal and neonatal risk factors for the development of enamel defects in low birth weight children. Oral Dis. 2010;16(3):257-62.
16. Massoni AC, Chaves AM, Rosenblatt A, Sampaio FC, Oliveira AF. Prevalence of enamel defects related to pre-, peri-and postnatal factors in a Brazilian children. Community Dent Health. 2009;26(3):143-9.
17. Mackay TD, Thomson WM. Enamel defects and dental caries among Southland children. New Zealand Dent J. 2005;101(2):35-43.
18. Leão MAC. Defeitos do desenvolvimento do esmalte dentário em crianças nascidas com baixo peso. Dissertação de Mestrado. Recife (PE): Universidade Federal de Pernambuco; Programa de Pós-Graduação em Saúde da Criança e do Adolescente, 2010.
19. World Health Organization (WHO). Oral Health Surveys. Basic Methods. 4th ed. Geneva; 1997.
20. Ministério da Saúde. Fundamentos técnico-científicos e orientações práticas para o acompanhamento do crescimento e desenvolvimento. Brasília. Ministério da Saúde; 2001.
21. Sarnat BG, Schour I. Enamel hypoplasia (chronologic enamel aplasia) in relation to systemic disease: a chronologic, morphologic and etiologic classification. J Am Dent Assoc. 1941;28(2):1989-2000.
22. Ben-Shlomo Y, Kuh D. A life course approach to chronic disease epidemiology: conceptual models, empirical challenges and interdisciplinary perspectives. Int J Epidemiol. 2002;31(2):285-93.
23. Katchburian E, Arana V. Histologia e Embriologia Oral (Texto, Atlas e Correlações Clínicas). 2ª ed. São Paulo: Panamericana; 2004.
24. Neville BW, Damm DD, Allen CM, Bouquot JE. Patologia Oral e Maxilofacial. Rio de Janeiro: Guanabara Koogan; 1995.
25. Suckling GW, Pearce EIF. Developmental defects of enamel in a group of New Zealand children: their prevalence and some associated etiological factors. Community Dent Oral Epidemiol. 1984;12(3):177-84.
26. Ten Cate AR. Histologia Oral: Desenvolvimento, Estrutura e Função. 7ª ed. São Paulo: Elsevier, 2008.
27. Norén JG, Ranggard L, Klingberg G, Persson C, Nilsson K. Intubation and mineralization disturbances in the enamel of primary teeth. Acta Odontol Scand. 1993;51(5):271-75.

28. Elley KM, Charlton J. Prevalence of dental enamel defects in 6, 7 and 8-year-old children resident in West Bromwich, Sandwell, UK. Community Dent Health. 1992;10(1):11-21.
29. Carvalho JC, Silva EF, Gomes RR, Fonseca JA, Mestrinho HD. Impact of enamel defects on early caries development in preschool children. Caries Res. 2011;45(4):353-60.
30. Seow KW, Clifford H, Battistutta D, Morawska A, Holcombe T. Case-control study on early childhood caries in Australia. Caries Res. 2009;43(1):25-35.
31. Uribe S. Early childhood caries – risk factors. Evid Based Dent. 2009;10(2):37-8.
32. Federation Dentaire Internationale – Comission on Oral Health, Research and Epidemiology. A review of the developmental defects of dental index (DDE index). Int Dent J. 1992;42(6):411-26.
33. Regezzi JA, Sciubba JJ, Jordan RCK. Oral Pathology: clinical pathologic correlations. 5th ed; Philadelphia: Saunders; 2007.
34. Lunardelli SE, Peres MA. Prevalence and distribution of developmental enamel defects in the primary dentition of pre-school children. Braz Oral Res. 2005;19(2):144-9.
35. Skinner MF, Warren JJ. Enamel opacities: prevalence, classifications and aetiological considerations. J Dent. 1978;6(1): 33-42.
36. Sweeney EA, Saffir AJ, Leon R. Linear hypoplasia deciduous incisor teeth in malnourished children. Am J Clin Nutr. 1971;24(1):29-31.
37. Matee MI, Mikx FH, Maselle SY, Van Palenstein Helderman WH. Rampant caries and linear hypoplasia (short communication). Caries Res. 1992;26(3):205-8.
38. Farsi N. Developmental enamel defects and their association with dental caries in preschoolers in Jeddah, Saudi Arabia. Oral Health Prev Dent. 2010;8(1):85-92.
39. Li Y, Navia JM, Bian JY. Caries experience in deciduous dentition of rural Chinese children 3-5 years old in relation to the presence or absence of enamel hypoplasia. Caries Res. 1996;30(1):8-15.
40. Needleman HL, Allred E, Bellinger D, Leviton A, Rabinowitz M, Iverson K. Antecedents and correlates of hypoplatic enamel defects of primary incisors. Pediatr Dent. 1992;14(3):158-166.
41. Puffer RR, Serrano CV. Patterns of birthweights. Wahington (DC): Pan American Health Organization; 1987 (PAHO – Scientific Publication, 504).
42. American Academy of Pediatrics. Committee on Fetus and Newborn. Nomenclature for duration of gestation, birth weight and intra-uterine growth. Pediatrics. 1967;39(6):935-9.
43. Stephenson T, Symonds ME. Maternal nutrition as a determinant of birth weight. Arch Dis Child Fetal Neonatal. 2002;86(1):4-6.
44. Takaoka LAMV, Goulart AL, Kopelman BI, Weiler RME. Enamel defects in the complete primary dentition of children born at term and preterm. Pediatric Dent. 2011;33(2):171-76.
45. Li Y, Navia JM, Bian JY. Prevalence and distribution of developmental enamel defects in primary dentition of Chinese Children 3-5 years old. Community Dent Oral Epidemiol. 1995; 23(2):72-9.
46. Seow WK, Humphrys C, Tudehope DI. Increased prevalence of developmental dental defects in low birth-weight, prematurely born children: a controlled study. Pediatr Dent. 1987;9(3):221-5.
47. Grahnén H, Sjölin S, Stenström A. Mineralization defects of primary teeth in children born pre-term. Scand J Dent Res. 1974;82(5):396-400.
48. Koch G, Hallonstein AL, Ludvigsson N, Hansson B, Holst A, Ullbro C. Epidemiologic study of idiopathic enamel hypomineralization in permanent teeth of Swedish children. Community Dent Oral Epidemiol. 1987;15(2):279-85.
49. Alaluusua S, Lukinmaa PL, Koskimies M, Pirinen S, Hölttä P, Kallio M et al. Developmental dental defects associated with long breast feeding. Eur J Oral Sci. 1996;104(5-6):493-7.
50. Sanders AE, Slade GD, Turrell G, Spencer JA, Marcenes W. The shape of the socioeconomic oral health gradient: implications for theoretical explanations. Community Dent Oral Epidemiol. 2006;34(4):310-9.
51. Bastos JL, Dumith SC, Santos RV, Barros AJ, Del Luca GF, Gonçalves H et al. Does the way I see you affect the way I see myself? Associations between interviewers' and interviewees' 'color/race' in southern Brazil. Cad Saúde Pública. 2009;25(10):2111-24.
52. Peres MA, Oliveira Latorre MR, Sheiham A, Peres KG, Barros FC, Hernandez PG et al. Social and biological early life influences on severity of dental caries in children aged 6 years. Community Dent Oral Epidemiol. 2005;33(1):53-63.
53. Aine L, Backström MC, Mäki R, Kuusela AL, Koivisto AM, Ikonen RS et al. Enamel defect in primary and permanent teeth of children born prematurely. J Oral Pathol Med. 2000;29(8);403-9.

54. Seow WK, Ford D, Kazoullis S, Newman B, Holcombe T. Comparison of enamel defects in the primary and permanent dentitions of children from a low-fluoride District in Australia. Pediatr Dent. 2011;33(3):207-12.
55. Pindborg JJ. Aetiology of developmental enamel defects not related to fluorosis. Int Dent J. 1982;32(2):123-134.
56. Sheiham A, Alexander D, Cohen L, Marinho V, Moysés S, Petersen PF et al. Global oral health inequalities: task group – implementation and delivery of oral health strategies. Adv Dent Res. 2011;23(2):259-67.
57. Seow WK. Oral complications of premature birth. Aust Dent J. 1986;31(1):23-9.
58. Nunn JH, Murray JJ, Reynolds P, Tabari D, Breckon J. The prevalence of developmental defects of enamel in 15-16-year-old children residing in three districts (natural fluoride, adjusted fluoride, low fluoride) in the north east of England. Community Dent Health. 1992;9(3):235-47.
59. Kanchanakamol U, Tuongratanaphan S, Tuongratananphan S, Lertpoonvilaikul W, Chittaisong C, Pattanaporn K et al. Prevalence of developmental enamel defects and dental caries in rural pre-school Thai children. Community Dent Health. 1996;13(4):204-7.
60. Lai PY, Seow WK, Tudehope DI, Rogers Y. Enamel hypoplasia and dental caries in very-low birth weight children: a case-controlled, longitudinal study. Pediatr Dent. 1997;19(1):42-9.
61. Pérez AB, Martinez MM, Hernández RC, Fiu EB. Efecto de la malnutrición fetal sobre los tejidos dentarios. Rev Cubana Estomatol. 1997;34(2):57-61.
62. Slade GD. Derivation and validation of a short-form oral health impact profile. Community Dent Oral Epidemiol. 1997;25(4):284-90.
63. Grahnén H, Larsson PG. Enamel defects in the deciduous dentition of prematurely born children. Odontol Rev. 1958;9(5):193-204.
64. Infante PF, Gillespie GM. Enamel hypoplasia in relation to caries in Guatemalan children J Dent Res. 1977;56(5):493-8.
65. Murray JJ, Shaw L. Classification and prevalence of enamel opacities in the human deciduous and permanent dentitions. Arch Oral Biol.1979;24(1):7-13.
66. Funakoshi Y, Kushida Y, Hieda T. Dental observations of low-birth weight infants. Pediatr Dent. 1981;3(1):21-5.
67. Pimlott JFL, Howley TP, Nikiforuk G, Fitzarding PM. Enamel defects in prematurely born, low birth-weight infants. Pediatr Dent. 1985;7(3):218-23.
68. Fearne JM, Bryan EM, Elliman AM, Brook AH, Williams DM. Enamel defects in the primary dentition of children born weighting less than 2000g. Br Dent J. 1990;168(11):433-37.
69. Weeks KJ, Milsom KM, Lennon MA. Enamel defects 4 to 5 year-old children in fluoridated parts of Cheshire, UK. Caries Res. 1993;27(4):317-320.
70. Pascoe L, Seow WK. Enamel hypoplasia and dental caries in Australian Aboriginal children: prevalence and correlation between the two diseases. Pediatr Dent. 1994;16(3):193-99.
71. Pegoraro ARS, Dezan CC. Estudo da prevalência de alterações de esmalte dentário em crianças prematuras. Semina. 1999;20(2):55-62.
72. Lima MGGC, Duarte RC. Prevalência dos defeitos de esmalte em crianças com baixo peso ao nascer na faixa etária de 6 a 72 meses na Grande João Pessoa. J Bras Odontop Odonto Bebê. 1999;2(10):459-67.
73. Slayton RL, Warren JJ, Kanellis MJ, Levy SM, Islam M. Prevalence of enamel hypoplasia and isolated opacities in the primary dentition. Pediatr Dent. 2001;23(1):32-6.
74. Lopes NR, Barbieri D, Ando T. Prevalência de defeito do esmalte em pacientes celíacos. Rev Odontol Unicid. 2001;1(1):37-47.
75. Montero MJ, Douglas JM, Mathieu GM. Prevalence of dental caries and enamel defects in Connecticut Head Start children. Pediatr Dent. 2003;25(3):235-39.

Capítulo 14

Câncer Bucal

Maria Gabriela Haye Biazevic
José Leopoldo Ferreira Antunes
Antonio Fernando Boing
Tatiana Natasha Toporcov

Introdução

"Câncer bucal" é uma categoria abrangente de localização para neoplasias, e inclui tumores de diferentes etiologias e perfis histológicos, embora majoritariamente se refira ao carcinoma epidermoide. A característica multifatorial de sua etiologia integra fatores endógenos, como a predisposição genética, e fatores exógenos ambientais e comportamentais, cuja integração pode resultar a manifestação do agravo. A doença afeta majoritariamente as pessoas com mais de 45 anos de idade e, internacionalmente, há muita variação inter e intrarregional de incidência e mortalidade.[1]

Moore et al.[2] alertaram que os termos "câncer de boca", "câncer bucal" e "câncer oral" são muito abrangentes, podendo a falta de especificação gerar confusões. Ao se referir ao câncer de cavidade bucal, alguns trabalhos excluem tumores nos lábios e/ou em glândulas salivares. Quanto às demais localizações anatômicas da boca (gengiva, assoalho da boca, mucosa da bochecha, vestíbulo da boca, língua, palato e área retromolar), seleções diferentes podem ser efetuadas em estudos específicos. Além disso, uma perspectiva analítica mais abrangente permitiria aplicar o termo genérico "câncer bucal" aos tumores de tonsila e da orofaringe; de fato, alguns estudos efetuam esse recorte temático para análise em conjunto. Outra classificação sugere considerar também a classificação histológica.[3]

Ainda outros tipos de integração entre as localizações anatômicas das neoplasias são usados nos estudos epidemiológicos sobre o câncer bucal. Há estudos que abordam o câncer de faringe em conjunto com o câncer de boca. E é bastante frequente a abordagem em conjunto das neoplasias de hipofaringe e de laringe, em função da dificuldade em diferenciar a localização primária desses tumores, aliada à caracterização histológica do carcinoma epidermoide ser a mais prevalente para ambas as topografias. Tendo em vista a multiplicidade de recortes no estudo da doença, é importante que os pesquisadores explicitem quais topografias estão efetivamente sendo consideradas em seus trabalhos.

A título de ilustração, o quadro 14.1 apresenta o recorte considerado por alguns estudos epidemiológicos:

Com o intuito de facilitar a classificação topográfica do câncer bucal, o quadro 14.2 explicita as localizações anatômicas usualmente consideradas nesses estudos, com base no critério de correspondência entre as 9ª e 10ª revisões da Classificação Internacional de Doenças.[20]

Quadro 14.1 – Classificação topográfica dos tipos de neoplasias considerados em estudos sobre "câncer bucal".

Autor(es), Ano	Local do Estudo	Topografias Consideradas
Pindborg, 1977[4]	Vários países	Lábios, língua, cavidade bucal
Smith et al., 1990[5]	Diversas localidades	Lábios, língua, cavidade bucal, glândulas salivares, tonsila, orofaringe, nasofaringe e hipofaringe
Chen et al., 1991[6]	Connecticut, EUA	Língua e cavidade bucal
Johnson, 1991[7]	Contexto internacional	Lábios, língua, cavidade bucal, glândulas salivares, tonsila, orofaringe, nasofaringe e hipofaringe
Kleinman et al., 1993[8]	Diversos países	Lábios, língua, cavidade bucal
Neves, 1994[9]	Estado de São Paulo, Brasil	Línguas, cavidade bucal, glândulas salivares
Östman et al., 1995[10]	Suécia	Lábios, língua, cavidade bucal, glândulas salivares, tonsila, orofaringe, nasofaringe e hipofaringe
Swango, 1996[11]	EUA	Lábios, língua, cavidade bucal, glândulas salivares, tonsila, orofaringe, nasofaringe e hipofaringe
O'Hanlon et al., 1997[12]	Noroeste da Inglaterra	Língua e cavidade bucal
Burt & Eklund, 1999[13]	EUA	Lábios, língua, cavidade bucal, glândulas salivares, tonsila, orofaringe, nasofaringe e hipofaringe
Moore et al., 2000[14]	Contexto internacional	Lábios, língua, cavidade bucal
Ramos & Nieto, 2001[15]	Andaluzia, Espanha	Lábios, língua e cavidade bucal
Antunes et al., 2001[16]	Cidade de São Paulo, Brasil	Lábios, língua, cavidade bucal
Wünsch Filho, 2002[17]	Várias cidades brasileiras	Lábios, língua, cavidade bucal, glândulas salivares, tonsila, orofaringe, nasofaringe e hipofaringe
Biazevic, 2003[18]	Cidade de São Paulo, Brasil	Lábios, língua, cavidade bucal, glândulas salivares
Toporcov et al., 2004[19]	Cidade de São Paulo, Brasil	Lábios, língua, cavidade bucal, tonsila e orofaringe

Quadro 14.2 – Correspondência das codificações por localização anatômica dos tipos de câncer bucal na 9ª e na 10ª revisão da Classificação Internacional de Doenças.

Localização Anatômica	CID-10	CID-9
Lábios	C00	140
Língua	C01 e C02	141
Gengiva	C03	143
Assoalho da boca	C04	144
Palato	C05	145.2 a 145.5
Mucosa oral	C06.0	145.0
Vestíbulo da boca	C06.1	145.1
Área retromolar	C06.2	145.6
Glândulas salivares	C07 e C08	142
Tonsila	C09	146.0 a 146.2
Orofaringe	C10	146.3 a 146.9
Partes mal definidas ou não especificadas	C06.8, C06.9 e C14.8	145.8, 145.9, 149.8 e 149.9

Fonte: Classificação Internacional de Doenças para a Oncologia, 3ª edição.[20]

Câncer Bucal e Condição Socioeconômica

O câncer bucal tem sido reiteradamente descrito como associado às desigualdades sociais. Assim como para outros tipos de câncer, tem sido continuamente descrita a associação de seus indicadores epidemiológicos com medidas de condição socioeconômica, em uma forte indicação da falta de equidade na distribuição da carga de doença. Desde a década de 1950, têm sido registradas incidência e mortalidade por câncer bucal mais altas em grupos de pior condição social, conforme aferida por indicadores de renda, escolaridade e ocupação.

Estudos epidemiológicos destacam a desigualdade na distribuição de câncer bucal em diferentes grupos populacionais, realçando a associação entre privação material e risco para a doença.[21,22] Conway[23] realizou revisão sistemática com meta-análise de estudos de caso-controle que analisaram o risco de câncer de boca e condição socioeconômica, abrangendo estudos de todo o mundo. Foi encontrada associação entre condição socioeconômica desfavorável e maior risco da doença.

Groome et al.[25] avaliaram os fatores de risco presentes em 2.033 pacientes em estágio avançado de câncer na língua e no assoalho bucal no Canadá. Entre os fatores de risco, foram identificados a idade igual ou superior a 80 anos, ser viúvo, socialmente marginalizado, fumante e consumidor de grande quantidade de álcool. Ao avaliar o risco de ocorrência de câncer no assoalho da boca, os fatores de risco aumentado foram ter 70 anos ou mais e ser socialmente marginalizado.

Uma questão importante deve ser observada na execução de pesquisas em que se tem como objetivo testar a associação entre câncer bucal e condição socioeconômica é o grau de agregação dos dados que estão sendo estudados. Para estudos de incidência, mortalidade ou sobrevida, pode-se focalizar a incidência ou a mortalidade do ponto de vista dos indivíduos afetados, para efetuar as análises de interesse, eventualmente comparando dados relativos aos indivíduos não afetados ou aos sobreviventes. Se os dados estiverem agregados espacialmente, pode-se focalizar unidades geográficas como bairros ou cidades para comparações de taxas de incidência e de mortalidade com os indicadores socioeconômicos das regiões estudadas.

O estudo da associação entre câncer bucal e privação social é complexo e sugere possibilidades diferentes. Por um lado, condições precárias de vida e trabalho podem se associar com exposição mais intensa aos fatores de risco. Por outro lado, a estratificação social da doença também pode refletir padrões diferenciais de acesso a informações e serviços de saúde: em geral, os grupos populacionais mais submetidos à privação social recebem menos informações em saúde, são menos suscetíveis à mudança de comportamento, dispõem de menos recursos terapêuticos, menos acesso a diagnóstico precoce e prognóstico ruim quando desenvolvem o agravo.

Tomatis[26] afirmou que os conhecimentos acumulados sobre a etiologia de determinados tipos da doença não têm sido suficientemente aplicados para possibilitar uma redução substancial de incidência, e que o período de sobrevida dos pacientes com câncer em países em desenvolvimento corresponderia a cerca de um terço do observado nos países desenvolvidos.

Ao estudarem os nexos entre condição socioeconômica e indicadores epidemiológicos do câncer bucal, O'Hanlon et al.[12] indicaram a privação material como possível fator de modificações relevantes na prevalência de comportamentos associados ao risco de câncer bucal. De fato, há várias indicações de literatura associando os principais fatores de risco de doença com a desigualdade social; e esforço de interpretação do impacto da desigualdade socioeconômica na mortalidade por câncer de boca e faringe deve considerar os diferenciais de prevalência dos fatores de risco entre os grupos sociais.

Estudos realizados no Brasil também têm identificado a falta de equidade social como fator associado ao câncer bucal,[16,18,24] com ênfase nas disparidades nos indicadores de renda, de escolaridade e de índices de desenvolvimento social das áreas afetadas.

Em estudo sobre diferenciais de câncer bucal em áreas residenciais da cidade de São Paulo, foi descrita correlação negativa entre mortalidade e índices de desenvolvimento social.[16] Além de apresentar taxas menos altas, os distritos de melhor condição social na cidade foram os únicos a apresentar declínio de mortalidade por câncer bucal no período recente, numa indicação sugestiva de crescimento da desigualdade na experiência da doença em nosso meio.

Outro tópico que merece ser comentado é a relação entre condição socioeconômica e sobrevida de pacientes com câncer de boca. Ao acompanhar por um período de 2 anos mais de 3.600 pacientes diagnosticados com câncer de boca em 2004 e 2005, em Taiwan, foi observado que aqueles provenientes de vizinhanças com pior condição socioeconômica tinham entre 1,46 e 1,64 risco maior de mortalidade do que aqueles que residiam em vizinhanças com maior renda e número de médicos.[27]

Fatores Associados

Os fatores que têm sido, em maior magnitude, associados ao aumento do risco de câncer de boca são o tabagismo,[13,25,28] o etilismo[25,29,30] e a baixa ingestão de frutas e vegetais[31]. No período recente, vários estudos têm se concentrado sobre padrões alimentares, com o consumo habitual de alimentos diferentes sendo também indicados como possíveis fatores de risco ou proteção para câncer bucal.[32] Também se tem relatado a participação de fatores ambientais e exposições de ordem ocupacional na etiologia da doença.[33]

Tabagismo

Monografia publicada pela *International Agency for Research on Cancer* (IARC) afirma que o tabaco é agente causador de câncer bucal, e que a intensidade e duração do hábito estão relacionadas ao maior ou menor risco de acometimento pela doença;[34] A cessação do hábito tende, com o passar do tempo, a reduzir o risco.[34]

Estudo de caso-controle conduzido em São Paulo encontrou que condição socioeconômica e consumo de álcool e tabaco estavam associados ao risco ocorrência de câncer de boca. Após de realizar ajuste pelo consumo de tabaco e álcool, ainda assim se observou que pertencer a grupo com pior condição socioeconômica se relacionou a risco da doença.[35]

No que diz respeito ao tabagismo, Marmot e Wilkinson[36] afirmaram que, na Inglaterra, uma frequência significativamente mais alta de fumantes ocorre em áreas submetidas à privação, conforme caracterizado por medidas de desemprego, aglomeração domiciliar, proporção de residentes em casas alugadas e de pessoas que não possuem automóvel. Shohaimi et al.[37] empregaram o escore de Townsend para avaliar a associação ecológica entre pior condição social e maior prevalência de adultos fumantes na região de Norfolk, na Inglaterra. Verificaram ainda que a associação entre tabagismo e desigualdade social também podia ser registrada em nível individual, segundo indicações de escolaridade e ocupação. Azevedo e Silva et al.[38] avaliaram a prevalência do consumo de cigarro no Brasil e seus fatores associados, utilizando dados da Vigilância de Fatores de Risco e Proteção para Doenças Crônicas por Inquérito Telefônico (VIGITEL), conduzido em sete capitais brasileiras e no Distrito Federal em 2006. O estudo englobou pessoas com mais de 17 anos de idade. Tanto em homens quanto em mulheres, em todas as capitais brasileiras, os indivíduos com 8 anos ou menos de escolaridade apresentaram sistematicamente maiores porcentagens de fumantes do que os de escolaridade mais alta (nove ou mais anos de estudo, correspondente a ensino médio incompleto ou completo).

Entre os brasileiros com mais de 15 anos de idade, o Inquérito Domiciliar sobre Comportamentos de Risco e Morbidade Referida de Doenças e Agravos não Transmissíveis, realizado em 2002-2003, encontrou que a prevalência de fumantes nas capitais brasileiras variou de 12,9 a 25,2%.[39] O consumo per capita anual de cigarros, calculado pelo quociente entre o total produzido, descontando a porção destinada à exportação e acrescendo a importação do produto, e a população com quinze ou mais anos de idade, foi avaliado como relativamente baixo na comparação com outros países, apesar de ter crescido durante os anos 1980.[40] Shafey et al.[41] atualizaram esses dados para a década de 1990, e constataram redução do indicador. No entanto, os autores observaram que esses dados estariam fortemente subestimados, em virtude da comercialização ilegal de cigarros fabricados no país para exportação ao Paraguai. Segundo esse estudo, o contrabando de cigarros seria responsável por 31 a 37% da comercialização do produto no Brasil. Essas observações indicam o muito que ainda há a ser feito para o controle do tabagismo e a redução de seus efeitos deletérios sobre a saúde coletiva.

A Convenção-quadro para o Controle do Tabaco é uma das iniciativas mundiais de consolidar esforços dos Estados Partes para controlar o uso de tabaco e seus efeitos deletérios à saúde humana. O Brasil é parte desta iniciativa, junto com mais de 150 países (http://whqlibdoc. who.int/publications/2003/9241591013.pdf).

Medidas promissoras deverão contribuir para a redução do consumo do tabaco no país. Uma dessas iniciativas foi a aprovação da proibição, em todo o País, do consumo de cigarros em ambientes fechados, locais conhecidos como "fumódromos" (Projeto de Lei de Conversão (PLV) 29/2011, originário da Medida Provisória 540/2011, de 22/11/2011). Além disso, está previsto o aumento na carga tributária dos cigarros.

Etilismo

O consumo de bebidas alcoólicas tem sido identificado como associados ao câncer de boca, faringe, esôfago e laringe.[28,42] Para estes tipos de neoplasias, o álcool atuaria não apenas como fator de risco independente, mas interagiria de modo sinérgico com o tabaco para incremento do risco de doença.[30] Suspeita-se que o aumento na incidência de câncer de boca e orofaringe em indivíduos jovens pode estar relacionado ao aumento do consumo de álcool por adolescentes e jovens.[43] O álcool também foi descrito como fator coadjuvante do câncer de fígado, uma vez que o carcinoma hepatocelular ocorre com mais frequência em pacientes com cirrose, doença reconhecidamente associada ao abuso crônico de álcool.[44]

Estas observações são compatíveis com a persistência de níveis mais altos para homens que para mulheres da mortalidade pelos tipos de câncer, cujo risco é associado ao alcoolismo, uma vez que a prevalência de consumo de bebidas alcoólicas em níveis potencialmente danosos à saúde também tem sido identificada como sendo mais alta para homens.

Níveis diferenciais do consumo de bebidas alcoólicas entre os sexos foram descritos para a cidade de São Paulo, com uma proporção 5 vezes mais alta para homens.[45] Ao avaliar estatísticas de saúde na Suíça, La Vecchia e Levi[46] identificaram que modificações no perfil de consumo de bebidas alcoólicas pelas sucessivas gerações de homens teriam se refletido no perfil de mortalidade por diferentes tipos de câncer. Observações no mesmo sentido foram feitas na Itália, entre 1955 e 1979, um período em que a mortalidade por câncer de fígado dobrou de magnitude, e o consumo per capita de álcool quase triplicou.[47]

Assim como o tabagismo, tem-se identificado o alcoolismo como sendo mais frequente em pessoas com renda menos alta e menores aquisições educacionais.[48-50] Agravando o problema do álcool como fator de risco de câncer bucal, estudos no Brasil têm apontado maior prevalência de fumantes entre as pessoas submetidas ao consumo habitual de bebidas alcoólicas.[51,52]

A literatura tem estudado os diferentes tipos de bebidas, para avaliar qual seria potencialmente mais danosa, quanto ao risco de câncer bucal. Para essa finalidade, tem-se procurado usar estratégias variadas, como a distinção entre fermentados e destilados, a quantificação do álcool ingerido, a identificação do tipo e quantidade de bebida consumida.[53] Em estudo caso-controle, Franco et al.[54] identificaram risco mais evidente no consumo habitual de vinho e cachaça. Schlecht et al.[55] estudaram a associação de diferentes tipos de bebida com neoplasias do trato aéreo-digestivo superior, e apontaram a cachaça, em especial quando consumida em maior quantidade, como sendo a mais fortemente associada ao câncer bucal. Além disso, as bebidas consumidas com mais frequência tendem a ser aquelas associadas a risco mais alto de desenvolver a doença.[56]

Hábitos alimentares

A OMS estima que de 15 a 35% de todos os casos de câncer estejam provavelmente relacionados a padrões nutricionais, como o baixo consumo de frutas, vegetais e micronutrientes, ou o consumo excessivo de proteínas, gorduras, carboidratos, conservantes e aditivos.[57] Esta constatação é importantíssima para a identificação de fatores de risco e de proteção para a doença, e tem possibilitado a proposição do consumo de micronutrientes e outras estratégias nutricionais para a quimioprevenção primária e secundária do câncer.[58] Também no Brasil, diversos estudos têm se detido na associação entre alimentação e risco de câncer.[19,59-62] Segundo o relatório do Fundo Mundial para pesquisa em câncer, há evidência de que o consumo frequente de frutas e vegetais é protetor contra o câncer de boca e de faringe.[63]

Também no que diz respeito à alimentação, padrões menos favoráveis de dieta têm sido identificados como sendo mais prevalentes em grupos de pior condição social.[62] Aplicados ao contexto britânico, Shohaimi et al.,[64] apontaram áreas residenciais com indicadores de privação material mais intensa, como sendo aquelas em que é menor o consumo de frutas e vegetais. A observação efetuada em nível ecológico foi consistente com o registro de associações no mesmo sentido das medidas individuais de ocupação e escolaridade com os padrões de dieta.

Tendo em vista esse conhecimento, os autores sugeriram que campanhas de orientação dirigidas à mudança de comportamentos alimentares pudessem ser úteis para propiciar maior proteção justamente àqueles que, por conta de sua condição social, encontram-se mais vulneráveis aos prejuízos à saúde. No entanto, é importante ponderar que um melhor padrão nutricional não depende apenas de fatores passíveis de modificação por educação em saúde. A mudança de comportamento alimentar está também relacionada a questões abrangentes da organização social, como a política agrícola e de segurança alimentar. Além disso, é necessário democratizar os recursos para distribuição e conservação de alimentos, pois alimentos frescos são, em geral, menos rentáveis que as conservas de menor teor nutricional.

Um estudo realizado na cidade de São Paulo concluiu que o consumo diário de café poderia estar associado ao menor risco de desenvolver câncer de boca e de orofaringe, utilizando uma análise que considerou não apenas o efeito deletério da exposição ao tabaco e ao álcool, como a associação inversa de renda mais alta e consumo habitual de saladas com o risco de ocorrência da doença.[59] Outro comentário que merece destaque é o fato de que, a partir do aparecimento de sintomatologia do câncer na cavidade bucal, o padrão alimentar dos pacientes vai sendo alterado. Estudo de base hospitalar realizado em São Paulo mostrou que um terço dos pacientes sofreu grandes restrições alimentares a partir do diagnóstico de câncer de boca, e grande parte deles necessitou alterar o modo de preparo dos alimentos que ingeria.[66]

Exposições ocupacionais

Com relação a fatores ocupacionais de risco de câncer de boca e faringe, também há indicações de literatura apontando sua prevalência mais alta em trabalhadores com pouca qualificação profissional. A exposição frequente à luz solar tem sido relatada como elemento que concorre para o aumento de risco, principalmente para câncer de lábio inferior; o que afeta, em especial, as pessoas que trabalham em ambiente externo, como estivadores, portuários, marinheiros, agricultores e trabalhadores da pesca e da construção civil.[67,68]

Algumas atividades industriais submetem os operários à exposição ao asbesto e a substâncias químicas reconhecidas ou suspeitas como prováveis carcinógenos.[1,69] Em estudo aplicado à região metropolitana de São Paulo, Andreotti[70] apontou risco mais alto de câncer da cavidade bucal e orofaringe para trabalhadores em oficinas mecânicas de veículos, numa verificação controlada para possíveis variáveis de confusão.

Condições bucais

A literatura tem procurado explorar outros fatores possivelmente implicados na carcinogênese dos tecidos da boca. Em estudo envolvendo pacientes atendidos em São Paulo, Curitiba e Goiânia, Velly et al.[71] verificaram que feridas causadas por próteses dentárias (dentaduras) mal ajustadas e a irregularidade na escovação dos dentes associaram significativamente com câncer na cavidade bucal. A análise foi realizada com ajuste por variáveis relativas ao consumo de álcool e tabaco, à dieta e a fatores sociodemográficos, cuja associação ao câncer bucal é reconhecida. Com isso, os autores avaliaram que esta indicação de risco não seria explicada por controle insuficiente sobre fatores intervenientes ou de confusão. Vacarezza et al.[72] realizaram um estudo de caso-controle em São Paulo buscando uma possível associação entre feridas bucais recorrentes e ocorrência de câncer bucal entre fumantes; os autores observaram que a irritação crônica da mucosa oral contribuiu para o efeito tópico carcinogênico do tabaco.

Há ainda outros estudos realizados no Brasil e no mundo apontando a associação entre risco de câncer de boca e condições prejudicadas de higiene e de saúde bucal.[54,73] Foi encontrada relação inversa entre câncer de boca e escovação dentária,[74] e direta entre periodontopatias, número de dentes perdidos e número de dentes cariados.[75-77] Embora os resultados desses estudos tenham sido considerados como sendo ainda inconclusivos[78] e merecedores de mais investigações, a ação de alguns microrganismos presentes na microbiota bucal poderia explicar algumas associações observadas. Espécies de *Candida spp* poderiam atuar tanto na produção de nitrosaminas quanto na conversão de etanol em acetaldeído, ação também verificada em *Streptococcus spp* (entre os quais está o mutans, causa necessária da cárie, e outras espécies periodontopatogênicas) e *Neisseria spp*. A estimulação de inflamação crônicas e a influência das bactérias no ciclo celular por meio de promoção da proliferação celular e inibição da apoptose foram também mecanismos propostos para explicar a possível contribuição de espécies microbianas relacionadas a periodontopatias no risco de câncer bucal.

Papilomavírus Humano (HPV)

A relação entre HPV e câncer de boca e faringe, especialmente em língua e orofaringe, tem sido intensamente investigada e debatida no meio científico. Os estudos sobre o tema apresentam variações metodológicas que dificultam a interpretação dos resultados encontrados. Por exemplo, alguns estudos avaliam a presença de HPV no tumor, outros realizam análise sorológica, com biomarcadores diferentes. Sendo assim, alguns estudos têm pacientes com câncer como padrão de comparação, enquanto outros têm como controles os pacientes sem histórico de câncer.

Atualmente, verifica-se que os pacientes com câncer de boca e orofaringe que são soro-positivos para HPV 16 apresentam um perfil diferente de associação com os outros fatores de risco quando comparados com os soronegativos.[79,80] No caso de câncer de faringe, por exemplo, apenas em pacientes soro-negativos para HPV encontrou-se associação entre a doença e o hábito de fumar e de ingerir bebidas alcoólicas.[80] Sendo assim, o HPV se relacionaria a tipos diferentes de tumores de orofaringe e língua, com maior incidência em adultos jovens não fumantes e não etilistas, e que apresentariam melhor prognóstico. Alguns autores atribuem o aumento na incidência de câncer de boca e orofaringe em adultos jovens ao aumento na prevalência de HPV nas últimas décadas.[79] Entretanto, mais estudos são necessários para comprovar essa hipótese.

Outros fatores associados

O Relatório Mundial sobre Câncer (*World Cancer Report*) da Organização Mundial da Saúde e Agência Internacional para Pesquisa sobre Câncer[57] apontou fumo, consumo de álcool e fatores relacionados à dieta como os principais fatores de risco de câncer bucal. Além destes, fatores de risco adicionais de câncer de cabeça e pescoço também foram apontados: infecção oral pelo papilomavírus humano (HPV), transmitido sexualmente ou no parto, suscetibilidade genética, radiação ionizante, infecção pelo vírus Epstein-Barr, importante na etiologia de câncer de nasofaringe, dentre outros.

Além do tabaco, álcool, dieta e ocupação, estas observações trazem evidências adicionais sobre outros fatores comportamentais coadjuvantes do risco para o agravo, cujas prevalências também apresentam um potencial gradiente de ordem socioeconômica.

Acesso a Serviços de Saúde e Desigualdade Social

O impacto da condição social nos indicadores epidemiológicos do câncer de boca não se restringe aos fatores comportamentais de risco. A explicação do viés socioeconômico na carga da doença também deve considerar os diferenciais de provisão, qualidade e uso efetivo dos serviços de saúde. Em nosso meio, são escassos os estudos epidemiológicos avaliando a efetividade dos programas de promoção de saúde, das estratégias preventivas e dos recursos disponibilizados para diagnóstico, tratamento e reabilitação dos pacientes.

Antunes et al.[16] sugeriram a possibilidade de a expansão dos serviços odontológicos no período recente ter influído nas tendências de mortalidade por câncer em diferentes partes da boca. Enquanto as neoplasias afetando gengiva e lábios tiveram mortalidade decrescente na cidade de São Paulo, entre 1980 e 1998, as demais categorias (língua, glândulas salivares, assoalho da boca, palato, área retromolar) apresentaram tendência estacionária. Como os tumores de gengiva e lábios seriam os mais facilmente identificáveis durante o exame bucal, este declínio poderia estar refletindo a expansão de cobertura dos atendimentos odontológicos no período de estudo, no qual se assistiu a extensa reforma no sistema de saúde, com a implementação do sistema de convênios odontológicos e expansão do serviço público odontológico no âmbito do Sistema Único de Saúde (SUS).

Lorant et al.[81] sintetizaram indicações de literatura internacional apontando diferenças de ordem socioeconômica no uso de serviços preventivos de saúde, com menção especial aos recursos de diagnóstico precoce do câncer. E, através da aplicação de questionários em adultos, identificaram a vacinação de idosos contra a gripe como uma das campanhas com menor diferencial de uso entre os estratos sociais. Esta observação reforça a importância dos esforços de rastreamento do câncer bucal no âmbito das recentes campanhas de vacinação contra a gripe.

Além de reunirem as pessoas do grupo etário de maior risco para o câncer de boca, acredita-se que a participação do cirurgião-dentista nas campanhas de vacinação contra a gripe possa propiciar a transmissão de conhecimentos em saúde e acesso a diagnóstico precoce para os tumores passíveis de detecção através do exame bucal (lábios, língua, cavidade bucal, tonsila e orofaringe) para grupos de população menos suscetíveis a outras iniciativas de promoção da saúde.

Realizadas na cidade de São Paulo desde 1996, as campanhas anuais de vacinação contra a gripe para pessoas de 60 anos de idade ou mais têm atingido cobertura ponderável; e a incorporação do exame bucal nesses programas tem sido crescente desde 2001. Não obstante o valor desta iniciativa, não se pode negligenciar o risco de câncer bucal em pessoas com menos de 60 anos de idade, as quais não participam das campanhas de vacinação contra a gripe, e que, portanto, deveriam ser objeto de iniciativas análogas. Ao analisar a efetividade da campanha de vacinação do ano 2004 na prevenção do câncer bucal em São Paulo, foi observado que as possíveis lesões detectadas durante a campanha não foram acompanhadas de modo satisfatório, pois grande proporção dos pacientes que tinham lesões de tecido mole não teve seu problema resolvido.[82]

Ao avaliar o atraso de agendamento de pacientes com suspeita de câncer de boca em relação a pacientes com necessidades de prótese ao exame odontológico na cidade de São Paulo,[83] observou-se que os serviços de saúde bucal (privados, que aceitam convênios e públicos) apresentaram-se sensíveis à necessidade de responder prontamente no caso de suspeita de câncer de boca.

Formas de Medida

Algumas doenças bucais deram origem a medidas específicas, as quais foram consideradas necessárias para contemplar a complexidade da condição estudada. Desse modo, os estudos de epidemiologia da saúde bucal foram dando ensejo à criação de diferentes índices ao longo dos anos, como o CPO-D, aferindo a experiência de cárie dentária; o índice de estética dental, relativo às anomalias dentofaciais; o índice periodontal comunitário, para o estudo da condição periodontal; dentre outros. Entretanto, esta necessidade não foi sentida para o câncer bucal, doença cuja análise da distribuição na população é efetuada através das medidas convencionais usadas pela epidemiologia para aferir morbidade e mortalidade.

Embora fosse possível descrever essas medidas de modo mais detalhado, optou-se por uma apresentação sintética dos principais coeficientes empregados nesses estudos, remetendo o leitor interessado em se aprofundar nas técnicas da estatística vital para a literatura especificamente dirigida a esse tema, como o livro de Laurenti et al.,[84] o qual foi utilizado para a síntese das medidas de distribuição do câncer bucal descrita a seguir.

1. Coeficiente específico de mortalidade por câncer bucal ou por câncer em diferentes topografias da boca.

É calculado pela relação entre o número de óbitos pela causa considerada, em determinada área e período, e a população da mesma área no meio do período.

2. Proporções de mortalidade.

Algumas proporções de interesse podem ser calculadas, como a relativa à porcentagem de óbitos de câncer em relação à mortalidade geral em determinada área e período; ou a porcentagem de óbitos por câncer bucal em relação ao total de mortalidade por câncer (todas as localizações anatômicas).

3. Coeficiente de incidência por câncer bucal ou por câncer em diferentes topografias da boca.

Incidência diz respeito aos casos novos de uma doença, que se iniciaram em determinado período. Assim, o coeficiente de incidência é calculado pelo número de casos novos (iniciados) em determinada área e período, em relação à população da mesma área, no meio do período.

4. Coeficiente de prevalência por câncer bucal ou por câncer em diferentes topografias da boca.

Chama-se prevalência o número de casos existentes da doença, independentemente de serem novos ou antigos. Esse coeficiente é calculado pela proporção entre o número total de casos existentes (novos e antigos) em determinada área e período e a população da mesma área, no meio do período.

5. Proporções de morbidade.

Também no que diz respeito aos indicadores de morbidade (incidência e prevalência), podem ser calculadas proporções de interesse, como a porcentagem de casos de câncer bucal em relação a todos os casos de neoplasias malignas. Costuma-se efetuar o cálculo dessa proporção usando dois denominadores diferentes: o total de casos de câncer e o mesmo total, mas excluindo os casos de outras neoplasias (que não o melanoma) afetando a pele (código C44 da CID-10). Esta diferenciação pode ser útil em muitos casos, pois é frequente que neoplasias de pele (exceto melanoma) apresentem características epidemiológicas singulares em relação aos demais tipos de câncer, como a alta incidência e baixa mortalidade.

6. Coeficiente de letalidade.

É uma medida não de frequência da doença, mas de sua gravidade. Embora a gravidade também possa ser aferida em termos de sequelas, complicações, impacto na qualidade de vida, gastos, etc., é bastante útil considerar o desfecho letal da doença como medida de gravidade extrema. O coeficiente de letalidade é calculado pela relação entre o número de óbitos da doença em determinada área e período e o número de casos da doença na mesma área e período.

Tanto para o cálculo do coeficiente de mortalidade, como para incidência e prevalência, costuma-se ponderar o resultado direto desses quocientes por uma base de população, por exemplo, 1.000, 10.000 ou 100.000 habitantes, para permitir uma melhor apreciação dos números calculados e evitar o inconveniente de apresentar frações decimais demasiado reduzidas, as quais podem resultar da divisão de números com ordem de grandeza distinta. Para o cálculo do coeficiente de letalidade, utilizam-se com mais frequência as bases 100 e 1.000, permitindo expressar o desfecho letal da doença em termos de porcentagem (%) ou por milhagem (‰).

Pode haver interesse de calcular esses coeficientes de modo diferenciado para cada sexo e/ou para diferentes recortes etários. Em ambos os casos, as especificações de sexo e idade devem ser aplicadas tanto ao numerador como ao denominador do quociente em questão.

Ainda outra singularidade deve ser destacada, no que diz respeito ao cálculo dos coeficientes de mortalidade por câncer. Para populações mais submetidas à pobreza ou a escassos serviços de saúde, receia-se que a mortalidade pela doença seja subestimada para as pessoas idosas, em função de sua maior dificuldade de locomoção e acesso a diagnóstico e tratamento. Ademais, sob condições de privação social e insuficiente provisão de recursos diagnósticos, as causas de óbito não seriam extensamente investigadas para as pessoas de idade mais avançada, fator descrito como passível de afetar as estatísticas de câncer[85] e a mortalidade geral.[86] Nesse sentido, alguns estudos epidemiológicos têm preferido estimar coeficientes de mortalidade por câncer excluindo, tanto do numerador como do denominador, as pessoas com 70 anos ou mais de idade.

No Brasil, dados de mortalidade, com discriminação por sexo, idade, causa básica, área de residência e data de ocorrência, podem ser obtidos junto ao Sistema de Informações sobre Mortalidade – SIM, que pode ser consultado *online* em http://www2.datasus.gov.br/DATASUS/index.php?area=0205 ou através de dados consolidados em publicações do Ministério da Saúde.

Dados de incidência podem ser obtidos através dos sistemas de registro de câncer de base populacional, que monitoram diferentes serviços de saúde em busca de casos, como o Registro de Câncer de São Paulo gerido pelo Departamento de Epidemiologia da Faculdade de Saúde Pública da Universidade de São Paulo. No entanto, esses registros são efetuados em poucas cidades e não dispõem de séries históricas abrangentes. Em 2011, o Instituto Nacional de Câncer[87] informou a existência desse serviço nas seguintes cidades brasileiras: Aracaju, Belém, Belo Horizonte, Campinas, Campo Grande, Cuiabá, Curitiba, Distrito Federal, Fortaleza, Goiânia, Jaú, João Pessoa, Manaus, Natal, Palmas, Poços de Caldas, Porto Alegre, Recife, Salvador, São Paulo e Vitória.

Dados de incidência de base hospitalar podem ser obtidos junto ao Sistema de Informações Hospitalares do Sistema Único de Saúde – SIH/SUS, que pode ser consultado *online* em http://www2.datasus.gov.br/DATASUS/index.php?area=0202 ou junto a sistemas de registro hospitalar de câncer, como o gerido pela Fundação Oncocentro de São Paulo, ligado à Secretaria de Estado da Saúde. Além disso, estimativas consolidadas desses dados são apresentadas pelo Instituto Nacional de Câncer, ligado ao Ministério da Saúde.

Informações de morbidade de base laboratorial podem ser obtidas junto à Coordenação de Programas de Controle de Câncer do Instituto Nacional de Câncer (INCA), que mantém o Registro Nacional de Patologia Tumoral no país desde o ano 1976. Este banco de dados registra características anatomopatológicas dos tumores analisados e permite recuperar os diagnósticos através de sua topografia e morfologia. O acesso às informações é público, através de publicações e relatórios; e sua base de dados é alimentada pela ficha de notificação preenchida por laboratórios de anatomia patológica e citologia. Os dados são atualizados anualmente, e informam as seguintes características, com agregação para o país como um todo, Estados e regiões: distribuição de neoplasias malignas e lesões pré-cancerosas segundo localização e sexo; relação de exames de neoplasias malignas, segundo localização, tipo histológico e sexo; e dados cadastrais dos laboratórios.

Para o contexto internacional, a OMS e a Agência Internacional para Pesquisa sobre Câncer (IARC: *International Agency for Research on Cancer*) disponibilizam sistemas diferentes para a apresentação de dados de amplitude internacional sobre incidência e mortalidade por câncer, como o GLOBOCAN.

Dados de prevalência sobre câncer em geral, e sobre câncer bucal em particular, são menos utilizados, em função de diferentes dificuldades. Sendo um evento relativamente raro na população, não é viável estimar sua prevalência de modo preciso com base em dados amostrais, como é feito para outras doenças bucais, como a cárie dentária. Por outro lado, é difícil manter um controle com amplitude macropopulacional dos casos da doença, para monitorar quais não resultaram em cura ou óbito a cada período. Apesar dessas dificuldades, há recursos para estimação indireta de prevalência, como o proposto por Pisani et al.,[88] baseado em medidas de incidência e previsões relativas ao período de sobrevida dos pacientes.

Padronização ou Ajuste de Coeficientes

Coeficiente ou taxa pode ser definido como "uma relação (quociente) entre dois valores numéricos, que estimaria uma probabilidade ou determinado risco".[84] Para o coeficiente de mortalidade por câncer bucal, por exemplo, o evento cuja probabilidade ou risco pretende-se estimar é o de morrer devido ao agravo. Esse resultado é referido como "coeficiente bruto" ou "não ajustado", porque em seu cálculo não são considerados fatores relativos à distribuição da população, como sexo ou faixa etária, que podem interferir no risco do agravo ou do óbito pelo agravo. É útil, enquanto medida de nível da distribuição de doenças, e pode instruir os serviços de saúde em suas projeções sobre o volume das necessidades de tratamento.

No entanto, a composição da população por sexo e idade é importante para o dimensionamento da carga de doença; e o coeficiente não ajustado tem sua utilidade limitada pelo fato de não permitir comparações entre contextos que diferem quanto à estrutura de população. Os estudos epidemiológicos usualmente requerem comparações quanto ao risco de doenças fortemente associadas ao sexo e à idade em áreas ou em momentos em que a população apresenta distribuições diferentes destas duas características, como é o caso do câncer bucal.

Por razões de ordem hormonal e/ou comportamental, algumas doenças afetam mais o sexo feminino que o masculino, enquanto outras têm o sentido inverso. Sendo sensível à aquisição de imunidade, a suscetibilidade a algumas doenças infecciosas é maior entre as crianças, enquanto outros agravos afetam adultos e idosos com mais intensidade, como o câncer e as doenças cardiovasculares, que dependem do efeito cumulativo da exposição continuada a longo prazo aos fatores de risco.

A padronização ou ajuste dos coeficientes de incidência, prevalência ou mortalidade possibilita a obtenção de estimativas de risco das doenças que são passíveis de comparações entre populações em períodos diferentes, ou alocadas em áreas geográficas distintas, para as quais se sabe não ser uniforme a distribuição por sexo e por idade. Através desse procedimento, é possível calcular estatísticas sumárias de saúde, removendo destas medidas os efeitos da variação de sexo e idade em diferentes distribuições de população. Existem técnicas distintas para efetuar esse ajuste ou padronização, algumas delas baseadas em técnicas de estimação indireta do risco do evento por sexo ou para cada grupo.

Contudo, a crescente disponibilidade de extensas bases de dados de população e de dados sobre os eventos considerados tem possibilitado o uso crescente do método direto para esta padronização ou ajuste em estudos epidemiológicos e demográficos. Esse método consiste, fundamentalmente, em aplicar a uma distribuição padronizada de população os coeficientes específicos de interesse calculados para cada grupo (etário ou por sexo) da população estudada.

A padronização direta consiste em uma média ponderada dos coeficientes específicos (por sexo e/ou faixa etária) de interesse, segundo os pesos atribuídos à referência externa da população-padrão. Com isso, o coeficiente ajustado pode ser calculado através da seguinte fórmula:

$$\text{Coeficiente ajustado} = \sum_{i=1}^{n} p_i r_i$$

em que "r" é coeficiente específico e "p" é respectivo peso atribuídos a cada um dos "i" grupos; isto é, são as frequências relativas de cada grupo (sexo e/ou idade) do padrão adotado de população. Caso a padronização seja efetuada apenas por sexo, n é igual a dois, e os grupos referem-se a homens e mulheres na população. Caso a padronização seja efetuada apenas por idade, n equivale ao número de grupos de idade. E, caso a padronização seja concomitante por sexo e faixa etária, dobra-se o número de grupos considerados na hipótese anterior, para contemplar todas as faixas etárias em cada sexo.

Estas definições implicam a necessidade de selecionar um padrão adequado de população para as comparações de interesse. Caso este requisito não seja atendido, e o padrão adotado diferir em muito da população estudada, haverá o efeito indesejável de os coeficientes ajustados apresentarem valores muito discrepantes em relação aos coeficientes brutos. Uma estratégia viável para evitar este efeito consiste em utilizar como padrão a distribuição mais recente de população, no caso de estudos de séries temporais, ou algum parâmetro médio de distribuição entre as diferentes populações estudadas, no caso de análises geográficas.

Estas opções têm o atrativo de fornecer estimativas de risco para a doença estudada com base em uma distribuição de população conhecida e bastante próxima à real. No entanto, têm o inconveniente de não possibilitarem comparações externas com populações cuja distribuição é reconhecidamente diferente do padrão selecionado. Para suprir este inconveniente, uma alternativa viável consiste em empregar uma referência externa de população, a qual também apresenta uma dificuldade, uma vez que não existem padrões atemporais universalmente adotados para esta finalidade.

O estabelecimento de um padrão internacional de distribuição etária de população que fosse efetivo para todas as comparações de interesse foi debatido em uma sessão da União Internacional Contra o Câncer (UICC), em maio de 1965, em Londres.[89] Na ocasião, a discussão sobre qual seria a população-padrão mais adequada resultou na proposição de três distribuições, com perfis etários diferentes. Uma delas tomara países africanos como referência e resultou maior prevalência de jovens em sua composição.[90] Outra, atribuindo maior participação aos grupos etários de idade mais avançada, foi designada "população europeia".[85] Uma terceira distribuição (população mundial), proposta por Segi et al.,[91] tomou como base a média de 46 países e resultou um padrão intermediário das duas anteriores. Os padrões europeu e mundial de população foram posteriormente adotados pela OMS para o cálculo de coeficientes padronizados de mortalidade. O quadro 14.3 apresenta estas distribuições, junto a uma nova referência elaborada por um grupo de trabalho da OMS, com o intuito de atualizar as antigas proposições.[92] Além de tentar refletir de modo mais sensível um padrão médio da distribuição etária da população mundial, o novo referencial proposto teve o cuidado de introduzir discriminação etária para os grupos de idade

Quadro 14.3 – Distribuição padrão de população (porcentagens), para ajuste de coeficientes. Fonte: Ahmad et al., 2004.[92]

Grupo Etário	População Mundial	População Europeia	Grupo Etário	Padrão OMS 2000-2025
0-4	12,00	8,00	0-4	8,86
5-9	10,00	7,00	5-9	8,69
10-14	9,00	7,00	10-14	8,60
15-19	9,00	7,00	15-19	8,47
20-24	8,00	7,00	20-24	8,22
25-29	8,00	7,00	25-29	7,93
30-34	6,00	7,00	30-34	7,61
35-39	6,00	7,00	35-39	7,15
40-44	6,00	7,00	40-44	6,59
45-49	6,00	7,00	45-49	6,04
50-54	5,00	7,00	50-54	5,37
55-59	4,00	6,00	55-59	4,55
60-64	4,00	5,00	60-64	3,72
65-69	3,00	4,00	65-69	2,96
70-74	2,00	3,00	70-74	2,21
75-79	1,00	2,00	75-79	1,52
80-84	0,50	1,00	80-84	0,91
85+	0,50	1,00	85-89	0,44
			90-94	0,15
			95-99	0,40
			100+	0,05

mais avançada, em função do progressivo incremento de sua prevalência nas sociedades contemporâneas.

Panorama Internacional

A OMS e a Agência Internacional para Pesquisa sobre Câncer consideram o câncer bucal como a mais frequente neoplasia afetando cabeça e pescoço, com cerca de 400.000 novos casos a cada ano.[58] Na mesma publicação, os organismos internacionais apresentam uma classificação dos países em cinco níveis de risco, segundo estimativas do coeficiente de incidência padronizado por distribuição etária.

Na classificação dos países segundo a estimativa de incidência de câncer bucal e de orofaringe, o Brasil ocupa categoria intermediária entre mulheres em relação a outros países, com incidência entre 2,7 e 3,7 por 100.000.[58] Os homens, por sua vez, ocupam posição entre os países agrupados em segundo maior risco (3,7 e 6,9 por 100.000).[58]

Faggiano et al.[93] reuniram evidências sobre a associação entre indicadores epidemiológicos de diferentes tipos de câncer e medidas de desenvolvimento social em diversos países. Embora o estudo de incidência de câncer de boca e faringe não tenha revelado claras indicações de gradiente socioeconômico, os dados de mortalidade para homens permitiram evidenciar o excesso de carga da doença nos grupos populacionais mais submetidos à privação social, em praticamente todos os países estudados. Esta observação destaca a importância de os estudos de morbidade e mortalidade procurarem focalizar não apenas os indicadores globais, mas também levantar dados sobre a desigualdade com que a doença afeta diferentes segmentos da população, produzindo, desse modo, informações úteis para o planejamento dos esforços de promoção da saúde.

Panorama Nacional

O Instituto Nacional de Câncer[94] indicou, para o Brasil, no período entre 2000 e 2008, que os cânceres do grupo traqueia, brônquios e pulmões foram a primeira causa de morte para homens, seguido por câncer de próstata, estômago, esôfago, e cólon e reto. O câncer da cavidade bucal ocuparia a sétima posição entre as estimativas de óbito para o sexo masculino. Entre as mulheres, o INCA relatou que a maior mortalidade por câncer esteve associada aos tumores de mama, seguindo-se as neoplasias de traqueia, brônquios e pulmões, cólon e reto, colo de útero e estômago, ocupando o câncer de boca a décima quarta posição no *ranking* de mortalidade. Estas informações indicam a magnitude da doença enquanto problema de saúde pública e justificam a relevância de estudos abordando o câncer de boca, bem como das localizações anatômicas mais relevantes, e seus fatores associados.

Observou-se tendência de aumento na mortalidade por câncer de orofaringe tanto no Brasil[95] quanto no Município de São Paulo,[96] em estudos que abrangeram um período aproximado de 20 anos. Além disso, observou-se que a classificação anatômica "partes não especificadas da cavidade bucal" também se comportaram dessa maneira.[95,96]

Embora o sistema de informações sobre mortalidade implantado no Brasil seja considerado de boa qualidade,[97] não é possível conhecer a magnitude real dos indicadores de morbidade, em função de não haver um sistema nacional de registro de câncer de base populacional. Para fazer frente a essa dificuldade e suprir o sistema de saúde com estimativas de incidência, o Instituto Nacional de Câncer projetou estimativas de incidência dos principais tipos da doença para os Estados brasileiros.[87]

O quadro 14.4 sintetiza estas indicações, apresentando de modo sumário, as estimativas de incidência de câncer de boca em mulheres e homens, nas macrorregiões do país. A grande disparidade na distribuição geográfica pode ser indicativa de gradiente de risco, mas pode também estar refletindo padrões diferenciais de qualidade dos serviços de informações que forneceram os dados para a estimativa. Além disso, a discrepância indicada entre as estimativas efetuadas apenas para as Capitais e os valores relativos a todas as cidades também sugere a possibilidade de variações na qualidade do sistema de informações, cujos dados foram utilizados para informar o cálculo das estimativas.

A figura 14.1 apresenta as séries temporais de mortalidade por câncer de boca na cidade de São Paulo, segundo sexo, de 2003 a 2009,

Quadro 14.4 – Estimativas de incidência (coeficiente bruto ou não ajustado: número de casos novos por 100.000 habitantes) para câncer de boca nas regiões brasileiras para 2012, segundo o sexo. Fonte: Instituto Nacional de Câncer.[87]

	Todas as Cidades		Somente as Capitais	
Macrorregiões	Sexo feminino	Sexo masculino	Sexo feminino	Sexo masculino
Norte	1,86	3,24	3,05	5,41
Nordeste	3,25	6,15	3,43	9,54
Centro-oeste	3,17	8,58	3,83	12,76
Sudeste	5,79	14,61	6,59	17,52
Sul	3,00	11,57	3,50	13,17
Brasil	4,18	10,41	4,92	13,34

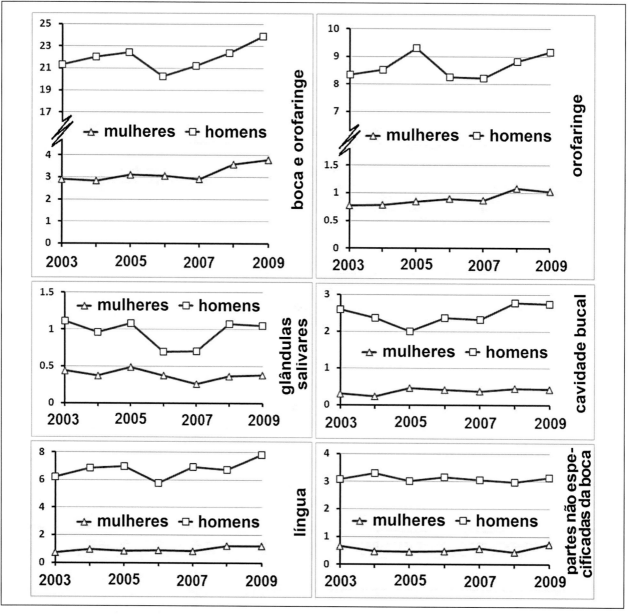

Fig. 14.1 – Séries temporais da mortalidade (por 100.000 habitantes) por câncer de boca no Município de São Paulo, por sexo, ajustadas para o padrão de população mundial, 2003-2009. Fonte: dados dos autores, submetidos à publicação.

com ajuste para o padrão de população mundial. A mortalidade pela doença continua mais alta entre os homens. Estudos de tendência da mortalidade por câncer bucal devem considerar fatores de natureza diversa, como a capacitação diagnóstica para a elucidação dos casos de câncer, a qualidade do serviço de informações em saúde, fatores de risco de morbidade, o acesso e a efetividade dos tratamentos.

Na cidade de São Paulo, observou-se tendência de aumento na mortalidade por câncer de boca e orofaringe, e o câncer de língua foi a categoria com maior concentração de óbitos, correspondendo a pouco mais de um terço do total no período de 1980-2002.[97] No Brasil, observou-se tendência de estabilidade.[98]

Tipos de Estudos

Como para outras doenças e condições de saúde, epidemiologia, pesquisa clínica e pesquisa laboratorial constituem o tripé sobre o qual se assenta a produção de conhecimentos sobre o câncer bucal. Naturalmente, as bases de apoio desse tripé são permeáveis a influências mútuas e é profícua a perspectiva de integração entre disciplinas médicas, odontológicas, bioquímicas, sociais e psicológicas na abordagem da doença. São apresentadas, na sequência, diferentes modalidades de estudos epidemiológicos sobre o câncer bucal, com exemplos para cada categoria, com o intuito de incentivar sua aplicação em nosso meio.

Estudos de carga de doença

O conceito de "carga de doença"[98] refere-se a uma forma abrangente de indicar o impacto da doença na população, e pode ser estimado por múltiplas medidas. Uma carga de doença mais alta, no que diz respeito ao câncer, pode ser inferida por indicadores de morbimortalidade mais altas; por incapacidades adquiridas em decorrência da doença; pelo maior risco de incidência dos tipos evitáveis; pelo diagnóstico tardio das neoplasias detectáveis através de rastreamento em estágios iniciais; pelo não recebimento de assistência médica ou recebimento de tratamentos inadequados; pelo risco de óbito por tipos de câncer que em geral são curáveis; pelo não recebimento dos recursos necessários para o controle da dor e outros cuidados paliativos.

De modo abrangente, os estudos de incidência e de mortalidade por câncer bucal podem ser considerados como estudos de carga da doença. Também se enquadram nessa categoria os estudos de tendências desses indicadores e os estudos avaliando diferenciais na distribuição da doença em unidades geográficas distintas, como bairros em uma cidade, cidades em um Estado ou país, etc.

Diversas pesquisas revistas e referenciadas no presente texto podem ser classificadas nesta modalidade, configurando exemplos de aplicação dos estudos de carga da doença. Como exemplo, pode-se citar o estudo de Wünsch Filho,[17] que apresentou dados sobre incidência de câncer de boca e faringe em várias cidades brasileiras, além da tendência de mortalidade no período 1981-95, com discriminação por sexo, por macrorregiões geográficas e por topografia (boca e faringe). Ademais, foram apresentadas informações adicionais (morbidade para outros tipos de câncer e indicadores de sobrevida dos pacientes com câncer de boca e faringe), com o intuito de dimensionar o impacto da doença. Com base nessas informações, o autor efetuou uma rica discussão dos fatores de risco, cotejando-a com uma ampla gama de literatura.

Estudos de caso-controle

A realização de estudos de caso-controle tem sido bastante utilizada como estratégia para a avaliação de fatores de risco de câncer bucal. Características diferentes desse tipo de estudo têm contribuído para sua implementação, como a facilidade para a obtenção de dados e o desenvolvimento de rotinas específicas de análise estatística.

A coleta de dados pode ser efetuada por meio de entrevistas, questionários e revisão de arquivos hospitalares. O grupo controle pode ser constituído, com ou sem pareamento, por características cujo efeito se quer controlar na análise, e esse pareamento pode ser efetuado de modo individual ou por frequência. Formado por pessoas não afetadas pela doença ou condição de saúde de interesse, o grupo de comparação pode arregimentar participantes dentre os acompanhantes dos pacientes incluídos no grupo caso, dentre seus vizinhos ou familiares, ou mesmo dentre outros pacientes atendidos nos mesmos estabelecimentos de saúde. No que diz respeito à análise estatística dos resultados, a ampla disseminação dos recursos de informática no período recente tem propiciado o delineamento de modelos multivariados de análise de regressão logística, os quais permitem a estimação de *Odds ratios* para as variáveis de interesse, com ajuste para características clínicas e populacionais de interesse, e com a aplicação de teste para os efeitos de interação.

Velly et al.[71] efetuaram estudo do tipo caso-controle de base hospitalar, envolvendo 717 pacientes atendidos em São Paulo, Curitiba e Goiânia, e o dobro de controles, para avaliar a associação do agravo com algumas características de condição dentária e higiene bucal. Uma das hipóteses consideradas envolvia a especulação sobre o potencial efeito de remoção ou diluição de substâncias carcinogênicas presentes na boca, através da escovação frequente e regular dos dentes. Ainda em nível hipotético, previa-se que a crônica irritação física do epitélio por prótese dentária mal ajustada poderia contribuir para processos de displasia e carcinogênese.

Para controlar o efeito potencial de variáveis de confusão, os autores parearam o grupo controle por sexo, idade, trimestre de admissão ao hospital e cidade de origem. Além disso, efetuaram análise multivariável com ajuste para medidas relacionadas ao consumo de álcool e tabaco, hábitos alimentares, consumo de bebidas quentes, grupo étnico, renda e nível de instrução.

Com base nesse recorte analítico, os autores puderam apontar a má higiene bucal devida à irregularidade na escovação dos dentes, e a presença de feridas causadas por próteses dentárias mal ajustadas como efetivamente associadas ao risco de câncer bucal, além de indicar que as associações observadas não seriam devidas à falta de controle pelos já conhecidos fatores de risco da doença.

Estudos de sobrevida

O monitoramento do período de sobrevida é uma modalidade específica de estudo de coorte, no qual a população a ser avaliada é definida por pacientes com a doença, e o desfecho considerado é o óbito devido ao agravo. Uma forma usual para a descrição dos resultados consiste na apresentação de dados sobre a proporção de sobreviventes após 5 anos do diagnóstico inicial (taxa de sobreviventes); e técnicas específicas de análise estatística são usadas para o dimensionamento de fatores de risco de óbito.

Exemplificando essa modalidade de pesquisa, pode-se citar o estudo de Carvalho et al.,[99] que avaliou modificações no prognóstico e no perfil de tratamentos de pacientes com câncer bucal e de orofaringe atendidos no Hospital do Câncer A.C. Camargo, em São Paulo, no período de 1953 a 1997. Através do acompanhamento de dados relativos a 3.267 pacientes, atendidos durante quase cinco décadas em um mesmo estabelecimento de saúde, os autores puderam evidenciar a tendência crescente da taxa de sobreviventes. A melhoria do perfil prognóstico foi associada ao incremento da proporção de pacientes submetidos a tratamento cirúrgico e a cirurgia em combinação com radioterapia. A análise dos resultados utilizou modelo estatístico, o qual permitiu efetuar controle sobre outras características que também são associadas a risco mais alto de óbito por câncer bucal: sexo masculino, idade igual ou superior a 65 anos, estágio clínico avançado (baseado em critérios de classificação TNM), e manifestação de câncer de orofaringe (em comparação com pacientes portadores de câncer de boca).

Estudos de qualidade de vida

O conceito de "qualidade de vida" tem sido crescentemente utilizado nos estudos de avaliação das condições de saúde e do impacto da doença e das aplicações terapêuticas em pacientes com doenças diferentes. Para pacientes com câncer bucal, em especial, a avaliação de qualidade de vida, conforme informada pelo próprio paciente, configura um implemento interessante às medidas convencionais de efetividade dos tratamentos, como a manifestação de sequelas e recidivas, sobrevida e cura prospectiva, entre outras informações.

A despeito de recentes avanços no diagnóstico e tratamento, o câncer bucal continua associado com desfiguração facial e disfunções em domínios críticos da vida, como a fala, a capacidade de mastigar e engolir, o paladar. Além de contribuir para o monitoramento dos tratamentos, a avaliação de qualidade de vida possibilita aos profissionais de saúde compreenderem como os pacientes experimentam a evolução da doença e as consequências de tratamentos como cirurgia e radioterapia.

Em 1994, um grupo de trabalho da OMS propôs uma definição para o conceito de qualidade de vida, que fosse ao mesmo tempo transcultural e inespecífica para uma única doença.

"Qualidade de vida é a percepção do indivíduo quanto a sua posição na vida, no contexto cultural e sistema de valores em que vive, e em relação a seus próprios objetivos, expectativas, parâmetros e relações sociais. É um conceito abrangente; afetado de modo complexo pela saúde física da pessoa, seu estado psicológico, nível de independência, relacionamentos sociais e suas relações com características salientes do meio ambiente."[100]

O grupo de trabalho da OMS considerou que as tentativas anteriores para avaliar a qualidade de vida não teriam incluído todas as dimensões relevantes e não haviam atingido confiabilidade suficiente. Posteriormente, foram desenvolvidos vários questionários para efetuar essa avaliação no contexto internacional, de modo dirigido a uma consideração mais abrangente de todos os domínios potencialmente relacionados à qualidade de vida. Com isso, foram incorporados novos recursos para a pesquisa, e estudos recentes puderam apreciar a validade desses questionários.[101]

Os estudos especificamente dirigidos à qualidade de vida dos pacientes com câncer bucal estiveram voltados à validação dos instrumentos usados para a coleta de dados sobre qualidade de vida; em geral, através da comparação com outros questionários, de amplitude temática mais abrangente. Estiveram também voltados para dimensionar a aceitação do questionário por parte dos pacientes e dos profissionais de saúde. E, através de estudos longitudinais, avaliar a "responsividade" dos instrumentos de coleta de dados, isto é, sua capacidade de detectar mudanças clínicas que tenham ocorrido após as intervenções médicas, como, por exemplo, a xerostomia que pode se associar ao tratamento de irradiação.

Especificamente desenvolvido para pacientes com câncer de cabeça e pescoço, o questionário de qualidade da Universidade de Washington (UW-QOL: *University of Washington, Quality of Life*) foi traduzido para o Português por Vartanian et al.[102] e aplicado em 344 pacientes do Hospital do Câncer A.C. Camargo, em São Paulo, com câncer de boca, orofaringe, hipofaringe e laringe. Esse questionário permite estimar o impacto da doença e dos tratamentos associados na qualidade de vida dos pacientes. Esse impacto pode ser apreciado em conjunto ou isoladamente sobre os seguintes domínios: dor, aparência, atividade, recreação, mastigação, deglutição, fala, ombros, paladar e saliva. Além disso, sua versão mais recente, a de número quatro, contém duas novas perguntas, sobre humor (no sentido de disposição) e ansiedade, na tentativa de ampliar a avaliação da condição psicológica do paciente.

Além das questões específicas, dirigidas a esses domínios da qualidade de vida, o UW-QOL contém três questões gerais, com alternativas de resposta em forma de escala, e uma questão de múltipla resposta, para a indicação das funções mais afetadas. Do ponto de vista epidemiológico, as respostas do questionário permitem comparações e análises com discriminação por sexo, grupo etário, classificação TNM, localização anatômica da lesão e tratamentos efetuados. Com isso, é possível acompanhar a resposta dos pacientes aos diferentes protocolos terapêuticos envolvendo quimioterapia, cirurgia e radioterapia, de modo isolado ou em conjunto.

A Organização Europeia para Pesquisa e Tratamento de Câncer (EORTC: *European Organization for Research and Treatment of Cancer*) também desenvolveu um questionário especificamente dirigido à avaliação da qualidade de vida de pacientes com câncer de cabeça e pescoço, com tradução para o Português de Portugal. O QLQ-H&N35 apresenta 35 questões, sendo cinco de respostas abertas e trinta agrupadas em treze escalas. Como o UW-QOL, as respostas desse questionário podem ser convertidas em uma escala linear de pontuação, com valores de 0 a 100, conforme preconizado pela EORTC.

Em um interessante exemplo de aplicação dos estudos de qualidade de vida, Allison et al.[103] empregaram uma versão mais abrangente do questionário da EORTC (QLQ-C30) para avaliar o efeito favorável de uma intervenção psicoeducacional sobre pacientes com câncer de cabeça e pescoço, visando ensinar-lhes a conviver com sua doença. Através do acompanhamento longitudinal dos pacientes, os autores puderam mostrar a efetividade da intervenção na obtenção de melhorias em suas capacidades físicas, atividades sociais e qualidade de vida, além da redução de fadiga, distúrbios do sono e sintomas depressivos.

Ao analisar o impacto imediato da cirurgia no dia a dia de pacientes com câncer bucal e de orofaringe em São Paulo, Biazevic et al.[104] quantificaram a diminuição na qualidade de vida desses pacientes logo após a cirurgia. Os domínios mastigação, gustação, deglutição, fala e dor foram os que apresentaram piora mais relevante. Apenas a ansiedade apresentou melhora nesse momento do tratamento dos pacientes. Ao acompanhar a qualidade de vida dos pacientes em até um ano após a cirurgia, foi observado que as limitações funcionais dos sobreviventes ainda permaneciam.[105] Para o acompanhamento longitudinal da qualidade de vida dos pacientes em ambos os estudos, os autores utilizaram a versão validada para o português do Brasil do questionário da Universidade de Washington.[106]

Sugere-se, portanto, que as equipes que atendem os pacientes estejam atentas não apenas aos indicadores clínicos, mas também à experiência vivenciada pelo paciente em tratamento, para atenuar o impacto do tratamento na vida dos pacientes.

Considerações Finais

O estudo epidemiológico do câncer bucal é complexo e envolve múltiplos aspectos, os quais se procurou de algum modo contemplar no presente capítulo.

Ao circunscrever um problema de pesquisa com tamanha amplitude, contou-se com o apoio de extensa literatura nacional e internacional; espera-se que o presente esforço de síntese na apresentação de ao menos parte desta literatura possa ser proveitoso para futuros estudos sobre o tema.

Foram revistas indicações metodológicas quanto às formas de medida da carga de doença na população; em especial, a estimação e o ajuste de coeficientes de morbidade e mortalidade. Tabagismo, etilismo, hábitos alimentares e outros fatores de risco de doença foram considerados, com enfoque em seu diferencial de prevalência entre os estratos sociais. Foram fornecidos parâmetros quantitativos para um panorama nacional e internacional da doença. Foram apresentadas diferentes modalidades de pesquisa, congregando aspectos distintos de interesse para a abordagem epidemiológica.

Educação em saúde, acesso a diagnóstico precoce, disposição de tratamentos de boa qualidade, recursos de reabilitação dos pacientes: no que diz respeito à epidemiologia do câncer, nunca é demasiado enfatizar a importância dos serviços de saúde para a redução da carga da doença sobre a população e para um melhor prognóstico e qualidade de vida dos pacientes.

Através da apresentação e discussão desses assuntos, procurou-se instigar a inteligência do leitor, incentivando-o à realização de novos estudos nessa área. Há grupos de população a serem estudados; há pacientes a serem monitorados; há literatura relevante a ser conhecida; há lacunas de conhecimento importantes a serem preenchidas. Espera-se que estes desenvolvimentos possam propiciar a produção de conhecimentos úteis para orientar a tomada de decisões em saúde e para a programação de serviços dirigidos à promoção de bem-estar e justiça social.

Referências

1. Mahboubi E, Sayed GM. Oral cavity and pharynx. In: Schottenfeld D, Fraumeni Jr. JF (Eds.). Cancer epidemiology and prevention. 2nd ed. New York: Oxford University Press; 1996; p.583-95.
2. Moore SR, Pierce AM, Wilson DF. "Oral cancer" – the terminology dilemma. Oral Dis 2000; 6(3):191-3.
3. Tapia JL, Goldberg LJ. The challenges of defining oral cancer: analysis of an ontological approach. Head and Neck Pathol 2011; ahead of print, DOI: 10.1007/s12105-011-0300-0, Online First™.
4. Pindborg JJ. Epidemiological studies of oral cancer. Int Dent J 1977; 27(2):172-8.
5. Smith CJ, Pindborg JJ, Binnie WH, eds: Oral cancer; epidemiology, etiology, and pathology. New York: Hemisphere, 1990.

6. Chen J, Eisenberg E, Krutchkoff DJ, Katz RV. Changing trends in oral cancer in the United States, 1935-1985: a Connecticult study. J Oral Maxillofac Surg 1991; 49(11):1152-58.
7. Johnson NW. Orofacial neoplasms: global epidemiology, risk factors and recommendations for research. Int Dent J 1991; 41(6):365-75.
8. Kleinman DV, Swango PA, Pindborg JJ, Gupta PC. Toward assessing trends in oral mucosal lesions: lessons learned form oral cancer. Adv Dent Res 1993; 7(1):32-41.
9. Neves LHM. Câncer de boca: mortalidade entre os residentes no Estado de São Paulo no período de março de 1979 a fevereiro de 1982. São Paulo; 1994. [Tese de Doutorado – Faculdade de Saúde Pública da USP].
10. Östman J, Anneroth G, Gustafsson H, Tavelin B. Malignant oral tumors in Sweeden 1960-1989 – an epidemiological study. Eur J Cancer B Oral Oncol 1995; 31B(2):106-12.
11. Swango PA. Cancers of the oral cavity and pharynx in the United States: an epidemiologic overview. J Public Health Dent 1996; 56(6):309-18.
12. O'Hanlon S, Forster DP, Lowry RJ. Oral cancer in the North-East of England: incidence, mortality trends and the link with material deprivation. Community Dent Oral Epidemiol 1997; 25(5):371-6.
13. Burt BA, Eklund AS. Oral cancer and other oral conditions. In: Burt BA, Eklund AS. Dentistry, dental practice and the community. 5ª ed. Philadelphia: W.B. Saunders Company, 1999.
14. Moore S, Johnson N, Pierce A, Wilson D. The epidemiology of lip cancer: a review of global incidence and aetiology. Oral Dis 1999; 5(3):185-95.
15. Ramos MR, Nieto A. Mortality trends from oral cancer in Andalusia, Spain, 1975-1998. Public Health 2001; 115(5):338-44.
16. Antunes JLF, Biazevic MGH, Araujo ME, Tomita NE, Chinellato LEM, Narvai PC. Trends and spatial distribution of oral cancer mortality in São Paulo, Brazil, 1980-1998. Oral Oncology 2001; 37(4):345-50.
17. Wünsch Filho V. The epidemiology of oral and pharynx cancer in Brazil. Oral Oncol 2002; 38(8):737-46.
18. Biazevic MGH. Tendências e diferenciais socioeconômicos da mortalidade por câncer bucal e de glândulas salivares no Município de São Paulo, de 1980 a 2000. São Paulo; 2003. [Tese de Doutorado – Faculdade de Saúde Pública da USP].
19. Toporcov TN, Antunes JLF, Tavares MR. Fat food habitual intake and risk of oral cancer. Oral Oncol 2004; 40(9):925-31.
20. Fritz A, Percy C, Jack A, Shanmugaratnam K, Sobin L, Parkin DM, Whelan S (Eds.). International Classification of Diseases for Oncology (ICD-O), Third Edition. Geneva: World Health Organization; 2000.
21. Boing AF, Antunes JLF. Condições socioeconômicas e câncer de cabeça e pescoço: uma revisão sistemática da literatura. Ciênc Saúde Colet 2011; 16(2):615-622.
22. Puigpinós R, Borrell C, Antunes JLF, Azlor E, Pasarín MI, Serral G et al. Trends in socioeconomic inequalities in cancer mortality in Barcelona: 1992-2003. BMC Public Health 2009;9:35.
23. Conway D. Socioeconomic inequalities and oral cancer risk: a systematic review and meta-analysis of case-control studies. Int J Cancer. 2008;122(12):2811-9.
24. Maciel S, Lessa F, Rodrigues CS. Mortalidade por câncer bucal e desigualdades sociais nas Capitais brasileiras, 1980 e 1991. Rev Bras Odontol Saúde Coletiva 2000; 1:51-61.
25. Groome PA, Rohland SL, Hall SF, Irish J, Mackillop WJ, O'Sullivan B. A population-based study of factors associated with early versus late stage oral cavity cancer diagnoses. Oral Oncol 2011;47(7):642-7.
26. Tomatis L. Poverty and cancer. In: Kogevinas M, Pearce N, Susser M, Boffetta P. Social inequalities and cancer. Lyon: IARC, 1997. [IARC Scientific Publications n.138].
27. Lee CC, Chien SH, Hung SK, Yang WZ, Su YC. Effect of individual and neighborhood socioeconomic status on oral cancer survival. Oral Oncol. 2011 Oct 29. [Epub ahead of print] doi:10.1016/j.oraloncology.2011.10.002.
28. Hashibe M, Brennan P, Benhamou S, Castellsague X, Chen C, Curado MP et al. Alcohol drinking in never users of tobacco, cigarette smoking in never drinkers, and the risk of head and neck cancer: pooled analysis in the International Head and Neck Cancer Epidemiology Consortium. J Natl Cancer Inst 2007;99(10):777-89.
29. Gupta PC. Epidemiologic study of the association between alcohol habits and oral leukoplakia. Community Dent Oral Epidemiol 1984; 12(1):47-50.
30. Hashibe M, Brennan P, Chuang S, Boccia S, Castellsague X, Chen C et al. Interaction between tobacco and alcohol use and the risk of

head and neck cancer: pooled analysis in the International Head and Neck Cancer Epidemiology Consortium. Cancer Epidemiol Biomarkers Prev. 2009;18(2):541-50.
31. Chuang SC, Jenab M, Heck JE, Bosetti C, Talamini R, Matsuo K et al. Diet and the risk of head and neck cancer: a pooled analysis in the INHANCE consortium. Cancer Causes Control. 2012;23(1):69-88.
32. Zain RB. Cultural and dietary risk factors of oral cancer and precancer – a brief overview. Oral Oncology 2001;37(3):205-10.
33. Morse DE, Pendrys DG, Neely AL, Psoter WJ. Trends in the incidence of lip, oral and pharyngeal cancer: Connecticut, 1935-94. Oral Oncology 1999; 35(1):1-8.
34. International Agency for Research on Cancer. Monographs on the evaluation of carcinogenic risks to humans: tobacco smoke and involuntary smoking. Lyon: IARC, 2004.
35. Boing AF, Antunes JL, de Carvalho MB, de Góis Filho JF, Kowalski LP, Michaluart Jr P; Head and Neck Genome Project/GENCAPO, Eluf-Neto J, Boffetta P, Wünsch-Filho V. How much do smoking and alcohol consumption explain socioeconomic inequalities in head and neck cancer risk? J Epidemiol Community Health. 2011;65(8):709-14.
36. Marmot M, Wilkinson RG. Social determinants of health. Oxford: Oxford University Press; 1999.
37. Shohaimi S, Luben R, Wareham N, Day N, Bingham S, Welch A, Oakes S, Khaw KT. Residential area deprivation predicts smoking habit independently of individual educational level and occupational social class. A cross sectional study in the Norfolk cohort of the European Investigation into Cancer (EPIC-Norfolk). J Epidemiol Community Health 2003; 57(4): 270-6.
38. Azevedo e Silva G, Valente JG, Almeida LM, Moura EC, Malta DC. Tobacco smoking and level of education in Brazil, 2006. Rev Saúde Pública. 2009;43(Supl. 2):48-56.
39. Brasil. Ministério da Saúde. Secretaria Nacional de Assistência à Saúde. Instituto Nacional de Câncer. Inquérito Domiciliar sobre Comportamentos de Risco e Morbidade Referida de Doenças e Agravos Não Transmissíveis. Rio de Janeiro: INCA; 2003.
40. Carlini-Marlatt B. "A população é jovem e o país é quente": estimativas do consumo de álcool e tabaco no Brasil pelos dados das indústrias produtoras. Jornal Brasileiro de Dependências Químicas 2001; 2(1):3-8.
41. Shafey O, Cokkinides V, Cavalcante TM, Teixeira M, Vianna C, Thun M. Case studies in international tobacco surveillance: cigarette smuggling in Brazil. Tob Control 2002; 11(3):215-9.
42. Greenwald P, Clifford C. Dietary fat and cancer. In: Devita VT, Hellman S, Rosenberg SA. Cancer: Principles & Practice on Oncology. 6th ed. Philadelphia: Lippincott Williams & Wilkins; 2001; p.443-50.
43. Kmietowicz Z. Data show "alarming" rise in oral cancers among people in their 40s. BMJ 2009;339:b3293.
44. Schottenfeld D. Alcohol as a co-factor in the etiology of cancer. Cancer 1979; 43(5 Suppl): 1962-6.
45. Lima MS de, Dunn J, Novo IP, Tomasi E, Reisser AA. Gender differences in the use of alcohol and psychotropics in a Brazilian population. Subst Use Misuse 2003; 38(1):51-65.
46. La Vecchia C, Levi F. Sex differentials in Swiss cancer mortality. Soz Praventivmed 1988; 33(3):140-3.
47. La Vecchia C, Decarli A, Mezzanotte G, Cislaghi C. Mortality from alcohol related disease in Italy. J Epidemiol Community Health 1986; 40(3):257-61.
48. Andrade LHSGA, Lolio CA, Gentil Filho V, Laurenti R. Epidemiologia dos transtornos mentais em uma área definida de captação da cidade de São Paulo, Brasil. Rev Psiquiatr Clin 1999; 26(5):257-61.
49. Almeida LM, Coutinho ESF. Prevalência de consumo de bebidas alcoólicas e de alcoolismo em uma região metropolitana do Brasil. Rev Saúde Pública 1993; 27(1):23-9.
50. Crum RM, Helzer JE, Anthony JC. Level of education and alcohol abuse and dependence in adulthood: a further inquiry. Am J Public Health 1993; 83(6):830-7.
51. Costa JSD, Silveira MF, Gazalle FK, Oliveira SS, Hallal PC, Menezes AMB, Gigante DP, Olinto MTA, Macedo S. Heavy alcohol consumption and associated factors: a population-based study. Rev Saúde Pública 2004; 38(2):284-91.
52. Chaieb JA, Castellarin C. Associação tabagismo-alcoolismo: introdução às grandes dependências humanas. Rev Saúde Pública 1998; 32(3):246-54.
53. Purdue MP, Hashibe M, Berthiller J, La Vecchia C, Dal Maso L, Herrero R et al. Type of alcoho-

lic beverage and risk of head and neck cancer–a pooled analysis within the INHANCE Consortium. Am J Epidemiol. 2009;169(2):132-42.

54. Franco EL, Kowalski LP, Oliveira BV, Curado MP, Pereira RN, Silva ME, Fava AS, Torloni H. Risk factors for oral cancer in Brazil: a case-control study. Int J Cancer 1989; 43(6):992-1000.

55. Schlecht NF, Pintos J, Kowalski LP, Franco EL. Effect of type of alcoholic beverage on the risks of upper aerodigestive tract cancers in Brazil. Cancer Causes Control 2001; 12(7):579-87.

56. Altieri A, Bosetti C, Gallus S, Franceschi S, Dal Maso L, Talamini R, Levi F, Negri E, Rodriguez T, La Vecchia C. Wine, beer and spirits and risk of oral and pharyngeal cancer: a case–control study from Italy and Switzerland. Oral Oncol 2004; 40(9):904-9.

57. Boyle P, Levin B (Eds.). World cancer report 2008. Lyon: IARC Press; 2008.

58. Hirayama T. Nutritional intervention as a means of cancer prevention. In: Khogali M, Omar YT, Gjorgov A, Ismail AS. Cancer prevention in developing countries. Proceedings of the 2nd UICC Conference on Cancer Prevention. Oxford: Pergamon Press; 1986; p.287-9.

59. Cardoso MA, Maruta LM, Kida AA, Hashimoto C, Cordeiro JA, Iriya K. Micronutrients and the risk of colorectal adenomas: a case-control study in São Paulo, Brazil. IARC Sci Publ 2002; 156:361-3.

60. Marchioni DL, Fisberg RM, Latorre MRDO, Wunsch Filho V. Diet and cancer of oral cavity and pharynx: a case-control study in São Paulo, Brazil. IARC Sci Publ 2002; 156:559-61.

61. Sichieri R, Everhart JE, Mendonça GAS. Diet and mortality from common cancers in Brazil: an ecological study. Cad Saúde Pública 1996; 12(1):53-9.

62. Toporcov TN, Antunes JLF. Restrictions of food intake in patients with oral cancer. Oral Oncol 2006;42(9):929-33.

63. World Cancer Research Fund. American Institute for Cancer Research. Food, nutrition, physical activity, and the prevention of cancer: a global perspective. Washington: WCRF/AICR; 2007.

64. Shohaimi S, Welch A, Bingham S, Luben R, Day N, Wareham N, Khaw KT. Residential area deprivation predicts fruit and vegetable consumption independently of individual educational level and occupational social class: a cross sectional population study in the Norfolk cohort of the European Prospective Investigation into Cancer (EPIC-Norfolk). J Epidemiol Community Health 2004; 58(8):686-91.

65. Biazevic MGH, Toporcov TN, Antunes JLF, Rotundo LD, Brasileiro RS, Carvalho MB, Góis-Filho JF, Kowalski LP. Cumulative coffee consumption and reduced risk of oral and oropharyngeal cancer. Nutr Cancer 2011; 63(3):350-6.

66. Cruz ED, Toporcov TN, Rotundo LD, Biazevic MGH, Brasileiro RS, Carvalho MB, Kowalski LP, Antunes JLF. Food restrictions of patients who are undergoing treatment for oral and oropharyngeal cancer. Eur J Oncol Nurs 2011; ahead of print. doi:10.1016/j.ejon.2011.06.002.

67. Moore S, Johnson N, Pierce A, Wilson D. The epidemiology of lip cancer: a review of global incidence and aetiology. Oral Dis 1999; 5(3):185-95.

68. Hakansson N, Floderus B, Gustavsson P, Feychting M, Hallin N. Occupational sunlight exposure and cancer incidence among Swedish construction workers. Epidemiology 2001; 12(5):552-7.

69. Siemiatycki J. Risk factors for cancer in the workplace. Boca Raton, Florida, USA: CRC Press; 1991.

70. Andreotti M. Atividade ocupacional e câncer de cavidade bucal e orofaringe. São Paulo; 2004. [Dissertação de Mestrado – Faculdade de Saúde Pública da USP].

71. Velly AM, Franco EL, Schlecht N, Pintos J, Kowalski LP, Oliveira BV, Curado MP. Relationship between dental factors and risk of upper aerodigestive tract cancer. Oral Oncol 1998; 34(4):284-91.

72. 72.Vaccarezza GF, Antunes JLF, Michaluart-Júnior P. Recurrent sores by ill-fitting dentures and inra-oral squamous cell carcinoma in smockers. J Public Health Dent 2010;70(1):52-7.

73. Reis SRA, Lima CR, Marchioni AMT, Setubal MG. Fatores de risco de câncer da cavidade oral e da orofaringe. I. Fumo, álcool e outros determinantes. Revista de Pós-Graduação da Faculdade de Odontologia da USP 1997; 4(2):127-32.

74. Sato F, Oze I, Kawakita D, Yamamoto N, Ito H, Hosono S et al. Inverse association between toothbrushing and upper aerodigestive tract cancer risk in a Japanese population. Head Neck 2011;33(11):1628-37.

75. Lissowska J, Pilarska A, Pilarski P, Samolczyk-Wanyura D, Piekarczyk J, Bardin-Mikollajczak A et al. Smoking, alcohol, diet, dentition and sexual practices in the epidemiology of oral cancer in Poland. Eur J Cancer Prev 2003;12:25-33.
76. Moreno-López LA, Esparza-Gómez GC, González-Navarro A, Cerero-Lapiedra R, González-Hernández MJ, Domínguez-Rojas V. Risk of oral cancer associated with tobacco smoking, alcohol consumption and oral hygiene: a case-control study in Madrid, Spain. Oral Oncol 2000;36(2):170-4.
77. Tezal M, Grossi SG, Genco RJ. Is periodontitis associated with oral neoplasms? J Periodontol 2005;76(3):406-10.
78. Hooper SJ, Wilson MJ, Crean SJ. Exploring the link between microorganisms and oral cancer: a systematic review of the literature. Head Neck 2009;31(9):1228-39.
79. Gillison ML. Current topics in the epidemiology of oral cavity and oropharyngeal cancers. Head Neck 2007;29:779-92.
80. Curado MP, Hashibe M. Recent changes in the epidemiology of head and neck cancer. Curr Opin Oncol 2009;21:194-200.
81. Lorant V, Boland B, Humblet P, Deliege D. Equity in prevention and health care. J Epidemiol Community Health 2002; 56(7):510-6.
82. Antunes JL, Toporcov TN, Wünsch-Filho V. The effectiveness of the oral cancer prevention and early diagnosis program in São Paulo, Brazil. Rev Panam Salud Publica 2007; 21(1):30-6.
83. Souza LM, Michel-Crosato E, Biazevic MGH, Antunes JLF. Scheduling delay in suspect cases of oral cancer. Rev Bras Epidemiol 2011; 14(4):642-650.
84. Laurenti R, Mello-Jorge MHP, Lebrão ML, Gotlieb SLD. Estatísticas de saúde. São Paulo: EPU; 1987.
85. Doll R, Cook P. Summarizing indices for comparison of cancer incidence data. Int J Cancer 1967; 2(3):269-79.
86. Lu TH, Shau WY, Shih T P, Lee MC, Chou MC, Lin CK. Factors associated with errors in death certificate completion. A national study in Taiwan. J Clin Epidemiol 2001; 54(3):232-8.
87. Brasil. Ministério da Saúde. Secretaria de Atenção à Saúde. Instituto Nacional de Câncer. Coordenação de Prevenção e Vigilância. Estimativa 2012: Incidência de câncer no Brasil. Rio de Janeiro: Ministério da Saúde, INCA; 2011.
88. Pisani P, Bray F, Parkin DM. Estimates of the worldwide prevalence of cancer for 25 sites in the adult population. Int. J. Cancer 2002; 97(1):72-81.
89. Doll R, Payne P, Waterhouse J (Eds.). Cancer incidence in five continents. I. A technical report. Berlin: Springer-Verlag; 1966.
90. Davies JN, Wilson BA, Knowelden J. Cancer incidence of the African population of Kyadondo (Uganda). Lancet 1962; 280(7251):328-30.
91. Segi M, Fujisaku S, Kurihara M, Narai Y, Sasajima K. The age-adjusted death rates for malignant neoplasms in some selected sites in 23 countries in 1954-1955 and their geographical correlation. Tohoku J Exp Med 1960; 72:91-103.
92. Ahmad OB, Boschi-Pinto C, Lopez AD, Murray CJL, Lozano R, Inoue M. Age standardization of rates: a new WHO standard. Genebra: World Health Organization; 2004. (GPE Discussion Paper Series: N.31 EIP/GPE/EBD).
93. Faggiano F, Partanen T, Kogevinas M, Boffetta P. Poverty and cancer. In: Kogevinas M, Pearce N, Susser M, Boffetta P. Social inequalities and cancer. Lyon: IARC, 1997. [IARC Scientific Publications n. 138].
94. Brasil. Ministério da Saúde. Secretaria de Atenção à Saúde. Instituto Nacional de Câncer. Atlas de mortalidade por câncer. Homepage: http://mortalidade.inca.gov.br/Mortalidade/. Acesso em 08/11/11.
95. Boing AF, Peres MA, Antunes JLF. Mortality from oral and pharyngeal cancer in Brazil: trends and regional patterns, 1979-2002. Rev Panam Salud Publica 2006; 20(1):1-8.
96. Biazevic MGH, Castellanos RA, Antunes JLF, Michel-Crosato E. Trends in oral cancer mortality in the city of São Paulo, Brazil, 1980-2002. Cad Saúde Públ 2006; 22(10):2105-2114.
97. Laurenti R, Mello-Jorge MHP, Gotlieb SLD. A confiabilidade dos dados de mortalidade e morbidade por doenças crônicas não-transmissíveis. Cien Saude Colet 2004; 9(4):909-20.
98. Murray CJL, Lopez AD. The global burden of disease: a comprehensive assessment of mortality and disability from diseases, injuries, and risk factors in 1990 and projected to 2020. Boston, MA, USA: Harvard University Press; 1996. (Vol.1: Global burden of disease and injury).
99. Carvalho AL, Ikeda MK, Magrin J, Kowalski LP. Trends of oral and oropharyngeal cancer

survival over five decades in 3267 patients treated in a single institution. Oral Oncol 2004; 40(1):71-6.

100. The WHOQOL Group. The development of the World Health Organization quality of life assessment instrument (the WHOQOL). In: Orley J, Kuyken W, editors. Quality of life assessment: international perspectives. Heidelberg: Springer Verlag; 1994; p.41-60.

101. The WHOQOL Group. The World Health Organization quality of life assessment (WHOQOL): development and general psychometric properties. Soc Sci Med 1998; 46(12):1569-85.

102. Vartanian JG, Carvalho AL, Yueh B, Priante AVM, Melo RL, Correia LM et al. Long-term quality-of-life evaluation after head and neck cancer treatment in a developing country. Arch Otolaryngol Head Neck Surg 2004; 130(10):1209-13.

103. Allison PJ, Nicolau B, Edgar L, Archer J, Black M, Hier M. Teaching head and neck cancer patients coping strategies: results of a feasibility study. Oral Oncol 2004; 40(5):538-44.

104. Biazevic MGH, Antunes JLF, Togni J, Andrade FP, Carvalho MB, Wünsch-Filho V. Immediate impacto f primary surgery on health-related quality of life of hospitalized patients with oral and oropharyngeal cancer. J Oral Maxillofac Surg 2008; 66(7):1343-1350.

105. Biazevic MGH, Antunes JLF, Togni J, Andrade FP, Carvalho MB, Wünsch-Filho V. Survival and quality of life of patients with oral and oropharyngeal cancer at 1-year follow-up tumor resection. J Appl Oral Sci 2010;18(3):279-84.

106. Vartanian JG, Carvalho AL, Yueh B, Furia CL, Toyota J, McDowell JA, Weymuller EA Jr, Kowalski LP. Brazilian-Portuguese validation of the University of Washington Quality of Life Questionnaire for patients with head and neck cancer. Head Neck 2006; 28:1115-21.

Capítulo 15

Erosão Dentária

Karen Glazer Peres
Fabiana Vargas-Ferreira
Mersita Fardo Armênio

Introdução

A erosão dentária é uma condição bucal relativamente comum,[1] que pode acometer a população infantil, os adolescentes e os adultos. Este agravo vem sendo estudado substancialmente em virtude da sua importância e do possível impacto na qualidade de vida das pessoas. Adicionalmente, a transição epidemiológica e demográfica observada nos últimas décadas em várias partes do mundo proporcionou um panorama de novas investigações no campo da saúde bucal. Destaca-se o declínio na prevalência e gravidade da cárie dentária na população infantil e de adolescentes, assim como maior longevidade das populações, proporcionando mais tempo de exposição dos dentes aos desgastes tanto fisiológicos como patológicos.

Este capítulo pretende abordar o quadro atual da epidemiologia da erosão dentária em ambas as dentições, assim como discutir os fatores associados a este agravo diante das características epidemiológicas e demográficas do início do século XXI.

Erosão Dentária e Fatores Associados

A erosão dentária ou desgaste erosivo caracteriza-se pela perda progressiva e irreversível de tecido dentário duro mediante a ação de substâncias químicas e sem envolvimento de microrganismos.[2] Em um *workshop* realizado em 2010 na Dinamarca, pesquisadores propuseram a distinção conceitual entre erosão dentária, um processo químico, e desgaste dentário erosivo como resultado de manifestações clínicas da erosão[3]; no entanto, a terminologia ainda é usada como sinônimo na literatura.

O desenvolvimento do desgaste erosivo apresenta etiologia multifatorial, sendo modulado por fatores determinantes químicos, biológicos e comportamentais[4] e modificado por fatores, como nível de conhecimento, características da saúde geral e condições socioeconômicas dos indivíduos[5] (Fig. 15.1). O conhecimento da inter-relação entre esses fatores é importante e pode explicar o fato de que pessoa exposta aos mesmos fatores de risco pode ter manifestações distintas para a erosão dentária.

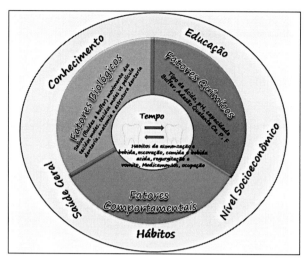

Fig. 15.1 – Aspecto multifatorial da erosão dentária. Fonte: Lussi & Jaeggi.[5]

Três mecanismos de destruição dos tecidos duros dos dentes ocorrem em conjunto no processo de erosão dentária: (a) ausência e/ou perda de substâncias orgânicas salivares que cobrem os dentes; (b) perda de mineral da superfície do dente devida à presença de um agente descalcificante; e (c) destruição da superfície dentária descalcificada por uma ação bioquímica e/ou biofísica e/ou mecânica.[6]

Pesquisadores estudaram locais de surgimento das lesões erosivas e relataram que o padrão do dano depende da exposição e do tipo de agente desmineralizante. Fatores considerados extrínsecos, como ácidos relacionados com a dieta, e intrínsecos, como disfunções gástricas, podem determinar o surgimento de lesões erosivas em locais diferentes nas superfícies dos dentes.[7]

O quadro 15.1 apresenta alguns agentes desmineralizantes associados à etiologia da erosão dentária com os seus respectivos padrões de desgaste, relatados na literatura através de estudos laboratoriais e epidemiológicos, principalmente com delineamento transversal.[8-10]

Järvinen et al.[11] reportaram que a localização das lesões erosivas não indica se a causa do desgaste é extrínseca ou intrínseca, uma vez que a ação e/ou movimento dos tecidos bucais poderia afetar a distribuição das lesões.[11]

Quadro 15.1 – Padrão de erosão dentária, segundo o agente etiológico.

Agente/Suscetibilidade Desmineralizante	Padrão de Desgaste Erosivo
Dieta	
Frutas, suco de frutas, bebidas gasosas (diet e normal), bebidas esportivas, bebidas infantis aromatizadas, vinagre, alimentos conservados em vinagre (pickles), vitamina C.	Depende do hábito dietético. Por exemplo: "chupar" frutas cítricas pode provocar erosão dentária nas superfícies incisais e vestibulares dos incisivos superiores.
Medicamentos	
Vitamina C, ácido acetilsalicílico (Aspirina, AAS, etc.), reposição de ácido hidroclorídrico e bebidas isotônicas (Iron tonics), uso em excesso de dentifrícios com alto teor de abrasivos.	Perda de estrutura dentária na superfície oclusal dos molares inferiores e na superfície oclusal e palatina dos molares superiores. Também pode ocorrer perda de estrutura nas superfícies vestibulares dos dentes anteriores superiores e dentes posteriores.
Refluxos	
Hérnia de hiato, etilismo (vômitos recorrentes), diabetes mellitus, gravidez (vômitos recorrentes), medicamentos que provocam náuseas, radioterapia, anorexia nervosa, bulimia, outras desordens alimentares, xerostomia.	Perda de estrutura dentária na superfície oclusal dos molares e na superfície palatina dos dentes anteriores e pré-molares.
Ocupacional	
Trabalhadores que têm contato com aerossóis, ácido sulfúrico, ácido clorídrico, produtos de laboratório, nadadores e degustadores de bebidas alcoólicas.	Na maioria das vezes, estas substâncias acometem a superfície vestibular dos dentes anteriores superiores e inferiores.

Fonte: Curzon & Hefferren;[8] Ferreira & Pozzobon;[9] Donovan.[10]

As variáveis associadas à erosão podem ser agrupadas em três grupos com subdivisões,[5] a saber: comportamentais, biológicas e sociodemográficas. As variáveis químicas que se referem a tipo de ácido, propriedades de adesão e quelação não serão abordadas neste capítulo.

Variáveis comportamentais

A dieta e a nutrição são reconhecidamente importantes no desenvolvimento dentário, afetando distintos períodos (pré e pós-eruptivos), podendo gerar lesões de cárie, de erosão e defeitos nas estruturas dos dentes. Reconhece-se que uma prática alimentar adequada desde o nascimento apresenta o potencial de assegurar uma dentição saudável por toda a vida.[12]

Além disso, hábitos alimentares saudáveis também repercutem na saúde geral, prevenindo uma série de exposições nocivas e doenças como, por exemplo, a obesidade, reconhecidamente associada a distúrbios circulatórios. O incentivo de bons hábitos alimentares considera um dos principais pressupostos para a prática da promoção de saúde, quer seja, a abordagem de fatores de risco comuns a diferentes agravos.[13]

Na população infantojuvenil, o principal fator etiológico associado à erosão é o alto consumo de bebidas ácidas, principalmente de sucos e refrigerantes.[14-15] Os fatores de risco relacionados aos hábitos alimentares variam entre populações diferentes e entre grupos etários em uma mesma população.

Em crianças e adolescentes, o consumo de refrigerantes é maior do que em outras idades, e é considerado um dos agentes etiológicos de erosão dentária mais importantes, especialmente devido ao barateamento e consequente aumento no consumo destes produtos ocorrido nos últimos anos no Brasil e no mundo.[16-17] Dados da Pesquisa Nacional de Saúde do Escolar destacaram que entre os escolares de 13 a 15 anos de idade, oriundos das capitais e do Distrito Federal, o consumo de refrigerantes foi observado em 37,2% com frequência igual a cinco dias ou mais na semana.[18]

Em grupos etários de maior idade, o alto consumo de frutas cítricas e alimentos contendo grandes quantidades de vinagre podem contribuir para o surgimento de erosão dentária.[19]

Estudos epidemiológicos com delineamentos transversal[15,20-23] e longitudinal[24-25] demonstraram associação entre consumo frequente de bebidas e alimentos ácidos com o desgaste erosivo. Um estudo transversal conduzido na Inglaterra com 2385 adolescentes de 14 anos de idade mostrou que consumir chá de ervas com limão e bebidas esportivas aumentou o risco de ter erosão em 3,97 e 1,58 vezes respectivamente.[21] Estudo de acompanhamento por dois anos com 1306 adolescentes ingleses de 12 anos de idade avaliou a influência da frequência de ingestão de bebidas ácidas nos dentes, destacando que o risco de desenvolver erosão é proporcional à frequência de ingestão destas bebidas, sendo 1,59 e 2,52 vezes maior dentre aqueles que consumiram bebidas ácidas duas e quatro vezes ao dia, respectivamente, comparados com os que não consumiram.[24]

Por outro lado, pesquisas demonstram que produtos lácteos, frutas e o consumo de chá podem ser considerados como fatores de proteção em relação à erosão dentária.[23,25]

As proteínas presentes em produtos lácteos podem contribuir para o efeito protetor da película salivar, reduzindo assim a chance de desgaste erosivo.[25]

A maioria dos estudos que investigou o impacto dos hábitos dietéticos na erosão dentária não inclui a análise de possíveis fatores de confusão como, por exemplo, composição dentária, práticas de higiene bucal, condições da saúde geral e fatores socioeconômicos[7,26-29], além da quantidade e da composição salivar.[30] A ausência de questionários padronizados para a aferição da erosão[31] e a predominância de estudos transversais, que dificultam a observação da relação causa e efeito também são características dos estudos de erosão existentes na literatura.

A forma de ingestão e/ou a temperatura de consumo das bebidas ácidas também têm despertado a atenção da comunidade científica. Estudos têm demonstrado a influência da forma de ingerir líquidos no desenvolvimento de erosão dentária, principalmente pela manutenção do líquido na cavidade bucal.[32-34] O contato prolongado de líquidos ácidos com os dentes anteriores superiores parece contribuir para o aumento na quantidade de tecido dentário perdido. Johansson et al.[35] analisaram a influência de seis maneiras distintas de ingerir bebidas, a saber: retendo o líquido na boca, sorvendo rápido, sorvendo lentamente, engolindo, tragando e sugando. A queda mais pronunciada de pH intrabucal ocorreu quando a bebida foi mantida na boca ou sorvida lentamente. Quando a bebida foi simplesmente engolida, a queda de pH não foi substancial.[35]

A temperatura de bebidas ácidas pode ter um papel importante na erosão dentária. A dureza do esmalte decresce à medida que a temperatura aumenta, possibilitando uma dissolução mais rápida deste tecido.[36] Estudo *in vitro* avaliou quatro tipos de bebidas processadas (iogurte, leite fermentado, achocolatados e bebida fermentada) em temperaturas ambiente e gelada. Os resultados demonstraram que a temperatura negativa (gelada) reduziu o pH a valores negativos em todos os tipos de bebidas, exceto para achocolatados, sendo considerada uma fonte de desmineralização dentária.[9] Entretanto, outros autores demonstraram que a temperatura ambiente é mais prejudicial para os dentes do que a gelada.[37] Estudo transversal com 389 escolares de 12 anos de idade identificou que o consumo de bebidas ácidas geladas potencializou o risco de erosão.[30] A velocidade de dissolução do esmalte pode depender da temperatura da bebida ácida, no entanto, a literatura não é conclusiva.

A relação entre cárie e erosão dentárias tem sido investigada apresentando como fator de risco comum o tipo de dieta. Destacam-se inúmeros tipos de alimentos e bebidas ácidas que contêm altos teores de açúcar[38] podendo provocar, concomitantemente, ambos os agravos. Nestes casos, é possível observar a ocorrência de erosão dentária em superfícies palatinas e região das cúspides,[24] diferentemente daquelas acometidas pela cárie dentária.

Crianças com cárie apresentaram maior predisposição à erosão dentária como observado em alguns estudos internacionais.[24,39-40] Por outro lado, o mesmo não foi observado em outras pesquisas.[15,31,38,41]

Estudo longitudinal conduzido com 1753 crianças inglesas verificou que a experiência de cárie foi associada com erosão dentária aos 12 anos de idade e foi preditora para desgaste erosivo aos 14 anos,[24] sugerindo-se o tipo de dieta como agente comum aos dois agravos.

Refluxo Gastroesofágico (GERD) e/ou Episódios de Vômitos (RGE)

Episódios de regurgitação frequentes também estão relacionados com desgaste erosivo, embora a relação causa/efeito não esteja bem estabelecida.[42-45] Pesquisadores brasileiros mostraram que crianças de 3 a 4 anos de idade com refluxo esofágico apresentaram o dobro de chance de ter erosão quando comparada com aquelas sem RGE.[44] Estudo do tipo caso-controle com 52 crianças com idade média igual a 12 anos e com história definitiva de GERD foram comparadas com crianças sem esta condição, identificando maiores prevalência e gravidade de erosão dentre aquelas com GERD.[46] Entretanto, ainda é fraca a consistência dos resultados de pesquisas que analisaram a relação entre erosão dentária e RGE, verificando-se alguns estudos que não encontraram associação entre os eventos.[17,31,34,47]

Higiene bucal

O papel da utilização excessiva de produtos higiene bucal e do uso de dentifrícios com alto teor de abrasivo sobre a erosão dentária tem sido investigado. Estudos *in vitro*[48-49] e investigações epidemiológicas[7,21,24-26,38] avaliaram tal associação e apenas um estudo mostrou que crianças que informaram escovar seus dentes duas vezes ao dia com um dentifrício altamente abrasivo apresentaram mais do que o dobro do risco de apresentar dentina exposta nas superfícies lisas e oclusais dos incisivos e/ou caninos e primeiros molares, quando comparada com aquelas que apresentaram escovação única diária.[15] Estudos com adolescentes ingleses de 14 anos de idade mostraram que a interação entre escovar duas vezes ao dia com dentifrício fluoretado em áreas com água fluoretada em níveis adequados reduz em cerca de 1/3 a probabilidade de ter erosão quando comparados com aqueles que escovam apenas uma vez/dia.[21]

Variáveis biológicas

A saliva parece ser um fator biológico importante durante o processo erosivo, pois pode funcionar como um agente protetor contra a erosão dentária. As propriedades salivares de diluição, limpeza, capacidade tampão e formação da película adquirida, além da capacidade de reduzir a desmineralização e aumentar a remineralização através do fornecimento de cálcio, fosfato e flúor, podem alterar a suscetibilidade dos dentes para a erosão.[30,47] Entretanto, estudos transversais que investigaram a associação entre saliva e erosão dentária no Brasil[30] e na Islândia[51] não confirmaram a associação entre qualquer característica salivar e presença de erosão, sugerindo-se mais pesquisa a respeito.

A suscetibilidade à erosão dentária pode ser diferente quando comparadas com as camadas de esmalte de dentes decíduos e permanentes. O esmalte de dente decíduo apresenta menor espessura e mineralização do que o de dente permanente, podendo proporcionar uma progressão mais rápida do desgaste erosivo em virtude da exposição ácida.[5,33,52-53] Dentre outros aspectos biológicos, identifica-se a presença de hipoplasia de esmalte relacionada à ocorrência de erosão,[31,40] sugerindo-se que o dente com defeito de esmalte apresenta mais suscetibilidade ao desgaste erosivo, uma vez que há tendência de dissolução mais rápida do tecido nas regiões hipoplásicas.[40]

Variáveis sociodemográficas

Sexo

Maior prevalência de erosão dentária,[15,20,23-25,27,51,53,55-57] assim como a maior gravidade das lesões de erosão dentária[56] têm sido apontadas em meninos, na maioria das pesquisas. Esta diferença ocorre, provavelmente, devido ao consumo mais frequente de bebidas ácidas[51,58] e a maior força muscular mastigatória no sexo masculino, o que poderia gerar mais atrição e abrasão da estrutura dentária erodida.[58] Por outro lado, três estudos encontraram maior prevalência de erosão dentária em meninas,[54,59-60] justificando a diferença pela maior ingestão de frutas e escovação mais frequente nesse grupo.[59] Destacam-se, ainda, estudos não conclusivos sobre a relação entre erosão dentária e sexo como o desenvolvido com crianças de 11 a 13 anos de idade nos Estados Unidos e no Reino Unido,[61] e outros no Brasil com escolares de 12 anos de idade do município de Joaçaba (SC)[55] e em Santa Maria (RS) com crianças de 11 a 14 anos de idade.[31]

A maioria das informações sobre o papel da idade no desenvolvimento da erosão dentária é originada de estudos transversais, embora sejam os estudos longitudinais que forneçam melhores evidências sobre a inter-relação de diferentes fatores de risco de desenvolvimento de desgaste erosivo. Um estudo longitudinal com 572 crianças holandesas atendidas em clínica odontológica (média de idade de 12 anos) mostrou que, no início do estudo, havia 26,7% das crianças com pelo menos um primeiro molar com erosão e 1,4% com sinais erosivos nos incisivos superiores. Após 3 anos de acompanhamento, a incidência de erosão nos incisivos superiores foi de 22,2% e entre os primeiros molares, 14,8%.[25] Sugere-se que tal aumento deve-se, em parte, à natureza cumulativa da perda por desgaste erosivo da estrutura dental, que raramente é restaurada em estágios iniciais. Quando a erosão não é diagnosticada precocemente e não ocorre a eliminação ou diminuição da exposição dos dentes ao fator etiológico, tanto a ocorrência quanto a gravidade tendem, naturalmente, a aumentar com o decorrer do tempo.[29,31,55]

A relação entre erosão dentária e nível socioeconômico é avaliada de formas diferentes, por exemplo, cor da pele e/ou etnia são usadas como *proxy* para tal aferição.

Estudo realizado no Reino Unido para avaliar o efeito da condição socioeconômica e de grupos étnicos entre crianças asiáticas e caucasianas em relação à erosão dentária mostrou que as crianças caucasianas com baixa privação socioeconômica apresentaram menos experiência de erosão que as asiáticas; no entanto, a experiência de desgaste erosivo tende a aumentar com a redução da privação social.[62]

Outro estudo com dados secundários demonstrou que os indivíduos afro-americanos foram menos propensos a ter erosão quando comparados com americanos e os hispânicos apresentaram quadro erosivo similar ao dos americanos.[63] Estudo similar encontrou que a porcentagem de crianças com erosão dentária foi maior nas crianças brancas e hispânicas quando comparadas com as afro-americanas.[23]

É importante considerar que os estudos não discutiram aspectos referentes à iniquidade geralmente associada à cor da pele e saúde bucal. A literatura tem demonstrado que indivíduos de cor de pele preta ou parda tendem a pertencer a grupos de nível socioeconômico de menores renda e nível de escolaridade. Além disso, eles apresentam piores condições de vida, menos acesso e uso dos serviços de saúde e, consequentemente, possuem piores condições bucais.[64-65]

A relação entre características socioeconômicas e o desenvolvimento de erosão dentária em crianças e adolescentes não está bem estabelecida na literatura, e os resultados são conflitantes, ao contrário de outras doenças bucais, como a cárie dentária, cujo gradiente social é marcante na prevalência e incidência deste agravo.

Algumas investigações mostraram relação positiva entre experiência de erosão e privação social.[20,24,40,54,60] Maior prevalência de desgaste erosivo foi observada em crianças de alto nível socioeconômico.[7,53,58,66] Salienta-se a existência de estudos inconclusivos sobre a associação entre erosão e nível socioeconômico.[25,27-29,31,55]

A comparação entre esses estudos deve ser realizada com cautela, pois a avaliação da condição socioeconômica variou entre os estudos. A aferição de características socioeconômicas incluiu a avaliação do local de residência da criança;[20,24,27,29,33,40,57-58,60] do nível de escolaridade dos pais;[28,31,53,60] da ocupação dos pais;[40] da renda familiar[29,31,53] e do tipo de escola.[28-29,55,66]

No Brasil, a abordagem do tipo de escola é relevante, pois a escola é usada como *proxy* para nível socioeconômico, uma vez que, em escolas particulares, o pagamento da mensalidade pode ser equivalente a nível socioeconômico alto.[28]

Diagnóstico Diferencial

O diagnóstico precoce de erosão é considerado difícil, uma vez que o desgaste erosivo não ocorre isoladamente, e sim associado a outros desgastes dentários,[14,55,67] sendo comum a ocorrência de erros quanto à avaliação e ao diagnóstico.[67] Além disso, os primeiros indícios erosivos apresentam poucos sinais clínicos e sem sintomatologia aparente;[5,67] no entanto, a área atingida pelo desgaste e sua aparência clínica podem auxiliar na determinação da etiologia predominante.

É importante conceituar que todos os tipos de desgaste dentário causam perda irreversível da superfície externa do dente.[68] Em alguns indivíduos, este desgaste pode apresentar natureza multifatorial. Por este motivo, o diagnóstico diferencial entre a natureza química e mecânica das lesões de erosão é complicado.[68]

Os processos destrutivos não cariosos de desgaste dentário que fazem o diagnóstico diferencial com a erosão dentária são a abrasão, atrição e abfração. A abrasão dentária é o desgaste patológico do tecido duro dentário provocado por processos mecânicos anormais como, por exemplo, o uso de objetos ou substâncias repetidamente introduzidos na boca e em contato com os dentes. Não estão incluídos os desgastes provocados pela mastigação ou aqueles decorrentes do contato entre os dentes.[68]

As superfícies com abrasão caracterizam-se por defeitos na superfície mineralizada dos dentes e que apresentam um aspecto polido. Em adição, as lesões abrasivas são normalmente mais severas de um lado da cavidade bucal, do que do outro, devido à diferente força aplicada durante a escovação e podem estar associadas à recessão gengival.[68]

A atrição dentária é o desgaste patológico do tecido duro dentário como resultado do contato entre dentes, sem a presença de substâncias estranhas causando interferência. Tal contato envolve as superfícies oclusal e incisal dos dentes. A lesão tem relação direta e positiva com a idade, apresentando, clinicamente, a formação de facetas. A superfície dentária com processo de atrição apresenta uma aparência extremamente polida e lisa, com múltiplas facetas.[69]

A abfração é uma forma especial de defeito de contorno da junção cemento-esmalte (JCE). Refere-se a lesões observadas em um único dente e resultantes de forças oclusais excêntricas que levam à flexão dentária, causando microfraturas que se propagam perpendicularmente do longo eixo do dente. As lesões ou os defeitos de abfração levam os dentes a apresentarem a forma de lâminas.[68]

As características consideradas patognomônicas de desgaste erosivo nas superfícies são: ausência de placa macroscópica, excessivamente brilhante e é circundada por halo translúcido bastante nítido. Nos dentes posteriores, a progressão da erosão oclusal leva a um arredondamento das cúspides e restaurações aumentando acima do nível das superfícies dos dentes adjacentes. Nos casos graves, a morfologia oclusal desaparece e perda extensa de esmalte pode levar à exposição da dentina e até mesmo à exposição pulpar, tornando os dentes sensíveis a alimentos frios e quentes e aos estímulos táteis.[60]

Se o fator etiológico não for removido ou controlado, a lesão erosiva tende a progredir e atinge a dentina[52,61] ou mesmo aproxima-se do tecido pulpar.[61] Os sítios comuns de erosão na dentição decídua são as oclusais de molares e as superfícies incisais e/ou palatinas dos dentes anteriores superiores. Lesões cervicais raramente ocorrem em crianças na dentição decídua.[70]

Classificação da Erosão Dentária – Índices

Em 2010, realizou-se, na Dinamarca, um *Workshop* denominado *On Dental Erosion*, no qual foram discutidos os principais critérios que deveriam ser considerados para se aferir a erosão. Os pesquisadores sugeriram que o índice empregado para mensurar a erosão deveria preencher requisitos mínimos como ser de fácil aprendizado; ser capaz de mostrar boa concordância intra e interexaminador; permitir a diferenciação entre vários graus de gravidade e entre diferentes tipos de defeitos, e ser sensível o suficiente para monitorar a progressão das lesões ao longo do tempo.[3]

Inúmeros índices têm sido propostos para mensurar o desgaste dentário e mais especificamente a erosão dentária. Todos os índices disponíveis para mendir a erosão dentária têm vantagens e desvantagens, incluindo maior ou menor quantidade e informações a serem coletadas. Sugere-se que a existência de vários índices possa estar relacionada à dificuldade na identificação do processo erosivo baseado apenas em uma única causa, principalmente, pela presença concomitante de outros desgastes.[67]

Os índices desenvolvidos desde os anos 1990 até o início do século XXI não são comparáveis entre si, observando-se a inexistência de um índice padrão-ouro e, portanto, comparações entre estudos relacionadas à frequência e distribuição de erosão que utilizam índices diferentes devem ser analisadas de forma cautelosa.[71] Problemas têm sido comumente relatados como, por exemplo, falta de sensibilidade para acompanhar as mudanças da perda de superfície dentária,[67] dificuldade para a definição de escore ao se considerar como unidade de análise cada dente, falta de diferenciação dos tecidos dentários atingidos, sua extensão ou sua profundidade da lesão, não permitindo uma avaliação adequada da gravidade das lesões.[72]

A maioria destes índices mede o desgaste dentário e, neste caso, podem ser incluídas lesões de erosão, abrasão, atrição e abfração concomitantemente.[67,73]

A análise da erosão dentária através do uso de índices deve permitir a exclusão de dentes e/ou condições que impeçam a avaliação criteriosa da superfície dentária, como, por exemplo, dentes com fraturas, com restaurações extensas, presença de aparato ortodôntico e hipoplasias de esmalte e/ou dentina sobre a superfície. Nesses casos, os dentes não devem ser incluídos na análise.

Os estudos que se propuseram a analisar o desgaste dentário em seres humanos realizaram, inicialmente, a avaliação clínica das lesões através da estimativa de sua gravidade[74] e, posteriormente, também pela observação de sua distribuição.[75-78]

O índice proposto por Eccles[74] classifica a erosão dentária de acordo com a gravidade clínica apresentada (Classes I a III) e avalia a localização e o grau de envolvimento da(s) superfície(s) de esmalte e dentina. Este índice também foi desenvolvido para medir desgaste dentário em adultos, onde diversas condições de desgaste podem se sobrepor. As lesões de Classe III podem ser ainda classificadas dependendo da superfície envolvida pela erosão, como pode ser observado no quadro 15.2.

O índice mais utilizado para avaliar o desgaste dentário (erosão, abrasão e atrição) foi proposto por Smith e Knight,[75] em 1984, o TWI (*Tooth Wear Index*). Ele não pressupõe a etiologia, mas é bastante usado em pesquisas epidemiológicas. Este índice avalia as superfícies: vestibular, lingual ou palatina, oclusal e inci-

Quadro 15.2 – Índice de erosão dentária.

Classificação	Gravidade da Lesão
Classe I	Lesões superficiais: envolvimento apenas do esmalte.
Classe II	Lesões localizadas: envolvimento de dentina em menos de 1/3 da superfície.
Classe III	Lesões generalizadas: envolvimento de dentina em mais de 1/3 da superfície. a) superfície vestibular b) superfície lingual ou palatina c) superfície incisal ou oclusal d) múltiplas superfícies envolvidas de forma severa

Fonte: Eccles.[74]

sal; propõe escores que vão de 0 a 4, estabelece critérios que envolvem apenas esmalte, esmalte/dentina e esmalte/dentina/polpa envolvidos em graus diferentes. Este índice foi desenvolvido para medir desgaste dentário em adultos, onde diversas condições de desgaste podem se sobrepor. Alguns autores excluem os dentes decíduos do exame. Esse índice não é específico para avaliar a erosão; portanto, seu emprego pode superestimar qualquer condição avaliada.[79] Os critérios avaliados estão demonstrados no quadro 15.3.

O'Brien[76] num estudo epidemiológico realizado no Reino Unido em 1993 utilizou um índice para medir a erosão dentária que avalia a profundidade das lesões e a área da superfície dentária envolvida. As superfícies vestibular, lingual ou palatina, oclusal e incisal são codificadas com escores de 0 a 3. Os critérios envolvem apenas esmalte, esmalte/dentina e esmalte/dentina/polpa envolvidos em graus diferentes e acrescenta ainda a informação da extensão de área envolvida pela lesão. Quando um dente não é passível de exame por qualquer motivo, recebe um código específico. Este índice foi desenvolvido para ser utilizado em crianças com dentição decídua, porém também é utilizado para avaliar os dentes permanentes e utiliza primariamente aspectos descritivos e qualitativos[79] (Quadro 15.4).

Tendo em vista um diagnóstico mais detalhado do problema em pesquisas epidemiológicas, O'Sullivan[77] propôs um índice para medir diferentes tipos de desgaste, em especial da erosão dentária. Este índice foi elaborado para ser utilizado em crianças, tanto para a dentição decídua quanto para a permanente. Ele enumera as superfícies dentárias afetadas, a gravidade da erosão (diferentes graus) e a área da superfície afetada. Através deste índice é possível realizar o acompanhamento longitudinal dos indivíduos, possibilitando registros sensíveis das alterações ocorridas em relação ao grau de desgaste. Dessa forma, é possível monitorar a progressão da lesão e avaliar o sucesso de algumas medidas preventivas propostas aos indivíduos acometidos pela erosão dentária. Para facilitar a operacionalização do diagnóstico, esse índice foi modificado para avaliar apenas incisivos superiores,[55] sendo empregado em estudos brasileiros[30-31,53,55] (Quadro 15.5).

Outro índice que merece atenção foi o desenvolvido por Lussi e colaboradores.[78] Esse índice tem sido amplamente empregado em estudos europeus para avaliar as faces vestibular, lingual e oclusal de todos os dentes, com exceção dos terceiros molares permanentes.[79] Os critérios estão descritos no quadro 15.6.

Em 2008, foi desenvolvido um novo índice denominado BEWE (*Basic Erosive Wear Examination*), que preconiza a soma dos escores mais altos de cada sextante da cavidade bucal para determinar o nível de risco, que por sua vez corresponde aos procedimentos clínicos indicados para o manejo do caso.[80] Por exemplo, um indivíduo com médio risco (escore cumulativo de todos os sextantes entre 9 e 13), os procedimentos correspondem à avaliação de higiene bucal e dieta; identificação dos principais fatores etiológicos para a perda de tecido dentário e o desenvolvimento de estratégias para eliminar os respectivos impactos, além do uso de flúor para aumentar a resistência das superfícies dentárias; orientação de visitas odontológicas a cada 6 meses. Como desvantagem do BEWE,

Quadro 15.3 – Índice de erosão dentária *(Tooth Wear Index)*.

Escore	Superfície	Critério
0	Vestibular/Lingual/Oclusal/Incisal	Nenhuma perda nas características do esmalte.
	Cervical	Sem perda de contorno.
1	Vestibular/Lingual/Oclusal/Incisal	Perda nas características da superfície do esmalte.
	Cervical	Mínima perda de contorno.
2	Vestibular/Lingual/Oclusal	Perda de esmalte com exposição de dentina em menos de 1/3 da superfície.
	Incisal	Perda de esmalte com exposição de dentina.
	Cervical	Defeito com menos de 1 mm de profundidade.
3	Vestibular/Lingual/Oclusal	Perda de esmalte com exposição de dentina em mais de 1/3 da superfície.
	Incisal	Perda de esmalte e perda substancial de dentina, porém sem exposição pulpar ou presença de dentina secundária.
	Cervical	Defeito com 1-2 mm de profundidade.
4	Vestibular/Lingual/Oclusal	Perda completa do esmalte, com exposição pulpar ou presença de dentina secundária.
	Incisal	Com exposição pulpar ou presença de dentina secundária.
	Oclusal	Defeito com mais de 2 mm de profundidade.

Fonte: Smith & Knight.[75]

Quadro 15.4 – Índice de erosão dentária (*Child Dental Health Survey*, 1993).

Código	Critério
Profundidade	
0	Normal
1	Perda da caracterização da superfície do esmalte somente
2	Esmalte e dentina, perda de esmalte expondo dentina
3	Esmalte até a polpa, perda de esmalte e dentina resultando em exposição pulpar
9	Avaliação não pode ser feita
Área	
0	Normal
1	Menos de 1/3 da superfície envolvida
2	1/3 a 2/3 da superfície envolvida
3	Mais de 2/3 da superfície envolvida
9	Avaliação não pode ser feita

Fonte: O'Brien[76]

destaca-se que ao se considerarem apenas os maiores escores de cada sextante, muitos dados são perdidos e os dados sobre a distribuição e a gravidade das lesões erosivas por dente não são adequadamente coletados quando o BEWE é utilizado.[79] Não foram identificados dados publicados na literatura brasileira e internacional sobre erosão empregando este índice (Quadro 15.7).

Em virtude de o diagnóstico diferencial de erosão dentária ser considerado difícil para pesquisadores e clínicos, sugere-se a realiza-

Quadro 15.5 – Índice de erosão dentária – O'Sullivan (2000).

Código	Face
A	Vestibular somente
B	Palatal ou lingual somente
C	Incisal ou oclusal somente
D	Vestibular e incisal/oclusal
E	Palatal e incisal/oclusal
F	Várias faces (V, I, P/L,O)
Código	**Grau de Gravidade**
0	Esmalte normal
1	Esmalte alterado, mas sem perda de contorno
2	Esmalte alterado, com perda de contorno
3	Perda de esmalte, com exposição de dentina (junção amelodentinária visível)
4	Perda de esmalte e dentina além da junção amelodentinária
5	Perda de esmalte e dentina com exposição pulpar
9	Não analisado (restauração extensa ou outra condição)

Área da Superfície
– Menos da metade da área afetada.
+ Mais da metade da área afetada.

Fonte: O'Sullivan.[77]

Quadro 15.6 – Índice de erosão dentária (Lussi e colaboradores, 1991).

Superfície	Escore	Critério
Vestibular	0	Sem erosão.
	1	Perda de superfície de esmalte. Esmalte cervical intacto ao redor da lesão erosiva; na concavidade do esmalte, a amplitude excede a profundidade, distinguindo-a da abrasão.
	2	Envolvimento dentinário em menos da metade da superfície.
	3	Envolvimento dentinário em mais da metade da superfície.
Oclusal/Lingual	0	Sem erosão.
	1	Início de erosão, cúspides arredondadas, bordas de restaurações elevando-se acima do nível da superfície do dente adjacente. Perda de superfície de esmalte.
	2	Erosão severa, com sinais pronunciados. Envolvimento dentinário.

Fonte: Lussi et al.[78]

Quadro 15.7 – Índice de erosão dentária (Basic Erosive Wear Examination).

Escores	Critérios
0	Sem desgaste por erosão
1	Perda inicial da textura da superfície
2*	Defeito distinto, perda de tecido duro em menos de 50% da área da superfície
3*	Perda de tecido duro em superior ou igual a 50% da área da superfície

*Nos escores 2 e 3, frequentemente, a dentina está envolvida
Fonte: Bartlett et al.[80]

ção de um exame clínico cuidadoso associado a uma anamnese sobre saúde geral, dieta e hábitos.[5,24]

Em consonância com o que já foi citado, foi desenvolvido e padronizado, recentemente, um escore denominado *Evaluating Index of Dental Erosion ou "EV.I.D.E"*, o qual inclui não só os aspectos clínicos, mas também critérios dietéticos, comportamentais e biológicos,[72] amplamente associados à erosão (Quadro 15.8). Este índice propõe o exame de superfícies vestibulares e linguais dos dentes anteriores, e as superfícies vestibulares, linguais e oclusais dos dentes posteriores (excluindo-se os terceiros molares). Além da avaliação clínica, todos os outros critérios são divididos em primários ou secundários, de acordo com o impacto na erosão dentária. Os escores são binários (positivo = presença de erosão e negativo = ausência de erosão). Os indivíduos são definidos como "positivos" se eles tiverem preenchido pelo menos um critério clínico (escore 1 ou 2) e um critério primário, ou pelo menos um critério clínico (escore 1 ou 2) e dois critérios secundários.

Quadro 15.8 – Índice de erosão dentária *(Evaluating Index of Dental Erosion)*.

Critérios clínicos
Escore 0: sem desgaste erosivo
Escore 1: defeitos localizados na coroa da junção amelodentinária ou na região das cúspides, sem envolvimento dentinário
Escore 2: defeitos localizados na coroa da junção amelodentinária ou na região das cúspides, com envolvimento dentinário
Critérios dietéticos (cada item constitui um critério primário)
Refrigerante – 4 ou mais vezes de consumo diário
Suco de limão, laranja ou grapefruit – 4 ou mais vezes de consumo diário
Chá – 4 ou mais vezes de consumo diário
Vinho – 4 ou mais vezes de consumo diário
Frutas (limão, laranja) – 2 ou mais de consumo diário
Maçã – 2 ou mais vezes de consumo diário
Vinagre – 2 ou mais vezes de consumo diário
Critérios comportamentais (cada item constitui um critério secundário)
Manutenção do líquido na cavidade bucal por longo período
Consumo de bebida erosivo após atividade física intensa
Natação – 2 vezes por semana
Critérios biológicos (cada item constitui um critério primário)
Doenças
Refluxo gastroesofágico
Gastrite/úlcera péptica
Distúrbios alimentares (bulimia nervosa/anorexia)
Regurgitação mais de 2 vezes por dia
Uso diário ou prolongado de substâncias/drogas
Vitamina C
Aspirina
Drogas tipo anfetaminas
Tranquilizantes

Fonte: Margaritis et al.[72]

Com o propósito de avaliar e comparar três sistemas de escores para o diagnóstico de erosão dentária, foram avaliados 502 adolescentes entre 14 e 16 anos de idade, empregando-se os índices o BEWE, o TWI simplificado e o EV.I.D.E. Para alcançar máxima validade do EV.I.D.E, foi investigada a possível concordância entre os critérios clínicos de avaliação dos índices da pesquisa com o proposto por Lussi e colaboradores (padrão-ouro).[78] Os resultados apontaram um número significativo de adolescentes com desgaste erosivo, a saber: 58%, 51,6% e 45,2%, de acordo com os índices BEWE, TWI e EV.I.D.E respectivamente. Adicionalmente, 22,7 a 24,3% dos adolescentes apresentaram lesões em dentina (de acordo com os índices EV.I.D.E e TWI respectivamente). Por outro lado, o índice BEWE classificou todos os indivíduos com erosão em categorias de baixo risco, ou seja, sem o envolvimento dentinário. A concordância avaliada pelo Kappa com 80 estudantes, inicialmente, foi 0,83, sendo considerada adequada. Um mês depois da primeira concordância, avaliaram-se 50 indivíduos e os resultados foram os seguintes: 0,82 para o BEWE, 0,84 para o TWI e 0,90 para o EV.I.D.E. Os autores consideram que o BEWE é um índice adequado e que deveria ser acompanhado por outros critérios dietéticos, comportamentais e biológicos (validados e padronizados em outros estudos epidemiológicos) com o objetivo de alcançar um diagnóstico diferencial melhor entre erosão e outros tipos de desgaste dentário.[72]

Epidemiologia da Erosão nas Dentições Decídua e Permanente

Estudos de base populacional e/ou escolar sobre prevalência de erosão dentária são escassos na literatura sendo, a maioria, desenvolvidos no Reino Unido. Pesquisa bibliográfica nas bases de dados MEDLINE (*Medical On Line. Literature Internacional*) e LILACS (*Literatura Latino-americana e da Caribe em Ciências Médicas*) no período de onze anos (1990-2011), com os descritores *tooth erosion/dental erosion and prevalence and children, tooth erosion/dental erosion and incidence and children* identificou 86 artigos publicados nas línguas portuguesa, inglesa e espanhola que investigaram a prevalência de erosão dentária (especificamente) nas dentições decíduas e/ou permanentes. Após leitura criteriosa, selecionaram-se apenas aqueles estudos de base populacional e com desfecho erosão dentária. Destes, 34 referiam-se a estudos epidemiológicos com corte transversal, com faixa etária variando entre 2 e 19 anos de idade. Dos 86 artigos encontrados, 35 (40%) versavam sobre os seguintes itens: doenças sistêmicas e erosão dentária; revisões sistemáticas e convencionais; também sobre desgaste dentário e fatores associados, além de estudos sobre hábitos comportamentais e estilo de vida. Estes estudos limitaram-se a populações específicas, contribuindo pouco para o entendimento global do problema. Adicionalmente, foram encontrados apenas três estudos do tipo caso-controle e quatro estudos longitudinais.

Um panorama dos estudos analisados mostra uma variação na prevalência de erosão dentária entre 7 e 95% na dentição permanente e de 5,7 a 95% na dentição decídua. Por outro lado, o uso de índices diferentes para medir o grau e a gravidade desta condição e, também, a análise de grupos distintos de dentes, torna difícil a comparação entre os resultados encontrados sobre a prevalência do fenômeno investigado. O quadro 15.9 sintetiza os principais resultados sobre prevalência e incidência de erosão dentária. Foram acrescentados dados sobre prevalência e incidência de erosão dentária obtidos entre os anos de 1994 a 2011. Dois estudos com amostras de conveniência publicados em 2011 também são apresentados.

Estudos de prevalência indicam apenas a proporção de indivíduos com erosão dentária num determinado momento. Para conhecer a progressão do desgaste dentário e, posteriormente, propor medidas de tratamento e controle do problema são necessários estudos sobre incidência. Num estudo realizado em Leicestershire (Reino Unido), encontrou-se aumento de 12,3% na proporção de lesões de erosão dentária em adolescentes de 12 anos de idade, acompanhados durante dois anos de observação.[81] Outro estudo longitudinal apontou a presença de erosão na dentição decídua como fator de risco para a presença deste fenômeno na dentição permanente após 5 anos de acompanhamento,

Quadro 15.9 – Prevalência e incidência de erosão dentária. 1994-2011.

Autores	Ano	Local	Delineamento	Amostra	Idade (anos)	Índice	Prevalência/Incidência
O'Brien[76]	1994	Reino Unido	Transversal	17.061	5-15	O'Brien	5-6 anos: 50% na superfície palatina; 7-15 anos: 7 a 32% na superfície palatina
Millward et al.[93]	1994	Inglaterra	Transversal	178	4-5	TWI	Aproximadamente 50%
Hinds & Gregory[94]	1995	Escócia, Inglaterra e País de Gales	Transversal	1.451	1,6-4,6	O'Brien	10% e 19% nas superfícies vestibulares e palatinas respectivamente
Jones & Nunn[83]	1995	Inglaterra	Transversal	135	3	O'Brien	28% nas superfícies palatinas dos incisivos superiores
Downer[95]	1995	Reino Unido	Transversal	4.210	5-15	Smith e Knight	5 anos: 52% (palatina) e 18% (vestibular); 11 anos: 25% (2% em dentina)
Williams et al.[7]	1999	Inglaterra	Transversal	525	14	O'Brien	24% com erosão, 16,9% (vestibular) e 12% (palatina)
Deery et al.[61]	2000	Estados Unidos e Reino Unido	Transversal	129 (EUA) e 125 (Reino Unido)	11-13	Smith e Knight	EUA: 41% Reino Unido: 37%
Kunzel et al.[59]	2000	Cuba	Transversal	1.010	12	Índice próprio	17,4% com erosão
Walker et al.[96]	2000	Reino Unido	Transversal	1.726	4-18	O'Brien	4-6: 65% 7-10: 61% 11-14: 52% 15-18: 62%
Al-Dlaigan et al.[20]	2001	Reino Unido	Transversal	418	14	TWI	48%, 51% e 1%, com erosão baixa, moderada e severa
Ganss et al.[52]	2001	Alemanha	Transversal Longitudinal	1.000 e 265	10-15	Eccles modificado	11,6%: prevalência na dentição permanente; Incidência de 18% em cinco anos: modelos ortodônticos; Indivíduos com erosão aumentaram de 5% para 23%.

Quadro 15.9 – *Continuação...*

Autores	Ano	Local	Delineamento	Amostra	Idade (anos)	Índice	Prevalência/ Incidência
Al-Majed et al.[33]	2002	Arábia Saudita	Transversal	354 862	5-6 12-14	TWI	5-6: 95% (34% dentina ou polpa); 12-14: 95% (26% dentina ou polpa).
Al-Malik et al.[39]	2002	Arábia Saudita	Transversal	987	2-5	O'Brien	31% com erosão.
Harding et al.[82]	2003	Irlanda	Transversal	202	5	O'Brien	47% total (21% com dentina ou polpa)
Arnadottir et al.[51]	2003	Islândia	Transversal	278	15	Eccles modificado	21,6% com erosão
Dugmore & Rock[62]	2003	Leicestershire	Longitudinal	1.753 1.308	12 14	O'Brien	12: 56,3% 14: 64,1% 12% das crianças aos 12 anos, apresentaram eresão aos 14 anos
Bardsley et al.[58]	2004	Reino Unido	Transversal	2.385	11-14	TWI	53% com erosão em dentina
Peres et al.[55]	2005	Brasil	Transversal	391	12	O'Sullivan	13% com erosão
Luo et al.[85]	2005	China	Transversal	1.949	3-5	O'Brien	5,7% com erosão
Truin et al.[27]	2005	Holanda	Transversal	305	12	Lussi	24% com erosão
Çaglar et al.[26]	2005	Turquia	Transversal	153	11	O'Sullivan	28% com erosão
Larsen et al.[97]	2005	Dinamarca	Transversal	558	15-17	Esmalte intacto, erosão em esmalte, erosão em dentina (± ½)	14% de erosão em 4 ou mais superfícies dentárias ou uma ou mais com dentina envolvida
Wiegand et al.[84]	2006	Alemanha	Transversal	464	2-7	O'Sullivan	32% (13,2% com dentina ou polpa)
Auad et al.[28]	2007	Brasil	Transversal	458	13-14	O'Brien	34,1% com erosão
Kazoullis et al.[40]	2007	Austrália	Transversal	714	5,5-14,6	Aine	78% com erosão
El Karim et al.[66]	2007	Sudão	Transversal	157	12-14	TWI	66,9% com erosão (45,2% leve e 21,7% moderada)
El Aidi et al.[56]	2008	Holanda	Longitudinal	622	11,9 (média)	Lussi modificado	32,2%: início 42,8%: após 1,6 ano de acompanhamento
Correr et al.[30]	2009	Brasil	Transversal	389	12	O'Sullivan	26% com erosão
McGuire et al.[63]	2009	Estados Unidos	Transversal	1962	13-19	Smith e Knight	45,9% com erosão

Quadro 15.9 – *Continuação.*

Autores	Ano	Local	Delineamento	Amostra	Idade (anos)	Índice	Prevalência/ Incidência
Mangueira et al.[53]	2009	Brasil	Transversal	983	6 e 12	O'Sullivan	19,9% com erosão (61,8% na dentição decídua e 38,2% na permanente)
Talebi et al.[98]	2009	Irã	Transversal	483	12	O'Sullivan	38,1% com erosão
Vargas-Ferreira et al.[31]	2010	Brasil	Transversal	944	11-14	O'Sullivan	7,2% com erosão
El Aidi et al.[99]	2010	Holanda	Longitudinal	622	10-12	Lussi modificado	11 anos: 30,4% 15 anos: 44,2%
Bardolia et al.[15]	2010	Reino Unido	Transversal	629	13-14	TWI	20% com envolvimento dentinário
Arnadottir et al.[57]	2010	Islândia	Transversal	2.251	6, 12 e 15	Lussi modificado	12 anos: 15,7% 15 anos: 30,7%
Wang et al.[60]	2010	China	Transversal	1.499	12-13	Eccles e O'Sullivan	27,3% com erosão
Huew et al.[38]	2011	Líbia	Transversal	791	12	O'Brien	40,8% com erosão
Gurgel et al.[29]	2011	Brasil	Transversal	414	12 e 16	O'Brien	20% com erosão
El-Aidi et al.[25]	2011	Holanda	Longitudinal	656	10-12	Lussi modificado	Incidência: 24,2%
Okunseri et al.[23]	2011	Estados Unidos	Transversal	1314	13-19	TWI	39,8% com erosão
Corrêa et al.[100]	2011	Brasil	Transversal	232	2-20	O'Brien	25,4% com erosão
Murakami et al.[44]	2011	Brasil	Transversal	967	3-4	O'Brien	51,6% com erosão
Çaglar et al.[101]	2011	Turquia	Transversal	83	7-14	Lussi	7-11 anos: 47,4% 12-14 anos: 52,6%

utilizando modelos ortodônticos.[52] Os autores avaliaram o desgaste erosivo em três períodos com intervalo de um ano e meio entre cada avaliação, em crianças entre 10 e 12 anos de idade na Holanda. Aos 11 anos, a erosão foi encontrada em 30,4%, e em 44,2% aos 15 anos de idade.[25]

Os dados de incidência, embora escassos, sugerem que a erosão dentária é um processo cumulativo e tende a progredir.[25,27,56] Em uma avaliação longitudinal, indivíduos com lesões erosivas na dentição decídua apresentaram um risco quadruplicado de desenvolver a doença nos seus dentes permanentes. Portanto, o monitoramento de crianças e adolescentes em estágios iniciais de erosão dentária é recomendado.[52]

No Brasil, os estudos epidemiológicos sobre erosão na dentição permanente são mais recentes e têm como foco a estimativa da prevalência e a busca de fatores associados.[28-31,53,55] Observa-se que os estudos brasileiros foram realizados na faixa etária de 11 a 14 anos, com prevalências variando de 7,2%[31] a 38,2%.[53] A diferença pode estar relacionada aos critérios de diagnóstico utilizados pelos autores, faixas etárias variadas, fatores culturais e socioeconômicos, bem como a dificuldade de padronização entre os examinadores.[29,31,55]

A literatura aponta os incisivos superiores como os dentes mais afetados pela erosão,[7,29-31,33,53,55,61,82] considerados mais suscetíveis ao processo erosivo e identificados como dentes marcadores ou dentes-índices,[24,52] pois estão presentes na cavidade bucal por um período maior que outros grupos de dentes.[29,55]

No entanto, outros estudos também avaliaram erosão nos primeiros molares permanentes.[24,26,28,31,40,58,60] Huew et al.[38] encontraram que dos 791 indivíduos libaneses examinados, 323 (40,8%) exibiam erosão em um ou mais incisivos permanentes ou primeiros molares superiores e inferiores.

Alguns estudos avaliaram o desgaste erosivo em todos os dentes presentes na cavidade bucal,[15,47,54] com o intuito de não subestimar a prevalência do agravo. A inclusão de todos os grupos de dentes para a avaliação da erosão dentária não modificou a prevalência de erosão dentária quando utilizados apenas os dentes-índices.[31] Adicionalmente, uma avaliação restrita aos dentes-índices torna o teste mais específico para a erosão dentária.[80]

Pesquisas mostram resultados divergentes ao se tentar identificar a face do dente mais afetada pela erosão. Alguns estudos reportaram que a superfície vestibular foi a mais afetada,[7,20,29-31,33,55,61] enquanto outras pesquisas identificaram a face palatina.[24,28,53] A predileção da erosão pela face vestibular pode ser explicada pelo padrão de danos causado durante a exposição ácida[29] ou, ainda, pela menor exposição aos mecanismos protetores oriundos da saliva durante a deglutição.[5,29] Em contrapartida, a face palatina pode sofrer ação abrasiva da língua, contribuindo para maior perda de estrutura dentária.[58]

A erosão na superfície oclusal é considerada um achado raro, devido à dificuldade de detectar estágios iniciais da perda de superfície nessa face. Por outro lado, esses desgastes são facilmente confundidos com outros tipos de desgastes.[28] Estudos realizados na China e no Reino Unido identificaram maior ocorrência de erosão na superfície oclusal.[15,60]

A gravidade da erosão encontrada está confinada ao esmalte na maioria das investigações epidemiológicas.[7,20,24,26,28-31,53-55,61] Outros estudos encontraram desgaste de erosão em dentina comprometendo 30 a 51% desta camada.[15,20,54,60,82-83] A provável razão para a ausência de envolvimento dentinário, nos outros estudos, pode estar associada à baixa intensidade dos fatores etiológicos ou ao curto período de exposição.[29,55]

O desgaste erosivo pode afetar o desenvolvimento correto das funções mastigatórias e fonéticas;[84-85] ocasionar desconforto e sintomatologia dolorosa;[85-86] fraturas de esmalte[40] e culminar na perda precoce do dente.[84] Consequentemente, pode afetar negativamente a qualidade de vida de crianças e adolescentes, quando presente em grau severo.[87] O uso isolado de indicadores normativos que estimam agravos bucais não permite descrever o impacto destes problemas nos indivíduos acometidos.[88-89]

Conceitos contemporâneos de saúde sugerem que a saúde bucal seja definida em termos de bem-estar físico, psicológico e social em relação à condição bucal.[88-90] Tais conceitos remetem à avaliação de saúde bucal através de métodos que incluam ambos os aspectos clínicos objetivos e subjetivos em relação ao impacto das condições de saúde/doença na qualidade de vida de um indivíduo.[90-91]

Considerando os aspectos mencionados, Vargas-Ferreira et al.[87] avaliaram 944 estudantes entre 11-14 anos de idade, em Santa Maria (RS), com o objetivo de verificar se a erosão dentária estava relacionada com impacto na qualidade de vida e no desempenho diário destes adolescentes. Para tanto, utilizou-se a versão brasileira do questionário *Child Perceptions Questionnaire* CPQ,[11-14] além da coleta de dados socioeconômicos mediante o emprego de um questionário semiestruturado. Os resultados mostraram baixa prevalência de erosão dentária (7,2%), e a gravidade confinada ao esmalte dentário. Estudantes com erosão não reportaram maior impacto nos escores totais e subdomínios do CPQ.[11-14]

Com o objetivo de verificar se a presença de erosão dentária em dentina afetava a qualidade de vida de universitários, foi realizado um estudo com 1010 estudantes do Reino Unido. Erosão em dentina foi observada em 77% dos estudantes (índice de Smith & Knight[75]); entretanto, pequeno impacto na qualidade de vida destes indivíduos foi observado, com escores semelhantes aos do índice *Oral Health Impact Profile-49 (OHIP-49)*, quando comparados indivíduos com e sem erosão em dentina.[92]

Considerações Finais

A erosão dentária é um agravo bucal cuja natureza, prevalência, gravidade e impacto na sociedade podem caracterizá-la como um problema de saúde pública. Crianças e adultos jovens têm sido mais acometidos, provavelmente, em virtude do aumento na frequência do consumo de bebidas e alimentos ácidos, mas este agravo também está presente em indivíduos adultos. Além da mudança nos hábitos alimentares, a erosão dentária também pode estar associada aos distúrbios ou transtornos alimentares, principalmente anorexia e bulimia nervosa, que acometem mais a população de adolescentes e adultos jovens. Embora exista alguma evidência a respeito, mais estudos são necessários para confirmar estes achados.

A interação entre fatores químicos, biológicos, comportamentais e socioeconômicos podem explicar porque determinadas populações apresentam mais desgaste erosivo do que outras, contribuindo para a prevenção e o tratamento deste agravo. Entretanto, pesquisas bem delineadas são escassas na literatura e desejáveis para melhor compreender o papel dos diferentes aspectos envolvido no desgaste erosivo, a fim de melhorar seu monitoramento.

Sugere-se que pesquisas futuras envolvam aspectos clínicos junto com medidas subjetivas, a fim de conhecer o impacto deste agravo no cotidiano das pessoas, contribuindo para a implementação de políticas públicas de saúde com enfoque voltado aos grupos prioritários.

Referências

1. Kreulen CM, Van't Spijker A, Rodriguez JM, Bronkhorst EM, Creugers NH, Bartlett DW. Systematic review of the prevalence of tooth wear in children and adolescents. Caries Res. 2010;44(2):151-9.
2. Ten Cate JM, Imfeld T. Dental erosion, summary. Eur J Oral Sci. 1996;104(2PT2):242-44.
3. Shellis RP, Ganss C, Ren Y, Zero DT, Lussi A. Methodology and models in erosion research: discussion and conclusions. Caries Res. 2011;45(Suppl 1):69-77.
4. Huysmans MC, Chew HP, Ellwood RP. Clinical studies of dental erosion and erosive wear. Caries Res. 2011;45(Suppl 1):60-8.
5. Lussi A, Jaeggi T. Erosion – diagnosis and risk factors. Clin Oral Investig. 2008;12(Suppl 1):S5-S13.
6. Zero DT. Etiology of dental erosion-extrinsic factors. Eur J Oral Sci. 1996;104(2):162-77.
7. Willians D, Croucher R, Marcenes W, O'Farrel M. The prevalence of dental erosion in the maxillary incisors of 14 year-old school-children in Tower Hamlets and Hackney, London, U.K. Int Dent J. 1999;49(4):211-6.
8. Curzon MEJ, Hefferren JJ. Modern methods for assessing the cariogenic and erosive potential of foods. BDJ. 2001;191(1):41-6.
9. Ferreira FV, Pozzobon RT. Processed dairy beverages pH evaluation: consequences of temperature. J Clin Pediatr Dent. 2009;33(4):319-23.
10. Donovan T. Commentary: Dental erosion – understanding this pervasive condition. J Esthet Restor Dent. 2011;23(4):217-8.
11. Järvinen V, Rytömaa I, Meurman JH. Location of dental erosion in a referred population. Caries Res. 1992;26(5):391-6.
12. Freire MCM. Políticas Públicas de Alimentação Saudável. In: Bönecker M, Sheiham A. Promovendo saúde bucal na infância e adolescência: conhecimentos e práticas. São Paulo: Ed. Santos. p.109-131.
13. Sheiham A, Watt RG. The common risk factor approach: a rational basis for promoting oral health. Community Dent Oral Epidemiol. 2000;28(6):399-406.
14. Auad S, Moynihan P. Diet and dental erosion. Quintessence Int. 2007;38(2):130-3.
15. Bardolia P, Burnside G, Ashcroft A, Milosevic A, Goodfellow SA, Rolfe EA et al. Prevalence and risk indicators of erosion in thirteen-to fourteen-years-olds on the Isle of Man. Caries Res. 2010;44(2):165-8.
16. Monteiro CA, Mondini L, Costa RBL. Mudanças na composição e adequação nutricional da dieta familiar nas áreas metropolitanas do Brasil (1988-1996). Rev. Saúde Pública. 2000; 34(3):251-58.
17. Jensdottir T, Arnadottir IB, Thorsdottir I, Bardow A, Gudmundsson K, Theodors A, et al. Relationship between dental erosion, soft drink consumption and gastroesophageal reflux among Icelanders. Clin Oral Invest. 2004;8(2):91-6.
18. PeNSE – Pesquisa Nacional de Saúde Escolar. Análise dos resultados. Acesso em Dez/2011. Disponível em: <http://www.ibge.gov.br/home/estatistica/populacao/pense/comentarios.pdf>.
19. Jarvinen VK, Rytomaa II, Hinonen OP. Risk factors in dental erosion. J Dent Res. 1991;70(6):942-7.
20. Al-Dlaigan YH, Shaw L, Smith A. Dental erosion in a group of British 14-year-old, school-

children. Part I: Prevalence and influence of differing socioeconomic backgrounds. Br Dent J. 2001; 190(3):145-9.
21. Milosevic A, Bardsley PF, Taylor S. Epidemiological studies of tooth wear and dental erosion in 14-year old children in North West England. Part 2: The association of diet and habits. Br Dent J. 2004;197(8):479-83.
22. Ratnayake N, Ekanayake L. Prevalence and distribution of tooth wear among Sri Lankan adolescents. Oral Health Prev Dent. 2010;8(4):331-7.
23. Okunseri C, Okunseri E, Gonzalez C, Visotchy A, Szabo A. Erosive tooth wear and consumption of beverages among children in the United States. Caries Res. 2011;45(2):130-5.
24. Dugmore CR, Rock WP. A multifactorial analysis of factors associated with dental erosion. Br Dent J. 2004;196(5):283-6.
25. El Aidi H, Bronkhorst EM, Huysmans MC, Truin GJ. Multifactorial analysis of factors associated with the incidence and progression of erosive tooth wear. Caries Res. 2011;45(3):303-12.
26. Çaglar E, Kargul B, Tanboga I, Lussi A. Dental erosion among children in na Istanbul public school. J Dent Child. 2005;72(1):5-9.
27. Truin GJ, Van Rijkom HM, Mulder J, Van't Hof MA. Caries trends 1996-2002 among 6- and 12-year-old children and erosive wear prevalence among 12-year-old children in The Hague. Caries Res. 2005;39(1):2-8.
28. Auad SM, Waterhouse PJ, Nunn JH, Steen N, Moynihan PJ. Dental erosion amongst 13- and 14-year-old Brazilian schoolchildren. Int Dent J. 2007;57(3):161-7.
29. Gurgel CV, Rios D, Buzalaf MA, da Silva SM, Araújo JJ, Pauletto AR et al. Dental erosion in a group of 12- and 16-year-old Brazilian schoolchildren. Pediatr Dent. 2011;33(1):23-8.
30. Correr GM, Alonso RC, Correa MA, Campos EA, Baratto-Filho F, Puppin-Rontani RM. Influence of diet and salivary characteristics on the prevalence of dental erosion among 12-year-old schoolchildren. J Dent Child. 2009;76(3):6-12.
31. Vargas-Ferreira F, Praetzel JR, Ardenghi TM. Prevalence of tooth erosion and associated factors in 11-14-year-old Brazilian schoolchildren. J Public Health Dent. 2011;71(1):6-12.
32. O'Sullivan EA, Curzon ME. A comparison of acidic dietary factors in children with and without dental erosion. ASDC J Dent Child. 2000;67(3):186-92.
33. Al-Majed, Maguire A, Murray JJ. Prevalence and risk factors for dental erosion in 5-6 year-old and 12-14 year old boys in Saudi Arabia. Community Dent Oral Epidemiol. 2002;30(1):38-46.
34. Rios D, Magalhães AC, Honório HM, Buzalaf MA, Lauris JR, Machado MA. The prevalence of deciduous tooth wear in six-year-old children and its relationship with potential explanatory factors. Oral Health Prev Dent. 2007;5(3):167-71.
35. Johansson AK, Lingstrom P, Imfeld T, Birkhed D. Influence of drinking method on tooth surface pH in relation to dental erosion. Eur J Oral Sci. 2004;112(6):484-9.
36. Barbour ME, Finke M, Parker DM, Hughes JA, Allen GC, Addy M. The relationship between enamel softening and erosion caused by soft drinks at a range of temperatures. J Dent. 2006;34(3):207-13.
37. Amaechi BT, Higham SM, Edgar WM. Factors influencing the development of dental erosion in vitro: enamel type, temperature, and exposure time. J Oral Rehabil.1999;26(8):624-30.
38. Huew R, Waterhouse P, Moynihan P, Kometa S, Maguire A. Dental caries and its association with diet and dental erosion in Libyan schoolchildren. Int J Paediatr Dent. 2012;22(1):68-76.
39. Al-Malik MI, Holt RD, Bedi R. Erosion, caries and rampant caries in preschool children in Jeddah, Saudi Arabia. Community Dent Oral Epidemiol. 2002;30(1):16-23.
40. Kazoullis S, Seow WK, Holcombe T, Newman B, Ford D. Common dental conditions associated with dental erosion in schoolchildren in Australia. Pediatr Dent. 2007;29(1):33-9.
41. Auad SM, Waterhouse PJ, Nunn JH, Moynihan PJ. Dental caries and its association with sociodemographics, erosion, and diet in schoolchildren from southeast Brazil. Pediatr Dent. 2009;31(3):229-35.
42. Su MJM, Tsamtsouris A, Laskou M. Gastroesophageal reflux in children with cerebral palsy and its relationship to erosion of primary and permanent teeth. J Mass Dent Soc. 2003;52(2):20-4.
43. Nunn JH, Gordon AJ, Morris CM, Pine CM, Walker A. Dental erosion- changing prevalence? A review of British national children's surveys. Int J Paed Dent. 2003;13(2):98-105.
44. Murakami C, Oliveira LB, Sheiham A, Corrêa MSNP, Haddad AE, Bönecker M. Risk indica-

tors for erosive tooth wear in Brazilian preschool children. Caries Res. 2011;45(2):121-9.
45. Wang GR, Zhang H, Wang ZG, Jiang GS, Guo CH. Relationship between dental erosion and respiratory symptoms in patients with gastro-esophageal reflux disease. J Dent. 2010;38(11):892-8.
46. Linnett V, Seow WK, Connor F, Shepherd R. Oral health of children with gastro-esophageal reflux disease: a controlled study. Aust Dent J. 2002;47(2):156-62.
47. Bartlett DW, Coward PY, Nikkah C, Wilson RF. The prevalence of tooth wear in a cluster of adolescent schoolchildren and its relationship with potential explanatory factors. Br Dent J. 1998;184(3):125-9.
48. Young WG. Tooth wear: diet analysis and advice. Int Dent J. 2005;55(2):68-72.
49. Lussi A, Megert B, Eggenberger D, Jaeggi T. Impact of different toothpastes on the prevention of erosion. Caries Res. 2008;42(1):62-7.
50. Van Rijkom HM, Truin GJ, Frencken JE König KG, van't Hof MA, Bronkhorst EM, et al. Prevalence, distribution and background variables of smooth-bordered tooth wear in teenagers in the hague, the Netherlands. Caries Res. 2002;36(2):147-54.
51. Arnadottir IB, Saemundsson SR, Holbrook WP. Dental erosion in Iceland teenagers in relation to dietary and lifestyle factors. Acta Odontol Scand. 2003;61(1):25-8.
52. Ganss C, Klimek J, Giese K. Dental erosion in children and adolescents-a cross-sectional and longitudinal investigation using study models. Community Dent Oral Epidemiol. 2001;29(4):264-71.
53. Mangueira DF, Sampaio FC, Oliveira AF. Association between socioeconomic factors and dental erosion in Brazilian schoolchildren. J Public Health Dent. 2009;69(4):254-9.
54. Milosevic A, Young, PJ, Lennon, MA. The prevalence of tooth wear in 14 year-old school children in Liverpool. Community Dental Health. 1994;1(2):83-6.
55. Peres KG, Armênio MF, Peres MA, Traebert J, De Lacerda JT. Dental erosion in 12-year-old schoolchildren: a cross-sectional study in Southern Brazil. Int J Paediatr Dent. 2005;15(4):249-55.
56. El Aidi H, Bronkhorst EM, Truin GJ. A longitudinal study of tooth erosion in adolescents. J Dent Res. 2008;87(8):731-5.
57. Arnadottir IB, Holbrook WP, Eggertsson H, Gudmundsdottir H, Jonsson SH, Gudlaugsson JO, Saemundsson SR et al. Prevalence of dental erosion in children: a national survey. Community Dent Oral Epidemiol. 2010;38(6):521-6.
58. Bardsley PF, Taylor S, Milosevic A. Epidemiological studies of tooth wear and dental erosion in 14-year-old children in North West England. Part 1: The relationship with water fluoridation and social deprivation. Br Dent J. 2004;197(7):413-6.
59. Künzel W, Cruz MS, Fischer T. Dental erosion in Cuban children associated with excessive consumption of oranges. Eur J Oral Sci. 2000;108(2):104-9.
60. Wang P, Lin HC, Chen JH, Liang HY. The prevalence of dental erosion and associated risk factors in 12-13-year-old school children in Southern China. BMC Public Health. 2010;12;10:478.
61. Deery C, Wagner ML, Longbottom C, Simon R, Nugent ZJ. The prevalence of dental erosion in a United States and a United Kingdom sample of adolescents. Pediatr Dent. 2000;22(6):505-10.
62. Dugmore CR, Rock WP. The effect of socioeconomic status and ethnicity on the comparative oral health of Asian and White Caucasian 12-year-old children. Community Dent Health. 2005;22(3):162-9.
63. McGuire J, Szabo A, Jackson S, Bradley TG, Okunseri C. Erosive tooth wear among children in the United States: relationship to race/ethnicity and obesity. Int J Paediatr Dent. 2009;19(2):91-8.
64. Borges CM, Cascaes AM, Fischer TK, Boing AF, Peres MA, Peres KG. Dental and gingival pain and associated factors among Brazilian adolescents: an analysis of the Brazilian Oral Health Survey 2002-2003. Cad Saúde Pública. 2008;24(8):1825-34.
65. Peres MA, Peres KG, Frias AC, Antunes JL. Contextual and individual assessment of dental pain period prevalence in adolescents: a multilevel approach. BMC Oral Health. 2010;13;10:20.
66. El Karim IA, Sanhouri NM, Hashim NT, Ziada HM. Dental erosion among 12-14 year-old school children in Khartoum: a pilot study. Community Dent Health. 2007;24(3):176-80.
67. Bartlett DW. The role of erosion in tooth wear: aetiology, prevention and management. Int Dent J. 2005;55(Suppl 1):277-84.
68. Imfeld T. Dental erosion. Definition, classification and links. Eur J Oral Sci. 1996;104(2):151-5.

69. Ibbetson R, Eder A. Tooth surface loss: introduction. Br Dent J. 1999;186(2):60-6.
70. Taji S, Seow WK. A literature review of dental erosion in children. Aust Dent J. 2010;55(4):358-67.
71. Berg-Beckhoff G, Kutschmann M, Bardehle D. Methodological considerations concerning the development of oral dental erosion indexes: literature survey, validity and reliability. Clin Oral Investig. 2008;12(Suppl 1):S51-8.
72. Margaritis V, Mamai-Homata E, Koletsi-Kounari H, Polychronopoulou A. Evaluation of three different scoring systems for dental erosion: a comparative study in adolescents. J Dent. 2011;39(1):88-93.
73. Litonjua LA, Andreana S, Bush PJ, Cohen RE. Tooth wear: attrition, erosion and abrasion. Quintessence Int. 2003;34(6):435-46.
74. Eccles JD. Dental erosion of nonindustrial origin. A clinical survey and classification. J Prosthet Dent.1979;42(6):649-53.
75. Smith BG, Knight JK. An index for measuring the wear of teeth. Br Dent J. 1984;156(12):435-8.
76. O'Brien M. Children's Dental Health in the United Kingdom 1993. Office of Population Censuses and Surveys. London: HMSO, 1994.
77. O'Sullivan, EA. A new index for the measurement of erosion in children. Eur J Paed Dent. 2000;2(1):69-74.
78. Lussi A, Schaffner M, Hotz P, Suter P. Dental erosion in a population of Swiss adults. Community Dent Oral Epidemiol. 1991;19(5):286-90.
79. Bardsley PF. The evolution of tooth wear indices. Clin Oral Investig. 2008;12(Suppl 1):S15-9.
80. Bartlett D, Ganss C, Lussi A. Basic Erosive Wear Examination (BEWE): a new scoring system for scientific and clinical needs. Clin Oral Investig. 2008;12(Suppl 1):S65-8.
81. Dugmore CR, Rock WP. The progression of tooth erosion in a cohort of adolescents of mixed ethnicity. Int J Paediatr Dent.2003;13(5):295-30.
82. Harding MA, Whelton H, O'Mullane DM, Cronin M. Dental erosion in 5-year-old Irish schoolchildren and associated factors: a pilot study. Community Dent Health. 2003;20(3):165-79.
83. Jones SG, Nunn JH. The dental health of 3-year-old children in east Cumbria 1993. Community Dent Health.1995;12(3):161-6.
84. Wiegand A, Müller J, Werner C, Attin T. Prevalence of erosive tooth wear and associated risk factors in 2-7-year-old German kindergarten children. Oral Dis. 2006;12(2):117-24.
85. Luo Y, Zeng XJ, Du MQ, Bedi R. The prevalence of dental erosion in preschool children in China. J Dent. 2005;33(2):115-21.
86. Sivasithamparam K, Harbrow D, Vinczer E, Young WG. Endodontic sequelae of dental erosion. Aust Dent J. 2003;48(2):97-101.
87. Vargas-Ferreira F, Praetzel JR, Mendes FM, Allison PJ, Ardenghi TM. Tooth Erosion With Low Severity Does Not Impact Child Oral Health-Related Quality of Life. Caries Res. 2010; 44(6):531-39.
88. Slade GD. Derivation and validation of a short-form oral health impact profile. Community Dent Oral Epidemiol. 1997;25(4):284-90.
89. Leão AT, Locker D. Impacto das condições de saúde bucal na qualidade de vida. In: Antunes JLF, Peres MA. Fundamentos de Odontologia – Epidemiologia da Saúde Bucal. Rio de Janeiro: Guanabara Koogan. 2006. p.260-8.
90. Locker D. Measuring oral health: a conceptual framework. Community Dent Health. 1988;5(1):3-18.
91. Sheiham A, Alexander D, Cohen L, Marinho V, Moysés S, Petersen PE et al. Global oral health inequalities: task group-implementation and delivery of oral health strategies. Adv Dent Res. 2011;23(2):259-67.
92. Daly B, Newton JT, Fares J, Chiu K, Ahmad N, Shirodaria S et al. Dental tooth surface loss and quality of life in university students. Prim Dent Care. 2011;18(1):31-5.
93. Millward A, Shaw L, Smith A. Dental erosion in four-year-old children from differing socioeconomic backgrounds. J Dent Child. 1994;61(4):263-66.
94. Hinds K, Gregory JR. National diet and Nutrition survey: children aged 1 ½ to 4 ½ years. 144p. 1995.
95. Downer MC. The 1993 national survey of children's dental health. Br Dent J. 1995; 178(11):407-12.
96. Walker A, Gregory J, Bradnock G, Nunn JH, White D. National diet and Nutrition survey: young people aged 4 to 18 years. 292 p. 2000.
97. Larsen MJ, Poulsen S, Hansen I. Erosion of the teeth: prevalence and distribution in a group of Danish school children. Eur J Paediatr Dent. 2005;6(1):44-7.
98. Talebi M, Saraf A, Ebrahimi M, Mahmodi E. Dental Erosion and Its Risk Factors in 12-year-old School Children in Mashhad. Shiraz Univ Dent J. 2009; 9(Suppl. 1):13-8.

99. El Aidi H, Bronkhorst EM, Huysmans MC, Truin GJ. Dynamics of tooth erosion in adolescents: a 3-year longitudinal study. J Dent. 2010;38(2):131-7.
100. Nahás Pires Corrêa MS, Nahás Pires Corrêa F, Nahás Pires Corrêa JP, Murakami C, Mendes FM. Prevalence and associated factors of dental erosion in children and adolescents of a private dental practice. Int J Paediatr Dent. 2011;21(6):451-8.
101. Caglar E, Sandalli N, Panagiotou N, Tonguc K, Kuscu OO. Prevalence of dental erosion in Greek minority school children in Istanbul. Eur Arch Paediatr Dent. 2011;12(5):267-71.

Capítulo 16

Perdas Dentárias

Angelo Giuseppe Roncalli
Paulo Roberto Barbato
Camila Maria Bastos Machado de Resende

Introdução

A rigor, as perdas dentárias não podem nem devem ser encaradas como doença, em sentido estrito, mas como um agravo à saúde. Contudo, pelo fato de este evento atingir proporções epidêmicas não só no Brasil, mas em diversas partes do mundo, e também pelo fato de exigir uma abordagem específica do ponto de vista de políticas públicas de saúde, merece ser estudado com mais propriedade à luz do conhecimento epidemiológico.

Uma primeira questão que deve ser destacada é que a perda dentária é resultante de um conjunto de fatores interligados entre si que pertencem a basicamente três grandes dimensões: o nível de gravidade das doenças bucais, que provoca destruição dentária a ponto de inviabilizar qualquer tipo de tratamento restaurador; o modelo de prática odontológica hegemônico, tanto do ponto de vista do acesso aos serviços quanto do conjunto de tecnologias disponíveis; e, por último, as características culturais das populações, que exercem influência significativa no modo como a perda dentária é assimilada.

Discutimos neste capítulo os aspectos epidemiológicos das perdas dentárias, destacando suas principais formas de mensuração, sua distribuição e fatores determinantes no Brasil e no mundo e as subjetividades que tangenciam este fenômeno. Por último, tecemos algumas considerações no que diz respeito às tendências e perspectivas futuras.

Modos de Mensuração das Perdas Dentárias

Sendo a perda dentária uma condição consequente a um processo mórbido bucal, uma primeira medida que reflete de modo bastante consistente a sua gravidade é, literalmente, o número de dentes perdidos. Como é um dos componentes do Índice CPO-D (composto pela somatória de dentes permanentes cariados, perdidos e obturados), a avaliação deste componente em termos médios e também a sua proporção em relação ao CPO total tem utilidade bastante prática na avaliação da mutilação dentária.

O componente "P" do CPO, apesar de útil, possui algumas limitações, à medida que expressa apenas os dentes que foram extraídos por cárie. Para se ter uma ideia do total de dentes perdidos é preciso acrescentar o código de "dentes perdidos por outra razão". Além disso, a análise do componente "P" isoladamente ignora aqueles que foram ou não repostos artificialmente. Embora a recuperação por dentes artificiais seja, em termos estéticos e funcionais, apenas parcial, do ponto de vista do planejamento e avaliação de serviços, bem como para o estabelecimento de políticas mais globais, a informação a respeito de processos reabilitadores é fundamental.

Em escala nacional, o levantamento de 1986 utilizou, pela primeira vez, a avaliação do uso e necessidade de prótese total, no sentido de captar o edentulismo tratado e não tratado. Este índice tem uma forma de coleta bastante simples, informando, para cada maxilar (superior e inferior), o uso ou a necessidade de prótese total. Na verdade, as informações sobre uso e necessidade de prótese dentária são complementares, à medida que a primeira expressa aqueles indivíduos que são edêntulos totais em um ou em ambos os maxilares, porém tiveram acesso, de algum modo, ao tratamento reabilitador. A necessidade de prótese total é o dado mais relevante em termos de organização de serviços, pois expressa o estoque de doença a ser tratada. A informação conjunta, agregando indivíduos que usam ou necessitam de prótese, expressa uma visão geral do edentulismo.[1]

O índice utilizado no levantamento de 1986 também apresenta limitações pelo fato de se restringir unicamente ao edentulismo total, seja em um ou nos dois maxilares, não tendo a possibilidade de captar informações sobre edentulismo parcial. No sentido de superar esta limitação, a Organização Mundial de Saúde (OMS), na 4ª edição do *Oral Health Surveys: Basic Methods*,[2] utilizou a mesma lógica da avaliação do uso e necessidade de prótese, contudo propondo o acréscimo de outros tipos de próteses parciais.

A proposta foi utilizada, pela primeira vez no Brasil, no levantamento epidemiológico do Estado de São Paulo, em 1998.[3] Posteriormente, foi utilizada, desta vez em escala nacional, no Projeto SBBrasil 2003. Basicamente, a proposta da OMS propõe a classificação de cada maxilar (superior e inferior) em relação ao uso de próteses parciais fixas e removíveis e próteses totais. Em relação à necessidade, são consideradas próteses parciais ou totais, tendo como referência o número de espaços protéticos. O quadro 16.1 mostra os códigos, critérios e exemplos deste índice, que foi retirado e adaptado do Manual do Examinador do Projeto SBBrasil, o qual, por sua vez, foi baseado na proposta da OMS.[4]

Mais recentemente, na edição 2010 do SBBrasil,[5] o índice de uso e necessidade de prótese foi novamente utilizado, porém com uma modificação importante. Em 2003, a necessidade de prótese não incluía uma avaliação qualitativa da prótese, ou seja, independentemente do estado da prótese que estava sendo utilizada pelo indivíduo examinado, a classificação era sempre de "sem necessidade". Esta opção metodológica, embora parta do princípio de padronização do exame epidemiológico, mostrou uma limitação, pois subestimava a real necessidade de prótese dentária na população, um indicador importante para as estratégias de planejamento e avaliação dos serviços de saúde bucal.

Desse modo, seguindo a orientação de estudos anteriores, no inquérito de 2010 a aferição da necessidade de prótese passou a incluir uma avaliação da prótese que eventualmente estivesse em uso. A decisão pela necessidade da troca da prótese poderia ser medida por um conjunto de critérios objetivos e, em consequência, os dados encontrados passaram a retratar de modo mais fiel as demandas por tratamento protético.[5]

Os dois índices (uso e necessidade), portanto, passam a não ser excludentes, ou seja, é possível estar usando e também necessitar de uma prótese. O critério de decisão para determinar que uma prótese que está em uso é inadequada e, portanto, deve ser trocada, é baseado nas seguintes condições:
- retenção – está folgada ou apertada;
- estabilidade e reciprocidade – apresenta deslocamento ou báscula;
- fixação – lesiona os tecidos;
- estética – apresenta manchas ou fraturas e não está adequada ao perfil facial do paciente.

Caso pelo menos uma dessas condições esteja presente, recomenda-se a troca da prótese e, portanto, procede-se à avaliação da necessidade.[5]

Quadro 16.1 – Códigos, critérios e exemplos do índice de uso e necessidade de prótese dentária.

| \multicolumn{3}{c|}{Uso de Prótese} |||
Código	Critério	Exemplos
0	Não usa prótese dentária	• Nenhum espaço protético • Edêntulo parcial, mas sem prótese presente • Edêntulo total e sem prótese presente
1	Usa uma ponte fixa	• Uma ponte fixa posterior • Uma ponte fixa anterior
2	Usa mais de uma ponte fixa	• Duas pontes fixas em pontos diferentes (anterior e posterior)
3	Usa prótese parcial removível	• Prótese parcial removível anterior ou posterior
4	Usa uma ou mais pontes fixas e uma ou mais próteses parciais removíveis	• Prótese removível anterior e ponte fixa posterior • Prótese removível anterior e duas pontes fixas posteriores
5	Usa prótese dentária total	
9	Sem informação	
\multicolumn{3}{c|}{Necessidade de Prótese}		
Código	Critério	Exemplos
0	Não necessita de prótese dentária	• Todos os dentes presentes • Espaços protéticos presentes com prótese • Edêntulo total, mas com presença de prótese
1	Necessita de uma prótese, *fixa ou removível*, para a reposição de um dente	• Espaço protético unitário anterior • Espaço protético unitário posterior
2	Necessita de uma prótese, *fixa ou removível*, para a reposição de mais de um dente	• Espaço protético anterior de mais de um dente • Espaço protético posterior de mais de um dente
3	Necessita uma combinação de próteses, *fixas e/ou removíveis*, para reposição de um e/ou mais de um dente	• Espaços protéticos em vários pontos da boca
4	Necessita de prótese dentária total	• Edêntulo total, sem estar usando prótese no momento
9	Sem informação	

Fonte: Adaptado do Manual da Equipe de Campo, Projeto SBBrasil 2010.[5]

Outro modo de estimar a perda dentária pode ser por meio de medidas indiretas, oriundas de outros índices, à semelhança do componente "P" do CPO. O Índice Periodontal Comunitário (CPI), por exemplo, apresenta, entre os seus códigos, o componente "sextante excluído", o qual tem, como critério, a ausência de dentes no sextante ou mesmo a presença de apenas um dente funcional. Desse modo, a proporção de sextantes excluídos em um dado grupo etário é uma estimativa interessante a respeito do grau de perda dentária.

Pode-se também avaliar a perda dentária por meio do estudo do suporte oclusal posterior. A literatura tem demonstrado que os primeiros dentes a serem perdidos são os molares, o que acarreta encurtamento da arcada. Kayser[6] definiu o Arco Dental Curto (ADC) como uma dentição onde a maioria dos dentes posteriores não está presente. Diante da variação do número de dentes posteriores, o arco dental pode ser classificado em: (a) arco dental completo, quando todos os dentes estão presentes, sem levar em consideração os terceiros molares; (b) ligeiramente curto quando houve a perda de um a dois molares, sem considerar os terceiros molares; (c) curto regular, quando existem pré-molares presentes e (d) extremamente curto, quando existe a presença de, no máximo, dois pré-molares. Existem ainda subdivisões quanto à simetria do arco dental. Já a concepção ou conceito de arco dental curto (ADC), como possível forma de tratamento, consiste em uma região anterior e de pré-molares intacta e em oclusão (arco dental curto regular).

A classificação dos arcos dentais, apesar de proporcionar uma ideia quantitativa em relação ao número de dentes, apresenta maior importância quanto a uma caracterização qualitativa das perdas dentais, uma vez em que os arcos dentais curtos (regulares) seriam uma transição em relação ao que é saudável, confortável, patológico ou desconfortável. De acordo com esta informação, a Organização Mundial de Saúde (OMS) lançou, em 1992, como meta para a saúde bucal uma dentição que fosse funcional e estética, sem a necessidade de intervenção protética ao longo da vida composta por pelo menos 20 dentes.[7] Alguns estudos foram desenvolvidos e encontraram resultados adequados quanto à permanência do ADC como forma de tratamento em relação à função mastigatória, sem necessidade de reabilitação com próteses, conforto oral e estabilidade mandibular. Outras pesquisas ainda estão em desenvolvimento para confirmação de ADC como evidência científica, mas o importante é que, dependendo de características pessoais do paciente, a permanência do ADC é bem indicada.

Perfil Epidemiológico da Perda Dentária no Brasil

Até 1986, quando foi, pela primeira vez avaliada a condição de saúde bucal de adultos e idosos em uma pesquisa de base nacional, existiam poucos dados sobre perda dentária, pelo fato de a maioria das pesquisas epidemiológicas se restringir à população infantil. Além disso, o modo peculiar de registro das atividades odontológicas em nossos sistemas de informação em saúde, que contemplam apenas os procedimentos, não captando informações epidemiológicas, faz com que haja dependência constante de informações produzidas a partir de pesquisas epidemiológicas.

Mesmo assim, em 1980, foi realizada uma compilação de pesquisas epidemiológicas em várias partes do país,[8] fornecendo um dado que pode ser considerado uma primeira aproximação à realidade epidemiológica em saúde bucal em nível nacional, embora não tivesse base probabilística, e os estudos não contemplassem todo o território brasileiro. A essa época não era realizada a avaliação de uso e necessidade de prótese, contudo, os dados mostraram um CPO-D médio na faixa etária de 50 a 59 anos de 26,49, sendo que o componente "extraído" era equivalente a 23,73, correspondendo a 89,6% do índice. Na faixa etária de 40 a 49 anos, o componente "extraído" correspondia a 16,78 (67,9% de um CPO-D total de 24,71).

Observando a evolução deste indicador desde 1980, observa-se que a situação pouco se alterou. Conforme se vê na figura 16.1, o CPO-D praticamente não se modifica e também a proporção dos componentes, mostrando uma média de dentes perdidos entre 24 e 26 dentes aproximadamente. Embora o dado de 2003 apresente alguma dificuldade de comparação pelo fato de ter sido utilizada, no levantamento, uma faixa etária diferente dos anteriores, é importante observar que, na maioria das vezes, as perdas dentárias ocorrem num ritmo bem mais lento após os 50 anos de idade.

Tomando como base a proporção de indivíduos totalmente edêntulos na faixa etária de 65 a 74 anos, a figura 16.2 mostra uma média brasileira de 53% com pouca variação entre as

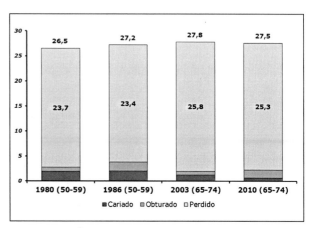

Fig. 16.1 – Índice CPO-D e componentes em população idosa entre 1980 e 2010. Fontes: Pinto,[8] Brasil,[1] Brasil[9] e Brasil.[10]

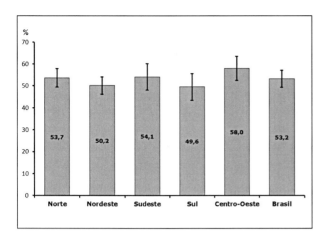

Fig. 16.2 — Percentual de indivíduos edêntulos no grupo etário de 65 a 74 anos em regiões brasileiras. As barras indicam o intervalo de confiança (95%). Brasil, 2010. Fonte: Brasil, 2011.[10]

regiões, de 49,6% no Sul a 58% no Centro-oeste. Contudo, pela observação dos intervalos de confiança, essas diferenças não são significativas.

Esta mesma análise realizada entre as capitais mostra uma variação maior. Em Porto Alegre (RS), apenas 22% dos idosos perderam todos os dentes, enquanto em Rio Branco (AC) a proporção é de quase dois terços (66,5%), três vezes maior que a anterior. Entretanto, um bloco considerável de capitais apresenta valores situados entre 35 e 55%, sem diferenças significativas. De certo modo, portanto, considerando a análise por região e por capital, o edentulismo em idosos parece ser, ainda, uma condição universalizada em todo o território.

Em relação ao uso e necessidade de prótese total, o levantamento de 1986 mostrou que, na população de 50 a 59 anos de idade, 72% dos indivíduos apresentavam pelo menos um maxilar edêntulo, à medida que possuem ou necessitam de prótese total (Tabela 16.1). Este percentual cai para 40% entre os adultos de 35 a 44 anos de idade e para menos de 2% em adolescentes (15 a 19 anos de idade). Um dado importante é que cerca de 9% dos indivíduos de 50 a 59 anos de idade necessita de prótese total dupla, ou seja, são pessoas totalmente edêntulas e sem a presença de dentes artificiais. Para a população desta época, isto correspondia a cerca de 1,6 milhão de pessoas entre 35 e 59 anos de idade. Acrescentando-se, aí, mais 1,5 milhão de indivíduos que, nesta mesma faixa etária, necessitam de prótese inferior ou superior apenas, o Brasil apresentava uma dívida assistencial para mais de 3 milhões de adultos e idosos que necessitavam de tratamento reabilitador.

A próxima informação a respeito de adultos e idosos em escala nacional só foi produzida em 2003, com a execução do levantamento epidemiológico "SBBrasil 2003", uma vez que as pesquisas de 1993 e 1996 só obtiveram dados relativos a estudantes. Sete anos depois, com o SBBrasil 2010, foi pesquisado novamente o uso e a necessidade de prótese em adolescentes de 15 a 19 anos de idade, adultos de 35 a 44 anos e idosos de 65 a 74 anos.

A tabela 16.2 traz os resultados de necessidade de prótese em adolescentes adultos e idosos para estes dois levantamentos. Os dados têm comparabilidade limitada com 1986 por conta de o levantamento ter sido realizado apenas em 16 capitais e ter sido avaliado somente prótese total. De qualquer modo, tomando o grupo de 35 a 44 anos, pode-se observar uma redução considerável na necessidade de prótese total dupla.

Considerando apenas os dados de 2003 e 2010, cuja comparação é favorecida pela uniformidade dos critérios metodológicos utilizados na coleta dos dados, nota-se redução no percentual de necessidade de maneira geral. Em adolescentes, cai de 26,4% para 13,7% e em adultos, de 74,4% para 68,8%. Em idosos ocorre o inverso, com um aumento de 57,2% em 2003 para 92,7% em 2010. Pelo fato de não terem sido observadas mudanças significativas no grau de perdas dentárias neste grupo etário, como já discutido, este aumento deu-se exclusivamente pela mudança no método de aferição. Em 2003, não foi realizada a avaliação da prótese em uso para determinar se deveria ser trocada ou não, de modo que todos os idosos que apresentassem uma prótese seriam classificados como "sem necessidade". Em 2010, com a inclusão da avaliação da prótese, o percentual de necessidade aumenta consideravelmente, o que leva a uma conclusão bastante importante para a organização dos serviços: cerca de 35% da população de idosos no Brasil tinha sua necessidade de prótese subestimada, ou seja, estavam usando próteses inadequadas, sejam elas totais ou parciais.

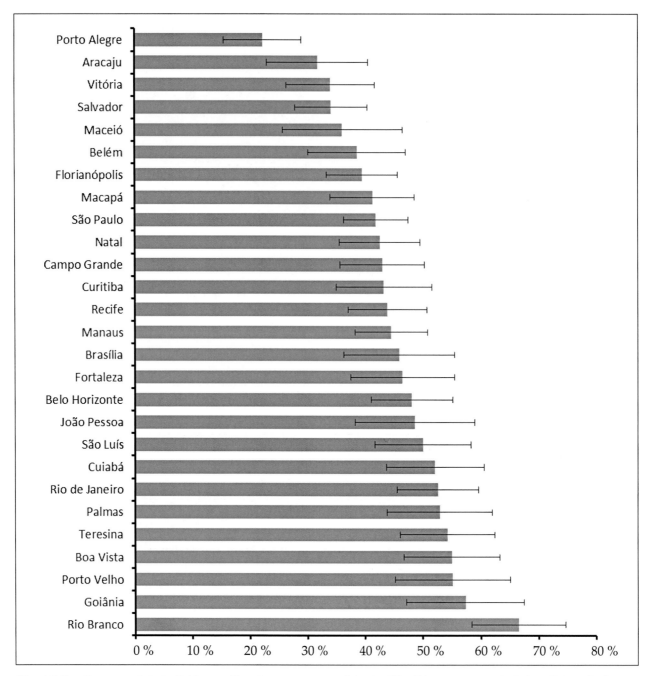

Fig. 16.3 – Percentual de indivíduos edêntulos no grupo etário de 65 a 74 anos em capitais brasileiras. As barras indicam o intervalo de confiança (95%). Brasil, 2010. Fonte: Brasil.[10]

É importante observar também que, à medida que aumenta a idade, com a crescente perda dentária, as necessidades de prótese tendem a ficar mais complexas, envolvendo maior número de dentes. Entre adolescentes, a concentração maior fica nas próteses parciais em um ou dois maxilares. Em adultos, a concentração maior recai sobre prótese total em um maxilar ou associada a uma prótese parcial; e em idosos, cerca de 38% das necessidades são de prótese total, seja associada à prótese parcial ou nos dois maxilares.

Em termos absolutos, tendo como base a população brasileira para o ano 2010, cerca de 2,2 milhões de adolescentes, 18,5 milhões de adultos e 7,9 milhões de idosos necessitam de algum tipo de prótese dentária. Destacando este último grupo e considerando que as necessidades de prótese total chegam a 38%, cerca de 3,2 milhões de idosos, hoje, no Brasil, estão

Tabela 16.1 – Uso e necessidade de prótese total, de acordo com a idade. Brasil, 1986.

Condição	Grupo Etário (anos)					
	15 a 19		35 a 44		50 a 59	
	n	%	n	%	N	%
Não necessitam de prótese	4.715	98,27	1.998	59,75	630	27,92
Necessitam ou possuem prótese	83	1,73	1.346	40,25	1.626	72,07
Necessidade de prótese						
Superior	19	0,39	125	3,74	129	5,72
Inferior	2	0,04	26	0,77	22	0,97
Ambas	4	0,08	116	3,47	207	9,17
Uso de prótese						
Superior	46	0,95	484	14,47	320	14,18
Inferior	0	0,00	8	0,24	8	0,35
Ambas	7	0,14	430	12,85	693	30,72

Fonte: Brasil.[1]

Tabela 16.2 – Necessidade de prótese dentária, de acordo grupo etário e ano. Brasil, 2010.

	Ano	n	Não necessita	Necessidade de Prótese (%)				
				Parcial 1 maxilar	Parcial 2 maxilares	Total 1 maxilar	Parcial + total	Total 2 maxilares
15 a 19 (anos)	2003	16.427	73,6	20,2	6,2	0,0	0,0	0,0
	2010	5.317	86,3	10,3	3,4	0,0	0,0	0,0
35 a 44 (anos)	2003	13.371	25,6	40,0	29,9	1,9	1,6	0,9
	2010	8.688	31,2	41,3	26,1	0,6	0,4	0,3
65 a 74 (anos)	2003	5.349	42,8	15,3	14,5	10,7	4,2	12,5
	2010	7.509	7,3	34,2	20,1	17,9	5,0	15,4

Fonte: Brasil[9] e Brasil.[10]

completamente edêntulos em pelo menos um maxilar e necessitam de reabilitação protética.

É um grande desafio, tendo em conta, que grande parte dessa população não tem condições financeiras de ter acesso ao tratamento reabilitador via setor privado, gerando uma demanda significativa para o setor público.

Padrão de Perdas Dentárias no Brasil

Uma das consequências da perda dentária é que a arcada dentária que anteriormente era completa passa a ser parcialmente edêntula e, quando agravada, torna-se completamente edêntula (ausência de todos os dentes). A transformação de uma arcada com todos os dentes para uma arcada sem dente algum vai seguir um determinado padrão de perda durante a sua evolução.

As figuras 16.4 e 16.5, com gráficos construídos a partir de dados dos levantamentos epidemiológicos nacionais SBBrasil 2003 e 2010, representam a prevalência das perdas dentárias de cada tipo de dente, ocorrência uni e bilateral da ausência dentária, segundo as faixas etárias de 12, 15 a 19, 35 a 44 e 65 a 74 anos, na população brasileira.

Na faixa etária de 12 anos, observa-se com evidência que o primeiro molar inferior é o

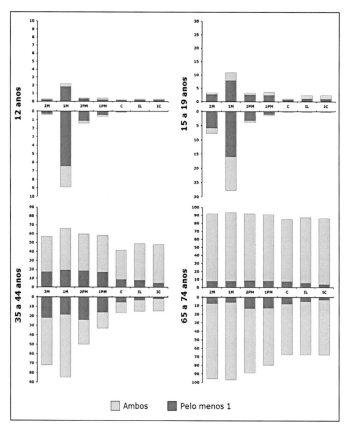

Fig. 16.4 – Prevalência de dentes extraídos segundo a posição na arcada dentária, e grupo etário, segundo dados do SBBrasil 2003.[9]

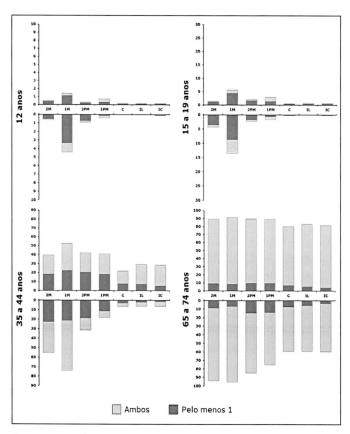

Fig. 16.5 – Prevalência de dentes extraídos, segundo a posição na arcada dentária e grupo etário, segundo os dados do SBBrasil 2010.[10]

dente mais acometido de forma bem distinta dos demais, sendo sua maior prevalência unilateral. Isso se deve, principalmente, ao fato deste ser o dente que está presente na cavidade bucal há mais tempo. Com o passar dos anos, já na faixa etária de 15 a 19 anos, verifica-se ainda uma proporcionalidade semelhante e baixa da prevalência de dentes anteriores superiores ausentes. A ausência marcante dos primeiros molares inferiores continua de forma destacada, seguidos em menor proporção pelos primeiros molares superiores, segundos molares inferiores e pré-molares de ambas as arcadas.

Na faixa etária de 35 a 44 anos, os indivíduos que apresentavam principalmente a perda de dentes posteriores, agora apresentam de forma desproporcional ausências praticamente generalizadas e uniformes de todos os grupos de dentes superiores, havendo uma pequena diferença quanto à retenção dos caninos superiores, dente com raiz longa, bastante robusto e de fácil acesso para higienizar. Este quadro não é muito diferente do encontrado na faixa etária de 65 a 74 anos, onde não há distinção entre os grupos de dentes ausentes. O fato que vai diferenciar o padrão de perda destas duas faixas consiste na presença marcante dos dentes anteriores inferiores no grupo dos adultos que ainda se encontram presentes em grande proporção e também um pouco na manutenção dos pré-molares, pois os primeiros apresentam menos prevalência de perda. Os dentes que ainda se encontram presentes no grupo dos idosos, mas com baixa prevalência, são os anteriores inferiores seguidos pelos pré-molares.

De forma geral, constata-se que o padrão de perda dentária no Brasil ocorre da região posterior para a anterior em ambas as arcadas, mas apesar de as perdas acometerem inicialmente o arco inferior, o superior torna-se completamente edêntulo mais precocemente e as perdas são agravadas pela idade. Aos 12 anos, os primeiros molares vão sendo perdidos, este quadro vai tornando-se mais sério gradativamente. De 15 a 19 anos de idade, há uma pequena evolução do aumento das perdas dos demais dentes posteriores, mas algo ocorre no período subsequente de 16 a 29 anos de transição, quando o indivíduo está na faixa etária de 35 a 44 anos e há perdas praticamente generalizadas de todos os tipos de dentes superiores, com prevalência pouco menor de perda de caninos, seguida pela perda de incisivos. Em um período maior que o anterior, de 21 a 39 anos de idade, muitos indivíduos perdem praticamente todos os dentes, tornando-se totalmente edêntulos. Quando há algum dente preservado, em geral são dentes anteriores. Uma possível explicação para uma maior manutenção dos dentes anteriores pode ser devida à maior facilidade de higienização dos dentes na região anterior e pela ação mecânica da língua.

De modo resumido, o padrão de perda dentária segundo os dados do SBBrasil 2010 indica a seguinte ordem: primeiro molar inferior, primeiro molar superior e segundo molar inferior, segundo pré-molar superior, segundo molar superior e primeiro pré-molar superior, segundo pré-molar inferior, incisivo lateral superior, incisivo central superior, canino superior, primeiro pré-molar inferior, incisivo central inferior, incisivo lateral inferior e canino inferior.

É um perfil semelhante ao do desenvolvimento da cárie dentária de uma forma geral, o qual está relacionado ao tempo em que o dente está presente na boca e sua maior suscetibilidade, além de um modelo de serviços de saúde voltado à exodontia, principalmente em décadas passadas, como discutido adiante.

Isto é particularmente válido em crianças e adolescentes, porém a ocorrência de cárie dentária em adultos e idosos é menos frequente, de modo que, nestes grupos, a doença periodontal pode ter um papel mais relevante nas perdas dos dentes remanescentes, principalmente os anteriores. Com a ausência gradativa dos dentes posteriores, o suporte posterior é inicialmente reduzido, mas com a sua perda completa ele se torna ausente e toda a carga mastigatória é transferida para os dentes anteriores, o que causaria sobrecarga nesta região, levando a um colapso do periodonto e, assim, à perda gradativa destes dentes anteriores por doença periodontal. Isso não significa que dentes posteriores não sejam extraídos por doença periodontal, mas que a mesma explica as ausências anteriores tão prevalentes na faixa etária de 65 a 74 anos.

Possíveis tratamentos que evitam uma sobrecarga nos dentes anteriores consistem na confecção de próteses parciais, de forma que se evite o máximo de movimentos indesejáveis que aceleram a perda dentária. Nos casos onde ainda existe algum suporte posterior, como a presença dos quatro pré-molares, deve-se avaliar a necessidade de tratamento com próteses, uma vez que estes dentes são capazes de proporcionar um suporte posterior adequado sem causar sobrecarga articular e mobilidade dental.

As figuras 16.3 e 16.4 permitem, ainda, uma análise da evolução das perdas dentárias entre 2003 e 2010, o que pode contribuir para a discussão sobre os efeitos do declínio da cárie e das mudanças na oferta de serviços de saúde bucal nos últimos anos. Pode-se notar que houve redução em torno de 50% no número de indivíduos com perda dos primeiros molares nas faixas etárias de 12 anos e 15 a 19 anos. Considerando que esta redução é maior do que a observada na prevalência de cárie dentária, pode-se supor que isso se deve a uma mudança no modelo de oferta de serviços, o qual provavelmente está mais direcionado a ações reabilitadoras.

A grosso modo, pode-se supor que os indivíduos que pertenciam à faixa etária de 12 anos em 2003 passaram a integrar a faixa etária 15 a 19 anos em 2010, de modo que analisar o padrão de perda nestes dois grupos etários em 2003 e 2010 ilustra, em certa medida, o montante de dentes que foram preservados ao longo de 7 anos. Pode-se observar, ainda, que a redução do número de perdas dentárias foi praticamente generalizada em todos os grupos de dentes das faixas etárias citadas anteriormente. Dentre as exceções, há de se considerarem os primeiros pré-molares superiores dos indivíduos de 12 anos, fato que pode ser explicado como reflexo de tratamentos ortodônticos, uma vez que é marcante o aumento das perdas bilaterais.

Em relação à faixa etária de 35 a 44 anos, a redução nas perdas dentárias são menores quando comparadas com as observadas em crianças e adolescentes, mas também foi evidente em todos os grupos de dentes. O que se mostrou interessante foi que esta diferença se deu essencialmente quando foram comparadas as perdas bilaterais entre 2003 e 2010.

Os dados epidemiológicos das perdas dentárias na faixa etária de 65 a 74 anos mostram que praticamente não ocorreram mudanças, mantendo-se um quadro de perda dentária quase total. Quanto ao arco superior, constata-se que não houve mudanças em relação ao número de perda de dentes dos idosos que continuam se tornando edêntulos. Em relação ao arco inferior, pode-se observar uma pequena redução do número de perdas dos dentes anteriores, o que colabora para que não se chegue à situação de edêntulo total bimaxilar.

Enfim, a partir destas análises, é possível perceber uma mudança importante no padrão de perda em alguns grupos etários. Algumas faixas etárias ainda necessitam de intervenções mais emergentes e efetivas para que, no futuro, possam ser observadas diferenças quanto ao perfil de perdas destes indivíduos.

Perfil Epidemiológico das Perdas Dentárias no Mundo

Em relação ao perfil de perdas dentárias em outros países, ao que parece o processo de declínio de cárie, que teve início particularmente na Europa a partir dos anos 1970, e no qual o Brasil teve um processo tardio de inserção, não foi capaz de alterar significativamente os índices de edentulismo em população idosa. Em compilação realizada em 1996 por Bourgeouis et al.,[11] os dados de CPO-D e também da proporção de dentes extraídos na população de 65 a 74 anos de idade assemelhavam-se ao padrão brasileiro e latino-americano em boa parte dos países, conforme se observa na figura 16.6.

Mais recentemente, a Federação Dentária Internacional (FDI)[13] mapeou as condições de saúde bucal nos diversos países do mundo para os quais se têm dados disponíveis. Como indicador de perda dentária, foi utilizado o percentual de indivíduos edêntulos com 65 anos de idade ou mais. Como se pode ver na tabela 16.3, apenas 56 países têm dados disponíveis e, em muitos deles, são bastante desatualizados, com somente 21 países apresentando dados produzidos neste milênio.

De qualquer maneira, embora seja possível observar uma variação considerável entre os países (de 1 a 78%), mais da metade apresenta valores superiores a 25%. Além disso, parece não haver uma relação com o padrão de desenvolvimento econômico, uma vez que países como Reino Unido, Itália e Canadá apresentam valores semelhantes ao brasileiro.

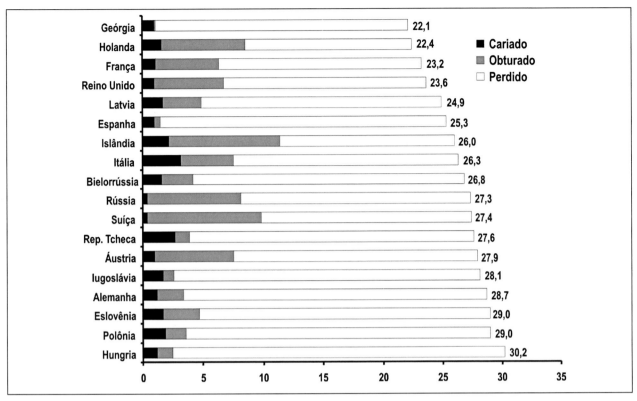

Fig. 16.6 – CPO-D e componentes em indivíduos entre 65 e 74 anos de idade na Região da Europa (OMS), 1986-96. Fonte: Bourgeouis et al.[11]

Extrações Dentárias e o Modelo de Oferta de Serviços

A Odontologia sempre esteve representada no imaginário popular como a clássica figura de uma extração dentária. Desde as mais antigas expressões artísticas até as mais recentes manifestações da arte popular, esta visão da prática odontológica tem se mantido perene e é razoavelmente comum a vermos personificada em consultórios odontológicos, onde esculturas de artesanato apresentam um cirurgião-dentista extraindo um dente com o pé sobre o peito do infeliz paciente.

É fato que esta representação não se deu por acaso, uma vez que a Odontologia traz, em suas origens, um modo de atuação em que a extração era o procedimento mais utilizado e, por vezes, único. Assim, a maneira como é vista a prática odontológica é um produto de como se expressa, predominantemente, o seu modo de atuar e, sabidamente, a Odontologia ainda não conseguiu superar totalmente a sua fase mutiladora, pautada pela extração dentária. Um fato que pode ser bastante ilustrativo deste fenômeno é uma nota publicada na edição de 1994 do conhecido Guinness, o livro dos recordes. Reproduzimos a seguir um dos recordes registrados na seção "feitos humanos":

> **Dentista mais dedicado.** Em Roma, no Ospedale Fatenbenefratelli, um monge que ali exerceu a profissão de cirurgião-dentista, entre 1868 e 1904, conservou todos os dentes que extraiu em três enormes caixas. Em 1903, um levantamento encontrou 2.000.744 dentes, traduzindo-se na média diária de 185 dentes, ou seja, quase o equivalente a extrações diárias de toda a dentição (32) de seis pessoas.
>
> *Guinness, o livro dos recordes, 1994, p.81.*[14]

O que é curioso nesta citação não é o impressionante número de dentes extraídos pelo monge-dentista, mas o título da nota: dentista "mais dedicado". Vincular "dedicação" a um feito tão inusitado reflete apenas o modo como percebemos a Odontologia (e o Guinness é uma publicação para leigos).

Tabela 16.3 – Edentulismo em pessoas com 65 anos de idade ou mais em países para os quais se têm dados disponíveis.

País	% de afetados	Ano	País	% de afetados	Ano
África do Sul	26	1998	Hong Kong	9	2001
Albania	69	1996	Hungria	26	2000
Alemanha	23	2005	Índia	19	2005
Arábia Saudita	46	1992	Indonésia	24	1995
Austrália	20	2004-06	Irlanda	48	1989
Áustria	15	1992	Islândia	70	1992
Belarus	14	2000	Itália	44	1995-98
Bélgica	41	1998	Líbano	35	1994
Bósnia e Herzegovina	78	1998	Lituânia	39	1998
Brasil	53	2010	Malásia	42	2000
Bulgária	56	2000	México	31	2002-03
Camboja	15	1990-91	Nigéria	1	1998-99
Canadá	58	1993	Noruega	16	2008
China	11	1995-96	Panamá	19	1993
Croácia	45	2005	Paquistão	20	2003
Dinamarca	27	2000	Polônia	35	1999
Egito	17	1991	Portugal	70	2000
Eslovênia	16	1998	Quirguistão	46	1987
Espanha	31	2001	Reino Unido	46	1998
Estados Unidos	24	1999-02	República Tcheca	34	2002
Estônia	37	1987	Singapura	33	1995
Fiji	6	1998	Sri Lanka	37	1994-95
Finlândia	41	1998	Suécia	16	1996-97
França	16	2000	Suíça	14	2002
Gâmbia	16	1995	Tailândia	16	1994
Geórgia	21	1986	Tanzânia	13	2001
Grécia	25	1998	Turquia	67	2007
Holanda	61	1998	Uzbequistão	22	1996
			Mundo	**32,2**	

Fonte: FDI[13] e Brasil.[10]

Dito isso, é importante ter em conta que a perda dentária deve ser vista como resultado, não só do efeito da destruição dentária provocada pela cárie ou do comprometimento das estruturas periodontais, mas, fundamentalmente, da incapacidade do modelo de oferta de serviços (tanto público quanto privado) de incorporar tecnologias preventivas que preservem os dentes e procedimentos restauradores inseridos numa lógica de promoção de saúde.

Analisando o modelo de oferta de serviços em função da demanda, pode-se observar que, do ponto de vista do setor público, ainda persistem em muitos municípios brasileiros (em particular no Norte e Nordeste) sistemas de prestação de serviços odontológicos públicos pautados essencialmente na oferta de exodontias.

Apesar das limitações que os dados oriundos dos sistemas de informação apresentam, é oportuno analisarmos alguns indicadores obtidos a partir destes sistemas no sentido de entender os determinantes do edentulismo ligados aos serviços de saúde. Em 2010, foram registradas no Sistema de Informações Ambulatoriais (SIA) 8.807.689 extrações[15] de dentes permanentes, o que resulta em uma proporção de uma extração para cada 21 brasileiros. Mesmo considerando que pode ter ocorrido mais de uma extração por indivíduo, podemos dizer que, a grosso modo, a cada grupo de 21 habitantes pelo menos um teve um dente extraído no ano 2010.

Embora bastante rudimentar, este indicador pode ser utilizado para verificar de que modo está distribuída a oferta de serviços mutiladores no Brasil. A figura 16.7 mostra a distribuição deste indicador segundo as regiões brasileiras, podendo-se perceber que as regiões Norte e Nordeste apresentam medianas mais baixas que as outras regiões, ou seja, ocorrem mais exodontias em termos proporcionais.

Outro modo de avaliar a caraterística mutiladora dos serviços, seguindo o mesmo princípio, é colocar no denominador o total de procedimentos odontológicos, criando assim um indicador que expressa a proporção de exodontias sobre o conjunto de procedimentos. Neste caso, inversamente ao anterior, um valor mais alto indica que o município tende a ofertar mais serviços de extração dentária em relação aos outros procedimentos preventivos e restauradores. O mapa ilustrado na figura 16.8 mostra a mesma distribuição desigual que é resultado, em certa medida, da desigualdade na oferta de serviços e das condições econômicas de forma geral. As áreas mais escuras, em que as médias do indicador são mais desfavoráveis, estão situadas na parte superior do mapa.

É importante frisar, ainda, que estes são dados referentes apenas ao setor público. Informações a respeito do setor privado ainda são muito raras e não há como estabelecer estimativas, porém, é de se supor que haja também um montante considerável de procedimentos relativos a exodontias no setor privado.

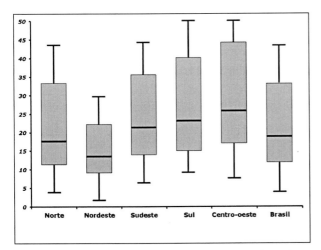

Fig. 16.7 – Distribuição percentil dos municípios brasileiros em relação à proporção entre o número de habitantes e exodontias realizadas em 2010, segundo a região. Brasil, 2010. Fonte: Datasus.[15]

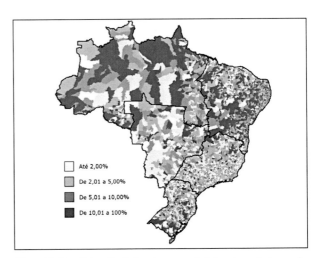

Fig. 16.8 – Distribuição dos municípios brasileiros, de acordo com a proporção entre as exodontias e o total de procedimentos odontológicos. Fonte: Datasus.[15]

Edentulismo como Expressão de Desigualdade Social

Desigualdades em saúde são diferenças nas condições de saúde de indivíduos ou populações, como, por exemplo, os diferentes problemas de saúde decorrentes de distintos estágios de vida. Porém, quando essas diferenças em saúde são socialmente produzidas e com características injustas podem se tornar iniquidades em saúde. Isto pode acontecer quando essas diferenças apresentam um padrão sistemático na população e não uma característica de distribuição aleatória, onde qualquer indivíduo estaria sujeito a essas condições. Quando também haja o envolvimento de processos sociais que causam diferenças de saúde, sem uma determinação biológica ou genética, dessa forma passíveis de serem modificados ou eliminados e, por fim, quando decorrem de situações injustas.

Resultado destas desigualdades, as condições de saúde podem se apresentar em uma "escala", onde as piores situações manifestam-se em indivíduos posicionados nos níveis mais inferiores do estrato social, ou seja, aqueles com menor renda, menos escolarizados, com os piores empregos, melhorando à medida que ascendem na escala social.[6]

Partindo dessa lógica, as condições de vida e seus efeitos psicossociais constituem um dos principais mediadores através dos quais a estratificação socioeconômica influencia a situação de saúde de indivíduos ou populações, bem como os diferenciais observados entre eles.[17] Por consequência, as desigualdades em saúde provocam o adoecimento dos indivíduos e populações, ou aumentam a manifestação de agravos. Dentre as principais morbidades, os agravos bucais são importantes marcadores das desigualdades sociais.

Desigualdade em saúde bucal é um fenômeno universal, onde os níveis mais altos dos agravos são encontrados nas áreas mais carentes, independentemente do padrão de desenvolvimento socioeconômico.[18] São perceptíveis as melhorias nas condições de saúde bucal da população nos países desenvolvidos, porém as desigualdades em saúde bucal ainda permanecem apesar da disponibilidade de serviços de saúde e programas de intervenção comunitária, como a fluoretação das águas de abastecimento.[19]

Caso os estudos sobre agravos à saúde bucal concentrem-se em buscar conhecer os processos biológicos envolvidos na relação entre a estrutura social e a saúde bucal, há o risco de transferir o foco da análise para aspectos individuais, suprimindo o foco sobre o ambiente social no qual os indivíduos estão inseridos. Para a epidemiologia da saúde bucal, os agravos bucais são mediados pelo estilo de vida, por meio de práticas como o consumo de álcool, o tabagismo, hábitos alimentares dentre outros. Mais recentemente, passou-se a considerar também a influência de fatores psicossociais e comportamentais no desenvolvimento desses agravos.[20]

Explicações sobre as influências comportamentais e de estilo de vida sugerem que as pessoas de menor nível socioeconômico são mais propensas a terem comportamentos que levariam a risco mais alto de doença, quando comparadas com as pessoas que desfrutam de melhores condições socioeconômicas. Também se sugere que os indivíduos mais pobres experimentam níveis de estresse psicossocial mais altos, em consequência de sofrerem maior número de eventos negativos na vida.[18] Circunstâncias relacionadas aos primeiros anos de vida também têm sido consideradas como exercendo influência nas condições de saúde bucal na vida adulta.[19,21]

Segundo Listl,[22] muitos estudos apontam para a existência de um gradiente socioeconômico em saúde bucal, que se traduz em piores condições bucais entre os indivíduos mais pobres, comparados com os demais em melhores condições socioeconômicas. Sugere-se que este gradiente seja resultado do acesso e uso de serviços odontológicos.

Agravos bucais como as perdas dentárias s manifestam-se de maneira desigual na população, afetando principalmente os mais pobres. Esta desigualdade na distribuição da doença pode resultar das piores condições de vida por influência socioeconômica e de acesso à informação e aos serviços de saúde. Não só desfecho decorrente de doenças bucais, marcadamente a cárie dentária e doença periodontal, as perdas dentárias também podem ser influenciadas por fatores sociocomportamentais.[23] Outra situação que pode determinar o número de dentes perdidos é o uso de serviços odontológicos, como vimos neste capítulo.[24-27]

As perdas dentárias e, consequentemente, o edentulismo continuam sendo um problema grave, principalmente entre os indivíduos mais velhos.[21] Tendo a cárie dentária como a principal causa de perdas entre os adultos,[25] com o avançar da idade a doença periodontal torna-se a principal causa das perdas dentárias entre homens e mulheres idosos.[24]

Entre indivíduos adultos brasileiros, nos últimos anos, houve declínio na prevalência do edentulismo. Estudo conduzido por Celeste et al.[28] com dados dos inquéritos nacionais de saúde bucal de 1986 e 2003, para a faixa etária dos 35 aos 44 anos, indica um declínio na prevalência do edentulismo (para todos os grupos estudados) de 17,5% (1986) para 3,4% (2003). Quando a prevalência foi apresentada para os indivíduos de renda mais baixa, houve redução de 22,1% (1986) para 3,6% (2003). Já para os indivíduos de renda mais alta, o declínio foi de 13,2% para 3,2%. A tendência na diferença absoluta na prevalência de edentulismo entre os mais pobres e os mais ricos diminuiu de 8,8% em 1986 para 0,4% em 2003.

Apesar da modificação no quadro nacional da prevalência do edentulismo, realidade também em outros países,[29,30] as desigualdades sociais ainda se manifestam na distribuição do agravo, independentemente da idade.[25,31-34]

As influências socioeconômicas também aparecem relacionadas às perdas dentárias, manifestando maior desigualdade durante o curso de vida dos indivíduos. Estudo conduzido por Bernabé et al.[21] demonstrou a relação entre o acúmulo de agravos bucais e as condições socioeconômicas, representadas pelo nível educacional dos indivíduos e de seus pais durante a trajetória de vida, testando três modelos conceituais explicativos da influência desta em desfechos de saúde bucal. Para os três modelos conceituais (do período crítico, do acúmulo e da trajetória social) os resultados evidenciam que o aumento nos níveis de desvantagem socioeconômica ao longo do tempo foi associado com uma prevalência cada vez maior de edentulismo.

Fatores comportamentais também podem se relacionar às perdas dentárias. Estudo conduzido no Japão com adultos jovens encontrou associação significativa entre ser fumante e a prevalência de perdas dentárias, após ajuste por fatores comportamentais e de estilo de vida. Também ficou evidenciada uma relação dose-resposta com o tempo de vida exposto ao hábito de fumar.[35] Estudo de revisão aponta para uma forte evidência da associação causal entre tabagismo e perda de dentes, suportada pela plausibilidade biológica do efeito de substâncias encontradas no tabaco participarem da destruição dos tecidos de suporte dentário.[36] Aspectos relacionados aos locais de moradia também podem influenciar no edentulismo, constituindo-se em desigualdade social. Estudo conduzido em Adelaide, Austrália, apontou que as características socioeconômicas dos bairros foram associadas com o relato de ter poucos dentes, independentemente das características socioeconômicas das pessoas que viviam nesses bairros, de forma mais específica para os moradores dos bairros desfavorecidos. O efeito das piores condições dos bairros persistiu após ajuste pelo nível educacional e as diferenças de renda entre os moradores em cada área.[36] Outro estudo realizado em Adelaide, com uma amostra de adultos, indicou que residir em vizinhança com melhores condições socioeconômicas minimizou o risco de perda dentária associada com uma renda individual mais baixa.[37]

O acesso e uso de serviço também contribuem para as desigualdades na distribuição do edentulismo. Sugere-se que baixo nível de escolaridade e de renda, além da oferta escassa de serviços de saúde bucal específicos para a população idosa, constituam-se em barreiras de acesso aos serviços odontológicos, o que pode interferir na prevalência do edentulismo para esse estrato da população.[33,38]

Perdas dentárias podem representar uma medida acumulativa no curso da vida da exposição à cárie e doença periodontal. Estas perdas constituem-se num marcador da condição bucal, representando uma interação complexa entre fatores biossociais.[39] Dessa forma, políticas públicas a longo prazo, visando à manutenção dos dentes, podem se mostrar adequadas, tendo como exemplo a Dinamarca, onde se observou o efeito de coorte na redução do edentulismo, verificado para todas as faixas etárias acima de 35 anos, a partir de dados de inquéritos realizados num período de 30 anos, resultado da oferta de serviços odontológicos desde a infância (escola) e o incentivo ao cuidado regular dos dentes.[30]

Perda Dentária e Subjetividade

Um aspecto relevante que deve ser considerado na análise da perda dentária é, não só o modo como ele se expressa em termos de dados epidemiológicos, mas, também, a maneira como a perda dentária é vista e percebida pelos indivíduos. Este tema tem sido referenciado por resultados contraditórios, à medida que alguns estudos mostram que a perda dentária é a expressão máxima da mutilação, provocando baixa autoestima e dificuldades de caráter psicológico e fisiológico, enquanto em outros estudos essa expressão não é tão forte.

Tendo como base os dados do SBBrasil, no qual foram coletadas informações a respeito da percepção dos indivíduos sobre sua saúde bucal,[10] estabeleceu-se uma associação entre estas percepções e as perdas dentárias. Observam-se situações distintas para adolescentes e idosos, conforme se observa nas figuras 16.9 e 16.10.

É interessante notar que, no grupo etário de 15 a 19 anos, um maior grau de satisfação com a saúde bucal está associada a um menor número de dentes extraídos, enquanto na população de idosos de 65 a 74 anos esta associação não aparece. Nota-se também que, em ambos os casos (adolescentes e idosos), há clara relação entre a renda e o número de dentes extraídos.

Desse modo, adolescentes tendem a se sentir mais satisfeitos com sua saúde bucal quando perdem poucos dentes, o que pode estar associado a ideais estéticos contemporâneos. Por outro lado, entre os idosos, a manutenção de poucos dentes pode ser sentida como um infortúnio a mais. Nesse sentido, a sua perda, desde que substituída por dentes artificiais, não seria motivo de maiores preocupações.

É interessante notar que o grau de satisfação está diretamente ligado ao uso de próteses, em particular ao de próteses totais. Entre os idosos que usam prótese total superior, 57% estão satisfeitos com sua saúde bucal, enquanto apenas 40,1% estão satisfeitos entre os que não usam nenhum tipo de prótese. Em relação à necessidade de prótese dentária, 66,8% estão satisfeitos dentre os que não necessitam de prótese total. Para os que apresentam essa necessidade, o percentual de satisfação é de 43%.

Resultados análogos têm sido descritos em outras pesquisas que utilizaram metodologia semelhante, mesmo situadas em outro contexto[40]. De todo modo, esses dados podem parecer excessivamente objetivos e, de fato, tais nuances relativas ao edentulismo seriam mais bem captadas em pesquisas de caráter qualitativo. Verificando tais subjetividades em idosos de Natal (RN), Piuvezam et al.[41] observaram que as categorias mais fortemente relacionadas às perdas dentárias foram a dor e a dificuldade de se alimentar, surgindo como elementos periféricos

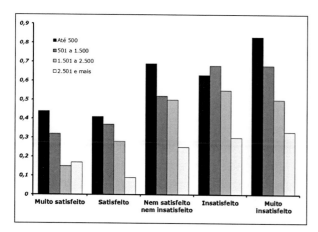

Fig. 16.9 – Média de dentes extraídos, de acordo com a renda e o grau de satisfação com dentes e boca na população de 15 a 19 anos de idade. Brasil.[10]

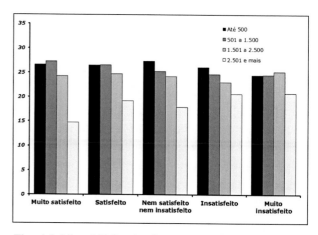

Fig. 16.10 – Média de dentes extraídos, de acordo com a renda e o grau de satisfação com dentes e boca na população de 65 a 74 anos de idade. Brasil.[10]

a estética, a dificuldade de adaptação à prótese e o sofrimento. É interessante observar que 46,7% dos indivíduos não usavam prótese superior e 66,7% não usavam próteses inferiores e a amostra estudada era de idosos das classes "D" e "E". Ainda segundo os autores, a literatura tem mostrado informações ambivalentes quanto à postura dos idosos frente às perdas dentárias. Por um lado, há aqueles que reagem de modo inconformista, para os quais a perda dentária gera sentimentos de impotência e, por outro, há aqueles mais conformados, para os quais a perda dentária é um processo natural, inerente ao envelhecimento.

Moura,[42] em estudo etnográfico realizado com mulheres da periferia de Fortaleza (CE), concluiu que "sem os dentes as interações e atividades são restringidas, contribuindo para o isolamento social e perda de bem-estar". Por outro lado, a reposição artificial dos dentes é vista como um modo de revitalizar a vida social, melhorar a nutrição e elevar a autoestima.

De modo geral, a ideia de manutenção da dentição natural ainda não faz parte do conjunto de valores de boa parte da população adulta e idosa. Evidentemente, como já discutimos, há fatores determinantes da manutenção desses valores que estão inseridos fortemente no modelo dominante de prática odontológica, tanto na perspectiva da oferta de serviços quanto no âmbito da formação. O modelo biomédico de formação, centrado na clínica e no "odontocentrismo" cria uma cultura de mitificação da técnica, em que o artificial se sobrepõe ao natural, em que a arte da ourivesaria e da escultura colocam-se num patamar superior à promoção da saúde. Souza[43] alerta que o efeito dessa prática corporifica-se na "naturalização da perda dentária", que a própria Odontologia ajudou a construir e institucionalizar, colocando o dente fora do corpo. Ainda segundo a autora:

> "A cultura da naturalização da perda dentária, predominante na sociedade e no modelo odontológico hegemônico, promove também a cultura do protesismo e iguala *saúde bucal* a *tratamento dentário*, reforçando a *odontotécnica exclusiva*. Esta odontotécnica, sem dúvida, tem produzido tecnologias importantes e que devem ser reconhecidas e utilizadas, mas também tem reforçado, no seu exclusivismo, a naturalização da perda dentária, a cultura do protesismo e o consumo acrítico e iatrogênico de inovações tecnológicas, tanto de caráter preventivo, como curativo e reabilitador".

Considerações Finais

Como vimos, a perda dentária é um grave problema de saúde pública no Brasil, sendo reflexo de uma teia complexa de determinantes, que envolvem as características culturais, o modelo de oferta de serviços e de formação de recursos humanos e as condições de vida e de saúde das populações.

O equacionamento deste conjunto de problemas exigirá grandes desafios para o poder público nos próximos anos, à medida que será preciso atuar neste leque de determinantes, além de recuperar uma dívida assistencial acumulada durante décadas de ausência de atuação do setor público na área de saúde bucal de adultos e idosos.

Neste sentido, iniciativas de programas governamentais na área de saúde bucal em nível federal são fundamentais à medida que apontam para a conformação de uma política de saúde bucal a ser capilarizada por todo o território nacional. Historicamente, as políticas de saúde bucal pautaram-se por modelos de atenção que excluíam a clientela de adultos e idosos e, por outro lado, trabalhavam na perspectiva de ignorar o tratamento reabilitador como uma atribuição do setor público.

Com o advento do Sistema Único de Saúde (SUS), o princípio da integralidade da atenção transforma-se em preceito constitucional e o tratamento reabilitador, bem como toda e qualquer forma de atenção integral, passa a ser direito de cidadania. Durante os primeiros anos de implantação do SUS, nenhuma política de saúde bucal apontou para a possibilidade de inclusão da oferta de próteses parciais e totais como procedimento ambulatorial. A partir de 2004, com o lançamento do Programa Brasil Sorridente, por parte da Coordenação Geral de Saúde Bucal do Ministério da Saúde[44], o tratamento protético foi incluído no serviço público, além de outras ações reabilitadoras, por intermédio da criação dos Centros de Especialidades Odontológicas (CEO). São iniciativas no campo da política de saúde que devem ser vistas com otimismo, à medida que apontam para o resgate de uma dívida social de décadas. O modo como essas políticas deverão chegar até o consumidor final, que é o cidadão, dependerá da capacidade operativa dos municípios, da vontade política dos gestores e da articulação da sociedade através dos mecanismos institucionais de controle social.

Referências

1. Brasil. Ministério da Saúde – Divisão Nacional de Saúde Bucal. Levantamento Epidemiológico em Saúde Bucal: Brasil, zona urbana. Ministério da Saúde: 1988. 137p.
2. World Health Organization. Oral health surveys: basic methods. 4th ed. Geneva: ORH/EPID, 1997.
3. Universidade de São Paulo, Faculdade de Saúde Pública, Secretaria de Estado da Saúde de São Paulo. Levantamento das Condições de Saúde Bucal – Estado de São Paulo, 1998. Caderno de Instruções. São Paulo, 1998. [mimeo]
4. Brasil. Ministério da Saúde. Secretaria de Políticas de Saúde. Departamento de Atenção Básica. Área Técnica de Saúde Bucal. Projeto SB2000: condições de saúde bucal da população brasileira no ano 2000: manual do examinador. Brasília: Ministério da Saúde, 2001. 49 p. (Série C. Projetos, Programas e Relatórios; n. 53).
5. Brasil, Ministério da Saúde, Departamento de Atenção Básica, Coordenação Geral de Saúde Bucal. Projeto SBBrasil 2010: Manual da Equipe de Campo. Brasília, 2009. 53p.
6. Kayser AF. Shortened Dental Arches and Oral Function. J Oral Rehabil 1981; 8: 457-462.
7. Federation Dentaire Internacionale. Global goals for oral health in the year 2000. Int Dent J 1982; 32(1)74-7.
8. Pinto VG. Saúde bucal no Brasil. Rev Saúde Pública 1983; 17:316-27.
9. Brasil. Ministério da Saúde. Secretaria de Atenção à Saúde. Departamento de Atenção Básica. Projeto SB Brasil 2003: condições de saúde bucal da população brasileira 2002-2003: resultados principais. Brasília: Ministério da Saúde, 2004. 68p (Série C. Projetos, Programas e Relatórios).
10. Brasil, Ministério da Saúde, Secretaria de Atenção à Saúde/Secretaria de Vigilância, Departamento de Atenção Básica, Coordenação Geral de Saúde Bucal. Projeto SBBrasil 2010: resultados principais. Brasília, 2011. Disponível em http:// http://dab.saude.gov.br/ dab/docs/geral/ projeto_sb2010_relatorio_final.pdf.
11. Bourgeois D, Nihtila A, Mersel, A. Prevalence of caries and edentulousnes among 65-74-years-olds in Europe. Bull World Health Org 1998; 76 (4): 413-17.
12. Beaglehole R, Benzian H, Crail J, Mackay J.The oral health atlas: mapping a neglected global health issue. Geneva & Brighton: FDI World Dental Education Ltd & Myriad Editions, 2009.
13. Guiness, o livro dos recordes. São Paulo: Editora Três, 1994. 312p.
14. Departamento de Informação e Informática do SUS – DATASUS. Secretaria Executiva do Ministério da Saúde. Informações em Saúde. Capturado em fevereiro de 2005. Disponível na Internet em http://tabnet.datasus.gov.br/tabnet/tabnet.htm
15. Whitehead M, Dahlgren G. A discussion paper on concepts and principles for tackling social inequities in health, in Studies on social and economic determinants of population health, W.H. Organization, Editor. 2006, WHO Regional Office for Europe: Copenhagen.
16. As causas sociais das iniquidades em saúde no Brasil, in Comissão Nacional sobre Determinantes Sociais da Saúde. Rio de Janeiro: Fiocruz; 2008.
17. Sisson KL. Theoretical explanations for social inequalities in oral health. Community Dent Oral Epidemiol 2007;35(2): 81-88.
18. Watt RG. From victim blaming to upstream action: tackling the social determinants of oral health inequalities. Community Dent Oral Epidemiol 2007;35(1):1-11.
19. Newton JT, Bower EJ. The social determinants of oral health: new approaches to conceptualizing and researching complex causal networks. Community Dent Oral Epidemiol 2005;33(1): 25-34.
20. Bernabe E, Suominen AL, Nordblad A, Vehkalahti MM, Hausen H, Knuuttila M et al. Education level and oral health in finnish adults: evidence from different lifecourse models. J Clin Periodontol 2011; 38(1): 25-32.
21. Listl S. Income-related Inequalities in Dental Service Utilization by Europeans Aged 50+. J Dent Res 2011;90(6):717-723.
22. Sanders AE, Turrell G, Slade GD. Affluent neighborhoods reduce excess risk of tooth loss among the poor. J Dent Res 2008; 87(10):969-73.
23. Gilbert GH, Duncan RP, Shelton BJ. Social determinants of tooth loss. Health Services Research 2003;38(6):1843-1862.

24. Barbato PR, Muller Nagano HC, Zanchet FN, Boing AF, Peres MA. Tooth loss and associated socioeconomic, demographic, and dental-care factors in Brazilian adults: an analysis of the Brazilian Oral Health Survey, 2002-2003. Cad Saúde Pública 2007; 23(8):1803-14.
25. Thomson WM, Poulton R, Kruger E, Boyd D. Socio-economic and Behavioural Risk Factors for Tooth Loss from Age 18 to 26 among Participants in the Dunedin Multidisciplinary Health and Development Study. Caries Res 2000; 34(5):361-366.
26. Sanders AE. Spencer AJ, Slade GD. Evaluating the role of dental behaviour in oral health inequalities. Community Dent Oral Epidemiol 2006; 34(1):71-79.
27. Celeste RK, Nadanovsky P, Fritzell J. Trends in socioeconomic disparities in oral health in Brazil and Sweden. Community Dent Oral Epidemiol 2011;39(3):204-212.
28. Cunha-Cruz J, Hujoel PP, Nadanovsky P. Secular trends in socio-economic disparities in edentulism: USA, 1972-2001. J Dent Res, 2007; 86(2):131-136.
29. Li KY, Wong MC, Lam KF, Schwarz E. Age, period, and cohort analysis of regular dental care behavior and edentulism: A marginal approach. BMC Oral Health 2011;11(9): p. 1-14.
30. Barbato PR, Peres MA. Tooth loss and associated factors in adolescents: a Brazilian population-based oral health survey. Rev Saúde Pública 2009; 43(1):13-25.
31. Silva DD, Rihs LB, Souza MLR. Fatores associados à presença de dentes em adultos de São Paulo, Brasil. Cad Saúde Pública 2009; 25(11):2407-2418.
32. Moreira RS, Nico LS, Tomita NE, Ruiz T. A saúde bucal do idoso brasileiro: revisão sistemática sobre o quadro epidemiológico e acesso aos serviços de saúde bucal. Cad Saúde Pública 2005;21(6):1665-1675.
33. Frazão P, Antunes JLF, Narvai PC. Perda dentária precoce em adultos de 35 a 44 anos de idade. Estado de São Paulo, Brasil, 1998. Rev Bras Epidemiol 2003;6(1):49-57.
34. Ojima M, Hanioka T, Tanaka K, Aoyama H. Cigarette smoking and tooth loss experience among young adults: a national record linkage study. BMC Public Health 2007;7:313.
35. Hanioka T, Ojima M, Tanaka K, Matsuo K, Sato F, Tanaka H. Causal assessment of smoking and tooth loss: a systematic review of observational studies. BMC Public Health 2011;11:221.
36. Turrell , Sanders AE, Slade GD, Spencer AJ, Marcenes W. The independent contribution of neighborhood disadvantage and individual-level socioeconomic position to self-reported oral health: a multilevel analysis. Community Dent Oral Epidemiol 2007;35(3):195-206.
37. Sanders AE, Lim S, Sohn W. Resilience to urban poverty: theoretical and empirical considerations for population health. Am J Public Health 2008;98(6):1101-6.
38. Martins AMEBL, Barreto SM, Pordeus IA. Características associadas ao uso de serviços odontológicos entre idosos dentados e edentados no Sudeste do Brasil: Projeto SB Brasil. Cad Saúde Pública 2008;24(1): 81-92.
39. Tu YK, Gilthorpe MS. Commentary: Is tooth loss good or bad for general health? Int J Epidemiol 2005;34(2): 475-476.
40. Secretaria Estadual de Saúde do Ceará. Levantamento Epidemiológico em Saúde Bucal do Estado do Ceará – SBCeará: Resultados Principais. Fortaleza/CE: 2004.
41. Piuvezam G, Ferreira AAA, Alves MSCF. Vivenciando as perdas dentárias na terceira idade: um estudo de representações sociais. In: Fernandes A, Carvalho MR, Sobrinho MD. Representações sociais e saúde: construindo novos diálogos. Campina Grande: EDUEPB, 2004. p.209-221.
42. Moura PMS. Prótese dentária: o resgate das potencialidades e da qualidade de vida percebida em mulheres idosas desdentadas. Fundação Edson Queiroz, Mestrado em Educação em Saúde. Dissertação. Fortaleza, 2003.
43. Souza ECF. Formação e trabalho em odontologia: ampliar a clínica para construir uma nova cultura de cuidado em saúde bucal. Texto para subsidiar a III Conferência Estadual de Saúde Bucal do Rio G. do Norte. Maio de 2004. (mimeo)
44. Brasil, Ministério da Saúde, Coordenação Geral de Saúde. Politica Nacional de Saúde Bucal – Brasil Sorridente. Brasília, 2005. Capturado em fevereiro de 2005. Disponível em http://dab.saude.gov.br/CNSB/brasil_sorridente.php.

Capítulo 17

Halitose

Paulo Nadanovsky

Introdução

Halitose é sinônimo de mau hálito. O mau hálito é o odor desagradável que sai pela boca ou pelo nariz. O mau hálito suscita grande interesse na sociedade.[89] Contrariamente ao que muitos acreditam, as pessoas de uma forma geral dão grande importância à saúde bucal e à saúde geral. O interesse pelo mau hálito deve-se também aos problemas sociais e psicológicos que podem ser causados pelo mesmo. Quase todos os adultos podem apresentar mau hálito de vez em quando, principalmente logo ao acordar, pela manhã. Uma quantidade menor de pessoas tem mau hálito com mais constância. O impacto social e psicológico do mau hálito pode ser maior ou menor, independentemente de sua constância ou intensidade. Existe um componente psicológico muito importante na forma com que as pessoas lidam com os odores corporais próprios de uma forma geral, e com o odor do hálito em particular. Talvez a preocupação com o mau hálito seja um problema tão grande quanto o mau hálito propriamente dito.[26]

Este capítulo foi desenvolvido em quatro partes: os métodos de diagnóstico-detecção, a prevalência, as causas e o tratamento da halitose. Revisões narrativas[37,81,96,101] e sistemáticas[21,79,119] sobre esses temas estão disponíveis na literatura internacional.

Métodos de diagnóstico-detecção

Existem quatro formas de detectar o mau hálito[71] (Quadro 17.1). *A Avaliação Organoléptica* é a detecção do mau hálito pelo nariz humano, quando informações sobre a presença, qualidade e intensidade do mau hálito podem ser obtidas pelo profissional através de um contato direto deste com uma pessoa próxima ao indivíduo (diretamente), ou perguntando ao indivíduo se alguma pessoa próxima relata a existência de mau hálito constante nele (indiretamente). Alternativamente, um profissional treinado e calibrado pode cheirar diretamente o ar exalado pela boca e nariz do indivíduo e classificar a intensidade do mau hálito deste numa escala de 5 ou 6 graus. Por exemplo, há uma escala em que o escore 1 representa ausência de odor ruim (na escala de 6 pontos esse é o escore 0), 2 indica a presença do odor ruim questionável ou odor ruim muito leve, 3 revela odor ruim moderado, 4 equivale a odor ruim forte e 5 a odor ruim severo ou intolerável.[31,56] Em alternativa, o hálito pode ser classificado na seguinte escala: 5 muito bom, 4 bom,

3 regular, 2 ruim e 1 muito ruim.[74] *A Avaliação Organoléptica* ainda é a melhor forma de avaliar o hálito. A validade dos métodos instrumentais é testada em relação à *avaliação organoléptica* realizada por profissional treinado, considerado, portanto, o padrão-ouro.[41,118] Padrão ouro é o melhor indicador existente de algum evento ou doença, no caso, o mau hálito. Novas formas de avaliação organoléptica, para obter medidas mais objetivas, têm sido avaliadas. Por exemplo, a obtenção e o armazenamento de amostras do hálito, através de seringas, foi um método proposto recentemente.[41]

Os principais componentes químicos do mau hálito são *Compostos Voláteis de Enxofre (VSC)*.[118] O melhor método para detectar esses compostos é a cromatografia gasosa.[77] Esta técnica distingue diferentes tipos de gases. No entanto, é cara e ineficiente para uso na clínica e em pesquisas de campo. O quadro 17.1 sintetiza os diferentes métodos de diagnóstico-detecção do mau hálito. O *halímetro* é o medidor mais utilizado e mede todos os VSC de uma vez. Ele detecta corretamente a presença e a ausência do mau hálito em cerca de 50% das situações. Os escores do teste BANA (Benzoyl-DL-arginine-2 napthylamide) são associados com um componente do mau hálito que independe dos VSC; portanto, o BANA complementa a detecção instrumental do mau hálito.[56] O nariz eletrônico ainda não está disponível no mercado, pois está em fase de teste, mas pode ser considerado uma opção promissora.[109]

As principais formas de avaliar a validade de métodos de diagnóstico-detecção do mau hálito estão descritas no quadro 17.2.

Quadro 17.1 – Métodos de diagnóstico-detecção do mau hálito.

• Avaliação Organoléptica	Informação de uma pessoa próxima (direta e indiretamente) Juíz especializado do odor (profissional treinado)
• Concentração de Compostos Voláteis de Enxofre (VSC) no ar da boca	Cromatografia gasosa Medidor de sulfeto portátil (halímetro)
• Teste BANA	
• Nariz eletrônico	

Quadro 17.2 – Formas de avaliar a validade de métodos de diagnóstico-detecção do mau hálito.

• Sensibilidade: frequência de testes positivos entre os indivíduos com mau hálito.
• Especificidade: frequência de testes negativos entre os indivíduos sem mau hálito.
• Valor preditivo positivo (VP+): dado um teste positivo, qual é a probabilidade do indivíduo ter mau hálito.
• Valor preditivo negativo (VP-): dado um teste negativo, qual é a probabilidade do indivíduo não ter mau hálito.
• Razão de verossimilhança para um teste positivo: quão mais provável é um teste positivo em um indivíduo com mau hálito, que um teste positivo em um indivíduo sem mau hálito.

Em uma clínica dedicada exclusivamente ao cuidado de pessoas preocupadas com o mau hálito, no Rio de Janeiro, 1245 pessoas foram submetidas à *Avaliação Organoléptica* realizada por um profissional treinado (padrão-ouro), e a mensuração da *Concentração de VSC no ar da boca* com o halímetro. O padrão-ouro para a presença de mau hálito nesse caso foi um hálito ruim ou muito ruim (escores 1 ou 2 na escala de 5 pontos que varia de hálito 1, muito ruim, a 5, muito bom). Observando a curva ROC na figura 17.1 (curvas ROC, de *Receiver Operating Characteristic*, são recursos da análise estatística de validade dos métodos diagnósticos, que correlacionam visualmente as estimativas de sensibilidade e especificidade), nota-se que o escore do halímetro apresentou validade máxima (isto é valores de sensibilidade e especificidade mais altos), quando ambas mediram cerca de 75%; esse escore foi de 100 partes por bilhão (ppb).

O quadro 17.3 mostra os valores de sensibilidade e especificidade para três diferentes resultados do halímetro. Por exemplo, 90% das pessoas classificadas como não tendo hálito ruim ou muito ruim pelo profissional treinado obtiveram escore no halímetro inferior a 200 ppb; o halímetro de 200 ppb é um teste de alta especificidade; portanto, um halímetro de 200 ppb ou mais contribui para confirmar a presença de hálito ruim ou muito ruim. Por outro lado, 90% das pessoas classificadas como

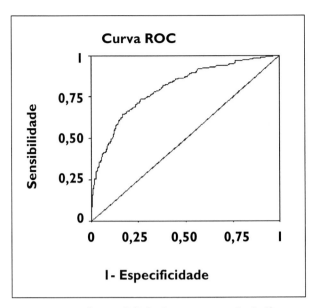

Fig. 17.1 – Curva ROC dos escores do halímetro em relação à avaliação organoléptica do profissional treinado (hálito muito ruim ou ruim).

tendo hálito ruim ou muito ruim pelo profissional treinado tiveram halímetro maior do que 40 ppb; o halímetro de 40 ppb é um teste de alta sensibilidade; portanto, um halímetro de 40 ppb ou menos contribui para descartar a presença de hálito ruim ou muito ruim.

O escore de 100 ppb no halímetro parece ser o melhor ponto de corte para definir se a pessoa tem ou não mau hálito. Mas sensibilidade e especificidade de 73% são relativamente baixas, levando a quase 60% de diagnósticos equivocados. Portanto, não é possível prescindir ainda da avaliação organoléptica por profissionais treinados e da informação de pessoas próximas. Vale ressaltar também que a população que gerou os valores de sensibilidade e especificidade aqui relatados foi constituída por pacientes de uma clínica dedicada exclusivamente ao tratamento do mau hálito. Portanto, esses valores podem ser diferentes quando aplicados à população em geral.

O quadro 17.4 é uma tentativa de associar os diferentes escores do hálito (por profissional treinado) com uma classificação categórica dos valores do halímetro. Assim como em outras populações, a associação observada foi apenas moderada.

Os escores do halímetro foram categorizados em 5 níveis, de acordo com os quintis da distribuição dos escores dos 1245 casos analisados, sendo obtido coeficiente de correlação de Spearman de 0,58 (p < 0,01).

Ainda em relação aos pacientes da clínica dedicada exclusivamente ao tratamento do mau hálito, no Rio de Janeiro, aqueles que disseram que percebem o próprio mau hálito tendem a ter menor intensidade de mau hálito que aqueles que disseram não perceber o próprio mau hálito; quando as próprias pessoas identificam seu mau hálito, os escores do halímetro tendem a ser mais baixos. Quando isso não ocorre, e são as pessoas próximas quem identificam o mau hálito recente, os valores obtidos pelo halímetro tendem a ser mais altos (Fig. 17.2).

Pode-se observar que os dados aqui apresentados, assim como os de outros estudos, são baseados em uma amostra de pacientes que procuraram atenção por causa de preocupação com o mau hálito. Há a necessidade de esse tipo de avaliação ser efetuada para a população em

Quadro 17.3 – Os valores de sensibilidade e especificidade para três diferentes resultados do halímetro. Padrão-ouro foi hálito muito ruim ou ruim definido por profissional treinado.

Halímetro	Sensibilidade	Especificidade
40 ppb (descarta)	90%	45%
100 ppb	73%	73%
200 ppb (confirma)	52%	90%

Fonte: Clínica do Tratamento do Hálito no Rio de Janeiro (CTH-RJ), 1998 a 2004.

Quadro 17.4 – Associação entre avaliação organoleptica por profissional treinado e os escores do halímetro divididos em cinco categorias.

Organoléptica (profissional treinado)	Halímetro
5 = muito bom	5 = 0 a 29 ppb
4 = bom	4 = 30 a 59 ppb
3 = regular	3 = 60 a 119 ppb
2 = ruim	2 = 120 a 229 ppb
1 = muito ruim	1 = Acima de 230 ppb

Fonte: Clínica do Tratamento do Hálito no Rio de Janeiro (CTH-RJ), 1998 a 2004.

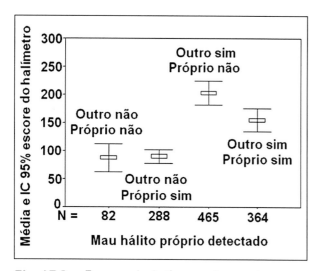

Fig. 17.2 – Escores do halímetro de acordo com a autopercepção do mau hálito e com o relato de uma pessoa próxima. Fonte: Clínica do Tratamento do Hálito no Rio de Janeiro (CTH-RJ), 1998 a 2004.

geral, para que possamos ter informações conclusivas sobre os métodos de detecção do mau hálito de uma forma geral. Dados de reprodutibilidade dos exames não foram apresentados, embora este talvez seja o aspecto mais importante para assegurar a validade dos métodos de detecção do mau hálito.

Conforme indicado, a autoavaliação parece não ser um método válido de detecção do mau hálito.[7] Pessoas próximas parecem ser avaliadoras mais objetivas, e o VSC parece medir apenas parcialmente o que queremos. Aparentemente, a informação direta ao profissional por parte de uma pessoa próxima e a avaliação organoléptica por profissional treinado são os métodos de maior validade para a detecção do mau hálito.[71]

Para estudos epidemiológicos, uma alternativa promissora é a entrevista de pessoas da família, como informantes, pois esse método evita as limitações do autorrelato e ao mesmo tempo retém o julgamento subjetivo do mau hálito. Além disso, essa estratégia facilita o recrutamento de um grande número de participantes.[73] Um estudo de prevalência[37] realizado no Brasil utilizou a estratégia de perguntar para estudantes universitários sobre a manifestação de mau hálito em membros de suas próprias famílias. A metodologia foi considerada interessante, por propiciar superar as limitações do autorrelato do mau hálito, mas retendo o julgamento subjetivo sobre essa condição. Além disso, essa estratégia favoreceria o recrutamento de um grande número de sujeitos de pesquisa.

Prevalência

Alguns estudos, de formas diferentes, investigaram a prevalência de mau hálito.[8,50,54,56,61,63,64,72,73,98,122] Como já relatado, um dos principais obstáculos para estudar o mau hálito é a dificuldade de mensurá-lo. Pessoas que sofrem de mau hálito frequentemente desconhecem o problema, enquanto muitas outras pessoas pensam apresentar mau hálito mas, de fato, não o tem. Noções pré-concebidas confundem a autoavaliação do hálito.[89] Por isso, é de validade limitada perguntar para a própria pessoa se ela apresenta mau hálito. Uma forma relativamente válida de estabelecer a ocorrência do mau hálito consiste em perguntar para a pessoa se alguém de sua relação relatou recentemente a existência de mau hálito. Mesmo a adoção desta estratégia é sujeita a viés de informação, pois muitas pessoas, mesmo próximas, não alertam o sofredor da presença do problema, pois têm receio de magoá-lo.[72] O mau hálito ainda é um tabu nas sociedades modernas. Portanto, esta estratégia pode subestimar a prevalência real do problema. O relato direto da pessoa próxima ao profissional-pesquisador reduz o risco desse viés.[71]

O quadro 17.5 resume os resultados dos estudos que investigaram a prevalência do mau hálito.[71] A prevalência variou de 15 a 58%. Esses valores não são comparáveis, pois foram utilizados métodos diferentes para mensurar o mau hálito.

Os problemas mais comuns em relação aos estudos de prevalência do mau hálito referem-se à forma como os participantes foram selecionados, a taxa de resposta (participação) e a forma como o mau hálito foi medido. De forma geral, os artigos não relataram como os participantes foram recrutados. Em outros, os participantes foram voluntários, sem uma definição clara da população de estudo; para que possamos confiar nos dados de prevalência, é necessário que cada pessoa elegível na população de estudo tenha tido a mesma chance de ser incluída. A taxa de resposta raramente foi relatada. Todos

Quadro 17.5 – Prevalência (1,2) de mau hálito.

País	Prevalência	Indicador
EUA 1	24%	Terceiros ao entrevistado (indiretamente)
EUA 2	31%	Autoavaliação
Coreia	58%	Autoavaliação
Japão 1	19%	Autoavaliação
Japão 2	32%	VCS > 75 ppb
Japão 3	24%	VSC > 96 ppb
Japão 4	8%, 15%, 18% e 25% **	VSC > 75 ppb
Brasil 1	15%	Terceiros ao entrevistado (diretamente)
Brasil 2	42%	VSC > 90 ppb
China	27%	Avaliação organoléptica (diretamente pelo profissional)

(1) **Fonte:** Referências[50,54,55,61,63,64,73,98,122] e comunicação pessoal de Ana Cristina Kolbe.
(2) Porcentagens referem-se a mensurações feitas no início da tarde, no início da manhã, no final da tarde e no final da manhã respectivamente.

esses aspectos apontam para um risco alto de viés. De fato, estudos epidemiológicos costumam encontrar diferenças demográficas e de saúde marcantes entre participantes e não participantes. Além disso, vários estudos não relataram o intervalo de confiança das estimativas. Em resumo, não se sabe a prevalência real do mau hálito; a melhor informação disponível é a de que cerca de 15% (entre 11 e 19%) das pessoas constantemente apresentam mau hálito, de acordo com o relato de uma pessoa próxima, diretamente ao pesquisador. São necessários estudos em populações diferentes para confirmar ou ampliar essa informação.

Causas

Mecanismo de formação do mau hálito

Gases mal cheirosos, principalmente compostos voláteis de enxofre (VSC), são formados a partir do metabolismo de bactérias anaeróbicas na boca. A proliferação dessas bactérias é propiciada por proteínas, principalmente células epiteliais descamadas. Essas bactérias transformam proteínas em aminoácidos, três dos quais possuem enxofre e são os percussores dos VSC. Parece que os principais VSC causadores do mau hálito são o hydrogen sulfide (H_2S) e methyl mercaptan (CH_3SH).[3,118] Outros compostos voláteis, não sulfurosos (VC), também contribuem para o mau hálito; indole e scatole são VC que causam mau hálito e são formados em condições aeróbicas na boca, enquanto os VSC são formados em condições anaeróbicas[43] (Quadro 17.6).

A saliva tem um papel fundamental no mecanismo de formação do mau hálito; ela é fonte de oxigênio, o que evita o mau hálito. Por outro lado, a saliva possui substâncias, como peptídeos e proteínas, que favorecem o mau hálito. Como esses fatores opostos influenciarão na prática, o papel da saliva, protegendo ou causando o mau hálito, seu resultado depende de outros processos, tais como um fluxo salivar rápido, maior disponibilidade de oxigênio e menos oportunidade para que ocorra a degra-

Quadro 17.6 – Gases responsáveis pelo mau hálito.

Compostos Voláteis de Enxofre (VSC)
Hydrogen sulfide (H_2S)
Dimethyl sulfide [$(CH_3)_2S$]
Methyl mercaptan (CH_3SH)
Sulfur dioxide (SO_2)
Compostos Voláteis não sulfurosos (VC)
Cadaverine
Putrescine
Skatole
Indole
Butyric acid
Isovaleric acid

dação de peptídeos e proteínas pelas bactérias orais, que podem resultar na predominância das propriedades inibidoras do mau hálito da saliva. Por outro lado, quando as condições são reversas, como durante o sono, em que o fluxo salivar e a disponibilidade de oxigênio são os mais baixos, o mau hálito estimulado pela saliva fica favorecido. Isso explicaria porque o mau hálito é pior ao acordar de manhã. A saliva influencia no metabolismo ácido-base das bactérias locais e esse metabolismo por sua vez determina o pH. O pH tem um papel regulador central na formação do mau hálito; um pH ácido reduz ou inibe a formação do odor, enquanto um pH perto da neutralidade e alcalino favorece.[94] Outros fatores importantes são a quantidade de "cadaverine" (ver quadro 17.6) na saliva, que contribui para o mau hálito,[29] e a quantidade da imunoglobulina A (IgA) na saliva, que reduz o acúmulo de bactérias no dorso da língua.[27,33]

Individualmente, os níveis de mau hálito durante o dia são inversamente relacionados ao fluxo salivar; quando ele é mais baixo, por exemplo, durante o sono ou após o jejum, o mau hálito aumenta. Por outro lado, a mastigação aumenta o fluxo salivar, com um aumento concomitante da limpeza da cavidade bucal e redução no mau hálito. Apesar dessa observação comum, estudos clínicos que relacionaram o fluxo salivar com o mau hálito não apoiaram essa associação. Mais ainda, os pacientes xerostômicos parecem não ter maior prevalência de mau hálito que as pessoas sem alteração de fluxo salivar. Uma explicação possível poderia ser que o mau hálito ocorre principalmente num microambiente alcalino, enquanto a saliva é frequentemente ácida nas pessoas com xerostomia. Recomenda-se a realização de estudos visando desvendar este aparente paradoxo[45,47]. O quadro 17.7 aponta os possíveis fatores responsáveis pela redução do fluxo salivar.

O mau hálito pode ser causado por problemas sistêmicos, que tem outro mecanismo de formação, mas isto é pouco frequente. O hydrogen sulfide (H_2S) e a methyl mercaptan (CH_3SH) estão relacionados ao mau hálito de origem não sistêmica, principalmente devido ao metabolismo de bactérias orais e a infecções nasais, brônquicas e pulmonares, enquanto o dimethyl sulfide (CH_3SCH_3) está relacionado ao mau hálito de origem sistêmica. O dimethyl sulfide é transportado de outras partes do corpo, por exemplo do fígado em casos de cirrose hepática, pelo sangue até o ar do pulmão e sai no ar expirado pela boca e nariz.[111]

Quadro 17.7 – Fatores responsáveis pela redução da função salivar.

• Muito tempo sem se alimentar
• Dormir
• Estresse emocional
• Aumento da idade
• Exercício
• Falar muito
• Alguns medicamentos
• Síndrome de Sjogren
• Quimioterapia
• Artrite reumatoide
• Radioterapia
• Diabetes mellitus

Depósito lingual

O principal local na boca onde os VSC são formados é o dorso da língua, onde uma flora bacteriana proteolítica anaeróbica reside.[16,17,56] Como foi informado, quanto maior a quantidade da imunoglobulina A (IgA) na saliva, menor parece ser a quantidade de depósito lingual,[33] e quanto maior a quantidade de bactérias no dorso da língua, maiores são a concentração de VSC no ar da boca e a chance de mau hálito.[9,17,63,64,66,86]

Doença periodontal

Sabe-se que a doença periodontal está associada ao mau hálito, seja por algum mecanismo causal, ou pela existência de algum fator independente afetando ambas as condições. Também deve ser considerada a possibilidade de o mau hálito (VSC) causar doença periodontal.[87] Por fim, pode ser que todas essas possibilidades ocorram ao mesmo tempo.[22,49,65] O mais provável é que algumas causas da doença periodontal sejam também causas do mau hálito, pois, apesar da doença periodontal ter sido associada com o mau hálito, foi possível eliminar o mau hálito mesmo sem eliminar a doença periodontal.[9] Por outro lado, o tratamento periodontal foi capaz de reduzir o mau hálito em pacientes com doença periodontal e mau hálito.[110]

O quadro 17.8 aponta as principais causas do mau hálito de origem bucal. O depósito lingual e a doença periodontal foram avaliados em pesquisas clínicas e laboratoriais enquanto a higiene bucal e a retenção de restos alimentares foram implicadas por observações clínicas.[71]

Vias aéreas

A laringe, a faringe, a garganta, o nariz, os seios nasais e maxilares e os pulmões podem estar associados ao mau hálito. Médicos otorrinolaringologistas sustentam que problemas nessas regiões são causas frequentes de mau hálito, principalmente as vias aéreas altas (Quadro 17.9).[5,23,24] Acredita-se também que, embora raro, o comprometimento da função pulmonar (abscesso pulmonar, corpo estranho, pneumonia necrosante, câncer, tuberculose) pode ser causa de mau hálito.

Mau hálito transitório

Esse tipo de mau hálito é proveniente de substâncias odoríferas excretadas do sangue via pulmão. Após entrarem no sistema sanguíneo através da via digestiva, cutânea ou aérea, essas substancias são exaladas pelo ar do pulmão, pela pele etc. Esse tipo de mau hálito pode durar horas (Quadro 17.10). O hálito de álcool, alho, acetona ou frutas apodrecendo no diabetes não tratado, de ureia (amônia) na disfunção renal, de sangue na disfunção hepática (cirrose) são exemplos desse mecanismo.[59] Alguns medicamentos, como aqueles utilizados para o tratamento da asma, podem aumentar a concentração de compostos odoríferos no ar expirado.[67] O odor da fome pode ocorrer pelo longo período sem atividade bucal, aumentando a atividade bacteriana local, e/ou pelo processo sistêmico no qual, devido à escassez de glicose, as reservas de gordura do corpo são utilizadas para produzir energia, liberando substâncias odoríferas através do sangue para o pulmão.[59] Durante a menstruação também pode houver um aumento de VSC, que perdura entre 1 e 3 dias após o final da menstruação.[115] Parece que não somente o VSC aumenta nas fases pré-menstrual e menstrual, mas também o fluxo salivar reduz nessas fases em comparação com a fase folicular e com homens. Além disso, o cortisol salivar parece aumentar durante a fase menstrual.[11]

Quadro 17.8 – Causas bucais do mau hálito.

• Depósito lingual
• Bolsa periodontal
• Sangramento gengival
• Higiene bucal inadequada
• Retenção de alimento sob restaurações

Quadro 17.9 – Causas otorrinolaringológicas do mau hálito.

• Muco nasal (gotejamento nasal posterior ou congestão nasal)
• Sinusite crônica
• Amídala infeccionada
• Corpo estranho no nariz

Quadro 17.10 – Causas do mau hálito transitório.

• Fome
• Alho, cebola, pimenta
• Álcool
• Fumo
• Café
• Alguns medicamentos (nitratos, hidrato de cloro, iodo)
• Menstruação

Doenças sistêmicas

Assim como na halitose transitória relatada, a halitose proveniente de doenças sistêmicas ocorre devido a substâncias odoríferas excretadas no pulmão: produtos voláteis das doenças são metabolizados no sangue e captados pelo pulmão, de onde são exalados pelo ar expirado. Um exemplo desse tipo de halitose é a Trimethylaminuria[62] (Quadro 17.11).

Quadro 17.11 – Doenças sistêmicas que causam mau hálito.

• Doenças do fígado (cirrose, falência hepática)
• Falha renal
• Diabetes
• Alergias
• Trimethylaminuria

Quadro 17.12 – Causas gástricas do mau hálito.

• Fechamento inadequado do esôfago: refluxo, estenose pilórica, hérnia de hiato
• Síndromes de má absorção
• Carcinomas gástricos
• Úlceras
• Helicobacter pylori
• Doença de Crohn

Doenças do trato gastrointestinal

Ao contrário do que comumente se pensa, parece que o mau hálito de origem gastrointestinal é extremamente raro. De qualquer forma, muitos gastroenterologistas sustentam que alguns problemas gástricos são sim causas frequentes do mau hálito (Quadro 17.12). Poucos estudos avaliaram se problemas gástricos são de fato causas da halitose.[36,40,71] Há suspeita de que, ocasionalmente, doença no trato gastrointestinal alto pode gerar halitose.[81]

Quadro 17.13 – Procedimentos usuais.

• Manuseio psicológico
• Métodos químicos locais antibacterianos
• Métodos sistêmicos antibacterianos
• Limpeza mecânica local
• Estimulação salivar e substitutos de saliva
• Métodos de controle do muco nasal
• Evitar alimentos e medicamentos específicos
• Correção de anormalidades anatômicas
• Manuseio médico de doenças sistêmicas

Tratamento

Nas clínicas dedicadas ao tratamento do mau hálito em todas as partes do mundo, alguns procedimentos estão no "cardápio" de opções, para que os mais apropriados sejam escolhidos para cada paciente, dependendo das principais causas envolvidas em cada pessoa[56,85,121] (Quadro 17.13). Geralmente, cada pessoa que sofre de mau hálito apresenta duas ou três causas mais importantes conjugadas.

Importantíssimos no tratamento do mau hálito são a atenção ao aspecto psicológico e a sensibilidade do profissional em relação ao paciente. Nesse sentido, perguntar e falar as coisas certas nos momentos adequados é fundamental para o sucesso do tratamento.[53] Isso se adquire com muita prática. Uma quantidade grande das pessoas que tem preocupação com o hálito e procuram tratamento como decorrência, de fato não apresentam mau hálito (cerca de 30% em nossa experiência). Essas pessoas têm perfis psicológicos distintos, e é necessário dedicar uma abordagem específica para cada perfil[14,68,77,120]. Por exemplo, há que se tomar muito cuidado com os halitofóbicos, pois, nesses casos, a preocupação com o mau hálito pode funcionar quase como uma "bengala" social, para justificar dificuldades de relacionamento; o profissional não deve suprimir essa bengala bruscamente, pois isso pode causar um impacto difícil de ser superado. O halitofóbico tende a ficar com raiva (ou descrente) da pessoa que lhe diz não haver o mau hálito. É também possível que a pessoa realmente sinta um cheiro ruim, mas apenas ela e ninguém mais o percebe. Há os que desejam ser tranquilizados de que não têm mau hálito. Outros podem ter sofrido essa condição no passado, mas, tendo sido alertados por alguém próximo, eliminaram o mau hálito com o autocuidado, mas continuam com a sensação de que o problema persiste. De modo similar, há pacientes que eliminaram o mau hálito com o tratamento, mas acham difícil acreditar que o mesmo foi eliminado. O manuseio psicológico envolve uma excelente comunicação por parte do profissional; é uma das habilidades mais valiosas para o sucesso do tratamento do mau hálito. Por outro lado, parece haver uma quantidade grande de tratamentos desnecessários, inadequados, prestados por médicos e cirurgiões-dentistas a esses pacientes.[102] Essa é uma área ainda muito carente de pesquisa (Quadro 17.14).

Quadro 17.14 – Manuseio psicológico.

• Halitofobia ou halitose imaginária
• Preocupação exagerada ou persistente com o hálito
• Gosto ruim/amargo
• Dificuldade de perceber que o mau hálito foi eliminado

Quanto aos métodos químicos, o uso de antibacterianos locais (bochechos para o mau hálito), o profissional deve acompanhar de perto os novos avanços, pois vários estudos clínicos têm sido realizados recentemente, e a tendência nessa linha de pesquisa é crescente.[6,75,88,95,104,107,108,124] Novos ensaios clínicos são realizados; portanto, formulações com melhor evidência de efetividade e menos efeitos adversos devem ser as escolhidas.[12] Entretanto, ainda há carência de ensaios clínicos com um número maior de participantes e períodos mais longos de intervenção e acompanhamento.[21] O controle químico da cárie, através da pasta de dente com flúor, tem sido o principal responsável pela melhora na saúde bucal. Cremes dentais com substâncias inibidoras de placa e cálculo também têm demonstrado efetividade, e podem se tornar o principal responsável pela melhora na saúde periodontal. O mau hálito também poderá se beneficiar muito do controle químico local (Quadro 17.15).

Os antibióticos sistêmicos são utilizados em poucas situações, em cerca de 5% dos pacientes (Quadro 17.16).

Um dos aspectos mais importantes da limpeza mecânica local é a limpeza da língua.[84] Esta pode ser feita com a escova de dentes, mas é mais fácil, e aparentemente mais eficaz, quando realizada com limpadores especiais.[80,103] No entanto, há carência de ensaios clínicos sobre a efetividade da limpeza da língua no combate ao mau hálito, tanto com o uso da escova de dente quanto do limpador de língua.[79,119] Há necessidade da limpeza profissional somente quando houver bolsa periodontal infeccionada. Em nossa experiência, a maioria dos pacientes não necessitou de limpeza profissional para auxiliar no tratamento do mau hálito (Quadro 17.17).

Quadro 17.15 – Métodos químicos locais antibacterianos (usualmente envolvem bochechos antissépticos).

• Cloreto de cetilpiridínio
• Clorexidina
• Triclosan
• Agentes oxidantes, como dióxido de clorina
• Óleos essenciais
• Sais de zinco
• Colutório de duas fases óleo-água

Quadro 17.16 – Casos de indicação para métodos sistêmicos antibacterianos.

• Infecção grave especialmente nas tonsilas, no sinus ou na garganta
• Periodontite crônica grave

Quadro 17.17 – Limpeza mecânica local.

• Escovação dos dentes
• Limpeza interdental
• Limpeza profissional subgengival
• Limpeza de prótese
• Limpeza da língua

Nos casos em que há redução na função salivar (Quadro 17.7), utilizam-se recursos de estimulação salivar e substitutos de saliva (Quadro 17.18). A pilocarpina pode ser empregada em casos mais graves de xerostomia, como pacientes com síndrome de Sjogren ou submetidos à radioterapia de cabeça e pescoço. Ela estimula a produção de saliva em pessoas que têm fluxo salivar reduzido, mas preservam glândulas salivares viáveis. Os efeitos adversos da pilocarpina são enjôo, vômito, tontura, diarreia, sensação de bexiga cheia, sudorese, bradicardia (redução dos batimentos cardíacos).

O muco nasal parece estar implicado no mau hálito de muitos pacientes. Se for indicada, a tentativa de controlar esse muco deve ser acompanhada por um otorrinolaringologista e por um médico especializado em alergia (Quadro 17.19).

Quadro 17.18 – Recursos para estimulação salivar e substitutos de saliva.

• Pilocarpina
• Beber água frequentemente
• Substituto de saliva
• Mascar chiclete sem açúcar
• Comer com frequência

Quadro 17.19 – Métodos de controle do muco nasal.

• *Spray* nasal com corticosteroide para o controle de muco e rinite.
• Controle de exposição a alergênicos, através de filtros de ar, produtos não alérgicos e/ou umidificadores de ambientes.
• Vacina para dessensibilização.

Quadro 17.20 – Evitar alimentos e medicamentos específicos.

• Mudança na dieta
• Mudança de medicamentos
• Mascarar com bochechos frequentes
• Pastilhas de menta

Quadro 17.21 – Correção de anormalidades anatômicas.

• Remoção de bolsas periodontais.
• Contorno anatômico de restaurações e pônticos.
• Remoção de corpos estranhos alojados no nariz, sinus ou pulmões.
• Remoção de fendas retentoras de alimento na tonsila e na faringe.

Quadro 17.22 – Manuseio médico de doenças sistêmicas ou gástricas.

• Encaminhamento ao clínico geral ou especialista.

Alguns alimentos e medicamentos causam mau hálito transitório (Quadro 17.10). Como o processo metabólico da digestão dura de uma a 5 horas, dependendo da quantidade e do tipo de alimentos, líquido ou medicação sendo consumido; mascarar o hálito com bochechos frequentes, pastilhas de menta e outros paliativos, são alternativas aceitáveis, ao invés de mudar a dieta e os medicamentos (Quadro 17.20).

Determinadas correções anatômicas são necessárias no tratamento do mau hálito em pacientes específicos, mas essas são situações raras em nossa experiência clínica (Quadro 17.21).

Quando há a suspeita ou confirmação de alguma doença sistêmica ou gástrica que pode ser a causa do mau hálito (Quadros 17.11 e 17.12), o paciente deve ser encaminhado para um clínico geral ou especialista (Quadro 17.22).

Experiência da clínica do tratamento do hálito no Rio de Janeiro (CTH-RJ), 1998 a 2004

Através de diversas formas de divulgação junto ao público, a CTH-RJ, uma clínica dedicada exclusivamente ao tratamento do mau hálito, atendeu 1245 pacientes entre 1998 e 2004. Desses, um terço foi informado que não havia mau hálito crônico e, portanto, nenhum tratamento foi indicado (Fig. 17.3). Nesse grupo estavam incluídos os halitofóbicos (Fig. 17.4). Os outros dois terços iniciaram o tratamento, porém apenas 434, isto é, cerca de um terço o completaram. Os resultados relatados a partir da figura 17.5 referem-se a esses pacientes que voltaram para completar o tratamento.

Antes de iniciar o tratamento, a concentração de VSC no ar da boca dos pacientes foi em média 200 ppb; após o tratamento, essa concentração baixou para 50 ppb (Fig. 17.5). Em acordo com essa mudança positiva, antes do tratamento, 88% dos pacientes tiveram o hálito classificado como ruim, muito ruim ou regular, enquanto após, nenhum paciente teve o hálito classificado como ruim ou muito ruim (Quadro 17.23). Observa-se que 13% dos pacientes haviam sido classificados como hálito bom e muito bom antes do tratamento. Mesmo assim, foram tratados, pois apresentavam fatores de risco óbvios para o mau hálito ou tiveram uma concentração de VSC acima de 200 ppb.

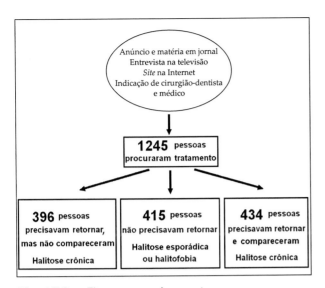

Fig. 17.3 – Fluxograma dos pacientes que procuraram tratamento na CTH-RJ entre 1998 e 2004.

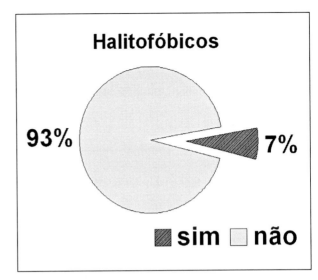

Fig. 17.4 – Proporção de pacientes que sofriam de halitose imaginária ou halitofobia, dentre 1245 pacientes que procuraram tratamento na CTH-RJ entre 1998 e 2004.

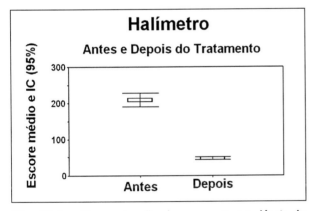

Fig. 17.5 – Concentração de compostos voláteis de enxofre (VSC) no ar da boca de 392 pacientes que sofriam de halitose crônica e completaram o tratamento na CTH-RJ, antes e depois do tratamento – 1998 a 2004 (830 sofriam de halitose crônica e desses, 434 completaram o tratamento).

Quadro 17.23 – Classificação do hálito de pacientes que sofriam de halitose crônica e completaram o tratamento na CTH-RJ, antes e depois do tratamento – 1998 a 2004 (830 sofriam de halitose crônica e desses, 434 completaram o tratamento).

Hálito Antes e Depois do Tratamento	Antes		Depois	
	n	%	n	%
Muito ruim	38	9%	0	0%
Ruim	211	49%	1	0%
Regular	128	29%	12	3%
Bom	37	9%	119	28%
Muito bom	19	4%	298	69%
Total	433	100	430	100%

Vários recursos foram utilizados durante o curso do tratamento. A escolha dos procedimentos indicados para cada paciente foi feita de acordo com os fatores de risco apresentados por cada um deles, a frequência, intensidade e qualidade do mau hálito. Alguns recursos, como limpeza de língua e a indicação de uma pasta de dente com ação comprovada contra o mau hálito, foram aplicados a todos os pacientes. Em muitos casos, houve necessidade de lançar mão de outros recursos (Quadro 17.24).

Duas e três consultas num período de 2 meses foram as frequências mais usuais de sessões para o tratamento dos pacientes (Quadro 17.25).

Quadro 17.24 – Tratamento oferecido aos pacientes que sofriam de halitose crônica e completaram o tratamento na CTH-RJ – 1998 a 2004 (830 sofriam de halitose crônica e desses 434 completaram o tratamento).

• Limpeza da língua
• Beber água regularmente
• Alimentar-se a cada duas horas
• Instrução de escovação
• Instrução de limpeza interdental
• Chiclete sem açúcar
• Ameixa umeboshi
• Saliva artificial
• Pilocarpina
• Metronidazol
• Tetraciclina
• Clorexedina
• Triclosan
• Dióxido de clorina
• Antisséptico bucal
• Cloreto de zinco
• Cloreto de cetilpiridínio
• Encaminhamento (pouco frequente): para tratamento de restauração dentária, tratamento periodontal, otorrinolaringologista, gastroenterologista ou clínico geral.

Quadro 17.25 – Número de visitas durante o curso de tratamento, pelos pacientes que sofriam de halitose crônica e completaram o tratamento na CTH-RJ – 1998 a 2004 (830 sofriam de halitose crônica e desses, 434 completaram o tratamento).

Número de Visitas	Número de Pacientes
2	181 (42%)
3	205 (47%)
4	39 (9%)
5	6 (1%)
7	2 (1%)
11	1 (0%)
Total	434 (100%)

Referências

1. Amir E, Shimonov R, Rosenberg M. Halitosis in children. J Pediatr 1999; 134:338-43.
2. Anguri H, Tanaka M, Shizukuishi S (2001) Clinical assessment of oral malodor with a new type of electronic nose. In: Hoshi K, Kawaguchi Y, Matsuo T et al. (eds.) Proceedings of the Fifth International Conference on Breath OdorTokyo: International Society for Breath Odor Research and the National Center of Science; 2001. p. 47.
3. Awano S, Koshimune S, Kurihara E, Gohara K, Sakai A, Soh I et al. The assessment of methyl mercaptan, an important clinical marker for the diagnosis of oral malodor. J Dent 2004; 32:555-9.
4. Ben AH, Horowitz G, Nir D, Laufer D Halitosis: an interdisciplinary approach. Am J Otolaryngol 1998; 19:8-11.
5. Bollen CM, Rompen EH, Demanez JP. [Halitosis: a multidisciplinary problem]. Rev Med Liege 1999. 54:32-6.
6. Borden LC, Chaves ES, Bowman JP, Fath BM, Hollar GL. The effect of four mouthrinses on oral malodor. Compend Contin Educ Dent 2002; 23:531-6.
7. Bornstein MM, Stocker BL, Seemann R, Bürgin WB, Lussi A. Prevalence of Halitosis in Young Male Adults: A Study in Swiss Army Recruits Comparing Self-Reported and Clinical Data. J Periodontol 2009; 80:24-31.
8. Bornstein MM, Kislig K, Hoti BB, Seemann R, Lussi A. Prevalence of halitosis in the population of the city of Bern, Switzerland: A study comparing self-reported and clinical data. Eur J Oral Sci 2009; 117:261-267.
9. Bosy A, Kulkarni GV, Rosenberg M, McCulloch CA. Relationship of oral malodor to periodontitis: evidence of independence in discrete subpopulations. J Periodontol 1994; 65:37-46.
10. Brening RH, Sulser GF, Fosdick LS. The determination of halitosis by use of the osmoscope and the cryoscopy method. J Dent Res 1939; 18:127-32.
11. Calil CM, Lima PO, Bernardes CF, Groppo FC, Bado F, Marcondes FK. Influence of gender and menstrual cycle on volatile sulphur compounds production. Arch Oral Biol 2008; 53:1107-12.
12. Carvalho MD, Tabchoury CM, Cury JA, Toledo S, Nogueira-Filho GR. Impact of mouthrinses on morning bad breath in healthy subjects. J Clin Peridontol 2004; 31:85-90.

13. Coil JM, Tonzetich J. Characterization of volatile sulphur compounds production at individual gingival crevicular sites in human. J Clin Dent 1992; 3:97-103.
14. Coil JM, Yaegaki K, Matsuo T, Miyazaki H. Treatment needs (TN) and practical remedies for halitosis. Int Dent J 2002; 52(Suppl 3):187-91.
15. Crescenzo DG, Trastek VF, Allen MS, Deschamps C, Pairolero PC. Zenker's diverticulum in the elderly: is operation justified? Ann Thorac Surg 1998; 66:347-50.
16. de Boever E, Uzeda M, Loesche WJ. Relationship between volatile sulfur compounds, BANA-hydrolyzing bacteria and gingival health in patients with and without complaints of oral malodor., J Clin Dent 1994; 4:114-9.
17. de Boever E, Loesche WJ. Assessing the contribution of anaerobic microflora of the tongue to oral malodor., J Am Dent Assoc 1995; 126:1384-93.
18. Delanghe G, Ghyselen J, Feenstra L, van Steenberghe D. Experiences of a Belgian multidisciplinary breath odour clinic. Acta Otorhinolaryngol. Belg 1997;51:43-8.
19. Delanghe G, Ghyselen J, van Steenberghe D, Feenstra L. Multidisciplinary breath-odour clinic [letter], Lancet 1997; 350(9072):187.
20. Evidence-Based Medicine Working Group. Evidence-based medicine – A new approach to teaching the practice of medicine. JAMA 1992; 268(17):2420-5.
21. Fedorowicz Z, Aljufairi H, Nasser M, Outhouse TL, Pedrazzi V. Mouthrinses for the treatment of halitosis. Cochrane Database of Systematic Reviews 2008; Issue 4. Art. No.: CD006701. DOI: 10.1002/14651858.CD006701.pub2.
22. Figueiredo LC, Rosetti EP, Marcantonio E Jr, Marcantonio RA, Salvador SL. The relationship of oral malodor in patients with or without periodontal disease. J Periodontol 2002; 73:1338-42.
23. Finkelstein Y, Talmi YP, Zohar Y, Ophir D. Endoscopic diagnosis and treatment of persistent halitosis after pharyngeal flap surgery. Plast Reconstr Surg 1993; 92:1176-8.
24. Finkelstein Y, Talmi YP, Ophir D, Berger G. Laser cryptolysis for the treatment of halitosis. Otolaryngol Head Neck Surg 2004; 131:372-7.
25. Fletcher RH, Fletcher SW, Wagner EH. Clinical epidemiology: the essentials. Philadelphia: Lippincott Williams & Wilkins; 1996.
26. Fukui M, Hinode D, Yokoyama M, Yoshioka M, Kataoka K, Ito H Levels of salivary stress markers in patients with anxiety about halitosis. Arch Oral Biol 2010; 55:842-7.
27. Fukui M, Matsuoka N, Akagi T, Tanabe S, Tamatani K, Yokoyama M et al. The relationship between tongue plaque and secretory-IgA in saliva from patients with breath odor. In: Hoshi K, Kawaguchi Y, Matsuo T et al. (eds.) Proceedings of the Fifth International Conference on Breath Odor, July 1-2, 2001, Tokyo, Japan. Tokyo: International Society for Breath Odor Research and the National Center of Science; 2001; p. 67.
28. Gerlach RW, Hyde JD, Poore CL, Stevens DP, Witt JJ. Breath effects of three marketed dentifrices: a comparative study evaluating single and cumulative use. J Clin Dent 1998; 9:83-8.
29. Goldberg S, Kozlovsky A, Gordon D, Gelernter I, Sintov A, Rosenberg M. Cadaverine as a putative component of oral malodor. J Dent Res 1994; 73:1168-72.
30. Grapp GL. Fetor oris (halitosis): a medical and dental responsibility. Northwest Med 1933; 32:375-80.
31. Greenman J, Duffield J, Spencer P, Rosenberg M, Corry D, Saad S et al. Study on the Organoleptic Intensity Scale for Measuring Oral Malodor. J Dent Res 2004; 83:81-5.
32. Greenstein RB, Goldberg S, Marku CS, Sterer N, Rosenberg M. Reduction of oral malodor by oxidizing lozenges. J Periodontol 1997; 68:1176-81.
33. Hinode D, Fukui M, Yokoyama N, Yokoyama M, Yoshioka M, Nakamura R. Relationship between tongue coating and secretory-immunoglobulin A level in saliva obtained from patients complaining of oral malodor. J Clin Periodontol 2003; 30:1017-23.
34. Hirai M, Toya D, Tanaka N. Helicobacter pylori, a possible cause of oral malodor: a case report. In: Hoshi K, Kawaguchi Y, Matsuo T et al. (eds.) Proceedings of the Fifth International Conference on Breath Odor, July 1-2, 2001, Tokyo, Japan. Tokyo: International Society for Breath Odor Research and the National Center of Science; 2001; p. 51.
35. Hoshi K, Yamano Y, Matsuno H et al. Possible association of gastric helicobacter pylori infection with oral odor. In: Hoshi K, Kawaguchi Y, Matsuo T et al. (eds.) Proceedings of the Fifth International Conference on Breath Odor, July 1-2, 2001, Tokyo, Japan. Tokyo: International Society for Breath Odor Research and the National Center of Science 2001; p. 50.

36. Hoshi K, Yamano Y, Mitsunaga A, Shimizu S, Kagawa J, Ogiuchi H. Gastrointestinal diseases and halitosis: association of gastric Helicobacter pylori infection. Int Dent J 2002; 52(Suppl 3):207-11.
37. Hughes FJ, McNab R. Oral malodour – a review. Arch Oral Biol 2008; 53 (Suppl 1):S1-7.
38. Ierardi E, Amoruso A, La Notte, T, Castellaneta S, Marrazza E, Monno RA et al. Oral malodor (OM) and Helicobacter pylori (HP). Gut 1997; 41:A174.
39. Ierardi E, Amoruso A, La Notte T, Francavilla R, Castellaneta S, Marrazza E et al. Halitosis and Helicobacter pylori: a possible relationship. Dig Dis Sci 1998; 43:2733-7.
40. Katz J, Shenkman A, Stavropoulos F, Melzer E. Oral signs and symptoms in relation to disease activity and site of involvement in patients with inflammatory bowel disease. Oral Dis 2003; 9:34-40.
41. Kim DJ, Lee JY, Kho HS, Chung JW, Park HK, Kim YK A New Organoleptic Testing Method for Evaluating Halitosis. J Periodontol 2009; 80:93-97.
42. Kleinberg I, Codipilly DPM, Globerman DY. Oxygen depletion by oral microbiota and its role in oral malodour formation. In: Van Steenberghe D, Rosenberg M (eds). Bad breath: a multidisciplinary approach. Leuven: Leuven University Press; 1996; p. 95-109.
43. Kleinberg I, Spielman A. Consensus Report 3 – Value of commercially available malodour meters. In: Van Steenberghe D, Rosenberg M (eds). Bad breath: a multidisciplinary approach. Leuven: Leuven University Press; 1996; p. 288-9.
44. Kleinberg I, Westbay G. Salivary and metabolic factors involved in oral malodor formation. J Periodontol 1992; 63:768-75.
45. Kleinberg I, Wolff MS, Codipilly DM. Role of saliva in oral dryness, oral feel and oral malodour. Int Dent J 2002; 52(Suppl 3):236-40.
46. Koriat H, Baht R, Eli I. Self-evaluation of oral malodor and its relation to physiologic measurements and body image characteristics. J Dent Res 1999; 78:545.
47. Koshimune S, Awano S, Gohara K, Kurihara E, Ansai T, Takehara T. Low salivary flow and volatile sulfur compounds in mouth air. Oral Surg Oral Med Oral Pathol Oral Radiol Endod 2003; 96:38-41.
48. Kozlovsky A, Gordon D, Gelernter I, Loesche WJ, Rosenberg M. Correlation between the BANA test and oral malodor parameters. J Dent Res 1994; 73:1036-42.
49. Lee CH, Kho HS, Chung SC, Lee SW, Kim YK. The relationship between volatile sulfur compounds and major halitosis-inducing factors. J Periodontol 2003; 74:32-7.
50. Lee SW, Kim HS, Park MS. Epidemiology of oral malodor in Koreans. In: Brunette D, Newman M et al. (eds). Proceedings of the Fourth International Conference on Breath Odor, Aug 20-21, 1999, Los Angeles, CA. International Society for Breath Odor Research and the UCLA Center for the Health Sciences; 1999. p. 33.
51. Lee WC, Duignan MC, Walsh RM, McRae Moore JR. An audit of prophylactic antibiotic treatment following tonsillectomy in children. J Laryngol Otol 1996; 110:357-9.
52. Lee WC, Sharp JF. Complications of paediatric tonsillectomy post-discharge. J Laryngol Otol 1996; 110:136-40.
53. Lenton P, Majerus G, Bakdash B. Counseling and treating bad breath patients: a step-by-step approach. The Journal of Contemporary Dental Practice 2001; 2:1-14.
54. Liu XN, Shinada K, Chen XC, Zhang BX, Yaegaki K, Kawaguchi Y. Oral malodorrelated parameters in the Chinese general population. J Clin Periodontol 2006; 33:31-36.
55. Loesche WJ, Grossman N, Dominguez L, Schork MA. Oral malodour in the elderly. In: Van Steenberghe D, Rosenberg M (eds). Bad breath: a multidisciplinary approach. Leuven: Leuven University Press; 1996. p. 165-79.
56. Loesche W J, Kazor C. Microbiology and treatment of halitosis. Periodontology 2000 2002; 28:256-79.
57. Lorber B. "Bad breath": presenting manifestation of anaerobic pulmonary infection. Am Rev Respir Dis 1995; 112:875-7.
58. Majerus GJ, Lenton PA, Hodges JS et al. Methods of assessing oral malodor: variability, similarity and measurement levels. J Dent Res 2001; 80:715.
59. Massler M, Emslie RD, Bolden TE. Fetor ex ore – a review. Oral Surg Oral Med Oral Path 1951; 4(1):110-25.
60. Massler M, Emsile RD, Bolden TE Fetor ex ore, Oral Surg Oral Med Oral Pathol 1951; 4:110.
61. Meskin LH. A breath of fresh air [editorial]. J Am Dent Assoc 1996; 127:1282, 1284,1286.
62. Mitchell SC. Trimethylaminuria (fish-odour syndrome) and oral malodour. Oral Dis 2005; 11 (Suppl 1):10-3.

63. Miyazaki H, Fujita C, Soh I, Tekahara T. Relationship between volatile sulphur compounds and oral conditions in the general Japanese population. In: Van Steenberghe D, Rosenberg M (eds). Bad breath: a multidisciplinary approach. Leuven: Leuven University Press; 1996. p. 165-79.
64. Miyazaki H, Sakao S, Katoh Y, Takehara T. Correlation between volatile sulphur compounds and certain oral health measurements in the general population. J Periodontol 1995; 66:679-84.
65. Morita M, Wang H-L. Association between oral malodor and adult periodontitis: a review. J Clin Periodontol 2001; 28:813-9.
66. Morris PP, Read RR. Halitosis – variations in mouth and total breath odor intensity resulting from prophylaxis and antisepsis. J Dent Res 1949; 28:324-33.
67. Murata T, Fujiyama Y, Yamaga T, Miyazaki H. Breath malodor in an asthmatic patient caused by side-effects of medication: a case report and review of the literature. Oral Dis 2003; 9:273-6.
68. Murata T, Yamaga T, Iida T, Miyazaki H, Yaegaki K. Classification and examination of halitosis. Int Dent J 2002; 52(Suppl 3):181-6.
69. Nachnani S, Munoz B, Sunshine S, Hsiung C, Pierce K, Anson D. Electronic nose as a diagnostic tool in the detection of oral malodor. J Dent Res 2000; 79:445.
70. Nadanovsky P. Epidemiologia aplicada a clínica: um enfoque científico do uso da informação médica – Medicina Baseada em Evidência. Série Estudos em Saúde Coletiva 1998; 8: 1-27.
71. Nadanovsky P. Evidência científica sobre prevalência, diagnóstico e causas da halitose. In: Halitose: perspectivas em Pesquisa, 2a ed. Rosenberg M, editor. Rio de Janeiro: Guanabara Koogan; 2003. p 135-56.
72. Nadanovsky P, Carvalho LM. Prevalence of oral malodour in the family of university students. J Dent Res 2000; 79:380.
73. Nadanovsky P, Carvalho LBM, Ponce de Leon A. Oral malodour and its association with age and sex in a general population in Brazil. Oral Dis 2007; 13:105-109.
74. Nadanovsky P, Nadanovsky AN, Britto SH (1999) VSC, Organoleptic assessment, self and third party assessed breath odour. In: Brunette D, Newman M et al. (eds). Proceedings of the Fourth International Conference on Breath Odor, Aug 20-21, 1999, Los Angeles, CA. International Society for Breath Odor Research and the UCLA Center for the Health Sciences.
75. Niles HP, Vazquez J, Rustogi KN, Williams M, Gaffar A, Proskin HM. The clinical effectiveness of a dentifrice containing triclosan and a copolymer for providing long-term control of breath odor measured chromatographically. J Clin Dent 1999; 10:135-8.
76. Oho T, Yoshida Y, Shimazaki Y, Yamashita Y, Koga T. Characteristics of patients complaining of halitosis and the usefulness of gas chromatography for diagnosing halitosis. Oral Surg Oral Med Oral Pathol Oral Radiol Endod 2001; 1:531-4.
77. Oho T, Yoshida Y, Shimazaki Y, Yamashita Y, Koga T. Psychological condition of patients complaining of halitosis. J Dent 2001; 29:31-3.
78. Onozawa H, Yasui T, Nakao S-I. A study of the relationship between oral parameters and breath odour. In: Van Steenberghe D, Rosenberg M (eds). Bad breath: a multidisciplinary approach. Leuven: Leuven University Press. 1996; p. 195-8.
79. Outhouse TL, Al-Alawi R, Fedorowicz Z, Keenan JV. Tongue scraping for treating halitosis. Cochrane Database of Systematic Reviews 2006; Issue 2. Art. No.: CD005519. DOI: 10.1002/14651858.CD005519.pub2.
80. Pedrazzi V, Sato S, Matos MGC, Lara EHG, Panzeri H. Tongue cleaning methods: a comparative clinical trial employing a toothbrush and a tongue scraper. J Periodontol 2004;75:1009-12.
81. Porter SR. Diet and Halitosis. Curr Opin Clin Nutr Metab Care 2011; 14: 463-8.
82. Preti G, Clark L, Cowart BJ, Feldman RS, Lowry LD, Weber E et al., Non-oral etiologies of oral malodor and altered chemosensation. J Periodontol 1992; 63:790-6.
83. Queiroz CS, Tabchoury CM, Fujimaki Cury JA. Volatile Sulphur Compounds (VSC) in the mouth air in two stressful conditions. J Dent Res 2000; 79:221.
84. Quirynen M, Avontroodt P, Soers C, Zhao H, Pauwels M, van Steenberghe D. Impact of tongue cleansers on microbial load and taste. J Clin Periodontol 2004; 31:506-10.
85. Quirynen M, Zhao H, Steenberghe D. Review of the treatment strategies for oral malodour. Clin Oral Invest 2002; 6:1-10.
86. Rahardjo A, Miyazaki H. Oral malodor survey of Tebet community in Jakarta, Indonesia. In: Hoshi K, Kawaguchi Y, Matsuo T et al. (eds.) Proceedings of the Fifth International Conference on Breath Odor, July 1-2, 2001, Tokyo, Japan. Tokyo: International Society for Brea-

th Odor Research and the National Center of Science; 2001; p.63.
87. Ratkay LG, Tonzetich J, Waterfield JD. The effect of methyl mercaptan on the enzymatic and immunological activity leading to periodontal tissue destruction. In: Van Steenberghe D, Rosenberg M (eds). Bad breath: a multidisciplinary approach. Leuven: Leuven University Press; 1996; p. 35-46.
88. Roldan S, Herrera D, Santa-Cruz I, O'Connor A, Gonzalez I, Sanz M. Comparative effects of different chlorhexidine mouth-rinse formulations on volatile sulphur compounds and salivary bacterial counts. J Clin Periodontol 2004; 31:1128-34.
89. Rosenberg M The science of bad breath. Scientific American 2002; 286(4):72-9.
90. Rosenberg M, Kozlovsky A, Wind Y, Mindel E. Self-assessment of oral malodor 1 year following initial consultation. Quintessence Int 1999; 30:324-7.
91. Rosenberg M, Kulkarni GV, Bosy A, McCulloch CA. Reproducibility and sensitivity of oral malodor measurements with a portable sulphide monitor. J Dent Res 1991; 70:1436-40.
92. Rosenberg M, Leib E. Experiences of an Israeli malodor clinic. In M. Rosenberg (Ed.), Bad breath: research perspectives. Ramot Publishing, Tel Aviv University, Tel Aviv; 1995, p.137-148.
93. Rosenberg M, McCulloch CA. Measurement of oral malodor: current methods and future prospects. J Periodontol 1992; 63:776-82.
94. Rosenberg M, Septon I, Eli I, Bar NR, Gelernter I, Brenner S et al. Halitosis measurement by an industrial sulphide monitor. J Periodontol 1991, 62:487-9.
95. Rosing CK, Jonski G, Rölla G. Comparative analysis of some mouthrinses on the production of volatile sulfur-containing compounds. Acta Odontol Scand 2002;60:10-2.
96. Rösing CK, Loesche W. Halitosis: an overview of epidemiology, etiology and clinical management. Braz Oral Res 2011; 25:466-71.
97. Salvador SL, Figueiredo LC. Halitosis and periodontal disease in Down's Syndrome, mentally retarded and healthy patients. J Dent Res 2000; 79:2053.
98. Sato N, Yamazaki M, Matsuda H, Kubo M, Sato Y, Nakayama T et al. Investigation of consciousness for foul breath in Japanese. In: Hoshi K, Kawaguchi Y, Matsuo T et al. (eds.) Proceedings of the Fifth International Conference on Breath Odor, July 1-2, 2001, Tokyo, Japan. Tokyo: International Society for Breath Odor Research and the National Center of Science; 2001; p. 43.
99. Schmidt NF, Missan SR, Tarbet WJ. The correlation between organoleptic mouth-odor ratings and levels of volatile sulfur compounds. Oral Surg Oral Med Oral Pathol 1978; 45:560-7.
100. Schubert TT, Schubert AB, Ma CK. Symptoms, gastritis, and Helicobacter pylori in patients referred for endoscopy, Gastrointest Endosc 1992; 38:357-60.
101. Scully C, Greenman J. Halitology (breath odour: aetiopathogenesis and management). Oral Dis 2011. doi: 10.1111/j.1601-0825.2011.01890.x.
102. Seemann R, Bizhang M, Djamchidi C, Kage A e Nachnani S (2006) The proportion of pseudo-halitosis patients in a multidisciplinary breath malodour consultation. Int Dent J; 56:77-81.
103. Seeman R, Kison A, Bizhang M, Zimmer S. Effectiveness of mechanical tongue cleaning on oral levels of volatile sulfur compounds. JADA 2001; 132:1263-7.
104. Sharma NC, Galustians HJ, Qaquish J, Galustians A, Rustogi KN, Petrone ME et al. The clinical effectiveness of a dentifrice containing triclosan and a copolymer for controlling breath odor measured organoleptically twelve hours after toothbrushing. J Clin Dent 1999; 10:131-4.
105. Shimura M, Watanabe S, Iwakura M, Oshikiri Y, Kusumoto M, Ikawa K et al. Correlation between measurements using a new halitosis monitor and organoleptic assessment. J Periodontol 1997; 68:1182-5.
106. Smith R. Where is the wisdom? The poverty of medical evidence (Editorial) BMJ 1991;798-9.
107. Sreenivasan PK, Gittins E. Effects of low dose chlorhexidine mouthrinses on oral bacteria and salivary microflora including those producing hydrogen sulfide. Oral Microbiol Immunol 2004; 19:309-13.
108. Steenberghe D, Avontroodt P, Peeters W, Pauwels M, Coucke W, Lijnen A et al. Effect of different mouthrinses on morning breath. J Periodontol 2011; 72:1183-91.
109. Tanaka M, Anguri H, Nonaka A, Kataoka K, Nagata H, Kita J et al. Clinical assessment of oral malodor by the electronic nose system. J Dent Res 2004; 83:317-21.
110. Takeuchi H, Machigashira M, Yamashita D, Kozono S, Nakajima Y, Miyamoto M et al. The association of periodontal disease with oral

malodour in a Japanese population. Oral Dis 2010; 16:702-706.
111. Tangerman A, Jansen JBMJ. Differentiation between local oral halitosis and extra-oral systemic halitosis – examples of halitosis of metabolic origin. In: Hoshi K, Kawaguchi Y, Matsuo T et al. (eds.) Proceedings of the Fifth International Conference on Breath Odor, July 1-2, 2001, Tokyo, Japan. Tokyo: International Society for Breath Odor Research and the National Center of Science; 2001. p. 35.
112. Tiomny E, Arber N, Moshkowitz M, Peled Y, Gilat T. Halitosis and helicobacter-pylori – a possible link, J Clin Gastroenterol 1992; 15:236-7.
113. Tonzetich J. Direct gas chromatographic analysis of sulphur compounds in mouth air in man. Arch Oral Biol 1971; 16:587-97.
114. Tonzetich J, Ng SK. Reduction of malodor by oral cleansing procedures. Oral Surg Oral Med Oral Pathol 1976; 42:172-81.
115. Tonzetich J, Preti G, Huggins GR. Changes in concentration of volatile sulphur compounds of mouth air during de menstrual cycle. J Int Med Res 1978; 6:245-54.
116. Tydd TF, Dyer NH. Pyloric stenosis presenting with halitosis. Br Med J 1974; 3:321.
117. U.S. Preventive Services Task Force. Appendix A: Tax Force Ratings. In: U.S. Preventive Services Task Force. Guide to Clinical Preventive Services. 2nd ed. Philadelphia: Lippincott, Williams & Wilkins; 1996. p. 861-85.
118. Van den Velde S, van Steenberghe D, Van Hee P, Quirynen M. Detection of Odorous Compounds in Breath. J Dent Res 2009; 88:285-289.
119. Van der Sleen MI, Slot DE, Van Trijffel E, Winkel EG, Van der Weijden GA. Effectiveness of mechanical tongue cleaning on breath odour and tongue coating: a systematic review. Int J Dent 2010; Hygiene 8:258-268.
120. Yaegaki K, Coil JM. Examination, Classification, and Treatment of Halitosis-Clinical Perspectives. J Can Dent Assoc 2000; 66:257-61.
121. Yaegaki K, Coil JM, Kamemizu T, Miyazaki H. Tongue brushing and mouth rinsing as basic treatment measures for halitosis. Int Dent J 2002; 52(Suppl 3):192-6.
122. Yeagaki K, Matudaira H, Sano S, Kitamura T. Attitudes towards one's and other's oral malodour. In: Van Steenberghe D, Rosenberg M (eds). Bad breath: a multidisciplinary approach. Leuven: Leuven University Press; 1996. p. 217-30.
123. Yamaga T, Miyazaki. Usefulness of VSC measurements on screening for predicting the progress of periodontal disease. In: Hoshi K, Kawaguchi Y, Matsuo T et al. (eds.) Proceedings of the Fifth International Conference on Breath Odor, July 1-2, 2001, Tokyo, Japan. Tokyo: International Society for Breath Odor Research and the National Center of Science; 2001. p. 62.
124. Young A, Jonski G, Rölla G. Inhibition of orally produced volatile sulfur compounds by zinc, chlorhexidine or cetylpyridinium chloride – effect of concentration. Eur J Oral Sci 2003; 111:400-4.

Capítulo 18

Lesões Bucais em Tecidos Moles

Sandra Beatriz Chaves Tarquinio
Marco Aurélio Peres

Introdução

Estudos de base populacional sobre a prevalência de lesões bucais são raros, mas de grande utilidade, pois propiciam a descrição detalhada da Epidemiologia dessas entidades nosológicas, revelando características relevantes da saúde bucal de grupos populacionais específicos. Estudos extensivos sobre prevalência de lesões bucais têm sido realizados na Índia[1,2] e na Suécia.[3]

Em sua maioria, os estudos epidemiológicos sobre lesões bucais utilizam amostras de conveniência, estudam grupos populacionais específicos e com determinadas características demográficas.[4-12]

Assim, este capítulo está dividido em seções, abordando inicialmente como os estudos são desenvolvidos pelo mundo, as principais formas de avaliação dessas alterações, suas prevalências e peculiaridades em grupos populacionais específicos, e sua classificação segundo a faixa etária.

Estudos Epidemiológicos de Lesões Bucais e sua Importância

Os estudos epidemiológicos sobre a prevalência de lesões bucais definem basicamente o número de alterações existentes em uma determinada população, num dado espaço e são fundamentais para a elaboração de diretrizes que norteiam os serviços de saúde pública.

A partir do conhecimento detalhado das alterações que acometem o complexo estomatognático, e conhecendo os seus aspectos epidemiológicos, etiológicos, bem como os principais fatores de risco a elas associados, pode-se preveni-las, diagnosticá-las precocemente e, dessa forma, tratá-las da forma mais adequada.

São consideradas lesões bucais as condições que ocorrem nos tecidos moles da boca, reconhecidas sob a forma de lesões fundamentais diferentes que se expressam por aspectos clínicos diversos como alterações de cor, formações sólidas, coleções líquidas e perdas teciduais.[13] Essas alterações podem ser de origem infecciosa (vírus, fungos, bactérias), podem ser decorrentes de traumatismo ou irritação local, manifestações de doenças sistêmicas (metabólicas ou imunológicas) ou ainda estar relacionadas a hábitos e estilo de vida.[14]

A prevalência das lesões da mucosa bucal ao redor do mundo é extremamente heterogênea, relatos apontam variação de 15% na Arábia Saudita[15] a 58% na Espanha.[5] Além disso, o grupo de processos patológicos que acometem o complexo bucomaxilofacial é bastante diversificado, compreendendo desde condições muito comuns até doenças raras ou, ainda, desde lesões indolentes até tumores malignos complexos.

Entretanto, algumas doenças são mais frequentemente estudadas que outras, porque são muito prevalentes na população em geral ou porque representam alta morbidade e mortalidade. Lesões potencialmente malignas (leucoplasias e eritroplasias) e lesões malignas, por exemplo, têm sido mais estudadas.

As Formas de Medida em Estudos Epidemiológicos e a Dificuldade de Comparação entre os Estudos

As análises comparativas entre os diversos estudos epidemiológicos de lesões bucais enfrentam dificuldades relacionadas principalmente aos seguintes fatores: (a) diferenças de delineamento dos estudos e dos métodos de coletas de dados; (b) variação de faixas etárias nos diferentes grupos analisados; (c) classificação das lesões em categorias não sistematizadas; (d) problemas envolvendo a calibração dos examinadores e obtenção de valores satisfatórios de reprodutibilidade entre observadores.

No que diz respeito ao desenho do estudo e a determinação de seu tamanho amostral, são escassas as análises que têm amostras randômicas,[16-18] sendo a maioria proveniente de grupos pré-selecionados como aqueles oriundos de serviços de saúde, hospitais, clínicas, creches, abrigos de idosos e outros.[19-22] Deve-se considerar as limitações desses estudos para a comparação de seus dados com a prevalência de lesões bucais estimada por meio de estudos de base populacional.

Outra complexidade metodológica diz respeito à avaliação de qualidade e a validade de estudos observacionais, não apenas pela variabilidade de metodologias utilizadas, mas também pelo uso de diferentes técnicas de busca e abordagem da população. Nesse sentido, devem ser consideradas as limitações das informações oriundas das publicações sobre a epidemiologia das lesões bucais.

Ilustrando as dificuldades de padronização entre as metodologias dos diferentes estudos epidemiológicos sobre lesões bucais, uma revisão sistemática publicada em 2006 identificou que dos 333 estudos publicados, apenas 29 preenchiam os critérios de inclusão para a avaliação da prevalência de lesões em crianças e adolescentes. Embora houvesse várias investigações a este respeito, poucos estudos puderam ser comparados em termos de critérios diagnósticos e métodos de detecção das lesões, devido a sua substancial heterogeneidade.[23]

As variações de faixas etárias dos diferentes grupos populacionais estudados também dificultam a comparação de indicadores epidemiológicos de lesões bucais entre indivíduos que participaram de estudos cuja população-alvo apresentava grupos heterogêneos quanto à idade, pois determinadas lesões predominam em fases diferentes da vida. Exemplos clássicos disso são as manifestações de herpes primário, que são mais frequentes em crianças com menos de 5 anos de idade, carcinomas espinocelulares em homens adultos com mais de 45 anos de idade e a ocorrência de Síndrome da Ardência Bucal em mulheres de meia idade no período da menopausa, dentre outros[14]. Levando em consideração todos os agravos que podem acometer a cavidade bucal, a Organização Mundial da Saúde (OMS) recomenda como idades índices e grupos etários de 5, 12, 15, 35 a 44 e 65 a 74 anos.[24]

A classificação das lesões em categorias não sistematizadas também gera dificuldades óbvias de padronização entre os diversos estudos, tornando impossível o estabelecimento de análises comparativas precisas, pois são observadas diversas maneiras de agrupar as lesões, ora segundo a sua natureza,[17] ora pelo seu diagnóstico,[16,18,20] ora segundo o critério conhecido pelo acrônimo "MIND",[25] onde M representa "moléstias de ordem metabólica", I as doenças "infecciosas", N as "neoplásicas" e D

as condições relacionadas ao "desenvolvimento". Tais categorias permitem uma abordagem etiopatogênica de classificação das lesões.

A OMS orienta que se faça o diagnóstico presumível das lesões bucais utilizando-se os seguintes códigos e critérios: 0 – nenhuma condição anormal; 1 – tumor maligno (câncer bucal); 2 – leucoplasia; 3 – líquen plano; 4 – úlceras (aftosas, herpéticas, traumáticas); 5 – gengivite necrosante aguda; 6 – candidíase; 7 – abcesso; 8 – outras condições (especificar se possível) e 9 – sem registro.

Quanto aos critérios de inclusão e exclusão de casos nos diferentes estudos epidemiológicos de lesões bucais, com frequência, aqueles estabelecidos pela OMS podem ser usados como padrão-ouro. Todavia, muitas vezes, os mesmos não são empregados e, em algumas investigações, é difícil determinar a sua exata natureza, tornando complicadas as comparações entre os estudos.

No âmbito da Epidemiologia, é inconcebível que não haja uma padronização e concordância entre os estudos envolvendo mais de um examinador, pois essa padronização e concordância podem ser obtidas através de sua calibração e obtenção de valores de reprodutibilidade satisfatórios entre observadores diferentes. O treinamento e a calibração dos profissionais participantes dos estudos é o recurso ideal para identificar problemas de diagnóstico, discutir protocolos e minimizar as diferenças entre os examinadores. Poucos estudos relatam com detalhamento as etapas do processo de calibração e treinamento dos profissionais participantes, o que reduz sua confiabilidade e dificultam sua reprodutibilidade.

Para a OMS, são igualmente importantes as condições de luminosidade dos locais de exame clínico, uma vez que podem influenciar diretamente na detecção de diversas alterações bucais. O uso de luz artificial parece ser mais facilmente reprodutível e também a posição do indivíduo examinado pode ser fator determinante na identificação de diversas lesões. Como dados complementares ao exame clínico, alguns estudos valem-se do uso de questionários. No entanto, para sua devida aplicação, é preciso que os entrevistadores sejam treinados. Dados coletados a partir de informações autorreferidas são de pouco valor, por exemplo, na infância ou em indivíduos com limitações intelectuais ou cognitivas.

Nos últimos estudos de saúde bucal,[26] que foram realizados nas coortes de nascidos vivos de 1982, aos 24 anos de idade, e 2004, aos 5 anos de idade, na cidade de Pelotas,[27,28] com a participação dos autores deste capítulo, acrescentou-se o desfecho lesões da mucosa oral. Tais alterações foram categorizadas segundo suas lesões fundamentais e principais características, em detrimento do diagnóstico definitivo das enfermidades bucais, devido à constatação da dificuldade de obtenção de concordância satisfatória entre os examinadores de ambos os estudos, na fase de calibração, antes da realização do trabalho de campo. Cabe lembrar que, nesses estudos, uma série de condições bucais foi avaliada (cárie, doença periodontal, oclusopatias, uso e necessidade de prótese, etc.). Os autores ponderaram a respeito da complexidade da calibração de examinadores para o diagnóstico clínico de uma gama de lesões bucais, e também consideraram que, em estudos de base populacional, com o exame realizado no domicílio, muitas vezes, não é possível a análise histopatológica ou a realização de outros exames complementares. Assim, optou-se por registrar as lesões bucais segundo a alteração fundamental da mucosa que as mesmas representam (pápula, nódulo, úlcera, vesícula, bolha, placa ou erosão), a fim de minimizar as discordâncias e aumentar a confiabilidade do estudo.

Em estudos que utilizam o diagnóstico das lesões, o processo de calibração dos examinadores acaba sendo direcionado para o conhecimento das enfermidades mais prevalentes nas diferentes faixas etárias. No entanto, é responsabilidade do cirurgião-dentista, como profissional da área de saúde, reconhecer a existência de doenças sistêmicas concomitantes ou que apresentem manifestação bucal. Estas condições também não devem ser esquecidas nas análises populacionais.

Assim, fatores como determinação do tamanho da amostra, estabelecimento de critérios diagnósticos, treinamento e calibração dos profissionais envolvidos no estudo, sejam eles examinadores ou entrevistadores, bem como aspectos relativos à padronização dos exames realizados, são pontos críticos em relação à epidemiologia das lesões bucais.

O que se percebe é que os estudos epidemiológicos das lesões bucais de tecidos moles necessitam, até a atualidade, da padronização rigorosa de seus aspectos metodológicos desde a determinação amostral até a análise dos dados coletados, para poderem ser fielmente reproduzidos e comparáveis uns com os outros.

Crianças e Adolescentes

Ao analisar os estudos de prevalência das lesões bucais em crianças nos últimos anos, pode-se observar uma considerável variação em diferentes áreas do globo. A ausência de uniformidade entre critérios metodológicos desses estudos explica as variações percentuais das lesões bucais nos diferentes grupos infantis estudados. Algumas abordagens realizaram análises retrospectivas a partir de dados de arquivos de serviços de diagnóstico clínico e histopatológico.[29] Outros estudos tiveram base epidemiológica para estimar a prevalência de lesões bucais na população em geral.[21] É importante identificar a distribuição das doenças bucais por idade, desde o nascimento até o início da vida adulta, tendo em mente que há uma tendência da frequência das alterações patológicas aumentarem com o avançar da idade.

As condições que mais acometem a mucosa bucal da população infantil, em geral, são as estomatites aftosas recorrentes, o herpes labial, a língua fissurada, a língua geográfica, a língua saburrosa, a candidíase oral e as lesões traumáticas[23,30,31] (Tabela 18.1). As condições linguais, incluindo a língua saburrosa, geográfica e fissurada ou escrotal, por não se tratarem de processos patológicos propriamente ditos, deixam de ser computadas em alguns estudos, com o intuito de não superestimar a prevalência de lesões bucais nesse grupo etário.[32] Argumento oposto é utilizado pelos autores que incluem estas condições em suas análises, justificando que sua alta frequência em crianças e adolescentes é merecedora de registro, mesmo que não impliquem em necessidade de tratamento.[30]

Analisando dados de pacientes pediátricos (idade de um a 19 anos) de um Serviço de Biópsia da Faculdade de Odontologia da Universidade do Estado da Louisiana, o qual foi monitorado durante 14 anos, Skinner & Weir[33] verificaram que lesões inflamatórias e reativas foram a categoria mais frequente (61,3%), sendo a mucocele a condição mais prevalente. Para as crianças de um a 12 anos de idade, seguiram as seguintes lesões: hiperplasias fibrosas, cistos dentígeros e papilomas escamosos. As malignidades nesse grupo

Tabela 18.1 – Estudos sobre a ocorrência de lesões bucais em crianças e adolescentes.

Estudo/país	Nº de crianças envolvidas	Faixa etária (anos)	Duração (anos)	Lesões mais prevalentes	Prevalência
EUA (Skinner et al.[33])	1525	1-19	14	Mucocele Hiperplasia fibrosa Inflamação inespecífica Cisto dentígero Cisto periapical	–
Brasil (Bessa et al.[12])*	1211	0-12	–	Língua geográfica Morsicatio Buccarum Mácula melanótica	27%
Turquia (Parlac[38])	993	13-16	–	Queilite angular Linha alba UARs	26,2%
Tailândia (Dhanuthai et al.[39])	1251	0-16	15	Cisto dentígero Mucocele Granuloma piogênico Ameloblastoma Cisto periapical	–

Brasil (Lima et al.[29])	625	0-14	20	Mucocele Folículo pericoronário Cisto dentígero Inflamação inespecífica Cisto periapical	–
EUA (Shah et al.[25])	5457	0-16	15	Mucocele Cisto dentígero Fbroma Odontoma Folículo dental Hiperplásico	–
Itália (Majorana et al.[21])*	10.128	0-12	10	Candidíase Língua geográfica Lesões traumáticas UAR Infecções por HSV1	28,9%
Turquia (Yilmaz[36])*	299	0-2 anos	–	Candidíase Pérolas de Epstein Língua geográfica Queilite angular	21,27%
Reino Unido (Das & Das[40])	2.370	0-20	11	Mucocele Granuloma periapical Cisto periapical Cisto dentígero Granuloma piogênico	–
Irã (Jahambani[3])*	1.020	12-15	–	Não foram encontradas diferenças estatisticamente significativas entre a prevalência de lesões na mucosa oral entre ambos os gêneros, exceto pelas máculas melanóticas	28%
Argentina (Keszler et al.[35])	1.289	0-15	25	Lesões císticas Tumores de tecidos moles Tumores de tecidos duros	–
Brasil (Maia et al.[41])	1.018	0-12	42	Cisto folicular Hiperplasia fibrosa Mucocele	–
Brasil (Sousa et al.[42])	2.356	0-14	15	Mucocele Cisto dentígero Hiperplasia fibrosa	–
Reino Unido (Jones & Franklin[43])	4.406	0-16	30	Mucocele Cisto periapical Cisto residual Granuloma periapical	–
Grécia (Sklavounou-Andrikopoulou[44])	1040	0-18	32	Lesões benignas Cistos Lesões inflamatórias Hiperplasias reativas	–
África do Sul (Lawoyin[34])	561	0-16	10	Lesões neoplásicas Lesões reativas Lesões císticas	–

*Estudos de base populacional.

populacional são raras, mas quando presentes tendem a ser descobertas em estágio mais avançado, frequentemente pela dificuldade de acesso aos serviços de saúde.

A ocorrência das lesões bucais está diretamente associada ao estilo de vida, características raciais/étnicas específicas e fatores ambientais de cada amostra estudada, nos diferentes países. Similaridades entre as prevalências de lesões bucais na população infantil são observadas, por exemplo, entre a Espanha, África do Sul e Argentina, estando o México também mais próximo desses países. Os estudos norte-americanos mostram, entretanto, prevalências bem distintas, o que provavelmente é devido aos diferentes critérios clínicos de diagnóstico e aos tipos de amostras utilizados. Um exemplo que ilustra bem esta heterogeneidade é a ocorrência frequente de hiperplasia epitelial focal em índios brasileiros vivendo em uma comunidade na Amazônia,[8] condição relativamente rara em outros países. Da mesma forma, as fossetas comissurais são muito comuns na África do Sul,[34] Argentina[35] e México,[7] mas não em outras localidades.

A maioria dos estudos epidemiológicos em crianças é realizada em idade escolar, sendo escassas as análises realizadas em recém-nascidos[36] ou pré-escolares.

Em relação à população pediátrica portadora do vírus da imunodeficiência humana (HIV), são poucos os estudos relatados, quando comparados com os que avaliam a população adulta. Os dados disponíveis indicam que a distribuição das lesões nas crianças não difere daquelas em adultos.[37]

Adultos jovens e de meia-idade

O número de lesões bucais aumenta com o avançar da idade, sendo os adultos o grupo etário populacional alvo de uma série de investigações epidemiológicas que abordam tanto a prevalência das doenças bucais, como ensaios clínicos e laboratoriais que com frequência tem como objetivo principal não apenas o diagnóstico do problema, mas a identificação de marcadores moleculares das enfermidades e a busca por estratégias mais eficazes de tratamento.

A mucosa oral está exposta durante a vida do indivíduo a uma série de lesões, algumas são malignas, como carcinoma epidermoide, outras são classificadas como potencialmente malignas. Um levantamento de biópsias com diagnóstico de leucoplasia realizado na Tailândia apontou prevalência em torno de 75% em homens com mais de 40 anos de idade.[45] Fatores como localização topográfica, aspecto clínico da superfície dessas lesões e graus severos de displasia são indicadores importantes de seu potencial de malignidade.

Segundo a OMS, define-se como leucoplasia uma placa com as características já descritas que não pode ser caracterizada clinicamente como qualquer outra condição. Uma porcentagem desconhecida dos casos de carcinoma epidermoide é precedida por lesões reversíveis, mas que se desenvolvem durante meses ou anos, com aspecto de placas esbranquiçadas (leucoplasias), as quais podem estar associadas ou não a lesões vermelhas (eritroplasias). Tais condições são conhecidas como potencialmente malignas.

A prevalência das leucoplasias varia em torno de 0,7 a 24%, variando em países diferentes, em regiões distintas de um mesmo país e também numa mesma população. Esta variação pode ser atribuída às diferenças metodológicas de análise, aos diversos critérios de diagnóstico e seleção das populações-alvo e, ainda, aos hábitos relacionados à sua principal etiologia, a qual vem sendo associada ao hábito de fumar, nas diferentes formas de uso do tabaco.

Uma parcela significativa dos estudos prospectivos de base populacional que avaliam as leucoplasias bucais foi desenvolvida na Índia e focalizou especialmente a transformação maligna dessas lesões. Poucos estudos estadunidenses ou europeus foram realizados com esse objetivo. Um estudo prospectivo de uma coorte de indivíduos portadores de leucoplasias bucais, acompanhados por dois anos na Islândia, além de confirmar esses achados, demonstrou que a citologia esfoliativa como método de diagnóstico foi concordante com a análise histopatológica em 86,2% das lesões displásicas e em 95,2% das lesões malignas.[46] As leucoplasias finas e de superfície mais lisa e homogênea são as menos propensas a exibirem malignidade associada e as verrucosas proliferativas as que demonstram o mais alto índice de transformação maligna.[14]

No entanto, estima-se que entre 15 e 20% dos casos o câncer bucal acomete paciente sem os tradicionais fatores de risco e isso se traduz em inúmeros casos de carcinoma epidermoide bucal em indivíduos não fumantes e não etilistas, cuja etiologia é ainda incerta.[47] Tem sido observada uma tendência de acometimento de mulheres idosas não fumantes e não etilistas, com idade acima dos 70 anos e localização topográfica preferencial em sítios não linguais.

Segundo dados do Instituto Nacional do Câncer (INCA),[48] o câncer bucal é a sétima neoplasia de maior incidência no Brasil, sendo o carcinoma espinocelular (CEC) ou epidermoide, originário do epitélio que reveste a mucosa oral, o tumor mais prevalente (94% de todos os tumores da boca) em indivíduos com mais de 45 anos de idade. Apesar das diversas pesquisas realizadas no sentido de tentar contribuir para a melhoria do prognóstico dos indivíduos portadores de CEC, os índices gerais de sobrevida de 5 anos não ultrapassam 50% dos casos.

A etiologia do câncer de boca é multifatorial, sendo para as lesões intrabucais o fumo e o álcool os fatores mais fortemente implicados e para o câncer de lábio, a radiação solar ultravioleta.

Estudos do final de década de 2000 comprovaram a relação de interdependência entre o uso do fumo e do álcool e a baixa renda das populações, uma vez que grupos populacionais com menos concentração de renda vivem em condições precárias de saúde e higiene bucal, além de apresentarem carências nutricionais importantes. Nessa linha de raciocínio, Borges et al.[49] realizaram um estudo sobre a mortalidade por câncer bucal e sua relação com as condições socioeconômicas das populações vivendo em capitais brasileiras, utilizando dados do Sistema de Informação sobre Mortalidade (SIM), do Departamento de Informática do SUS – DATASUS, referentes ao período de 1991-2002. Os indicadores analisados foram: (a) Índice de Desenvolvimento Humano (IDH), o qual foi obtido através da média aritmética de três outros subíndices como dimensões de longevidade, educação e renda; (b) renda per capita; (c) mortalidade infantil e (d) índice de Gini (mede o grau de desigualdade existente na distribuição de indivíduos, segundo a renda domiciliar *per capita*). Apesar das limitações desse estudo e da problemática apontada pelos autores a respeito da subnotificação de câncer bucal nas áreas menos desenvolvidas, foram encontradas correlações estatisticamente significativas entre os indicadores socioeconômicos selecionados e o índice de mortalidade por esta neoplasia.

Nos países do sul da Ásia, como a Índia, Paquistão, Sri Lanka, Papua Nova Guiné, Mianmar, Tailândia, China Continental, o uso crônico de *betel quid*, cuja substância principal com princípio psicoativo é a *areca nut*, tem sido considerado um potente fator de risco de desenvolvimento de CEC. O *quid* tipicamente consiste em associar a folha de betel enrolando uma mistura de *areca nut*, umedecida em lima, usualmente acrescidos de tabaco e, algumas vezes, adicionando condimentos adocicados. A lima leva à liberação de alcaloides da *areca nut*, os quais produzem uma sensação de euforia e bem-estar no usuário. Mascar o *betel quid* frequentemente resulta no surgimento de lesões pré-cancerosas conhecidas como fibroses submucosas, cuja taxa de transformação maligna na Índia gira em torno de 7,6%. Entre os malaios, o hábito de mascar *betel* é mais prevalente entre as mulheres adultas, acima dos 40 anos de idade, sendo um hábito das gerações mais velhas. Um estudo multicêntrico realizado no Sul da África a respeito dos fatores que influenciam na cessação desse hábito revelou que as mulheres, frequentemente donas de casa, vivenciando problemas financeiros ou familiares e residindo na zona rural, onde o hábito de mascar esta mistura é culturalmente muito arraigado, são o grupo populacional menos propenso a abandoná-lo. Além disso, os indivíduos fumantes mostraram-se mais propensos a iniciar este hábito. Ademais, aqueles que incluem *areca nut* e tabaco na mistura mascada revelaram-se os que menos frequentemente abandonam o hábito, devido às características estimulantes do sistema nervoso parassimpático e causadoras de bem-estar da *areca nut* e à dependência química da nicotina do tabaco. Os programas de promoção de saúde que visam encorajar o abandono desse hábito, o qual pode levar ao desenvolvimento do carcinoma epidermoide, são calcados no conhecimento dos aspectos anteriormente descritos.

Outro grupo populacional que tem demonstrado crescente aumento de incidência de casos de carcinoma bucal é a faixa etária adulta jovem.

Apesar de ser mais frequente os estudos epidemiológicos relatarem a incidência do carcinoma em indivíduos com mais de 40 anos de idade, tem sido crescente o registro de casos desta neoplasia em adultos jovens não fumantes e não etilistas.[50] Estes fatos estimulam questionamentos a respeito das alterações genéticas implicadas na etiologia dessas lesões, se seriam semelhantes ou diferentes do modelo clássico de carcinogênese. Uma associação viral aparece como possível fator etiológico implicado na etiopatogenia do carcinoma nessas distintas fases da vida adulta, notadamente o papilomavírus humano (HPV). Em especial, apontam-se os tipos 16 e 18, que são encontrados nas lesões de carcinomas orofaríngeos e que estão comprovadamente implicados na etiologia do câncer de colo de útero.[51] Com base nesses indícios, estudos moleculares têm procurado identificar fatores etiológicos e marcadores moleculares do carcinoma epidermoide de boca nas diferentes fases da vida adulta, tentando responder a questões importantes relacionadas a essa doença. Estudos epidemiológicos prospectivos, com foco na distribuição do HPV tipo-específico e idade-específica, prevalência oral do HPV por gênero, bem como na incidência e persistência do HPV no ambiente oral são de grande valor no entendimento da história natural deste vírus e na avaliação dos grupos populacionais beneficiários da vacina contra o HPV.[52]

A carcinogênese em adultos jovens tem sido também discutida em relação ao uso de marijuana.[53] Argumentos provenientes de estudos epidemiológicos e laboratoriais apontam para a indicação da droga como fator de risco e outros como de proteção, ou com efeitos antitumorais. Como risco ao desenvolvimento de cânceres aerodigestivos são citados: (a) a marijuana contém os mesmos carcinógenos e cocarcinógenos que o tabaco (cloretos vinílicos, fenóis, nitrosaminas, espécies de reativas de oxigênio – ROS, hidrocarbonetos aromáticos policíclicos); (b) alguns destes componentes estão presentes em concentrações mais fortes na maconha do que no tabaco; (c) a maneira de fumar a maconha envolve inalação três vezes maior do que a do tabaco; (d) menos quantidade de maconha causa alterações histológicas idênticas no epitélio traqueobronquial àquelas de fumantes de tabaco; (e) marcadores moleculares da desregulação da proliferação celular (Ki-67, fator de crescimento epidérmico e ploidia de DNA) são frequentemente observados na mucosa brônquica de fumantes de maconha.[54] Outras pesquisas têm abordado o efeito terapêutico da marijuana para pacientes com câncer e doenças crônicas, usada como estimulante de apetite, no alívio da dor, na inibição de náuseas e vômitos, bem como na inibição do crescimento tumoral. Por outro lado, é extremamente difícil confirmar a associação desta droga como fator de risco em estudos epidemiológicos, uma vez que o uso da mesma é ilícito na grande maioria dos países, o grau de confiabilidade em questionários e a adesão às chamadas para exame da boca desses indivíduos são sensivelmente prejudicados.

São raros os estudos epidemiológicos em indivíduos adultos que incluem outras lesões que não as que apresentam potencial de malignização e/ou são reconhecidamente malignas. Um estudo transversal de base populacional desenvolvido na região metropolitana de uma capital do sul do Brasil, considerado um dos maiores já realizados na América Latina, avaliou a prevalência de lesões bucais em uma população predominantemente adulta e verificou uma grande proporção de alterações merecedoras de algum tipo de tratamento. O tabagismo e etilismo foram associados com a prevalência de lesões pré-malignas, enquanto outras lesões bucais estiveram mais associadas com disparidades sociodemográficas. Em 2008, na Itália, foi realizado um estudo epidemiológico de base populacional envolvendo 4000 adultos, que revelou prevalência de aproximadamente 28% de lesões bucais. Essa população foi examinada clinicamente, e seus hábitos de fumar e beber bebidas alcoólicas foram registrados. Indivíduos que sempre fumaram exibiram, nesse estudo, alta prevalência de lesões friccionais, leucoplasia, pigmentação melânica, herpes e palato do fumante, exibindo, baixa prevalência de ulcerações aftosas recorrentes. A exposição ao álcool associava-se às lesões friccionais, à glossite romboidal mediana e às leucoplasias.[55]

A melhor maneira de tratar uma morbidade como o câncer é sem sombra de dúvida poder preveni-la. Entretanto, apesar de ser mais facilmente diagnosticável do que outras neoplasias malignas, o carcinoma bucal permanece sendo um dos mais incidentes e letais tipos de câncer. O diagnóstico precoce poderia contribuir para a redução da mortalidade pela doença.[56] Em um estudo de base populacional seguindo uma coorte de indivíduos com esta doença em Ontário, Canadá, foram apontados fatores de risco como idade avançada e marginalização social para o diagnóstico tardio dessa doença, tanto em língua quanto em assoalho bucal, sendo o fumo (com ou sem o etilismo pesado associado), fatores de risco relacionados aos tumores da região mais anterior da língua. Em contraposição, ir regularmente ao cirurgião-dentista ou ter recebido acompanhado em função de uma lesão pré-maligna foram fatores implicados no diagnóstico precoce de tumores de assoalho de boca.[57]

Os tumores de glândulas salivares consistem de um grupo complexo e heterogêneo de lesões com variados aspectos histopatológico e comportamentos biológicos distintos, representando de 3 a 10% de todos os tumores que envolvem a região de cabeça e pescoço. As casuísticas reportadas na literatura revelam uma predileção significativa para o sexo feminino e demonstram pequenas variações em relação à faixa etária de maior acometimento na vida adulta para as lesões benignas (oscilando em torno das quarta e quinta décadas), com o adenoma pleomórfico de glândula parótida sendo a neoplasia mais comum. Para as neoplasias malignas, o carcinoma adenoide cístico e o carcinoma mucoepidermoide são os tumores mais frequentes, alternando-se na segunda posição, considerando todas as neoplasias glandulares salivares, a depender da localização geográfica, com a sétima década de vida representando a faixa de idade mais prevalente e os sítios mais frequentes sendo a glândula parótida, seguida da glândula submandibular ou o palato duro, segundo investigações diferentes.[58]

A maior frequência de doenças sistêmicas na vida adulta como o Diabetes Melito (DM) tem demonstrado forte associação com a prevalência de algumas doenças bucais, como a estomatite por prótese, a queilite angular, doença periodontal, cárie, diminuição do fluxo salivar e líquen plano, quando são comparados os indivíduos diabéticos com os não diabéticos. A alteração metabólica relacionada ao DM e o não controle desta condição explicaria o surgimento dessas alterações bucais. Tem sido sugerido que a diminuição do fluxo salivar e o baixo pH podem levar a complicações inflamatórias da mucosa oral, como as estomatites, queilites angulares e glossites. A causa do aumento da prevalência de língua geográfica em diabéticos ainda é desconhecida, mas imagina-se que o reparo demorado e a microangiopatia que são associados à condição possam ser fatores colaboradores para o surgimento da glossite. Das alterações pré-cancerosas, apenas o líquen plano tem demonstrado associação com a DM, sendo ainda incerto o mecanismo etiopatogenético associado a ele e a sua maior frequência nos indivíduos adultos diabéticos, bem como discutível a sua classificação como condição pré-maligna.[59]

Outro problema mundial de saúde pública que afeta a população adulta de países desenvolvidos e em desenvolvimento é a infecção pelo HIV. As lesões bucais associadas com esta doença são importantes, uma vez que elas afetam a qualidade de vida dos indivíduos e, muitas vezes, servem de marcadores para a progressão da imunossupressão. A candidíase é a infecção oportunista mais frequentemente vista em todos os continentes. O sarcoma de Kaposi tem sido reportado nos países da África e América Latina, mais comumente, enquanto a histoplasmose é vista mais em casos de doença avançada na Tailândia. A prevalência de periodontites e gengivites associadas à infecção pelo HIV tem grande variação entre os estudos e suas diferentes regiões, isto se deve à dificuldade de se estabelecer um critério diagnóstico único para doença periodontal. Uma associação positiva entre a infecção causada pelo HIV e a pigmentação oral, bem como a fibrose submucosa tem sido observadas na Índia.[37] São evidentes as variações regionais das manifestações bucais da infecção pelo HIV, as quais dependem da população estudada, dos critérios diagnósticos, da localização geográfica, das condições socioeconômicas, do gênero, raça, estado imunológico, do tipo de medicamento antirretroviral utilizado, dentre outros aspectos. A análise desses dados de prevalências das manifestações bucais associados ao HIV serve como ponto de partida para o bom delineamento de estudos prospectivos, com critérios diagnósticos bem estabelecidos e medidas de avaliação de seu impacto nas populações adultas e também pediátricas.[37]

Idosos

Há um interesse crescente no estudo da prevalência das lesões que acometem a boca da população idosa. Tais análises têm sido feitas tanto em estudos de coortes, como em estudos transversais de populações idosas institucionalizadas, bem como outros baseados em levantamentos de serviços de histopatologia ao redor do mundo, os quais são fonte de informação sobre a prevalência de lesões que acometem o complexo bucomaxilofacial da parcela da população com idade mais avançada (Tabela 18.2).

O censo demográfico brasileiro realizado em 2010 revelou que a população idosa contabiliza mais de 15 milhões de pessoas (9,1% de toda a população). A estimativa é que, em 20 anos, essa faixa da população brasileira chegue a 30 milhões de indivíduos (13% do total de brasileiros).

Tabela 18.2 – Estudos sobre a ocorrência de lesões bucais em idosos.

Estudo/país	Nº de idosos envolvidos	Faixa etária (anos)	Duração	Lesões Mais Prevalentes	Prevalência
China (Corbet et al.[60])	537	65-74 anos	–	Varicosidades linguais Ceratose friccional Estomatite por prótese Hiperplasia inflamatória	36%
Tailândia (Jainkittivong et al.[61])	500	Mais de 60 anos	–	Varicosidades Língua fissurada Úlcera traumática	83,6%
Chile (Espinoza et al.[11])	889	Mais de 65 anos	–	Estomatite por prótese Hiperplasia Inflamatória Varicosidades Lesões pigmentadas solitárias Úlcera traumática Queilite angular	53%
Nigeria (Taiwo et al.[62])	690	Mais de 60 anos	–	Abscessos inflamatórios Estomatite por prótes Lesões pré-malignas	22,46%
Brasil (Ferreira et al.[63])	335	Mais de 60 anos	–	Estomatite por prótese Hiperplasia fibrosa por prótese mal adaptada Úlcera relacionada à prótese	79,7%
Brasil (Carvalho et al.[64])*	534	Mais de 60 anos	17 anos	Hiperplasia fibrosa Processo inflamatório crônico inespecífico Carcinoma espinocelular Cistos odontogênicos inespecíficos Displasia epitelial	–
Iran (Mozafari et al.[65])	237	Mais de 60 anos	–	Língua fissurada Glossite atrófica Varicosidades sublinguais Xerostomia	98%

*Refere-se a um estudo sobre lesões bucais em um serviço de biópsia.

Não apenas a idade avançada, mas outros fatores influenciam no desenvolvimento de lesões na cavidade bucal. Dentre eles se destacam as doenças sistêmicas, o maior uso de medicamentos nessa faixa etária e os fatores associados à má higiene bucal e das próteses dentárias.

Devido à grande prevalência do uso de próteses parciais ou totais nesta população, as principais alterações patológicas que acometem esses indivíduos são aquelas por elas causadas ou diretamente associadas às mesmas, como as hiperplasias fibrosas inflamatórias e as úlceras decorrentes do traumatismo de aparelhos protéticos mal adaptados ou com câmara de sucção, as estomatites fúngicas como a Candidíase Atrófica Crônica, as queilites angulares (causadas pela perda da dimensão vertical) e as ceratoses friccionais.[63]

No grupo das neoplasias, as lesões benignas que merecem destaque em termos de maior ocorrência são os fibromas, os tumores odontogênicos e as neoplasias de glândula salivar. Para as malignas, nesse grupo populacional predominam os tumores originados a partir do epitélio que reveste a mucosa oral (carcinoma epidermoide) e do epitélio glandular. Cabe ainda salientar o grupo das lesões com potencial de malignização (predominantemente leucoplasias, mas também eritroplasias), cujo diagnóstico histopatológico remete às displasias epiteliais. Há uma corrente teórica que postula que tais condições são mais comuns na velhice devido à redução fisiológica da função protetora da mucosa oral na velhice.

Tendo em vista que as alterações bucais da população idosa podem interferir na sua qualidade de vida, o conhecimento da prevalência das mesmas permite aos governos criar programas sociais e de saúde específicos que possam beneficiar os idosos, tanto os que vivem na comunidade como os que vivem em asilos ou hospitais.

O emprego da tecnologia em estudos epidemiológicos de base populacional

Com o crescente avanço da Biologia Molecular, os estudos epidemiológicos têm se servido dessa ferramenta como fonte de informação. Uma série de fatores genéticos e suas interações com fatores ambientais têm sido investigados quanto à sua possível associação com as morbidades. No que diz respeito ao câncer bucal e às lesões com potencial de malignização, a investigação de marcadores moleculares e polimorfismos genéticos assume um papel significativo, pois a exposição cumulativa aos carcinógenos químicos atua modificando a estrutura gênica celular, com implicação direta na carcinogênese. Assim, a progressão da maioria dos tipos tumorais envolve a aquisição de alterações genéticas e epigenéticas em genes supressores de tumores e oncogenes.

Podem ser citados alguns exemplos de alterações genéticas que vem sendo investigadas, como a deleção homozigótica do gene que codifica a enzima GSTM1; mutações no gene *p53*, importante supressor de tumor; mutações nos genes membros da família *ras*; deleções homozigótica e metilações no gene supressor de tumor *p16*. Vírus da família dos HPV (HPV16, HPV18, HPV31, HPV33 e HPV45) têm sido consistentemente incriminados na indução da carcinogênese, pois a proteína E6 deste vírus forma um complexo que leva à degradação da *p53*, inibindo a apoptose. Além disso, a proteína E7 viral destrói o gene supressor de tumor do retinoblastoma (Rb) ativo, levando a uma síntese aumentada de DNA e à proliferação celular. As células da camada basal do epitélio cervical são reconhecidamente alvo dessas interações virais.[66]

A enzima GSTM1 protege o DNA de danos causados pelos radicais livres e metabólitos dos hidrocarbonetos aromáticos policíclicos, provenientes do cigarro. A falta da atividade desta enzima é resultado de uma deleção homozigótica do gene *GSTM1*, onde este genótipo tem sido associado ao aumento da suscetibilidade do desenvolvimento do carcinoma espinocelular. Ainda, foi encontrada associação deste genótipo com leucoplasias na população brasileira e na etnia indiana.[67]

A *p53* é um dos genes supressores de tumor mais extensivamente estudados. Este gene codifica a proteína p53 e possui um papel importante na reposta ao estresse celular, reagindo a uma variedade de insultos incluindo hipóxia, danos ao DNA, estresse metabólico e atividade de oncogenes. A p53 exerce a sua função protetora atuando como um fator de transcrição. A sua ligação com elementos específicos no DNA permite modular a transcrição de genes que governam as principais defesas contra o crescimento tumoral, que inclui a suspensão do ciclo celular, apoptose, manutenção da integridade genética, inibição da angiogênese e senescência celular. Ainda a p53 interage com inúmeras proteínas celular, podendo contribuir com o processo inibitório da tumorogênese. Contudo, quando há mutação da *p53*, esta capacidade regulatória pode ser perdida, resultando no descontrole da proliferação celular e subsequente desenvolvimento tumoral. A mutação deste gene ocorre em cerca de 50% dos tumores humanos.[68,69]

A incidência de mutações da *p53* tem sido amplamente estudada no câncer de cabeça e pescoço, variando entre 30 e 70% a proporção de casos em que há mutações que tornam o gene da *p53* funcionalmente inativo, facilitando a progressão tumoral e a redução da sobrevida do paciente. Contudo, tem sido demonstrado que a incidência e o espectro de mutação nesses tumores variam de acordo com o país e a raça. Em um estudo recente realizado na América do Sul, foram identificados diferenças na prevalência da mutação da p53 entre o Brasil (70%) e a Argentina (26%). Estudos também têm verificado a mutação da p53 em lesões potencialmente malignas.[70] Em leucoplasias e líquen, a frequência de mutações deste gene varia entre 15,4 e 36% na população japonesa respectivamente.[71]

Membros da família do oncogene *ras* (H-*ras*, K-*ras* e N-*ras*) são considerados importantes no desenvolvimento e na progressão de uma série de tumores, incluindo o câncer bucal. A proteína *Ras* controla múltiplas vias de uma forma tecido-específica, afetando o crescimento, a diferenciação e apoptose celular. Têm sido relatadas diferenças na incidência de mutações no gene *ras* no câncer bucal em etnias diferentes, onde uma alta prevalência (20-30%) tem sido observada na população do sul e oeste da Índia e baixas incidências (4-5%) na Inglaterra e no Japão.[72]

Mecanismos epigenéticos também podem estar implicados na oncogênese ou desenvolvimento dos tumores malignos. Tais eventos alteram a expressão dos genes sem, contudo, afetar a codificação dos mesmos. O exemplo clássico desta situação é a metilação de DNA, a qual afeta os resíduos citosina dos dinucleotídeos citosina guanina (CpG), através de uma reação enzimática que produz 5-metilcitosina (5-mc). As células neoplásicas podem abrigar simultaneamente extensas regiões genômicas de hipometilação, áreas focais de hipermetilação, bem como exibirem atividade aumentada da enzima DNA-metiltransferase (Dnmt).[73]

Alterações no gene supressor de tumor *p16* têm sido constantemente correlacionadas com o tumor de cabeça e pescoço. Um estudo[74] concluiu que a inativação da *p16* na tumorogênese de tumores de cabeça e pescoço é predominantemente oriunda de deleções homozigótica e metilações, e não por mutações. Nestes tumores, a metilação da *p16* tem sido identificada em 50% dos caos, onde este evento tem sido observado mais comumente em indivíduos com idade inferior a 40 anos (indivíduos jovens). Em contraste, a deleção do mesmo gene mostrou ser mais comum em paciente com idade acima de 40 anos.

Considerações Finais

O conhecimento da prevalência das lesões bucais em uma determinada população, num dado espaço de tempo, fornece subsídios importantes para que as instituições governamentais programem diretrizes e estratégias para a prevenção e o tratamento dessas enfermidades, algumas delas consideradas problemas de saúde pública. A distribuição e a prevalência das lesões da mucosa oral ao redor do mundo são bastante heterogêneas.

O estudo epidemiológico dessas doenças enfrenta diversas dificuldades, em virtude de não haver métodos padronizados para a coleta de dados, por não serem sistematizadas as categorias empregadas na classificação dessas lesões, além da problemática inerente à calibração dos examinadores e da falta de normatização dos métodos estatísticos de comparação.

Devido às diferenças observadas na frequência das lesões segundo a faixa etária de grupos populacionais, as seções deste capítulo focalizaram o estudo epidemiológico dessas lesões, segundo o grupo etário: crianças e adolescentes, adultos jovens e de meia-idade, e idosos.

As investigações epidemiológicas realizadas na população infantil em geral abrangem a idade escolar, com poucos estudos relatados em crianças recém-nascidas ou pré-escolares. As condições mais prevalentes em crianças são as alterações de natureza inflamatória, infecciosa, traumática e as variações anatômicas da língua.

O número de lesões bucais aumenta com o avançar da idade, o que faz da população adulta um grupo populacional alvo de várias investigações epidemiológicas, que focalizam as condições pré-malignas e malignas, as doenças degenerativas crônicas como o Diabetes Melito, as manifestações bucais da infecção pelo HIV, dentre outras.

Na velhice, alguns dos problemas da vida adulta agravam-se e surgem outras alterações patológicas na mucosa oral, como as que são diretamente associadas ao uso de próteses dentárias.

Com o avanço da tecnologia, os estudos epidemiológicos podem também se servir de ferramentas como a Biologia Molecular para compreender melhor os problemas bucais. Essa perspectiva poderá resultar na busca por marcadores genéticos para algumas doenças, como o câncer bucal.

Referências

1. Mehta FS, Gupta PC, Daftary DK, Pindborg JJ, Choksi SK. An epidemiologic study of oral cancer and precancerous conditions among 101,761 villagers in Maharashtra, India. Int J Cancer 1972;10(1):134-41.
2. Smith LW, Bhargava K, Mani NJ, Malaowalla AM, Silverman S, Jr. Oral cancer and precancerous lesions in 57,518 industrial workers of Gujarat, Índia. Indian J Cancer 1975;12(2):118-23.
3. Axéll T. A prevalence study of oral mucosal lesions in an adult Swedish population. Odontol Revy Suppl 1976;36:1-103.
4. Hand JS, Whitehill JM. The prevalence of oral mucosal lesions in an elderly population. J Am Dent Assoc 1986;112(1):73-6.
5. Díaz-Canel M, Vallejo MJGP. Estudio epidemiológico de la patologia de la mucosa oral em pacientes de la Escuela de Patologia de Oviedo. Med Oral 2002;7(1):4-16.
6. Triantos D. Intra-oral findings and general health conditions among institutionalized and non-institutionalized elderly in Greece. J Oral Pathol Med 2005;34(10):577-82.
7. Castellanos JL, Diaz-Guzman L. Lesions of the oral mucosa: an epidemiological study of 23785 Mexican patients. Oral Surg Oral Med Oral Pathol Oral Radiol Endod 2008;105(1):79-85.
8. Santos PJB. Estudo de prevalência de alterações de mucosa bucal entre os indígenas Waimiri-Atraori. Belo Horizonte: Universidade Federal de Minas Gerais (UFMG);2002.
9. Fleishman R, Peles DB, Pisanti S. Oral mucosal lesions among elderly in Israel. J Dent Res 1985;64(5):831-6.
10. Bezerra S, Costa I. Oral conditions in children from birth to 5 years: the findings of a children's dental program. J Clin Pediatr Dent 2000;25(1):79-81.
11. Espinoza I, Rojas R, Aranda W, Gamonal J. Prevalence of oral mucosal lesions in elderly people in Santiago, Chile. J Oral Pathol Med 2003;32(10):571-5.
12. Bessa CF, Santos PJ, Aguiar MC, do Carmo MA. Prevalence of oral mucosal alterations in children from 0 to 12 years old. J Oral Pathol Med 2004;33(1):17-22.
13. Marcucci G. Fundamentos de Odontologia: Estomatologia. 1ª ed. Rio de Janeiro: Guanabara Koogan; 2005.
14. Neville BW, Damm DD, Allen CM, Bouquot JE. Patologia Oral e Maxilofacial. 3ª ed.: Rio de Janeiro Elsevier; 2009.
15. Al-Mobeeriek A, AlDosari AM. Prevalence of oral lesions among Saudi dental patients. Ann Saudi Med 2009;29(5):365-8.
16. Ikeda N, Handa Y, Khim SP, Durward C, Axell T Mizuno T, et al. Prevalence study of oral mucosal lesions in a selected Cambodian population. Community Dent Oral Epidemiol 1995;23(1):49-54.
17. Splieth CH, Sumnig W, Bessel F, John U, Kocher T. Prevalence of oral mucosal lesions in a representative population. Quintessence Int 2007;38(1):23-9.
18. Zain RB, Ikeda N, Razak IA, Axell T, Majid ZA, Gupta PC, et al. A national epidemiological survey of oral mucosal lesions in Malaysia. Community Dent Oral Epidemiol 1997;25(5):377-83.
19. Ravazi SM, Sajadi S. Epidemiological Study of Oral and Perioral Cancers in Isfahan. Dent Res J 2007;7(1):18-25.

20. Pentenero M, Broccoletti R, Carbone M, Conrotto D, Gandolfo S. The prevalence of oral mucosal lesions in adults from the Turin area. Oral Dis 2008;14(4):356-66.
21. Majorana A, Bardellini E, Flocchini P, Amadori F, Conti G, Campus G. Oral mucosal lesions in children from 0 to 12 years old: ten years' experience. Oral Surg Oral Med Oral Pathol Oral Radiol Endod 2010;110(1): e13-8.
22. Mehrotra R, Thomas S, Nair P, Pandya S, Singh M, Nigam NS, et al. Prevalence of oral soft tissue lesions in Vidisha. BMC Res Notes 2010;3:23.
23. Furlanetto DL, Crighton A, Topping GV. Differences in methodologies of measuring the prevalence of oral mucosal lesions in children and adolescents. Int J Paediatr Dent 2006;16(1):31-9.
24. World Health Organization. Oral health surveys – Basic methods. 4th ed. Geneva: World Health Organization; 1997.
25. Shah SK, Le MC, Carpenter WM. Retrospective review of pediatric oral lesions from a dental school biopsy service. Pediatr Dent 2009;31(1):14-9.
26. Peres KG, Peres MA, Demarco FF, Tarquinio SB, Horta BL, Gigante DP. Oral health studies in the 1982 Pelotas (Brazil) birth cohort: methodology and principal results at 15 and 24 years of age. Cad Saúde Pública 2011;27(8):1569-80.
27. Barros AJ, Santos IS, Matijasevich A, Araujo CL, Gigante DP, Menezes AM et al. Methods used in the 1982, 1993, and 2004 birth cohort studies from Pelotas, Rio Grande do Sul State, Brazil, and a description of the socioeconomic conditions of participants' families. Cad Saude Publica 2008;24 Suppl 3:S371-80.
28. Barros FC, Victora CG, Horta BL, Gigante DP. [Methodology of the Pelotas birth cohort study from 1982 to 2004-5, Southern Brazil]. Rev Saude Publica 2008;42 Suppl 2:7-15.
29. Lima G da S, Fontes ST, de Araujo LM, Etges A, Tarquinio SB, Gomes AP. A survey of oral and maxillofacial biopsies in children: a single-center retrospective study of 20 years in Pelotas-Brazil. J Appl Oral Sci 2008;16(6):397-402.
30. Jahanbani J, Morse DE, Alinejad H. Prevalence of oral lesions and normal variants of the oral mucosa in 12 to 15-year-old students in Tehran, Iran. Arch Iran Med 2012;15(3):142-5.
31. Shulman JD. Prevalence of oral mucosal lesions in children and youths in the USA. Int J Paediatr Dent 2005;15(2):89-97.
32. Crespo MdRR, Pozo PPd, Garcia RR. Epidemiología de la patología de la mucosa oral más frecuente en niños. Med Oral Patol Oral Cir Bucal 2005;10:376-87.
33. Skinner RL, Davenport WD Jr., Weir JC, Carr RF. A survey of biopsied oral lesions in pediatric dental patients. Pediatr Dent 1986;8(3):163-7.
34. Lawoyin JO. Paediatric oral surgical pathology service in an African population group: a 10 year review. Odontostomatol Trop 2000; 23(89):27-30.
35. Keszler A, Guglielmotti MB, Dominguez FV. Oral pathology in children. Frequency, distribution and clinical significance. Acta Odontol Latinoam 1990;5(1):39-48.
36. Yilmaz AE, Gorpelioglu C, Sarifakioglu E, Dogan DG, Bilici M, Celik N. Prevalence of oral mucosal lesions from birth to two years. Niger J Clin Pract 2011;14(3):349-53.
37. Ranganathan K, Hemalatha R. Oral lesions in HIV infection in developing countries: an overview. Adv Dent Res 2006;19(1):63-8.
38. Parlak AH, Koybasi S, Yavuz T, Yesildal N, Anul H, Aydogan I et al. Prevalence of oral lesions in 13- to 16-year-old students in Duzce, Turkey. Oral Dis 2006;12(6):553-8.
39. Dhanuthai K, Banrai M, Limpanaputtajak S. A retrospective study of paediatric oral lesions from Thailand. Int J Paediatr Dent 2007;17(4):248-53.
40. Das S, Das AK. A review of pediatric oral biopsies from a surgical pathology service in a dental school. Pediatr Dent 1993;15(3):208-11.
41. Maia DM, Merly F, Castro WH, Gomez RS. A survey of oral biopsies in Brazilian pediatric patients. ASDC J Dent Child 2000;67(2):128-31, 83.
42. Sousa FB, Etges A, Correa L, Mesquita RA, de Araujo NS. Pediatric oral lesions: a 15-year review from Sao Paulo, Brazil. J Clin Pediatr Dent 2002;26(4):413-8.
43. Jones AV, Franklin CD. An analysis of oral and maxillofacial pathology found in children over a 30-year period. Int J Paediatr Dent 2006;16(1):19-30.
44. Sklavounou-Andrikopoulou A, Piperi E, Papanikolaou V, Karakoulakis I. Oral soft tissue lesions in Greek children and adolescents: a retrospective analysis over a 32-year period. J Clin Pediatr Dent 2005;29(2):175-8.
45. Lapthanasupkul P, Poomsawat S, Punyasingh J. A clinicopathologic study of oral leukoplakia

and erythroplakia in a Thai population. Quintessence Int 2007;38(8):e448-55.
46. Ogmundsdottir HM, Hilmarsdottir H, Bjornsson J, Holbrook WP. Longitudinal study of TP53 mutations in eight patients with potentially malignant oral mucosal disorders. J Oral Pathol Med 2009;38(9):716-21.
47. Toner M, O'Regan EM. Head and neck squamous cell carcinoma in the young: a spectrum or a distinct group? Part 2. Head Neck Pathol 2009;3(3):249-51.
48. INCA – Instituto Nacional do Câncer José Alencar Gomes da Silva. Estimativa 2012: Incidência de Câncer no Brasil. INCA – Coordenação Geral de Ações Estratégicas, Coordenação de Prevenção e Vigilância. Rio de Janeiro; 2012.
49. Borges DM, Sena MF, Ferreira MA, Roncalli AG. Mortality for oral cancer and socioeconomic status in Brazil. Cad Saúde Pública 2009;25(2):321-7.
50. Liewellyn CD, Johnson NW, Warnakulasuriya KAAS. Risk factors for squamous cell carcinoma of the oral cavity in young people – a comprehensive literature review, Oral Oncol 2001;37(5):401-18.
51. Salem A. Dismissing links between HPV and aggressive tongue cancer in young patients. Ann Oncol 2010;21(1):13-17.
52. Kreimer AR, Bhatia RK, Messeguer AL, González P, Herrero R, Giuliano AR. Oral human papillomavirus in healthy individuals: a systemic review of the literature. Sex Transm Dis 2010; 37(6):386-91.
53. Hashibe M, Ford DE, Zhang ZF. Marijuana smoking and head and neck cancer. J Clin Pharmacol 2002; 42 (11 Suppl):103-7S.
54. Hashibe M, Straif K, Tashkin DP, Morgenstern H, Greenland S, Zhang ZF. Epidemiologic review of marijuana use and cancer risk. 2005. Alcohol Apr, 35(3):265-75.
55. Carrard, V, Haas A, Rados P, Filho M, Oppermann R, Albandar J, Susin C. Prevalence and risk indicators of oral mucosal lesions in an urban population from South Brazil. Oral Dis 2011;17(2):171-9.
56. Correa L, Frigerio ML, Sousa SC, Novelli MD. Oral lesions in elderly population: a biopsy survey using 2250 histopathological records. Gerodontology 2006;23(1):48-54.
57. Groome PA, Rohland SL, Hall SF, Irish J, Mackillop WJ, O'Sullivan B. A population-based study of factors associated with early versus late stage oral cavity cancer diagnoses. Oral Oncol 2011;47(7):642-7.
58. Oliveira FA, Duarte ECB, Taveira CT, Máximo AA, Aquino EC, Alencar RC, Vencio EF. Salivary gland tumor: a review of 599 in a brazilian population. Head Neck Pathol 2009; 3:271-5.
59. Saini R, Al-Maweri SA, Saini D, Ismail NM, Ismail AR. Oral mucosal lesions in non oral habit diabetic patients and association of diabetes mellitus with oral precancerous lesions. Diabetes Res and Clin Prac 2010;89(3):320-6.
60. Corbet EF, Holmgren CJ, Phillipsen HP. Oral mucosal lesions in 65-74-year-old Hong Kong Chinese. Community Dent Oral Epidemiol 1994;22(5 Pt 2):392-5.
61. Jainkittivong A, Aneksuk V, Langlais RP. Oral mucosal conditions in elderly dental patients. Oral Dis 2002;8(4):218-23.
62. Taiwo JO, Kolude B, Akinmoladun V. Oral mucosal lesions and temporomandibular joint impairment of elderly people in the South East Local Government Area of Ibadan. Gerodontology 2009;26(3):219-24.
63. Ferreira RC, Magalhaes CS, Moreira AN. Oral mucosal alterations among the institutionalized elderly in Brazil. Braz Oral Res 2010;24(3):296-302.
64. Carvalho M de V, Iglesias DP, do Nascimento GJ, Sobral AP. Epidemiological study of 534 biopsies of oral mucosal lesions in elderly Brazilian patients. Gerodontology 2011;28(2):111-5.
65. Mozafari PM, Dalirsani Z, Delavarian Z, Amirchaghmaghi M, Shakeri MT, Esfandyari A et al. Prevalence of oral mucosal lesions in institutionalized elderly people in Mashhad, Northeast Iran. Gerodontology 2011.doi:10.1111/j.1741-2358.2011.00588.x
66. Herrero R, Castellsagué X, Pawlita M, Lissowska J, Kee F, Balaram P et al. Human papillomavirus and oral cancer: the International Agency for Research on Cancermulticenter study. J Natl Cancer Inst 2003; 95(23):1772-83.
67. Zhuo W, Wang Y, Zhuo X, Zhu Y, Wang W, Zhu B, Li D, Chen Z. CYP1A1 and GSTM1 polymorphisms and oral cancer risk: association studies via evidence-based meta-analyses. Cancer Invest 2009; 27(1):86-95.
68. Whibley C, Pharoah PD, Hollstein M. p53 polymorphisms: cancer implications. Nat Rev Cancer Feb; 9(2):95-107.
69. Shen H, Zheng Y, Sturgis EM, Spitz MR, Wei Q. P53 codon 72 polymorphism and risk of squamous cell carcinoma of the head and neck: a case-control study. Cancer Lett 2002; 183(2):123-30.

70. Szymanska K, Levi JE, Menezes A, Wunsch-Filho V, Eluf-Neto J, Koifman S et al. TP53 and EGFR mutations in combination with lifestyle risk factors in tumours of the upper aerodigestive tract from South America. Carcinogenesis 2010;31(6):1054-9.
71. Kashiwazaki H, Tonoki H, Tada M, Chiba I, Shindoh M, Totsuka Y et al. High frequency of p53 mutations in human oral epithelial dysplasia and primary squamous cell carcinoma detected by yeast functional assay. Oncogene 1997;15:2667-74.
72. Murugan AK, Hong NT, Cuc TT, Hung NC, Munirajan AK, Ikeda MA et al. Detection of two novel mutations and relatively high incidence of H-RAS mutations in Vietnamese oral cancer. Oral Oncol 2009; Oct 45(10):161-6.
73. Mascolo M, Siano M, Ilardi G, Russo D, Merolla F, De Rosa G, Staibano S. Epigenetic disregulation in oral cancer. Int J Mol Sci 2012; 13(2):2331-53.
74. Farias LC, Fraga CA, De Oliveira MV, Silva TF, Marques-Silva L, Moreira PR, De-Paula AM, Gomez RS, Guimarães AL. Effect of age on the association between p16CDKN2A methylation and DNMT3B polymorphism in head and neck carcinoma and patient survival. Int J Oncol 2010; 37(1):167-76.

Parte 2

Temas Emergentes – Tópicos Especiais

Capítulo 1

Medidas de Condições Socioeconômicas em Estudos Epidemiológicos de Saúde Bucal

Antonio Fernando Boing
Douglas Francisco Kovaleski
Roger Keller Celeste
José Leopoldo Ferreira Antunes

Saúde e Desigualdade Social

Os fatores sociais têm sido considerados os mais importantes determinantes de saúde[1,43,67,81] e o aparente aumento relativo das desigualdades sociais em saúde, apesar das melhorias gerais na saúde, tornam ainda mais importante o estudo dos determinantes sociais.[49,52]

O processo de exclusão social exerce um efeito devastador sobre a saúde, desde piora na qualidade de vida até maior carga de doenças e mortes prematuras. O prejuízo à saúde conjuga a privação de bens e serviços necessários à reprodução material das condições de existência aos problemas de ordem psicossocial que acompanham a vida em pobreza. Muitas vezes, a adversidade, o desabrigo, o desemprego, associam-se ao estigma social vivenciado por moradores de rua, ex-presidiários, grupos étnicos e de migrantes, grupos minoritários, portadores de deficiências, de AIDS, de doença mental e outras condições historicamente associadas à exclusão social. A comunidade frequentemente rejeita e marginaliza as pessoas mais pobres, aqueles que portam doenças ou deficiências, os mais vulneráveis do ponto de vista emocional.

Além de condições de extrema miséria, também graus intermediários de privação socioeconômica repercutem sobre a saúde coletiva, refletindo um complexo processo de interações causais. O processo de exclusão social não se realiza apenas de modo absoluto, mas é matizado por estágios de relativa pobreza e desigualdade social, que também implicam alto risco para várias doenças. Os estratos sociais pauperizados apresentam perfil predisponente a diversos fatores de risco, piores indicadores de qualidade de vida e maior impacto da mortalidade. Além disso, estão sujeitos a sofrer precocemente os efeitos de deterioração da saúde e o início de doenças crônicas mais frequentes em idades mais avançadas.

Famílias submetidas a más condições de moradia e trabalho estão menos expostas à informação em saúde, o que faz com que seus membros se engajem com mais facilidade em comportamentos de risco. As pessoas carentes têm menos acesso aos serviços de saúde, e deixam de procurá-los com finalidades preventivas ou nos estágios iniciais de suas necessidades de tratamento. Vêem-se prejudicadas em sua condição nutricional, têm menos acesso a diagnósticos precoces, menos recursos terapêuticos e pior prognóstico quando desenvolvem doenças.[11] Há extensa literatura abordando as inter-relações entre pobreza e saúde;

um bom conjunto dos tópicos envolvidos, de metodologias de análise e de literatura, pode ser encontrado em Wagstaff.[84]

Ademais, sabe-se que, quando adotadas em um contexto de intensa desigualdade social, novas tecnologias em saúde beneficiam inicialmente e de modo mais intenso os estratos sociais mais bem situados. Programas e iniciativas em saúde, introduzidos sem a necessária atenção para o problema da desigualdade social, muitas vezes pioram a posição relativa dos grupos de população mais submetidos à privação, no que diz respeito à prevalência de doenças e ao risco de mortalidade. Com isso, mesmo as intervenções bem-sucedidas do ponto de vista da redução dos níveis globais de doenças podem contribuir, em um primeiro momento, para a intensificação das desigualdades sociais que realimentam a incidência de doenças e a injustiça social.[83]

Conhecer em profundidade os mecanismos causais pelos quais os fatores socioeconômicos afetam a saúde é inquestionável. Uma vantagem é a possibilidade de implementar políticas públicas efetivas voltadas à redução das desigualdades.[51,69] Marmot argumenta que, apesar de não haver dúvidas da ligação entre pobreza e doença, a forma de quebrar esse elo não é tão óbvia.[50] Por exemplo, o conhecimento descontextualizado da relação (causal) entre atropelamento por carro e morte, poderia levar a uma proposição inviável de banir os carros das estradas como forma de prevenção de mortes. Além disso, é necessário clarificar as relações entre fatores socioeconômicas, que são fatores distais, e as causas biológicas proximais das doenças. Por exemplo, durante décadas, a cárie dentária[71] foi descrita como doença de países afluentes e de pessoas ricas, porém atualmente ambas são mais prevalentes em países em desenvolvimento e em indivíduos mais pobres. Apesar da inversão dessa relação, não há razões para imaginar que os mecanismos biológicos desta doença tenham mudado. Em estudos sobre determinantes sociais de saúde, modelos teóricos têm fundamental importância.[34,35]

Nesse sentido, é necessário que os serviços e as intervenções em saúde sejam programados de modo socialmente apropriado, cuidando para que suas propostas não prejudiquem inadvertidamente a saúde coletiva ou reforcem as desigualdades sociais. Sublinha-se, desse modo, a importância de estudos epidemiológicos sobre saúde e desigualdade social para orientar os profissionais de saúde, contribuindo para potencializar sua capacidade de intervenção na coletividade e aprimorar sua atuação.

Estratificação social

A estratificação social como é conhecida hoje é considerada um fenômeno relativamente recente na história da espécie humana, tendo iniciado há não mais do que 10 a 12 mil anos (*Homo Sapiens* surgiu entre 120 e 200 mil anos atrás), e está ligada à formação de grupos sociais numerosos com a presença de excedente de produção.[14] A estratificação social em *"classes"* evidencia a presença de fatores dinâmicos, como poder político e econômico, enquanto a estratificação por *"castas"* implica na impossibilidade de mobilidade social, baseando-se em fatores como sexo e etnia.[14]

Krieger, Williams e Moss[41] descrevem a diferença entre "Classe Social" e "Posição Socioeconômica" (PSE). A primeira, considerada uma abordagem Marxista[46], é forjada por relações econômicas e legais entre as pessoas, classificando-as como empregados, empregadores, desempregados ou profissionais liberais. Classe social não depende da quantidade de um atributo específico, mas da relação entre as pessoas numa sociedade. Do ponto de vista analítico, classe social é uma variável multinomial, não ordinal.[41] Já o conceito de PSE, abordagem Weberiana,[42,46] agrega medidas baseadas na quantia de recursos e prestígio. As medidas baseadas em posse de recursos materiais e sociais mais comuns envolvem renda, riqueza e nível educacional. As medidas baseadas em prestígio social criam hierarquias em função de acesso a serviços, posse de habilidades específicas e ocupação (trabalho). Uma diferença marcante entre as duas abordagens é que a primeira baseia-se na distribuição dos meios de produção, enquanto a segunda na distribuição da posse e acesso de produtos.

Esquemas de classificação de classe social têm sido menos usados na Epidemiologia do que as medidas de PSE.[31] Entretanto, a predominância da abordagem Weberiana observada na literatura norte-americana[42] não é vista na produção latino-americana. Entre 1971 e 2000, a maior parte da produção bibliográfica latino-americana foi classificada como neutra (48%), seguida da vertente histórico-estrutural (Marxista) (20%).[3,4]

Dentre as principais limitações da abordagem Marxista está a dificuldade de operacionalização do conceito de classe em comparação com a popularidade de variáveis de PSE em bancos de dados censitários e em inquéritos. Além disso, Krieger, Williams e Moss[41] salientam as implicações analíticas dessas duas vertentes. O conceito de posição socioeconômica pode ser operacionalizado no nível ecológico, por exemplo, para bairros, enquanto o conceito de posse dos meios de produção não possui significado fora do nível do indivíduo.

O Estudo do Tema

"Águas, ares e lugares", o conhecido estudo de Hipócrates, já havia abordado a saúde como sendo influenciada pelo meio em que vivem os seres humanos. Mas foi apenas com o advento da Revolução Industrial e seu impacto nas condições de vida da classe trabalhadora que a saúde passou a ser objeto de reflexão associado a temas como exclusão e desigualdade social, pobreza e exploração.

Os nexos da associação entre saúde e condição socioeconômica foram problematizados com uma evidente conotação política em estudos clássicos do século XIX. Os estudos de Louis-René Villermé sobre as condições de insalubridade no trabalho na indústria têxtil serviram de fundamento para os primeiros textos legislativos procurando coibir a exploração da mão de obra infantil. William Farr, John Snow, Rudolf Virchow e Frederick Engels também se destacaram ao lançar seus olhares sobre as novas configurações da vida urbana, em suas formações econômicas, políticas e sociais, pautando-as como causas de doenças e agravos à saúde. Em seus escritos, esses autores propugnaram melhores condições de vida como estratégia para o saneamento das cidades e firmaram o reconhecimento da privação material como importante fator da produção de doenças. No mesmo período, intervenções importantes na literatura somaram-se a esses estudiosos, explorando aspectos diferentes da interação entre saúde e privação material; é o caso de, entre outros, Charles Dickens, Honoré de Balzac e Fiodor Dostoievski.

No período recente, assistiu-se a uma retomada e intensificação dos estudos voltados às múltiplas e complexas interações entre saúde e desigualdade social. Diferenciais de ordem socioeconômica vêm sendo estudados enquanto possíveis fatores causais, coadjuvantes e consequências de inúmeras doenças e, nesse sentido, fala-se em associação entre saúde e condição social.

Essa associação tem sido explorada não apenas do ponto de vista dos indivíduos afetados, mas também no âmbito das coletividades. Intensas disparidades de ordem socioeconômica são indicativas de uma comunidade com capital social* reduzido, com capacidade restrita em prestar apoio aos seus membros mais necessitados e amortecer o impacto prejudicial das doenças sobre a coletividade. Ao contribuir para a perda de coesão social, a desigualdade exerce efeitos contextuais sobre a saúde, tornando cíclica a injustiça social que realimenta os níveis de doença e morte na população.

Compreender a dinâmica deste complexo processo é relevante para a implementação de políticas públicas e privadas dirigidas à promoção de saúde e equidade. Este é um dos principais desafios contemporâneos interpostos aos profissionais da saúde coletiva. A necessidade de estudar os determinantes sociais do processo saúde-doença é fator de aproximação da epidemiologia aos conceitos e técnicas oriundos da economia e das ciências humanas. Nesse sentido, é importante incentivar aplicações interdisciplinares envolvendo a Epidemiologia

---

*Amplamente utilizado em estudos recentes de saúde pública, o conceito de "capital social" foi proposto recentemente por Townsend et al. (1988), em uma retomada do referencial teórico originalmente formulado por Émile Durkheim, o qual atribuía a coesão social à solidariedade. As desigualdades derivadas da divisão do trabalho seriam fonte de interação e solidariedade, matéria prima do tecido social. Quando atinge determinados patamares, a desigualdade torna-se disfuncional e contribui para a perda de coesão social, reduzindo a capacidade da sociedade em suprir necessidades individuais. "Capital social" seria uma indicação de coesão dos agrupamentos sociais, indicando sua capacidade de prover bens e serviços para a coletividade.

com a Antropologia, Sociologia, Geografia e outras áreas do conhecimento visando a construção teórica e delineamento metodológico dos estudos abordando as influências mútuas entre saúde e desigualdades sociais.

No campo da saúde bucal, também tem sido crescente a incorporação de estudos na área de epidemiologia social, direta ou indiretamente focalizando saúde e sociedade. Estudo recente sobre a base de dados do Medline indicou que esta foi a matéria mais frequente das pesquisas da área de Odontologia em Saúde Coletiva.[12] Apesar desse quadro, Locker[44] apontou o estudo das condições sociais associadas à produção de doenças bucais como ainda em fase incipiente, com grande potencial de desenvolvimento futuro.

Visando contribuir para esse desenvolvimento, o presente capítulo procurou sistematizar a forma pela qual os pesquisadores da área de Epidemiologia em saúde bucal têm operacionalizado a estratificação social em seus estudos, visando quantificar e classificar aspectos de interesse para explorar analiticamente os diferenciais de distribuição das doenças bucais e de acesso a serviços odontológicos. Nesse sentido, descreve-se a produção epidemiológica da área, com o intuito de configurar uma tipologia das formas usuais de caracterização socioeconômica, na expectativa de instrumentar a realização de novos estudos.

Efeitos individuais e contextuais

Já em 1842, Edwin Chadwick relatou um forte gradiente em termos de classe social, mostrando que artesãos e trabalhadores morriam mais jovens do que os nobres. Entretanto, também havia uma diferença entre os locais de residência. Tanto os nobres como os trabalhadores de Liverpool morriam mais cedo do que os de Bath.[47] Tal efeito é chamado de contextual e é atribuído a variáveis contextuais.

As variáveis contextuais, às vezes chamadas de ecológicas, são classificadas em três tipos: (a) ambientais; (b) agregadas e (c) globais/integrais.[37,56,76] As variáveis ambientais são características geográficas ou climáticas, costumeiramente medidas no nível ecológico, mas que podem ser medidas no nível individual e agregadas para o nível ecológico. A medição da presença de flúor na água de abastecimento de uma cidade é uma medida ecológica não agregada, pois a presença de flúor na água de abastecimento não é uma característica dos indivíduos. É possível, entretanto, medir-se a ingestão de flúor individualmente por outros meios. As variáveis agregadas são características de grupo com origem em medidas individuais, como é o caso de média de renda de um país. Nesse caso, a medida agregada é obtida somente após a coleta de dados individuais. As variáveis globais ou integrais são características puras de grupos, que não podem ser reduzidas e medidas no nível individual, por exemplo o tipo de sistema político de um país.

Quando se estuda uma variável agregada, deve-se separar o seu efeito contextual do efeito individual da variável que o originou. É possível termos um duplo efeito da mesma variável, um contextual outro individual. O efeito de uma média incorpora a noção holística de que o conjunto é mais do que a soma das partes.[25,70] Por exemplo, a renda média de uma comunidade pode representar a presença de outras características não trazidas pela renda individual, como a presença de áreas de lazer, arborização, facilidades de transporte entre outros atributos do local. A separação dos efeitos individuais e contextuais, quando se está analisando variáveis agregadas, só pode ser feita quando variáveis em ambos os níveis estiverem presentes na análise, nos chamados estudos multiníveis.[66,74]

A existência de um efeito contextual verdadeiro do local de moradia sobre a saúde das pessoas é tema de ampla discussão acadêmica e ainda precisa ser melhor explicado. Para Diez-Roux,[25] existe efeito contextual quando uma característica particular do grupo apresenta um efeito na saúde dos indivíduos após o controle por variáveis de confusão, que pode estar no nível ecológico ou individual.

Para alguns autores, uma vez que a doença é um atributo individual, qualquer efeito contextual deve ser incorporado individualmente via mecanismos biológicos[25,56] e as variáveis de confusão devem ser controladas nesse nível. Um exemplo de mecanismo individual que afeta a saúde das pessoas e é influenciado pelo contexto são os comportamentos em saúde. Tentativas de controle das variáveis de confusão no nível ecológico mostram-se difíceis, pois variáveis que são de confusão no nível individual podem não ser de confusão no nível agregado, bem como variáveis que não são de confusão podem se tornar.[56] A escolha das variáveis que funcionam como intermediárias entre os dois níveis depende de uma teoria multinível.[25,66] Tal teoria definiria de forma operacional quais variáveis seriam mediadoras do processo e, portanto, não poderiam ser fatores de confusão. Por exemplo, se o efeito contextual da riqueza municipal na saúde ocorre porque municípios mais pobres não fornecem serviços públicos de saúde, então o acesso aos serviços é uma variável intermediária entre o efeito da pobreza e a saúde da população, e não é uma variável de confusão.

Há autores, no entanto, que acreditam que variáveis contextuais possam atuar diretamente, sem a presença de variáveis individuais mediadoras. Fica implícito nessa ideia, que qualquer variável individual poderia ser fator de confusão, dado que não existiriam variáveis intervenientes no nível do indivíduo. Quando isso ocorre, qualquer diferença na prevalência/incidência de uma doença entre duas áreas geograficamente definidas poderia ser atribuída à interveniência de alguma variável individual e não ao efeito contextual. Isso é o que se chama de efeito composicional[25] ou efeito de confusão de nível cruzado. Greenland argumenta que a comparação de grupos só é válida a partir da randomização dos indivíduos, e salienta que a perda desse pressuposto, mesmo que pequena, anula a qualidade das comparações.[34] Considerando-se impraticável a possibilidade de alocar indivíduos aleatoriamente em bairros de moradia, Oakes[59,60] concluiu que o controle completo de tal efeito de confusão é impossível em estudos observacionais. O autor propôs a adoção de ensaios randomizados comunitários para a avaliação de efeitos contextuais sem confusão.[59,60] Mesmo com o controle de potenciais fatores de confusão, é possível, ainda, que o efeito da variável contextual, em estudos observacionais, seja fruto de confusão residual, uma vez que a possibilidade de erros de mensuração tanto das variáveis de exposição como das variáveis de confusão não pode ser excluída.[66] Nesse sentido, seria preciso explorar a mensuração das variáveis contextuais na forma como elas são propostas na teoria e não como elas geralmente são mensuradas, por meio de dados estatísticos de qualidade inferior à necessária.

Um problema particular para a criação de variáveis agregadas relacionadas a áreas é o nível de agrupamento geográfico, isto é, se a variável individual de origem será agregada em nível de município, bairro, nação, etc. Variáveis integrais, como, por exemplo, uma empresa ser pública ou privada, por si só já definem uma população de indivíduos a priori. Resultados distintos foram encontrados quando níveis de agrupamento diferentes foram usados.[66,74,86] Resultados distintos em função de agrupamentos desiguais podem expressar mecanismos causais diferentes.[74] Áreas definidas por razões políticas podem estar ligadas a mecanismos políticos; áreas definidas pela vizinhança percebida pelos moradores podem estar ligadas a mecanismos de coesão e suporte social entre os habitantes; por fim, áreas definidas com base no acesso aos serviços de saúde indicam mecanismos causais relacionados ao acesso aos serviços de saúde.[66] Idealmente, os agrupamentos deveriam ser homogêneos em termos de exposição.[25,66] Áreas definidas por critérios geográfico-ambientais podem revelar mecanismos relacionados à natureza, como a influência das correntes de ar em termos de poluição ou alagamentos.[25]

Em relação ao problema do agrupamento de análise, três aspectos devem ser considerados. Primeiramente, seria inapropriado testar a hipótese que um efeito contextual possui um determinado mecanismo de ação baseando-se em áreas definidas por razões que não definem tal mecanismo. Por exemplo, testar a hipótese de que o efeito contextual atua por coesão social em áreas exclusivamente definidas por critérios político-administrativos. Segundo, agrupar indivíduos em áreas muito pequenas pode não refletir a verdadeira exposição contextual, pois um indivíduo pode estar exposto a diferentes áreas ao longo de sua vida, devido à mobilidade normal que existe na sociedade. Terceiro, o estudo de múltiplos mecanismos contextuais fica dificultado quando as áreas geograficamente definidas não são coincidentes. Não seria razoável aceitar um estudo sobre o efeito de um mecanismo de ação (p. ex., acesso aos serviços), controlado por outro mecanismo (p. ex., capital social), se ambos tivessem limites geográficos definidos inadequadamente (p. ex., código postal). A localização geográfica errada poderia levar a um erro de classificação dos indivíduos e consequentemente confusão residual considerável.

A forma como indivíduos são agrupados, pode trazer complexidade hierárquica. Em Epidemiologia, a complexidade hierárquica tem sido baseada em modelos aninhados (p. ex., indivíduos agrupados em bairros); no entanto, métodos que decompõem variância em modelos cruzados (p. ex., indivíduos pertencentes a dois níveis superiores cujas bordas geográficas não são equivalentes) são descritos já há algum tempo para áreas como a educação. A alocação de indivíduos a vários grupos de diferentes fronteiras é um dos grandes desafios dos modelos multiníveis usados para avaliar efeitos contextuais, pois múltiplas interações de níveis dificultam a interpretação dos coeficientes dos modelos de regressão.[75] Do ponto de vista estatístico, o agrupamento de indivíduos "semelhantes" em grupos viola o pressuposto de não correlação entre as observações. Assim, os estimadores convencionais utilizados em regressões de um nível passam a ser enviesados e apresentam erros-padrão subestimados.[37] Esses problemas não ocorrem em regressões multiníveis.[37]

Um aspecto pouco estudado é a defasagem de tempo ("*lag time*" em inglês) entre a exposição a variáveis contextuais e desfechos em saúde.[74] Latência e indução são dois conceitos importantes. Latência é o tempo entre o início da doença e o diagnóstico clínico, período no qual a doença está latente ou "escondida". No estudo de doenças infecciosas, esse período compreende o tempo necessário para a multiplicação do microrganismo a um ponto superior ao limite suportável pelo hospedeiro, e é também conhecido como período de incubação.[76] Nessa concepção, após o contato com o agente causal e a consequente infecção, o desenvolvimento da doença é inevitável. Porém, para as doenças crônicas, uma simples exposição ao agente causal não é suficiente para produzir a doença. É necessário que o indivíduo seja exposto por um determinado período (período de acumulação). Por exemplo, são necessários anos de exposição ao cigarro para que o fumante seja considerado sob risco de desenvolvimento de câncer. Diferente da latência, a indução é o período desde o primeiro contato com um fator causal, que seja suficiente para produzir a doença, até o momento em que o desenvolvimento do evento seja inevitável. Na prática, pode-se estabelecer o momento de exposição e de diagnóstico, mas os estudos sobre doenças crônicas trabalham com um tempo que é a soma dos dois períodos descritos, porque não é possível distinguir quando inicia o período de latência, uma vez que muitos agravos em saúde são assintomáticas. Portanto, enquanto o tempo de latência é uma característica da doença e pode ser reduzido por técnicas de diagnóstico precoce, o tempo de indução é uma característica da exposição e, mesmo que varie de uma doença para outra, não pode ser alterado.

Acredita-se ser pouco provável que variáveis contextuais tenham um efeito imediato. Se a exposição permanece constante por algum tempo, a medição atual pode ser uma especificação adequada, do contrário um real efeito pode não ser detectado. A migração é um problema, pois o fator contextual pode mudar de um bairro para outro, sendo difícil uma avaliação adequada da exposição. Outra dificuldade para se estabelecer um período exato de indução pode ocorrer porque, dado que uma exposição contextual é vista como causa de doenças com mecanismos de ação diferentes, deve haver tempos de latência distintos para cada uma, ao invés de um tempo universal.[46]

A Escolha dos Indicadores

Uma primeira diretriz analítica para estudos diz respeito às desigualdades sociais que repercutem na incidência de risco para os agravos, de acesso diferencial a serviços, ou mesmo às consequências geradas ou intensificadas pelos diferenciais de saúde. Sob essa perspectiva, desigualdades sociais podem incluir aspectos de ordem cultural, psicológica ou espiritual. No entanto, para as finalidades a que nos propusemos no presente texto, ***desigualdades sociais em saúde*** serão abordadas como referindo aos efeitos das ***condições socioeconômicas na saúde***.

O tema das condições socioeconômicas que podem ser causas ou consequências de problemas de saúde é ainda bastante extenso, e será abordado como passível de aferição através de medidas de renda, escolaridade e ocupação, ou através de medidas compostas reunindo informações sobre duas ou mais dessas dimensões. Essas medidas são aproximações da realidade, uma vez que a complexidade das relações humanas transpõe simples números, índices e indicadores. Entretanto, consideramos esta abordagem capaz de trazer um conjunto de avanços no estudo, na interpretação e na proposição de medidas que priorizem o bem-estar humano. Esta primeira diretriz analítica, com o recorte especificado, foi a matéria selecionada para exposição e desenvolvimento temático no presente texto.

Considerando-se que também a saúde é um fato social, uma segunda diretriz analítica de interesse para a abordagem da desigualdade social refere-se às *desigualdades em saúde*; isto é, desigualdade na distribuição de agravos ou de serviços de saúde. Apesar de seu enorme interesse, esse tema não é matéria de desenvolvimento no presente capítulo; e procuramos suprir em parte essa deficiência com a indicação de leituras suplementares no final do texto.

Uma terceira diretriz analítica refere-se ao enfoque da *falta de equidade* em saúde. Whitehead[85] definiu esse conceito como sendo aplicável às diferenças que são desnecessárias, evitáveis e injustas. Por exemplo, o fato de as taxas de mortalidade mais altas em pessoas de maior idade não é considerada uma diferença injusta, é algo natural. A mesma interpretação não ocorre quando se observam diferenças entre pessoas de diferentes classes sociais, etnia, sexo. Nesse sentido, a falta de equidade tem uma dimensão ética, que é relativa ao conceito de justiça social. Para classificar uma desigualdade como iníqua, suas causas têm de ser examinadas e julgadas como injustas no contexto social. Esse tema envolve, portanto, um julgamento moral que pode variar segundo não apenas as condições envolvidas, mas também segundo características do sujeito emissor desse julgamento. Essa matéria é complexa e não será abordada de modo direto no texto, embora sua instrumentação possa se beneficiar das técnicas e medidas aqui apresentadas.

Referindo-se, então, de modo específico, ao tema selecionado para este capítulo, nossa abordagem dirige-se preferencialmente às formas de medida das condições socioeconômicas de interesse para a saúde. Quanto a essas medidas, Pereira[62] diferenciou "indicador" de "índice". O primeiro teria um caráter unidimensional, refletindo uma dimensão específica ou uma característica particular. Sua utilidade residiria na possibilidade de mensurar aspectos não sujeitos à observação direta. Quanto aos índices, o autor sublinha seu caráter multidimensional, sua capacidade de incorporar em uma única medida aspectos diferentes ou indicadores que o compõem. Discutindo indicadores de saúde, Vermelho et al.[82] apontaram como necessários os seguintes requisitos para a construção de índices e indicadores: (1) disponibilidade de dados; (2) simplicidade técnica para um manejo rápido e facilidade de compreensão; (3) uniformidade de critérios para medida; (4) capacidade de síntese, para enfeixar o efeito do maior número possível de fatores que influem na condição de interesse; e (5) poder discriminatório, favorecendo comparações no tempo e no espaço.

Indicadores

A descrição de associações entre níveis de saúde e condições socioeconômicas apenas através de indicadores unidimensionais, como renda ou nível educacional, é usual e, muitas vezes, determinada pela restrição de dados disponíveis. Mesmo assim, pesquisas voltadas ao detalhamento de fatores causais podem se beneficiar desses estudos de associação, na busca por modelos explicativos mais elaborados. O uso de indicadores unidimensionais para medir PSE é considerada mais apropriada metodologicamente quando se pretende estudar os mecanismos de ação que a PSE tem sobre a saúde. O agrupamento das diferentes dimensões que compõem o construto PSE obscureceria a contribuição de cada componente.[19,41] O uso de indicadores de renda, nível educacional ou ocupação depende de como o pesquisador acredita que a PSE esteja ligada à saúde, se através do prestígio, do acesso a recursos materiais, educação, ou qualquer combinação[46]. Também pesa contra o uso de índices compostos o fato de que poucos deles são validados, e aqueles que passaram por tal processo possuem propriedades que não permitem a comparação de diferentes populações.[20,41,66]

A escolha de índices e indicadores deve considerar fatores de ordem diversa. Qual é o problema de saúde que se deseja investigar; quais são as hipóteses formuladas para sua descrição e análise; quais são os marcos conceituais e teóricos que norteiam a investigação; quais são as bases de dados disponíveis. A multiplicidade de respostas a essas questões deu origem ao uso de uma vasta gama de índices e indicadores de condição social nos estudos de saúde coletiva. Compreender as características técnicas dessas medidas, sua contribuição potencial, bem como suas limitações, são tarefas importantes para a fundamentação desses estudos.

Na sequência, são apresentados de modo sintético alguns dos índices e indicadores socioeconômicos mais utilizados em estudos epidemiológicos em saúde bucal, com ênfase descritiva em seu significado, formas de cálculo, uso potencial e exemplos de aplicação.

Indicadores do nível de instrução

O nível de instrução é um marcador de posição socioeconômica amplamente utilizado em diversas pesquisas epidemiológicas, que o indicam como elemento importante da predição de morbidade e mortalidade. Através de revisão de literatura, Grzywacz[36] apontou a escolaridade como sendo o componente mais importante da condição socioeconômica para os estudos de determinação dos comportamentos relacionados à saúde. Embora relações causais entre nível de escolaridade e diferentes desfechos em saúde não sejam imediatas; dados empíricos deixam pouca dúvida sobre sua existência e importância para a compreensão da desigualdade nos níveis de saúde da população.

O nexo entre educação e vida saudável envolve as seguintes ideias: (1) um grau mais alto de instrução fornece aos indivíduos o acúmulo de conhecimentos com potencial de influenciar favoravelmente na sua saúde e possibilitar hábitos mais saudáveis; (2) pessoas com maiores aquisições educacionais qualificam-se para as melhores ocupações, com renda mais alta, melhores condições de trabalho e moradia; e (3) o grau de escolaridade e os níveis de saúde são influenciados por fatores estruturais comuns a ambas as dimensões.

Além de ser tradicionalmente utilizado como atributo individual fixo, alguns estudos têm examinado dados sobre os perfis comunitários de saúde e indicadores educacionais, tomando como unidades de análise os aglomerados populacionais, como pequenas áreas, bairros ou distritos no âmbito das cidades; cidades no âmbito de Estados; Estados no âmbito de países e países no âmbito de continentes.

Quanto à forma de estratificação, é usual aferir-se o total de anos de estudo completados pelos indivíduos, ou a média desse número tomada no âmbito de uma coletividade. Pode-se também avaliar o recorte pelo nível de instrução obtido ou a idade em que se completou cada estágio da escolaridade. Em pesquisas de dados agregados, é comum o uso da taxa de analfabetismo, da proporção de indivíduos ou de chefes dos domicílios que atingiram determinado patamar (p. ex., a conclusão do segundo grau), ou de matrícula escolar por faixa etária.

O uso bastante frequente das medidas de instrução nos estudos epidemiológicos decorre sobretudo por ser um dado de fácil obtenção e análise. O processo educacional é suficientemente regulamentado pela sociedade, sendo uma informação sempre presente na memória das pessoas, de seus parentes e próximos e em registros governamentais. É uma informação passível de coleta para todos os indivíduos, mesmo quem está temporária ou permanentemente excluído do mercado de trabalho, como os jovens, os desempregados e os aposentados. Além disso, os indicadores educacionais estão incorporados a importantes bases de dados macropopulacionais, como os recenseamentos de população, e configuram medidas estáveis, que refletem realizações obtidas em longo prazo, não passíveis de alterações bruscas. Como vantagem para seu uso em estudos de saúde coletiva, pode-se ainda lembrar o fato de que as medidas dos níveis de instrução são exploradas tanto de forma paramétrica como categórica, sendo possível a configuração de escalas ordinais para comparações.

Deve-se lembrar que, apesar da presumida colinearidade parcial entre seus indicadores, renda e grau de instrução são duas dimensões distintas. Braveman et al.[20] argumentam que renda e educação não são intercambiáveis, pois a correlação entre elas é apenas moderada e gira em torno de r = 0,50. O uso apenas de indicadores de escolaridade não é suficiente para a mensuração de posição socioeconômica e pode favorecer a omissão de gradientes com importante impacto em saúde, como os diferenciais de renda entre os gêneros e entre os grupos étnicos, para níveis de escolaridade similares.

A título de limitações para o emprego desse tipo de variável nos estudos epidemiológicos, poder-se-ia indicar o fato de que dados quantitativos de escolaridade são omissos quanto à qualidade do ensino ministrado, o que pode dificultar comparações entre períodos e entre regiões com reconhecidas diferenças de qualidade de ensino. Tampouco informam em que medida se valoriza o ensino, do ponto de vista econômico e social. Além disso, a estabilidade do dado, acima referida como elemento de valorização da medida, pode também limitar os estudos que procurem reconhecer quais as mudanças em curto prazo seriam as mais relevantes para determinados desfechos em saúde.

Exemplos de aplicação

Gesser et al.[32] estudaram condições gengivais e periodontais associadas a fatores socioeconômicos de 300 jovens de 18 anos de idade alistandos do Exército brasileiro em Florianópolis, Santa Catarina, em 1999. Para avaliar a condição socioeconômica, os autores empregaram, além de uma medida de renda, os indicadores de anos de estudo do jovem, de sua mãe e de seu pai, categorizados em até 8 e 8 ou mais anos de estudo. A condição de saúde periodontal do grupo estudado pôde ser considerada boa, apesar de ter sido observada alta prevalência de sangramento gengival e cálculo dentário. Todas as condições estudadas associaram-se significativamente com um ou mais dos indicadores de nível de instrução avaliados no estudo.

Freire e colaboradores[29] compararam a prevalência de cárie dentária em crianças de 0 a 6 anos de idade, indicando diferenciais do agravo segundo grupos de posição socioeconômica. A estratégia para indicar condição socioeconômica foi registrar as crianças como estando matriculadas em pré-escolas públicas ou particulares. Como a frequência ao segundo tipo de pré-escolas envolve o pagamento de honorários educacionais, os autores consideraram que a posição socioeconômica dessas crianças seria mais alta que a das demais.

Ao estudar diferenciais na prevalência de cárie dentária nas cidades do Paraná, Baldani e colaboradores[13] empregaram, entre outros índices e indicadores de condição social municipal, o coeficiente de analfabetismo (proporção de analfabetos entre os maiores de 14 anos de idade), as médias de anos de estudo e de defasagem escolar (razão entre o total de anos de atraso escolar ou reprovação e o número de crianças de 10 a 14 anos de idade), e as porcentagens de crianças de 7 a 14 anos de idade sem escola e com mais de um ano de atraso escolar. Através dessa estratégia, os autores puderam apontar para a prevalência mais alta de cáries em cidades com piores indicadores de escolaridade.

Antunes et al.[5] usaram o coeficiente de analfabetismo, a média de anos de estudo e a proporção de pessoas que concluíram o 2º grau para estratificar os distritos da cidade de São Paulo e associar os dados resultantes à mortalidade por câncer bucal. Sublinharam, desse modo, a associação entre o agravo e os intensos gradientes de condição social na cidade.

Indicadores de renda

Com o desenvolvimento da sociedade de consumo, a satisfação das necessidades das pessoas realiza-se cada vez mais através da aquisição privada de bens e serviços realizada através de relações comerciais. Com isso, cresce a importância da renda como medida socioeconômica diretamente relacionada às condições materiais de vida e elemento diferenciador do acesso à saúde em estudos de desigualdade social. O nível de renda do indivíduo influencia no seu padrão alimentar, de vestimenta, de qualidade e localização de sua moradia, de acesso a conhecimentos, a cuidados médicos; enfim, inúmeros fatores que atuam de maneira direta na exposição a risco e a fatores de proteção para várias doenças.

Para estudos com dados individuais, as medidas de renda na população podem ser tomadas de maneiras diferentes. Podem referir-se a renda do indivíduo, do chefe do domicílio ou do conjunto de moradores em um mesmo domicílio. Quando o objetivo é mensurar o potencial de consumo e uso de bens materiais, é importante levar em conta economias de escala. É reconhecido que o custo de vida de um segundo morador da casa é menos do que o custo do primeiro, uma vez que os mesmos utensílios são divididos entre os moradores. Entretanto, o decréscimo do custo não é linear, por exemplo o terceiro indivíduo gera um custo menor do que o segundo, e se for uma criança gerará um custo ainda menor. Para dar conta desse problema, utilizam-se escalas de equivalência de renda.[24,26] Tais escalas podem ser escritas genericamente como y/n^θ, onde y é o total de renda domiciliar líquida, n é o número de membros do domicílio e θ é o parâmetro da economia de escala. Quando $\theta = 1$, o cálculo equivale à renda per capita, e quando $\theta = 0,5$, o cálculo equivale à divisão da renda pela raiz quadrada do número de pessoas moradora no domicílio. Já a escala da Organização Europeia para o Desenvolvimento Econômico pode ser escrita como $n^\theta = (1+0,7*(A-1) + 0,5*K)$ onde A é o número de adultos de 14 anos de idade ou mais e K é o número de crianças com menos de 14 anos.

Para estudos de dados agregados (ecológicos), diferenciais de renda entre grupos de população são indicativos de uma economia mais ou menos dinâmica, com maior ou menor capacidade de atender às necessidades coletivas. Além dos indicadores médios de renda da população, são empregadas outras medidas relativas à riqueza de uma cidade, um Estado, um país; medidas essas que podem ser apresentadas em totais ou em bases per capita de população:

- *produto interno bruto:* o rendimento bruto total gerado por bens e serviços produzidos por uma economia;
- *produto nacional bruto:* relativo à soma do produto interno bruto com o resultado das entradas de recursos do exterior decorrentes do comércio internacional, deduzidos os custos associados que implicam em pagamentos ao exterior;
- *produto interno bruto real:* expressa o poder aquisitivo de uma população, efetuando cálculos sobre o produto interno bruto, com um fator de ajuste do real poder aquisitivo local da moeda vigente, em vez de apenas usar as taxas de conversão adotadas pelo mercado financeiro.

Também para estudos ecológicos, as informações de renda tomadas para os indivíduos ou para os domicílios podem ser organizadas para a apresentação de medidas de desigualdade em sua distribuição. Medidas de desigualdade da riqueza adicionam significado às medidas de renda inicialmente coletadas é são bastante usadas para aferir a diferentes mecanismos contextuais que podem influenciar na saúde das pessoas.[23] Desse modo, sublinha-se que mesmo as áreas com renda alta podem apresentar grandes bolsões de pobreza, em função de uma elevada desigualdade interna, o que de certo traz reflexos no incremento dos níveis globais de doença e redução no acesso a serviços de saúde.

Dentre as medidas de desigualdade de renda mais utilizadas, ressalta-se o coeficiente de Gini, cujo valor varia de zero, quando não há desigualdade (todos os indivíduos recebem a mesma renda) à unidade, quando a desigualdade é máxima, e um único indivíduo recebe toda a renda da sociedade, sendo nula a renda de todos os demais. Existem procedimentos diferentes para o cálculo desse valor, os quais envolvem graus diferenciados de complexidade numérica, e pode ser efetuado através da aplicação direta de fórmulas ou através de recursos gráficos. Nesse sentido, recomendamos o acesso a textos especializados e o uso de *softwares* estatísticos, para quem se interessar em realizar esse cálculo. A título de complementação de sua definição, indicamos a fórmula proposta por Kendall e Stuart:[40]

$$G = \frac{\frac{1}{2n^2} \sum_{i=1}^{n} \sum_{j=1}^{n} |y_i - y_j|}{\bar{y}}$$

onde n é o número de pessoas e y refere-se aos parâmetros de renda individuais ("i" e "j") e coletiva (média no denominador).

Outra medida de desigualdade na distribuição de renda, a qual se tornou conhecida nos últimos anos, em função de sua incorporação à base de dados nacional para o cálculo do índice de desenvolvimento humano, é o índice L de Theil.[77] Esse índice é definido pelo logaritmo da razão entre as médias aritmética e geométrica das rendas individuais, sendo nulo quando não existir desigualdade entre os indivíduos e tendendo ao infinito quando a desigualdade de renda tende ao máximo. Para seu cálculo, excluem-se do universo os indivíduos que não recebem renda, e utiliza-se a seguinte fórmula, em que y refere-se às rendas individuais e n é o tamanho da amostra considerada:

$$L = \ln \frac{\frac{1}{n}\left(\sum_{i=1}^{n} y_i\right)}{\left(\prod_{i=1}^{n} y_i\right)^{\frac{1}{n}}}$$

Outras formas de analisar a variável renda têm sido empregadas. É o caso de medidas de renda insuficiente, indicando os percentuais de população auferindo montante inferior a determinados limites preestabelecidos, como, por exemplo, o equivalente a dois dólares americanos por dia; meio salário mínimo brasileiro por mês, etc. É também o caso de razões comparando percentis de população, como o quociente entre os 10% (ou 20%) mais ricos em relação aos 40% mais pobres.

A título de limitações relativas aos indicadores de renda, costuma-se identificar restrição de validade para uma informação autorreferida. Em inquéritos populacionais envolvendo a pergunta direta sobre renda, é esperada a omissão dessa informação para um número ponderável de respondentes. Havendo a resposta, esta não seria tão confiável quanto a informação autorreferida sobre nível de escolaridade, suspeitando-se como possível que indivíduos com baixa renda declararem ganhos mais altos e vice-versa. Apesar dessas dificuldades, espera-se que o esclarecimento prestado pelo entrevistador quanto aos objetivos da pesquisa e a garantia de sigilo aos dados levantados contribuam para uma informação de melhor qualidade.

A informação sobre renda não é tão facilmente passível de identificação quanto a escolaridade, é difícil um único entrevistado prestar informações precisas sobre a renda dos familiares e das pessoas próximas. Além disso, estudos em saúde internacional, envolvendo comparações entre diferentes – países devem considerar a paridade do poder aquisitivo (PPP = *Purchasing Power Parity*) de uma mesma unidade de renda – diferem nas realidades locais de modo incongruente com as taxas de conversão empregadas pelo mercado financeiro, cuja aplicação também é usual na pesquisa em saúde. O mesmo cuidado é necessário para o estudo de populações rurais, quando se as compara com as respectivas populações urbanas, pois o custo de vida costuma ser mais baixo para as populações rurais, e sabe-se que parte da produção agropecuária pode ser direcionada ao escambo e ao autoconsumo.

Berkman e Macintyre[16] apontaram outros fatores de imprecisão para a medida de renda, acusando-a por captar apenas parcialmente a indicação de condição socioeconômica, pois não levaria em consideração outras dimensões da riqueza individual e coletiva, como heranças, poupanças, patrimônios e benefícios, condições que demandariam a coleta de informações suplementares para serem de fato aferidas. Ademais, a renda varia ao longo do tempo com mais inconstância que o nível de instrução. Nesse sentido, um uso mais efetivo deste indicador em estudos voltados a efeitos prolongados da condição socioeconômica sobre a saúde poderia implicar sua coleta em múltiplos momentos da vida.

Exemplos de aplicação

Em um estudo de dados agregados, Peres et al.[65] usaram os indicadores de renda média domiciliar per capita e proporção de pessoas com renda insuficiente (isto é, menos que meio salário mínimo de renda domiciliar per capita) nas cidades do Estado de São Paulo que participaram do levantamento epidemiológico de saúde bucal de 1998, para avaliar sua associação com os índices de cárie (ceo-d) relativos às crianças de 5 e 6 anos de idade. Através de uma análise envolvendo ainda outros índices e indicadores, os autores mostraram que a distribuição do agravo reflete padrões de desigualdade social desde a mais tenra infância.

Patussi et al.[61] usaram o coeficiente de Gini e a proporção de famílias com renda inferior a dois salários mínimos para a construção de um modelo multivariado ajustando características de privação material, desigualdade de renda e coesão social à porcentagem de crianças de 12 anos de idade sem cáries, em 19 regiões administrativas do Distrito Federal.

Moysés et al.[57] observaram associação entre traumatismo dentário e níveis diferenciados de renda familiar, no âmbito de uma interessante avaliação das atividades de promoção da saúde em escolas públicas de regiões da periferia de Curitiba. E Peres et al.[63] utilizaram o indicador de produto interno bruto dos municípios de Santa Catarina, para avaliarem, em conjunto com outras características de desenvolvimento social, os fatores que influenciam na adição de flúor no sistema de abastecimento de água.

Indicadores de ocupação

A estrutura da sociedade capitalista submete os indivíduos a diferentes condições de vida, de modo fortemente influenciado por sua inserção no mundo do trabalho. Nesse sentido, tem sido profícuo o uso de indicadores de ocupação nos estudos epidemiológicos. Tais indicadores possuem uma proximidade com indicadores de classe social, de linha Marxista.

Os indicadores de ocupação referenciam um amplo espectro das condições de vida que interessa à pesquisa em saúde. Explicitam as práticas cotidianas exercidas pelos indivíduos, as quais podem expô-los a risco de doenças em geral, de acidentes ou estresse. Explicitam, ainda, o tempo disponível para o convívio familiar, o lazer, fatores importantes para a qualidade de vida. Embora expressem condições em parte associadas aos níveis de escolaridade e renda, os indicadores de ocupação complementam essa informação porque ocupações que requerem o mesmo nível de escolaridade e possuem renda semelhante podem gozar de prestígio social bem diferente. A ocupação de um indivíduo, além de ser um misto de educação, renda, e prestígio social, também pode apontar riscos ocupacionais distintos e, por isso, ocupações diferentes estão associadas a problemas de saúde distintos.

As pesquisas em saúde podem empregar esquemas classificatórios de ocupação com graus de complexidade variando desde critérios simples e intuitivos, como a taxa de desemprego, até o arranjo sistemático de múltiplas categorias. Sistemas classificatórios diferentes foram desenvolvidos para suprir a necessidade de organizar dados relativos a ocupações de natureza diversa em categorias abrangentes. Para pesquisas incluindo amplo espectro de população, o Ministério do Trabalho gerencia a Classificação Brasileira de Ocupações – CBO, que tem como referência a Classificação Internacional Uniforme de Ocupações – CIUO (*International Standard Classification of Occupations – ISCO*), organizada pela Organização Internacional do Trabalho (*International Labour Organization*) e sancionada pela Organização. A partir de 1995, a Fundação IBGE associou-se ao Ministério do Trabalho na gestão e manutenção desse sistema, com o intuito de unificar as classificações de ocupação nos censos demográficos e pesquisas domiciliares, uma vez que as categorias anteriormente empregadas não eram facilmente comparáveis com as classificações adotadas internacionalmente.

A Classificação Brasileira de Ocupações – CBO, cuja última versão data de 1994, descreve e ordena as ocupações dentro de uma estrutura hierarquizada que permite agregar as informações referentes à força de trabalho, segundo as características ocupacionais, que dizem respeito à natureza da força de trabalho (funções, tarefas e obrigações que tipificam a ocupação) e ao conteúdo do trabalho (conjunto de conhecimentos, habilidades, atributos pessoais e outros requisitos exigidos para o exercício da ocupação). A globalização, as novas tecnologias de comunicação e informação e as novas formas na organização do trabalho vêm alterando o mundo do trabalho e exigindo dos trabalhadores o desenvolvimento de novas competências para o exercício de sua profissão. O próprio conceito de ocupação tem-se modificado e, consequentemente, a classificação vigente baseada em qualificações fixas é matéria de constante crítica e revisão, sendo substituída com alguma frequência por novas versões. Embora ainda em elaboração, a nova versão da classificação de ocupações, a CBO-2000, já foi utilizada no censo demográfico de 2000 e nas pesquisas domiciliares do IBGE realizadas a partir de 2002.

Internacionalmente, indicadores baseados em ocupação têm sido amplamente utilizados, como no Reino Unido, onde durante o século XX a classificação oficial de ocupação se deu através do *Registrar General's Social Class*.[31] Dentre os esquemas de classificação de classe social, destaca-se a classificação de Barros,[15] posteriormente modificada por Lombardi et al.[45] Esse esquema de classificação tem como primeira variável de estratificação a relação de exploração entre aqueles que possuem os meios de produção (burgueses) e aqueles que vendem sua força de trabalho (proletários). Categorias intermediárias entre proletários e burgueses são os chamados trabalhadores autônomos e os pequenos burgueses.

A título de limitações para o uso de indicadores de ocupação, indica-se o fato de que a classificação por ocupação não deveria ser utilizada apenas como esquema substituto para as classificações por renda e nível de escolaridade, nos casos em que essas informações estiverem disponíveis. Ou seja, quando for possível e desejável categorizar a população diretamente por níveis de renda e escolaridade, devem-se evitar classificações de ocupação que apenas redundem em condições de maior ou menor remuneração, condição social ou pré-requisitos instrucionais. Indica-se, também, que a categorização de ocupações apresenta dificuldades quando se trata de avaliar pessoas ou grupos excluídos temporária ou permanentemente do mercado formal de trabalho, como estudantes, desempregados, donas de casa e aposentados. Por fim, no que diz respeito às comparações internacionais de interesse para a saúde, deve-se atentar para a existência de diferenças locais quanto a prestígio, competitividade, pré-requisitos e condições para o exercício profissional das diversas ocupações.

Exemplos de aplicação

A taxa de desemprego é um indicador de ocupação bastante sintético, que tem sido empregado em uma enorme gama de estudos epidemiológicos de saúde bucal. Antunes et al.,[5,6] por exemplo, utilizaram esse indicador para descrever sua associação com o desfecho em saúde estudado, respectivamente, câncer bucal e cárie dentária.

Num estudo dos diferenciais de incidência e mortalidade de câncer de boca e de faringe nas cinco macrorregiões brasileiras, Wünsch Filho[87] estudou fatores de risco de vários tipos, inclusive ocupacionais, e coligiu dados de literatura apontando quais as profissões que estudos recentes apontam como possivelmente associadas à ocorrência do agravo.

Ao estudar os determinantes biossociais da cárie dentária em crianças de 6 anos de idade, Peres et al.[64] incluíram diversas informações sobre trabalho na construção de um modelo teórico hierárquico para descrever a associação das variáveis estudadas com a medida de risco para o agravo: tempo de trabalho da mãe durante a gravidez, situação de trabalho do pai durante a gravidez, trabalho da mãe aos 12 meses de idade da criança, trabalho da mãe no sexto ano de vida, além da classificação do tipo de ocupação em três categorias ("proletariado", "pequena burguesia tradicional" e "nova pequena burguesia e burguesia").

Antunes et al.[8] pesquisaram junto à Fundação Sistema Estadual de Análise de Dados – SEADE dados de mortalidade de 1980 a 1998 para a cidade de São Paulo, com o intuito de investigar indicações de risco para óbito associadas ao trabalho dos cirurgiões-dentistas. Para esse fim, valeram-se da classificação de ocupação registrada nos atestados de óbito, e descreveram tendências da mortalidade proporcional por grupo de causas da mortalidade de cirurgiões-dentistas, e compararam os resultados com indicadores análogos para duas outras categorias profissionais: médicos e engenheiros. Como resultado, indicaram tendência similar para praticamente todos os grupos de causas testados, descartando as discrepâncias observadas como possíveis indicações de risco passíveis de atribuição ao trabalho de cirurgiões-dentistas.

Outros indicadores

Os indicadores já descritos não esgotam as possibilidades de acesso a dados de natureza diversa para a discussão das desigualdades sociais na distribuição de serviços odontológicos e de doenças bucais. Várias pesquisas têm usado de criatividade na busca de dados disponíveis, para incrementarem a caracterização de população, evidenciando outras dimensões da vida social como importantes elementos para a compreensão desses temas. Visando refletir sobre a riqueza desse campo, indicamos na sequência alguns trabalhos que foram além da indicação de condição social apenas através de medidas de renda, nível de escolaridade e ocupação.

Ao avaliar diferentes procedimentos para a medida de desigualdades na distribuição de cárie dentária, Antunes et al.[9] usaram diversos indicadores de desenvolvimento social, entre eles a *porcentagem de domicílios ligados à rede de abastecimento de água* nas cidades participantes do levantamento epidemiológico de saúde bucal em 1998. Essa variável é especialmente importante para estudos em saúde bucal, em função de uma menor ou maior cobertura do sistema influir diretamente na efetividade da distribuição de água fluorada, recurso indicado pela literatura como preponderante para a prevenção da cárie.

Peres et al.[63] também não se restringiram aos indicadores de renda, nível de escolaridade e ocupação para referir níveis de desenvolvimento social nas cidades do Estado de Santa Catarina, e coletaram dados sobre *ligações à rede elétrica, abastecimento de água, rede de esgoto* e *coleta de lixo*.

Em estudo de dados agregados sobre prevalência de cárie em áreas administrativas do Distrito Federal, Patussi et al.[61] usaram indicadores percentuais dos domicílios que *não tinham empregada doméstica*, que *não tinham banheiro* e que *não tinham automóvel*. Além disso, esse mesmo estudo usou como *indicadores de coesão social* o coeficiente de homicídios e a proporção de moradores que participaram das reuniões locais para a definição de dotação de recursos públicos (orçamento participativo).

Tomita et al.[78] classificaram os moradores da cidade de Bauru, segundo a região de moradia, discriminando os moradores da área central, da área periférica e de um núcleo derivado de programa de desfavelamento. Através dessa estratégia, conseguiram estratificar *condições de moradia*, para avaliar diferenciais, segundo a preferência de crianças por níveis de concentração de açúcar. De modo similar, Antunes et al.[6] usaram *aglomeração domiciliar* (média de moradores por dormitório nos domicílios) para indicar a importância que os cuidados que podem ser dispensados às crianças no âmbito de suas próprias residências na redução dos indicadores de cárie dentária.

Grupo étnico também tem sido empregado em estudos sobre a distribuição de agravos à saúde bucal. Frazão et al.[27] estudaram a perda dentária precoce em adultos de 35 a 44 anos de idade no Estado de São Paulo, com base nos dados do levantamento epidemiológico realizado em 1998, e identificaram em negros uma proporção significativamente mais alta de pessoas com mais de 12 dentes perdidos que para brancos. Antunes et al.[10] efetuaram estudo diferencial do índice de cuidados odontológicos aos 12 anos de idade, apontando fatores socioeconômicos e de provisão de serviços odontológicos associados ao excesso de incorporação de restaurações dentárias em crianças brancas, em relação às negras. Frazão et al.[28] estudaram a distribuição dos agravos de oclusão nas dentições decídua e permanente de crianças incluídas no levantamento epidemiológico de 1996 na cidade de São Paulo, discutindo os diferenciais observados entre os grupos étnicos.

Gênero também tem sido explorado como diferenciadora de risco a agravos bucais e acesso a serviço odontológico. Antunes et al.[7] estudaram o levantamento epidemiológico de 1998 no Estado de São Paulo e apontaram os fatores associados ao excesso de prevalência de cáries em meninas, concomitante com sua maior incorporação de tratamentos de restauração dentária (índice de cuidados odontológicos).

Índices

Muitas pesquisas sobre desigualdades em saúde baseiam-se em dados coletados para cada indivíduo e desenvolvem suas considerações sem extrapolar esse nível da análise. Outros estudos trabalham com dados agregados sob uma perspectiva ecológica para a abordagem dos níveis de saúde dos grupos de população, ponderando sobre aspectos de geografia física e de geografia humana.

Sobre esse tipo de estudo, costuma-se lembrar que estão sujeitos ao risco de "falácia ecológica", que ocorre quando suas conclusões são inapropriadamente usadas para inferir associações entre doenças e seus determinantes no nível das pessoas afetadas, uma vez que os fatores de exposição dos grupos podem nem sempre refletir relações de risco para as pessoas. Por outro lado, no entanto, deve-se lembrar igualmente o risco da "falácia atomística",[48] quando dados provenientes de estudos sobre os indivíduos são inadequadamente empregados para fazer inferências sobre riscos afetando o grupo populacional. Nesse sentido, sublinha-se que, apesar das restrições aos estudos epidemiológicos de dados agregados, reconhece-se sua utilidade como instrumento efetivo para o desenvolvimento da pesquisa em saúde.[70,75]

Há vantagens operacionais para se efetuarem estudos sobre a condição de saúde de grupos populacionais em base de dados agregados.[18] Boa parte desses dados é gerada pela rotina de funcionamento dos sistemas de informações em saúde, que têm assim valorizada a sua existência. Além da conveniência prática envolvida na coleta de dados, há que se considerar o interesse em utilizar representações cartográficas dos desfechos de saúde. Mais do que por suas vantagens operacionais, no entanto, os estudos de dados agregados são justificados pela necessidade de se explorar analiticamente os efeitos contextuais sobre a saúde da população.

Estudos de dados agregados procuram identificar a desigualdade na manifestação de fenômenos de interesse para a saúde, projetando a compreensão do papel operado pelo contexto na exposição a fatores de risco ou proteção para a saúde. Para essa finalidade, foram desenvolvidos índices compostos incorporando várias medidas que representam quantitativamente as unidades espaciais, cujo uso em pesquisas de saúde fornece uma perspectiva sobre o contexto e a estrutura social para pontuar o planejamento de programas e serviços.

A combinação de diversos indicadores para a descrição de áreas geográficas permite a interação de elementos diferentes na expressão de fatores indicativos da qualidade de vida da região. Os índices compostos por intermédio desse procedimento associam variáveis socioeconômicas e de ambiente em medidas sintéticas que refletem características de grupos populacionais vivendo em determinadas áreas geográficas. As pesquisas sobre desigualdades em saúde têm feito uso crescente de variáveis dessa natureza, as quais vêm sendo padronizadas por atores diferentes e com propósitos distintos.

Agências ligadas à Organização das Nações Unidas (ONU) desenvolveram os conhecidos índices de desenvolvimento humano e de desenvolvimento infantil, com a finalidade de instrumentar suas estratégias de promoção do progresso das nações. Há índices de privação baseados em dados censitários com fins de subsidiar políticas públicas e planejamento em saúde, como o índice de exclusão social no contexto brasileiro e o *Jarman Underprivilegied Area Score* no contexto britânico. Visando a orientação de campanhas de *marketing*, há formas pragmáticas de estratificar a população em segmentos relativamente homogêneos do mercado de consumo, as quais também têm sido empregadas em pesquisas de saúde. Dentre essas estratégias de medida, poder-se-ia indicar aquela promovida pelo *Super Profiles* na Grã-Bretanha (http://www.lifestyleview.com), um sistema de classificação dos dados de renda e riqueza voltado à identificação de alvos de mercado, e o critério delineado pela Associação Brasileira de Anunciantes – (ABA http://www.aba.com.br) e Associação Brasileira dos Institutos de Pesquisa de Mercado – ABIPEME (http://www.abipeme.org.br) no Brasil.

A título de limitações para o emprego de índices compostos com base em dados agregados de população, menciona-se a possibilidade de os indicadores selecionados não serem os mais relevantes para expressar as características de interesse para o estudo de problemas específicos de saúde ou qualidade de vida. Sob esse ponto de vista, poder-se-ia criticar a pertinência em se extrapolar o uso de indicadores da pesquisa de mercado para o dimensionamento de temas de saúde.

Além disso, aponta-se que, ao atribuírem um único valor para o grupo de população, os índices compostos não dedicariam a devida consideração para as desigualdades intrarregionais, como fator de atenuação dos efeitos contextuais da privação social sobre as pessoas mais bem situadas do ponto de vista socioeconômico dentro do grupo, e de intensificação desses efeitos para as demais.

Outra limitação diz respeito ao fato de os índices compostos nem sempre terem incorporado informações relativas a todas as variáveis que seriam relevantes para o desfecho de interesse para a pesquisa, uma vez que há limitações de disponibilidade de dados. A dificuldade de acesso a informações também restringe comparações internacionais, e índices que tiveram um uso bastante intenso em determinados contextos podem não ser passíveis de transposição para outras comunidades, em função das diferentes características das bases de dados, que podem não dispor de informações específicas para a unidade espacial que se pretende estudar e planejar. Esse é o caso dos índices baseados nos censos britânicos (índice de Townsend, de Carstairs e índice de Jarman) para cujo cálculo não se dispõe de informações macropopulacionais no contexto brasileiro.

Índices de privação no contexto britânico

Gordon[33] descreveu diferentes estratégias para mensurar pobreza, privação social e más condições de saúde, usando principalmente as variáveis informadas pelos censos demográficos. A Inglaterra detém uma duradoura tradição de coleta de informações de interesse para a saúde, com suas tradicionais *bills of mortality* (dados de mortalidade) remontando ao século XVI, enquanto os primeiros registros sobre a pobreza datam de 1599-1601, como consequência da *Poor Law* ("Lei dos Pobres") promulgada pela Rainha Elizabeth I. Diferentes índices e indicadores de condição social desenvolvidos recentemente renovaram esta tradição e têm sido bastante utilizados em estudos de saúde aplicados ao contexto britânico. Os índices de Jarman, Carstairs e Townsend, em particular, foram desenvolvidos de modo dirigido ao tipo de informação disponível nas bases britânicas de dados macropopulacionais, o que restringe seu campo de aplicação e dificulta comparações internacionais ou o seu uso no contexto brasileiro. Não obstante, esta observação não os torna menos interessantes; seu conhecimento é importante para a compreensão dos estudos epidemiológicos realizados no Reino Unido, e estudos que envolvam ampla coleta de informações primárias podem programar sua aplicação em outros contextos. Nesse sentido, a apresentação de informações sintéticas sobre três desses índices visa complementar a apresentação das modalidades de aferição das condições sociais.

O índice de Townsend (*Townsend Material Deprivation Score*) foi criado para medir níveis de privação material, através de quatro dimensões: desemprego (porcentagem de desempregados entre os residentes em idade economicamente ativa); aglomeração populacional (porcentagem de domicílios com mais de um morador por dormitório nos domicílios); posse de automóvel e posse de residência, ambos expressos em termos da porcentagem de domicílios. Cada dimensão deve ser expressa em termos de z-escore (média das medidas em cada área, dividida pelo respectivo desvio-padrão), para evitar que escalas de maior amplitude tenham peso maior no cômputo final da medida. Ademais, os dois primeiros indicadores são transformados pela fórmula $\ln(x+1)$, para corrigir a não normalidade de sua distribuição.[79]

O índice de Carstairs (*Carstairs and Morris Scottish Deprivation Score*) foi proposto por Carstairs e Morris,[21] como uma modificação ao índice de Townsend. Três de suas quatro variáveis são equivalentes às do índice de Townsend: aglomeração, desemprego e posse de automóvel; no entanto, são medidas como proporções de pessoas, e não de domicílios. Além disso, nesse índice, o desemprego é medido apenas para o gênero masculino. A quarta medida (posse de residência) foi substituída pela indicação de estrato social (proporção de pessoas em domicílios cujo chefe pertence aos estratos IV e V), com a expectativa de incluir uma informação de melhor qualidade para referir o acesso a bens materiais.

Desenvolvido nos anos 1980 por Brian Jarman[38,39] para fins de planejamento dos serviços de assistência médica no Reino Unido, o índice de Jarman (*Jarman Underprivilegied Area Score*) tem sido utilizado para dimensionar desigualdades regionais na distribuição de doenças, na demanda por assistência e na mortalidade associada a agravos diferentes. Através da aplicação de questionário a um décimo dos médicos daquele país, foram identificadas oito variáveis e seus respectivos pesos, para a composição de um índice de privação especialmente dirigido à identificação das necessidades em saúde.

Inicialmente apresentadas em escala de proporção (entre zero e um), cada variável sofria transformação algébrica (arco seno da raiz quadrada), para serem então expressas em termos de z-escore e multiplicadas por seus respectivos pesos. O valor final do índice é obtido pela soma dos resultados de cada indicador, apontando valores finais mais altos para níveis de privação social mais intensa.

As variáveis selecionadas para este índice, e seus respectivos pesos, são os seguintes: (1) desemprego – 3,34 (proporção de residentes desempregados em relação à população economicamente ativa); (2) aglomeração domiciliar – 2,88 (proporção de domicílios com mais de uma pessoa por quarto); (3) pais solteiros – 3,01 (proporção de residentes em domicílios com essa característica); (4) menores de 5 anos de idade – 4,64 (proporção de residentes nesse grupo etário); (5) idosos vivendo sozinhos – 6,62 (proporção); (6) migrantes – 2,5 (proporção de domicílios chefiados por uma pessoa nascida fora do país); (7) estrato social baixo – 3,74 (proporção de domicílios chefiados por trabalhadores manuais não qualificados); e (8) mobilidade residencial – 2,68 (porcentagem de pessoas que mudaram de endereço no último ano).

Índice de desenvolvimento humano

Durante muito tempo, o produto interno bruto e o produto nacional bruto per capita foram os principais indicadores utilizados para referir o nível de desenvolvimento de uma região e as condições de vida de sua população. Quanto maior fossem os valores da razão entre as riquezas geradas por um país e o número de seus habitantes, reconhecer-se-ia como mais altos o desenvolvimento e a qualidade de vida. Esses cálculos permitem comparações no tempo e no espaço, mas se referem apenas à dimensão econômica, e não permitem avaliar desigualdades sociais associadas à concentração da riqueza.

Visando superar essas limitações de estudo o Programa das Nações Unidas para o Desenvolvimento publica desde 1990, em seu Relatório Global de Desenvolvimento Humano, informações relativas ao Índice de Desenvolvimento Humano – IDH. Esse índice foi originalmente proposto pelo economista paquistanês (então ministro das finanças de seu país) Mahbud ul Haq, sob a orientação de Amartya Sen, economista indiano laureado com o prêmio Nobel. Sua proposição baseia-se na premissa de que as três principais prioridades de todas as pessoas seriam desfrutar uma vida longa e saudável, dispor de instrução suficiente para escolher planos de vida diferentes e contar com recursos econômicos para satisfazer suas necessidades materiais mais importantes. Seguindo essas indicações, o IDH deveria refletir informações sobre essas três dimensões fundamentais da vida e seus componentes básicos: a longevidade (medida pela esperança de vida ao nascer); a educação (indicada pela taxa de alfabetização de adultos e pela taxa de escolarização bruta combinada no ensino fundamental, médio e superior); e a renda (medida pelo PIB per capita e ajustada ao custo de vida local para torná-lo comparável entre regiões, utilizando a metodologia PPC – paridade do poder de compra).

Para cada uma dessas três dimensões, calcula-se um indicador primário comparando o valor observado para a região com os valores máximo e mínimo das demais regiões participantes da avaliação:

$$\text{Indicador} = \frac{\text{valor observado} - \text{valor mínimo}}{\text{valor máximo} - \text{valor mínimo}}$$

O resultado será um número compreendido entre zero e um. O IDH será obtido como a média simples dos indicadores das três dimensões e quanto mais próximo de um maior será o desenvolvimento humano da região. Em seus relatórios recentes, o Programa das Nações Unidas para o Desenvolvimento aponta os países com valores abaixo de 0,500 para esse índice como sofrendo baixo desenvolvimento humano, de 0,500 e 0,799 como médio desenvolvimento humano e valores iguais ou superiores a 0,800 como sendo indicativos de alto desenvolvimento humano.[80]

No Brasil, o escritório regional do Programa das Nações Unidas para o Desenvolvimento (http://undp.org.br) associou-se ao Instituto de Pesquisa Econômica Aplicada – IPEA (http://www.ipea.gov.br), à Fundação João Pinheiro – FJP (http://www.fjp.gov.br) e à Fundação Instituto Brasileiro de Geografia e Estatística – IBGE (http://www.ibge.gov.br) para desenvolver o mapa do desenvolvimento humano no país, uma extensa base de dados de população, com discriminação para as regiões brasileiras, Estados e municípios, à qual se pode obter livre acesso através de suas páginas na Internet.

Índice de desenvolvimento infantil

O IDH foi criado para acompanhar os avanços esperados no processo global de desenvolvimento humano. O conceito de desenvolvimento humano, no entanto, é tão rico e complexo, que desafia os esforços em sua mensuração. Têm havido debates sobre a escolha dos indicadores que o compõem; dados primários fidedignos nem sempre estão facilmente disponíveis para todas as regiões a serem pesquisadas; é possível haver diferenças locais nas definições de conceitos, no sistema de coleta e no gerenciamento de dados. Com isso, a construção e o uso do IDH têm sido considerados um processo em andamento e um convite a novas modalidades de aferição do desenvolvimento social.

O escritório regional do Fundo das Nações Unidas para a Infância – UNICEF[30] no Brasil aceitou esse desafio e em seu relatório anual de 2001 sobre a "Situação da Infância Brasileira", propôs a criação de um índice de desenvolvimento humano especificamente voltado para condições de vida das crianças, de modo compatível com os marcos conceituais do IDH e a disponibilidade de dados confiáveis atualizados para os municípios do país.

Esse novo índice foi chamado Índice de Desenvolvimento Infantil – IDI, e incorporou uma série de indicadores relativos às crianças com menos de 6 anos de idade. Esses indicadores e seus respectivos pesos para a composição do índice são discriminados a seguir:

- (1/4) percentual de crianças cuja mãe tem escolaridade precária (menos de 4 anos de estudo);
- (1/4) percentual de crianças com pais de escolaridade precária;
- (1/12) cobertura vacinal contra sarampo;
- (1/12) cobertura vacinal contra difteria, tétano e coqueluche (pertussis);
- (1/12) percentual de mães com cobertura pré-natal adequada (seis ou mais consultas durante a gravidez);
- (1/6) taxa de escolarização bruta em pré-escolas; e
- (1/6) taxa de escolarização bruta em creches.

Aos moldes do IDH, o IDI também varia entre zero e um, com valores mais altos indicando condições mais desejáveis de qualidade de vida. O índice resultou em uma medida de fácil interpretação, e o mesmo relatório da UNICEF no Brasil que propusera o IDI apresentou seus valores para os Estados e municípios do país, com discriminação das bases primárias de informação para todos os indicadores componentes. Enfim, um riquíssimo sistema de dados para a pesquisa em saúde coletiva, o qual, infelizmente, ainda não foi transposto para outros países, nem tampouco recebeu atualizações nos relatórios da mesma agência para os anos seguintes.

Critério ABA/ABIPEME para estratificação social

Em 1982, a Associação Brasileira de Anunciantes – ABA e Associação Brasileira dos Institutos de Pesquisa de Mercado – ABIPEME propuseram em conjunto um critério para estratificação social indicativo de potencial e hábitos de consumo. Esse critério era baseado na posse de itens como televisor, rádio, aspirador de pó, máquina de lavar roupa, automóvel e banheiro no domicílio, presença de empregada mensalista e nível de instrução do responsável pelo domicílio. A totalização dos pontos correspondentes a cada item indicava a classificação dos respondentes em cinco estratos: A (rico), B (médio alto), C (médio médio), D (médio baixo) e E (pobre).

Nos anos seguintes, tentou-se atualizar a metodologia, com a proposição de novos itens (geladeira e vídeo cassete), além de um novo sistema de pontuação. Apesar desses esforços, estudos da área de Economia criticam essa metodologia como sendo ultrapassada, insensível às modificações mais dinâmicas dos hábitos de consumo, e por incluir itens instáveis e de pequeno poder discriminatório.[53]

A facilidade de obtenção de dados por meio dessa sistemática, no entanto, cativou pesquisadores da área de saúde para a classificação dos participantes de estudos epidemiológicos segundo esse critério. No entanto, se a facilidade na obtenção de dados é seu único atrativo, dever-se-ia antes considerar a possibilidade de usar apenas indicadores unidimensionais de renda e escolaridade, igualmente fáceis de serem coletados e interpretados.

Esse índice não foi desenvolvido tendo em vista preocupações de saúde e bem-estar social. Hábitos de consumo não necessariamente refletem padrões comportamentais em saúde, níveis diferenciais de acesso a serviços médicos e odontológicos ou risco de doença. Há incompatibilidade entre aquilo que o índice procura avaliar e os motivos mais comuns das pesquisas em saúde para estratificar a população. Além disso, a proposição desse critério é criticada como desatualizada e com reduzido poder de discriminação até mesmo para a finalidade a que se destinara originalmente. Nesse contexto, indica-se como diretriz geral não ser desejável o uso desse método para as pesquisas de saúde.

Apesar da polêmica envolvendo o uso desse método para as pesquisas de saúde, estudos recentes o têm empregado para fins de estratificação social e avaliação de associação com desfechos específicos de saúde bucal[17] e de saúde em geral.[2]

Outros índices de desenvolvimento social

Ao refletir dimensões estruturais da vida social, pondera-se que o IDH tem uma grande inércia e nem sempre consegue refletir as modificações no perfil socioeconômico que ocorrem a curto prazo. Em função de características intrínsecas à forma de seu cálculo, o IDH pode não se prestar ao estudo de modificações mais dinâmicas, as quais são, muitas vezes, necessárias para a caracterização do perfil de saúde. Essa preocupação esteve presente na formulação de índices alternativos para referir a desigualdade social, alguns dos quais são apresentados nessa seção.

Esses índices foram desenvolvidos recentemente por pesquisadores diferentes, com o apoio institucional de diversas agências de ensino, pesquisa e prestação de serviços de saúde. Tendo sido propostos há ainda bem pouco tempo, esses índices ainda não permitem extensas comparações no tempo e no espaço, e não desfrutam de uma aplicação já consagrada à epidemiologia em saúde bucal. Mesmo assim, esses índices merecem apresentação em destaque em função da qualidade da pesquisa que os originou. Além disso, o fato de terem disponibilizado um extenso banco de dados para a aplicação em estudos epidemiológicos em geral convida à sua incorporação em estudos futuros da área de saúde bucal.

O *índice de exclusão social* proposto por Aldaíza Sposati[72,73] foi configurado e medido para a cidade de São Paulo, com desagregação para os distritos da cidade. Esse índice foi composto por quatro dimensões, envolvendo diversos indicadores:

- autonomia: 12 indicadores relativos a renda, emprego e indigência;
- qualidade de vida: 18 indicadores relativos a condições ambientais, de posse de bens materiais, de transporte e de serviços sociais básicos;
- desenvolvimento humano: 17 indicadores relativos a escolaridade, longevidade, mortalidade e violência; e
- equidade: dois indicadores relativos à questão de gênero.

O *índice de exclusão social* proposto por Márcio Pochmann e Ricardo Amorim[68] foi delineado com base em sete dimensões (pobreza, homicídio, emprego, escolaridade, analfabetismo, desigualdade e juventude) e sua base de dados contempla desagregação para os Estados e municípios brasileiros. Além disso, para seis cidades (São Paulo, Rio de Janeiro, Belém, Recife, Fortaleza e Curitiba), foram apresentados dados discriminados por distritos, com o intuito de subsidiar o estudo das desigualdades intraurbanas.

Os dois índices apresentados em seguida foram desenvolvidos pelo Instituto de Saúde da Secretaria de Estado da Saúde de São Paulo, em pesquisa sobre critérios para a alocação de recursos públicos para o Sistema Único de Saúde visando a equidade, e ambos dispõem de informações atuais completas discriminadas por município para todo o país. O *índice de condições de vida e saúde – ICVS*[58] incorporou os seguintes indicadores:

- demográficos: percentual de crianças (até 5 anos de idade), idosos (acima de 65 anos de idade) mulheres em idade fértil (10 a 49 anos de idade);
- renda: renda média mensal do responsável pelo domicílio, percentual de responsáveis

pelos domicílios com renda insuficiente (menos de dois salários mínimos);
- provisão de serviços de saúde: número de consultórios médicos, consultas médicas (gerais e especializadas), equipos odontológicos, ações básicas odontológicas, leitos hospitalares (gerais e especializados), internações (gerais e especializadas);
- meio ambiente: percentual de domicílios com abastecimento de água adequado, com esgotamento sanitário adequado, com coleta de lixo adequada;
- habitação: número médio de moradores por domicílio; e
- cultural: taxa de população alfabetizada acima de 10 anos de idade.

Integrado à mesma pesquisa[58] o *índice de respostas do sistema de saúde – IRSS* dirige-se especificamente à classificação de resultados em saúde, através dos seguintes indicadores:

- óbitos evitáveis: mortalidade proporcional em menores de um ano, coeficiente de mortalidade por doenças do aparelho circulatório, por câncer de colo uterino, por causas externas, por malária, por tuberculose e por tétano; e
- acesso e qualidade: proporção de óbitos por sintomas, sinais e achados anormais ao exame clínico e laboratorial.

Exemplos de aplicação

Como indicado anteriormente, os índices de Jarman, Carstairs e Townsend foram desenvolvidos de modo dirigido ao tipo de informação disponível nos recenseamentos britânicos e tiveram aplicação restrita a essa região. A característica regional das bases de dados que informam essas medidas dificulta sua aplicação à realidade nacional e restringe comparações internacionais. Essa observação não torna os índices menos interessantes; seu uso pode ser programado em estudos que envolvam ampla coleta de informações primárias e seu conhecimento é importante para a compreensão dos estudos epidemiológicos realizados no Reino Unido.

Nas últimas décadas, inúmeros estudos usaram um ou mais desses indicadores. A título de exemplo, indica-se o trabalho de Morgan e Treasure,[55] em que os três índices foram comparados quanto à correlação com prevalência e severidade de cáries (índice CPO-D) em regiões administrativas de saúde do país de Gales. Apesar da associação encontrada, os autores indicam que a variabilidade dos coeficientes de regressão sugere como não sendo recomendável apoiar-se em medidas dessa natureza para predizer quais seriam os grupos de população submetidos a maior carga da doença bucal.

Os índices de desenvolvimento humano e de desenvolvimento infantil foram utilizados por Peres et al.[65] e por Baldani et al.[13] para referenciar a associação entre níveis de prevalência e severidade da cárie dentária, respectivamente na dentição decídua em municípios do Estado de São Paulo e na dentição permanente em municípios do Estado do Paraná. É ilustrativo ressaltar que, especificamente dirigido à doença bucal em crianças com 5 e 6 anos de idade, o primeiro desses estudos apontou o IDI como tendo sido a medida mais efetiva, dentre os vários índices e indicadores considerados, para expressar a associação do agravo com desenvolvimento social.

Melgaço et al.[54] e Carvalhais et al.[22] usaram o critério ABA/ABIPEME para classificar, respectivamente, os pacientes das clínicas de Ortodontia e Endodontia da Faculdade de Odontologia da Universidade Federal de Minas Gerais, apontando sua alta concentração nos estratos C e D como indicativo do importante papel social exercido pela unidade.

Leituras Suplementares

Como indicado por seu título, o presente capítulo se deteve sobre índices e indicadores especificamente dirigidos às condições socioeconômicas de interesse para os estudos epidemiológicos em saúde bucal. Deixou de ser abordada uma dimensão suplementar bastante ampla, que se refere às medidas das desigualdades na provisão e oferta de serviços de saúde, ainda que os diversos índices e indicadores descritos tenham incorporado um ou mais elementos dessa dimensão.

Essa deficiência foi em parte suprida pelos demais capítulos do livro, nos quais podem ser encontradas indicações das medidas mais usuais relativas às desigualdades em saúde de modo dirigido aos agravos considerados em cada seção. A título de complementação da informação, sugerimos a leitura de dois importantes livros e um fascículo completo de periódico nacional, os quais exploraram a metodologia de análise e forneceram parâmetros quantitativos para a mensuração dessa dimensão da desigualdade em saúde em nosso meio:

Nunes A, Santos JRS, Barata RB, Vianna SM. Medindo as desigualdades em saúde no Brasil: uma proposta de monitoramento. Brasília: OPAS, OMS, IPEA, 2001.

Disponível online em:
http://cmdss2011.org/site/wp-content/uploads/2011/07/Medindo-as-Desigualdades-em-Saúde-no-Brasil.pdf

Duarte EC, Schneider MC, Paes-Sousa R, Ramalho WM, Sardinha LMV, Silva Júnior JB, Castillo-Salgado C. Epidemiologia das desigualdades em saúde no Brasil: um estudo exploratório. Brasília: OPAS, OMS, FUNASA, 2002.

Disponível *online* em:
http://portal.saude.gov.br/portal/arquivos/pdf/epi_desigualdades.pdf

Associação Brasileira de Pós-graduação em Saúde Coletiva – ABRASCO. Acesso e uso de serviços de saúde no Brasil: uma análise da PNAD/98. Revista Ciência e Saúde Coletiva 2002;7(4):604-948.

Disponível *online* em:
http://www.scielo.br/scielo.php?script=sci_issuetoc&pid=1413-812320020004&lng=en&nrm=iso

Referências

1. Adler NE, Newman K. Socioeconomic disparities in health: pathways and policies. Health Aff 2002;21(2):60-76.
2. Almeida Filho N, Lessab I, Magalhães L, Araújo MJ, Aquino E, James SA, Kawachi I. Social inequality and depressive disorders in Bahia, Brazil: interactions of gender, ethnicity, and social class. Soc Sci Med 2004;59(7):1339-1353.
3. Almeida-Filho N. Inequalities in health based on living conditions: analysis of scientific output in Latin America and the Caribbean and annotated bibliography. Pan American Health Organization; Washington, D.C, 1999.
4. Almeida-Filho N, Kawachi I, Pellegrini Filho A, Dachs JNW. Research on health inequalities in Latin America and the Caribbean: bibliometric analysis (1971-2000) and descriptive content analysis (1971-1995). Am J Public Health 2003;93(12):2037-2043.
5. Antunes JLF, Biazevic MGH, Araújo ME, Tomita NE, Chinellato LEM, Narvai PC. Trends and spatial distribution of oral cancer mortality in São Paulo, Brazil, 1980-1998. Oral Oncology 2001;37(4):345-350.
6. Antunes JLF, Frazão P, Narvai PC, Bispo CM, Pegoretti T. Spatial analysis to identify differentials in dental needs by area-based measures. Community Dent Oral Epidemiol 2002; 30(2):133-142.
7. Antunes JLF, Junqueira SR, Frazão P, Bispo C.M, Pegoretti T, Narvai PC. City-level gender differentials in the prevalence of dental caries and restorative dental treatment. Health Place 2003;9(4):231-239.
8. Antunes JLF, Macedo MM, Araujo ME. Análise comparativa da proporção de óbitos segundo causas, de dentistas na cidade de São Paulo. Cad Saúde Pública 2004;20:241-248.
9. Antunes JLF, Narvai PC, Nugent ZJ. Measuring inequalities in the distribution of dental caries. Community Dent Oral Epidemiol 2004;32(1):41-48.
10. Antunes JLF, Pegoretti T, Andrade FP, Junqueira SR, Frazão P, Narvai PC. Ethnic disparities in the prevalence of dental caries and restorative dental treatment in Brazilian children. Int Dent J 2003;53(1):7-12.
11. Antunes JLF, Toporcov TN, Andrade FP. Trends and patterns of cancer mortality in European countries. Eur J Cancer Prev 2003;12:367-372.
12. Antunes JLF, Trigueiro VA, Terra SP. O campo da odontologia social: pesquisas indexadas no medline em 1997-1998. Odontol Soc 1999;1:31-34.
13. Baldani MH, Narvai PC, Antunes JLF. Cárie dentária e condições sócio-econômicas no Estado do Paraná, Brasil, 1996. Cad Saúde Pública 2002;18(3):755-763.
14. Barkow JH, Cosmides L, Tooby J. The Adapted mind: evolutionary psychology and the generation of culture. New York: Oxford University Press, 1992.
15. Barros MB. [The use of the concept of social class in the epidemiological profiles studies: a proposal]. Rev Saúde Pública 1986;20(4):269-273.
16. Berkman LF, Macintyre S. The measurement of social class in health studies: old measurements

and new formulations. In: Kogevinas M, Pearce N, Susser M, Boffetta P (Eds.). Social inequalities and cancer. IARC Scientific Publication No. 138. Lyon: International Agency for Research on Cancer, 1997.
17. Boing AF, Peres MA, Kovaleski DF, Zange SE, Antunes JLF. Estratificação socioeconômica em estudos epidemiológicos de cárie dentária e doenças periodontais: características da produção na década de 90. Cad Saúde Pública 2005;21:673-678.
18. Borrell C, Benach J (Org.). Les desigualtats en la salut a Catalunya. Barcelona: Editorial Mediterrània; 2003.
19. Braveman P, Gruskin S. Poverty, equity, human rights and health. Bull World Health Organ 2003;81:539-545.
20. Braveman PA, Cubbin C, Egerter S, Chideya S, Marchi KS, Metzler M, Posner S. Socioeconomic status in health research: one size does not fit all. JAMA 2005;294(22):2879-2888.
21. Carstairs V, Morris R. Deprivation: explaining differences in mortality between Scotland and England and Wales. BMJ 1989;299(6704):886-889.
22. Carvalhais HPM, Maltos KLM, Faria RA, Maltos SMM, Cavalcanti ALN, Oliveira APL. Levantamento das classes econômicas dos pacientes atendidos nas clínicas de endodontia da FO UFMG. Arq Odontol 2001;37(1):45-51.
23. Celeste RK, Nadanovsky P. [Issues regarding the effects on health of income inequality: contextual mechanisms.]. Cien Saude Colet 2010; 15(5):2507-19.
24. Comision Económica para America Latina y el Caribe (CEPAL). Escalas de equivalencia: breve reseña de conceptos y metodos. 4 Taller Regional: La Medición de la pobreza: el método de las lineas de pobreza. Buenos Aires: Programa para el Mejoramiento de las Encuestas y la Medición de las Condiciones de Vida en America Latina y el Caribe, 1999. 317-352 p.
25. Diez-Roux AV. Bringing context back into epidemiology: variables and fallacies in multilevel analysis. Am J Public Health 1998;88(2):216-222.
26. Expert Group on Poverty Statistics (RIO GROUP). Compendium of Best Practices in Poverty Measurement. Rio de Janeiro, p.158. 2006.
27. Frazão P, Antunes JLF, Narvai PC. Perda dentária precoce em adultos de 35 a 44 anos de idade, Estado de São Paulo, Brasil, 1998. Rev Bras Epidemiol 2003;6(1):49-57.
28. Frazão P, Narvai PC, Latorre MRDO, Castellanos RA. Prevalência de oclusopatia na dentição decídua e permanente de crianças na cidade de São Paulo, Brasil, 1996. Cad Saúde Pública 2002;18(5):1197-1205.
29. Freire MC, Melo RB, Almeida e Silva S. Dental caries prevalence in relation to socioeconomic status of nursery school children in Goiânia, GO, Brazil. Community Dent Oral Epidemiol 1996;24(5):357-361.
30. Fundo das Nações Unidas para a Infância – UNICEF. Situação da Infância Brasileira 2001. Brasília: UNICEF – Brasil, 2001.
31. Galobardes B, Shaw M, Lawlor DA, Lynch JW, Smith GD. Indicators of socioeconomic position (part 1). J Epidemiol Community Health 2006;60:7-12.
32. Gesser HC, Peres MAA, Marcenes W. Condições gengivais e periodontais associadas a fatores socioeconômicos. Rev Saúde Pública 2001; 35(3):289-293.
33. Gordon D. Area-based deprivation measures – a U.K. perspective. In: Kawachi I, Berkman LF (orgs.). Neighborhoods and health. New York: Oxford University Press; 2003.
34. Greenland S, Brumback B. An overview of relations among causal modelling methods. Int J Epidemiol 2002;31(5):1030-1037.
35. Greenland S, Pearl J, Robins JM. Causal diagrams for epidemiologic research. Epidemiology 1999;10(1):37-48.
36. Grzywacz JG. Socioeconomic status and health behaviors among Californians. In Kronenfeld JJ (ed.) Health, illness, and use of care: the impact of social factors. New York: Elsevier Science, 2000; p. 121-149.
37. Hox JJ. Applied multilevel analysis. In: 2nd ed. Amsterdam: TT-Publikaties, 1995. xii,118 p.
38. Jarman B. Identification of underprivileged areas. BMJ 1983;286(6379):1705-1709.
39. Jarman B. Underprivileged areas: validation and distribution of scores. BMJ 1984; 289(6458):1587-1592.
40. Kendall MG, Stuart A. The advanced theory of statistics, vol. 1. New York, Hafner, 1963.
41. Krieger N, Williams DR, Moss NE. Measuring social class in US public health research: concepts, methodologies, and guidelines. Annu Rev Public Health 1997;18:341-378.
42. Liberatos P, Link BG, Kelsey JL. The measurement of social class in epidemiology. Epidemiol Rev 1988;10:87-121.
43. Link BG, Phelan J. Social conditions as fundamental causes of disease. J Health Soc Behav 1995; Spec No:80-94.

44. Locker D. Deprivation and oral health: a review. Community Dent Oral Epidemiol 2000; 28(3):161-169.
45. Lombardi C, Bronfman M, Facchini LA, Victora CG, Barros FC, Béria JU, Teixeira AM. Operacionalização do conceito de classe social em estudos epidemiológicos. Rev Saúde Pública 1988;22(4):253-265.
46. Lynch JW, Kaplan G. Socioeconomic Position. In: Berkman LF, Kawachi I. Social epidemiology. New York: Oxford University Press, 2000, p.13-35.
47. Macintyre S. Area Inequalities in health: Health Variations. The Official Newsletter of the Economic & Social Research Council 1998;1:6-7.
48. Mackenbach JP. Roaming through methodology. XXVI. The ecological fallacy and its less well-known counterpart, the atomistic fallacy. Nederlands Tijdschrift Voor Geneeskunde 2000; 144(44):2097-2100.
49. Mackenbach JP. Health inequalities: Europe in profile. An independent, expert report commissioned by the UK Presidency of the EU (February 2006). 46 p. Disponível em (acesso em 23/04/2012): http://ec.europa.eu/health/ph_determinants/socio_economics/documents/ev_060302_rd06_en.pdf
50. Marmot M. Social determinants of health inequalities. Lancet 2005;365(9464):1099-1104.
51. Marmot M. The influence of income on health: views of an epidemiologist. Health Aff 2002; 21(2):31-46.
52. Marmot M, Feeney A. General explanations for social inequalities in health. IARC Sci Publ 1997;138:207-228.
53. Mattar FN. Estudo para estratificação social para utilização em marketing e pesquisas de marketing: proposta de novo modelo para estratificação socioeconômica. Tese de Livre - Docência. Departamento de Administração, Faculdade de Economia, Administração e Contabilidade da Universidade de São Paulo. São Paulo: USP, 1996.
54. Melgaço CA, Miqueletti CCC, Cantoni HCL, Martins LHPM, Auad SM. Classificação econômica dos pacientes atendidos na clínica de Ortodontia do Departamento de Odontopediatria e Ortodontia da Faculdade de Odontologia da UFMG. Arq Odontol 2001; 37(2):115-120.
55. Morgan MZ, Treasure ET. Comparison of four composite deprivation indices and two census variables in predicting dental caries in 12-year-old children in Wales. Community Dental Health 2001;18(2):87-93.
56. Morgenstern H. Ecologic Studies. In: Rothman KJ, Greenland S. Modern epidemiology. 2nd ed. Philadelphia: Lippincott-Raven, 1998, p.459-79.
57. Moysés ST, Moysés SJ, Watt RG, Sheiham A. Associations between health promoting schools' policies and indicators of oral health in Brazil. Health Prom Int 2003;18(3):209-218.
58. NISIS: Núcleo de Investigação em Serviços e Sistemas de Saúde. Instituto de Saúde. Coordenação dos Institutos de Pesquisa. Secretaria de Estado da Saúde de São Paulo. Quantos Brasis: equidade para alocação de recursos no SUS. São Paulo: SES-SP, 2002. CD-ROM.
59. Oakes JM. Causal inference and the relevance of social epidemiology. Soc Sci Med 2004; 58(10):1969-1671.
60. Oakes JM. The (mis)estimation of neighborhood effects: causal inference for a practicable social epidemiology. Soc Sci Med 2004;58(10):1929-1952.
61. Pattussi MP, Marcenes W, Croucher R, Sheiham A. Social deprivation, income inequality, social cohesion and dental caries in Brazilian school children. Soc Sci Med 2001;53(7):915-925.
62. Pereira MG. Epidemiologia: teoria e prática. Rio de Janeiro: Guanabara Koogan, 1995.
63. Peres MA, Fernandes LS, Peres KG. Inequality of water fluoridation in Southern Brazil – the inverse equity hypothesis revisited. Soc Sci Med 2004;58(6):1181-1189.
64. Peres MA, Latorre MRDO, Sheiham A, Peres KG, Barros FC, Hernandez PG, Maas AMN, Romano AR, Victora CG. Determinantes sociais e biológicos da cárie dentária em crianças de 6 anos de idade: um estudo transversal aninhado numa coorte de nascidos vivos no Sul do Brasil. Rev Bras Epidemiol 2003;6(4):284-306.
65. Peres MA, Peres KG, Antunes JLF, Junqueira SR, Frazão P, Narvai PC. The association between socioeconomic development at the town level and the distribution of dental caries in Brazilian children. Rev Panamericana Salud Publica 2003;14(3):149-157.
66. Pickett KE, Pearl M. Multilevel analyses of neighbourhood socioeconomic context and health outcomes: a critical review. J Epidemiol Community Health 2001;55(2):111-122.
67. Pincus T, Esther R, DeWalt DA, Callahan LF. Social conditions and self-management are more powerful determinants of health than access to care. Ann Intern Med 1998;129(5):406-411.
68. Pochmann M, Amorin R (orgs.). Atlas da exclusão social no Brasil. São Paulo: Cortez, 2002 (v. 1) e 2003 (v.2).

69. Rothman KJ, Adami HO, Trichopoulos D. Should the mission of epidemiology include the eradication of poverty? Lancet 1998;352(9130):810-813.
70. Schwartz S. The fallacy of the ecological fallacy: the potential misuse of a concept and the consequences. Am J Public Health 1994;84(5):819-824.
71. Sheiham A. Changing trends in dental caries. Int J Epidemiol 1984;13(2):142-147.
72. Sposati AO (coord.). Mapa da exclusão/inclusão social da cidade de São Paulo. São Paulo: EDUC, 1996.
73. Sposati AO (coord.). Mapa da exclusão / inclusão social da cidade de São Paulo 2000: dinâmica social dos anos 90. São Paulo: PÓLIS, INPE, PUC-SP, 2000. CD-ROM.
74. Subramanian SV, Kawachi I. Income inequality and health: what have we learned so far? Epidemiol Rev 2004;26:78-91.
75. Susser M, Susser E. Choosing a future for epidemiology: II. From black box to Chinese boxes and eco-epidemiology. Am J Public Health 1996;86(5):674-677.
76. Szklo M, Nieto FJ. Epidemiology: Beyond the Basics. Gaithersburg, USA: Aspen, 2000. xvi, 495p.
77. Theil H. Principles of econometrics. New York, Wiley, 1971.
78. Tomita NE, Nadanovsky P, Vieira ALF, Lopes ES. Preferência por alimentos doces e cárie dentária em pré-escolares. Rev Saúde Pública 1999;33(6):542-546.
79. Townsend P, Phillimore P, Beattie A. Health and deprivation: inequality and the North. London: Croom Helm, 1988.
80. United Nations Development Program – UNDP. Human Development Report 2003. Millennium Development Goals: A compact among nations to end human poverty. New York: Oxford University Press, 2003.
81. Van Lenthe FJ, Schrijvers CTM, Droomers M, Joung IMA, Louwman MJ, Mackenbach JP. Investigating explanations of socioeconomic inequalities in health: the Dutch GLOBE study. Eur J Public Health 2004;14(1):63-70.
82. Vermelho LL, Leal AJC, Kale PL. Indicadores de Saúde. In: Medronho RA (ed.). Epidemiologia. São Paulo: Atheneu, 2002.
83. Victora CG, Vaughan JP, Barros FC, Silva AC, Tomasi E. Explaining trends in inequities: evidence from Brazilian child health studies. Lancet 2000;356:1093-1098.
84. Wagstaff A. Poverty and health. Geneva: World Health Organization. Commission on Macroeconomics and Health. CMH Working Paper Series. Paper No. WG1:5;2001.
85. Whitehead M. The concepts and principles of equity and health. Int J Health Serv 1992; 22: 429-445. Publicado originalmente em Copenhagen: World Health Organization Regional Office for Europe, 1990 (document EUR/ICP/RPD 414).
86. Wilkinson RG. Income inequality, social cohesion, and health: clarifying the theory – a reply to Muntaner and Lynch. Int J Health Serv 1999;29(3):525-543.
87. Wünsch Filho V. The epidemiology of oral and pharynx cancer in Brazil. Oral Oncology 2002;38(8):737-746.

Capítulo 2

A Saúde Bucal no Ciclo Vital – Acúmulos de Risco ao Longo da Vida

Marco Aurélio Peres
Karen Glazer Peres
Flavio Fernando Demarco

Introdução

As doenças bucais mais prevalentes são consideradas, em todo o mundo, como problemas de saúde pública gerando graves consequências econômicas e sociais.[1]

Dados do Brasil indicam que em 1996 foram gastos, pelo Sistema Único de Saúde (SUS), em torno de US$ 164,7 milhões para custear a realização de 135 milhões de procedimentos odontológicos no país.[2] Em 1998, 5,24% do investimento em saúde destinavam-se a procedimentos odontológicos.[3] Entre 2003 e 2006, foram investidos mais de R$ 1,2 bilhão na Política Nacional de Saúde Bucal, alcançando investimentos de mais de R$ 2,7 bilhões entre 2007 e 2010.[4]

Yee e Sheiham[5] estimaram entre US$ 1.618 e US$ 3.513 o custo de tratamentos odontológicos de restaurações de amálgama, para cada grupo de 1.000 crianças e adolescentes de 6 a 18 anos de idade nos 45 países mais pobres do mundo, o que torna o tratamento odontológico convencional, muitas vezes, incompatível com os recursos disponíveis da área da saúde. São custos altíssimos, principalmente quando consideramos as condições de países com muito baixa renda como, Moçambique (US$ 5 per capita), Tanzânia (US$ 4 per capita) e Vietnã (US$ 3 per capita). Enquanto isso, £173 milhões (US$ 260 milhões aproximadamente) foram os custos de um ano para o Sistema Nacional de Saúde britânico (*National Health System – NHS*) apenas com substituições de restaurações dentárias.[6]

Nos Estados Unidos da América (EUA), estimou-se um gasto de 60 bilhões de dólares em 2000 para assistência odontológica, e 10 bilhões de dólares anuais em despesas de custos indiretos de problemas crônicos de saúde bucal, como dores craniofaciais e desordens da articulação temporomandibular, configurando-se como a uma das principais despesas com saúde.[7]

Dados da década de 2000 revelam que a proporção do gasto com saúde bucal no orçamento da saúde varia entre 3 e 12,5% em diferentes países como o Brasil (8%), os EUA (4,2% ou US$ 100 bilhões em 2009), Reino Unido (3,5%), Alemanha (8,6%) e Israel (12,5%)[8]. Os custos da atenção odontológica tendem a sofrer incremento cada vez maior com a incorporação de tratamentos de maior complexidade dentro da assistência odontológica.

Além dos aspectos econômicos, as doenças bucais e suas consequências provocam impacto na qualidade de vida como dor e sofrimento,[9] motivando também ausência à escola e ao trabalho e dificultando o convívio social.[10]

Outro aspecto que tem despertado crescente interesse é a potencial relação entre as doenças da cavidade bucal e as condições sistêmicas. Pesquisas da última década sugerem associação entre higiene bucal deficiente e doenças coronarianas,[11] entre perda dentária e obesidade, déficit nutricional,[12,13] e hipertensão[14,15] e, ainda, perda dentária e maior risco de mortalidade.[16] Doenças periodontais também foram associadas a nascimentos prematuros e/ou baixo peso ao nascimento,[17] doenças cardiovasculares, doenças respiratórias,[18] diabetes[19] e obesidade.[20]

Uma hipótese explicativa acerca da relação entre perdas dentárias, doenças periodontais e risco de doença cardiovascular é a infecção e inflamação produzida por microrganismos bucais. A doença periodontal, a qual constitui-se como uma das principais causas de perdas dentárias em adultos, consiste em uma infecção bacteriana local, de natureza crônica que pode levar à disfunção endotelial,[21] formação de placa de ateroma na carótida ou deterioração do papel antiaterogênico do HDL colesterol.[14] Desvarieux et al.[22] relataram uma associação positiva e independente entre aumento da espessura íntima da carótida, uma medida subclínica de doenças cardiovascular, e aumento de bactérias do periodonto.

Perdas dentárias resultantes de doença periodontal podem refletir uma predisposição para inflamação, medida pelo aumento de níveis sanguíneos de proteína C reativa, um potencial fator de risco de doenças cardiovascular e derrame.[23] Alternativamente, perda dentária pode contribuir para o aumento da pressão arterial devido à mudança na dieta. Alguns estudos mostraram associação entre perdas dentárias e obesidade[24,25] e a explicação mais frequente para elucidar a plausibilidade desta associação aponta a relação entre o padrão de ingesta com a presença e número de dentes naturais. Indivíduos completamente edêntulos consomem vegetais e fibras menos frequentemente que aqueles com dentes naturais.[12,13,26] Existe evidência de que a doença periodontal é agravada por processos inflamatórios gerais, identificando-se altos mediadores pró-inflamatórios em indivíduos com a doença.[27] Em estudo com adultos jovens da coorte de nascidos vivos de 1982 em Pelotas (RS), foi observado que a inflamação e a higiene bucal podem ser mediadores entre a gengivite e a obesidade, porém a obesidade não foi associada com a ocorrência de doença periodontal nesta fase da vida.[28]

A atuação efetiva e eficiente de prevenção e controle das doenças bucais encontra-se diretamente relacionada à forma pela qual se compreende sua etiologia, se mais direcionada para os determinantes proximais da cadeia causal, como as características bioclínicas ou com o enfoque principal para os determinantes distais de explicação dos problemas, como as questões sociais e estruturais da vida dos indivíduos e populações.

Este capítulo apresenta, de forma resumida, estudos coerentes com as principais teorias acerca da influência dos primórdios da vida e suas consequências no estado de saúde futuro. As recentes aplicações destas teorias na área da saúde bucal são apresentadas através de exemplos advindos de dois grupos de estudos dedicados a esta temática, um deles da Universidade de Otago, Dunedin, Nova Zelândia e outro da Universidade Federal de Pelotas, Rio Grande do Sul.

Teorias – Período Crítico e Acúmulo de Riscos ao Longo da Vida

As iniquidades ocorridas no período pré e perinatal e na infância têm sido apontadas como determinantes-chaves daquelas que se manifestam entre as populações de adolescentes e adultos. A influência dos primórdios da vida (*early life influence* e *life course approach*) começa a ser reconhecida como uma das explicações para as iniquidades em saúde que ocorrem ao longo do ciclo vital, mais especificamente na vida adulta.[29-32]

Modelos etiológicos para doenças crônicas em adultos foram desenvolvidos baseados na hipótese de associação entre condições e doenças infantis com a ocorrência de doenças em períodos posteriores da vida. Esta teoria ganhou importância a partir dos estudos do grupo de pesquisadores da Universidade de

Southampton, Inglaterra, liderados por *David Barker*, e com a consequente formulação de sua teoria conhecida como "programação biológica". O detalhamento teórico desta formulação encontra-se em duas publicações clássicas: *Foetal and infant origin of adult disease*[33] e *Mothers, babies and diseases in later life*.[34] Segundo esse autor, 40 anos de pesquisas investigando padrões de estilos de vida obtiveram sucesso limitado em explicar as origens das doenças coronarianas em adultos. Por exemplo, houve, durante a Segunda Guerra Mundial, uma profunda alteração de estilo de vida na população inglesa, em especial da dieta sem, contudo, ocorrer a correspondente mudança na incidência das doenças coronarianas. Estudo mostrou forte correlação entre a taxa de mortalidade padronizada 1968-78 e a mortalidade infantil entre 1921-25 na Inglaterra e País de Gales.[34]

No conjunto do trabalho de Barker e colegas, a tese central é a de que a nutrição, o ambiente durante o período fetal e infantil, assim como a exposição a infecções durante a infância gera doenças que se desenvolvem anos mais tarde, sendo este processo denominado pelo autor como "programação biológica", enfatizando um período crítico, o perinatal e a infância. Dentre as possíveis relações, destacam-se as associações identificadas entre problemas nutricionais e ambientais durante a vida intrauterina e durante a infância e doenças coronarianas, diabetes, hipertensão e aumento das taxas de colesterol na vida adulta.[35,36] Apesar do impacto que o trabalho de Barker e seus colegas produziu, críticas têm arrefecido o entusiasmo com esta teoria. Pesquisadores como Paneth e Susser[37] enumeraram importantes problemas metodológicos dos estudos do grupo de *Southampton*. O principal problema diz respeito a que nenhum dos estudos publicados pelo grupo, constituídos por mais de 40 artigos e 2 livros no período entre 1987 e 1995, disponibilizou medidas relativas ao estado nutricional de mães ou bebês. Possíveis vieses de seleção nas amostras e a análise limitada ao local de origem dos indivíduos e não ao local de residência atual são outros problemas identificados. Um outro forte argumento apontado pelos autores, contrariamente à hipótese de Barker, é o de que, em especial entre gêmeos, existe uma restrição do crescimento fetal no terceiro trimestre. Segundo os autores, existem evidências de que a mortalidade entre gêmeos é similar à da população em geral, sendo que os estudos do grupo de *Southamptom* não fornecem detalhes acerca deste grupo específico da população.[37]

Sem deixar de lado a importância da influência dos primórdios da vida em relação à ocorrência de doenças anos mais tarde, outra teoria foi formulada baseada no *acúmulo de riscos através da vida*. Esta teoria parte da hipótese de que as doenças crônicas em adultos são decorrentes do acúmulo de riscos através do curso da vida, como os riscos sociais, as doenças, o ambiente e comportamentos. Esta teoria (*life course approach*) não requer a noção-chave, expressa na teoria de Barker, de período crítico, eliminando assim o seu caráter determinista.[38]

Estudos dirigidos a investigar o papel da classe social durante o nascimento na ocorrência de diversos eventos na vida adulta (como estudos prospectivos em diferentes estágios da vida) mostraram que as pessoas que viveram em ambientes familiares mais favoráveis na infância apresentaram maiores chances de adquirir melhores posições sociais e econômicas e menor morbi-mortalidade por doenças coronarianas na vida adulta.[39,40] Ambientes adversos na infância têm efeito negativo e cumulativo ao longo do tempo, como evidenciado por Baxter-Jones et al.[41] ao analisarem os dados da coorte de Aberdeen, Escócia, de 1921. Existem períodos de desenvolvimento humano de maior influência nas condições de saúde na vida adulta como o período de ingresso na escola, no mercado de trabalho, a transição para a paternidade/maternidade, a insegurança no trabalho e na época de saída do mercado de trabalho.[42-50] O nível de escolaridade e a classe social dos pais têm um efeito importante como preditores de renda e ocupação dos filhos no futuro.[51-52]

O papel da saúde e desenvolvimento infantil e da adolescência têm sido identificado como potencial explicação para desigualdades em saúde entre as classes sociais quando se usaram dados da coorte britânica de 1958.[53] Wilkinson[54] reforçou esta possibilidade ao sugerir que doenças cardiovasculares e respiratórias podem ter origem em condições adversas experimentadas durante o período de desenvolvimento. Assim, os diferenciais dos graus de pobreza que ocorrem precocemente na vida poderiam contribuir para as desigualdades em saúde observadas anos mais tarde.

Algumas das evidências mais fortes acerca da influência da saúde da infância na saúde de adultos advêm do estudo de coorte de 1946 da Inglaterra, País de Gales e Escócia, no qual todos os nascimentos ocorridos em uma semana do mês de março daquele ano vêm sendo acompanhados desde então.

Wadsworth e Kuh[55] revisaram os principais achados acerca desta que foi a primeira de uma série de três coortes de base populacional do Reino Unido. Os autores concluíram que existem associações entre crescimento intrauterino e desenvolvimento infantil com pressão sanguínea, função respiratória e esquizofrenia, mas que estes não representam um desfecho inevitável, de caráter determinista, mas que são mediados por fatores sociais, que se iniciam na infância.

Em estudo transversal com crianças, Whincup et al.[56] encontraram associação entre peso ao nascimento e pressão arterial, um efeito muito precoce, já que as crianças apresentavam entre 5 a 7 anos de idade. A associação entre peso ao nascimento, acúmulos de riscos ao longo da vida e ocorrência de doenças tem sido muito estudada, já que o peso ao nascimento é um poderoso indicador de saúde e preditor de doenças.

Frankel et al.[57] estudaram a relação entre peso ao nascimento, desenvolvimento fetal e doença coronariana, objetivando conhecer se as consequências eram predominantes do período infantil precoce (*early life*) ou poderiam ser mais bem explicadas como a interação entre influências da infância e da vida adulta (se doença coronariana depende do índice de massa corpórea de adultos). Esta hipótese foi testada em estudo longitudinal de 10 anos com 1.258 homens de 45 a 59 anos de idade do sul do País de Gales. Função respiratória, pressão sanguínea, distribuição de gordura, propensão a diabetes não insulino-dependente e concentração de fibrinogênio sanguíneo foram associados com o peso ao nascimento. Nenhum fator de risco ligado à vida adulta, dentre os convencionais, contribuiu para a associação. Entretanto, os autores encontraram interação importante entre o peso ao nascimento e índice de massa corpórea, concluindo que o aumento do risco de doença coronariana associado ao baixo peso ao nascer é restrito a pessoas que apresentam alto índice de massa corpórea na vida adulta. Portanto, riscos de doença coronariana parecem ser definidos pela combinação de efeitos de exposições precoces na infância e de períodos mais tardios.

Também no Brasil, pesquisadores têm se interessado pelo tema. No estudo da primeira das três coortes de nascidos vivos de base populacional da cidade de Pelotas (RS), investigou-se a relação entre o peso ao nascimento e pressão sanguínea em adolescentes de 14 a 15 anos de idade. Foi identificada uma associação negativa entre peso ao nascimento e aumento de pressão arterial, mas esta foi observada entre os jovens apenas quando houve retardo no crescimento intrauterino, desaparecendo quando os efeitos do peso ao nascimento e da idade gestacional são analisados separadamente.[58]

Assim como o peso ao nascimento, o efeito da desnutrição e seu impacto tardio vêm sendo estudados. Colombo et al.[59] estudaram, em crianças chilenas, o efeito da desnutrição precoce e seu impacto no desenvolvimento físico e intelectual tardio. Os achados principais indicaram que o crescimento e o quociente de inteligência na idade escolar de crianças que tiveram desnutrição severa durante o primeiro ano de vida foram influenciados por características ambientais posteriores. Por exemplo, crianças adotadas por familiares de melhores padrões socioeconômicos tiveram melhores indicadores do que aquelas que retornaram às suas famílias, de origem desfavorecida. Os autores, portanto, francamente se opõem à concepção de que a desnutrição precoce cause retardo mental de caráter irreversível.

Conclusões diferentes adviéram de estudo realizado por outro grupo de pesquisadores, que investigaram a influência da desnutrição durante o primeiro ano de vida no desenvolvimento cerebral, no quociente de inteligência e nos níveis de desempenho escolar em adolescentes oriundos das camadas pobres da população. Os resultados mostraram que a desnutrição no primeiro ano de vida tem efeito posterior no desempenho escolar e no quociente de inteligência.[60]

O efeito da saúde infantil na ocorrência de doença na vida adulta foi estudado em uma população americana de 55 a 65 anos de idade. Foram encontradas associações entre condições de saúde infantil e câncer, doenças pulmonares, cardiovasculares e artrite/reumatismo após ajuste por variáveis socioeconômicas na vida adulta e na infância. Os achados sustentam a hipótese de que doenças na infância aumentam a morbidade anos mais tarde.[61]

Kaufman et al.[62] revisaram trabalhos sobre a influência do estresse precoce na infância, fatores que modificam o impacto destas experiências e mudanças neurobiológicas associadas com depressão. Os autores concluíram que esta pode ser influenciada tardiamente por fatores genéticos e pelo ambiente tardiamente.

O impacto das iniquidades sociais na infância foi investigado por Victora et al.[63] na coorte de Pelotas de 1982, através da relação entre peso ao nascimento e renda familiar com o crescimento infantil no primeiro ano de vida. Renda familiar foi fortemente associada com situação nutricional ao nascimento e ao primeiro ano de idade. Os bebês nascidos de famílias de maior renda tiveram, em média, 240 gramas a mais que os das famílias mais pobres. Aos 12 meses de vida, crianças cujas famílias tiveram renda inferior ou igual a um salário mínimo foram cerca de 1.290 gramas mais leves e cerca de 3,2 cm menores do que aquelas de renda mais alta. Crianças nascidas de baixo peso não ganharam peso mais rápido do que as que nasceram com peso adequado e ainda tiveram alto risco de permanecerem desnutridas aos 12 meses de idade. Renda familiar foi o mais forte preditor do crescimento infantil no primeiro ano de vida. Independentemente do peso ao nascimento, crianças oriundas de famílias mais ricas tiveram cerca de 20% a mais de peso que as de baixa renda tendendo, estas últimas, a ficarem para trás no seu desenvolvimento.

Os mecanismos pelos quais diferenças socioeconômicas agem na saúde infantil e repercutem mais tarde podem estar ligados à maior prevalência de comportamentos de risco à saúde nas classes sociais constituídas pelos trabalhadores. Por exemplo, o hábito de fumar, as más condições de habitação e os hábitos nutricionais deletérios têm efeito direto nos riscos de adoecer e na futura capacidade respiratória. Crianças com pais com baixo nível de escolaridade têm chances reduzidas de frequentar pré-escola, o que provoca uma desvantagem inicial. Dificuldades financeiras vividas na infância podem ter efeitos psicológicos tardios como, por exemplo, a ocorrência de ansiedade.[64]

A maior prevalência de fatores de risco para a maioria das doenças nas classes populares foi confirmada em estudo de base populacional com 2.674 homens finlandeses. Os achados revelaram que os trabalhadores situados na base da pirâmide social têm maiores taxas de tabagismo, obesidade, e com hábitos alimentares considerados danosos, além de baixos níveis de atividade física. Muitos dos desfechos como o comportamento frente à saúde e características psicossociais são relacionados com os diferentes níveis socioeconômicos em diferentes estágios da vida. Comportamentos inadequados com relação à saúde e problemas psicossociais em adultos foram mais prevalentes nos filhos de pais pobres.[65]

A influência da renda familiar na saúde infantil tem um efeito seletivo. Renda familiar é mais associada com aspectos cognitivos do que com os emocionais, sendo o tempo de exposição à pobreza mais importante para determinados desfechos. Por exemplo, crianças que viveram na pobreza nos anos imediatamente após o nascimento tiveram piores desempenhos e atingiram menor nível de conhecimento na escola do que aquelas que viveram na pobreza anos mais tarde. Isto implica que intervenções em tempo muito precoce parecem ser mais importantes na redução do impacto da pobreza nas crianças, já que o número de anos de estudo é um poderoso preditor das condições de vida futura.[66]

O nível de escolaridade das mães tem desempenhado um papel central na morbi-mortalidade dos filhos, em especial a mortalidade infantil tardia (entre 1 e 5 anos de idade), mesmo quando ajustada por outros fatores socioeconômicos demonstrando assim o importante papel da mãe na saúde infantil.[63]

Apesar de enfatizarem aspectos diferentes como a "programação biológica" desencadeada nos primeiros períodos de vida, na influência dos fatores antropométricos, neurológicos e psíquicos da infância como associados com as condições de saúde de adultos ou na influência dos fatores socioeconômicos na infância como associados com doenças específicas anos mais tarde, todos os estudos apresentados têm em comum a ênfase na importância das condições de sociais, de vida e saúde nos primeiros anos de vida como preditores de doenças que ocorrem mais tardiamente.

As doenças e agravos bucais como a cárie dentária e das desordens oclusais, por exemplo, são, majoritariamente, de natureza crônica, sendo as crianças o grupo de maior risco e, dentre estas, as crianças em idade pré-escolar. Por exemplo, o ataque de cárie na dentição decídua é o melhor preditor de cárie na dentição permanente.[67] Os efeitos da cárie são cumulativos, começam na vida precoce, atravessam a infância e adolescência e adquirem sua maior gravidade na idade adulta, resultando em perdas dentárias e consequente deterioração na qualidade de vida.

Como os fatores de risco de doenças crônicas sistêmicas são comuns aos das principais doenças bucais,[68,69] é razoável supor que o modelo teórico explicitado até aqui possa ser usado para saúde bucal. Esta hipótese orientou o delineamento de recentes estudos na área de saúde bucal que são apresentados a seguir.

A Saúde Bucal no Ciclo Vital: Estudos Epidemiológicos em Saúde Bucal

São recentes os estudos na área de saúde bucal que adotaram como referencial teórico o acúmulo de riscos ao longo do ciclo vital. Como pôde ser observado na literatura, para investigar e testar estas hipóteses, o delineamento mais apropriado é o estudo longitudinal prospectivo. Estudos com estas características são operacionalmente difíceis, pois envolvem grandes amostras, capacidade técnica e altos custos, o que justifica o escasso número de pesquisas na área.

Foram identificados na literatura nas bases de dados do MEDLINE e LILACS dois grupos de pesquisa trabalhando no tema, um deles desenvolveu trabalhos em Dunedin, na Nova Zelândia e outro no Brasil, em particular na cidade de Pelotas (RS). Um resumo das principais características metodológicas, as condições investigadas e os resultados principais destes estudos são abordados a seguir.

Estudo neozelandês – Dunedin

Uma coorte de nascidos vivos entre abril de 1972 e março de 1973 em Dunedin, Nova Zelândia (*The Dunedin Multidisciplinary Health and Development Study*), tem sido investigada desde os 3 anos de idade, compreendendo mais de mil participantes. O acompanhamento desta população incluiu investigações subsequentes nas idades de 5, 7, 9, 11, 13, 15, 18, 21, 26, 32 e 38 anos com coleta de dados clínicos de saúde bucal aos 5, 9, 15. 18, 26 e 38 anos de idade. As taxas de participação deste estudo são particularmente altas e os participantes comparecem à unidade da pesquisa em período de 2 meses ao redor da data de seu aniversário para um dia completo de entrevistas e exames.[70] Os pesquisadores, através de agências de financiamento de pesquisa, reembolsam as despesas de transporte, perdas salariais decorrentes da ausência ao trabalho, dentre outras despesas. Todos os exames odontológicos são realizados por dois pesquisadores experientes no âmbito de consultório.

Aos 26 anos de idade, a população da coorte foi submetida a exames odontológicos que incluíram a avaliação de placa bacteriana, medida através do Índice de Higiene Oral Simplificado; de sangramento gengival, aferido dente a dente em dois quadrantes; de perda de inserção periodontal; e de cárie dentária, através do índice CPO-S. Os objetivos do estudo incluíam investigar a relação entre desvantagens socioeconômicas vividas no curso da vida e os desfechos de saúde bucal; a influência das condições socioeconômicas na vida adulta quando controladas pelas condições socioeconômicas da infância e vice-versa; e investigar os efeitos das mudanças sociais e econômicas ao longo da vida, se favoráveis, estáveis ou desfavoráveis, nas condições de saúde bucal de adultos. As condições socioeconômicas foram medidas segundo a ocupação autorreferida. Esta escala possui seis categorias e baseia-se na educação e renda, associada à referida ocupação. A variável usada para caracterizar as condições socioeconômicas na infância foi a média dos mais altos níveis socioeconômicos dos pais dos membros da coorte, aferidos nas idades de 3 a 15 anos. Estas variáveis refletem as condições vividas pelas crianças durante o período de crescimento e desenvolvimento. Condições socioeconômicas na vida adulta (26 anos de idade) foram medidas pela ocupação dos participantes.

Os resultados mostraram que quanto melhor as condições socioeconômicas na infância, menor a quantidade de placa, sangramento gengival, a proporção de indivíduos com doenças periodontais e superfícies dentárias cariadas aos 26 anos de idade. Quanto à mobilidade social vivida desde a infância, os resultados mostraram que, se descendente, foi associada com maiores acúmulos de placa. Adultos que viveram a infância em condições socioeconômicas desfavoráveis apresentaram piores condições de saúde em geral como obesidade, aumento da pressão sistólica, piores condições cardiovasculares e dependência do álcool. O mesmo fenômeno foi observado em relação aos desfechos de saúde bucal como maiores acúmulos de placa, sangramento gengival, doenças periodontais e cárie dentária.

Como as análises foram conduzidas de forma a controlar o efeito das condições sociais vividas no presente (aos 26 anos de idade), os resultados reforçam a hipótese de que a origem social desempenha influência decisiva nas condições de saúde na vida adulta.[71,72]

Aos 32 anos de idade, novo acompanhamento de saúde bucal foi realizado com foco na investigação do padrão de consultas odontológicas no curso da vida e seus efeitos nas condições de saúde bucal e da associação entre as condições de saúde bucal da geração anterior (os pais) e as de seus filhos (os participantes da coorte).

A trajetória irregular de consultas odontológicas ao longo da vida foi associada com maiores impactos na qualidade de vida e pior autoavaliação da saúde bucal aos 32 anos de idade.[73] Associações consistentes ente as condições de saúde bucal dos participantes quando adultos jovens e condições de saúde bucal de suas mães quando os participantes estavam na infância foram identificadas. Adultos filhos de mães com piores condições de saúde tiveram piores desfechos relacionados à saúde bucal e qualidade de vida, em particular na subescala de desconforto psicológico.[74,75] As condições periodontais de pais e filhos, quando adultos, foram associadas, revelando que a história familiar de saúde bucal é uma representação válida dos fatores ambientais e genéticos compartilhados e que contribuem para as condições do periodonto. Estas informações podem auxiliar na predição prognóstica e nas estimativas de necessidades de tratamento preventivos.[76]

Estudos Brasileiros – As Coortes de Nascidos Vivos em Pelotas (RS)

Na cidade de Pelotas (RS), vêm sendo realizados três estudos de coorte de nascidos vivos sendo os únicos estudos brasileiros que apresentam estas características. Em 1996, Barros e Victora[77] destacaram que além das coortes de 1946, 1958 e 1970, estudadas na Inglaterra, era desconhecida a existência de dois estudos longitudinais de base populacional, realizadas no mesmo local. O primeiro estudo de coorte de nascimentos de Pelotas iniciou-se em 1982, o segundo em 1993 e o último, no ano 2004, estando o próximo previsto para iniciar em 2015. Estudos com coletas de dados clínicos de saúde bucal foram realizados nas coortes de 1982 quando os participantes tinham 15 e 24 anos de idade, na de 1993 aos 6, 12 e 18 anos de idade e na coorte de 2004 aos 5 anos de idade. Em alguns outros acompanhamentos das coortes foram incluídas questões de saúde bucal nos questionários utilizados. Prevê-se a continuidade de estudos de saúde bucal em novas visitas aos membros das coortes.

Saúde bucal na coorte de 1982

O estudo de saúde bucal aos 15 anos de idade investigou 888 adolescentes selecionados aleatoriamente dentre os nascidos em 1982. Diferentemente dos estudos de Dunedin, todos os estudos de saúde bucal nas coortes de Pelotas (RS) foram realizados nos domicílios dos participantes. Os desfechos investigados foram oclusão, cárie dentária segundo os critérios estabelecidos pela 3ª edição do manual de instruções para levantamentos epidemiológicos em saúde bucal da Organização Mundial da Saúde (OMS).[78] Adicionalmente, também foi identificada a presença de lesões de tecido mole e o tipo de lesão. Para a avaliação das condições oclusais, a OMS[78] preconizava, naquela época, dois níveis distintos de anomalias: as muito leves e as anomalias graves. Na ocasião, foi aplicado um questionário com questões referentes aos hábitos alimentares e de higiene bucal, uso de serviço odontológico e hábitos de sucção não nutritiva da infância. A equipe de campo foi composta por oito estudantes de Odontologia que participaram de treinamento e sessões de padronização (calibração) prévios ao trabalho de campo.

Em 2006, ano no qual os participantes completaram 24 anos de idade, ocorreu o segundo estudo de saúde bucal na coorte de 1982. Dos 888 participantes investigados aos 15 anos de idade, 720 foram localizados e investigados aos 24 anos, o que equivale a uma taxa de participação de mais de 80% após um intervalo de 8 anos. Utilizou-se um questionário contendo perguntas o uso de serviços odontológicos, hábitos de higiene bucal e episódios de dor de origem dentária nas 4 semanas anteriores à entrevista. Além disso, foram coletados dados clínicos sobre cárie coronária, sangramento e cálculo gengivais, bolsa periodontal, uso e necessidade de prótese dentária, qualidade das restaurações em dentes posteriores[79] e lesões de tecido mole. A avaliação da coroa dentária em relação à cárie seguiu o padrão diagnóstico estabelecido pela OMS[80] na 4ª edição do manual de instruções para levantamentos epidemiológicos em saúde bucal, permitindo, desta forma, os cálculos do índice CPO-D, da prevalência de cárie (CPO-D ≥ 1), e do índice de dentes saudáveis (somatória dos dentes hígidos e o componente obturado do índice CPO-D). Para a detecção de sangramento gengival e bolsa periodontal, todos os dentes foram sondados em seis sítios (três na face vestibular e três na face lingual ou palatina de cada dente) com uma sonda periodontal modelo OMS (Trinity®). O uso e a necessidade de próteses basearam-se na presença de espaços protéticos, de acordo com os critérios propostos pela OMS.[80] A qualidade das restaurações foi avaliada nos dentes pré-molares e molares, considerando-se o tipo de cavidade, tipo de material utilizado, tempo e qualidade da restauração, e razão da classificação insatisfatória, se fosse o caso.[79] Para a identificação das lesões de tecidos moles, considerou-se a presença ou ausência de lesão fundamental, o tipo (mácula, pápula, vesícula, bolha e úlcera), o tamanho da lesão em milímetros e a localização da lesão. Casos suspeitos de potencial de malignidade foram encaminhados para a Faculdade de Odontologia da UFPel para a realização de exames complementares. Os exames odontológicos foram realizados por quatro cirurgiões-dentistas e 3 alunos de último ano do curso de Odontologia da Universidade Federal de Pelotas (UFPel) e sete entrevistadores/anotadores. Todos os examinadores e entrevistadores foram calibrados, seguindo a metodologia previamente descrita.[81] A supervisão de campo foi realizada por alunos de doutorado e mestrado do Programa de pós-graduação em Epidemiologia da UFPel. Todos os participantes em que foi detectada a ocorrência de necessidade de tratamento odontológico, foram encaminhados para atendimento na clínica de Pós-graduação da Faculdade de Odontologia da UFPel.

Alguns resultados destes acompanhamentos são apresentados na sequência com destaque para a influência da trajetória econômica das famílias nas condições de saúde bucal; do impacto das oclusopatias na satisfação com a aparência de adolescentes, independentemente de outros aspectos físicos; na capacidade preditiva da cárie na adolescência para o uso de prótese na vida adulta.

A figura 2.1 mostra a desvantagem no acesso à consulta odontológica e piores padrões de escovação dentária e uso do fio dental em adolescentes de 15 anos de idade nascidos das famílias que da infância à adolescência foram consideradas como pobres em comparação com aqueles que cresceram em famílias que nunca viveram na pobreza. Aqueles que ascenderam ou desceram economicamente no período tiveram indicadores intermediários entre os grupos anteriormente. Estes resultados mostram o efeito cumulativo e tardio das desvantagens socioeconômicas na infância.[82]

A figura 2.2 apresenta as prevalências e médias de agravos à saúde bucal, consultas odontológicas e comportamentos associados à saúde bucal em adultos jovens, segundo a renda familiar ao nascimento. Adultos pertencentes ao grupo de famílias mais pobres ao nascimento apresentaram maiores prevalências de dor, sangramento, maiores médias de dentes cariados e perdidos e menores prevalências de consulta odontológica e menores médias de dentes restaurados.[83]

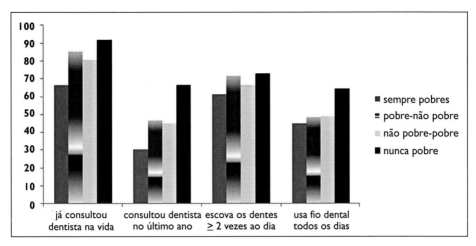

Fig. 2.1 – Comportamentos relacionados à saúde bucal e padrão de consultas odontológicas aos 15 anos de idade, segundo trajetória de renda familiar do nascimento à adolescência. Coorte de Pelotas (RS), 1982.[82]

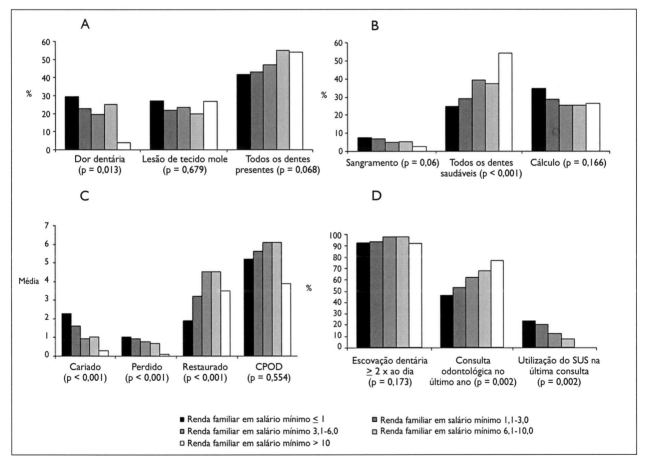

Fig. 2.2 – Condições de saúde bucais, comportamentos relacionados à saúde bucal e uso de serviços aos 24 anos de idade, segundo os grupos de renda familiar ao nascimento (p de tendência). Pelotas, RS, 2006.[83]

Problemas oclusais em adolescentes do sexo feminino foram associados com insatisfação com a aparência, independentemente de outras condições físicas e condições socioeconômicas como peso, altura, gordura corporal, cárie dentária não tratada e renda familiar,[84] como pode ser observado na tabela 2.1.

A necessidade do uso de prótese dentária aos 24 anos de idade foi avaliada e comparada com características socioeconômicas e de con-

Tabela 2.1 – Razões de prevalência brutas e ajustadas entre oclusopatias na adolescência e insatisfação com a aparência em meninas de 15 anos de idade. Pelotas, RS, 1997.[84]

Modelo	n	RP (IC95%)
1	400	1,5 (1,2-1,8)
2	399	1,4 (1,2-1,8)
3	399	1,4 (1,2-1,8)
4	399	1,4 (1,2-1,7)
5	399	1,4 (1,1-1,7)
6	399	1,4 (1,1-1,7)

Modelo 1: bruto; modelo 2: modelo 1 + renda familiar aos 15 anos de idade; modelo 3: modelo 2 + peso aos 15 anos de idade (percentil 85); modelo 4: modelo 3 + altura aos 15 anos de idade (percentil 15); modelo 5: modelo 4 + índice de massa corporal aos 15 anos de idade; modelo 6: modelo 5 + componentes cariados do índice CPO-D aos 15 anos de idade.

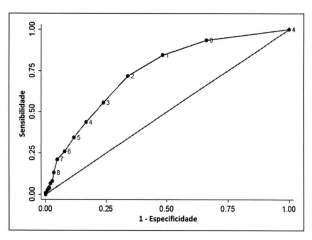

Fig. 2.3 – Necessidade de prótese dentária aos 24 anos de idade, segundo o número de dentes cariados, sem tratamento aos 15 anos de idade. Curva ROC, Pelotas (RS), 2006.[85]

dições de saúde bucal ao longo da vida. Cárie não tratada aos 15 anos de idade foi utilizada como preditora da necessidade de prótese dentária aos 24 anos de idade, como pode ser observado na curva ROC (*Receiver Operating Characteristic*) apresentada na figura 2.3. O valor do componente cariado do índice CPOD aos 15 anos de idade com melhores valores de sensibilidade e especificidade foi o 3, 71,7% e 66,1% respectivamente e acurácia de 74% (área sob a curva de 0,7405), considerada razoável.[85]

Deseja-se continuar investigando esta população, e uma nova visita aos membros da coorte está programada para a idade de 31 anos com os objetivos de continuar a documentar a história natural dos agravos bucais, determinar a natureza das relações destas condições com as desigualdades sociais ao longo do ciclo vital e investigar a associação entre condições de saúde bucal e saúde geral.

Saúde Bucal na Coorte de 1993

Todas as crianças nascidas em Pelotas (RS) no ano de 1993 participaram do segundo estudo de coorte, que foi composto por cinco subprojetos: o subprojeto perinatal, o de acompanhamento das crianças, o de mortalidade infantil, o de hospitalizações e o de desenvolvimento psíquico-motor.[86]

Para a realização do subprojeto perinatal, as cinco maternidades de Pelotas (RS) foram visitadas diariamente de 1º de janeiro a 31 de dezembro de 1993, sendo as mães entrevistadas através de um questionário padronizado com perguntas acerca de variáveis socioeconômicas, demográficas, reprodutivas, comportamentais, assistenciais e de morbidade. Os recém-nascidos foram pesados, medidos e examinados ao nascimento, pela equipe da pesquisa. A idade gestacional foi registrada, e as mães foram pesadas e medidas no primeiro dia após o parto pela equipe de entrevistadores, que incluiu médicos residentes e estudantes de Medicina previamente treinados.[86]

O subprojeto de acompanhamento foi concentrado no primeiro ano de vida das crianças no qual foi estudada uma amostra sistemática de 20% dos nascidos vivos, além de todas as crianças com um peso ao nascimento inferior a 2.500 gramas. Estas crianças foram acompanhadas ao completarem 1, 3, 6 e 12 meses de idade, em seus domicílios. As visitas incluíam a aplicação de um questionário e o exame antropométrico das crianças.[86] Adicionalmente, aos 6 e 12 meses de idade, foi identificado o número de dentes presentes.

O subprojeto de morbidade hospitalar incluiu a monitoração de todas as admissões hospitalares das crianças da coorte, através de visitas regulares aos hospitais da cidade, de janeiro de 1993 até dezembro de 1994. O subprojeto de desenvolvimento psíquico-motor incluiu visitas domiciliares no ano no qual as crianças completaram 5 anos de idade.[86]

Dados provenientes do estudo antropométrico mostraram que as crianças com déficit na relação altura para a idade aos 12 meses – um indicador de retardo de desenvolvimento e déficit nutricional ao longo do primeiro ano de vida – apresentaram, em média, menos dentes erupcionados aos 12 meses quando comparadas com aquelas que apresentaram desenvolvimento adequado.[87] Os nascidos de mães com baixo nível de escolaridade também apresentaram significativamente menos dentes irrompidos aos 6 meses de idade quando comparados com os filhos de mães com maior nível de escolaridade. O baixo peso ao nascimento foi outro indicador de desenvolvimento infantil associado à erupção dentária. Crianças nascidas com baixo peso apresentaram menos dentes irrompidos aos 6 e 12 meses de idade quando comparadas com as nascidas com peso adequado, evidenciando a influência e a inter-relação entre condições sociais, desenvolvimento infantil e condições bucais.[87]

Em 1999, quando as crianças da coorte completaram 6 anos de idade, foi desenvolvido o Estudo de Saúde Bucal (ESB) que apresentou como objetivo principal investigar as condições e morbidades bucais como cárie dentária, problemas oclusais, além da presença de lesões de tecido mole. A metodologia detalhada dos estudos de saúde bucal na coorte de 1993 pode ser obtida em outra publicação.[88]

Peres et al.[89] investigaram a associação entre cárie dentária e problemas oclusais e as condições socioeconômicas da família da criança, as condições comportamentais da mãe e da criança e as condições biológicas da mãe e da criança, informações estas obtidas durante os diferentes momentos de investigação da coorte. A maioria dos estudos identificados na literatura com o objetivo de investigar estas relações adotou um delineamento do tipo transversal, no qual as exposições pesquisadas dependem da lembrança do entrevistado, podendo, assim, originar um tipo comum de viés: o viés de memória.[90] O delineamento adotado no ESB de Pelotas (RS), um estudo transversal aninhado em um estudo de coorte de base populacional, permitiu conhecer, com exatidão, o período de ocorrência das principais exposições investigadas.

Participaram do estudo ESB 359 crianças oriundas de uma subamostra sistemática de 400 crianças do estudo de acompanhamento. Os dados clínico-epidemiológicos sobre a saúde bucal das crianças foram obtidos durante visita domiciliar. Utilizaram-se o índice CPO-D e ceo-d segundo critérios da OMS[80] para mensurar a cárie dentária e os critérios de Foster e Hamilton[91] para analisar os problemas oclusais na dentição decídua. Para análise de associação entre as condições da vida com potencial risco de cárie e à presença de problemas oclusais, utilizou-se o modelo hierárquico de determinação (Fig. 2.4).

Foram analisados como problemas oclusais a presença de mordida aberta anterior, de mordida cruzada posterior e a relação de caninos separadamente.

Na análise da presença de mordida aberta anterior, verificou-se que nenhuma das condições socioeconômicas analisadas, tais como classe social da família, renda familiar e anos de escolaridade materna apresentaram-se associada a este desfecho. Por outro lado, mães que apresentaram menos de 156 cm de altura tiveram mais chances de seus filhos apresentarem mordida aberta anterior quando comparadas com as mais altas. Outras pesquisas

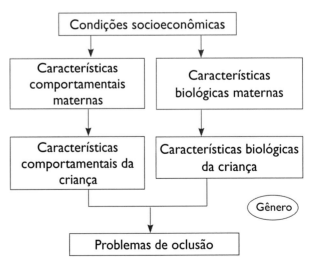

Fig. 2.4 – Modelo teórico de determinação para problemas oclusais na infância.[89]

com o mesmo delineamento são necessárias para confirmar se este achado refere-se a um efeito verdadeiro ou se trata de um efeito de confusão estatística residual. Dentre as características comportamentais como a idade da mãe, a intenção de oferecer chupeta (bico) para a criança previamente ao nascimento e a exposição à amamentação natural por menos de 3,9 meses apresentaram-se associadas à presença de mordida aberta anterior. Nenhuma variável biológica da criança como perímetro cefálico ao nascimento, peso ao nascimento e o genêro da criança foi associada ao desfecho investigado.[89,92]

As conclusões mais importantes deste estudo relacionadas à presença de mordida aberta anterior destacam a relação entre as variáveis mais proximais do modelo de determinação do problema com aquelas mais distais. Ao se avaliarem o início e a frequência do uso de chupeta (bico) e da presença de sucção digital pelas crianças ao longo da vida, observou-se que mais importante do que a época do início destes hábitos foi a sua duração, ou seja, crianças que ainda mantiveram estes hábitos de forma continuada entre 1 e 4 anos de idade apresentaram 10 vezes a chance de desenvolverem mordida aberta anterior do que aquelas que descontinuaram ou intercalaram os mesmos hábitos ao longo da vida. Ademais, independentemente de todos os fatores socioeconômicos, biológicos e comportamentais da mãe analisados neste estudo, o tempo de amamentação natural superior a 9 meses protegeu a criança de apresentar a mordida aberta anterior aos 6 anos de idade[92] (Fig. 2.5).

Quando o desfecho mordida cruzada posterior foi analisado, verificou-se que os fatores mais proximais, início e frequência do uso de chupeta (bico) foram importantes para o desenvolvimento deste problema, porém mostrou-se dependente do tempo de amamentação natural. Crianças que foram expostas ao aleitamento materno por 9 meses ou mais se apresentaram mais protegidas a desenvolverem mordida cruzada posterior que as que tiveram o aleitamento materno por um tempo menor, independentemente da época do início do uso de bico e de sua continuidade. Este resultado foi observado independentemente das condições socioeconômicas e biológicas investigadas (Fig. 2.6).[92]

Ao se analisar a presença de Classes II e III de caninos, segundo os critérios utilizados, os resultados apontaram uma associação positiva entre a presença deste problema e a presença de dentes na condição de cariados ou perdidos por cárie, além da presença de mordida cruzada posterior.[92]

A cárie dentária aos 6 anos de idade foi analisada a partir de dois desfechos, a presença de cárie e ocorrência de altos índices de cárie, ambos considerando o modelo hierárquico de determinação da doença, conforme apresentado na figura 2.7.[93]

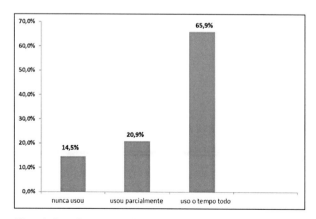

Fig. 2.5 – Presença de mordida aberta anterior em crianças de 6 anos de idade (%), segundo o tempo de uso de chupeta (bico). Coorte de nascidos vivos de 1993. Pelotas (RS).

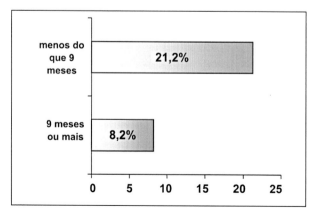

Fig. 2.6 – Prevalência de mordida cruzada posterior (%) em crianças de 6 anos de idade, segundo o tempo de amamentação. Coorte de nascidos vivos de 1993. Pelotas (RS).

Condições socioeconômicas ao nascimento Classe social Nível de escolaridade dos pais Renda familiar Água tratada no domicílio
Trabalho dos pais Trabalho da mãe na gravidez Situação de trabalho do pai na gravidez Trabalho da mãe aos 12 meses Trabalho da mãe no 6º ano de vida
Crescimento e desenvolvimento infantil Gênero Peso ao nascimento Relação altura para idade aos 12 meses Relação peso para altura aos 12 meses Relação peso para idade aos 12 meses Número de dentes aos 12 meses Uso de medicamentos do 2º ao 4º anos de vida Hospitalização da criança do 1º ao 5º ano de idade Padrão de amamentação aos 12 meses
Cuidados e hábitos Creche aos 6 e 12 meses e 6o ano de vida Acesso ao dentista aos 5 e 6 anos de idade Higiene bucal Consumo de doces Ações educativas de saúde bucal na escola
Ocorrência e gravidade da cárie dentária

Fig. 2.7 – Modelo teórico de determinação da ocorrência e gravidade da cárie dentária. Coorte de nascidos vivos de 1993. Pelotas (RS).

Primeiramente, comparou-se o grupo de crianças que apresentaram o índice ceo-d igual a zero com as crianças com ceo-d ≥ 1. Crianças cujos pais apresentavam 8 anos ou menos de estudo, as que não frequentavam a creche no 6º ano de vida, as que consumiam doces mais de uma vez ao dia durante os 6 anos de idade e as crianças que escovavam seus dentes menos de uma vez ao dia aos 6 anos de idade tiveram mais chances de apresentarem cárie dentária.[93]

Posteriormente, foram comparadas crianças sem cárie ou com baixíssimo ataque de cárie (ceo-d ≤ 1) em relação às que apresentaram ceo-d > 3. Este ponto de corte representou o último tercil da distribuição do índice ceo-d. Além das variáveis do modelo anterior, crianças com *deficit* na relação altura e idade aos 12 meses apresentaram um risco estimado de desenvolvimento de altos níveis de cárie aproximadamente 4 vezes maior quando comparadas com as crianças com estado nutricional adequado aos 12 meses de idade.[94]

A figura 2.8 apresenta o modelo final para o desenvolvimento de altos níveis de cárie dentária aos 6 anos de idade. Pode-se observar que os riscos biossociais acumulados desde a mais tenra idade contribuíram para o desenvolvimento de altos índices de cárie na infância. A figura apresenta apenas as variáveis associadas à ocorrência de altos níveis de cárie com respectivos valores de *odds ratio*, um estimador de risco relativo utilizado em estudos transversais e de caso-controle. No modelo proposto, constituem determinantes distais de altos níveis de cárie as condições sociais vivenciadas pela criança ao nascimento, como a classe social de sua família e o nível de escolaridade do pai. Estes fatores condicionam o padrão de crescimento infantil (*deficit* na relação altura para a idade aos 12 meses), o acesso à pré-escola e comportamentos relacionados à saúde, por exemplo, dieta e hábitos de higiene bucal.

Aos 12 anos de idade, 339 das 359 crianças (94,4%) visitadas aos 6 anos de idade tiveram sua saúde bucal avaliada novamente. A tabela 2.3 sintetiza os resultados de algumas condições de saúde bucal investigadas, de acordo

Condições socioeconômicas ao nascimento (variáveis distais) Pequena burguesia tradicional OR 8,7 Proletariado OR 7,7 Pais com baixo nível de escolaridade OR 2,2
Crescimento e desenvolvimento infantil (variáveis intermediárias) *Déficit* na relação altura para idade aos 12 meses OR 3,6
Cuidados e hábitos (variáveis proximais) Não frequentar a pré-escola no 6º ano de vida OR 2,3 Escovar os dentes menos de 1 vez ao dia OR 2,3 Consumo diário de doces aos 6 anos de idade OR 3,1

Fig. 2.8 – Modelo hierárquico de determinação de altos níveis de cárie dentária. Variáveis associadas com a ocorrência de altos níveis de cárie em crianças de 6 anos de idade. Valores de *odds ratio* (OR) ajustados pelo gênero e número de dentes presentes aos 12 meses de idade. Coorte de nascidos vivos de 1993. Pelotas, RS.[94]

Tabela 2.3 – Desfechos de saúde bucal na coorte de nascidos vivos de Pelotas (RS), 1993 aos 12 anos de idade (n = 339), segundo a renda familiar ao nascimento. Médias (medianas) e proporções.[88].

Desfechos	Quartis de renda familiar ao nascimento (SM)					Total
	1° quartil	2° quartil	3° quartil	4° quartil	
Dentes presentes	25,4 (26,0)	25,4 (26,0)	25,5 (25,0)	25,6 (26,0)	25,5 (26,0)
Cariados*	0,9 (0,0)	1,2 (1,0)	0,7 (0,0)	0,7 (0,0)	0,9 (0,0)
Perdidos	0,0 (0,0)	0,0 (0,0)	0,0 (0,0)	0,0 (0,0)	0,0 (0,0)
Obturados**	0,2 (0,0)	0,2 (0,0)	0,5 (0,0)	0,5 (0,0)	0,3 (0,0)
CPO-D	1,1 (1,0)	1,4 (1,0)	1,2 (1,0)	1,2 (1,0)	1,2 (1,0)
Sangramento* (% dentes)	28,5 (25,0)	25,9 (18,5)	23,5 (18,5)	18,6 (14,3)	24,2 (18,5)
Índice de estética Dental	24,5 (23,0)	24,9 (23,0)	25,6 (24,0)	24,7 (22,5)	24,9 (23,0)
Índice de cuidado (%)**	19,1 (0,0)	12,2 (0,0)	38,2 (0,0)	42,3 (29,2)	27,3 (0,0)

*p < 0,05;** p < 0,01

com a renda familiar ao nascimento em quartis da distribuição. Nota-se um aumento no número médio de dentes cariados sem tratamento e da proporção de dentes com sangramento gengival, conforme diminui a renda familiar enquanto o índice de cuidado (O/CPOD) aumenta de acordo com o aumento da renda.[88]

A figura 2.9 mostra a relação entre cárie na dentição decídua aos 6 anos de idade e cárie na dentição permanente aos 12 anos de idade. Cerca de 70% das crianças sem cárie na dentição decídua aos 6 anos de idade tinham índice CPO-D zero aos 12 anos de idade; menos de 50% das crianças com índice cedo variando entre 1 e 3 aos 6 anos de idade não tinham cárie aos 12 anos de idade; e apenas 27% das que apresentavam muita cárie aos 6 anos de idade tinham um índice CPO-D igual a zero.[88]

A relação entre oclusopatias nas dentições decíduas (6 anos de idade) e permanente (aos 12 anos de idade) também foi investigada, como pode ser observada na figura 2.10. Oclusopatias muito severas aos 12 anos de idade foram associadas com o número de oclusopatias aos 6 anos de idade, indicando que estas condições na infância predizem oclusopatias mais graves na adolescência.[88]

Um novo estudo, restrito à avaliação da cárie dentária, está em andamento no ano 2012, com uma amostra de 1200 jovens de 18 anos de idade, incluindo os 339 acompanhados aos 6 e 12 anos de idade.

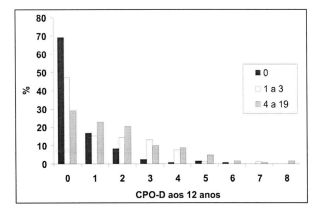

Fig. 2.9 – Relação entre cárie na dentição primária aos 6 anos de idade (ceo-d) – e cárie na dentição permanente (CPO-D) aos 12 anos de idade (n = 339) na coorte de nascidos vivos em 1993, Pelotas, RS.[89]

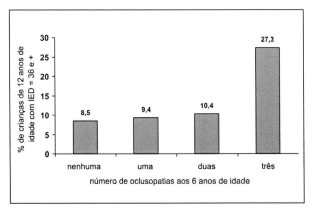

Fig. 2.10 – Relação entre o número de oclusopatias aos 6 anos de idade e o proporção de crianças aos 12 anos de idade (n = 339) com oclusopatias muito severas (Índice de Estética Dentária – IED ≥ 36). Coorte de nascidos vivos em 1993, Pelotas, RS.[88]

Saúde bucal na coorte de 2004

Em 2004, iniciou-se a terceira coorte de nascimentos de Pelotas (RS). Todas as crianças nascidas na zona urbana do município foram identificadas e suas mães convidadas a participar do estudo. Do total de 4.558 crianças elegíveis, quase todas (cerca de 99%) foram incluídas no estudo. Houve acompanhamento aos 3, 12, 24 e 48 meses de idade com uma taxa de participação neste último acompanhamento de 92%.[95] Aos 4 anos de idade, houve um novo acompanhamento.

Em 2009, quando as crianças completaram 5 anos de idade, houve o primeiro estudo de saúde bucal. Esta nova oportunidade de investigação permitiu aos coordenadores da pesquisa de saúde bucal aplicar as lições aprendidas com as experiências dos estudos anteriores, em particular com o estudo de coorte de 1993. Por exemplo, com as crianças da coorte de 2004, enfatizou-se necessidade de concentrar a investigação na dentição decídua, evitando-se a dentição mista, principalmente pela dificuldade de avaliação das medidas de oclusão, e adotou-se o índice ceos, ou seja, a unidade de análise passa a ser superfície ao invés de o dente. Além disso, a coleta aprimorada e detalhada de dados sobre amamentação e a amostra com maior poder estatístico, quando comparada com os estudos de saúde bucal na coorte de 1993, permitirá investigar em profundidade o padrão de amamentação e oclusão.

A amostra incluiu todas as crianças nascidas entre setembro e dezembro de 2004 e que tinham sido acompanhadas aos 4 anos de idade (n = 1.303). A equipe de campo foi composta por 8 cirurgiões-dentistas e 8 entrevistadores que visitaram os domicílios dos participantes. Foram realizados exames bucais para a avaliação de cárie dentária, problemas oclusais, lesões de tecido mole, padrão de erupção dos primeiros molares permanentes e placa bacteriana. Além disso, foi aplicado um questionário direcionado às mães contendo questões relativas ao padrão de higiene bucal da criança, dor de dente,[96] uso de serviços,[97] autoavaliação de saúde bucal das mães e avaliação das condições de saúde bucal das crianças por parte das mães, o impacto das condições de saúde bucal das crianças na qualidade de vida das mesmas e de suas famílias,[98,99] o padrão de higiene bucal e a fonte de água utilizada para beber e cozinhar[100] e manchas negras intrínsecas dos dentes.[101] É importante observar que desde 1962 o município possui sistema de água fluoretada. Previamente ao trabalho de campo, os cirurgiões-dentistas realizaram treinamento e calibração com 100 crianças não incluídas na amostra e da mesma idade das crianças pesquisadas. A cárie dentária foi avaliada por meio do índice de superfícies cariadas, restauradas ou extraídas devido à cárie, seguindo critérios diagnósticos preconizados pela OMS.[80] A condição de higiene bucal da criança foi determinada por meio do IHO-S, modificado para a dentição decídua,[100] as condições oclusais foram identificadas usando-se os critérios de Foster e Hamilton[91] e os da OMS.[78]

A figura 2.11 enfatiza as desigualdades sociais no padrão de ocorrência da cárie dentária na infância. Nota-se um importante gradiente econômico nas médias dos dentes e superfícies atacadas pela cárie. Crianças pertencentes ao primeiro quintil de renda familiar possuem quase o triplo de superfícies atacadas pela cárie quando comparados com crianças do quintil de renda mais elevada.

Estes dados são preocupantes, pois a cárie dentária é o maior fator causador de dor de dente na infância,[96] podendo afetar a qualidade de vida da criança e dos pais, e levar a experiências indesejáveis da criança em relação ao uso de serviços odontológicos, o que pode ter impacto em termos da saúde bucal em períodos posteriores da vida.

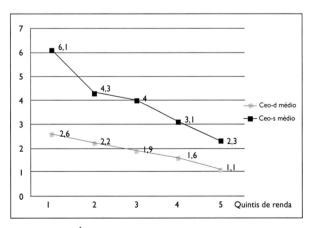

Fig. 2.11 – Índices ceo-s e ceo-d médios de crianças de 5 anos de idade segundo quintis de renda familiar ao nascimento. Pelotas, 2009. (n=1.123).

O padrão intergeracional das condições de saúde bucal é evidenciado nas figuras 2.12 e 2.13. Mães que avaliam sua saúde bucal de forma negativa possuem filhos com indices de cárie mais altos; autoavaliação negativa da saúde bucal das mãe e avaliação de saúde bucal dos seus filhos foi associada a renda familiar; maiores proporções de autoavaliação negativa da saúde bucal foi encontrada nos grupos de renda mais baixa.

Considerações Finais

O enfoque na melhoria das condições de vida e saúde na infância tem se revelado como a mais importante estratégia para a diminuição da prevalência e incidência das principais morbidades infantis.

Este capítulo apresentou estudos que relataram fortes evidências indicando que condições socioeconômicas adversas vivenciadas nos primórdios da vida têm influência não apenas imediata, na infância, mas também repercutem sobre as condições de vida e de saúde anos mais tarde, na adolescência e na vida adulta.

A diminuição das desigualdades sociais, o aumento da renda e do nível de escolaridade da população, o estímulo à amamentação, o ingresso precoce das crianças na escola e políticas de alimentação e nutrição adequadas seriam as principais estratégias para a prevenção das morbidades bucais.

O enfoque dirigido a causas comuns de doenças como dieta, higiene e escolaridade, o estímulo à amamentação, deve ser enfatizado pelos responsáveis pela elaboração e implementação das políticas de saúde. Esta estratégia deve ser complementada por serviços de saúde dirigidos ao alívio da dor e sofrimento e, consequentemente, melhoria da qualidade de vida da população.

Estudos longitudinais, como as coortes de nascimentos, constituem-se em ricas oportunidades para a investigação dos agravos à saúde bucal no ciclo vital gerando conhecimento que oriente as políticas e serviços de saúde de maneira mais justa e eficaz. Adicionalmente, a manutenção de estudos longitudinais já iniciados e que mediram as condições bucais em determinados períodos da vida deve ser continuada como estratégia para se identificar melhor a relação destes problemas com as condições bucais e de saúde geral futuras.

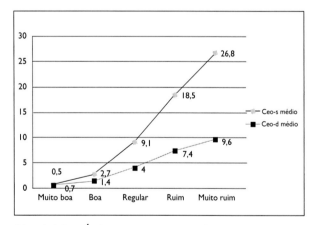

Fig. 2.12 – Índices ceo-s e ceo-d de crianças de 5 anos de idade, segundo a autoavaliação da saúde bucal da mães. Pelotas (RS), 2009 (n = 1.123).

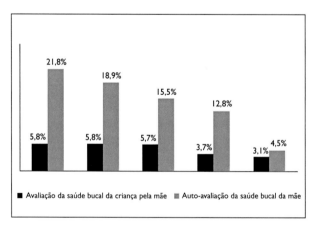

Fig. 2.13 – Avaliação da saúde bucal ruim e muito ruim segundo quintis de renda familiar. Pelotas (RS), 2009 (n = 1.123).

Referências

1. Petersen PE. The World Oral Health Report 2003: continuous improvement of oral health in the 21st century – the approach of the WHO Global Health Programme. Community Dent Oral Epidemiol. 2003;31(Suppl. 1):3-24.
2. Pinto VG. Financiamento e Organização. In: Pinto VG. Saúde Bucal Coletiva. São Paulo: Ed. Santos; 2000; p. 31-97.
3. Barros AJD, Bertoldi AD. Desigualdades na utilização e no acesso a serviços odontológicos: uma avaliação em nível nacional. Cien Saude Colet. 2002; 7(4):709-717.
4. http://dtr2004.saude.gov.br/dab/cnsb/brasil_sorridente.php Acesso em 20 de novembro de 2011.
5. Yee R, Sheiham A The burden of conservative restorative dental treatment for children in Third World Countries. Int Dent J. 2002; 52(1):1-9.
6. Effective health care. Dental restoration: what type of filling? Bulletin on the effectiveness of health service interventions for decision makers. London: NHS Service for Reviews and Dissemination. April 1999; v. 5, n. 2.
7. US Department of Health and Human Services. Oral Health in America: A report of the Surgeon General – Executive Summary. Rockville, MD: US Department of Health and Human Services, National Institute of Dental and Craniofacial Research, National Institute of Health, 2000.
8. Beaglehole R, Benzian H, Crail J, Mackay J. The Oral Health Atlas. Mapping a neglected global health issue. Coitrin, Switzertland: FDI World Health Federation, 2009.
9. Goes PSA, Kassouf AL, Sheiham A. Impact of oral health on the Brazilian population. J Dent Res. 2000;79: Special Issue (Abstracts IADR-510).
10. Gift HC, Reisine ST, Larach DC. The social impact of dental problems and visits. Am J Public Health. 1992;82:1663-1668.
11. Joshipura KJ, Rimm EB, Douglass CW, Trichopoulos D, Ascherio A, Willett WC. Poor oral health and coronary heart diseases. J Dent Res. 1996;75(9):1631-36.
12. Sheiham A, Steele JG, Marcenes W, Tsakos G, Finch S, Walls AW. The relationship among dental status, nutrient intake, and nutritional status in older people. J Dent Res. 2001;80:408-413.
13. Nowjack-Raymer RE, Sheiham A. Association of edentulism and diet and nutrition in us adults. J Dent Res. 2003;82:123-126.
14. Taguchi A, Sanada M, Suei Y et al. Tooth loss is associated with an increased risk of hypertension in postmenopausal women. Hypertension. 2004;43:1297-1300.
15. Peres MA, Tsakos G, Barbato PR, Silva DA, Peres KG. Tooth loss is associated with increased blood pressure in adults – a multidisciplinary population-based study. J Clin Periodontol. 2012;39(9):824-33
16. Abnet CC, Qiao Y-L, Dawsey SM, Dong Z-W, Taylor PR, Mark SD. Tooth loss is associated with increased risk of total death and death from upper gastrointestinal cancer, heart disease, and stroke in a Chinese population based cohort. Int J Epidemiol. 2005;34:467-74.
17. Vergnes J-N, Sixou M. Preterm low birth weight and maternal periodontal status: a meta analysis. Am J Obstet Gynecol. 2007; 196:135.e1-135.e7.
18. Azarpazhood A, Leake JL. Systematic review of the association between respiratory disease and oral health. J Periodontol. 2006;77(9):1465-82.
19. Emrich LJ, Shlossman H, Genco RJ. Periodontal disease in non-insulin dependent diabetes mellitus. J Periodontol. 1991;62(2):123-131.
20. Hujoel P. Dietary Carbohydrates and Dental-Systemic Diseases. J Dent Res. 2009;88(6):490-502.
21. Tonetti MS, D'Aiuto F, Nibali, Donald A, Storry C, Parkar M et al. Treatment of periodontitis and endothelial function. N Engl J Med. 2007; 356:911-920.
22. Desvarieux M, Demmer RT, Rundek T, Boden-Albala B, Jacobs DR Jr, Sacco RL et al. Periodontal microbiota and carotid intima-media thickness The Oral Infections and Vascular Disease Epidemiology Study (INVEST). Circulation. 2005; 111:576-582.
23. Lowe G, Woodward M, Rumley A, Morrison C, Tunstall-Pedoe H, Stephen K. Total tooth loss and prevalent cardiovascular disease in men and women. Possible roles of citrus fruit consumption, vitamin C, and inflammatory and thrombotic variables. J Clin Epidemiol. 2003;56:694-700.
24. Sahyoun NR, Lin C, Krall E. Nutritional status of the older adult is associated with dentition status. J Am Diet Assoc. 2003;103: 61-66.
25. Ostberg A, Nyholm M, Gullberg B, Råstam L, Lindblad U. Tooth loss and obesity in a defi-

ned Swedish population. Scand J Public Health. 2009;37:427-433.
26. Watt RG, Tsakos G, de Oliveira C, Hamer M. Tooth loss and cardiovascular disease mortality risk-results from the Scottish Health Survey. PLoS One. 2012;7(2):e30797.
27. Graves DT, Cochran D. The contribution of interleukin-1 and tumor necrosis factor to periodontal tissue destruction. J Periodontol. 2003;74:391-401.
28. Castilhos ED, Horta BL, Gigante DP, Demarco FF, Peres KG, Peres MA. Association between obesity and periodontal disease in young adults: a population-based birth cohort. J Clin Periodontol. 2012;39(8):717-24.
29. Hertzman C. The biological embedding of early experience and its effects on health in adulthood. In: Adler N, Marmot M, Mcewen BS, Stewart J. Socioeconomic status and heath in industrial nations: social, psychological and biological pathways. Annals of the New York Academy of Sciences. Volume 896. New York; 1999; p.86-95.
30. Kawachi I, Berkman LF. A Historical framework for social epidemiology. In: Kawachi I, Berkman LF. Social Epidemiology. New York: Oxford University Press, 2000; p. 3-12.
31. United Nations Children's Fund (UNICEF). The state of the world's children 2001. New York: UNICEF, 2001.
32. United Nations Children's Fund. (UNICEF. Situação da criança brasileira 2001. Brasília: UNICEF-Brasil, 2001.
33. Barker DJP. Foetal and infant origin of adult disease. London: BMJ Publishing Group, 1992.
34. Barker DJP. Mothers, Babies, and Disease in Later Life. London: BMJ Publishing Group, 1994.
35. Coggon D, Margetts B, Barker DJP, Carson PHM, Mann JS, Oldroyd KG, Wickham C. Childhood risk factors for ischaemic heart disease and stroke. Paediatr Perinat Epidemiol. 1990; 4:464-469.
36. Fall CHD, Osmond C, Barker DJP, Clark PMS, Hales CN, Stirling Y, Meade TW. Fetal and infant growth and cardiovascular risk factors in women. BMJ. 1995; 310:428-32.
37. Paneth N, Susser M. Early origin of coronary heart disease (the "Barker hypothesis"). BMJ. 1995; 310:411-412.
38. Kuh D, Ben-Shlomo Y. A life course approach to chronic disease epidemiology. Oxford: Oxford University Press, 1997.
39. Kuh D, Wadsworth M. Childhood influences on adult male earnings in a longitudinal study. BJS. 1991; 42:537-55.
40. Hemmingsson T, Lundberg I, Diderichsen F. The roles of social class of origin, achieved social class and intergenerational social mobility in explaining social-class inequalities in alcoholism among young men. Soc Sci Med. 1999; 49:1051-1059.
41. Baxter Jones AD, Cardy AH, Helms PJ, Phillips DO. Influence of socioeconomic conditions on growth in infancy: the 1921 Aberdeen birth cohort. Archs Dis Child. 1999; 81(1):5-9.
42. Bartley M, Blane D, Montgomery S. Socioeconomic determinants of health: Health and the life course: why safety nets matter. BMJ. 1997; 314:1194-1201.
43. Smith GD, Hart C, Blane D, Gillis C, Hawthorne V. Lifetime socioeconomic position and mortality: prospective observational study. BMJ. 1997; 314:547-558.
44. Power C, Hertzman C, Matthews S, Manor O. Social differences in health: life-cycle effects between ages 23 and 33 in the 1958 British Birth Cohort. Am J Public Health. 1997;87(9):1499-1503.
45. Power C, Hertzman C. Social and biological pathways linking early life and adult disease. Br Med Bull. 1997;53(1):210-21.
46. Power C, Matthews S. Origins of health in a national population sample. Lancet. 1997; 350:1584-89.
47. Smith GD, Hart C, Hole D, MacKinnon P, Gillis C, Watts G, Blane D, Hawthorne V. Education and occupational social class: which is the more important indicator of mortality risk? J Epidemiol Community Health. 1998;5(3):153-60.
48. Smith GD, Hart C, Blane D, Hole D. Adverse socioeconomic conditions in childhood and cause specific adult mortality: prospective observational study. BMJ. 1998; 316:1631-1635.
49. Hart CL, Smith GD, Blane D. Inequalities in mortality by social class measured at 3 stages of the lifecourse. Am J Public Health. 1998; 88(3):471-474.
50. Power C, Matthews S, Manor O. Inequalities in self-rated health: explanations from different stages of life. Lancet. 1998;351(9108):1009-14.
51. Corcoran ME, Chaudry A. The dynamics of childhood poverty. The Future of Children. Children and Poverty. 1997;7(2):40-54.
52. United Nations Children's Fund. (UNICEF). The state of the world's children 2000. New York: UNICEF, 2000.

53. Power C, Manor O, Fox AJ, Fogelman K. Health in childhood and social inequalities in health in young adults. J R Statist Soc. 1990; 153 (PART 1):17-28.
54. Wilkinson RG. Health, hierarchy, and social anxiety. In: Adler NE, Marmot M, Mcewen BS, Stewart J. Socioeconomic status and health in industrial nations: social, psychological and biological pathways. New York: Annals of the New York Academy of Science 1999;896:48-63.
55. Wadsworth MEJ, Kuh DJL. Childhood influences on adult health: a review of recent work from the British 1946 national birth cohort study, the MRC National Survey of Health and Development. Paediatr Perinat Epidemiol. 1997;11:2-20.
56. Whincup PH, Cook DG, Shaper AG. Early life influences on blood pressure: a study of children aged 5-7 years. BMJ. 1989;299:587-91.
57. Frankel S, Elwood P, Sweetnam P, Yanell J, Smith GD. Birthweight, body-mass index in middle age, and coronary heart disease. Lancet. 1996;348(9040):1478-80.
58. Barros FC, Victora CG. Increased blood pressure in adolescents who were small for gestational age at birth: a cohort study in Brazil. Int J Epidemiol. 1999;28:676-681.
59. Colombo M, de la Parra A, Lopez I. Intellectual and physical outcome of children undernourished in early life is influenced by later environmental conditions. Dev Med Child Neurol. 1992;34(7):611-22.
60. Ivanovic DM, Leiva BP, Perez HT, Inzunza NB, Almagiá AF, Toro TD et al. Long-term effects of severe undernutrition during the first year of life on brain development and learning in Chilean high-school graduates. Nutrition. 2000;16(11/12):1054-1063.
61. Blacwell DL, Hayward MD, Crimmins EM. Does childhood health affect chronic morbidity in later life? Soc Sci Med. 2001;52:1269-1284.
62. Kaufman J, Plotsky PM, Nemeroff CB, Charney DS. Effects of early adverse experiences on brain structure and function: clinical implications. Biol Psychiatry. 2000;48:778-790.
63. Victora CG, Huttly SRA, Barros FC, Lombardi C, Vaughan JP. Maternal educational in relation to early and late child health outcomes: findings from a Brazilian cohort study. Soc Sci Med. 1992;34(8):899-905.
64. Wadsworth MEJ. Health inequalities in the life course perspective. Soc Sci Med. 1997;44(6):859-869.
65. Lynch JW, Kaplan GA, Salonen JT. Why do poor people behave poorly? Variation in adult health behaviours and psychosocial characteristics by stages of socioeconomic lifecourse. Soc Sci Med. 1997;44(6):809-819.
66. Brooks-Gunn J, Duncan GJ. The effects of poverty on children. The Future of Children. Children and Poverty. 1997;7(2):55-71.
67. Hausen H. Caries predictors – state of the art. Community Dent Oral Epidemiol. 1997;2(1):87-96.
68. Sheiham A, Watt RG. The common risk approach: a rational approach for promoting oral health. Community Dentistry and Oral Epidemiology. 2000;28:399-406.
69. Sheiham A. Improving oral health for all: focusing on determinants and conditions. Health Education Journal. 2000; 59:351-363.
70. Peres MA, Thomson WM, Peres KG, Gigante DP, Horta BL, Broadbent JM, Poulton R. Challenges in comparing the methods and findings of cohort studies of oral health: the Dunedin (New Zealand) and Pelotas (Brazil) studies. Aust N Z J Public Health. 2011;35(6):549-56.
71. Poulton R, Caspi A, Milne BJ, Thomson WM, Taylor A, Sears MR, Moffitt TE. Association between children's experience of socioeconomic disadvantage and adult health: a life-course study. Lancet. 2002; 360(9346):1640-5.
72. Thomson WM, Poulton R, Milne BJ, Caspi A, Broughton JR, Ayers KM. Socioeconomic inequalities in oral health in childhood and adulthood in a birth cohort. Community Dent Oral Epidemiol. 2004;32(5):345-53.
73. Crocombe LA, Broadbent JM, Thomson WM, Brennan DS, Poulton R. Impact of dental visiting trajectory patterns on clinical oral health and oral health-related quality of life. Public Health Dent. 2012;72(1):36-44.
74. Shearer DM, Thomson WM, Caspi A, Moffitt TE, Broadbent JM, Poulton R. Family history and oral health: findings from the Dunedin Study. Community Dent Oral Epidemiol. 2012;40(2):105-15.
75. Shearer DM, Thomson WM, Broadbent JM, Poulton R. Does maternal oral health predict child oral health-related quality of life in adulthood? Health Qual Life Outcomes. 2011;7:9:50.
76. Shearer DM, Thomson WM, Caspi A, Moffitt E, Broadbent JM, Poulton R.Inter-generational continuity in periodontal health: findings from the Dunedin family history study. J Clin Periodontol. 2011;38(4):301-9.

77. Barros FC, Victora CG. [Editorial]. Cad Saúde Pública. 1996; 12(supl 1).
78. World Health Organization (WHO). Oral Health Surveys. Basic Methods. 3rd ed. Geneva, WHO, 1987.
79. Da Rosa Rodolpho PA, Donassollo TA, Cenci MS, Loguercio AD, Moraes RR, Bronkhorst EM, et al. 22-Year clinical evaluation of the performance of two posterior composites with different filler characteristics. Dent Mat. 2011;27:955-63.
80. World Health Organization (WHO). Oral Health Surveys. Basic Methods. 4th ed. Geneva, WHO, 1997.
81. Peres MA, Traebert J, Marcenes W. Calibração de examinadores para estudos epidemiológicos de cárie dentária. Cad Saúde Pública. 2001;17:153-9.
82. Peres MA, Peres KG, Barros AJD, Victora CG. The relation between family socioeconomic trajectories from childhood to adolescence and dental caries and associated oral behaviours. J Epidemiol Community Health. 2007;61:141-5.
83. Peres KGA, Peres MA, Demarco FF, Tarquinio SB, Horta BL, Gigante DP. Oral health studies in the 1982 Pelotas (Brazil) birth cohort: methodology and principal results at 15 and 24 years of age. Cad Saude Publica. 2011;27:1569-80.
84. Peres KG, Barros AJD, Anselmi L, Peres MA, Barros FC. Does malocclusion influence the adolescent's satisfaction with appearance? A cross-sectional study nested in a Brazilian birth cohort. Community Dent Oral Epidemiol. 2008;36:137-43.
85. Correa MB, Peres MA, Peres KG, Horta BL, Gigante DP, Demarco FF. Life-course determinants of need for dental prostheses at age 24. J Dent Res. 2010;89(7):733-8.
86. Victora CG, Araújo CLP, Menezes AMB, Hallal PC, Vieira MF, Neutzling MB, et al. Methodological aspects of the 1993 Pelotas (Brazil) birth cohort study. Rev Saúde Pública. 2006;40:39-46.
87. Bastos JL, Peres MA, Peres KG, Barros AJ. Infant growth, development and tooth emergence patterns: a longitudinal study from birth to 6 years of age. Arch Oral Biol. 2007;52:598-606.
88. Peres MA, Barros AJ, Peres KG, Araújo CL, Menezes AM, Hallal PC, Victora CG. Oral health follow-up studies in the 1993 Pelotas (Brazil) birth cohort study: methodology and principal results. Cad Saúde Pública. 2010;26(10):1990-9.
89. Peres KG, Latorre MRDO, Sheiham A, Peres MA, Victora CG, Barros FC. Social and biological early life influences on the prevalence of open bite in Brazilian 6-year-olds. Int J Paediatr Dent. 2007;17:41-9.
90. Rothman KJ, Greenland S. Precision and validity in epidemiologic studies. In: Rothman KJ, Greenland S. Modern Epidemiology. 2nd ed. Philadelphia: Lippincott Williams & Wilkins, 1998. p.115-145.
91. Foster TD, Hamilton MC. Occlusion in the primary dentition. BDJ. 1969;21:76-9.
92. Peres KG. Oclusopatias na dentição decídua: acúmulo de riscos do nascimento à primeira infância. Universidade de São Paulo. Faculdade de Saúde Pública. Departamento de Epidemiologia. Tese de Doutorado em Saúde Pública. São Paulo, 2002.
93. Peres MA, Latorre MRDO, Sheiham A, Peres KG, Barros FC, Hernandez PG et al. Determinantes sociais e biológicos da cárie dentária em crianças de 6 anos de idade: um estudo transversal aninhado numa coorte de nascidos vivos no Sul do Brasil. Rev Bras Epidemiol. 2003;4(6):293-306.
94. Peres MA, Latorre MRDO, Sheiham A, Peres KG, Barros FC, Hernandez PG et al. Social and biological early life influences on severity of dental caries in children aged 6 years. Community Dent Oral Epidemiol. 2005;33(1):53-63.
95. Barros AJD, Santos IS dos, Victora CG, Albernaz EP, Domingues MR, Timm IK et al. Coorte de nascimentos de Pelotas, 2004: metodologia e descrição. Rev Saúde Publica. 2006; 40(3):402-13.
96. Boeira GF, Correa MB, Peres KG, Peres MA, Santos IS, Matijasevich, A et al. Caries is the main cause for dental pain in childhood: findings from a birth cohort. Caries Res. 2012; 46(5):488-95.
97. Camargo MB, Barros AJ, Frazão P, Matijasevich A, Santos IS, Peres MA et al. Predictors of dental visits for routine check-ups and for the resolution of problems among preschool children. Rev Saude Publica. 2012;46(1):87-9.
98. Pahel BT, Rozier RG, Slade GD. Parental perceptions of children's oral health: the Early Childhood Oral Health Impact Scale (ECOHIS). Health Qual Life Outcomes. 2007; p.5:6.
99. Tesch FC, Oliveira BH, Leão A. Semantic equivalence of the Brazilian version of the Early Childhood Oral Health Impact Scale. Cad Saúde Pública.2008;24(8): 1897-909.

100. Cascaes AM, Peres KG, Peres MA, Demarco FF, Santos I, Matijasevich A, et al. Validity of 5-year-old children's oral hygiene pattern referred by mothers. Rev Saúde Pública. 2011;45(4):668-75.

101. França-Pinto CC, Cenci MS, Correa MB, Romano AR, Peres MA, Peres KG et al. Association between black stains and dental caries in primary teeth: findings from a Brazilian population-based birth cohort. Caries Res. 2012;46(2):170-6.

Capítulo 3

Impacto das Condições de Saúde Bucal na Qualidade de Vida

Andreia Morales Cascaes
Anna Thereza Leão
David Locker

Neste capítulo descrevemos as motivações que levaram ao desenvolvimento e uso de medidas subjetivas de saúde bucal. É enfatizado que o uso desses instrumentos vem crescendo em volume e importância, sendo esperado que essa tendência continue no futuro próximo. É também de se esperar que usos diversos continuem sendo encontrados para essas medidas. Após um breve levantamento das motivações e necessidades que levaram ao desenvolvimento de medidas subjetivas de saúde bucal, são descritas as principais medidas existentes, assim como o foco específico que orientou o desenvolvimento de cada uma delas. O texto conclui com a descrição das diferentes maneiras como essas medidas vêm sendo utilizadas, indicando os benefícios obtidos com suas aplicações.

O capítulo está dividido em seis seções. Na primeira seção, é discutida a necessidade do uso de indicadores sociodentários para um melhor conhecimento do impacto da saúde bucal na qualidade de vida dos indivíduos e planejamento de serviços. Adicionalmente, também é apresentado um modelo baseado na Classificação Internacional de Deficiência, Incapacidade e Desvantagem Social, proposto por Locker,[1] que identifica aspectos físicos, sociais e psicológicos associados à doença bucal. Na segunda seção, são descritas medidas desenvolvidas para avaliar a autopercepção das condições bucais em diferentes faixas etárias. A seguir, na terceira seção, as aplicações destes instrumentos em países diferentes são ilustradas através de estudos desenvolvidos nos mesmos. Feito isso, passa-se a discutir, na quarta seção, o uso destes instrumentos para avaliar a autopercepção de tratamentos bucais em relação à melhora do impacto da saúde na vida diária. Nesse ponto, levando-se em conta a existência de um número considerável de estudos desenvolvidos na área, discute-se, na quinta seção, as revisões sistemáticas existentes sobre o tema. Finalmente, na sexta seção, sugerem-se formas de uso das informações já obtidas visando um planejamento de serviço direcionado às necessidades da população.

Introdução

Nos últimos 30 anos, o uso de indicadores sociodentários em Epidemiologia bucal tem sido amplamente defendido.[2-7] As razões para isto decorrem do fato de que medidas clínicas de doença, quando usadas isoladamente, não documentam todo o impacto das desordens bucais em pacientes e populações. Como exemplo, ao se restringir a medida de resultados dos tratamentos dentários ao uso exclusivo de indicadores clínicos, pouca informação é obtida sobre o funcionamento da cavidade bucal ou sobre o desempenho do indivíduo como um todo.

Enfatizando a necessidade de obtenção de informação adicional, pesquisadores investigaram os impactos da dor de dente na vida diária de indivíduos e na sociedade como um todo.[8-9] Estes impactos foram medidos em termos do número de dias de trabalho perdidos, qualidade do trabalho realizado, interrupções no sono, distúrbios nas atividades sociais e familiares, restrição alimentar e limitações na forma de falar.

A necessidade de ampliar as fontes de informação em estudos epidemiológicos não é exclusiva da Odontologia. Também em Medicina, os indicadores utilizados com mais frequência para descrever a saúde de grupos de população (taxas de mortalidade geral e infantil, expectativa de vida, incidência de doenças específicas) vêm sendo complementados por medidas relativas à autopercepção da qualidade de vida, gastos com a saúde, limitações de atividades, dias de inatividade forçada, entre outros.[10]

As definições de saúde contemporâneas incluem aspectos tanto aspectos clínicos como subjetivos. Em saúde bucal, em particular, as medidas clínicas de doença podem ser levantadas na população com relativa facilidade, mas o mesmo não pode ser dito em relação às medidas subjetivas. Obter informações sobre estados ou condições de saúde que possibilitem aos indivíduos comer, falar e socializar sem desconforto ou embaraço não é uma tarefa simples. Com isso, não é raro que os aspectos subjetivos da saúde bucal deixem de ser considerados nos estudos epidemiológicos.

Seria desejável que as medidas para a avaliação de saúde bucal incorporassem dimensões clínicas, sociais e psicológicas. Doença, em um nível orgânico, pode ser compreendida como estados que implicam desordem física ou psicológica. As limitações funcionais associadas à doença podem afetar o indivíduo psicologicamente. Assim como no nível social, podem refletir numa limitação social. Uma importante contribuição para esta finalidade foi proposta pela Organização Mundial de Saúde (OMS), quando estabeleceu uma proposição para aferir a incapacidade funcional. Este esquema é parte integrante da Classificação Internacional de Deficiência, Incapacidade e Desvantagem Social[1] e envolve medidas de doença, deficiência, limitação funcional, incapacidade, desconforto, desvantagem social e morte. Segundo este esquema, as doenças podem provocar deficiências, e estas, por sua vez, podem levar a limitações funcionais.

Dor e desconforto são outras possíveis consequências das deficiências. Dor, desconforto e deficiência, consequências diretas de incapacidades físicas, psicológicas ou sociais podem limitar nossa capacidade de realizar as atividades diárias. Desse modo, poder-se-ia também afirmar que as deficiências ou incapacidades podem levar à desvantagem social. Locker[6] adaptou o modelo de saúde bucal da OMS. Afirmou não haver relação direta entre deficiência, incapacidade e desvantagem social. Ou seja, deficiência não necessariamente leva à incapacidade, assim como incapacidade não obrigatoriamente resulta em desvantagem social. Enquanto estes resultados dependem da natureza e da gravidade dos agravos e condições desfavoráveis de saúde, eles também podem ser modificados por condições psicossociais que não são uniformes. A (Fig. 3.1) foi proposta por este autor na tentativa de identificar cadeias de impactos em saúde bucal.

O modelo de Locker é dinâmico e envolve várias fases, com uma fase podendo resultar o início de outra. Um exemplo de aplicação deste modelo pode ser indicado no estudo de Smith e Sheiham[3], que envolveu uma população de idosos: como muitas pessoas eram portadoras de próteses ruins (deficiência), elas apresentavam limitações funcionais que geravam dificuldades para se alimentar e falar (incapacidade) e várias delas gastavam muito tempo

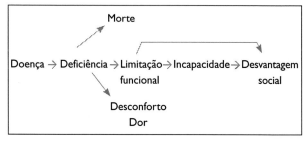

Fig. 3.1 – Modelo proposto por Locker,[6] baseado na Classificação Internacional de Deficiência, Incapacidade e Desvantagem Social.[1]

nas refeições, ficando embaraçadas e evitando se alimentar junto às crianças. Essas pessoas estavam sendo prejudicadas socialmente por sua deficiência.[6]

Algumas medidas e indicadores de desconforto, incapacidade e desvantagem associados a estados de saúde bucal foram propostos na literatura.[7] Estas medidas procuram avaliar quão extensamente os estados de saúde bucal afetam a qualidade de vida dos indivíduos e o bem-estar da sociedade. Procuram, ainda, avaliar se estes estados de saúde bucal repercutem sobre as funções usuais.[11] O impacto das desordens bucais pode repercutir em outras esferas, além da atividade física e do convívio social. Podem, por exemplo, apresentar um componente de impacto econômico indicado pelo absenteísmo no trabalho ou na escola, e pelo número de dias de inatividade forçada.[5,8,12] Há evidências de que classes sociais menos favorecidas tendem a ser mais afetadas em relação ao componente econômico do impacto.[11]

Sintetizando, pode-se dizer que as condições clínicas e suas implicações pessoais e sociais permitem uma avaliação complexa da saúde bucal. Embora o estado clínico seja usualmente avaliado pela presença ou ausência de doença nos indivíduos, conforme determinado pelo diagnóstico efetuado pelo profissional de saúde; no caso da saúde bucal, os problemas sociais e funcionais aos quais os indivíduos estão submetidos são, muitas vezes, condições mais importantes para determinar a busca de tratamento.

A despeito de as doenças bucais serem muito prevalentes, seus sintomas iniciais, em geral, não são graves. Como resultado, muitos indivíduos tendem a não levar em consideração a doença bucal em seus estágios iniciais, considerando suas condições como normais ou sem importância.[13] Assim, os resultados apresentados pelos exames clínicos e pela autoavaliação de saúde bucal tendem a apresentar alguma similitude apenas em episódios envolvendo dor e comprometimento estético ou funcional. Outros problemas de saúde bucal podem ser subestimados, quando se consideram apenas os resultados dos instrumentos de avaliação da autopercepção dos pacientes.

Em decorrência, reconhece-se que os instrumentos de avaliação de saúde bucal e qualidade de vida oferecem informações menos detalhadas do que os indicadores clínicos. Em contrapartida, aqueles instrumentos são, muitas vezes, melhor sucedidos na identificação de pessoas que apresentam problemas relevantes na vida diária e que necessitam de tratamento dentário.[14] Quando se desconhece o nível do transtorno inicial, torna-se difícil propor uma interpretação relacionando medidas clínicas aos impactos de funcionamento físico, convívio social e aparência. No caso do uso de prótese total, por exemplo, as evidências disponíveis poderiam levar à conclusão de que os indivíduos apresentam ótima saúde bucal. Tal conclusão se aplicaria, em particular, se não fossem consideradas, à luz da melhora obtida, a aparência insatisfatória e a extensão das disfunções físicas e sociais prevalentes antes da aplicação de prótese total.[13]

Foi relatado que a perda dentária, além de gerar impactos negativos no dia a dia, por exemplo, na aparência, pode vir a melhorar outros impactos, por exemplo, suprimir a dor de dente. Tais resultados são relacionados aos impactos que aquele fator provocava antes da perda do dente. Ou seja, a perda do dente pode levar à melhora de uma dimensão, como a dor, e à piora de outras, como a aparência[15]. Para um melhor entendimento deste processo, são necessários estudos longitudinais e análises críticas e detalhadas.

Medidas que avaliam o Impacto das Condições Bucais

Informações sobre a autopercepção de impactos são coletadas através de questionários. Há vários destes instrumentos disponíveis na literatura;[7,16] e suas propriedades psicométricas têm sido confirmadas. A escolha de instrumento para cada estudo específico deve ser realizada de acordo com os propósitos da pesquisa. Deve-se definir com clareza a população-alvo, faixa etária considerada, e outras características. As medidas propostas devem ser simples, de fácil compreensão, e capazes de isolar os impactos que variam com uma efetiva mudança do estado de saúde.

Medidas de autopercepção de saúde bucal têm sido utilizadas em populações diferentes.[17-20] Estes instrumentos podem ser utilizados em estudos populacionais ou atuar como um complemento de medidas clínicas utilizadas rotineiramente. Resultados obtidos através desses instrumentos podem auxiliar na seleção do tratamento, no monitoramento de pacientes, na identificação de determinantes de saúde e de fatores de risco, na seleção de serviços específicos para a população, no estabelecimento de serviços de saúde e prioridades e na alocação de verbas e outros recursos.[10]

A maioria das medidas de autopercepção de saúde bucal foi desenvolvida nos países de língua inglesa, e suas medidas podem estar sujeitas à influência da cultura e dos conceitos de saúde prevalentes nestes países. Em consequência, alguns itens podem referir emoções e atitudes pouco frequentes em outras culturas. Assim sendo, a aplicação de um instrumento de medição de saúde em ambientes socioculturais distintos daquele onde foi desenvolvido pressupõe um processo prévio de adaptação transcultural, e esta adaptação é necessária para permitir uma interpretação adequada dos resultados aferidos para a população-alvo.[21]

As medidas de autopercepção de saúde bucal envolvem dimensões comuns; entre outras, limitação funcional, interação social, conforto, dor, aparência e vida afetiva.[7,16] Alguns estudos têm considerado estas dimensões em separado, mensurando seus impactos para a sociedade e para os indivíduos.[12,17,19-20,22] Dor de dente, por exemplo, causa impactos diferentes sobre várias dimensões. Esta condição é relativamente comum, com estudos mostrando que, em média, cada pessoa experimenta dor de dente três dias por ano.[23] Além disso, uma associação entre maior frequência de dor e classe social menos favorecida tem sido constatada.[9,24-25] Dor de dente foi o estado que causou mais impacto na dimensão "desempenho" na Tailândia.[20] Outro exemplo diz respeito ao "número de dentes", que tem sido relacionado à "capacidade de mastigação".[26] Um número mínimo para não ser necessário o uso de prótese foi sugerido como sendo 24 dentes para jovens e 20 dentes para pessoas com mais de 45 anos de idade. O impacto de uma ausência de dentes ainda mais alta poderia incluir restrições alimentares, afetando o "prazer em se alimentar" e em "compartilhar refeições".[3,27] Estas constatações deram origem a pesquisas sobre o impacto causado por perda de dente nas relações sociais, conforto e vida afetiva.[7,27]

Alguns instrumentos são específicos para determinados grupos etários; outros foram desenvolvidos de modo dirigido a determinados contextos culturais, e adaptados para outros. O *Social Impact of Dental Disease* (SIDD), proposto por Cushing et al.,[28] pode ser considerado o primeiro instrumento específico para a Odontologia. Envolve cinco dimensões avaliadas em separado e em conjunto, através da somatória dos valores atribuídos para cada dimensão. As categorias consideradas são: aparência (insatisfação com os dentes em relação à aparência de outras partes da face e com a estética bucal), dor (bucal e facial), conforto e bem-estar (sensibilidade para alguns alimentos ou com o frio, desconforto com a prótese), limitação funcional (dificuldade para mastigar, morder e necessidade de mudar a dieta alimentar devido a restrições mastigatórias) e relação social (dificuldade de falar, restrição para sorrir, rir ou beijar). O instrumento teve sua confiabilidade acessada e foi validado para uma população de 414 indivíduos residentes no Norte da Inglaterra, de ambos os gêneros e com idade entre 16 e 60 anos. Este instrumento não foi validado para o Brasil.

Outras medidas foram desenvolvidas posteriormente em países diferentes, envolvendo dimensões semelhantes às do SIDD. Nos EUA, o *Dental Health Questions* (DHQ)[29] contém três itens, e não foi especificamente construído para medir sintomas ou consequências adversas oriundas de doenças bucais. Seu intento era facilitar comparações entre impactos similares oriundos de doenças e fatores diferentes. Entretanto, os três itens considerados no DHQ relacionavam as principais consequências das doenças bucais: dor (nos dentes ou gengivas), preocupação (com dentes ou gengivas) e limitações nas relações sociais (problemas com a aparência dos dentes ou gengivas que levaram as pessoas a evitarem interações sociais).

O instrumento *The Geriatric Oral Health Assessement Index* (GOHAI)[30] tem sido utilizado em pesquisas envolvendo pacientes idosos. Este questionário avalia as limitações funcionais bucais relatadas pelos pacientes. Três dimensões, incluindo um total de 12 itens, foram avaliadas: limitação funcional (mastigação, fala e deglutição), impactos psicossociais (preocupação com a saúde bucal, insatisfação com aparência, limitação nos contatos sociais devido a problemas bucais), e dor e desconforto (incluindo uso de analgésicos). O instrumento foi validado em estudo envolvendo 1911 pessoas com 65 anos de idade ou mais, em Los Angeles. O GOHAI foi validado para diversos países, inclusive o Brasil.[31]

Desenvolvido nos EUA, o *Oral Health-Related Quality of Life Measure* (OHQOL)[32] objetivou avaliar o impacto da saúde bucal na qualidade de vida, através de itens relativos a problemas com os dentes e gengivas que afetam as atividades diárias e o convívio social, itens sobre dor e desconforto bucal, e itens sobre restrição alimentar. O instrumento possui opções que variam de "sempre" a "nunca" e, na somatória, valores mais altos indicam menos impacto. Participaram do estudo analisando as propriedades psicométricas do instrumento 1242 indivíduos nascidos nos Estados Unidos da América, com idades entre 47 e 94 anos.

O questionário *Subjective Oral Health Status Indicator* (SOHSI)[17] foi desenvolvido no Canadá. O SOHSI teve por objetivo acessar limitações funcionais, sociais e psicológicas oriundas de doenças bucais, através dos seguintes indicadores: capacidade mastigatória, capacidade de falar, sintomas de dor bucal e facial, outros sintomas bucais, e uma escala de impactos psicossociais envolvendo limitações para se alimentar, se comunicar, restrições nas atividades diárias e preocupação com a saúde bucal. O instrumento é composto por 43 itens. Suas propriedades psicométricas foram testadas em 553 canadenses com 18 anos de idade ou mais, sendo que 156 destes fizeram parte do teste-reteste para avaliar a estabilidade da medida.

No Brasil, foi desenvolvido o *Dental Impact on Daily Living* (DIDL),[19] incluindo cinco dimensões: conforto (sangramento, impacção alimentar, sensibilidade a frio), aparência (satisfação com aparência dos dentes), dor (bucal e facial), restrição alimentar (capacidade de mastigação e limitações para morder alimentos) e *performance* (relacionado a atividades diárias). Esta medida também pode ser analisada através dos escores gerados para cada dimensão ou para a somatória de seus valores. O estudo de validação da medida foi realizado com 660 brasileiros de 35 anos ou mais de idade.

Na Austrália, foi desenvolvido o *Oral Health Impact Profile* (OHIP).[18] O objetivo do instrumento foi avaliar disfunções, desconfortos e incapacidades atribuídas às condições bucais. O questionário é composto por 49 itens divididos em sete dimensões: limitação funcional, dor física, desconforto psicológico, incapacidades física, psicológica e social, e desvantagem social. A validade do instrumento foi estudada em uma amostra de 122 australianos com 60 anos ou mais de idade. Este instrumento foi utilizado em vários estudos no Canadá e nos Estados Unidos além de outros países, tendo sido posteriormente reduzido a 14 questões (OHIP-14), versão validada para diversas culturas, inclusive a brasileira.[22,33] É um dos questionários de autoavaliação de saúde bucal mais difundidos, por sua facilidade de uso e reduzido número de questões.

Na Tailândia, foi desenvolvido o *Oral Impact on Daily Performance* (OIDP),[20] com o objetivo de avaliar o impacto da saúde bucal na capacidade das pessoas de realizarem suas atividades diárias. Envolve três dimensões: impactos físicos, psicológicos e sociais, compreendidas em nove itens. Esta medida teve suas propriedades psicométricas testadas em 501 tailandeses com faixa etária variando entre 35 e 44 anos. O instrumento foi validado para o Brasil[12] e tem sido utilizado em diversos estudos na Europa.

Vários instrumentos foram desenvolvidos para crianças, muitas vezes, direcionados a grupos etários específicos. Dirigido para crianças portadoras de desordens dentais e craniofaciais, o *Child Oral Health Quality of Life Questionnaire* (COHQOL)[16] inclui questões específicas para avaliar a percepção do responsável em relação ao impacto provocado pelas desordens de saúde bucal na vida diária das crianças (*Parental Perceptions Questionnaire* – PPQ); questões sobre a percepção da própria criança quanto a estes impactos (diferentes questionários para as faixas etárias de 8 a 10 anos e de 11 a 14) (*Child Perception Questionnaire* – CPQ 8-10 E CPQ 11-14); e uma escala relativa a esse impacto na família (também direcionado ao responsável) (*Family Impact Scale* – FIS).[34]

Há quatro versões do *Children Perceptions Questionnaire* (CPQ), todas desenvolvidas no Canadá e compostas por quatro domínios: sintomas, limitação funcional, bem-estar emocional e social. A extensão dos instrumentos e, por vezes, o tempo de recordatório, são variáveis. O CPQ_{11-14} é composto por 37 questões com recordatório de três meses.[16] Duas versões reduzidas do CPQ_{11-14}, uma com oito e outra com dezesseis questões, foram elaboradas incluindo os itens da versão completa que obtiveram os escores mais altos no modelo de regressão.[35] O recordatório é o mesmo utilizado no CPQ_{11-14}. O CPQ_{8-10} é constituído de 25 questões sobre os eventos ocorridos no último mês e origina-se do CPQ_{11-14}.[36] Os instrumentos incluem também avaliações gerais da saúde bucal da criança e qual(is) desordem(ns) bucal(is) afeta(am) o seu bem estar geral. Dos instrumentos para crianças, o CPQ é o mais extensivamente utilizado. Todas as suas versões diferentes foram adaptadas para o Brasil.[37-39] O *Parental Perceptions Questionnaire* (P-CPQ ou PPQ) é análogo ao CPQ, contém 31 questões avaliando a percepção dos pais ou responsáveis sobre a qualidade de vida de suas crianças.[40] Ao avaliar a concordância entre PPQ e CPQ, Jokovic et al.[40] observaram boa correlação entre os domínios de sintomas e limitação funcional e moderada para os demais, apontando que a concordância variou segundo as características da criança. Os conceitos medidos pelo PPQ e CPQ não são idênticos, um avalia a percepção dos pais sobre a qualidade de vida relacionada à saúde bucal da criança e o outro, a percepção da própria criança sobre a mesma. Para uma melhor compreensão da qualidade de vida das crianças é sugerido o uso de ambos os questionários. Como forma de contornar a limitação na avaliação do domínio emocional e social, foi desenvolvido o *Family Impact Scale* (FIS). O instrumento avalia o impacto da saúde bucal da criança na qualidade de vida da família nos últimos 3 meses e possui 14 itens divididos em quatro domínios: atividades diárias, aspectos emocionais, conflitos e dificuldades financeiras.[34] O PPQ como o FIS tem sido utilizado em países de alta renda. Ambos os intrumentos já foram adaptados para uso no Brasil.[41,43] O *Child-Oral Health on Daily Performance* (Child-OIDP) foi desenvolvido na Tailândia com objetivo de avaliar o impacto dos problemas bucais nas atividades diárias das crianças.[44] O instrumento foi validado com 1.613 estudantes tailandeses entre 11 e 12 anos de idade. Durante a aplicação do questionário, inicialmente, as crianças devem identificar todos os problemas bucais que tiveram nos últimos 3 meses e, em seguida, responder sobre o impacto desses problemas em oito atividades diárias: comer, falar, higiene bucal, dormir, condição emocional, sorrir, estudar e interação social. A severidade e frequência de cada item são questionadas quando a criança aponta impacto negativo. O instrumento foi validado para uso em diversos países, inclusive para o Brasil.[45]

Com objetivo de avaliar a qualidade de vida de crianças em idade pré-escolar, foi desenvolvido nos Estados Unidos o instrumento *Early Childhood Oral Health Impact Scale* (ECOHIS).[46] O questionário deve ser respondido pelos pais ou responsáveis e inclui 13 itens, distribuídos em duas sessões: impacto na criança e impacto na família. A sessão da criança contém seis domínios: sintomas, limitação funcional, psicológicos, autoimagem/interação social. A sessão familiar possui dois domínios: estresse e funcional. A validade do instrumento foi testada com 295 pais ou responsáveis de crianças de 5 anos de idade. A adaptação transcultural e validação do ECOHIS foram realizadas para seu uso no Brasil.[47-48] O questionário tem sido utilizado em diversos locais, inclusive no Brasil.[49]

No Canadá e nos Estados Unidos, Broder et al.[50] desenvolveram o *Child Oral Health Impact Profile* (COHIP), com o objetivo de avaliar o impacto de aspectos positivos e negativos das condições de saúde bucal na qualidade de vida de crianças entre 8 e 15 anos de idade e seus familiares. O instrumento possui 34 itens distribuídos em 5 domínios: saúde bucal, bem estar funcional, bem-estar social/emocional, ambiente escolar e autoimagem. A validade do questionário foi demonstrada 523 crianças estadunidenses entre 8 e 15 anos de idade[50] para ser utilizado tanto em pesquisas clínicas como epidemiológicas.[51] O questionário ainda não foi validado para o Brasil e tem sido utilizado em diversos países como Holanda,[52] Coreia,[53] China (Hong Kong)[54] e Irã.[55]

Aplicação de Medidas do Impacto da Saúde Bucal na Vida Diária

As medidas descritas têm sido utilizadas para descrever a autopercepção da saúde bucal, em estudos de avaliação de intervenções clínicas e de programas de saúde bucal, e até mesmo como exame adicional em consultas odontológicas. Esses estudos têm respaldado à solicitação de recursos para melhorar o acesso a serviços odontológicos, e têm demonstrado que as desordens bucais implicam um impacto significativo no bem-estar das populações. Seus resultados também podem ser usados para esclarecer a variabilidade individual das consequências funcionais e psicológicas das desordens bucais, mesmo quando a avaliação clínica de gravidade da doença não é discrepante. Estudos utilizando estes instrumentos também permitem avaliar os benefícios esperados para pacientes submetidos a novos procedimentos, como os implantes dentários.

Na sequência, são apresentados resultados práticos da aplicação desses questionários, com o intuito de ilustrar o tipo de informação passível de se obter com estas medidas. Visa, ainda, sugerir modalidades de aplicação dessas medidas para o enfoque de questões importantes sobre as desordens bucais e os serviços de saúde.

O estado de saúde bucal compromete o bem-estar e qualidade de vida?

Entre outros motivos, a concentração, em idosos, dos estudos sobre o impacto das doenças bucais deve-se ao reconhecimento de efeitos cumulativos das doenças bucais nos tecidos bucais ao longo da vida. Locker[17] reforçou esta convicção, ao aplicar o SOHSI em idosos canadenses, e observar que um terço do grupo observado relatou problemas de mastigação, 37% sentiram dor de dente, na boca ou no rosto nas 4 semanas que antecederam a aplicação do questionário, e 68% apresentaram outros sintomas bucais. Um terço deste grupo relatou problemas psicossociais relacionados a dificuldades na alimentação, comunicação e interação social. Um quinto da amostra indicou muita preocupação com aspectos de sua saúde bucal. Questões psicossociais foram relatadas pela amostra, como perda de prazer em se alimentar, aumento do tempo para completar uma refeição e sensação de desconforto devido à aparência dos dentes ou da boca.

O estudo também mostrou associação consistente entre renda e intensidade dos impactos. Pessoas auferindo renda mais baixa tiveram 4 vezes mais chance de apresentarem problemas de mastigação que as de alta renda, e 2 vezes mais chance de relatarem dificuldades psicossociais na vida diária. Esta observação foi concomitante ao registro de maior prevalência de doenças bucais e perda dentária no grupo com renda mais baixa. O maior impacto das condições de saúde bucal no grupo de renda mais baixa persistiu mesmo após o controle estatístico para a manifestação de cárie, doença periodontal e perda dentária. Dessa forma, esse estudo identificou mais uma dimensão para o entendimento dos reflexos das desigualdades sociais em saúde bucal. Além disso, sublinhou a necessidade de assegurar acesso universal a serviços de saúde apropriados.

Pesquisas sobre crianças e adolescentes também indicaram sua suscetibilidade aos impactos dos agravos bucais. No Brasil, foram investigados os efeitos das lesões traumáticas em dentes anteriores de crianças de 12 a 14 anos de idade, com 68 delas apresentando fraturas não restauradas envolvendo dentina e 136 crianças sem este tipo de lesão.[56] Neste estudo, utilizou-se o OIDP[20] para indicar que as crianças com fraturas dentárias relataram queixas quanto ao impacto em suas vidas de suas condições dentárias em proporção 20 vezes mais alta que as demais crianças. Os principais efeitos negativos apontados foram "sorrir" ou "rir", "mostrar os dentes sem embaraço", "não apresentar restrição alimentar", "desfrutar dos contatos sociais com outras pessoas" e "manter seu estado emocional sem ficar irritado". Outro trabalho realizado no Brasil, envolvendo 1612 crianças de 11 a 14 anos de idade, em Belo Horizonte (MG), utilizou a versão brasileira do CPQ 11-14 e relatou que não houve associação entre traumatismo dentário tratado ou não tratado e sintomas bucais, limitações funcionais ou bem-estar emocional. Entretanto, crianças com traumatismo em dentes anteriores apresentaram impacto negativo no bem-estar social, principalmente em relação a evitar sorrir ou rir e preocuparem-se com o que outras pessoas pensam ou falam.[57] Inversamente aos resultados dos estudos anteriores, uma pesquisa, em Santa Maria (RS) com 792 crianças de 11 a 14 anos de idade, utilizou o CPQ 11-14, não encontrou associação entre injúrias dentárias e qualidade de vida.[58] Apesar dos resultados controversos, os dois primeiros estudos sugerem que fratura dentária é um problema de saúde pública, pois, além de afetar uma considerável proporção de crianças, o agravo é passível de prevenção, requer tratamento de custo expressivo e pode envolver custos sociais e emocionais para os afetados.

Estudos utilizando o COHQOL mostraram que cáries e oclusopatias podem causar impacto na vida diária de crianças de 11 a 14 anos de idade.[16] Esses estados resultam em sintomas bucais dolorosos, função bucal prejudicada e bem-estar socioemocional comprometidos. Dentre as queixas manifestadas pelas crianças, sublinham-se halitose (68%), dor de dente ou na boca (45%), sangramento gengival (51%). Cerca de metade (52%) relatou dificuldades para se alimentar; cerca de um quarto (24%) teve problemas para falar; e uma em cada 10 dessas crianças relatou ter problemas para dormir. Os estados emocionais mais mencionados foram irritação e frustração (50%), nervosismo (45%) e preocupação em relação ao que os outros pensam sobre seu estado de saúde bucal (45%). Mais de um terço relatou estar envergonhado ou embaraçado devido à sua condição bucal e 20% do grupo indicou preocupação com a possibilidade de ser menos atraente que outras pessoas.[16]

Na parte do questionário dirigida aos pais ou responsável, para avaliar o impacto do estado de saúde bucal e anomalias craniofaciais da criança na família, quase três quartos relataram impactos nos últimos 3 meses. Os impactos mais frequentes foram relativos às atividades diárias, dificuldades financeiras, demanda de atenção por parte da criança, necessidade de dispensas do trabalho, sentimento de culpa, preocupações e aborrecimentos devido às condições da criança, aumento de discussões entre as crianças. Embora não sejam tão expressivos quanto os efeitos observados em condições mais graves, como asma ou câncer, os efeitos apontados na pesquisa são uma fonte de aflição importante para a família e devem ser considerados ao se avaliarem e tratarem problemas de saúde bucal das crianças.

Pouca variação nos impactos familiares foi observada entre os três grupos clínicos envolvidos no estudo. Por exemplo, 68% dos pais de pacientes em tratamento de cáries relataram algum impacto na família. Para pais de pacientes em tratamento ortodôntico e pais de pacientes portadores de alguma anomalia craniofacial os resultados encontrados foram, respectivamente, 73% e 78%. Por outro lado, diferenças mais amplas entre os percentuais foram observadas em relação a impactos emocionais nos pais. Esse estudo apontou o impacto de diferentes estados de saúde bucal nas crianças, e indicou que os cuidados preventivos, clínicos e de reabilitação odontológica das crianças podem gerar benefício ainda mais amplo, contribuindo para o bem-estar dos pais e da família como um todo.

Em estudo com 792 estudantes brasileiros de 12 anos de idade, Piovesan et al.[59] verificaram que, crianças entre 11 e 14 anos de idade, que apresentavam cárie e *overjet* na maxila, tinham uma pior qualidade de vida. O domínio mais afetado em ambos os agravos foi o de bem-estar social, sendo 50% pior entre crianças com overjet ≥ 3 mm em relação a crianças com *overjet* menor que 3 mm, e 40% pior entre aquelas com cárie em comparação com crianças sem cárie. Entre os pesquisados, não foi encontrada associação entre traumatismo dentário e qualidade de vida relacionada à saúde bucal.

Em crianças de 8 a 10 anos de idade, identificou-se pior qualidade de vida entre aquelas que possuíam cárie e também má oclusão.[37] A média do escore geral do CPQ 8-10 foi 21,3 para crianças com cárie e oclusopatia, 14,8 para aquelas com cárie e 10,7 para má oclusão. O domínio mais afetado nas três situações foi o de sintomas bucais, com média de 4,9 em crianças com cárie, 3,2 entre aquelas com má oclusão e 7,3 naquelas com ambos os agravos.

Estudos que avaliaram o impacto dos agravos da saúde bucal na qualidade de vida dos familiares por meio do questionário *Family Impact Scale* revelaram pior impacto para má oclusão e desordens orofaciais em relação à cárie.[34,38,60] Entretanto, em todos os trabalhos não foram detectadas diferenças estatisticamente significativas entre as médias dos escores.

O impacto das desordens bucais na qualidade de vida relacionada à saúde bucal foi investigado em 260 crianças brasileiras entre 2 e 5 de idade e seus respectivos responsáveis através de exames clínicos e do questionário

ECOHIS.[49] De acordo com o relato dos pais, quase metade (45,8%) das crianças já sentiram dor de dente, na boca ou nos maxilares. Entre os principais sintomas relacionados aos dentes ou a tratamentos dentários estão a irritabilidade (35,8%), a dificuldade para se alimentar (31,2%), a dificuldade para dormir (26,2%) e a dificuldade para ingerir bebidas quentes ou geladas (25,2%). No que se refere à subescala familiar, foi observado maior impacto no domínio de estresse, com 37,3% dos familiares relatando tristeza e 34,6% sentindo-se culpados por problemas relacionados à saúde bucal das crianças. O impacto negativo na qualidade de vida das crianças e suas famílias foi em média 3,89 vezes maior entre as crianças que possuíam 6 ou mais cáries. A presença de oclusopatias e traumatismo dentário não foi associada ao impacto negativo entre os pesquisados.

Quais desordens bucais têm o maior impacto negativo na vida diária?

A maioria parte dos estudos sobre impactos de desordens bucais na vida diária de adultos e idosos sugere que os mais negativos desses impactos são os causados pela perda dentária. A perda dentária pode gerar impactos no funcionamento bucal, na alimentação, na fala, na aparência e em estados psicológicos como a autoestima. Agravos como cárie de raiz ou doença periodontal apresentam impacto menor, provavelmente porque são frequentemente assintomáticas e não visíveis. Outra condição bastante prevalente em adultos com idade mais avançada, e que também apresenta alto potencial para impacto na vida diária é a xerostomia. Definida como uma sensação subjetiva de secura na boca que pode vir ou não acompanhada por redução de fluido salivar, a xerostomia pode ocorrer associada a doenças sistêmicas ou como efeito colateral de medicamentos utilizados por idosos.[61]

A pergunta sobre o impacto relativo de perda dentária e xerostomia no bem-estar e qualidade de vida de idosos foi feita em um estudo realizado em clínicas geriátricas por Locker et al.[62] As informações foram coletadas através de um questionário incluindo o GOHAI, a versão curta do OHIP, uma medida de capacidade de mastigação derivada do SOHSI e um índice para medir a extensão da xerostomia. Entre os participantes do estudo, um terço era edêntulo e entre os dentados a média de dentes remanescentes foi 16. A xerostomia foi identificada em um terço da amostra, e esteve associada a impactos no GOHAI, OHIP e no índice de capacidade mastigatória, indicando considerável impacto físico e psicológico. Observou-se ainda que a perda dentária afetou apenas a capacidade mastigatória, com menos impacto à vida diária que a xerostomia. Como a idade média dos indivíduos estudados foi 83 anos, é possível ter havido adaptação prévia às perdas dentárias, minimizando assim seus efeitos negativos. Por outro lado, a sensação de boca seca causada pelo medicamento pode não ter gerado tal adaptação. Independentemente da explicação oferecida, os resultados sugerem que para melhorar a vida diária desses indivíduos, é necessário o tratamento da xerostomia, o qual deve trazer ainda mais benefício que a reposição de dentes.

No que diz respeito às crianças, o desenvolvimento do COHQOL e dos demais instrumentos possibilitou a comparação dos impactos de desordens bucais diferentes na vida das mesmas. Os agravos relatados na literatura com maior impacto neste grupo etário são anomalias craniofaciais, hipodontia e cárie dentária. Agravos como oclusopatias, traumatismo dentário e fluorose produzem menos impacto na qualidade de vida em comparação com os anteriores. A fraca associação entre qualidade de vida relacionada à saúde bucal e alguns agravos pode também estar relacionada à baixa prevalência das desordens encontradas nos estudos.

Em um estudo utilizando CPQ 11-14, foram comparados a frequência e o tipo de impacto experimentado por crianças em dois grupos; um de portadores de desordens bucais comuns, como cárie dentária, e outro com anomalias craniofaciais.[63] Os dois grupos foram comparados utilizando-se as 4 subescalas presentes na medida: sintomas bucais, limitação funcional, bem-estar emocional e social. Apesar de as crianças portadoras de anomalias craniofaciais apresentarem resultados mais altos em todas as subescalas, as diferenças observadas foram surpreendentemente pequenas (Fig. 3.2), sendo, no entanto, significativas para limitação funcional e bem-estar social, mas não para sintomas bucais e bem-estar emocional.

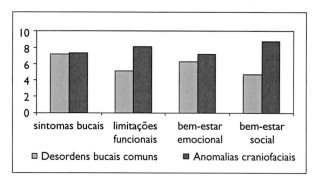

Fig. 3.2 – Médias dos valores das subescalas de crianças portadoras de doenças bucais comuns e crianças portadoras de anomalias craniofaciais.

Quando avaliados isoladamente, os itens com maior frequência de relatos para as crianças com anomalias craniofaciais foram: respiração bucal, dificuldades de fala, perda de dias de aula, constrangimentos devido a outras crianças caçoarem e constrangimentos provocados por perguntas sobre sua condição. Não houve evidências de inibição social entre os membros desse grupo, o que sugere não haver maiores prejuízos a sua qualidade de vida, apesar dos problemas decorrentes de suas anomalias.

A reduzida diferença entre os dois grupos pode ser indicativa da qualidade do atendimento recebido. Desde o nascimento, as crianças portadoras de anomalias craniofaciais foram tratadas em centros multidisciplinares especializados em intervenções cirúrgicas, ortodônticas e psicológicas. Como resultado, a maioria delas conseguiu se adaptar a sua condição de saúde.

Apesar de pouco comum, a ausência congênita de um ou mais dentes (hipo ou oligodontia) tem sido associada a impacto negativo importante na qualidade de vida de crianças.[64-65] No Canadá, Locker et al.[64] investigaram a qualidade de vida relacionada à saúde bucal de 36 crianças entre 11 e 14 anos de idade que possuíam oligodontia. A prevalência de impacto negativo foi de 77,8% e o domínio mais afetado foi o de limitação funcional (61,1%), seguido por sintomas orais (27,8%), bem-estar emocional (19,4%) e bem-estar social (16,7%). O impacto dessa condição é pior do que a cárie e a oclusopatia, mas ainda melhor do que o impacto das desordens craniofaciais.

Outros agravos que ganharam destaque nos estudos foram as desordens temporomandibulares e a dor de origem dentária. No Brasil, o impacto das desordens temporomandibulares na qualidade de vida relacionada à saúde bucal foi pesquisado em 547 estudantes entre 8 e 14 anos de idade por meio de exames clínicos bucais e dos instrumentos CPQ 8-10 e CPQ 11-14.[66] Crianças com sinais e sintomas de desordens temporomandibulares relataram pior impacto na qualidade de vida relacionada à saúde bucal do que aqueles sem o agravo. A média global do CPQ 8-10 entre as crianças com desordens temporomandibulares foi de 20,6 comparada com 13,5 entre crianças sem o agravo. Nas crianças de 11 a 14 anos de idade, a média global do escore foi 27,6 entre aquelas com desordens e, de 16,3 entre aqueles sem o problema. Para as crianças menores, o domínio mais afetado foi o de sintomas bucais, enquanto para as mais velhas, o domínio de bem-estar emocional foi o mais acometido.

Peres et al.[67] estudaram a qualidade de vida relacionada à saúde bucal de 359 crianças de 12 anos de idade, pertencentes a uma coorte de nascimentos. Foram realizados exames clínicos bucais e o instrumento aplicado foi o OIDP. A presença de dor de origem dentária, sentida no último mês, foi o agravo mais associado à pior qualidade de vida em saúde bucal. Entre as crianças que relataram dor de dente, a qualidade de vida foi 90% pior comparadas com aquelas que não relataram dor. Gomes e Abbeg[68] demonstraram que entre 728 adultos brasileiros de 35 a 44 anos de idade, a dor de dente foi o segundo problema bucal (20,7%), seguido pela falta de dente (21,7%) que mais afeta os desempenhos diários de maneira global. Contudo, quando os domínios do OIDP foram analisados, a dor de dente aparece como principal problema bucal que afeta 5 dos 8 desempenhos diários investigados: comer e apreciar os alimentos (28,4%), higienizar os dentes (20,8%), dormir e relaxar (34,7%), manter um estado emocional equilibrado sem ficar irritado (22,2%), desempenhar o trabalho principal ou o papel social (32,6%).

As informações obtidas através dos estudos que englobam o impacto das desordens bucais na qualidade de vida podem ser utilizadas para definir prioridades em serviços odontológicos. Em especial, podem ser utilizadas para direcionar recursos, principalmente quando estes são escassos. Podem ainda servir como razão e justificativa para investimentos em tratamentos odontológicos direcionados às necessidades mais sentidas pela população ou por grupos específicos de pacientes. Nesse sentido, são um subsídio importante para a tomada de decisões políticas.

Medidas de impacto da saúde bucal na vida diária podem ser utilizadas para prever necessidades de tratamento dentário?

A triagem de grupos para identificar as necessidades de tratamento odontológico pode ter alto custo se for grande o número de pessoas a serem examinadas pelos profissionais de saúde. O uso de medidas subjetivas, como as descritas neste capítulo, poderia servir à mesma finalidade com ponderável redução de custos.

O uso dos instrumentos para este fim foi testado em um estudo envolvendo idosos residentes em um centro comunitário.[69] Todos os participantes submeteram-se a exame clínico para determinar suas necessidades de tratamento, e responderam ao questionário OHIP. Dois terços dos participantes acusaram necessidades de tratamento odontológico no exame clínico. Quando esta avaliação foi comparada com o resultado do OHIP, percebeu-se que o questionário identificara apenas 56% dos que tiveram avaliação clínica de necessidades de tratamento.

Este resultado sugere que tais instrumentos não são bons substitutos para o exame clínico, notadamente se o objetivo considerado for a identificação de adultos portadores de doença bucal necessitando de tratamento odontológico. Entretanto, esta conclusão seria falha se considerarmos formas diferentes de definição das necessidades de cuidados odontológicos. Há necessidades normativas, que são definidas pelo exame clínico realizado pelo profissional. E há necessidades psicossociais, que são baseadas na percepção de impacto das desordens bucais na vida diária. Essas definições não se superpõem: algumas pessoas apresentam condições clínicas que não causam impacto na vida diária; outras relatam impacto, mesmo quando não apresentam problemas clínicos detectáveis. No estudo em pauta, o OHIP identificou as pessoas que obteriam ganhos mais expressivos com o tratamento dentário. No caso de escassez de recursos, esta consideração pode ser útil para identificar aqueles para os quais o tratamento provavelmente trará mais benefício.

Estudo semelhante foi realizado por Srisilipan e Sheiham,[70] que compararam definições diferentes de necessidade de tratamento protético em idosos dentados. A necessidade normativa de prótese parcial foi baseada na perda dentária, enquanto a necessidade subjetiva foi baseada em queixas de função e impacto psicossocial causado pela perda dentária. De acordo com o critério normativo, 60% dos indivíduos necessitavam de próteses parciais. Mas apenas metade destes relatou esta necessidade, quando os impactos na vida diária foram tomados como base. Há que se perguntar, então, sobre a conveniência ou não de estender a oferta desses recursos, que são relativamente caros, para as pessoas que, embora não tenham dentes, não relatam impacto.

Sobredentaduras sobre implantes melhoram o bem-estar e qualidade de vida?

Antes do desenvolvimento das medidas de impacto da saúde bucal, o efeito de novos tratamentos, como implantes, não podia ser totalmente conhecido. Pesquisadores avaliavam a modificação de funções como a mastigação, e aplicavam testes psicológicos padronizados, que não eram específicos para o tema considerado, e que não permitiam reconhecer o benefício proporcionado pelo tratamento em termos de bem-estar geral.

Dentre os estudos clínicos usando o OHIP como medida de avaliação do impacto de sobredentaduras sobre implantes, Awad et al.[71] compararam os escores obtidos no pré e pós-tratamento de 54 pacientes de 35 a 65 anos de idade, que foram submetidos a este procedimento, e 48 pacientes que receberam próteses convencionais. Ambos os grupos, antes do tratamento, eram portadores de próteses inferiores convencionais e tinham resultados do OHIP semelhantes, indicando estarem igualmente afetados pela perda dos dentes (Fig. 3.3). Após

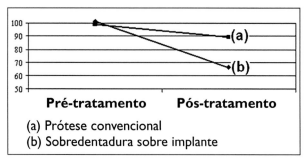

Fig. 3.3 – Escores do OHIP pré e pós-tratamento de pacientes que receberam sobredentaduras apoiadas em implantes e próteses convencionais.[71]

o tratamento, o grupo de implante sofreu redução nos valores do OHIP, indicando melhora significativa em aspectos físicos e psicossociais. O grupo que recebeu prótese convencional também sofreu redução nos escores do OHIP, porém esta redução não foi significativa. O mesmo estudo mostrou que a melhora ocorreu em todas as sete subescalas do OHIP, com função e dor sendo as dimensões com redução mais expressiva. Estes resultados sugerem que a aplicação de sobredentaduras sobre implante traz, em curto prazo, maior benefício para pacientes edêntulos que a prótese convencional.

Em outro estudo envolvendo pacientes de 65 a 75 anos de idade,[72] foi observada melhora geral significativa em todas as subescalas do OHIP no grupo tratado com sobredentadura apoiada em implantes, em um acompanhamento de 6 meses, enquanto, no grupo tratado com próteses convencionais, a melhora foi observada apenas em duas subescalas (dor e desconforto psicológico) e, no escore global, a mudança não foi significativa. Esta observação sugere que os benefícios advindos de sobredentaduras sobre implantes não estão restritos a uma faixa etária definida, e contribuem para o bem-estar tanto de adultos jovens quanto dos mais velhos.

Outro estudo clínico sobre tratamento com implante e prótese convencional trouxe informações adicionais,[73] ao compararem três grupos de pacientes. O primeiro composto por pacientes que receberam prescrição de sobredentaduras sobre implantes e efetuaram o tratamento. O segundo composto por pacientes que receberam a mesma prescrição, mas receberam próteses convencionais. E o terceiro composto por pacientes que receberam prescrição de troca das próteses convencionais e receberam o tratamento solicitado. A comparação de escores do OHIP dos três grupos indicou que, embora os pacientes dos grupos 1 e 2 apresentassem níveis semelhantes de impacto da condição bucal no pré-tratamento, aqueles que de fato receberam a sobredentadura sobre implante tiveram redução mais expressiva desse impacto após o tratamento (Fig. 3.4). O grupo que solicitou prótese convencional e recebeu o tratamento, apresentou valoração inicial no OHIP indicativa de menor comprometimento; e, após o tratamento, apresentaram declínio em sua valoração do OHIP semelhante, em termos porcentuais, à do primeiro grupo. Estes resultados sugerem que as expectativas durante o pré-tratamento podem ter um efeito nos resultados obtidos, em termos de bem-estar e qualidade de vida. Nesse sentido, para maximizar os benefícios dos tratamentos, seria importante identificar as necessidades dos pacientes e tentar corresponder as suas expectativas.

Embora estes estudos indiquem que sobredentaduras sobre implantes são mais efetivos que próteses convencionais para a melhora na qualidade de vida, deve-se também considerar o custo deste tratamento. As medidas de impacto, como o OHIP, podem integrar o estudo de custo-benefício desses tratamentos, contribuindo para maximizar o ganho de saúde esperado mediante a alocação de recursos que em geral são escassos. Antes do desenvolvimento desses instrumentos, este tipo de avaliação dificilmente seria realizado, e questões importantes sobre a saúde bucal da população deixariam de ser respondidas.

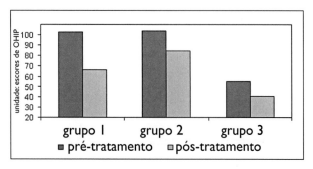

Fig. 3.4 – Escores do OHIP: Pré e pós-tratamento de três grupos de pacientes: grupo 1, solicitou tratamento de sobredentadura sobre implante e recebeu o tratamento. Grupo 2 solicitou o tratamento de sobredentadura sobre implante, mas recebeu prótese convencional. Grupo 3 solicitou o tratamento de prótese convencional e recebeu este tratamento.[73]

Avaliação da responsividade dos instrumentos de qualidade de vida relacionados à saúde bucal

A capacidade de o instrumento medir mudanças relacionadas ao estado clínico da saúde bucal que reflitam na autopercepção do indivíduo é denominada *responsividade* e esta propriedade tem sido pouco relatada na literatura.[74] Conhecer a responsividade dos instrumentos pode auxiliar na escolha de tratamentos mais apropriados, na interpretação das mudanças nos escores derivados desses tratamentos, na avaliação de serviços de saúde e de intervenções que buscam melhorar a saúde bucal.

Há uma diversidade de abordagens metodológicas dos estudos que avaliaram a responsividade, tais como: (a) comparações dos escores do instrumento antes e depois de um tratamento conhecidamente eficaz; (b) correlação entre o instrumento-teste e um instrumento similar com responsividade conhecida; (c) comparações de mudanças no instrumento teste com um julgamento global dos indivíduos; (d) estimação de sensibilidade e especificidade de acordo com pontuações de mudanças nos escores; (e) avaliação da significância estatística em grupos que reportaram mudanças e naqueles que reportaram estabilidade; (f) tamanho do efeito da mudança, admitindo valores abaixo 0,2 como efeito reduzido, entre 0,2 e 0,8 como efeito moderado e acima de 0,8, como efeito grande.

No Canadá, Locker et al.[74] investigaram a responsividade* do OHIP-14 em 128 idosos com média de idade de 69,1 anos, atendidos em uma clínica e que receberam tratamentos odontológicos (preventivos, restauradores, protéticos, exodontias, etc.). O efeito da mudança do escore global OHIP foi de 0,32 e entre os domínios variou de 0,27 a 0,34. Houve diferença significativa apenas nos grupos que relataram pequena e muita melhora. O efeito foi maior no grupo que indicou grande melhoria (0,58), variando de 0,52 a 0,62 nos diferentes domínios, enquanto no grupo de pequena melhoria o efeito global foi 0,37, variando de 0,30 a 0,40 nos três domínios.

Na China, Mc Grath et al.[75] avaliaram a responsividade do OHIP-49 em 63 universitários submetidos ao tratamento de clareamento dental. Entre aqueles que ficaram satisfeitos com o tratamento, a média do OHIP era 39,8 antes e passou para 28,0 depois do clareamento, representando redução de 24%. No grupo de insatisfeitos ao final do tratamento, a redução do escore global do OHIP foi de apenas 8%, passando de 25,6 para 23,5. Os domínios sensíveis a mudanças foram: limitação funcional, desconforto psicológico, incapacidade psicológica, incapacidade social e desvantagem social no grupo de indivíduos satisfeitos com o tratamento, e limitação funcional e desvantagem social, no grupo de insatisfeitos.

John et al.[35] estudaram a responsividade de quatro versões reduzidas do OHIP-49 no tratamento de 67 adultos com média de 41,3 anos de idade e que possuíam dores temporomandibulares. O instrumento foi sensível a mudanças após o tratamento em todas as suas versões.

No Canadá, Li et al.[76] investigaram a responsividade do ECOHIS em 94 pais de crianças com média de 4,5 anos de idade, atendidas em uma clínica de Odontopediatria. O questionário foi preenchido antes e após duas semanas de tratamento. Cerca de metade dos pais (51%) relatou melhoria após o tratamento, 42,6% relataram estabilidade e 6,4%, piora do quadro após o tratamento. O tamanho do efeito para aqueles que indicaram melhora foi pequeno (0,15), enquanto para aqueles que relataram piora foi moderado a grande (0,69). A média do escore global passou de 6,1 para 5,2 entre os que reportaram melhoria, de 2,9 para 3,5 para os que relataram estabilidade e 8,5 para 15,0 para os que indicaram piora após o tratamento, mas essa diferença dentro dos grupos não foi significativa. O número de resultados falsos-positivos foi em torno de 44 a 50%. Os autores apontam que o ECOHIS não possui boa responsividade, mas discutem o fato do impacto psicossocial reduzido no questionário pré-tratamento como uma limitação importante, sugerindo que futuros estudos devem considerar amostras maiores onde o impacto dos agravos bucais na qualidade de vida também seja maior.

---

* O termo responsividade vem de "responsiveness" em inglês. Não há tradução direta deste termo para o português no sentido referido no texto: capacidade de medir mudanças; dessa forma, foi utilizada a palavra "responsividade". Esta palavra está sendo empregada como termo alternativo para designar tal conceito.

Na Alemanha, Hassel et al.[77] avaliaram a reponsividade do GOHAI em 21 pacientes com média de idade de 63 anos que receberam próteses novas. A mediana da somatória dos escores do GOHAI era 41 antes do tratamento e aumentou significativamente para 53 após, indicando a responsividade do instrumento a mudanças clínicas em uma direção esperada. Além disso, após a intervenção, 57% dos sujeitos obtiveram escores do GOHAI de 50 ou mais comparados com apenas 14% antes do tratamento.

Impacto das Condições Bucais na Qualidade de Vida dos Brasileiros: Análise dos Dados do Inquérito Nacional de Saúde Bucal, SB-Brasil 2010

A Pesquisa sobre Saúde Bucal realizada em 2010 no Brasil – SB-Brasil 2010 – avaliou a qualidade de vida relacionada à saúde bucal de 37.519 indivíduos. Foram realizados exames clínicos bucais para investigação de cárie, condições periodontais, má oclusão, fluorose, traumatismo e edentulismo, os quais variaram conforme a faixa etária. A dor de dente autorreferida também foi investigada no estudo. Realizamos uma análise dos dados do inquérito nacional SB-Brasil 2010, descrevendo o impacto na qualidade de vida relacionada à saúde bucal e também o impacto de cada agravo bucal investigado, segundo idade-índice ou grupo etário. A análise de dados foi conduzida no programa estatístico Stata 11.0 (StataCorp., College St., TX 2009), utilizando o comando *svyset* para definir os pesos amostrais e conglomerados e o prefixo *svy* para todas as análises realizadas, tendo em vista o desenho amostral. Apresentamos as prevalências brutas dos impactos negativos na saúde bucal em geral, e segundo características demográficas, socioeconômicas e clínico-epidemiológicas investigadas. Apenas as prevalências de impacto negativo na qualidade de vida da saúde bucal para os agravos bucais associados foram apresentadas. Modelos de regressão de Poisson ajustada entre os agravos investigados e o desfecho foram analisados para cada grupo etário, obtendo-se os agravos associados ao impacto negativo na qualidade de vida relacionada à saúde bucal.

Aos participantes, foi questionado *"Algumas pessoas têm problemas que podem ter sido causados pelos dentes. Das situações mencionadas a seguir, quais se aplicam a(o) sr(a), nos últimos seis meses?"*. As situações referiam-se a 9 perguntas que compõem o OIDP, conforme apresentado no quadro 3.1. As opções de resposta foram Não (código 0), Sim (código 1) e Não sabe ou não quis responder (código 9). O código 9 foi tratado como informação faltante para cada pergunta do OIDP. O desfecho, definido como impacto negativo na qualidade de vida relacionada à saúde bucal, foi dicotomizado em Sim (OIDP > 0) e Não (OIDP = 0). Os agravos bucais foram analisados de acordo com a sua prevalência, a saber: (a) cárie: considerou o componente cariado dos índice ceo-d e CPO-D maior ou igual 1, para as dentições decídua e permanente respectivamente; (b) oclusão: na dentição decídua, considerou o somatório do índice de Foster e Hamilton maior ou igual a 1 e, na dentição permanente, o somatório do Índice de Estética Dental maior ou igual a 1; (c) perda dentária: considerou o componente perdido do índice CPO-D maior ou igual 1; (d) sangramento gengival foi obtido por meio do componente sangramento do Índice Periodontal Comunitário; (e) bolsa periodontal: considerada por meio do componente bolsa maior ou igual a 4 mm do Índice Periodontal Comunitário; (f) uso de prótese: combinou a prevalência do uso de prótese inferior ou superior; (g) dor de dente: presença da dor autorreferida por meio da pergunta *"Sentiu dor de dente nos últimos 6 meses?"*.

A prevalência global de impacto negativo na saúde bucal foi 44,9%. O domínio mais afetado foi o físico (36,7%), seguido pelo psicológico (31,2%) e social (13,4%). A figura 3.5 apresenta impacto negativo na qualidade de vida referente a cada pergunta realizada. Os estados físicos mais relatados foram dificuldade para comer (26,9%) e incômodo ao escovar os dentes (18,9%). Dentre as questões do domínio psicológico aparecem como principais a vergonha de sorrir ou falar (18,9%) e irritação ou nervosismo devido a problemas com os dentes (18,2%). Os impactos diários mais relatados no domínio social foram a influência negativa nas atividades de lazer (10,6%) e nas atividades de estudo ou trabalho (7,3%).

Quadro 3.1 – Perguntas sobre o impacto da saúde bucal nos desempenhos diários (OIDP) realizadas no SB-Brasil 2010.

Desempenhos diários, segundo OIDP
Domínio Físico
Teve dificuldade para comer por causa dos dentes ou sentiu dor nos dentes ao tomar líquidos gelados ou quentes?
Teve dificuldade para falar por causa dos seus dentes?
Os seus dentes o incomodaram ao escovar?
Deixou de praticar esportes por causa dos seus dentes?
Domínio Psicológico
Os seus dentes o deixaram nervoso (a) ou irritado (a)?
Os seus dentes o fizeram sentir vergonha de sorrir ou falar?
Deixou de dormir ou dormiu mal por causa dos seus dentes?
Domínio Social
Deixou de sair, se divertir, ir a festas, passeios por causa dos seus dentes?
Os seus dentes atrapalharam para estudar/trabalhar ou fazer tarefas da escola/ trabalho?

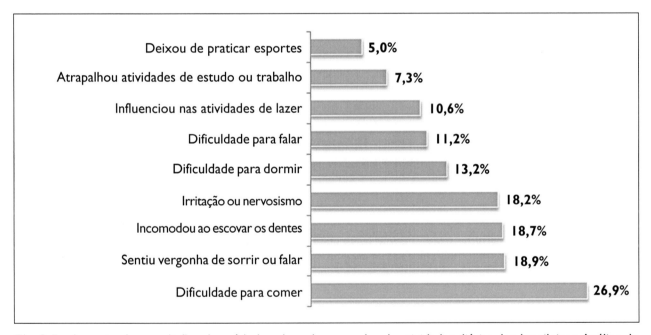

Fig. 3.5 – Impacto das condições de saúde bucal no desempenho de atividades diárias dos brasileiros. Análise do banco de dados do SB-Brasil 2010.

A tabela 3.1 descreve a prevalência de impacto negativo na qualidade de vida, segundo as características demográficas e socioeconômicas dos pesquisados. Entre as mulheres, a prevalência de impacto negativo na qualidade de vida foi maior do que para os homens. Indígenas e pardos relataram pior desempenho na vida diária devido a problemas bucais, enquanto o grupo dos brancos foi o que relatou o menor impacto. O impacto negativo da saúde bucal na qualidade de vida foi inversamente proporcional à renda familiar; quanto menor a renda, maior o impacto. O mesmo é observado para nível de escolaridade, pior desempenho na vida diária relacionado à saúde bucal foi relatado por pessoas menos escolarizadas.

Tabela 3.1 – Prevalência de impacto negativo na qualidade de vida relacionada à saúde bucal (OIDP > 0) segundo sexo, cor da pele, renda familiar e nível escolaridade do entrevistado. Análise do banco de dados do SB-Brasil 2010.

Características dos participantes	Distribuição na amostra N	Impacto negativo na qualidade de vida %	Valor p
Sexo			< 0,001†
Feminino	21.433	48,4	
Masculino	16.086	40,2	
Cor da pele			< 0,001†
Branca	16.104	40,9	
Parda	16.634	49,6	
Preta	3.795	45,4	
Amarela	678	48,6	
Indígena	308	65,3	
Renda familiar (em reais)			< 0,001††
Até 250,00	1.212	62,6	
De 251,00 a 500,00	4.857	51,2	
De 501,00 a 1.500,00	18.910	47,9	
De 1.501,00 a 2.500,00	6.232	37,2	
De 2.501,00 a 4.500,00	2.984	35,8	
De 4.501,00 a 9.500,00	1.222	39,0	
Mais de 9.500,00	512	40,2	
Nível de escolaridade (em anos)			< 0,001††
0 a 4	13.425	48,7	
5 a 8	12.114	47,6	
9 a 11	6.999	43,5	
12 ou mais	3.944	36,6	

†Teste Rao-Scott. ††Teste de tendência linear.

O impacto negativo da saúde bucal na vida diária de crianças com 5 anos de idade foi relatado por 26,0% de suas mães ou responsáveis. A dificuldade da criança de se alimentar foi o desempenho mais relatado pelas mães ou responsáveis (13,9%), seguido de incômodo ao escovar (12,4%) e irritação ou nervosismo por problemas com os dentes (9,7%). A prevalência de impacto negativo da saúde bucal foi 25,0% nos meninos e 27,2% entre as meninas, não havendo diferença significativa (p = 0,393). Em relação ao nível de escolaridade do respondente, também não houve diferença em relação ao relato dos impactos (p = 0,142). O impacto negativo na qualidade de vida foi inversamente proporcional à renda familar. Entre crianças pertencentes às famílias mais pobres (≤ R$ 250,00), 41,0% apresentaram impacto negativo na qualidade enquanto entre as mais ricas (≥ R$ 9.500,00) essa proporção foi 5,4% (p = 0,001). Mães de crianças indígenas e de pardas relataram pior impacto na qualidade de vida, 61,3% e 29,8% (p = 0,001) respectivamente. Na análise ajustada entre dor de dente, cárie de coroa e má oclusão permaneceram associadas ao impacto negativo na qualidade de vida as variáveis dor de dente e cárie (Fig. 3.6).

Entre crianças de 12 anos de idade, 34,5% relataram impacto negativo de suas atividades diárias devido às condições de saúde bucal. Os desempenhos diários mais relatados por esse grupo foram a dificuldade para falar (18,3%), incômodo ao escovar os dentes (13,4%) e nervosismo ou irritação devido a problemas com os dentes (11,5%). Não foram encontradas diferenças significativas quanto ao relato de impacto negativo da saúde bucal de acordo com gênero (p = 0,072), renda familiar (p = 0,022) e cor da pele (p = 0,396). Em relação ao nível

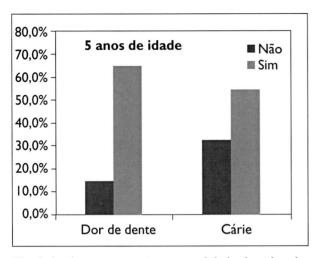

Fig. 3.6 – Impacto negativo na qualidade de vida relacionada à saúde bucal, segundo a presença de agravos bucais associados ao OIDP em crianças de 5 anos de idade. Análise dos dados do SB-Brasil 2010.

de escolaridade do respondente, quanto mais anos de estudos, menor foi o impacto negativo, sendo este 43,1% entre as menos escolarizadas e 11,2% entre aquelas mais escolarizadas. Após análise ajustada, permaneceram associados com impacto negativo na qualidade de vida relacionada à saúde bucal, dor de dente, sangramento gengival, cárie e má oclusão (Fig. 3.7).

De maneira geral, 39,7% dos adolescentes de 15 a 19 anos de idade relataram impacto negativo no desempenho de atividades diárias. Assim como nos grupos anteriores, os principais impactos foram na dificuldade de se alimentar (20,8%), incômodo ao escovar os dentes (16,1%) e nervosismo ou irritação (14,7%). Outro impacto relevante entre os adolescentes foi a vergonha ao sorrir ou falar (13,1%). Entre os adolescentes brasileiros, o impacto negativo na saúde bucal foi significativamente maior entre meninas (44,7%) comparadas com os meninos (33,8%) (p = 0,001). Segundo a renda, não houve tendência linear de piora dos impactos com a diminuição da renda; porém, entre a categoria dos mais pobres observou-se uma proporção de impacto negativo de 56,9% comparados com 29,4% da categoria intermediária de renda (R$ 1.501,00 a 2.500,00) e 41,6% da categoria dos mais ricos (p = 0,006). Entre brancos e pardos, a frequência de relato negativo na qualidade de vida foi de 34,4%, quase a metade do que foi relatada entre indígenas (78,0%) e amarelos (65,0%) (p < 0,001). O relato negativo da qualidade de vida, assim como no grupo dos 12 anos de idade, também foi inversamente proporcional aos anos de estudo – 56,0% entre os menos escolarizados e 27,3% entre os mais escolarizados (p = 0,001). Após o ajuste dos agravos bucais investigados entre adolescentes, estiveram associados ao impacto negativo na qualidade de vida a dor de dente, cárie de coroa, perda dentária, sangramento gengival e má oclusão (Fig. 3.8).

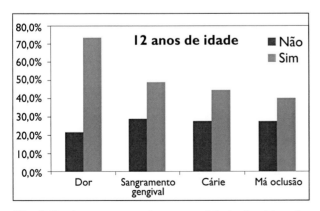

Fig. 3.7 – Impacto negativo na qualidade de vida relacionada à saúde bucal, segundo a presença de agravos bucais associados em crianças de 12 anos de idade. Análise dos dados do SB-Brasil 2010.

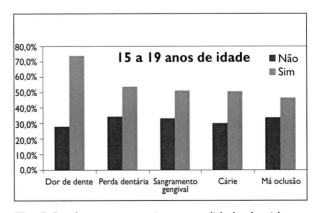

Fig. 3.8 – Impacto negativo na qualidade de vida relacionada à saúde bucal, segundo a presença de agravos bucais em adolescentes de 15 a 19 anos de idade. Análise dos dados do SB-Brasil 2010.

Mais da metade (54,7%) dos adultos entre 35 e 44 anos de idade relataram impacto negativo na qualidade de vida relacionado à saúde bucal. Cerca de 1/3 dos adultos relataram dificuldade para se alimentar devido a problemas com os dentes. Outros estados frequentemente relatados foram incômodo ao escovar os dentes (26,3%), irritação ou nervosismo (25,6%) e dificuldades para dormir (18,6%). No grupo de adultos, houve diferença no impacto negativo em relação ao sexo (p = 0,029), sendo 57,6% a proporção entre as mulheres e 49,8% entre os homens. No grupo dos brancos, a proporção de relato negativo na qualidade de vida (49,2%) foi menor do que para as demais categorias, sendo que os indígenas, mais uma vez, apresentaram maior impacto negativo (80,9%) (p < 0,001). Alta proporção de impacto negativo foi referida entre adultos com menor renda familiar (78,3%) em compração com a categoria de maior renda (44,8%) (p < 0,001). O mesmo padrão de distribuição foi observado de acordo com o nível de escolaridade, em que 69,1% de impacto negativo foi relatado entre os menos escolarizados em comparação com 40,6% dos mais escolarizados. Entre os adultos, os agravos que estiveram associados ao OIDP negativo estão apresentados na figura 3.9. A dor de dente foi também o agravo com maior impacto, porém com efeito menor do que nos grupos etários anteriores.

Dentre os idosos, 45,5% apontaram dificuldades de realizar atividades diárias devido a problemas com seus dentes. As atividades mais relacionadas com impacto negativo foram dificuldade para se alimentar (32,2%), vergonha de sorrir ou falar (19,1%), dificuldade para falar (16,8%) e nervosismo ou irritação (14,8%). No grupo dos idosos, não foram observadas diferenças significativas na proporção dos impactos negativos na qualidade de vida entre as categorias de sexo (p = 0,506), renda familiar (p = 0,267), cor da pele (p = 0,136), nível de escolaridade (p = 0,299). Após ajustes entre os agravos estudados, apenas dor de dente e bolsa periodontal associaram-se com o desempenho diário negativo em idosos no Brasil (Fig. 3.10).

Revisões de Literatura e Revisões Sistemáticas Relacionadas a Estudos de Avaliação do Impacto da Saúde Bucal na Qualidade de Vida

Revisões sistemáticas e meta-análises sobre este tema, apesar de necessárias, ainda são escassas. Uma revisão sobre fluorose e saúde bucal relacionadas à qualidade de vida nos Estados Unidos foi realizada em 2010.[78] Foi observado que fluorose severa esteve consistentemente relacionada a efeitos negativos na qualidade de vida, enquanto a fluorose leve apresentou pouco efeito negativo. A conclusão dos autores foi que, como a fluorose é leve nos EUA, apresentando pouco impacto na qualidade de vida, profissionais de saúde bucal deveriam enfatizar o uso apropriado de flúor para a prevenção de cárie e evitar a fluorose moderada e severa.

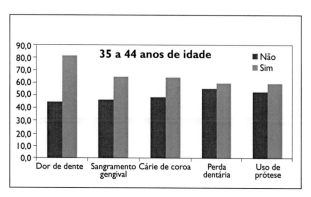

Fig. 3.9 – Impacto negativo na qualidade de vida relacionada à saúde bucal, segundo a presença de agravos bucais em adultos de 35 a 44 anos de idade. Análise dos dados do SB-Brasil 2010.

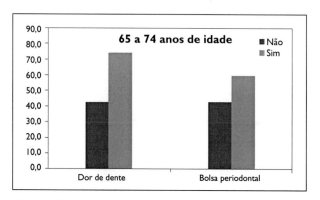

Fig. 3.10 – Impacto negativo na qualidade de vida relacionada à saúde bucal, segundo a presença de agravos bucais em adultos de 65 a 74 anos de idade. Análise dos dados do SB-Brasil 2010.

Outra revisão concentrou-se em estudos avaliando mudanças relacionadas à qualidade de vida após tratamento dentário de crianças sob anestesia geral. Foi observado que houve melhora imediata na saúde bucal, física emocional e social das crianças, havendo impacto positivo na família. Uma das limitações foi a variedade de instrumentos utilizados, o que impediu uma análise mais acurada dos resultados.[79] Da mesma forma, uma revisão foi realizada para avaliar se diferentes intervenções em pacientes com disfunção temporomandibular apresentavam um efeito positivo na qualidade de vida. Os autores relataram que todas as intervenções utilizadas nos estudos apresentaram alguma melhora na qualidade de vida, exceto quando os pacientes tinham sido submetidos a múltiplas cirurgias.[80] O efeito de diferentes tratamentos oferecidos a pacientes edêntulos também foi revisado na literatura. A maioria dos estudos comparou próteses convencionais com sobredentaduras sobre implantes. Os autores observaram que a sobredentadura oferece um efeito mais positivo do que a prótese convencional.[81]

Considerações Finais

Os instrumentos de qualidade de vida têm desempenhado um papel relevante na avaliação do impacto da saúde bucal na vida diária dos indivíduos e na eficiência dos tratamentos odontológicos oferecidos. Através de suas aplicações, uma massa de conhecimentos considerável tem sido acumulada. Essa, por sua vez, deve ser avaliada através de revisões e meta-análises, de forma a nortear políticas públicas de saúde e tratamentos oferecidos a pacientes visando a contemplar uma maior satisfação na qualidade de vida das pessoas.

Referências

1. WHO. International Classification of Impairments, Disabilities and Handicaps. Geneva: World Health Organization 1980.
2. Cohen LK, Jago JD. Toward the formulation of sociodental indicators. Int J Health Serv 1976; 6(4):681-98.
3. Smith JM, Sheiham A. How dental conditions handicap the elderly. Community Dent Oral Epidemiol 1979; 7(6):305-10.
4. Nikias M. Oral disease and quality of life. Am J Public Health 1985; 75(1):11-2.
5. Reisine ST, Fertig J, Weber J, Leder S. Impact of dental conditions on patients' quality of life. Community Dent Oral Epidemiol 1989; 17(1):7-10.
6. Locker D. An introduction to behavioural science & dentistry. London: Tavistock; 1989.
7. Slade G. Measuring oral health and quality of life. Ecology D, editor. Chapel Hill: University of North Carolina; 1997.
8. Reisine S, Miller J. A longitudinal study of work loss related to dental diseases. Soc Sci Med 1985; 21(12):1309-14.
9. Reisine ST. The impact of dental conditions on social functioning and the quality of life. Annu Rev Public Health 1988; 9:1-19.
10. Gift HC, Atchison KA. Oral health, health, and health-related quality of life. Med Care 1995; 33(11 Suppl):NS57-77.
11. Hollister MC, Weintraub JA. The association of oral status with systemic health, quality of life, and economic productivity. J Dent Educ 1993; 57(12):901-12.
12. Góes PSA. The prevalence and impact of dental pain in Brazilian schoolchildren and their families. London: University of London; 2001.
13. Gift HC, Redford M. Oral health and the quality of life. Clin Geriatr Med 1992; 8(3):673-83.
14. Locker D, Jokovic A. Using subjective oral health status indicators to screen for dental care needs in older adults. Community Dent Oral Epidemiol 1996; 24(6):398-402.
15. Slade GD. Assessing change in quality of life using the Oral Health Impact Profile. Community Dent Oral Epidemiol 1998; 26(1):52-61.
16. Jokovic A, Locker D, Stephens M, Kenny D, Tompson B, Guyatt G. Validity and reliability of a questionnaire for measuring child oral-health-related quality of life. J Dent Res 2002; 81(7):459-63.
17. Locker D. The burden of oral disorders in a population of older adults. Community Dent Health 1992; 9(2):109-24.
18. Slade GD, Spencer AJ. Development and evaluation of the Oral Health Impact Profile. Community Dent Health 1994; 11(1):3-11.
19. Leao A, Sheiham A. Relation between clinical dental status and subjective impacts on daily living. J Dent Res 1995; 74(7):1408-13.
20. Adulyanon S, Vourapukjaru J, Sheiham A. Oral impacts affecting daily performance in a low dental disease Thai population. Community Dent Oral Epidemiol 1996; 24(6):385-9.

21. Herdman M, Fox-Rushby J, Badia X. A model of equivalence in the cultural adaptation of HRQoL instruments: the universalist approach. Qual Life Res 1998; 7(4):323-35.
22. Oliveira BH. Prevalência e impacto da dor de dente em uma população de mulheres grávidas no Rio de Janeiro, Brasil. Rio de Janeiro: Universidade do Estado do Rio de Janeiro; 2003.
23. Miller J, Elwood PC, Swallow JN. Dental pain. An incidence study. Br Dent J 1975; 139(8):327-8.
24. Honkala E, Honkala S, Rimpela A, Rimpela M. The trend and risk factors of perceived toothache among Finnish adolescents from 1977 to 1997. J Dent Res 2001; 80(9):1823-7.
25. Bailit H. The prevalence of dental pain and anxiety: their relationship to quality of life. N Y State Dent J 1987; 53(7):27-30.
26. Agerberg G, Carlsson G. Chewing ability in relation to dental and general health. Analysis of data obtained from a questionnaire. Acta Odontol Scand 1981; 39(3):147-53.
27. Elias AC, Sheiham A. The relationship between satisfaction with mouth and number and position of teeth. J Oral Rehabil 1998; 25(9):649-61.
28. Cushing AM, Sheiham A, Maizels J. Developing socio-dental indicators – the social impact of dental disease. Community Dent Health 1986; 3(1):3-17.
29. Dolan TA, Gooch BF, Bourque LB. Associations of self-reported dental health and general health measures in the Rand Health Insurance Experiment. Community Dent Oral Epidemiol 1991; 19(1):1-8.
30. Atchison KA, Dolan TA. Development of the Geriatric Oral Health Assessment Index. J Dent Educ 1990; 54(11):680-7.
31. de Souza RF, Terada AS, Vecchia MP, Regis RR, Zanini AP, Compagnoni MA. Validation of the Brazilian versions of two inventories for measuring oral health-related quality of life of edentulous subjects. Gerodontol 2010; doi: 10.1111/j.1741-2358.2010.00417.x.
32. Kressin N, Spiro A, Bosse R, Garcia R, Kazis L. Assessing oral health-related quality of life: findings from the normative aging study. Med Care 1996; 34(5):416-27.
33. Almeida AM, Loureiro CAS, Araújo VE. Um estudo transcultural de valores de saúde bucal utilizando o instrumento OHIP-14 (Oral Health Impact Profile) na forma simplificada-Parte I: Adaptação Cultural e Linguística. Rev Odontol 2004; 6(2):6-15.
34. Locker D, Jokovic A, Stephens M, Kenny D, Tompson B, Guyatt G. Family impact of child oral and oro-facial conditions. Community Dent Oral Epidemiol 2002; 30(6):438-48.
35. John MT, Miglioretti DL, LeResche L, Koepsell TD, Hujoel P, Micheelis W. German short forms of the Oral Health Impact Profile. Community Dent Oral Epidemiol 2006; 34(4):277-88.
36. Jokovic A, Locker D, Tompson B, Guyatt G. Questionnaire for measuring oral health-related quality of life in eight- to ten-year-old children. Pediatr Dent 2004; 26(6):512-8.
37. Martins MT, Ferreira FM, Oliveira AC, Paiva SM, Vale MP, Allison PJ, et al. Preliminary validation of the Brazilian version of the Child Perceptions Questionnaire 8-10. Eur J Paediatr Dent 2009; 10(3):135-40.
38. Goursand D, Paiva SM, Zarzar PM, Ramos-Jorge ML, Cornacchia GM, Pordeus IA, et al. Cross-cultural adaptation of the Child Perceptions Questionnaire 11-14 (CPQ11-14) for the Brazilian Portuguese language. Health Qual Life Outcomes 2008; 6(2).
39. Torres CS, Paiva SM, Vale MP, Pordeus IA, Ramos-Jorge ML, Oliveira AC et al. Psychometric properties of the Brazilian version of the Child Perceptions Questionnaire (CPQ11-14) – short forms. Health Qual Life Outcomes 2009; 7:43.
40. Jokovic A, Locker D, Stephens M, Guyatt G. Agreement between mothers and children aged 11-14 years in rating child oral health-related quality of life. Community Dent Oral Epidemiol 2003; 31(5):335-43.
41. Goursand D, Paiva SM, Zarzar PM, Pordeus IA, Allison PJ. Family Impact Scale (FIS): psychometric properties of the Brazilian Portuguese language version. Eur J Paediatr Dent 2009; 10(3):141-6.
42. Goursand D, Paiva SM, Zarzar PM, Pordeus IA, Grochowski R, Allison PJ. Measuring parental-caregiver perceptions of child oral health-related quality of life: psychometric properties of the Brazilian version of the P-CPQ. Braz Dent J 2009; 20(2):169-74.
43. Barbosa Tde S, Gaviao MB. Evaluation of the Family Impact Scale for use in Brazil. J Appl Oral Sci 2009; 17(5):397-403.
44. Gherunpong S, Tsakos G, Sheiham A. Developing and evaluating an oral health-related quality of life index for children; the CHILD-OIDP. Community Dent Health 2004; 21(2):161-9.
45. Castro RA, Cortes MI, Leao AT, Portela MC, Souza IP, Tsakos G et al. Child-OIDP index in

Brazil: cross-cultural adaptation and validation. Health Qual Life Outcomes 2008; 6:68.
46. Pahel BT, Rozier RG, Slade GD. Parental perceptions of children's oral health: the Early Childhood Oral Health Impact Scale (ECOHIS). Health Qual Life Outcomes 2007; 5:6.
47. Scarpelli AC, Oliveira BH, Tesch FC, Leao AT, Pordeus IA, Paiva SM. Psychometric properties of the Brazilian version of the Early Childhood Oral Health Impact Scale (B-ECOHIS). BMC Oral Health 2011; 11:19.
48. Tesch FC, Oliveira BH, Leao A. Equivalência semântica da versão em português do instrumento Early Childhood Oral Health Impact Scale. Cad Saúde Pública 2008; 24(8):1897-909.
49. Abanto J, Carvalho TS, Mendes FM, Wanderley MT, Bonecker M, Raggio DP. Impact of oral diseases and disorders on oral health-related quality of life of preschool children. Community Dent Oral Epidemiol 2011; 39(2):105-14.
50. Broder HL, McGrath C, Cisneros GJ. Questionnaire development: face validity and item impact testing of the Child Oral Health Impact Profile. Community Dent Oral Epidemiol 2007; 35 Suppl 1:8-19.
51. Dunlow N, Phillips C, Broder HL. Concurrent validity of the COHIP. Community Dent Oral Epidemiol 2007; 35 (Suppl 1):41-9.
52. Prahl C, Bos A. [Quality of life in patients with craniofacial disorders]. Ned Tijdschr Tandheelkd 2011; 118(4):195-7.
53. Ahn YS, Kim HY, Hong SM, Patton LL, Kim JH, Noh HJ. Validation of a Korean version of the Child Oral Health Impact Profile (COHIP) among 8- to 15-year-old school children. Int J Paediatr Dent 2011; [ahead of print].
54. Wong HM, McGrath CP, King NM, Lo EC. Oral health-related quality of life in Hong Kong preschool children. Caries Res 2011; 45(4):370-6.
55. Ravaghi V, Ardakan MM, Shahriari S, Mokhtari N, Underwood M. Comparison of the COHIP and OHIP- 14 as measures of the oral health-related quality of life of adolescents. Community Dent Health 2011; 28(1):82-8.
56. Cortes MI, Marcenes W, Sheiham A. Impact of traumatic injuries to the permanent teeth on the oral health-related quality of life in 12-14-year-old children. Community Dent Oral Epidemiol 2002; 30(3):193-8.
57. Bendo CB, Paiva SM, Torres CS, Oliveira AC, Goursand D, Pordeus IA et al. Association between treated/untreated traumatic dental injuries and impact on quality of life of Brazilian schoolchildren. Health Qual Life Outcomes 2010; 8:114.
58. Piovesan C, Abella C, Ardenghi TM. Child oral health-related quality of life and socioeconomic factors associated with traumatic dental injuries in schoolchildren. Oral Health Prev Dent 2011; 9(4):405-11.
59. Piovesan C, Antunes JL, Guedes RS, Ardenghi TM. Impact of socioeconomic and clinical factors on child oral health-related quality of life (COHRQoL). Qual Life Res 2010; 19(9):1359-66.
60. McGrath C, Pang HN, Lo EC, King NM, Hagg U, Samman N. Translation and evaluation of a Chinese version of the Child Oral Health-related Quality of Life measure. Int J Paediatr Dent 2008; 18(4):267-74.
61. Matear DW, Locker D, Stephens M, Lawrence HP. Associations between xerostomia and health status indicators in the elderly. J R Soc Promot Health 2006; 126(2):79-85.
62. Locker D. Dental status, xerostomia and the oral health-related quality of life of an elderly institutionalized population. Spec Care Dentist 2003; 23(3):86-93.
63. Locker D, Jokovic A, Tompson B. Health-related quality of life of children aged 11 to 14 years with orofacial conditions. Cleft Palate Craniofac J 2005; 42(3):260-6.
64. Locker D, Jokovic A, Prakash P, Tompson B. Oral health-related quality of life of children with oligodontia. Int J Paediatr Dent 2010; 20(1):8-14.
65. Wong AT, McMillan AS, McGrath C. Oral health-related quality of life and severe hypodontia. J Oral Rehabil 2006; 33(12):869-73.
66. Barbosa TS, Leme MS, Castelo PM, Gaviao MB. Evaluating oral health-related quality of life measure for children and preadolescents with temporomandibular disorder. Health Qual Life Outcomes 2011; 9:32.
67. Peres KG, Peres MA, Araujo CL, Menezes AM, Hallal PC. Social and dental status along the life course and oral health impacts in adolescents: a population-based birth cohort. Health Qual Life Outcomes 2009; 7:95.
68. Gomes AS, Abegg C. O impacto odontológico no desempenho diário dos trabalhadores do departamento municipal de limpeza urbana de Porto Alegre, Rio Grande do Sul, Brasil. Cad Saúde Pública 2007; 23(7):1707-14.
69. Locker D. Applications of self-reported assesments of oral health outcomes. J Dent Educ 1996; 60(6):494-500.

70. Srisilapanan P, Sheiham A. Assessing the difference between sociodental and normative approaches to assessing prosthetic dental treatment needs in dentate older people. Gerodontology 2001; 18(1):25-34.
71. Awad MA, Lund JP, Shapiro SH, Locker D, Klemetti E, Chehade A et al. Oral health status and treatment satisfaction with mandibular implant overdentures and conventional dentures: a randomized clinical trial in a senior population. Int J Prosthodont 2003; 16(4):390-6.
72. Heydecke G, Locker D, Awad MA, Lund JP, Feine JS. Oral and general health-related quality of life with conventional and implant dentures. Community Dent Oral Epidemiol 2003; 31(3):161-8.
73. Allen PF, McMillan AS. A longitudinal study of quality of life outcomes in older adults requesting implant prostheses and complete removable dentures. Clin Oral Implants Res 2003; 14(2):173-9.
74. Locker D, Jokovic A, Clarke M. Assessing the responsiveness of measures of oral health-related quality of life. Community Dent Oral Epidemiol 2004; 32(1):10-8.
75. McGrath C, Wong AH, Lo EC, Cheung CS. The sensitivity and responsiveness of an oral health related quality of life measure to tooth whitening. J Dent 2005; 33(8):697-702.
76. Li S, Malkinson S, Veronneau J, Allison PJ. Testing responsiveness to change for the early childhood oral health impact scale (ECOHIS). Community Dent Oral Epidemiol 2008; 36(6):542-8.
77. Hassel AJ, Rolko C, Koke U, Leisen J, Rammelsberg P. A German version of the GOHAI. Community Dent Oral Epidemiol 2008; 36(1):34-42.
78. Chankanka O, Levy SM, Warren JJ, Chalmers JM. A literature review of aesthetic perceptions of dental fluorosis and relationships with psychosocial aspects/oral health-related quality of life. Community Dent Oral Epidemiol 2010; 38(2):97-109.
79. Jankauskiene B, Narbutaite J. Changes in oral health-related quality of life among children following dental treatment under general anaesthesia. A systematic review. Stomatologija 2010; 12(2):60-4.
80. Turp JC, Motschall E, Schindler HJ, Heydecke G. In patients with temporomandibular disorders, do particular interventions influence oral health-related quality of life? A qualitative systematic review of the literature. Clin Oral Implants Res 2007; 18(Suppl 3):127-37.
81. Thomason JM, Heydecke G, Feine JS, Ellis JS. How do patients perceive the benefit of reconstructive dentistry with regard to oral health-related quality of life and patient satisfaction? A systematic review. Clin Oral Implants Res 2007; 18 (Suppl 3):168-88.

Capítulo 4

Teorias e Práticas na Epidemiologia – A Diferenciação e a Integração dos Níveis Molecular, Individual e Ecológico

Samuel Jorge Moysés
Simone Tetu Moyses

Epidemiologia: Campo de Disputas de Ideias e Métodos?

A busca de conhecimento científico ancora-se em referenciais teóricos e metodológicos que governam o campo da ação investigativa. Desta ancoragem decorre a proposição de modelos explicativos para tentar responder a perguntas desafiadoras ou para a busca de solução de problemas. Operando com modelos explicativos, há uma inevitável redução da realidade complexa, porém, busca-se compensar as eventuais perdas de conhecimento totalizado em favor de um ganho de precisão e maior refinamento sobre as parcelas dos fenômenos estudados; assim, o ciclo do processo de pesquisa avança, por meio de definições concisas e rigorosas, conceitos sustentáveis, objetivos ou hipóteses férteis, com implicações para a escolha dos métodos robustos de pesquisa e para os resultados e conclusões que sejam relevantes para a realidade investigada.

Algumas especialidades científicas contam com referenciais teóricos e marcos lógicos hegemônicos, durante períodos prolongados, porém os paradigmas mais empregados em cada ramo da ciência não são consensuais e, não raro, coexistem promovendo ora conflito, ora integração, em suas aplicações.[1,2]

Em Epidemiologia, os paradigmas adotados influenciam tanto na possibilidade de aumento da visão como de cegueira quanto na descrição de fenômenos de saúde-doença, suas relações causais, testes de hipóteses, associações ou inferências buscadas para explicar e interpretar os determinantes e variáveis ligados ao adoecer humano e à manutenção da saúde.[3,4] Assim, os modelos explicativos acabam por determinar a maneira pela qual se atua sobre o processo saúde-doença, numa interação dinâmica com o campo da formulação de políticas, tomada de decisão para a gestão, planejamento e avaliação das práticas de saúde.[5-8] Teorias e aplicações do conhecimento epidemiológico, obviamente, acompanham o ritmo do desenvolvimento científico e tecnológico e são práticas sociais historicamente determinadas; portanto, mudanças e incorporações importantes no repertório conceitual e instrumental têm sido observadas em décadas recentes nesta área da produção humana.[9-10]

É possível identificar na literatura especializada uma percepção recorrente, agudizada nas últimas décadas do século XX, da presença de visões contraditórias, em conflito aberto no campo epidemiológico.[11] Esta percepção foi caracterizada genericamente por Poole e Rothman[12] como "uma guerra entre visões competitivas da epidemiologia". Este conflito extravasava para disputas no circuito acadêmico e nos sistemas/serviços de saúde, muitas vezes como processo decorrente da "ideologização" da ciência. Talvez, um dos polos mais notáveis deste embate, refletindo posições emblemáticas por sua densidade política e enfrentamento ideológico, possa ser identificado no que se convencionou chamar de "epidemiologia crítica latino-americana". Esta corrente promoveu denúncias e produziu críticas sistemáticas, face a uma outra epidemiologia, considerada hegemônica, acusada de positivista-quantitativa e supostamente comprometida com interesses e privilégios de nações ricas nortistas, ignorando ou minimizando questões como iniquidades sociais refletidas na saúde.[13-16]

O esforço necessário para tentar estabelecer se houve de fato, e se persiste atualmente, uma "guerra" entre epidemiologistas e suas respectivas visões não é o foco deste capítulo. Por ora, basta reconhecer uma polifonia inequívoca, ou seja, são vários os discursos epidemiológicos e os dispositivos de conhecimento adotados pelos praticantes desta ciência múltipla. Um dos aspectos em que se disputam visões com maior contundência refere-se ao nível de análise adotado para observar, experimentar, registrar e analisar fenômenos de saúde-doença.[17-19]

Susser[20,21] classificou essa disputa em três vertentes, designando-as por níveis: macrossocial, mesoindividual e micromolecular. O primeiro nível corresponderia à epidemiologia social (socioambiental ou ecológica), priorizando os determinantes sociais do processo saúde-doença. O segundo nível à epidemiologia dos fatores de risco, enfatizando os comportamentos e exposições individuais. E o terceiro nível seria relativo à epidemiologia molecular (ou genética), focalizando sobretudo mecanismos bioquímicos celulares.

O pesquisador da área epidemiológica, confrontado com esses três níveis, poderia adotar posições distintas. Por exemplo, priorizar apenas um dos níveis, ignorando ou minimizando a importância dos demais; ou, por outro lado, buscar uma integração de dois ou mais níveis, reconhecendo a complexidade dos fenômenos e a importância de cada um dos níveis na elucidação de partes da totalidade investigada. Certamente, além dos desafios inerentes às opções adotadas, restaria ainda lembrar que elas traduzem correntes teóricas, adentrando no campo epistemológico e nos debates da filosofia da ciência.[22-24]

Um dos debates centrais a serem pontuados nas ciências da saúde refere-se ao dilema entre a teoria da determinação social do processo saúde-doença e a teoria da história natural das doenças, compreendendo aqui o "natural" como o domínio do paradigma biomédico. Este dilema é visível em toda a história do desenvolvimento da Epidemiologia moderna, evidenciando-se nas mudanças de seus conceitos e práticas mais empregados, em cada contexto social e período histórico. Pode, portanto, ser aprendido na reconstituição do desenvolvimento da Epidemiologia como ciência, a partir de seus paradigmas dominantes e suas consequências observáveis sobre o conhecimento da área.[15,20,21,25-42]

Breve História do Desenvolvimento da Epidemiologia Moderna

Há muito se reconhece a participação causal de fatores ambientais em múltiplas manifestações de morbidade e mortalidade. Em meados do século XIX, o paradigma dominante para o estudo do processo saúde-doença na população adquire sua identidade por meio da "teoria dos miasmas."[43,44] Correspondia à compreensão de pestilências nocivas, emanadas do solo contaminado, de águas estagnadas e de matéria em putrefação, e eram tidos como causa de várias doenças.

A teoria dos miasmas ganhou impulso na Inglaterra, quando William Farr fortaleceu os antigos fundamentos da Epidemiologia, que haviam sido apresentados por John Graunt em 1662, ao implementar a partir de 1839 o uso de classificações diagnósticas específicas para estatísticas de mortalidade.[45] Este feito ampliou o uso do registro de eventos vitais para a pesquisa em saúde, uma vez que, até então, esse registro esteve apenas dirigido à mortalidade global.[46-50] Embora equivocada no seu modelo de causalidade das doenças, a teoria dos miasmas permitiu a proposição de uma perspectiva socioambiental para a intervenção em saúde, em especial com os trabalhos de Chadwick e Engels, que contribuíram para firmar a convicção de que os principais problemas sanitários eram de origem social, e que sua solução demandava intervenções sociais abrangentes.[16,51]

Inalterado por várias décadas, o paradigma dos miasmas foi progressivamente sendo substituído pelo advento da microbiologia e da parasitologia; com isso, também foi gradualmente abandonada a perspectiva socioambiental de que o paradigma miasmático estava impregnado, embora com equívocos teóricos. Jakob Henle, John Snow, Louis Pasteur e Robert Koch despontam como figuras emblemáticas, simbolizando a fundação de uma nova era para o estudo dos mecanismos causais das doenças, sob o paradigma do "germe" ou da microbiologia, embora já convivendo com precursores da visão multifatorial da epidemiologia, tal como Max von Pettenkofer.[52-54]

Desde sua origem, o referencial teórico microbiológico implicou uma promissora perspectiva de saúde pública, mas o que se seguiu historicamente foi um desenvolvimento estreito, dominado por um modelo de causalidade unívoco, baseado na atividade laboratorial de busca dos agentes etiológicos específicos de cada doença. Quando se acreditou haver identificado os agentes infecciosos mais importantes das doenças transmissíveis, a força deste paradigma também enfraqueceu. Com exceções notáveis, como Rene Dubos[55], poucos anteviram a possibilidade de recrudescimento das doenças transmissíveis ou a emergência de novas epidemias globais, que de fato vieram a ocorrer posteriormente.

No século XX, com o reconhecimento da importância epidemiológica das doenças crônicas, cujas causas eram muitas vezes complexas e desconhecidas, o ambiente físico e social passou novamente a ser considerado como possibilidade explicativa em modelos causais. A epidemiologia das doenças crônicas foi desenvolvida por Richard Doll, Austin Bradford Hill, Jeremy Morris, Thomas McKeown e outros, cujos estudos foram interpretados por Susser[21] como sendo inspirados pelo paradigma da "caixa preta". Esta expressão metafórica designa uma unidade autossuficiente de correlação entre fatores de risco e desfechos em saúde, cujos processos internos não são dados à observação.

A epidemiologia das doenças crônicas gradativamente fez emergir complexidades envolvendo os desenhos de estudo, as técnicas de análise estatística e os modelos de inferência causal.[28] A metáfora de uma "rede" causal (ou "teia", para ficar com a consagrada expressão *"web of causation"*, do original em inglês) caracterizou a natureza multicausal dos problemas de saúde pública, em particular das doenças crônicas. A precisão metodológica e das técnicas de análise conduziu a um ciclo de refinamento ininterrupto. Epidemiologistas começaram a explorar as sutilezas de variáveis de confusão (*confounding*), de classificação errônea dos dados, de validade e reprodutibilidade, e temas afins. Desde os estudos iniciais realizados sob este paradigma, as variações na distribuição de doenças foram relacionadas com renda, grupo étnico, localização geográfica e atividade econômica.

Durante os anos 1950 e 1960, intensifica-se o estudo do processo saúde-doença em grupos humanos, segundo a lógica de busca de modelos multifatoriais, implementada pela epidemiologia das doenças crônicas. Com isso, modelos mais complexos foram propostos, integrando "hospedeiros", "agentes etiológicos" e "ambiente" à explicação da distribuição de doenças. Essa tríade de fatores constitui o clássico modelo de história natural das doenças,[56] que foi rapidamente difundido nas ciências da saúde, mas muito pouco explorado em Epidemiologia.

Durante a segunda metade do século XX, a epidemiologia esteve centrada na compreensão dos processos de causalidade múltipla das doenças[28]. A metáfora ligada ao novo paradigma dominante é a "rede (ou teia) de causalidade". Originalmente formulado em 1960, por MacMahon e Trichopoulos,[57] esse referencial foi amplamente difundido e ainda é bastante utilizado.

Contudo, Krieger[58] interpreta-o como um modelo teórico mal elaborado, que reflete a prioridade que foi dada à formulação de métodos epidemiológicos, sem que o mesmo empenho afetasse a proposição de teorias epidemiológicas consistentes. Relativamente pouco trabalho foi dedicado ao desenvolvimento dos conceitos e modelos do que pode ser denominada *teoria epidemiológica*. A imagem sugestiva da "teia" de causalidade remete à pergunta: quem ou o que é a "aranha" que a fabricou?.[25,36] Krieger e Zierler[32] propuseram a metáfora de uma "teia sem aranha", para sublinhar a ausência de discussão quanto aos pressupostos teóricos que modelam a rede de causalidade das doenças.

Curiosamente, a pergunta sobre o que levou à construção de uma "teia sem aranha" nunca fora respondida pelos autores que propugnaram e desenvolveram a aplicação desse paradigma. No entanto, uma inspeção mais detalhada dos elementos da "teia" permitiria descobrir os fios da orientação teórica subsumida; os fios que se ocultam quando o tecido é trançado no tear. A "teia" empregava um tipo de ponderação teórica que nivelava todas as distinções, em sua reivindicação de neutralidade, e de ser inclusiva e não hierárquica em sua representação de fatores de risco. Por exemplo, as variáveis aferindo "acesso a tratamento clínico" e "condição econômica" ocupavam um mesmo nível e sofriam a mesma ponderação.

A "teia" inevitavelmente dirigiu a atenção para fatores de risco "mais próximos" aos desfechos em saúde, logo chamados proximais, em oposição ao fatores distais.[23,24] Fatores proximais representariam as causas biológicas diretamente ligadas à doença, fixando-se em estilos de vida, comportamentos individuais e outras condições que supostamente poderiam ser objeto de intervenção médica ou de resolução individual por meio de recursos como informação e educação pessoal.[59]

A "teia" não diferenciava os determinantes das doenças entre indivíduos e populações. Não distinguia sobre aquilo que Rose[60-62] denominou as "causas de casos individuais" das "causas de incidência na população". Estes dois campos de determinação da causalidade não são necessariamente os mesmos, e seu desdobramento requer perguntas diferentes de pesquisa.

Por exemplo, a pergunta sobre os motivos porque alguns indivíduos têm cáries dentárias em excesso não equivale à pergunta sobre os fatores que contribuem para o excesso de prevalência deste agravo em algumas populações. A primeira questão enfatiza suscetibilidade individual e intervenções dirigidas a "indivíduos de alto risco"; a segunda questão destaca os determinantes que agem sobre a população e intervenções dirigidas à mudança da curva de distribuição da doença na população, visando uma melhor condição global de saúde bucal.[63,64]

Estes aspectos da "teia" permitem identificar o individualismo biomédico, frequentemente chamado de "modelo biomédico", com o seu marco teórico subjacente. As características desse modelo são: (1) enfatiza variáveis biológicas da doença, sujeitas à intervenção por parte do sistema de saúde; (2) considera os determinantes sociais do processo saúde-doença como condições distais, difíceis de serem operacionalizadas em pesquisas, vagas em suas definições, portanto, secundárias senão irrelevantes; (3) compreende a população como uma simples soma de indivíduos, e aborda os padrões de doença em populações como um simples agregado de casos individuais.[58,65]

No modelo biomédico, mesmo quando se menciona a expressão "estudo ecológico", para caracterizar um tipo de desenho com unidades agregadas, é uma abordagem socioambiental "naturalizada", na qual os grupos de população são abordados como um agregado de indivíduos indiferenciados, supostamente partilhando condições similares de vida.[13,17,21,66-75]

Ao debater os rumos futuros da Epidemiologia, Susser[76] sugere que o enfoque dos fatores de risco no nível individual – a marca distintiva do modelo biomédico – já não seria de muita utilidade no futuro, pois a atenção seria dirigida aos modelos causais no nível social, ou aos modelos que abordam patogênese e causalidade no nível molecular.

Epidemiologia Social ou Epidemiologia Crítica

Em meados do século XIX, Rudolf Virchow propôs a compreensão das doenças epidêmicas como manifestação de desajuste social e cultural.[77] Sua proposição enquadrava-se no movimento da Medicina social, que foi abandonado com o desenvolvimento da corrente positivista da Medicina, na qual imperaram o enfoque biologicista e individual. Décadas mais tarde, a Medicina e outras áreas da saúde voltaram a incorporar as questões ligadas ao meio ambiente e à sociedade nos seus modelos de causalidade. Além dos agentes etiológicos e do hospedeiro, o meio ambiente passou a ser considerado como elemento de uma relação mecânica de equilíbrio. O caráter mecanicista dessa concepção pode ser evidenciado na proposição de Gordon,[78] utilizando uma balança para referir o processo saúde-doença. Em um dos pratos da balança ficava o agente com sua capacidade de agressão; no outro, ficava o hospedeiro com sua capacidade de defesa. O fulcro da balança era representado pelo meio ambiente. Quando em equilíbrio, esses três elementos representavam saúde; o desequilíbrio e a doença.

Posteriormente, Ryle[79] e Leavell e Clark[56] usaram essa tríade para propugnar um modelo multicausal da história natural das doenças. Esse modelo, no entanto, não chegou a abordar a desigualdade (ou iniquidade) na distribuição de doenças entre os diferentes segmentos sociais e os fatores que explicariam essa diferença.

A literatura registra que, já a partir do final dos anos 1960, principalmente na América Latina, o tema da iniquidade social e seus impactos na saúde das populações ocupou o centro das atenções dos pesquisadores em saúde coletiva.[80-82] Discutia-se o caráter da doença, se essencialmente biológica ou, ao contrário, social. Formulou-se uma crítica contundente ao paradigma dominante, cujo entendimento da doença encarcerava o fenômeno na esfera biológica e no universo restrito do indivíduo.[83] Como resultado desse questionamento, volta-se a reconhecer a determinação social no processo saúde-doença em um contexto político muito particular, que era os regimes autoritários dos países latino-americanos nos anos 1970.[14,15,84]

A afirmação do caráter social do processo saúde-doença foi projetada a partir da realização de estudos sobre a distribuição dos agravos e das condições de saúde em diferentes grupos de população e a partir da discussão conceitual sobre os determinantes históricos e sociais da doença. A inserção analítica do processo saúde-doença no contexto social reforçou a convicção de que os prejuízos à saúde não tinham apenas determinantes biológicos, mas eram influenciados pela forma diferencial com que os grupos se inserem nos processos sociais mais abrangentes e pela forma como se relacionam com os demais grupos sociais. Foi necessário ir além do objeto direto da Medicina clínica e da própria Epidemiologia clássica e reconhecer o objeto de estudo não apenas no indivíduo, mas na coletividade.[85]

Apesar de, muitas vezes, a Medicina clínica reduzir o indivíduo à sua natureza biológica enquanto estratégia de intervenção, a Epidemiologia crítica pode focalizar uma dimensão mais abrangente, identificando os processos sociais que interferem no risco e na evolução das doenças, como as condições de vida e de trabalho, ou o acesso a serviços de saúde. Ao integrar a dimensão social nos estudos de saúde, demonstrava-se a insuficiência dos modelos de causalidade de doenças anteriormente formulados.[26] O modelo unicausal, que enfatizava a contribuição etiológica dos agentes microbianos, e o modelo multicausal, aplicado às doenças crônico-degenerativas, demonstraram-se insuficientes para explicar a relação saúde-doença. Embora permitissem relacionar um conjunto de fatores causais, estes eram apresentados como se fossem autônomos entre si, sem que as relações estabelecidas entre eles fossem reconhecidas em uma dimensão mais abrangente. Para dar conta desta dificuldade, Laurell[83,86] procurou articular o processo saúde-doença e o processo social, reconhecendo até mesmo a subordinação do primeiro ao segundo.

Alguns anos mais tarde, esta corrente epidemiológica ganhou reforços importantes na América Latina.[52] Seguindo a mesma diretriz analítica de Laurell, vários autores propuseram uma crítica aos modelos convencionais da Epidemiologia, criticando-os como instrumentos analíticos a serviço do capitalismo global. Para estes autores, ao reduzir o processo saúde-doença a seus determinantes biológicos, ocultava-se sua determinação social, reduzindo a possibilidade de crítica à exploração do trabalho no âmbito do regime capitalista.

Para se contrapor à Epidemiologia convencional, diversas contribuições em vários contextos nacionais propugnaram uma "nova" epidemiologia, a serviço de mudanças sociais orientadas para o reconhecimento das "causas das causas", ou determinantes sociais da saúde e as necessidades reais das classes vulneráveis.[87-96]

Relançavam-se, desse modo, as bases conceituais da Epidemiologia social moderna, evidenciando um forte ativismo de política científica entre seus veementes defensores e seus ácidos críticos.[13,19,40,45,97,103] Esta denominação procurava recuperar um sentido do social inerente à própria definição de Epidemiologia, mas que parecia ter sido esquecido após os trabalhos pioneiros de Virchow.

Do Social ao Ecossocial: Novas Trajetórias Integradoras

Os chamados epidemiologistas sociais criticam a epidemiologia dos fatores de risco individuais, designada pela metáfora da "caixa preta", conjecturando que esta corrente toma um atalho e trabalha com um desvio biomédico e estatístico individualizado a respeito da verdadeira complexidade dos determinantes sociais e do contexto dos grupos humanos, o que leva ao desconhecimento de importantes fatores promotores de saúde. A concentração nos aspectos biocomportamentais dos indivíduos negligenciaria a preponderante influência das famílias, dos agrupamentos sociais, dos círculos de relações e da comunidade.[21,104-107] Obviamente, os proponentes da epidemiologia dos fatores de risco e pesquisadores simpáticos a esta abordagem não concordam com esta percepção e apresentam seus argumentos favoráveis a esta abordagem.[108-110] Esta defesa parece ser inútil para os seus oponentes, para quem o desenvolvimento teórico dominante da epidemiologia dos fatores de risco ignoraria a verdadeira dialética que envolve a possibilidade de as pessoas serem saudáveis.[111,122]

Susser[20,21] identificou impulsos para uma nova era dos estudos epidemiológicos. Duas forças características de nosso tempo, e muito exploradas na literatura moderna, começam a ofuscar o paradigma da caixa preta: uma transformação nos padrões internacionais de saúde e as novas tecnologias.

Com respeito aos padrões internacionais de saúde, nenhum evento epidemiológico teve mais impacto que o vírus de imunodeficiência humana (HIV) e a epidemia correspondente. Este é o caso típico em que a epidemiologia dos fatores de risco está mal equipada para efetuar o controle epidêmico. A análise de dados em nível individual, como vinha sendo feita pelo paradigma da caixa preta, não nos permite ponderar, numa hierarquia de níveis de causalidade, sobre os pontos prováveis que podem permitir maior êxito para as intervenções. No caso da infecção por HIV, eram conhecidas as causas imediatas, ou "proximais", e os fatores de risco; mas este conhecimento não pôde ser traduzido em proteção da saúde pública. De igual modo, a confiança em nossa habilidade para controlar doenças crônicas, modificando comportamentos que levam ao alto risco, foi abalada. Em retrospecto, a convicção do controle e superação das doenças transmissíveis parece agora ingênua e insuficiente, mesmo para os países desenvolvidos.

Com respeito à tecnologia, os desenvolvimentos que dirigirão a pesquisa e que poderão conduzir a epidemiologia a um novo paradigma residem, principalmente, na Biologia (genômica e proteômica), em biomateriais e técnicas biomédicas e nos sistemas de informação. Avanços nessas áreas começam a reformar todas as disciplinas do campo da saúde. A tecnologia envolvida nos sistemas globais de comunicação e informação abriu novas possibilidades para o entendimento e controle das doenças.

Como resposta a estas novas forças impulsionadoras da epidemiologia, apresenta-se, por um lado, a corrente epidemiológica que renova a tradição anglo-saxônica; por outro, a corrente latino-americana que trabalha com abordagens quantitativas, inclusive em multiníveis, sobretudo no estudo das doenças crônicas não transmissíveis.[113] Ambas revelam uma filiação epistemológica similar, com claras evocações da Epidemiologia social clássica na questão socioambiental, mas com abordagens metodológicas diferentes, em particular no uso intensivo de métodos quantitativos sofisticados[24]. Na margem desta produção latino-americana apresenta-se um movimento contra-hegemônico, defendendo abordagens decalcadas da teoria crítica e histórica, e avançando para questões como reprodução social e "modo de vida e saúde".[114,115]

Contemporaneamente, as teorias explicitamente utilizadas por epidemiologistas vinculados à tradição crítica renovada são: (1) a teoria psicossocial; (2) a teoria da produção social das doenças e/ou economia política da saúde; (3) a teoria sobre condições adversas em etapas precoces da vida e seus efeitos cumulativos; (4) a teoria ecossocial com abordagens multiníveis. Todas buscam elucidar os princípios capazes de explicar desigualdades ou iniquidades sociais em saúde e, ao mesmo tempo, representam teorias de distribuição das doenças que não podem ser reduzidas a mecanismos de unicausalidade.[116] Diferem, substancialmente, de teorias precedentes no modo como integram o social e o biológico na explanação do processo saúde-doença e em suas respectivas recomendações para a ação.[24,25]

Um paradigma socioecológico para a epidemiologia implica que um enfoque exclusivo nos fatores de risco, aferidos no nível individual, não atenderá aos novos desafios sociossanitários e dos sistemas de saúde. Será preciso efetuar, igualmente, o estudo dos fatores de risco e de seus determinantes aferidos no nível socioambiental, e o estudo de patogênese em nível molecular. Uma metáfora pode iluminar esta perspectiva socioecológica: Susser[21,53] compara esta perspectiva a "caixas chinesas" – um conjunto de caixas "aninhadas", cada uma contendo uma sucessão de caixas menores. Para Krieger,[36] como uma metáfora alternativa, a imagem mais próxima é a do "fractal", traduzindo o entrelaçamento de níveis que se espelham reciprocamente, gerando entendimento desde o nível subcelular até o societário, repetindo-se indefinidamente. Em cada nível, estruturas relativamente demarcadas, como nações, sociedades ou comunidades, podem ser caracterizadas por relações palpáveis, que lhes são próprias e podem ser descobertas. Em qualquer nível da hierarquia de complexidades, estas relações determinadas são generalizáveis, até o limite em que elas se compatibilizem com estruturas associadas aos demais níveis de análise.

As novas abordagens socioecológicas, assim como as mudanças que ocorrem na distribuição das doenças recusam permanecer num único plano de análise, buscando marcos interpretativos e operacionais em multiníveis.

Ao contrário de diagramas representativos anteriores, fossem eles balanças, ou triângulos conectando "hospedeiro", "agente" e "meio ambiente", ou ainda redes causais, as novas representações pictóricas são multidimensionais e dinâmicas.[23]

Três das novas e principais representações podem ser nomeadas: teoria ecossocial, ecoepidemiologia e perspectiva sistêmica socioecológica. O objetivo dessas representações não é oferecer um marco teórico-metodológico global, mas sim um conjunto de princípios integrados que possam ser aferidos e sejam úteis para a proposição de hipóteses e intervenções, relativas a cada nível de análise, ou seja, células, órgãos, indivíduos, famílias, comunidades, populações, sociedades ou ecossistemas.[66] Contraposto ao modelo biomédico, o paradigma socioecológico emergente na epidemiologia é defendido por alguns expoentes do pensamento sanitário internacional, e abarca muitos níveis de organização – molecular, individual e societário.[117]

Seja qual for o paradigma dominante, em qualquer época, um problema sempre presente força respostas provisórias nas práticas de saúde: "Por que esta população adquiriu esta doença neste momento?" O ambiente central das ciências da saúde tem sido visto como uma aceitação de responsabilidade para com indivíduos doentes. Uma boa prática clínica implica ir além das perguntas "qual o diagnóstico?" ou "qual o tratamento?" e focalizar também "por que isto aconteceu?" e "isto poderia ter sido prevenido?" para este ou aquele indivíduo. Indo ainda mais adiante, seria necessário focalizar os determinantes de saúde das populações, em consonância com a questão formulada por Evans, Barer e Marmor:[118] "por que alguns grupos populacionais são saudáveis e outros não?"

Epidemiologia é definida, frequentemente, em termos do estudo dos determinantes da distribuição das doenças;[119] mas não deveríamos nos esquecer que quanto mais difundida é uma causa particular, menos ela explica a distribuição de casos. A causa mais difícil de ser identificada é a que está universalmente presente, porque então será difícil detectar qualquer variação e, deste modo, a influência desta causa na distribuição de doença.[60]

Para uma Epidemiologia pragmática, na qual todos o determinantes referenciam hipóteses causais, as propriedades essenciais continuam sendo garantidas pelos princípios de Hill e Hill,[120] relativos à consistência, força e especificidade das associações causais, a verificação de ordem temporal, o desempenho preditivo e coerência ou plausibilidade das hipóteses. Nesta perspectiva, causa é algo que faz diferença. Assim, a Epidemiologia busca as causas das situações de saúde, buscando-as numa dimensão "proximal" (agentes etiológicos, fatores biológicos, químicos, físicos) e numa dimensão "distal" (atributos de pessoas, lugares, contextos históricos).[121,122]

Duas observações, aparentemente novas, têm se tornado frequentes na literatura epidemiológica: (1) existe um gradiente socioeconômico em saúde, estendendo-se em toda a escala social e não apenas como linha de corte da pobreza, separando aqueles que sofrem condições extremas daqueles que desfrutam de boa saúde; (2) área e contexto de vida adquirem grande importância, pois pessoas que vivem em áreas empobrecidas tendem a apresentar piores condições de saúde que as provenientes de áreas mais bem situadas.[25,26,93] Indicadores de renda associam-se à saúde de três modos: mediante aferições do produto interno bruto dos países, Estados ou cidades; valores de renda auferidos pelos indivíduos; e medidas de desigualdades na distribuição de renda entre as pessoas vivendo em uma mesma área geográfica.

Contudo, há disputas importantes nestas novas interpretações. Um artigo de revisão crítica sistemática[123] examinou 98 estudos de dados agregados e em multiníveis, nos quais foram estimadas associações entre saúde e desigualdade de renda. Os autores encontraram pouco suporte à ideia de que a desigualdade de renda é um determinante generalizável das diferenças em saúde em base populacional, em países ricos ou entre países ricos. Porém, a desigualdade de renda poderia influenciar diretamente em determinados desfechos em saúde, como homicídios em alguns contextos. Apesar de os autores apresentarem pouco suporte para um efeito direto de desigualdade de renda em saúde per se, eles concluíram que a redução da desigualdade de renda poderia ajudar a reduzir desigualdades em saúde, melhorando a saúde da população como um todo.

Uma pergunta fundamental diz respeito ao grau em que estas associações refletem causalidade etiológica, pois, nesse caso, a redistribuição de renda deveria melhorar diretamente a saúde humana. Segundo Marmot,[124] há dois modos pelos quais a renda poderia ser relacionada em linha de causalidade com a saúde: por um efeito direto nas condições materiais necessárias para a sobrevida biológica, e por um efeito nas oportunidades de participação social e condições para controlar circunstâncias de vida.

A orientação analítica que busca desenvolver a teoria da epidemiologia ecossocial enfatiza que padrões passados e presentes de saúde e doença da população devem-se principalmente à organização social, e especialmente às suas atividades políticas e econômicas geradoras de iniquidades, desigualdades ou disparidades em saúde.[16] Esta perspectiva é fundamentalmente diferente de outra, que vê tais padrões simplesmente como a soma de características e escolhas individuais.

De acordo com a visão ecossocial, as iniquidades sociais em saúde constituem o problema definidor da disciplina de Epidemiologia.[65] Uma abordagem ecossocial requer situar o contexto social gerador de comportamentos de saúde, assim as pessoas serão compreendidas em suas determinações mais abrangentes. Com respeito à prevenção, deve-se encorajar pesquisa não apenas sobre os fatores julgados amenos para intervenção pelo sistema de saúde, ou o esforço de indivíduos, mas também nos determinantes mais amplos de saúde que só podem ser mudados por ação social mais ampla.[25,26]

Adicionalmente, uma abordagem ecossocial desafiaria a distinção rígida entre análise em nível de indivíduo e análise em nível de grupo.[125] Como a atenção à saúde é um fenômeno coletivo e não pode ser reduzida a atributos meramente individuais, duas falácias deveriam ser evitadas. A "falácia individualista", isto é, a suposição de que dados individuais são suficientes para explicar fenômenos grupais, e a "falácia ecológica", que é o resultado de confusão introduzida pelo processo de agrupamento dos dados, com a correspondente interpretação espúria de que os resultados baseados em médias de dados agregados necessariamente refletem a experiência concreta de indivíduos.[17,126] A correção para os dois tipos de falácia é a análise denominada "contextual", ou análise em multiníveis, que, dentre outras características, combina dados individuais e de grupo em uma maneira claramente especificada e teoricamente justificada, utilizando técnicas analíticas apropriadas.

Finalmente, vale lembrar os problemas de poder e controle que são frequentemente elididos na literatura epidemiológica. Os defensores de um paradigma libertário, aberto ao diálogo e a serviço da saúde humana, certamente, seriam beneficiados pela emergência de uma "Epidemiologia política",[127] que efetuasse o estudo científico de fatores políticos, processos sociais e condições subjetivas subjacentes às motivações humanas, e que influenciam na distribuição de saúde-doença nas populações.

"Epidemiologia Bucal": Haveria Alguma Particularidade para Discutir?

Mesmo após décadas do desenvolvimento da assim chamada Odontologia Sanitária, a epidemiologia bucal transita entre uma visão unicausal, microbiológica e uma visão multifatorial, com ênfase em dieta, hábitos de higiene e acesso a medidas preventivas como o flúor.[128,129] Por vezes submetida à hegemonia dos modelos clínico-etiológicos, a epidemiologia bucal parece reduzir toda a análise causal da principal doença com que trabalha – a cárie dentária – a apenas um fator, os micro-organismos acidogênicos.

Mesmo em sua época mais profícua, por volta dos anos 1940, estimulada por estudos clássicos sobre cárie e flúor,[130] os padrões de investigação ainda eram predominantemente descritivos, e assim permaneceram por décadas, apenas sendo realizados estudos sobre prevalência da doença nas faixas etárias índices da Organização Mundial da Saúde (OMS). Só mais recentemente, percebe-se um novo estímulo à produção epidemiológica na área, com abordagens socialmente mais densas e criativas, a partir de alguns centros europeus, norte-americanos (sobretudo no Canadá) e latino-americanos, especialmente o Brasil.

Oferecendo um argumento para esta constatação, Newton e Bower[131] reconhecem que a pesquisa em epidemiologia bucal, pelo menos até recentemente, não avançou na vertente dos determinantes sociais da saúde bucal. Tal fato seria devido à limitação imposta pela ausência de modelos teóricos que consigam refletir os processos reais da vida social, bem como as redes causais que interconectam a estrutura social com o processo saúde-doença bucal. Com tais deficiências, a pesquisa epidemiológica convencional trata determinantes sociais como se fossem "fatores de risco" isolados, atribuíveis ao indivíduo, com mínima apreciação de como tais fatores se inter-relacionam no tempo e lugar e, fazendo parte da vida social, influenciam na saúde bucal. Newton e Bower[131] ainda apontam novas fronteiras teórico-metodológicas a serem exploradas, com o uso de marcos teóricos sólidos que explorem a determinação social das doenças, a combinação de métodos quantitativos e qualitativos de pesquisa, e recursos analíticos avançados, tais como a modelagem em multiníveis.

Uma nova e promissora agenda de pesquisa em epidemiologia e serviços de saúde bucal vem sendo enfatizada recentemente.[132,133] Alguns exemplos a seguir serão destacados da literatura, com foco em estudos brasileiros. Tais estudos primam por buscar sustentação teórica em modelos explicativos orientados pela determinação social das doenças, bem como pelo uso de recursos analíticos multivariados, em desenhos híbridos, que incorporam a estrutura em multiníveis das unidades de análise.

Por exemplo, Pattussi e colaboradores[134] realizaram um estudo ecológico, no Distrito Federal, para investigar possíveis associações do perfil de cárie dentária de estudantes com as características de suas áreas de residência, definidas por gradientes de privação social, desigualdades de renda e coesão social. Concluíram que o coeficiente de Gini, um forte indicador para desigualdades sociais, associou-se de modo significativo com as desigualdades encontradas na distribuição de cárie.

Antunes e colaboradores[135] inovam ao avaliar diferenças de gênero na distribuição de cáries dentárias e tratamentos restauradores, em nível agregado, tomando "cidades" como nível ecológico de análise. O estudo de 131 cidades no estado de São Paulo, em 1998, indica que o gênero feminino apresenta índices de cárie mais altos em dentes permanentes, para a faixa de 11 e 12 anos, com maior uso de serviços odontológicos. Os autores constatam uma discrepante incorporação de serviços odontológicos em cidades onde o perfil socioeconômico da população é mais pobre.

Os determinantes sociais, como foco especial no impacto de ambientes saudáveis sobre a saúde bucal, também foram explorados por Moysés et al.[136] Os autores realizaram estudo com o objetivo de avaliar se a saúde bucal de escolares de baixa renda familiar, matriculados em escolas periféricas de Curitiba e beneficiárias de políticas de promoção de saúde era melhor do que de outros escolares, de mesma condição socioespacial, porém matriculados em escolas pior classificadas no que tange aos critérios avaliativos adotados no estudo. A amostra total incluía 1823 escolares em 33 escolas públicas, sendo criado um índice para classificar as escolas com base em seus atributos físicos, ambientais, curriculares, sociais, dentre outros. As melhores escolas, chamadas "suportivas", apresentaram um perfil de saúde bucal de seus alunos superior ao perfil de escolas "não suportivas", seja no percentual de escolares sem cáries, seja na menor prevalência de traumatismos dentários.

Peres et al.[137] conduziram um estudo ecológico para investigar a associação entre indicadores socioeconômicos, em 293 cidades catarinenses, e a presença ou não de fluoretação de águas, bem como o ano em que tal medida foi implementada. Os resultados encontrados indicam que cidades com populações maiores, com melhores índices de desenvolvimento infantil e menores taxas de analfabetismo estão associadas com maior tempo de implementação da fluoretação de águas.

Peres et al.[138] investigaram a relação existente entre condições biossociais experimentadas por crianças de 6 anos de idade, desde muito cedo no ciclo de vida, e a prevalência de cárie dentária. Utilizando informações de um estudo de coorte com 5249 nascidos vivos, iniciado em Pelotas, no ano 1993, os autores puderam avaliar uma amostra de 400 crianças, selecionadas desta coorte, em 1999. Concluíram que fatores de risco biossociais, acumulados precocemente nos estágios iniciais da vida, tais como o baixo nível de escolaridade dos pais na época de nascimento das crianças, déficits de altura aos 12 meses de vida, crianças que não frequentavam centros de atendimento infantil aos 6 anos de idade, bem como crianças com hábitos higiênicos ou consumo de açúcar considerados inadequados apresentavam níveis de cárie dentária mais altos.

A partir desses poucos estudos citados, que podem ser considerados precursores de uma epidemiologia da saúde bucal com maior densidade crítica e modelagens em multiníveis, uma crescente quantidade de publicações de autores brasileiros vem adotando tal abordagem.[139-147] Parece ficar suficientemente claro, pelos exemplos aqui apresentados, que novas possibilidades investigativas se apresentam para a epidemiologia bucal, com impacto previsível no tipo e na qualidade de evidência produzida, com participação destacada da comunidade de pesquisadores brasileiros em trabalhos nacionais e internacionais. Isto renova e amplia os marcos do conhecimento produzido, com grandes possibilidades de repercutir positivamente na formulação de políticas e organização de serviços voltados à saúde bucal da população.

Uma das tendências que mais podem influenciar nas novas abordagens em epidemiologia bucal é o uso progressivo de estudos ecossociais, em desenhos multiníveis. Almeida Filho e Rouquayrol[148] apontam um caminho útil, com o uso mais intensivo dos estudos ecológicos. Adotam uma tipologia denominada agregada-observacional-longitudinal, fazendo analogia aos estudos longitudinais de base individual. Assim, sugerem a realização de:

- estudos de tendências ou de séries temporais, em que uma mesma área ou população seja investigada em momentos distintos, ou com arquitetura híbrida, em que várias áreas ou populações são estudadas em momentos diferentes, para a identificação de desigualdades na velocidade de redução dos indicadores monitorados;
- estudos de caso-controle de dados agregados, por vezes referidos como "experimentos naturais", quando se observa algum fenômeno ou processo populacional, de

caráter potencialmente patogênico ou de melhoria de condições de vida, que afetam certos grupos (experimental) e não afetam outros (controle). Os autores discordam da denominação "experimento natural", pois, no caso em que a mudança de condições não obedeceu a algum planejamento prévio, trata-se de estudos observacionais (investigação *post-factum*), não existindo controle da variável independente pela intervenção, nem aleatoriedade na composição dos respectivos grupos. Apenas quando houvesse intervenção controlada pelo investigador, tratar-se-ia de verdadeiro experimento envolvendo agregados e não indivíduos, e, nesse sentido, seriam chamados de estudos de dados agregados de intervenção ou mais comumente de ensaios comunitários;

- estudos de coorte de agregados, podendo abranger dois tipos, dependendo da natureza do agregado tomado como base de referência para o estudo: (a) investigação de base territorial (setores censitários, comunidades, bairros, distritos, municípios, estados, nações, continentes); (b) estudos de agregados institucionais (fábricas, escolas, prisões, creches, unidades de saúde).

Almeida Filho e Rouquayrol[148] esclarecem que, no âmbito específico da epidemiologia, os desenhos ecológicos haviam sofrido, ao longo dos anos, um intenso processo de crítica e desvalorização, vindo a ser relegados à condição de abordagens meramente descritivas, sem maior poder analítico.[149,150] A partir dos anos 1990, as bases lógicas e metodológicas desse tipo de estudo vêm sendo reavaliadas e valorizadas até mesmo nos meios epidemiológicos mais tradicionais.[151]

Com o reconhecimento da importância de fatores contextuais e o desenvolvimento de técnicas de análise em multiníveis e por equações estruturais, os estudos ecológicos passaram a ser possíveis com desenhos dinâmicos e adequados para pesquisas sobre desigualdades em saúde e avaliação tecnológica de políticas públicas de saúde geral e bucal. A percepção de que estudos de agregados necessitam de poder analítico representa um grande equívoco, pois não há impedimentos lógicos para a formulação de hipóteses no nível de dados agregados. Estes estudos, na verdade, podem testar hipóteses em um nível mais complexo de determinação.

Em se tratando de um nível mais abrangente, não haveria espaço para o isolamento de variáveis componentes de modelos causais, com base em processos individuais, de inspiração exclusivamente biológica. O desenho ecológico constitui um dos poucos habilitados ao teste de hipóteses referentes a processos contextuais ou macrossociais de saúde.[126,152] Uma área populacional ou uma instituição pode sintetizar um enorme conjunto de variáveis e processos, com alto grau de complexidade, aproximando o estudo ecológico da realidade social, quando o estudo busca apreender tal complexidade. Se levarmos este raciocínio a suas consequências lógicas extremas, podemos concluir que, particularmente neste caso, não faz sentido pensar que a "falácia ecológica" seja necessariamente um erro a ser evitado ou controlado, mas sim uma característica que concede ao estudo de agregados uma identidade própria no repertório metodológico da epidemiologia. Por este motivo, seguindo A argumentação desenvolvida por Castellanos,[75] propõe-se denominá-la "efeito agregado", em vez de "falácia ecológica".

Observa-se ainda a revalorização dos desenhos "descritivos", com perspectiva ampliada, em paralelo ao reconhecimento de sérios problemas epistemológicos e metodológicos nos modelos experimentais clássicos de investigação. Segundo Grimes e Schulz,[153] os estudos descritivos bem conduzidos representam, justamente, a primeira base científica em novas áreas de pesquisa, possibilitando valiosos aportes para a geração de hipóteses, descrição de mecanismos e análises de tendências em relação a temas de investigação emergentes.

Nesta linha de raciocínio, uma recente revisão comparativa de resultados de pesquisas, considerando diversos procedimentos clínicos, não encontrou evidências favoráveis à superioridade do modelo experimental randomizado e controlado sobre os modelos de recortes experimentais flexíveis ou estudos observacionais.[154] Cada vez mais, questionam-se as "cláusulas pétreas" do modelo experimental, como a randomização de grupos e a garantia de controles duplo-cego, cedendo lugar à maior participação dos pacientes no processo de pesquisa.[155]

Ilustrando o debate sobre o padrão-ouro representado pelos ensaios clínicos randomizados na geração de evidências em saúde bucal, um recente estudo[156] considerou limitada a evidência de algum efeito positivo no uso de selantes para a prevenção de cáries, apesar de o resultado da meta-análise por eles conduzida ter demonstrado um risco relativo de redução variando de 4 a 54% para aplicações únicas, e de 69 a 93% para aplicações repetidas. Tal artigo mereceu a seguinte consideração de Ismail[157]: "Esta revisão sistemática focou estreitamente no que constitui evidência, e suas conclusões não são coerentes com os resultados apresentados. Nem todos os problemas da humanidade podem ser resolvidos com ensaios clínicos controlados".

Conclusão: *Quo Vadis* a Epidemiologia Bucal?

Como foi dito por Susser,[158] a ciência epidemiológica é humanitária em seus valores tradicionais. Sua meta vai além de satisfazer a curiosidade intelectual do cientista, as necessidades estatísticas dos governos ou a evidência para a prática clínica ou para o planejamento/avaliação de intervenções em saúde pública. Ela está indissoluvelmente unida com as ciências sociais, com a saúde coletiva, com os métodos quantitativos e qualitativos, além das disciplinas clínicas. Usando um clichê, poder-se-ia afirmar que a epidemiologia está para a sociedade, assim como o profissional de saúde está para seu "paciente". Nesse sentido, a epidemiologia não pode assumir uma postura anti-humana, ou antissocial, sem perversamente subverter sua própria história.

A formação de estudantes para a epidemiologia bucal exigirá indução consciente, por meio do aprendizado de suas tradições e sua história. Eles precisarão sentir e compreender, por meio de vivência direta com o contexto familiar e comunitário, o drama incomensurável da doença e morte, e o desperdício de potenciais que atinge populações inteiras vivendo em privação ou sob a carga de doenças evitáveis. Eles precisarão reconhecer a verdadeira escala de dor e sofrimento, que alguns pontos percentuais em um indicador epidemiológico, como o de cárie dentária, doença periodontal, dor odontogênica ou traumatismos alveolodentais podem estar causando a toda uma nação. Mais que tudo, entender que em sociedades como a brasileira, uma nobre missão da epidemiologia é estudar e propor enfrentamentos para as iniquidades, que tornam as vidas mais curtas, insalubres e infelizes, aumentando a dor, o sofrimento e a violência que destrói as relações entre os sujeitos nascidos na mesma sociedade, mas em classes diferentes. Não são apenas os mais pobres, mas sociedades inteiras que são prejudicados pela iniquidade.[159] Finalmente, compreender pelo estudo e pela prática, que apesar de existirem concepções diferentes da epidemiologia, é possível que prevaleça um ponto de vista "ecumênico". Um cisma entre os extremos da epidemiologia ecossocial e da epidemiologia molecular, com a epidemiologia dos fatores de risco individuais no meio do fogo cruzado, não pode ser produtivo.

Como foi lembrado por Ashton[5] e Buck,[160] deveria haver lugar na "imaginação e na aventura epidemiológica" para que tudo que contribua para avançar a causa da saúde coletiva, seja a compreensão mais profunda das influências da sociedade, dos fatores de risco individuais ou de mecanismos bioquímicos, seja bem aproveitado e integrado em prol da saúde humana. Que assim seja, desde que respeitadas a ordem de determinação e a hierarquia causal dos fenômenos em análise.

Referências

1. Kuhn TS. The road since structure. Philosophical Essays 1970-1993. In: Conant J, Haugeland J, editors. Chicago: The University of Chicago Press; 2000.
2. Nunes ED. História e paradigmas da Saúde Coletiva: registro de uma experiência de ensino. Cien Saude Colet 2011;16(4):2239-2243.
3. Almeida Filho Nd. O conceito de saúde: ponto-cego da epidemiologia? Rev Bras Epidemiol 2000;3:4-20.
4. Jayasinghe S. Conceptualising population health: from mechanistic thinking to complexity science. Emerg Themes Epidemiol 2011;8(1):2.
5. Ashton J, editor. The epidemiological imagination: a reader. 1ª ed. Buckingham, Philadelphia: Open University Press; 1994.
6. Kroeger A, Montoya-Aguilar C, Bichmann W, Gorgen R, Diaz SJ. The use of epidemiology in

local health planning: a training manual. 1st ed. London, New Jersey: Zed Books; 1997.
7. Barreto ML, Almeida Filho Nd, Veras RP, Barata RB, editors. Epidemiologia, serviços e tecnologias em saúde. Rio de Janeiro: FIOCRUZ, ABRASCO; 1998.
8. Paim JS. Epidemiologia e planejamento: a recomposição das práticas epidemiológicas na gestão do SUS. Cien Saude Colet 2003;8(2):557-567.
9. Veras RP, Barreto ML, Almeida Filho Nd, Barata RB, editors. Epidemiologia: contextos e pluralidade. Rio de Janeiro: FIOCRUZ, ABRASCO; 1998.
10. Antunes JLF. Condições socioeconômicas em saúde: discussão de dois paradigmas. Rev Saúde Pública 2008; 42(3):562-567.
11. Almeida Filho Nd, Barreto ML, Veras RP, Barata RB, editors. Teoria epidemiológica hoje: fundamentos, interfaces, tendências. Rio de Janeiro: FIOCRUZ, ABRASCO; 1998.
12. Poole C, Rothman KJ. Our conscientious objection to the epidemiology wars. J Epidemiol Community Health 1998;52:613-614.
13. Breilh J. Latin American critical ('Social') epidemiology: new settings for an old dream. Int. J. Epidemiol. 2008;37(4):745-750.
14. Breilh J. Epidemiologia: economia, política e saúde. São Paulo: Editora da UNESP/Hucitec; 1991.
15. Breilh J, Granda E. Epidemiologia y contrahegemonia. Soc Sci Med 1989;28(11):1121-1127.
16. Silva JBd, Barros MBA. Epidemiologia e desigualdade: notas sobre a teoria e a história. Rev Panam Salud Publica 2002;12(6):375-383.
17. Subramanian SV, Jones K, Kaddour A, Krieger N. Revisiting Robinson: the perils of individualistic and ecologic fallacy. Int J Epidemiol 2009;38(2):342-60; author reply 370-3.
18. Glass TA, McAtee MJ. Behavioral science at the crossroads in public health: Extending horizons, envisioning the future. Soc Sci Med 2006;62(7):1650-1671.
19. Berkman LF. Seeing the forest and the trees: New visions in social epidemiology. Am J Epidemiol 2004;160(1):1-2.
20. Susser M. Choosing a future for epidemiology: I. Eras and paradigms. American Journal of Public Health 1996;86(5):668-673.
21. Susser M. Choosing a future for epidemiology: II. From black box to Chinese boxes and eco-epidemiology. Am J Public Health 1996; 86(5):674-677.
22. Haack S. An epistemologist among the epidemiologists. Epidemiology 2004;15(5):521-522.
23. Krieger N. Ladders, pyramids and champagne: the iconography of health inequities. J Epidemiol Community Health 2008; 62(12):1098-1104.
24. Krieger N. Proximal, distal, and the politics of causation: What's level got to do with It? Am J Public Health 2008;98(2):221-230.
25. Krieger N. Theories for social epidemiology in the 21st century: an ecosocial perspective. Int J Epidemiol 2001;30(4):668-677.
26. Krieger N. Historical roots of social epidemiology: socioeconomic gradients in health and contextual analysis. Int J Epidemiol 2001(30):899-903.
27. Lilienfeld AM, Lilienfeld DE. Epidemiology and the public health movement: a historical perspective. J Public Health Pol 1982;3:140-149.
28. Susser M. Epidemiology in the United States after World War II: the evolution of technique. Epidemiol Rev 1985;7:147-177.
29. Susser M. Does risk factor epidemiology put epidemiology at risk? Peering into the future. J Epidemiol Community Health 1998;52:608-611.
30. Renton A. Epidemiology and causation: a realist view. Journal of Epidemiology and Community Health 1994;48:79-85.
31. Mackenbach JP. Public health epidemiology. J Epidemiol Community Health 1995;49:333-334.
32. Krieger N, Zierler S. What explains the public's health? – A call for epidemiologic theory. Epidemiology 1996;7(1):107-109.
33. Nakajima H. Epidemiology and prospects for health in the twenty-first century. J Epidemiol 1996;6(4 (Supplement)):5-10.
34. Savitz DA. The alternative to epidemiologic theory: whatever works. Epidemiology 1997; 8(2):210-212.
35. Bhopal R. Paradigms in epidemiology textbooks: in the footsteps of Thomas Kuhn. Am J Public Health 1999;89(8):1162-1165.
36. Krieger N. Sticky webs; hungry spiders; buzzing flies; and fractal metaphors: on the misleading juxtaposition of "risk factor" versus "social" epidemiology. J Epidemiol Community Health 1999;53:678-680.
37. Savitz DA, Poole C, Miller WC. Reassessing the role of epidemiology in public health. Am J Public Health 1999;89(8):1158-1161.
38. Buchanan D. Social Epidemiology (Berkman, LF, Kawachi I, Eds). Health Educ. Res. 2003;18(3):404-407.

39. Zhang FF, Michaels DC, Mathema B, Kauchali S, Chatterjee A, Ferris DC, et al. Evolution of epidemiologic methods and concepts in selected textbooks of the 20th century. Soz Praventivmed 2004;49(2):97-104.
40. Foxman B, Group aTESL. Challenges of epidemiology in the 21st century: comments from the leaders of several epidemiology associations. Ann Epidemiol 2005;15(1):1-4.
41. Omran AR. The Epidemiologic Transition: A Theory of the Epidemiology of Population Change. Milbank Q 2005;83(4):731-757.
42. Venkatapuram S, Marmot M. Epidemiology and social justice in light of social determinants of health research. Bioethics 2009;23(2):79-89.
43. Cameron D, Jones IG. John Snow, the Broad Street pump and modern epidemiology. Int J Epidemiol 1983;12(4):393-396.
44. Snow J. Sobre a maneira de transmissão do cólera. São Paulo-Rio de Janeiro: Hucitec/ABRASCO; 1990.
45. Rothman KJ. The rise and fall of epidemiology, 1950-2000 A.D. Int J Epidemiol 2007;36(4):708-10.
46. Bingham P, Verlander NQ, Cheal MJ. John Snow, William Farr and the 1849 outbreak of cholera that affected London: a reworking of the data highlights the importance of the water supply. Public Health 2004;118(6):387-94.
47. Whitehead M. William Farr's legacy to the study of inequalities in health. Bull World Health Organ 2000;78(1):86-7.
48. Carpenter M. William Farr: a pioneer of public health. Nurs Times 1983;79(24):9-11.
49. Langmuir AD. William Farr: founder of modern concepts of surveillance. Int J Epidemiol 1976;5(1):13-8.
50. Susser M, Adelstein A. An introduction to the work of William Farr. Am J Epidemiol 1975;101(6):469-76.
51. Engels F. The condition of the working-class in England. London: Granada Publishing Ltd.; 1969.
52. Barata RB. Epidemiologia social. Rev Bras Epidemiol 2005;8(1):7-17.
53. Susser M, Stein Z. Eras in epidemiology: the evolutin of ideas. Oxford ; New York: Oxford University Press; 2009.
54. Oppenheimer GM, Susser E. Invited commentary: The context and challenge of von Pettenkofer's contributions to epidemiology. Am J Epidemiol 2007;166(11):1239-41; discussion 1242-3.
55. Piel G, Osborn Segerberg J, editors. The world of René Dubos : a collection from his writings. 1st ed. New York: H. Holt and Co.; 1990.
56. Leavell HR, Clark EG. Preventive medicine for the doctor in his community: an epidemiologic approach. New York, Toronto, London: McGraw-Hill Book Company; 1958.
57. MacMahon B, Trichopoulos D. Epidemiology; principles and methods. 2nd ed. Boston, New York, Toronto, London: Little, Brown and Company; 1996.
58. Krieger N. Epidemiology and the web of causation: has anyone seen the spider? Soc Sci Med 1994;39(7):887-903.
59. McMichael AJ. Prisoners of the proximate: loosening the constraints on epidemiology in an age of change. Am J Epidemiol 1999; 149(10):887-97.
60. Rose G. Sick individuals an sick populations. Int J Epidemiol 1985;14(1):32-38.
61. Rose G. The strategy of preventive medicine. 1st ed. Oxford, New York, Tokyo: Oxford University Press; 1993.
62. Rose G. Rose's Strategy of Preventive Medicine. New York: Oxford University Press; 2008.
63. Batchelor P, Sheiham A. The limitations of a 'high-risk' approach for the prevention of dental caries. Community Dent Oral Epidemiol 2002;30(4):302-312.
64. Batchelor PA, Sheiham A. The distribution of burden of dental caries in schoolchildren: a critique of the high-risk caries prevention strategy for populations. BMC Oral Health 2006;6(3):1-22.
65. Krieger N. Questioning epidemiology: objectivity, advocacy, and socially responsible science. Am J Public Health 1999;89(8):1151-1153.
66. March D, Susser E. The eco- in eco-epidemiology. Int J Epidemiol 2006;35(6):1379-1383.
67. Greenland S, Morgenstern H. Ecological bias, confounding, and effect modification. Int J Epidemiol 1989;18(1):269-274.
68. Humphreys K, Carr-Hill R. Area variations in health outcomes: artefact or ecology. Int J Epidemiol 1991;20(1):251-258.
69. Brenner H, Savitz DA, Jockel K-H, Greenland S. Effects of nondifferential exposure misclassification in ecologic studies. Am J Epidemiol 1992;135(1):85-95.
70. Cohen BL. In defence of ecologic studies for testing a linear-no threshold theory. Am J Epidemiol 1994;139(8):765-768.

71. Greenland S, Robins J. Ecologic studies - biases, misconceptions, and counterexamples. Am J Epidemiol 1994;139(8):747-760.
72. Piantadosi S. Ecologic biases. Am J Epidemiol 1994;139(8):761-764.
73. Greenland S, Robins J. Accepting the limits of ecologic studies: Drs. Greenland and Robins reply to Drs. Piantadosi and Cohen. Am J Epidemiol 1994;139(8):769-771.
74. Plummer M, Clayton D. Estimation of population exposure in ecological studies. J Royal Stat Soc B 1996;58(1):113-126.
75. Castelhanos PL. O ecológico na epidemiologia. In: Filho NdA, Barreto M, Veras R, Barata R, editors. Teoria epidemiológica hoje – fundamentos, interfaces e tendências. Rio de Janeiro: Editora FIOCRUZ/ABRASCO; 1998. p. 129-148.
76. Susser M. What is a cause and how do we know one? a grammar for pragmatic epidemiology. Am J Epidemiol 1991;133(7):635-648.
77. Rosen G. Uma história da saúde pública. 1a. ed. São Paulo: Hucitec, Editora Unesp, ABRASCO; 1994.
78. Gordon JE. The twentieth century – yesterday, today and tomomrrow (1920). In: Winslow C-E, Smillie WG, Doull A, editors. The history of American epidemiology. St. Louis: The CV Mosby Co; 1952. p. 114-167.
79. Ryle JA. Changing disciplines. London: Oxford University Press; 1948.
80. Waitzkin H, Iriart C, Estrada A, Lamadrid S. Social Medicine in Latin America: productivity and dangers facing de major national groups. Lancet 2001;358(10):315-323.
81. Waitzkin H, Iriart C, Estrada A, Lamadrid S. Social medicine then and now: Lessons from Latin America. Am J Public Health 2001; 91(10):1592-1601.
82. Barata RB, Barreto ML, Filho NdA, Veras RP, editors. Equidade e saúde: contribuições da epidemiologia. Rio de Janeiro: FIOCRUZ, ABRASCO; 1997.
83. Laurell AC. A saúde-doença como processo social. In: Nunes ED, editor. Medicina social: aspectos históricos e teóricos. São Paulo: Global; 1983.
84. Granda E, Breilh J. Investigação da saúde na sociedade: guia pedagógico sobre um novo enfoque do método epidemiológico. 2ª ed. São Paulo, Rio de Janeiro: Cortez/ABRASCO/Instituto de Saúde; 1989.
85. Breilh J. Epidemiologia crítica: ciência emancipadora e interculturalidade. Rio de Janeiro: Editora Fiocruz; 2006.
86. Laurell AC. Social analysis of collective health in Latin America. Soc Sci Med 1989;28(11):1183-1191.
87. Krieger N. Latin American Social Medicine: The Quest for Social Justice and Public Health. Am J Public Health 2003;93(12):1989-1991.
88. Ayres JRdCM. Sobre o risco: para compreender a epidemiologia. São Paulo: HUCITEC; 1997.
89. Almeida Filho Nd. A clínica e a epidemiologia. 1ª ed. Salvador – Rio de Janeiro: APCE/ABRASCO; 1992.
90. Marmot MG, Bell RG. Improving health: social determinants and personal choice. Am J Prev Med 2011;40(1 Suppl 1):S73-7.
91. Bambra C, Smith KE, Garthwaite K, Joyce KE, Hunter DJ. A labour of Sisyphus? Public policy and health inequalities research from the Black and Acheson Reports to the Marmot Review. J Epidemiol Community Health 2011;65(5):399-406.
92. Marmot M, (Chair). Fair Society, Healthy Lives (The Marmot Review): Strategic review of health inequalities in England post-2010. London: Marmot Review; 2010.
93. Marmot M. The causes of the causes. Health Serv J 2009;119(6152):12.
94. Marmot M. Closing the health gap in a generation: the work of the Commission on Social Determinants of Health and its recommendations. Glob Health Promot 2009; Suppl 1:23-7.
95. Marmot M. Achieving health equity: from root causes to fair outcomes. Lancet 2007; 370(9593):1153-1163.
96. Marmot M. The social pattern of health and disease. In: Blane D, Brunner E, Wilkinson R, editors. Health and social organization; towards a health policy for the twenty-first century. London: Routledge; 1996. p. 42-67.
97. Galea S, Riddle M, Kaplan GA. Causal thinking and complex system approaches in epidemiology. Int J Epidemiol 2010;39(1):97-106.
98. Bhopal R. Seven mistakes and potential solutions in epidemiology, including a call for a World Council of Epidemiology and Causality. Emerg Themes Epidemiol 2009;6:6.
99. Berkman LF. Social epidemiology: social determinants of health in the United States: are we losing ground? Annu Rev Public Health 2009;30:27-41.

100. Mutaner C, Chung HJ. Psychosocial epidemiology, social structure, and ideology. J Epidemiol Community Health 2005;59(7):540-541.
101. Kaplan GA. What's wrong with social epidemiology, and how can we make it better? Epidemiol Rev 2004;26(1):124-135.
102. Berkman LF. Introduction: seeing the forest and the trees - From observation to experiments in social epidemiology. Epidemiol Rev 2004;26(1):2-6.
103. Marmot MG, Wilkinson RG. Social determinants of health. New York: Oxford University Press; 2006.
104. Feinstein AR. Scientific standards in epidemiologic studies of the menace of daily life. Science 1988;242(4883):1257-63.
105. Susser E. Eco-epidemiology: Thinking outside the black box. Epidemiology 2004;15(5):519-520.
106. Skrabanek P. The emptiness of the black box. Epidemiology 1994;5(5):553-5.
107. Skrabanek P. The poverty of epidemiology. Perspect Biol Med 1992;35(2):182-5.
108. Breslow NE. Are statistical contributions to medicine undervalued? Biometrics 2003;59(1):1-8.
109. Greenland S, Gago-Dominguez M, Castelao JE. The value of risk-factor ("black-box") epidemiology. Epidemiology 2004;15(5):529-35.
110. Weiss NS. Presents can come in black boxes, too. Epidemiology 2004;15(5):525-526.
111. McPherson K. Wider "causal thinking in the health sciences". J Epidemiol Community Health 1998;52:612-613.
112. Pearce N. Traditional epidemiology, modern epidemiology, and public health. Am J Public Health 1996;86(5):678-683.
113. Mendonça GAS. Tendências da investigação epidemiológica em doenças crônicas. Cad Saúde Pública 2001;17(3):697-703.
114. Ayres JRdCM. Interpretação histórica e transformação científica: a tarefa hermenêutica de uma teoria crítica da epidemiologia. Rev Saúde Pública 1994;28(4):311-319.
115. Almeida-Filho N. Modelos de determinação social das doenças crônicas não-transmissíveis. Cien Saúde Colet 2004;9(4):865-884.
116. Dankwa-Mullan I, Rhee KB, Williams K, Sanchez I, Sy FS, Stinson N, Jr et al. The science of eliminating health disparities: Summary and analysis of the NIH Summit Recommendations. Am J Public Health 2010;100(S1):S12-18.
117. Berkman LF, Kawachi I, editors. Social epidemiology. 1st ed. Oxford, New York: Oxford University Press; 2000.
118. Evans RG, Barer ML, Marmor TR, editors. Why are some people healthy and others not? The determinants of health of populations. 1st ed. New York: Aldine de Gruyter; 1994.
119. Last JM, editor. A dictionary of epidemiology. 3rd ed. New York, Oxford, Toronto: Oxford University Press; 1995.
120. Hill AB, Hill ID. Bradford Hill's principles of medical statistics. 12th ed. London Sydney, Auckland: Edward Arnold; 1991.
121. Diez-Roux AV. Bringing context back into epidemiology: variables and fallacies in multilevel analysis. Am J Public Health 1998;88(2):216-222.
122. Diez-Roux AV. Multilevel analysis in public health research. Annu Rev Public Health 2000;21(1):171-192.
123. Lynch J, Smith GD, Harper S, Hillemeier M, Ross N, A.Kaplan G, et al. Is income inequality a determinant of population health? Part 1. A systematic review. Milbank Q 2004;82(1):5-99.
124. Marmot M. The influence of income on health: views of an epidemiologist. Health Aff 2002;21(2):31-46.
125. McMichael AJ. The health of persons, populations, and planets: epidemiology comes full circle. Epidemiology 1995;6(6):633-635.
126. Schwartz S. The fallacy of the ecological fallacy: the potential misuse of a concept and the consequences. Am J Public Health 1994;84(5):819-824.
127. Porta M, Alvarez-Dardet C. Epidemiology: bridges over (and across) roaring levels. J Epidemiol Community Health 1998;52:605.
128. Moysés SJ. Desigualdades em saúde bucal e desenvolvimento humano: um ensaio em preto, branco e alguns tons de cinza. Rev Bras Odontol Saúde Colet 2000;1(1):7-17.
129. Moysés SJ, Moysés ST, Allegretti ACV, Argenta M, Wernek R. Dental fluorosis: epidemiological fiction? Rev Panam Salud Publica 2002;12(5):339-346.
130. Dean HT. Endemic fluorosis and its relation to dental caries. Public Health Rep 1938;53:1443.
131. Newton JT, Bower EJ. The social determinants of oral health: new approaches to conceptualizing and researching complex causal networks. Community Dent Oral Epidemiol 2005;33(1):25-34.
132. Moysés SJ. O contexto atual para a pesquisa em Saúde Bucal Coletiva. Cad Saúde Pública 2008 24 718-718.
133. Sheiham A, Alexander D, Cohen L, Marinho V, Moyses S, Petersen PE, et al. Global oral health inequalities: task group – implementation and delivery of oral health strategies. Adv Dent Res 2011;23(2):259-67.

134. Pattussi MP, Marcenes W, Croucher R, Sheiham A. Social deprivation, income inequality, social cohesion and dental caries in Brazilian school children. Soc Sci Med 2001;53(7):915-925.
135. Antunes JLF, Junqueira SR, Frazao P, Bispo CM, Pegoretti T, Narvai PC. City-level gender differentials in the prevalence of dental caries and restorative dental treatment. Health Place 2003;9(3):231-9.
136. Moysés ST, Moysés SJ, Watt RG, Sheiham A. Associations between health promoting schools policies on some indicators of oral health. Health Promot Int 2003;18(3):209-218.
137. Peres MA, Fernandes LS, Peres KG. Inequality of water fluoridation in Southern Brazil - the inverse equity hypothesis revisited. Soc Sci Med 2004;58:1181-1189.
138. Peres MA, de Oliveira Latorre Mdo R, Sheiham A, Peres KG, Barros FC, Hernandez PG, et al. Social and biological early life influences on severity of dental caries in children aged 6 years. Community Dent Oral Epidemiol 2005; 33(1):53-63.
139. Celeste RK, Fritzell J, Nadanovsky P. The relationship between levels of income inequality and dental caries and periodontal diseases. Cad Saúde Pública 2011;27(6):1111-20.
140. Peres MA, Peres KG, Frias AC, Antunes JL. Contextual and individual assessment of dental pain period prevalence in adolescents: a multilevel approach. BMC Oral Health 2010;10:20.
141. Moreira Rda S, Nico LS, Barrozo LV, Pereira JC. Tooth loss in Brazilian middle-aged adults: multilevel effects. Acta Odontol Scand 2010;68(5):269-77.
142. Celeste RK, Nadanovsky P. How much of the income inequality effect can be explained by public policy? Evidence from oral health in Brazil. Health Policy 2010;97(2-3):250-8.
143. Celeste RK, Nadanovsky P, Ponce de Leon A, Fritzell J. The individual and contextual pathways between oral health and income inequality in Brazilian adolescents and adults. Soc Sci Med 2009;69(10):1468-75.
144. Pattussi MP, Hardy R, Sheiham A. The potential impact of neighborhood empowerment on dental caries among adolescents. Community Dent Oral Epidemiol 2006;34(5):344-50.
145. Antunes JLF, Peres MA, Jahn GM, Levy BB. The use of dental care facilities and oral health: a multilevel approach of schoolchildren in the Brazilian context. Oral Health Prev Dent 2006;4(4):287-94.
146. Antunes JLF, Peres MA, de Campos Mello TR, Waldman EA. Multilevel assessment of determinants of dental caries experience in Brazil. Community Dent Oral Epidemiol 2006;34(2):146-52.
147. Moyses SJ, Moyses ST, McCarthy M, Sheiham A. Intra-urban differentials in child dental trauma in relation to healthy cities policies in Curitiba, Brazil. Health Place 2006;12(1):48-64.
148. Almeida Filho Nd, Rouquayrol MZ. Introdução à epidemiologia. 3ª ed. Rio de Janeiro: MEDSI; 2002.
149. Morgenstern H. Uses of ecologic analysis in epidemiologic research. Am J Public Health 1982;72(12):1336-1347.
150. Morgenstern H. Ecologic studies. In: Rothman KJ, Greenland S, editors. Modern epidemiology. 2nd ed. Philadelphia: Lippincott-Rave Publishers; 1998. p. 459-480.
151. Rothman KJ, Greenland S. Modern epidemiology. 2nd ed. Philadelphia: Lippincott-Raven Publishers; 1998.
152. Schwartz S, Susser E, Susser M. A future for epidemiology? Annu Rev Public Health 1999; 20(1):15-33.
153. Grimes DA, Schulz KF. Descriptive studies: what they can and cannot do. Lancet 2002; 359(9301):145-9.
154. Kaptchuk TJ. The double-blind, randomized, placebo-controlled trial: gold standard or golden calf? J Clin Epidemiol 2001;54(6):541-9.
155. Gross D, Fogg L. Clinical trials in the 21st century: the case for participant-centered research. Res Nurs Health 2001(24):530-539.
156. Mejare I, Lingstrom P, Petersson LG, Holm AK, Twetman S, Kallestal C, et al. Caries-preventive effect of fissure sealants: a systematic review. Acta Odontol Scand 2003;61(6):321-30.
157. Ismail AI. Visual and visuo-tactile detection of dental caries. J Dent Res 2004;83 Spec No C:C56-66.
158. Susser M. Epidemiology today: "a thought-tormented world". Int J Epidemiol 1989;18(3):481-488.
159. Wilkinson R, Pickett K. The spirit level: why more equal societies almost always do better. London: Allen Lane, Penguin Books; 2009.
160. Buck C, Llopis A, Najera E, Terris M, editors. The challenge of epidemiology: issues and selected readings. Washington: Pan American Health Organisation, Regional Office of the WHO; 1989.

Capítulo 5

Doenças Periodontais e Doenças Sistêmicas

Cristine da Silva Furtado Amaral
Abelardo Nunes Lunardelli
Diego Bassani
Joana Cunha Cruz Silva
Paulo Nadanovsky
Mario Vianna Vettore

Introdução

As associações entre doenças periodontais e doenças sistêmicas envolvem uma questão epidemiológica bastante utilizada, mas nem sempre interpretada de maneira correta: o conceito de associação entre variáveis.

Uma associação epidemiológica entre duas variáveis A e B está sujeita a pelo menos três interpretações plausíveis: A leva a B; B leva a A; ou A e B não interagem diretamente, mas estão ligadas por algum mecanismo que não foi considerado no estudo e que resulta na associação observada. Para que se possa distinguir corretamente entre uma ou outra dessas interpretações, deve-se delinear o estudo de modo adequado a um modelo teórico que considere a constelação de eventos envolvidos no processo em análise. Além disso, a constatação de causalidade requer que alguns critérios (isto é, força da associação, consistência, efeito dose-resposta, relação temporal e plausibilidade biológica) sejam observados, o que nem sempre é verdadeiro ou possível, principalmente durante os primeiros anos da investigação de uma nova hipótese epidemiológica.

A comprovação de um modelo causal requer diversos estudos e só pode ser atingido após pesquisas exaustivas, mesmo em assuntos menos polêmicos do que a associação entre doenças periodontais e doenças sistêmicas. Portanto, é necessário cuidado quando conclusões são obtidas a partir de poucos estudos, que não apresentam padronização metodológica e que foram produzidos por um número limitado de pesquisadores.

No caso específico da possível relação entre doença periodontal e doenças sistêmicas, um dos assuntos mais controversos da literatura odontológica atual, a dificuldade no preenchimento dos critérios de causalidade pode ser explicada em grande parte pela dificuldade de separar o efeito de algumas variáveis, como o tabagismo, da exposição e do desfecho a ela imputado.[1]

Este capítulo procura explorar criticamente a literatura disponível sobre a associação entre doenças periodontais e três eventos sistêmicos: doenças cardiovasculares, doenças pulmonares e desfechos gestacionais adversos (baixo peso ao nascimento e prematuridade). A identificação dos estudos analisados foi feita de modo sistemático em bases bibliográficas eletrônicas nacionais e internacionais empregando-se um conjunto de descritores específicos relativos à doença periodontal e às diferentes condições sistêmicas selecionadas.

As seções destinadas a analisar essas possíveis associações são acompanhadas por tabelas que sumarizam a literatura relevante disponível. Observa-se o grande crescimento da produção científica neste campo já bastante explorado, mas que ainda apresenta inconsistências nos achados e, por conseguinte, resultados inconclusivos. Além disso, diante do cenário atual, não é possível delimitar quais as tendências futuras da geração de conhecimento sobre esse assunto para os próximos anos.

Espera-se que a leitura atenta deste capítulo auxilie a compreensão das questões que devem ser observadas para o estudo da possível associação entre doenças periodontais e condições sistêmicas.

Doenças Periodontais e Doenças Cardiovasculares

Para analisar se uma determinada exposição é causa de alguma doença, devemos identificar e avaliar os resultados dos estudos epidemiológicos. É extremamente importante avaliar, não apenas os resultados, mas os aspectos metodológicos envolvidos no planejamento, execução e análise do estudo.

Esta seção apresenta uma análise crítica dos estudos epidemiológicos prospectivos que investigaram a relação entre doenças periodontais (DP) e doenças cardiovasculares (DCV). Estudos transversais e caso-controle são limitados do ponto de vista da inferência causal, pois não podem atender ao pressuposto da temporalidade, isto é, de que a causa anteceda seus supostos efeitos. Nesse sentido, optou-se por revisar apenas os estudos longitudinais,[2-14] pois estes fornecem melhores evidências sobre a etiologia de doenças.[15]

Doze estudos de coorte e dois de intervenção foram identificados. O método para a identificação e seleção destes estudos foi relatado com mais detalhes em um estudo anterior.[16] Os estudos de coorte mais robustos e um dos estudos de intervenção relataram em seus resultados ausência de associação entre DP e DCV.[5,8,10,12,13] Os estudos de coorte com menor número de eventos ou com controle de situação de confusão menos rigoroso relataram associações de pequena a moderada intensidade[2-4,6,7,9,12] (Tabelas 5.1 e 5.2).

Doença periodontal está associada à doença cardiovascular?

Antes de analisar a causalidade dessa associação, é necessário avaliar se algum erro ou limitação nos estudos pode explicar as associações encontradas. As principais limitações dos estudos epidemiológicos relacionam-se à presença de vieses de informação e de seleção dos participantes e ao controle inadequado da situação de confusão.

Nos estudos de coorte, a perda de acompanhamento pode provocar viés de seleção. O *viés de seleção* é causado por erros sistemáticos provenientes dos procedimentos utilizados para selecionar indivíduos e de fatores que influenciam na sua participação no estudo. Esse problema pode levar à distorção das estimativas de associação, e assim afetar a validade interna dos estudos epidemiológicos.

Nos estudos observacionais de um grupo de pesquisadores,[17-20] apesar de 90% dos elegíveis concordarem em participar do exame bucal, os inelegíveis reduziram a taxa de resposta total para 63,4%. Ademais, os inelegíveis possuíam maior frequência de doenças cardiovasculares e de tabagismo, além de nível educacional mais baixo,[21] ou seja, possuíam relações diferentes entre DP e DCV ao se comparar com a coorte inicial. Estudos de coortes retrospectivas que selecionaram seus participantes por meio de revisão de bancos de dados existentes[3,6,9,11] podem ter favorecido o surgimento de viés de seleção se os excluídos do estudo, por não possuírem informações nos dois bancos de dados, apresentassem diferenças em relação à exposição e à doença em estudo ou em relação aos outros fatores de risco à DCV, como tabagismo. Como essas informações para os indivíduos excluídos não podem ser estimadas, a presença ou direção do viés de seleção não pode ser determinada.

A baixa taxa de perda de acompanhamento (6%) e o uso de uma população relativamente homogênea no estudo de Joshipura et al.[8] minimizaram esse tipo de viés, e os autores não encontraram associação entre DP e DCV.

O *viés de informação* é causado por erros sistemáticos ocorridos durante a obtenção das informações, ou seja, na medição da exposição (DP) ou do desfecho (DCV). Esse viés também pode causar distorções na estimativa de associação, afetando a validade interna dos estudos.

Capítulo 5 • Doenças Periodontais e Doenças Sistêmicas

Tabela 5.1 – Estudos de Coorte que avaliaram a associação entre doenças periodontais e doenças cardiovasculares.

1º Autor, Ano	Nº de Participantes	Nº de Eventos	Nº de Expostos	Evento/ Expostos	Evento/ Não Expostos	Descrição do Evento	Descrição da Exposição	Ajuste	RR^	(Ic - 95%)²	Nível de Significância
Howell,[13] 2001	22037	1411	2653	215/2653	1196/19384	DCV fatal	DP	sim	1		n.s.³
						Infarto do miocárdio			1,01	(0,79-1,26)	n.s.
Jansson,[12] 2001	1393	n.r.⁴	n.r.	n.r.	n.r.	DCV fatal	Perda óssea	sim	1,3	(0,82-1,24)	n.s.
Hujoel,[5] 2000	8032	1265	2421	n.r.	n.r.	DCV	Gengivite	sim	1,05	(0,80-2,1)	n.s.
			1859	n.r.	n.r.		Periodontite		1,14	(0,88-1,26)	n.s.
Young,³ 1999	51	26	n.r.	n.r.	n.r.	AVC isquêmico	Perda óssea	não		(0,96-1,36)	n.r.⁵
Morrison,⁶ 1999	10368	46	2377	n.r.	n.r.	DCV fatal	Gengivite moderada	sim	1,54	(0,89-2,67)	n.s.
		58	1556	n.r.	n.r.		Gengivite severa		2,15	(1,25-3,72)	p < 0,05
		63	1133	n.r.	n.r.		Periodontite		1,37	(0,80-2,35)	n.s.
Mendez,[11] 1998	1110	80	256	n.r.	n.r.	Doença vascular periférica	Perda óssea	n.r.	2,27	(1,32-3,9)	p < 0,05
Genco,⁷ 1997	1372	68	n.r.	n.r.	n.r.	DCV	Perda óssea	sim	2,68	(1,30-5,50)	p < 0,05
	n.r.	n.r.	n.r.	n.r.	n.r.	DCV < 60 anos	Perda óssea				n.s.
Joshipura,⁸ 1996	43316	737	6619	155/6619	582/36697	Infarto do miocárdio fatal e não fatal	DP	sim	1,04	(0,86-1,25)	n.s.
Beck,⁹ 1996	1094	203	n.r.	n.r.	n.r.	DCV total	Gengivite	sim			n.s.
			232	n.r.	n.r.		Perda óssea		1,50	(1,04-2,14)	p < 0,05
			n.r.	n.r.	n.r.		Bolsa periodontal > 3 mm		3,10	(1,30-7,40)	p < 0,05
			n.r.	n.r.	n.r.		Bolsa periodontal ≥ 3 mm ≥ 50%		2,00	(1,13-3,70)	p < 0,05
		58	n.r.	n.r.	n.r.	DCV fatal	Gengivite	sim			n.s.
			n.r.	n.r.	n.r.		Perda óssea		1,90	(1,10-3,43)	p < 0,05
		40	n.r.	n.r.	n.r.	AVC	Gengivite	sim			n.s.
			n.r.	n.r.	n.r.		Perda óssea		2,80	(1,45-5,48)	p < 0,05

Tabela 5.1 – (Continuação).

					DCV fatal e não fatal	Índice pantomográfico[6]	sim			p = 0,07
Mattila,[4] 1995	214	45	n.r.	n.r.						
		52	n.r.	n.r.		Índice dental total				p = 0,007
DeStefano,[2] 1993	9760	1425	2170	232/2170	288/3367	DCV	Gengivite	sim	1,05	(0,88-1,26)	n.s.
		1425	1674	349/1674	288/3367		Periodontite[7]		1,25	(1,06-1,48)	p < 0,05
		n.r.	n.r.	n.r.	n.r.		Índice de DP		1,04	(1,01-1,08)	p < 0,05

1. RR – Risco relativo.
2. IC – Intervalo de confiança (95%).
3. n.s. – Não significativo.
4. n.r. – Não relatado.
5. O autor relata presença de tendência (22% vs 13,6%).
6. Este índice considera além de doença periodontal, outras doenças bucais como lesões periapicais, lesões de cárie e pericoronarite.
7. Ao considerar apenas os indivíduos com informações completas sobre tabagismo, periodontite não foi estatisticamente significativa (RR= 1,29 e IC= 0,87-1,70).
8. DP = doença periodontal
9. DVC = doença cardiovascular
10. AVC = acidente vascular cerebral

Tabela 5.2 — Estudos de Intervenção que avaliaram a associação entre doenças periodontais e doenças cardiovasculares.

1º Autor, Ano	Nº de Participantes	Nº de Eventos	Nº de Expostos	Evento/ Expostos	Evento/ Não Expostos	Descrição do Evento	Descrição da Exposição	Ajuste	RR[8]	(Ic 95%)[2]	Nível de Significância
Hujoel,[10] 2000	4769	n.r.	2093	n.r.[10]	n.r.	Infarto agudo do miocárdio fatal	DP	sim	1,19	(0,88-1,59)	n.s.[11]
Offenbacher,[14] 2009	303	Angioplastia =199 Cirurgia cardíaca	151	152		≥ 50% de uma as artérias coronárias bloqueadas ou 3 a 36 meses antes da pesquisa, tiveram um evento coronariano (infarto do miocárdio, cirurgia de revascularização ou angioplastia coronária transluminal com ou sem stent).	Ao menos três dentes com profundidade de sondagem ≥ 4 mm, ao menos dois dentes com perda de inserção ≥ 2 mm na interproximal, e com 10% ou mais dos sítios com sangramento gengival.	sim	0,26	(0,09-0,72)	

RR = Risco relativo
IC 95% = Intervalo de confiança
n.r. = Não relatado
n.s. = Não significativo

Erro de classificação aleatório (não diferencial) ao medir a exposição ou o desfecho, tende a enfraquecer qualquer associação real e pode ocorrer quando se usam critérios diferentes para definir DP e DCV. Quanto um fator de risco é aferido de modo impreciso, é insuficientemente definido do ponto de vista conceitual ou há dificuldades operacionais para sua mensuração, maior é a chance de haver erro de informação. Em relação à DP, a acurácia de sua medição não pode ser determinada nesses estudos, pois o método de diagnóstico da DP não foi esclarecido, e o nível de concordância entre os examinadores não foi mencionado em nenhum estudo. Não houve consenso entre os pesquisadores quanto aos indicadores de DP* e diversos pontos de corte foram utilizados para definir sua presença. Isso se justificaria pela fase ainda inicial e exploratória das pesquisas da associação entre DP e DCV.

Estima-se que não tenha havido, nos estudos publicados, erro de classificação diferencial na medição da DCV em relação à DP, ou vice-versa, pois a medição das DCV não deve ter sido influenciada pelo estado de DP.

Ao analisar as informações sobre os outros fatores de risco para as DCV, existe potencial para a presença de viés de informação. Afinal, quando fatores de risco correlacionados são medidos com diferentes graus de imprecisão, a medida de associação (OR ou RR ajustados) pode estar enviesada, e a direção do viés não pode ser determinada.[22] Por exemplo, a exposição verdadeira ao longo da vida ao tabaco requer informações detalhadas de várias variáveis, como dose, composição química do tabaco e intensidade do hábito de fumar durante toda a vida da pessoa. Entretanto, é usual obter medidas imperfeitas e incompletas sobre o hábito de fumar por meio de questionários, nos quais é pedido aos indivíduos que relembrem as várias dimensões de sua história de fumo durante a vida. Imperfeições sobre a avaliação do fumo em questionários[23] e o viés de memória (*recall bias*)[24] podem provocar viés de informação, tornando o ajuste estatístico adequado do tabagismo praticamente impossível.[25] A imprecisão da medição de fatores de confusão pode ser ilustrada pelo estudo de DeStefano et al.,[2] no qual as associações entre DP e DCV encontradas para a amostra total não se mantiveram. Ao considerar apenas as pessoas que possuíam informações sobre tabagismo (apenas um terço da amostra), demonstrando assim a presença de viés de informação diferencial.

A extensão em que os fatores de confusão foram controlados nos estudos publicados não está clara; entretanto, parece que parte das associações relatadas pode ser atribuída à situação de confusão. *Situação de confusão* é a mistura ou confusão de efeitos que diferem do efeito de interesse. Ou seja, é a possibilidade de que a associação observada entre DP e DCV seja devida, totalmente ou em parte, a diferenças entre os grupos em relação a outros fatores (p. ex., o tabagismo e o autocuidado de uma forma geral), e não devido a diferenças na exposição sendo estudada, isto é, as DP. Algumas características são necessárias (mas não suficientes) para uma variável ser considerada fator de confusão: ela deve ser fator de risco de DCV, estar associada com as DP na população estudada e não ser um fator intermediário na corrente causal entre DP e DCV.[26]

A maioria dos estudos de coorte realizou o controle por diversos fatores de risco já reconhecidos para as DCV no momento da análise dos dados. DeStefano et al.[2] controlaram vários fatores de confusão, mas, ao fazer o ajuste adequado do tabagismo, não foi encontrada associação entre DP e DCV.

Falha ao fazer ajuste apropriado de potenciais fatores de confusão pode levar a associações espúrias da DP com DCV, ou aumentar as medidas de efeito de associações de fato existentes. Muitos investigadores[7,9,27] selecionaram as variáveis a serem incluídas no modelo explicativo por meio de procedimentos automáticos como a regressão linear múltipla pelo método *stepwise*, no qual as variáveis são excluídas (ou incluídas) em função de sua significância estatística, o que depende do poder do estudo.[26,28] Mesmo se vários fatores de confusão são incluídos no início do procedimento *stepwise*, a

---

*Indicadores utilizados nos diversos estudos: doença periodontal autorreferida, índice de doença periodontal, escore PSR, gengivite, sangramento, perda de osso alveolar, perda de inserção periodontal, profundidade da bolsa periodontal, recessão gengival, lesão de furca, mobilidade dentária, BANA, IPCNT e cultura de microrganismo subgengivais.

análise só é controlada pelas variáveis que permanecem no modelo final. No estudo de coorte que associou a exposição na linha de base com a incidência de DCV em 25 anos,[9] o tabagismo não entrou no modelo final *stepwise* para DCV total. Isso pode levar a uma superestimação enviesada da medida de efeito. Nesse sentido, sublinha-se a importância do controle adequado de todos os fatores de risco conhecidos, mesmo na ausência de significância estatística.[29]

Muitos fatores de risco são comuns às DCV e DP. As condições de saúde bucal e as doenças cardiovasculares são prevenidas, em certa extensão, por condições sociais e comportamentais. Assim, é possível que as associações encontradas nesses estudos reflitam meramente o menor risco a doenças cardiovasculares e melhor saúde bucal das pessoas que vivem em melhores condições socioeconômicas e que têm comportamentos mais saudáveis.[30]

É necessário determinar até que ponto a associação entre DP e DCV permanece após o controle por fatores psicossociais, como classe social, estresse, ansiedade e apoio social; e de comportamentos relacionados à saúde, como tabagismo, autocuidado e dieta. À medida que esses fatores são difíceis de medir, deve-se restringir a amostra a pessoas saudáveis não fumantes,[25] ou ao menos ajustar por indicadores substitutos ("surrogates") de comportamento relacionados à saúde;[29] um exemplo de indicador de autocuidado com a saúde poderia ser a frequência de uso dos serviços de saúde. A recomendação de limitar a amostra a não fumantes saudáveis deve-se ao fato de o tabagismo ser um forte fator de risco tanto de DCV como de DP (fator de confusão), e também porque a magnitude do hábito de fumar pode não ser bem aferida.[25] Quando não é possível ajustar a análise por fatores de grande impacto na associação sendo estudada, deve-se limitar a amostra aos indivíduos que não possuem este fator de confusão.[31]

Um estudo de coorte com grande número de pessoas[8] minimizou a situação de confusão por fatores sociais e comportamentais ao selecionar uma amostra de profissionais de saúde com nível socioeconômico e de escolaridade em saúde relativamente homogêneo e, após controlar por atividade física, tabagismo e outros fatores de risco, não encontrou associação entre DP e DCV.

Para que os estudos tenham validade externa, é necessário que tenham validade interna e que sejam representativos da população que se deseja estudar, principalmente em relação aos diversos fatores de risco de DCV. Problemas de amostragem ou seleção dos indivíduos e o modo como foram relatados os dados limitam a qualidade das evidências disponíveis.

Doença periodontal causa doença cardiovascular?

Os seguintes critérios são úteis para determinar se as evidências apoiam uma interpretação causal:[26] força da associação, consistência da associação, sequência temporal correta, especificidade, gradiente biológico, plausibilidade biológica e evidências experimentais.

Força da associação: vários estudos de coorte analisados não encontraram associações fortes entre DP e DCV, e outros nem mesmo encontraram associação estatística.[2,5,7,8] É possível que as associações mais fortes encontradas sejam devido a controle inadequado de situação de confusão (como tabagismo) e a vários tipos de vieses.

Consistência da associação: os resultados dos estudos são divergentes, demonstrando falta de consistência da associação entre DP e DCV.

Sequência temporal correta: as DP devem preceder a ocorrência das DCV. Nos estudos que relataram associação entre as duas doenças, a sequência temporal é incerta. Em estudos de coortes seguidas prospectivamente,[2,5,7,8] encontrou-se ausência de associação. Entretanto, se a DP e a DCV compartilham aspectos etiológicos, a doença bucal pode manifestar-se mais precocemente que muitas doenças sistêmicas de etiologia multifatorial complexa,[32] sem ser necessariamente sua causa.

Especificidade: esta cláusula pressupõe que uma causa só leve a um efeito, mas a existência de um efeito não significa que outras causas não possam existir. Não há especificidade da associação, nem de causa, pois os estudos indicam que a DP está relacionada à mortalidade geral.[2] Também não há especificidade de efeito, pois as DCV são provocadas por vários fatores de risco, como tabagismo, colesterol alto e estresse. Embora o critério de especificidade não seja considerado preponderante, a falta de especificidade aumenta a suspeita de vieses ou de que seja pequena a significância clínica do fator.

Gradiente biológico: a presença de uma curva de dose-resposta indica um gradiente biológico entre as DP e as DCV. Apenas um estudo[9] descreveu aumento da estimativa da associação (OR) com a gravidade da aterosclerose.

Plausibilidade biológica: vários mecanismos têm sido propostos.[33-35] Estudos procuram relacionar os altos níveis de mediadores inflamatórios presentes nas DP ao processo de formação de placas ateromatosas.[9,36] Outro mecanismo sugere que microrganismos periodontopatogênicos, como *S. sanguis* e *P. gingivalis*, que invadem a corrente sanguínea, induzam a agregação plaquetária, aumentando o risco de eventos trombogênicos, como infarto do miocárdio e AVC.[37-42] O conhecimento atual ainda é insuficiente para explicar o mecanismo biológico da suposta associação, mas há argumentos em prol da plausibilidade biológica desta associação.

Evidências experimentais de estudos de intervenção em humanos e em animais: as DCV devem ser consequência da mudança do fator causal antecedente, as DP. Um dos estudos de intervenção[10] demonstrou que o tratamento das DP não diminuiu o risco individual de DCV e que os indivíduos edêntulos permaneceram com o mesmo risco de DCV que os indivíduos com periodontite, durante 21 anos de acompanhamento.

Em estudo de intervenção,[14] todos os indivíduos apresentavam algum tipo de DCV e obtiveram melhora clínica após 6 meses do tratamento periodontal.

Para delinear possíveis relações causais entre DP e DCV, estudos devem ser desenvolvidos para que as seguintes características sejam preenchidas:[32] (a) a prevalência e a incidência da DCV devem ser significativamente maiores em pacientes com DP do que em pacientes sem DP – dados retrospectivos; (b) o início da DCV deve seguir-se ao início da DP – dados prospectivos; (c) a remoção ou redução da DP deve diminuir a incidência da DCV – efeito do tratamento; (d) animais experimentais com DP ou com microrganismos inoculados devem desenvolver mais DCV do que animais sadios sem DP – reprodução experimental; (e) microrganismos (se identificáveis) da DCV devem ser os mesmos microrganismos orais do paciente – agente etiológico específico; (f) a associação postulada entre DP e DCV deve ser biologicamente plausível – mecanismo etiológico.

Entretanto, a maioria dos dados disponíveis pertence apenas ao critério "a". Os estudos que satisfazem ao critério "b" não encontraram associação significativa entre DP e DCV.[2,5,7,8,12,13] Apenas dois estudos[9,14] atenderam ao critério "c". Enquanto um estudo verificou que a remoção da infecção periodontal não diminuiu o risco de doenças cardiovasculares,[9] o outro detectou redução nos níveis de proteína C reativa como efeito do tratamento periodontal.[14]

Os estudos até agora desenvolvidos, tanto separadamente quanto em conjunto, não fornecem evidência epidemiológica convincente para uma associação causal entre DP e DCV. As evidências disponíveis ainda são esparsas e suas interpretações são limitadas por potenciais vieses e situação de confusão. Mais estudos são necessários para determinar se essas associações são verdadeiramente independentes de fatores psicossociais, comportamentais relacionados à saúde e de outros fatores de risco tradicionalmente reconhecidos para as DCV, principalmente, o tabagismo. Devem ser realizados estudos com desenhos mais elaborados que utilizem restrição da amostra; cálculo do poder de estudo para que sejam capazes de detectar diferenças verdadeiras; e análises repetidas de subamostras para que seja possível uma medição mais precisa dos fatores de risco nos indivíduos.[22]

Até que dados adequados estejam disponíveis, cuidados devem ser tomados ao implicar DP ou qualquer outra infecção oral como causa de DCV.

Doenças Periodontais e Doenças Pulmonares

A observação de que bactérias na cavidade bucal podem vir a infectar outras áreas do organismo é a base teórica do questionamento acerca do potencial de indivíduos portadores de doença periodontal para o desenvolvimento de infecções pulmonares. Entretanto, deve-se atentar para a compreensão já aceita de que a presença de grandes quantidades de placa bacteriana na cavidade bucal não implica, necessariamente, na ocorrência de destruição periodontal. Portanto, as variáveis relacionadas com higiene bucal, como índices de placa, cálculo dentário ou perfis de colonização bacteriana presentes na maioria dos estudos que correlacionam parâmetros bucais e condições pulmonares não implicam necessariamente em destruição dos tecidos periodontais.

Os estudos que avaliaram o efeito de intervenções na cavidade bucal sobre a ocorrência de pneumopatias foram relacionados, da mesma forma, aos níveis de higiene bucal. Mesmo que tenham efeito conhecido na incidência, prevalência ou progressão das doenças periodontais destrutivas, as infecções periodontais poderiam representar, dessa forma, marcadores de má higiene bucal.

A correlação correta entre os dois modelos abaixo (A e B), altamente simplificados, e a existência real do modelo C requer um significativo crescimento nos conhecimentos atualmente disponíveis, tanto no que se refere à geração de evidências, quanto nas estruturas conceituais que expliquem as associações.

Modelo A
Placa bacteriana + características do hospedeiro = doença periodontal destrutiva

Modelo B
Placa bacteriana + características do hospedeiro = infecção pulmonar

Modelo C
Doença periodontal destrutiva + características do hospedeiro = infecção pulmonar

Pneumonias podem ser adquiridas na comunidade ou em ambiente hospitalar, sendo neste caso chamadas de nosocomiais, e podem ter como agentes etiológicos fungos, vírus, parasitas ou bactérias. Pneumonias bacterianas são causadas pela colonização da cavidade bucal ou nasal, progredindo para as vias aéreas inferiores por meio de aspiração e em decorrência de falha no mecanismo de defesa das vias.[43]

Diversos fatores podem alterar a frequência de aspiração de secreções infectadas, como doença de Parkinson, epilepsia, alcoolismo e uso de sedativos.[44] Outros fatores podem prejudicar o funcionamento dos mecanismos de defesa dos pulmões, como o tabagismo, quadros graves de má nutrição, doença pulmonar obstrutiva crônica, uso de corticosteroides e diabetes.[45] Além disso, pacientes hospitalizados, que necessitam de suporte respiratório com intubação naso ou orotraqueal estão expostos a um maior risco de aspiração ou transporte de bactérias das vias aéreas superiores e cavidade bucal para os pulmões, tanto durante o posicionamento dos tubos e sondas, quanto durante a manutenção da ventilação artificial. Diversos estudos observaram a presença de associação consistente entre contaminação da cavidade bucal ou vias aéreas superiores por potenciais patógenos pulmonares, ou simplesmente más condições da cavidade bucal (utilizada como um marcador de altos níveis de colonização bacteriana) e o desenvolvimento de infecções pulmonares nosocomiais. A tabela 5.3 apresenta algumas características dos estudos descritivos que investigaram a associação entre saúde bucal e pneumonias nosocomiais.

Há evidências de associação epidemiológica entre doença periodontal e doença pulmonar obstrutiva crônica. O termo utilizado é associação epidemiológica, o que não implica relações causais, como discutido anteriormente. Estudos que buscaram intervir no padrão de higiene bucal, reduzindo os níveis bacterianos, tiveram sucesso na redução da incidência de pneumonias nosocomiais em pacientes hospitalizados ou institucionalizados.[46]

A higiene bucal em pacientes sem maiores comprometimentos imunológicos pode representar melhora nas doenças periodontais (tanto destrutiva quanto não destrutiva). Dessa forma, a redução na incidência de pneumonias nosocomiais estaria associada à melhora na saúde periodontal, se esta relação estiver sendo examinada por estudos especificamente delineados para avaliar esta relação. No entanto, o registro desta relação não necessariamente implica uma demonstração epidemiológica de que a doença periodontal influencia a saúde pulmonar. A placa bacteriana é o elo dos dois modelos (modelos A e C). A razão do segundo está fundamentada nesta variável (presença de bactérias), necessária para o desenvolvimento de destruição periodontal. Em pacientes submetidos à intubação para cirurgia cardíaca[47], observou-se a mesma associação entre higiene bucal com solução de digluconato de clorexidina no pré-operatório e redução na incidência de pneumonia bacteriana nosocomial por aspiração. As tabelas 5.4 e 5.5 descrevem alguns estudos desta natureza.

Tabela 5.3 – Estudos observacionais relacionando eventos pulmonares e variáveis bucais.

1º Autor, Ano	Nº de Participantes	Nº de Eventos	Nº de Expostos	Evento/ Expostos	Eventos/ Não Expostos	Descrição do Evento	Descrição da Exposição	Ajuste	RR/OR	IC (95%)	Nível de Significância
Chabrand,[53] 1986	71	n.r.	38	n.r.	n.r.	Pneumonia bacteriana	Indicadores de saúde bucal – clínicos e radiográficos	Sim	n.r	n.r	n.s.
Scannapieco,[54] 1992	59	26	34	22/34	4/25	Patógenos respiratórios na cavidade bucal.	Internação em UTI	Não	4,04	(1,59-10,27)	p<0,005
Treloar,[55] 1995	16	7	16	7/16	0	Pneumonia bacteriana	Saúde bucal: placa/índice gengival.	Não	n.r.	n.r.	
Bonten,[56] 1996	141	33	141	33/141	0	Pneumonia bacteriana	Colonização da orofaringe e traqueia por bactérias Gram-negativas ou	Sim	4,5	n.r.	Sig.
							Pseudomonaeas na admissão	Sim	5,0	n.r.	Sig.
Fourrier,[68] 2000	57	15	23	9/23	6/34	Pneumonia bacteriana nosocomial	Colonização da placa bacteriana.	Não	2,22	(0,91-5,38)	n.s.
Terpenning,[57] 1993						Pneumonia bacteriana nosocomial	Xerostomia, cáries, doença periodontal, IgA na saliva.				
Mojon,[58] 1997	302	n.r.	n.r.	n.r.	n.r.	Infecção do trato respiratório	Condições orais pré-agudas	Sim	1,9	(1,1-3,9)	Sig
							Má higiene bucal	Sim	3,2	(1,5-6,7)	Sig.
Langmore,[59] 1998	189	n.r.	n.r.	n.r.	n.r.	Pneumonia bacteriana	Estado de saúde bucal/dental,	Sim	2,3	(1,3-4,8)	Sig.

Preston,[60] 1999	28	n.r.	12	n.r.	Pneumonia por aspiração	Bacilos Gram-negativos na orofaringe	Sim	1,02	(0,5-2,4)	n.s.
Russell,[61] 1999	58	n.r.	n.r.	0/30	Doença pulmonar obstrutiva crônica	Colonização bucal por patógenos respiratórios	n.r.	n.r.	n.r.	n.r.
Terpenning,[62] 2001	358	50	n.r.	n.r.	Pneumonia nosocomial por aspiração	CPO-D	Não	2,5	1,3-5,0	0,009
						P.Gingivalis	Sim	4,2	1,6-11,3	0,004
						S.Sobrinus	Sim	6,2	1,4-27,5	0,016
						N. dentes cariados	Sim	1,2	1,1-1,4	0,007
						Unidades funcionais	Sim	1,2	1,02-1,4	0,023
Gomes-Filho,[63] 2009	103	22	41	51/62	Infecção nosocomial do trato respiratório inferior	4 dentes com ≥ 1 sítios com PS ≥ 4 mm e PI ≥ 3 mm + SS no mesmo sítio	Sim	3,67	(1,01-13,53)	0,049
Sharma,[64] 2011	200	Não se aplica	100	15/100	Pneumonia, bronquite, abscesso de garganta, CPOD e enfisema	Índice gengival, índice de placa, índice de higiene bucal, PS e NCI	Sim	n.r	n.r	n.r

n.s. – não significativo.
n.r. – não relatado.
Tabela adaptada, com a autorização da editora, de Scannapieco et. al.[11] 2003.

A associação observada entre a progressão das doenças pulmonares obstrutivas crônicas e doença periodontal ainda não é bem compreendida, seja pela atual falta de estudos longitudinais, de ensaios clínicos randomizados e também pela presença de ao menos um fator de confusão comum à exposição e desfecho, o tabagismo. Como relatado por Garcia et al.,[48] a associação entre piores condições periodontais e as doenças pulmonares obstrutivas crônicas pode apresentar confusão residual pelo tabagismo. Dessa forma, estudos que visem excluir o efeito do fumo na avaliação desta associação devem realizar a seleção de suas amostras utilizando populações de indivíduos não fumantes (excluindo-se inclusive ex-fumantes), como foi sugerido por Hujoel et al.[49] Esta estratégia deveria ser utilizada não apenas para o estudo desta relação, mas para a investigação de outras intercorrências sistêmicas que podem ter o tabagismo como promotor de confusão residual.[50]

Embora a microbiota bucal seja indubitavelmente um reservatório bacteriano importante, contendo inclusive bactérias que infectam o trato respiratório, reforça-se que o papel da doença periodontal na associação com doenças pulmonares ainda não pode ser depreendido a partir dos estudos disponíveis.

A recomendação da Academia Americana de Periodontia é de que a evidência disponível é suficiente para inferir que melhoras na higiene bucal *podem* reduzir a incidência de pneumonias nosocomiais em indivíduos institucionalizados.[51] Além disso, existe uma fraca evidência científica que suporte a associação entre saúde bucal e pneumonia, e entre a doença periodontal e doenças pulmonares obstrutivas crônicas,[52] como pode ser observado nas tabelas 5.3 e 5.5. Portanto, no momento, a higiene bucal e sua associação com infecções pulmonares parece ser o único tópico relativamente consubstanciado na literatura, e que deve ser considerado na promoção de estratégias preventivas, principalmente em ambiente hospitalar e instituições onde é alta a prevalência de infecções pulmonares nosocomiais, como clínicas geriátricas e casas de repouso. O acompanhamento de estudos longitudinais já em andamento e novos protocolos deverão trazer mais esclarecimentos sobre estes aspectos num futuro próximo.

Doenças Periodontais e Desfechos Gestacionais Adversos

Estudos epidemiológicos sobre o período perinatal objetivam levantar e testar hipóteses que possibilitem a identificação de fatores de risco de morbidade e mortalidade durante a gestação e primeiras semanas de vida,[85] além de apresentarem possibilidades de sequelas e distúrbios de desenvolvimento nas diferentes fases de vida.

Dentre estes fatores de risco estão infecções de origens diferentes. Estas infecções podem extrapolar o local específico do seu acometimento, e pela disseminação dos microrganismos por via sanguínea ou pela presença de mediadores químicos inflamatórios, desencadear ou alterar processos fisiológicos, como a duração da gestação e o desenvolvimento intrauterino.[86]

A doença periodontal crônica é uma infecção anaeróbia de longa duração, que se caracteriza pela presença de bolsas periodontais,[87] com grande número e diversidade de microrganismos Gram-negativos, que encontram nestes sítios um ambiente propício para sua permanência e proliferação. Microrganismos específicos da cavidade bucal foram encontrados no líquido amniótico de gestantes.[88] Além disso, os mecanismos fisiológicos da ação das infecções sobre o processo de gestação foram demonstrados experimentalmente em estudos com animais.

As manifestações sistêmicas de infecções localizadas, inclusive as doenças periodontais, vêm sendo estudadas e têm demonstrado resultados variados. Offenbacher et al.,[89] em trabalho pioneiro, concluíram pela existência de associação positiva e estatisticamente significativa entre doença periodontal em gestantes, prematuridade e baixo peso em recém-nascidos. Posteriormente, outros autores[90,91] revelaram achados diferentes e conflitantes. Entretanto, a maioria dos estudos apresentou limitações de ordem metodológica, seja em virtude do pequeno tamanho da amostra, por usarem populações específicas ou por não controlarem possíveis fatores de confusão na análise estatística.

Tabela 5.4 – Estudos experimentais relacionando pneumonia e higiene bucal.

1º Autor, Ano	Nº de Partici- pantes	Nº de Eventos	Nº de Expostos	Evento/ Expostos	Evento/Não Expostos	Descrição do Evento	Descrição da Intervenção	Ajuste	RR/ OR	IC (95%)	Nível de Signifi- cância
Kuriakona,[65] 1977	295	n.r.	172	?/172	?/123	Sintomas respirató- rios, incluindo pneu- monia bacteriana	Sanitação sistemática da cavidade bucal	N.R.	0,7	n.r.	Sig.
Pugin,[66] 1991	52	25	25	4/25	21/27	Pneumonia Bacte- riana nosocomial	Solução de PNV	Não	0,2	(0,08-0,5)	Sig
DeRiso,[67] 1996	353	32	173	8/173	24/180	Pneumonia bacte- riana nosocomial	Clorexidina 0,12% – 2x dia desinfecção oral	Não	0,34	(0,16- 0,75)	Sig.
Fourrier,[68] 2000	60	25	30	8/30	17/30	Infecções respira- tórias	Clorexidina 0,2% – 3x dia	Sim	0,27	(0,09- 0,28)	P < 0,005
Genuit,[69] 2001	134	n.r.	95	?/95	?/39	Pneumonia asso- ciada ao ventilador artificial	Clorexidina 0,12% – 2x dia. desinfecção oral	Não	0,47 0,63	(0,24- 0,92) (0,32- 0,87)	P < 0,005 P < 0,05
Bergmans,[70] 2001	226	47	87	9/87	38/139	Pneumonia bacte- riana nosocomial	Orobase de gentamicina/ colostina/van- comicina 2% – 4x dia	Não	0,37	(0,19- 0,74)	P < 0,005
Yoneyama,[71] 2002	366	55	184	21/184	34/182	Pneumonia bacte- riana nosocomial	Higiene diária + cuidados profissionais semanais	Não	0,61	(0,36- 0,93)	Sig.
Yoneyama,[72] 1996	2(46) cruzado	25	46	11/46	14/46	Cultura de escarro positiva	Higiene diária	Não	0,78	(0,40- 1,54)	n.s.
Bopp,[73] 2006	5	n.r.	n.r.	n.r.	n.r.	Pneumonia nosoco- mial em paciente da UCA	Higiene bucal + 0,12% clore- xidina – 2x dia	Não	n.r.	n.r.	n.s.

Tabela 5.4 – Estudos experimentais relacionando pneumonia e higiene bucal.

1º Autor, Ano	Nº de Participantes	Nº de Eventos Expostos	Nº de Expostos	Evento/ Expostos	Evento/Não Expostos	Descrição do Evento	Descrição da Intervenção	Ajuste	RR/ OR	IC (95%)	Nível de Significância
Garcia,[74] 2009	1538	98	759	31/759	67/779	Pneumonia associada a ventilador artificial em UTI	Higiene bucal, sucção de secreção, cuidados com aspiração	n.r.	n.r.	n.r.	Sig.
Panchabhai,[75] 2009	471	35	224	16/224	19/247	Pneumonia nosocomial após cirurgia cardíaca	Higiene bucal + 0,12% clorexidina	Sim	0,93	(0,49-1,76)	n.s.
Pobo,[76] 2009	147	33	73	18/73	15/74	Pneumonia associada a ventilador artificial em UTI	Higiene bucal + clorexidina 0,12%	Sim	0,78	(0,36-1,68)	n.s.
Scannapieco,[77] 2009	175	26	97	14/97	12/49	Pacientes da unidade de intensiva com pneumonia	Clorexidina a 0,12% – 1 ou 2x dia	Não	0,54	(0,23-1,25)	n.s
Jácomo,[78] 2011	160 crianças	PN = 34	87	PN = 26/87	PN = 18/73	Pneumonia nosocomial e pneumonia associada ao ventilador artificial	Higiene bucal + Irrigação clorexidina a 0,2% – 2x dia	Clorex em PN	1,34	(0,65-2,78)	n.s.
		PVA = 27		PVA = 16/87	PVA = 11/73			Clorex PVA	1,31	(0,55-3,12)	n.s.
Biosca,[79] 2011	147	n.r.	74	n.r/74	?/73	Pneumonia associada ao ventilador artificial	Higiene bucal com clorexidine a 0,12% + escova elétrica	N.R.	0,78	(0,36-1,68)	n.s.
Berry,[80] 2011	109	87	18	n.r/33	n.r./76	Pneumonia associada ao ventilador artificial	Irrigação clorexidina a 0,2% – 2x dia	Sim	n.r.	n.r	n.s
								Não	n.r.	n.r.	n.s.

PNV – 150 mg de sulfato de B polimixina, 1g de sulfato de neomicina, 1g de sulfato de vancomicina hidroclorada por 60 mL de dextrose a 5%.
PN – pneumonia nosocomial.
PVA – pneumonia associada a ventilador artificial.
n.s. – não significativo.
n.r. – não relatado.
Tabela adaptada, com a autorização da editora, de Scannapieco et al.[12]
RR/OR = Risco Relativo/Odds Ratio
IC = Intervalo de Confiança

Tabela 5.5 – Estudos relacionando doença pulmonar obstrutiva crônica (DPOC) e saúde bucal.

1º Autor, Ano	Nº de Partici- pantes	Nº de Eventos	Nº de Expostos	Evento/ Expostos	Evento/ Não Expos- tos	Descrição do Evento	Descrição da Exposição	Ajuste	RR/ OR	IC (95%)	Nível de Signifi- cância
Scannapieco,[81] 1998	386	n.r.	77	?/77	?/193	Valor máximo no índice de higiene bucal	Doença respi- ratória (auto- relato)	Sim	4,5	n.d.	Sig.
Hayes,[82] 1998	1118	261	n.r.	n.r.	n.r.	Doença periodontal	Pior quintil de Perda óssea alveolar	Sim	n.r.	n.r.	n.s.
						Volume expiratório reduzido		Sim	1,8	(1,3-2,5)	Sig.
Scannapieco,[83] 2001	13792	n.r.	n.r.	n.r.	n.r.	DPOC	Perda de in- serção maior ou igual a 3 mm	Sim	1,45	(1,02- 2,05)	Sig.
Deo,[84] 2009	200	150	55	150/45	50/10	DPOC	Perda de inserção ≥ 4,5 mm	Sim	1.11	(0,79- 1,34)	Sig.

n.d. – não disponível.
n.s. – não significante.
n.r. – não relatado.
Tabela adaptada, com a autorização da editora, de Scannapieco et al.[11]

A doença periodontal em gestantes pode estar associada a nascimentos prematuros e/ou de baixo peso. Mas a questão principal que deve ser respondida é se esta associação existe de fato, se é estatisticamente significativa e independente de outras variáveis de confusão.

Procuramos sintetizar, em seguida, o que já foi pesquisado sobre o assunto, alertar para possíveis vieses nesses estudos e apontar as perspectivas para o avanço de pesquisas futuras.

Prematuridade e baixo peso

Segundo o glossário de termos da Organização Mundial de Saúde (OMS),[92] peso ao nascimento é o primeiro peso do feto ou neonato obtido em até uma hora após o nascimento. O recém-nascido é considerado com baixo peso ao nascimento quando nasce com menos de 2500 g, e é pré-termo ou prematuro quando nasce antes de 37 semanas completas de idade gestacional, calculadas a partir do primeiro dia da última menstruação.

Dados do Fundo das Nações Unidas para a Infância[93] mostraram que a proporção de nascimentos com baixo peso, de 2006 a 2010, foi 15% nos países de renda média e 18% nos países de renda baixa, não tendo sido relatados dados para os países de renda alta. A média mundial ficou em torno de 15% e, no Brasil, o percentual foi 8% no período. É importante notar que as maiores proporções de nascimentos com baixo peso foram registradas nos países mais pobres, possivelmente em consequência de piores condições de vida e de assistência pré-natal nesses locais.

O quadro 5.1 mostra o percentual de crianças nascidas com baixo peso no período de 2006 a 2010 nos respectivos países.

Quanto menor o peso ao nascimento, maior o risco de mortalidade no primeiro ano de vida. O peso e as condições de saúde do recém-nascido são determinados por fatores complexos e inter-relacionados, resultantes de condições biológicas, sociais e ambientais, às quais as mulheres estão expostas durante a gestação e o parto.[85] Dentre estas exposições, estão o baixo nível socioeconômico familiar, tabagismo durante a gestação, assistência pré-natal inadequada, hipertensão, diabetes e infecções durante a gestação.

Quadro 5.1 – Proporção de crianças nascidas com baixo peso no período de 2006 a 2010, em diferentes países do mundo.

Países	Crianças com Baixo Peso ao Nascimento (%)
Haiti	25
Bangladesh e Índia	22
Turquia	11
Panamá	10
Nicarágua, El Salvador, Guatemala, Bulgária e Uruguai	9
Brasil, Equador, Venezuela e EUA	8
Argentina e México	7
Bolívia e Paraguai	6
Cuba	5
Finlândia	4
China	3
França, Suécia, Canadá, Inglaterra	NR

Fonte: Fundo das Nações Unidas para a Infância.[93]
NR – Não relatado

Distintas linhas de pesquisa demonstraram o papel das infecções como fator predisponente para nascimentos prematuros e de baixo peso.[94,95] Estudos com modelos de gestação animal inocularam microrganismos (bactérias Gram-negativas) ou produtos provenientes da presença bacteriana (endotoxinas e lipopolissacarídeos), e observaram desfechos gestacionais adversos, incluindo aborto espontâneo, parto prematuro, baixo peso ao nascimento e retardo de crescimento intrauterino.[96] A possibilidade de microrganismos bucais causarem infecções no trato genital superior de mulheres grávidas foi relatado por Dixon et al.[88] Os autores relataram um caso de infecção da membrana amniótica, em uma gestante na 24ª semana de gestação, causada por *Fusobacterium nucleatum* e *Capnocytophaga sp*, este último, um microrganismo específico da cavidade bucal e associado à doença periodontal. Outros mecanismos de ação de lipopolissacarídeos e os mediadores IL-1, IL-6, TNF-α e PGE$_2$ sobre a unidade fetoplacentária também foram relacionados.[97] Sendo a doença periodontal uma condição multifatorial, os microrganismos ou seus produtos metabólicos poderiam se disseminar e, de algum modo, alterar o processo de gestação, provocando adversidades neonatais.

Doenças periodontais associadas a prematuridade e baixo peso ao nascimento

Apesar dos incontestáveis avanços tecnológicos no diagnóstico e tratamento de condições pré-natais, e a despeito dos numerosos estudos para a determinação dos fatores de risco de prematuridade e baixo, a incidência de recém-nascidos prematuros e com baixo peso não tem diminuído há décadas.[98] Os custos gerados por estas adversidades e, principalmente, as possíveis sequelas para a vida destas crianças, preocupam o meio científico e suscitam estudos em diversas especialidades.

A investigação sobre associações entre doenças periodontais em gestantes e adversidades neonatais pode ser considerada recente. Offenbacher et al.[89] foram pioneiros nesse tipo de pesquisa, apresentaram hipóteses com plausibilidade biológica e possível associação estatística. Posteriormente, foram realizados estudos com métodos diferentes e resultados que merecem análise cuidadosa. A tabela 5.6 exibe um panorama destes estudos.

Os estudos epidemiológicos em Periodontia, apesar de frequentes, em geral apresentam problemas em relação aos métodos utilizados. Esses problemas começam na própria definição de doença periodontal. Que critérios de diagnóstico devem ser utilizados? Quem deve ser considerado portador de uma doença periodontal? Entre as doenças periodontais, quais podem ser consideradas problemas de saúde pública? Estas dúvidas e a consequente falta de padronização das respostas têm levado os autores a utilizarem parâmetros diferentes e a buscar seus próprios critérios para definir a condição periodontal da população estudada.

No caso específico de associação da doença periodontal com desfechos neonatais adversos, os índices que avaliaram placa dentária, sangramento gengival, profundidade à sondagem, nível de inserção e o Índice Periodontal Comunitário de Necessidade de Tratamento (*CPITN*) foram as medidas utilizadas. Na maioria dos trabalhos revisados, mulheres que apresentaram sangramento gengival não foram consideradas "doentes" (expostas) ou fizeram parte dos grupos de controle. Também foram criadas categorias como periodontite moderada ou moderada/grave, sem que estas fossem claramente definidas por sinais e sintomas correspondentes.

A avaliação do nível de inserção clínica do ligamento periodontal apareceu como descritor de exposição em 26 estudos incluídos na tabela 5.6 e 15 na tabela 5.7. Na verdade, o nível de inserção clínica, ou a possível perda de inserção periodontal (quando esta difere da profundidade de bolsa à sondagem) indica a história de migração apical do nível clínico de inserção, independentemente da localização da margem gengival. Portanto, não se pode afirmar que este sinal clínico foi provocado por uma infecção estabelecida. Movimentos ortodônticos, traumatismo por escovação e má posição dentária na arcada também podem levar à perda de inserção. Ademais, como determinar o momento em que ocorreu a tal perda de inserção periodontal? Pessoas com retrações gengivais podem apresentar saúde periodontal, mesmo com perda de inserção. Talvez este critério deva ser considerado para doenças crônicas com longa duração, como as doenças cardiovasculares. Entretanto, não o deveriam para os desfechos perinatais adversos, pois o nível de inserção periodontal é um marcador da história da perda de inserção em sítios específicos e pode superestimar a exposição quando sua causa não tenha sido de origem infecciosa.

A profundidade de bolsa à sondagem do sulco gengival foi o marcador mais comum de exposição à doença periodontal, mas exames microbiológicos também foram realizados. Mitchell-Lewis et al.[91] compararam a média da profundidade à sondagem entre grupos de adolescentes grávidas que receberam tratamento periodontal e que não receberam tratamento. Offenbacher e cols.[89] utilizaram o índice de extensão e gravidade. Lopez et al.[90] e Lunardelli e cols.[100] compararam mulheres com quatro ou mais sítios com bolsas periodontais com mulheres que não apresentaram bolsas periodontais. Lunardelli et al.[100] justificaram esta categorização por estas mulheres terem formado o último quartil da distribuição segundo a gravidade da doença.

Tabela 5.6 – Estudos que avaliaram associação entre doenças periodontais em gestantes e nascidos prematuros e/ou com baixo peso.

1º Autor, Ano	Tipo de Estudo	Nº de Participantes	População de Estudo	Descrição do Evento	Descrição da Exposição	Ajuste	RR/OR	IC (95%)	Nível de Significância
Offenbacher,[89] 1996	Caso-controle	124	Gestantes voluntárias em um hospital universitário, Carolina do Norte – EUA	Prematuridade e baixo peso	Profundidade de bolsa à sondagem, nível de inserção clínico	Sim	7,5	(1,95-28,8)	0,01
Offenbacher,[95] 1998	Caso-controle	44	Gestantes voluntárias em um hospital universitário, Carolina do Norte – EUA	Prematuridade e baixo peso	Análise bioquímica e microbiológica do fluido sulcular	Não	NR	NR	0,02
Desanayake,[101] 1998	Caso-controle	110	Gestantes que realizaram parto em Jun/1988 nos NMH(♀) e MCH(♂)-Chiangmai – Tailândia	Baixo peso	CPITN	Sim	0,3	(0,12-0,72)	0,001
Davenport,[102] 1998	Estudo preliminar	176	Grupo multiétnico de parturientes atendidas no RLH (£) em 1993	Prematuridade e baixo peso	CPITN	Não	NR	NR	NR
Offenbacher,[99] 2001	Coorte	814	NR	Prematuridade e baixo peso	Profundidade de bolsa à sondagem e nível de inserção clínica	Sim	NR	NR	0,001
Lunardelli,[100] 2005	Seccional	449	Gestantes do município de Itajaí, SC – Brasil	Prematuridade e baixo peso	Profundidade de bolsa a sondagem	Sim	2,7	(0,7-9,7)	NS
Moliterno[103] 2005	Caso-controle	151	Mulheres atendidas no Hospital maternidade Carmela Dutra. Rio de Janeiro – Brasil.	Baixo peso	Profundidade de bolsa à sondagem, nível de inserção clínico	Sim	3,48	(1,17-10,36)	NI
Cruz,[104] 2005	Caso-controle	302	Mulheres atendidas no SUS, Bahia – Brasil	Baixo peso	Profundidade de bolsa à sondagem, nível de inserção clínico, retração gengival e sangramento	Não	2,15	(1,32-3,480)	NI
Jarjoura,[105] 2005	Caso-controle	203	Mulheres atendidas no Sloan Hospital for women, Columbia – EUA	Prematuridade e baixo peso	Profundidade de bolsa à sondagem, nível de inserção clínica, índice de placa e sangramento	Sim	PM 2,75	(1,01-7,54)	0,06
							BP 1,99	(0,73-5,45)	0,04

Autor/Ano	Tipo de estudo	N	População	Desfecho	Exposição	Ajuste	OR/RR	IC 95%	p
Marin,[106] 2005	Seccional	152	Mulheres atendidas em clínica pública, Santa Catarina – Brasil	Prematuridade e baixo peso	Profundidade de bolsa à sondagem, nível de inserção clínico, índice de placa e sangramento		1,97	(0,4-9,2)	> 0,05
Moureu,[107] 2005	Prospectivo longitudinal	96	Mulheres atendidas no centro de saúde. Granada – Espanha		Profundidade de bolsa à sondagem, índice gengival e índice de placa	Sim	1.047	NR	0,003
Rajapakse,[108] 2005	Prospectivo	227	Mulheres atendidas no hospital Base em Matale – Sri Lanka	Prematuridade e baixo peso	Profundidade de bolsa à sondagem, índice de placa e sangramento	Sim	2,04	(0,7-6,3)	NS
Farrel,[109] 2006	Prospectivo	1,793	Mulheres atendidas em 2 hospitais – Reino Unido	Prematuridade e baixo peso	Profundidade de bolsa à sondagem, nível de inserção clínica, índice de placa e sangramento		NS	NS	NS
Offenbacher,[110] 2006	Prospectivo	1,020	Mulheres atendidas em Duke Clínica Obstétrica, EUA.	Prematuridade	Profundidade de bolsa à sondagem, nível de inserção clínica e sangramento	Sim	1,6	(1,11-2,3)	0,02
Alves,[111] 2006	Seccional	59	Mulheres atendidas em 2 maternidades de Juiz de Fora – Brasil	Prematuridade e baixo peso	Registro periodontal simplificado		8,9	(2,22-35,65)	0,001
Bassani,[112] 2006	Seccional	915	Mulheres atendidas em 2 hospitais em Porto Alegre – Brasil	Prematuridade e baixo peso	Nível de inserção clínica	Sim	0,92	(0,54-1,57)	0,77
Bosnjak,[113] 2006	Caso-controle	81	Mulheres atendidas num hospital geral em Zagreb – Croácia	Prematuridade	Profundidade de bolsa à sondagem, nível de inserção clínica, retração gengival e sangramento de papila	Sim	8,12	(2,73-45,9)	NR
Siqueira,[114] 2007	Caso-controle	1305	Hospital público em Belo Horizonte – Brasil	Prematuridade e baixo peso	Profundidade de bolsa à sondagem, nível de inserção clínica e sangramento	Sim	1,77	(1,12-2,59)	< 0,001

Tabela 5.6 – (Continuação).

1º Autor, Ano	Tipo de Estudo	Nº de Participantes	População de Estudo	Descrição do Evento	Descrição da Exposição	Ajuste	RR/OR	IC (95%)	Nível de Significância
Santos-Pereira,[115] 2007	Seccional	124	Hospital escola de medicina, Campinas – Brasil	Prematuridade e baixo peso	Profundidade de bolsa à sondagem, nível de inserção clínica, índice de placa e sangramento	Sim	4,7	(1,9-11,9)	NI
Vettore,[116] 2008*1	Caso-controle	542	4 hospitais maternidades públicos, Rio de Janeiro – Brasil	Prematuridade e baixo peso	Profundidade de bolsa à sondagem, nível de inserção clínica, índice de placa, cálculo e sangramento		4,2 0,5 a 1,5	(1,3-13,3) (0,2-1,1) (0,6- 3,8)	NI
Agueda,[117] 2008	Coorte prospectivo	1296	Mulheres com pré-natal no Hospital Universitário, Lleida – Espanha	Prematuridade, baixo peso	Profundidade de bolsa à sondagem, nível de inserção clínica, sangramento, retração gengival, índice de placa	Sim	PM 1,77	(1,08-2,88)	NR
Saddki,[118] 2008	Coorte prospectivo	472	Mulheres atendidas em 2 centros, Kota Baru – Malásia	Baixo peso	Profundidade de bolsa a sondagem, nível de inserção clínica e sangramento	Sim	3,84	(1,34- 11,05)	0,009
Heimonen,[119] 2008	Seccional	328	Gestantes que realizaram parto no University Central Hospital, Helsinki – Finlândia	Prematuridade	Profundidade de bolsa à sondagem, sangramento e placa	Sim	0,44	(0,09-2,18)	0,31
Marakoglu,[120] 2008	Caso-controle	48	Gestantes atendidas na School of Cumhuriyet University, Sivas – Turquia	Prematuridade e baixo peso	Profundidade de bolsa à sondagem, sangramento e placa	Não	3,06	(1,06- 12,18)	NR
Mobeen,[121] 2008	Coorte prospectiva	1152	Mulheres 4 Unidades de Latifabad – Paquistão	Prematuridade	Profundidade de bolsa à sondagem, nível de inserção clínica, índice de placa e sangramento,	Sim	1,65	(0,59-503)	0,240

Kadher,[122] 2009	Caso-controle	586	Mulheres atendidas no hospital escola – Jordânia	Prematuridade e baixo peso	Índice de placa, índice gengival, profundidade de bolsa à sondagem, nível de inserção clínica e retração gengival	Sim	PS 2,04 (1,59-2,61) NCI 2,21 (1,66-3,00)
Srinivas,[123] 2009	Prospectivo	786	Mulheres atendidas em 3 centros, Pensilvânia – EUA	Prematuridade	Nível de inserção clínica e sangramento à sondagem	Sim	0,77 (0,49-1,21) 0,25
Lohsoon-thorn,[124] 2009	Caso-controle	934	Mulheres atendidas em 2 maternidades, Bangkok – Tailândia	Prematuridade	Placa, sangramento, profundidade de bolsa à sondagem e nível de inserção clínica	Sim	1,20 (0,67-2,86) NS
Nabet,[125] 2010	Caso/controle	2202	Gestantes atendidas em 6 maternidades em 3 localidades da França	Prematuridade	Sangramento, profundidade de bolsa à sondagem e nível de inserção clínica	Sim	1,12 (0,85-1,48) 0,63
Arteaga-Guerra,[126] 2010	Seccional	46	Gestantes atendidas no Hospital Civil local – Naniro – Colômbia	Prematuridade e baixo peso	Higiene bucal, sangramento, profundidade de bolsa à sondagem e nível de inserção clínica	Sim	10,3 (1,1-93,2) 0,01
Racoto-Alson,[127] 2010	Coorte	204	Clínica para pré-natal, Madascar – África	Prematuridade e baixo peso	Sangramento, profundidade de bolsa à sondagem e nível de inserção clínica	NR	5,51 NR NR
Ryu,[128] 2010	Caso-controle	172	Hospital Universitário Nacional, Seul – Coreia	Prematuridade e baixo peso	Nível de inserção clínica e sangramento	Sim	1,50 (0,74-303) 0,256
Guimarães,[129] 2010	Seccional	1,207	Gestantes atendidas em maternidade pública, Minas Gerais – Brasil	Prematuridade e prematuridade de extrema	Sangramento, profundidade de bolsa à sondagem e nível de inserção clínica	Sim	Def.1 1,83 (1,28-2,620) 0,012 Def.2 2,37 (1,62-3,46) < 0,001
Calabrese,[130] 2011	Seccional	114	Gestantes atendidas no Hospital Universitário Perugia – Itália	Prematuridade e baixo peso	Placa, sangramento, profundidade de bolsa à sondagem, retração gengival e nível de inserção clínica	Sim	NR NR NS

Tabela 5.6 – (Continuação).

1º Autor, Ano	Tipo de Estudo	Nº de Participantes	População de Estudo	Descrição do Evento	Descrição da Exposição	Ajuste	RR/OR	IC (95%)	Nível de Significância
Baskaradoss,[131] 2011	Caso-controle	300	Gestantes que realizaram parto em dois hospitais, Thiruvananthapuram – Índia	Prematuridade	Placa, sangramento, profundidade de bolsa à sondagem e nível de inserção clínico	Sim	2,9	(1,68-6,84)	NR

♀ NMH – Nakord Maharaj Hospital.
♂ MCH – Mother and Children Hospital.
£ RLH – Royal London Hospital.
CPITN – Communitary Periodontal Index Treatments Needs.
PS – profundidade de sondagem
NI – nível de inserção clínica
PM – prematuridade
BP – baixo peso
Def – definição
* – 15 definições cuja OR variaram de 0,5 a 1,5.
NR – Não relatado
NS – Não significativo

Tabela 5.7 – Estudos que avaliaram a associação entre doenças periodontais em gestantes e nascidos prematuros e/ou com baixo peso.

1º Autor, Ano	Nº de Participantes	População de Estudo	Descrição do Evento	Descrição da Exposição	Ajuste	RR/OR	IC (95%)	Nível de Significância
Mitchell-Lewis,[91] 2001	164	Gestantes adolescentes, de baixo nível socioeconômico atendidas no CUS (§) – Nova Iorque – EUA	Prematuridade e baixo peso	Cálculo, placa, sangramento, profundidade de bolsa à sondagem	Não	NR	NR	NS
Lopez,[90] 2002	639	Gestantes de baixo nível socioeconômico atendidas pelo serviço público do ESH (µ), Santiago, Chile	Prematuridade e baixo peso	Higiene bucal, sangramento, profundidade de bolsa à sondagem e nível clínico de inserção	Sim	2,9	(1,0-8,1)	0,045
Jeffcoat,[132] 2003	366	Mulheres atendidas na Universidade do Alabama – EUA	Prematuridade	Nível de inserção clínica	Sim	0,5	(0.2-1.3)	NI
Lopez,[133] 2005	870	Mulheres atendidas pelo serviço público do ESH (µ), Santiago, Chile	Prematuridade e baixo peso	Profundidade de bolsa à sondagem, nível de inserção clínica, higiene bucal e sangramento	Sim	2,76	(1,29-5,88)	0,008
Michalowicz,[134] 2006	823	Mulheres atendidas em 4 hospital em Helsinki – Finlândia	Prematuridade e baixo peso	Profundidade de bolsa à sondagem, nível de inserção clínica e sangramento	Sim	PM 0,93	(0,63-1,37)	0,70
Offenbacher,[135] 2006	74	Mulheres atendidas em 2 hospitais do Norte da Carolina – EUA	Prematuridade	Profundidade de bolsa à sondagem, retração gengival, índice de placa, índice gengival e sangramento	Sim	0,26	(0,08-0,085)	0,026
Tarannum & Faizzudin,[36] 2007	200	Hospital em Karnataka – India	Prematuridade e baixo peso	Profundidade de bolsa à sondagem, nível de inserção clínica, índice de placa e sangramento	Sim	Beta= -0,263		0,579
Gazolla,[137] 2007	450	Pré-natal na Policlínica de Três Corações – Brasil	Prematuridade e baixo peso	Higiene oral, profundidade de bolsa à sondagem e nível de inserção clínica	Sim	1,02	(0,32-3,31)	0,967
						116,7	(34,27-397,2)	<0,001

Tabela 5.7 – (Continuação).

1º Autor, Ano	Nº de Participantes	População de Estudo	Descrição do Evento	Descrição da Exposição	Ajuste	RR/OR	IC (95%)	Nível de Significância
Offenbacher,[138] 2009	1806	Gestantes atendidas em 5 centros de saúde – EUA.	Prematuridade	Profundidade de bolsa, nível de inserção clínica e sangramento		1,22	(0,09-1,66)	
Newnham,[139] 2009	1087	Gestantes atendidas em 7 centros de saúde Metropolitan Perth – Austrália		Profundidade de bolsa à sondagem, nível de inserção clínica, índice de placa e sangramento	Sim	1,05	(0,78-1,58)	0,81
Radnai,[140] 2009	83	Mulheres atendidas no Departmento de Obstetrícia & Gynecologia Szeged – Hungria	Prematuridade e baixo peso	Profundidade de bolsa à sondagem, nível de inserção clínica	Sim	4,6	(1,3-15,5)	0,015
Cruz,[141] 2009	339	12 clínicas em Feira de Santana – Brasil		Sangramento, profundidade de bolsa à sondagem e nível de inserção clínica		0,72	(0,36-1,45)	NS
Jeffcoat,[142] 2011	322	Gestantes do HU da Pensilvânia – EUA	Prematuridade	Nível de inserção	Sim	6,02	(2,57-14,03)	NR
Macones,[143] 2010	720	3 clínicas de cuidados pré-natais, Filadelfia – EUA	Prematuridade	Nível de inserção		1,24	(0,87-1,77)	0,24
Gomes-Filho,[144] 2010	234	Gentantes atendidas em Feria de Santana – Bahia	Baixo peso	Profundidade de bolsa à sondagem, nível de inserção clínica, e sangramento	Sim	1,92	(1,15-3,2)	
Oliveira,[145] 2010	225	2 hospitais públicos–Belo Horizonte – Brasil	Prematuridade e baixo peso	Profundidade de bolsa à sondagem, nível de inserção clínica, e sangramento	Sim	0,92	(0,60-1,43)	NR
Sant'ana,[146] 2011	33	1 centro de saúde pública, Jardim Redentor – Brasil.	Prematuridade e baixo peso	Profundidade de bolsa à sondagem, nível de inserção clínica, índice de placa e sangramento		13,50	(1,47-123,45)	0,02

§ CUS – Columbia University School.
µESH – El Salvador Hospital.
PM = prematuridade;

A prematuridade e o baixo peso ao nascimento são adversidades neonatais relacionadas, porém distintas; mas, na maioria dos estudos, foram analisadas em conjunto. O tempo de gestação pode apresentar imprecisões em sua determinação, vieses de informação podem ser gerados por imprecisão de memória da mãe para o registro da data da última menstruação e pelo preenchimento dos prontuários. De qualquer forma, a prematuridade pareceu ser mais sensível à presença de doença periodontal nas gestantes e precisa ser pesquisado com mais especificidade.

Alguns dos estudos apresentados na tabela 5.6 apresentam particularidades que merecem ser discutidas. Um estudo de coorte[99] foi o único a revelar piora das condições periodontais das gestantes durante a pesquisa, sendo este fato associado positivamente à ocorrência de recém-nascidos prematuros e de baixo peso. Os ajustes para outros fatores de risco não foram revelados de forma clara. Em 2010, o estudo de Nabet et al.[125] foi o maior estudo caso-controle até então apresentado, e não demonstrou associação estatística entre prematuridade e as formas localizada e generalizada da doença periodontal.

Os estudos de intervenção, mesmo diante das inúmeras dificuldades de execução, são os mais adequados nesta situação. Mitchell-Lewis et al.[91] apresentaram dados preliminares de uma amostra pequena de adolescentes de 12 a 19 anos de idade, com nível socioeconômico muito baixo, que foram atendidas em um hospital público de Nova Iorque. Esta população muito específica de gestantes comprometeu a validade externa do estudo. Outros estudos de intervenção apresentaram critérios de diagnóstico claros e bem definidos e um protocolo de tratamento adequado. Foram realizados testes de associação com variáveis comumente associadas à prematuridade e/ou baixo peso ao nascimento e realizados ajustes para os possíveis fatores de confusão. Métodos similares foram utilizados por Lunardelli et al.,[100] em um estudo seccional de base populacional em uma cidade de médio porte no sul do Brasil.

A tabela 5.6 revela que existiu associação estatisticamente em todos os trabalhos de Offenbacher et al.,[89,95,99] sendo que estes estudos apresentaram características metodológicas bem diferentes. O primeiro[89] comparou gestantes com diferentes gravidades de doença periodontal; o segundo[95] mensurou microrganismos recolhidos no sulco periodontal destas mulheres; e o terceiro[99] aferiu a diferença da progressão da doença periodontal durante a gestação.

Os estudos de intervenção apresentados na tabela 5.7 mostraram resultados distintos. Enquanto alguns estudos[90,133,140,142,144] relataram associação entre doença periodontal em gestantes e nascimentos prematuros e/ou com baixo peso, outros não encontraram associação entre estas condições.[91,134]

Lunardelli et al.[100] não verificaram associação entre doença periodontal em gestantes e nascidos de baixo peso. Já a prematuridade mostrou associação positiva, mas sem significância estatística. Esse estudo e o que foi realizado por Lopez et al.[90] demonstraram mais clareza e cuidado no ajuste dos fatores de confusão. Este aspecto parece ter sido fundamental na variação dos resultados finais, pois os desfechos perinatais adversos poderiam ter apresentado associação estatisticamente significativa caso a regressão logística multivariada não tivesse sido realizada corretamente. No estudo de Lunardelli,[100] a prematuridade apresentou significância estatística na regressão simples e foi perdendo significância na regressão múltipla, com os ajustes de fatores de confusão.

A literatura odontológica tem revelado que várias das doenças bucais podem estar "causando" agravos em outras partes do corpo humano. A possibilidade de a doença periodontal de gestantes ser fator de risco independentemente para prematuridade e baixo peso ao nascimento gerou uma grande preocupação no meio científico e odontológico. Os estudos epidemiológicos representam uma ferramenta excelente para demonstrar se existe consistência nestas hipóteses e linhas de pensamento. Para essa finalidade, é preciso que as pesquisas observem padrões científicos aceitáveis.

Referências

1. Hujoel PP, Drangsholt M, Spiekerman C, DeRouen TA. Periodontitis-systemic disease associations in the presence of smoking-causal or coincidental? Periodontol 2000 2002. 30:51-60.

2. DeStefano F, Anda RF, Kahn HS, Williamson DF, Russell CM. Dental disease and risk of coronary heart disease and mortality. BMJ 1993; 306(6879):688-691.
3. Young M, Engebretson SP, Desvarieux M, Elkind M, BodenAlbala B, Papapanou P et al. Periodontal disease in schemic stroke patients and controls. J Dent Res 1999;78(Sup):457.
4. Mattila KJ, Valtonen VV, Nieminen M, Huttunen JK. Dental infection and the risk of new coronary events: prospective study of patients with documented coronary artery disease. Clin Infect Dis 1995; 20(3):588-592.
5. Hujoel PP, Drangsholt M, DeRouen TA, Spiekerman C. Periodontal disease and coronary heart disease risk. JAMA 2000; 284(11):1406-1410.
6. Morrison HI, Elisson LF, Taylor GW. Periodontal disease and risk of fatal coronary heart and cerebrovascular diseases. J Cardiovascular Risk 1999; 6(1):7-11.
7. Genco R, Chadda S, Grossi S, Dunford R, Taylor G, Knowler W et al. Periodontal disease is a predictor of cardiovascular disease in a native American population. J Dent Res 1997; 76(Sup):408.
8. Joshipura KJ, Rimm EB, Douglass CW, Trichopoulos D, Ascherio A, Willett WC. Poor oral health and coronary heart disease. J Dent Res 1996; 75(9):1631-1636.
9. Beck JD, Garcia R, Heiss G, Vokonas PS, Offenbacher S. Periodontal disease and cardiovascular disease. J Periodontol 1996; 67(10 Suppl): 1123-1137.
10. Hujoel PP, Drangsholt M, DeRouen TA, Spiekerman C. Elimination of dental infections and changes in myocardial infarction risk. J Dent Res 2000; 79(Sup): 399.
11. Mendez MV, Garcia P, Menzoian JO, Vokonas PS, LaMorte W, Scott T. An association between periodontal disease and peripheral vascular disease. Am J Surg 1998; 176(2):153-157.
12. Jansson L, Lavstedt S, Frithiof L, Theobald H. Relationship between oral health and mortality in cardiovascular diseases. J Clin Periodontol 2001; 28(8):762-768.
13. Howell TH, Ridker PM, Ajani UA, Hennekens CH, Christen WG. Periodontal disease and risk of subsequent cardiovascular disease in U.S. male physicians. J Am Coll Cardiol 2001; 37(2):445-450.
14. Offenbacher S, Beck JD, Moss K. Results From the Periodontitis and Vascular Events (PAVE) Study: A Pilot Multicentered, Randomized, Controlled Trial to Study Effects of Periodontal Therapy in a Secondary Prevention Model of Cardiovascular Disease. J Periodontol 2009; 80(2):190-201.
15. Sackett DL, Richardson WS, Rosenberg W, Haynes BR. Evidence-based medicine – How to pratice & teach EBM. London: Churchill Livingstone, 1997.
16. Cunha-Cruz J, Nadanovsky P. Doenças periodontais causam doenças cardiovasculares? Análise das evidências epidemiológicas Cad Saúde Pública 2003; 19(2):357-368.
17. Beck JD, Arbes JR SJ, Eke PI, Pankow JS. Periodontal disease and prevalent coronary heart disease in the ARIC study. J Dent Res 2000; 79(Sup):427.
18. Elter JR, Offenbacher S, Beck JD, Sharrett AR, Heiss G. Periodontitis and subclinical lower extremity artery disease (LEAD). J Dent Res 2000; 79(Sup):427.
19. Offenbacher S, Beck JD, Elter JR, Southerland JH, Champagne CM. Periodontal status of cardiovascular disease subjects. J Dent Res 1999; 78(Sup):379. 1999.
20. Bristow CL, Beck JD, Champagne CM, Offenbacher S. Periodontitis-related elevated a1proteinase inhibitor is associated with thick carotid walls. J Dent Res 2000; 79(Sup): 399.
21. Beck JD, Arbes JR SJ, Eke PI, Pankow JS. Response rates to a study of periodontitis and heart disease: lessons learned. J Dent Res 1999; 78(Sup):457.
22. Phillips AN, Smith GD. The design of prospective epidemiological studies: more subjects or better measurements? J Clin Epidemiol 1993; 46(10):1203-1211.
23. Patrick DL, Cheadle A, Thompson DC, Diehr P, Koepsell T, Kinne S. The validity of self-reported smoking: a review and meta-analysis. Am J Public Health 1994; 84(7):1086-1093.
24. Wagenknecht LE, Burke GL, Perkins LL, Haley NJ, Friedman GD. Misclassification of smoking status in the CARDIA study: a comparison of self-report with serum cotinine levels. Am J Public Health 1992; 82(1):33-36.
25. Hujoel PP, Drangsholt M, Spiekerman C, DeRouen TA. Periodontitis-systemic disease associations in the presence of smoking-causal or coincidental? Periodontol 2000 2002;30:51-60.
26. Rothman KJ, Greenland S. Modern epidemiology. 2ª ed. Philadelphia: Lippincott Raven, 1986.

27. Arbes JR SJ, Slade GD, Beck JD. Association between extent of periodontal attachment loss and self-reported history of heart attack: an analysis of NHANES III data. J Dent Res 1999; 78(12):1777-1782.
28. MacMahon B, Trichopoulos D. Epidemiology principles and methods. Boston: Little, Brown and Company, 1996.
29. Joshipura KJ, Douglass CW, Willett WC. Possible explanations for the tooth loss and cardiovascular disease relationship. Ann Periodontol 1998; 3(1):175-183.
30. Locker D. An Introduction to Behavioural Science & Dentistry. London: Tavistock; Routledge, 1989.
31. Williamson DF. The prevention of obesity. N Engl J Med 1999; 341(15):1140-1141.
32. Slots J. Casual or causal relationship between periodontal infection and non-oral disease. J Dent Res 1998; 77(10):1764-1765.
33. Loesche WJ, Lopatin DE. Interactions between periodontal disease, medical diseases and immunity in the older individual. Periodontol 2000 1998; 16:80-105.
34. Loesche WJ. The antimicrobial treatment of periodontal disease: changing the treatment paradigm. Crit Rev Oral Biol Med 1999; 10(3):245-275.
35. Page RC. The pathobiology of periodontal diseases may affect systemic diseases: inversion of a paradigm. Ann Periodontol 1998; 3(1):108-120.
36. Mattila KJ, Valle MS, Nieminen MS, Valtonen VV, Hietaniemi KL. Dental infections and coronary atherosclerosis. Atherosclerosis 1993; 103(2):205-211.
37. Offenbacher S, Madianos PN, Champagne CM, Southerland JH, Paquette DW, Williams RC et al. Periodontitis-atherosclerosis syndrome: an expanded model of pathogenesis. J Periodontal Res 1999; 34(7):346-352.
38. Herzberg MC, Weyer MW. Dental plaque, platelets, and cardiovascular diseases. Ann Periodontol 1998; 3(1):151-160.
39. Herzberg MC, Weyer MW. Effects of oral flora on platelets: possible consequences in cardiovascular disease. J Periodontol 1996; 67(10):1138-1142.
40. Zambon JJ, Haraszthy VI, Grossi S, Genco RJ. Identification of periodontal pathogens in atheromatous plaques. J Dent Res 1997; 76(Sup):500.
41. Kinane DF. Periodontal diseases contributions to cardiovascular disease: an overview of potential mechanisms. Ann Periodontol 1998; 3(1):142-150.
42. Progulske FA, Kozarov E, Dorn B, Dunn WJ, Burks J, Wu Y. Porphyromonas gingivalis virulence factors and invasion of cells of the cardiovascular system. J Periodontal Res 1999; 34(7):393-399.
43. Johanson WG, Dever LL. Nosocomial pneumonia. Intensive Care Med 2003; 29(1): 23-9.
44. Lee-Chiong TL Jr. Pulmonary aspiration. Compr Ther 1997; 23(6):371-7.
45. Harkness, GA, Bentley DW, Roghmann KJ. Risk factors for nosocomial pneumonia in the elderly. Am J Med 1990. 89(4):457-63.
46. Adachi, M et al. Effect of professional oral health care on the elderly living in nursing homes. Oral Surg Oral Med Oral Pathol Oral Radiol Endod 2002; 94(2):191-5.
47. Houston S et al. Effectiveness of 0.12% chlorhexidine gluconate oral rinse in reducing prevalence of nosocomial pneumonia in patients undergoing heart surgery. Am J Crit Care 2002; 11(6):567-70.
48. Garcia RI, Nunn ME, Vokonas PS. Epidemiologic associations between periodontal disease and chronic obstructive pulmonary disease. Ann Periodontol 2001; 6(1):71-7.
49. Hujoel PP et al. Periodontitis-systemic disease associations in the presence of smoking-causal or coincidental? Periodontol 2000 2002; 30:51-60.
50. Becher H. The concept of residual confounding in regression models and some applications. Stat Med 1992; 11(13):1747-58.
51. Scannapieco FA, Bush RB, Paju S. Associations between periodontal disease and risk for nosocomial bacterial pneumonia and chronic obstructive pulmonary disease. A systematic review. Ann Periodontol 2003;8(1):54-69.
52. Azarpazhooh A & Leake JL. Systematic Review of the Association Between Respiratory Diseases and Oral Health. J Periodontol 2006;77:1465-1482.
53. Chabrand F et al. [Are orodental infectious foci responsible for bacterial pneumopathies? A statistical study]. Rev Stomatol Chir Maxillofa; 1986; 87(2):73-7.
54. Scannapieco FA, Stewart EM, Mylotte JM. Colonization of dental plaque by respiratory pathogens in medical intensive care patients. Crit Care Med 1992; 20(6):740-5.
55. Treloar DM, Stechmiller JK. Use of a clinical assessment tool for orally intubated patients. Am J Crit Care 1995; 4(5):355-60.

56. Bonten MJ, Bergmans DC, Ambergen AW, de Leeuw PW, van der Geest S, Stobberingh EE, et al. Risk factors for pneumonia, and colonization of respiratory tract and stomach in mechanically ventilated ICU patients. Am J Respir Crit Care Med 1996; 154(5):1339-46.

57. Terpenning M, Bretz W, Lopatin D, Langmore S, Dominguez B, Loesche W. Bacterial colonization of saliva and plaque in the elderly. Clin Infect Dis 1993; 16(Suppl 4): S314-6.

58. Mojon P, Budtz-Jørgensen E, Michel JP, Limeback H. Oral health and history of respiratory tract infection in frail institutionalised elders. Gerodontology 1997; 14(1): 9-16.

59. Langmore SE, Terpenning MS, Schork A, Chen Y, Murray JT, Lopatin D et al. Predictors of aspiration pneumonia: how important is dysphagia? Dysphagia 1998; 13(2): 69-81.

60. Preston AJ, Gosney MA, Noon S, Martin MV. Oral flora of elderly patients following acute medical admission. Gerontology 1999;45(1): p. 49-52.

61. Russell SL, Boylan RJ, Kaslick RS, Scannapieco FA, Katz RV. Respiratory pathogen colonization of the dental plaque of institutionalized elders. Spec Care Dentist 1999;19(3):128-34.

62. Terpenning, MS, Taylor GW, Lopatin DE, Kerr CK, Dominguez BL, Loesche WJ. Aspiration pneumonia: dental and oral risk factors in an older veteran population. J Am Geriatr Soc 2001; 49(5):557-63.

63. Gomes-Filho IS, Santos CML, Cruz SS et al. Periodontitis and nosocomial lower respiratory tract infection: preliminary findings. J Clin Periodontol 2009; 36:380-387.

64. Sharma N, Shamsuddin H. Association between respiratory disease in hospitalized patients and periodontal disease: a cross sectional study. J Periodontol 2011;82:1155-1160.

65. Kuriakona NV. [Effect of oral cavity sanitation on the activity of the course of chronic pneumonia in children]. Stomatologiia (Mosk) 1977;56(1):94-5.

66. Pugin J, Auckenthaler R, Lew DP, Suter PM. Oropharyngeal decontamination decreases incidence of ventilator-associated pneumonia. A randomized, placebo-controlled, double-blind clinical trial. JAMA 1991;265(20):2704-10.

67. DeRiso AJ 2nd, Ladowski JS, Dillon TA, Justice JW, Peterson AC. Chlorhexidine gluconate 0.12% oral rinse reduces the incidence of total nosocomial respiratory infection and nonprophylactic systemic antibiotic use in patients undergoing heart surgery. Chest 1996;109(6):1556-61.

68. Fourrier F, Cau-Pottier E, Boutigny H, Roussel-Delvallez M, Jourdain M, Chopin C. Effects of dental plaque antiseptic decontamination on bacterial colonization and nosocomial infections in critically ill patients. Intensive Care Med 2000; 26(9):1239-1247.

69. Genuit T, Bochicchio G, Napolitano LM, McCarter RJ, Roghman MC. Prophylactic chlorhexidine oral rinse decreases ventilator-associated pneumonia in surgical ICU patients. Surg Infect (Larchmt) 2001; 2(1):5-18.

70. Bergmans DC, Bonten MJ, Gaillard CA, Paling JC, van der Geest S, van Tiel FH, et al. Prevention of ventilator-associated pneumonia by oral decontamination: a prospective, randomized, double-blind, placebo-controlled study. Am J Respir Crit Care Med 2001; 164(3):382-388.

71. Yoneyama T, Yoshida M, Ohrui T, Mukaiyama H, Okamoto H, Hoshiba K et al. Oral care reduces pneumonia in older patients in nursing homes. J Am Geriatr Soc 2002; 50(3): 430-3.

72. Yoneyama T, Hashimoto K, Fukuda H, Ishida M, Arai H, Sekizawa K et al. Oral hygiene reduces respiratory infections in elderly bed-bound nursing home patients. Archives of Gerontology and Geriatrics 1996; 22(1):11-19.

73. Bopp M, Darby M, Loftin KC, Broscious S. Effects of daily oral care with 0.12% chlorhexidine gluconate and a standard oral care protocol on the development of nosocomial pneumonia in intubated patients: a pilot study. J Dent Hyg 2006; 80(3):9.

74. Garcia R, Jendresky L, Colbert L, Bailey A, Zaman M, Majumder M. Reducing ventilator-associated pneumonia through advanced oral-dental care: a 48-month study. Am J Crit Care 2009; 18(6):523-532.

75. Panchabhai TS, Dangayach NS, Krishnan A, Kothari VM, Karnad DR. Oropharyngeal cleansing with 0.2% chlorhexidine for prevention of nosocomial pneumonia in critically ill patients* an open-label randomized trial with 0.01% potassium permanganate as control. Chest 2009; 135:1150–1156.

76. Pobo A, Lisboa T, Rodriguez A, Sole R, Magret M, Trefler S et al. A randomized trial of dental brushing for preventing ventilator-associated pneumonia. Chest 2009; 136:433-439.

77. Scannapieco FA, Yu J, Raghavendran K, Vacanti A, Owens SI, Wood K et al. A random-

ized trial of chlorhexidine gluconate on oral bacterial pathogens in mechanically ventilated patients. Crit Care 2009;13(4):R117.
78. Jácomo AD, Carmona F, Matsuno AK, Manso PH, Carlotti AP. Effect of oral hygiene with 0.12% chlorexidine gluconate on the incidence of nosocomial pneumonia in children undergoing cardiac surgery. Infect Control Hosp Epidemiol 2011; 32(6) 591-596.
79. Biosca, AR, Saperas LA, Grau NG, Rico LR, Guillén MCV. Prevención de la neumonía asociada a la ventilación mecánica: estudio comparativo de dos métodos de higiene oral. Enferm Intensiva 2011;22(3):104-111.
80. Berry AM, Davidson PM, Masters J, Rolls K, Ollerton R. Effects of three approaches to standardized oral hygiene to reduce bacterial colonization and ventilator associated pneumonia in mechanically ventilated patients: A randomised control trial. Inter J Nur Stud 2011;48:681-688.
81. Scannapieco FA, Papandonatos GD, Dunford RG. Associations between oral conditions and respiratory disease in a national sample survey population. Ann Periodontol 1998; 3(1):251-256.
82. Hayes C, Sparrow D, Cohen M, Vokonas PS, Garcia RI. The association between alveolar bone loss and pulmonary function: the VA Dental Longitudinal Study. Ann Periodontol 1998; 3(1):257-61.
83. Scannapieco FA, Ho AW. Potential associations between chronic respiratory disease and periodontal disease: analysis of National Health and Nutrition Examination Survey III. J Periodontol 2001; 72(1):50-6.
84. Deo V, Bhongade ML, Ansari S, Chavan RS. Periodontitis as a potential risk factor for chronic obstructive pulmonary disease: A retrospective study. Ind J Dent Res 2009;20(4):466-470.
85. Puffer RR, Serrano CV. Patterns of birthweights. Washington (DC): Pan American Health Organization; 1987. (PAHO – Scientific Publication, 504).
86. Offenbacher S, Collins JG, Heasman, PA. Diagnostic potential of host response mediators. Adv Dent Res 1993;7:175-181.
87. Lindhe J. Tratado de Periodontologia clínica e Implantologia oral. Rio de Janeiro: Guanabara Koogan, 1999.
88. Dixon NG, Ebrigth D, Defrancesco MA, Hawkings RE. Orogenital contacts: a cause of chorioaminiotis? Obstet Gynecol 1994;84:654-655.
89. Offenbacher S, Katz V, Fertk G, Collins J, Boyd D, Maynor G et al. Periodontal infection as a possible risk factor for preterm low birth weight. J Periodontol 1996;67 (suppl.):1103-1013.
90. Lopez NJ, Smith PC, Gutierrez J. Higher risk of preterm birth and low birth weight in women with periodontal disease. J Dent Res 2002; 81(1):58-63.
91. Mitchell-Lewis D, Engebretson SP, Chen J, Lamster IB, Papapanou PN. Periodontal infection and pre-term birth: early findings from a cohort of young minority women in New York. Eur J Oral Sci 2001;109:34-39.
92. World Health Organization. International classification of disease: manual of the international statistical classification of disease, injuries, and cause of death. 9th Revision. Geneva Switzerland: WHO, 1977.
93. UNICEF. Fundo das Nações Unidas para a infância. The state of the world's children 2012.
94. Romero R, Mazor M. Infection and preterm labor. Clin Obstet Gynecol 1988;31(3):553-584.
95. Offenbacher S, Jared HL, O'Reilly PG, Wells SR, Salvi GE, Lawrence HP, et al. Potential pathogenic mechanism of periodontites associated pregnancy. Ann Periodontol 1998;3(1):233-250.
96. Collins JG, Smith MA, Arnold RR, Offenbacher S. Effects of Escherichia coli and Porphyromona gengivalis lipopolysaccharide on pregnancy outcome in the golden hamster. Infect Immun1994; 62: 4652-4655.
97. McGaw, T. Periodontal disease and preterm delivery of low-birth-weigtht infants. J Can Dent Assoc 2002; 68 (3):165-9.
98. Kramer MS. Determinants of low birth weight: methodological assessment and meta-analysis. Bull World Health 1987;65:663-737.
99. Offenbacher S, Lieff S, Boggess KA, Murtha AP, Madianos PN, Champagne CM, et al. Maternal periodontitis and prematurity part I: obstetric outcome of prematurity and growth restriction. Ann Periodontol 2001;6:164-174.
100. Lunardelli AN, Peres MA. Is there an association between periodontal disease, prematurity and low birth weight? A population-based study. J Clin Periodontol 2005; 32: 938-946.
101. Desanayake A.P. Poor periodontal health of the pregnant woman as a risk factor for low birth weight. Ann Periodontol 1998;3:206-212.
102. Davenport ES, Williams CE, Sterne JA et al. Maternal periodontal disease and preterm low birthweiht: case-control study. J Dent Res 2002;81(5):313-318.

103. Moliterno LFM, Monteiro B, da Silva Figueredo CM, Fischer RG et al. Association between periodontitis and low birth weight: a case–control study. J Clin Periodontol 2005; 32:886-890.
104. Cruz SS, Costa MCN, Gomes-Filho IS et al. Maternal periodontal disease as a factor associated with low birth weight. Rev Saúde Pública 2005;39(5):1-6.
105. Jarjoura K, Devine, Annette Perez-Delboy A et al. Markers of periodontal infection and preterm birth. Am J Obst and Gynecol 2005; 192: 513-9.
106. Marin C, Segura-Egea JJ, Martínez-Sahuquillo A, Bullón P. Correlation between infant birth weight and mother's periodontal status. J Clin Periodontol 2005; 32:299-304.
107. Moreu G, Téllez L, González-Jaranay M. Relationship between maternal periodontal disease and low-birth-weight pre-term infants. J Clin Periodontol 2005;32: 622-627.
108. Rajapakse PS, Nagarathne M, Chandrasekra KB et al. Periodontal Disease and Prematurity among Non-smoking Sri Lankan Women. J Dent Res 84(3):274-277, 2005.
109. Farrell (ne'e Moore) S, Ide M, Wilson RF. The relationship between maternal periodontitis, adverse pregnancy outcome and miscarriage in never smokers. J Clin Periodontol 2006;33:115-120.
110. Offenbacher S, Boggess KA, Murtha AP, Jared HL, Lieff S, McKaig RG et al. Progressive periodontal disease and risk of very preterm delivery. Obst Gynecol 2006; 107: 1171.
111. Alves RT, Ribeiro RA. Relationship between maternal periodontal disease and birth of preterm low weight babies. Braz Oral Res 2006;20(4):318-23.
112. Bassani DG, Olinto MTA, Kreiger N. Periodontal disease and perinatal outcomes: a casecontrol study. J Clin Periodontol 2007; 34:31-39.
113. Bosnjak A, Relja T, Vucićević-Boras V, Plasaj H, Plancak D. Pre-term delivery and periodontal disease: a case-control study from Croatia. J Clin Periodontal 2006; 33:710-716.
114. Siqueira FM, Cota LO, Costa JE, Haddad JP, Lana AM, Costa FO. Intrauterine growth restriction, low birth weight, and preterm birth: adverse pregnancy outcomes and their association with maternal periodontitis. J Periodontol 2007; 78:2266-2276.
115. Santos-Pereira SA, Giraldo PC, Saba-Chujfi E, Amaral RL, Morais SS, Fachini AM, et al. Chronic periodontitis and pre-term labour in Brazilian pregnant women: an association to be analysed. J Clin Periodontol 2007; 34:208-213.
116. Vettore MV, Leal MC, Leão AT, da Silva AM, Lamarca GA, Sheiham A. The relationship between periodontitis and preterm low birthweight. J Dent Res 2008; 87(1):73-78.
117. Agueda A, Ramón JM, Manau C, Guerrero A, Echeverría JJ. Periodontal disease as a risk factor for adverse pregnancy outcomes: a prospective cohort study. J Clin Periodontol 2008; 35:16-22.
118. Saddki N, Bachok N, Hussain NH, Zainudin SL, Sosroseno W. The association between maternal periodontitis and low birth weight infants among Malay women. Community Dent Oral Epidemiol 2008;36:296–304.
119. Heimonen A, Rintamäki H, Furuholm J, Janket SJ, Kaaja R, Meurman JH. Postpartum oral health parameters in women with preterm birth. Acta Odontol Scand 2008; 66:334-341.
120. Marakoglu I, Gursoy UK, Marakoglu K, Cakmak H, Ataoglu T. Periodontitis as a risk factor for preterm low birth weight. Yonsei Med J 2008;49(2):200-203.
121. Mobeen N, Jehan I, Banday N, Moore J, McClure EM, Pasha O et al. Periodontal disease and adverse birth outcomes: a study from Pakistan. Am J Obstet Gynecol 2008;198:514. e1-514.e8.
122. Khader Y, Al-shishani L, Obeidat B, Khassawneh M, Burgan S, Amarin ZO et al. Maternal periodontal status and preterm low birth weight delivery: a case – control study. Arch Gynecol Obstet 2009; 279:165-169.
123. Srinivas SK, Sammel MD, Stamilio DM, Clothier B, Jeffcoat MK, Parry S et al. Periodontal disease and adverse pregnancy outcomes: is there an association? Am J Obstet Gynecol 2009;200:497:e1-497.e8.
124. Lohsoonthorn V, Kungsadalpipob K, Chanchareonsook P, Limpongsanurak S, Vanichjakvong O, Sutdhibhisal S et al. Is maternal periodontal disease a risk factor for preterm delivery? Am J Epidemio 2009; 169(6):731-739.
125. Nabet C, Lelong N, Colombier ML, Sixou M, Musset AM, Goffinet F et al. Maternal periodontitis and the causes of preterm birth: the casecontrol Epipap study. J Clin Periodontol 2010; 37(1):37-45.
126. Arteaga-Guerra JJ, Cerón-Souza V, Mafla AC. Dynamic among periodontal disease, stress, and adverse pregnancy outcomes. Rev. salud publica (Bogota) 2010;12 (2):276-286.

127. Rakoto-Alson S, Tenenbaum H, Davideau JL. Periodontal Diseases, Preterm Births, and Low Birth Weight: Findings From a Homogeneous Cohort of Women in Madagascar. *J Periodontol* 2010;81:205-213.
128. Ryu JI, KyungJoon O, Yang H. Health Behaviors, Periodontal Conditions, and Periodontal Pathogens in Spontaneous Preterm Birth: A Case-Control Study in Korea. J Periodontol 2010;81:855-863.
129. Guimarães AN, Silva-Mato A, Cota LOM, Siqueira FM, Costa FO. Maternal periodontal disease and preterm or extreme preterm birth: an ordinal logistic regression analysis. J Periodontol 2010;81:350-358.
130. Calabrese N, Calabrese A, Nibali L, Rosati A, Fiengo S, Di Renzo GC. Is there any association between periodontitis and preterm low birth weight? The J Matern Fetal Neonatal Med 2010; 23(11):1288-1293.
131. Baskaradoss JK, Geevarghese A, Kutty VR. Maternal periodontal status and preterm delivery: a hospital based case–control study. J Periodont Res 2011;46:542-549.
132. Jeffcoat M, Hauth JC, Geurs N, Reddy MS, Cliver SP, Hodgkins PM et al. Periodontal disease and preterm birth: results of a pilot study intervention study. J Periodontol 2003; 74:1214-1218.
133. Lopez, N J, da Silva I, Ipinza, J, Gutierrez J. Periodontal therapy reduces the rate of preterm low birth weight in women with pregnancy associated gingivitis. J Periodontol 2005; 76(Suppl. 11), 2144–2153.
134. Michalowicz BS, Hodges JS, DiAngelis AJ, Lupo VR, Novak MJ, Ferguson JE et al. Treatment of periodontal disease and the risk of preterm birth. New Eng J Med 2006; 355:1885-1894.
135. Offenbacher S, Lin D, Strauss R, McKaig R, Irving J, Barros SP, et al. Effects of periodontal therapy during pregnancy on periodontal status, biologic parameters, and pregnancy outcomes: a pilot study. J Periodontol 2006;77:2011-2024.
136. Tarannum F, Faizuddin M. Effect of periodontal therapy on pregnancy outcome in women affected by periodontitis. J Periodontol 2007; 78:2095-2103.
137. Gazolla CM, Ribeiro A, Moysés MR, Oliveira LA, Pereira LJ, Sallum AW. Evaluation of the incidence of preterm low birth weight in patients undergoing periodontal therapy. J Periodontol 2007;78:842-848.
138. Offenbacher S, Beck JD, Jared HL, Mauriello SM, Mendoza LC, Couper DJ et al. Effects of periodontal therapy on rate of preterm delivery: a randomized controlled trial. Obstetrics and Gynecology 2009; 114, 551–559.
139. Newnham, JP, Newnham, IA, Ball CM, Wright M, Pennell CE, Swain J et al. Treatment of periodontal disease during pregnancy: a randomized controlled trial. Obstetrics and Gynecology 2009; 114:1239-1248.
140. Radnai M, Pál A, Novák T, Urbán E, Eller J, Gorzó I. Benefits of periodontal therapy-when preterm birth threatens. J Dent Res 2009 88:280-284.
141. Cruz SS, Costa Mda C, Gomes-Filho IS, Rezende EJ, Barreto ML, Dos Santos CA, et al. Contribution of periodontal disease in pregnant women as a risk factor for low birth weight. Community Dent Oral Epidemiol 2009; 37: 527–533.
142. Jeffcoat M, Parry S, Sammel M, Clothier B, Catlin A, Macones G. Periodontal infection and preterm birth: successful periodontal therapy reduces the risk of preterm birth. BJOG 2011;118:250-256.
143. Macones GA, Parry S, Nelson DB, Strauss JF, Ludmir J, Cohen AW et al. Treatment of localized periodontal disease in pregnancy does not reduce the occurrence of preterm birth: results from the Periodontal Infections and Prematurity Study (PIPS). Am J Obstet Gynecol 2010; 202(2):147.
144. Gomes-Filho IS, Cruz SS, Costa MCN. Periodontal therapy and low birth weight: preliminary results from an alternative methodologic strategy. J Periodontol 2010;81: 1725-1733.
145. Oliveira AM, de Oliveira PA, Cota LO, Magalhães CS, Moreira AN, Costa FO. Periodontal therapy and risk for adverse pregnancy outcomes. Clin Oral Invest 2010; 15:609-615.
146. Sant'Ana AC, Campos MR, Passanezi SC, Rezende ML, Greghi SL, Passanezi E. Periodontal treatment during pregnancy decreases the rate of adverse pregnancy outcome: a controlled clinical trial. J Appl Oral Sci 2011;19(2):130-6.

Capítulo 6

Vigilância da Saúde Bucal

Helenita Corrêa Ely
Kátia Teresa Cesa
Denise Aerts
Paulo Capel Narvai

Introdução

Na área da saúde bucal, as práticas de vigilância em saúde abrangem uma série de ações que se expressam na saúde dos indivíduos, da coletividade e no meio ambiente. Neste sentido, é importante a formulação de políticas de vigilância que se proponham não apenas à redução de riscos à saúde como também à redução das desigualdades de acesso aos serviços e bens de consumo.

Este capítulo aborda as características desse agir em saúde, tendo como base o modelo de atenção conhecido como "vigilância da saúde", considerando sua organização em nível local e central e as práticas da vigilância em saúde. São incluídas algumas possibilidades de implementação de ações de vigilância específicas no campo da saúde bucal, com o objetivo de facilitar a implantação de sistemas abrangentes e resolutivos. Por fim, apresenta-se a legislação pertinente à área de vigilância na Odontologia, que deve ser levada em conta ao operacionalizar as ações.

Cabe assinalar a importância de se diferenciar conceitualmente "Vigilância em Saúde" e "Vigilância da Saúde", pois não se trata como pode parecer à primeira leitura, de mera questão semântica, decorrente de preposições diferentes. É bem mais do que isto. O próprio termo "Vigilância", amplamente utilizado em vários setores da vida social, é polissêmico e comporta concepções distintas, a depender do uso que se faz dele em cada contexto. Da vigilância patrimonial à vigilância rodoviária, muitas são as adjetivações possíveis para o termo. No campo da saúde, há vasta literatura sobre o assunto.

Neste capítulo, consideramos a "Vigilância em Saúde" como a articulação das práticas de vigilância epidemiológica e sanitária, incluindo, mais recentemente, a vigilância ambiental e saúde do trabalhador. Isto é, a vigilância em saúde é um esforço de se desenvolverem ações de forma integrada, nessas áreas, podendo ser executadas em nível central, distrital ou local.

Por outro lado, a expressão "Vigilância da Saúde" corresponde a uma forma de planejar, organizar, executar e avaliar ações de saúde, individuais e coletivas, dirigidas a uma determinada população, na perspectiva de um modelo de atenção. Assim, apresenta particularidades que a diferenciam de outros modelos de atenção à saúde. Para caracterizar a "Vigilância da Saúde", comparativamente com os modelos de atenção à saúde predominantes no Brasil no século passado, Teixeira et al.[1] apresentaram o quadro 6.1, no qual caracterizam também os modelos conhecidos como "sanitarista" e "médico assistencial-privatista".

É possível enfocar essas diferenças em relação a quatro aspectos: os sujeitos, o objeto de sua atenção, as práticas desenvolvidas e suas formas de organização. Assim, na Vigilância da Saúde, a equipe multiprofissional e a população devem, em conjunto, identificar problemas e necessidades, definir prioridades, tomando como alvo de sua atenção os determinantes de modos de vida e saúde, situações de risco, danos e agravos, além das doenças. Contudo, operacionalizar ações a partir desse requisito não é tarefa fácil, uma vez que profissionais de saúde encontram limites e restrições de diversas ordens para agir sobre esses determinantes. Esses limites podem estar relacionados à própria formação e ao desenvolvimento profissional ou serem decorrentes de legislações que impõem barreiras a esse agir.

Em muitas situações, porém, as limitações decorrem também do fato de que, para enfrentar e solucionar problemas de saúde-doença, são necessárias ações que extrapolam ao setor saúde, requerendo intervenções intersetoriais e políticas públicas que demandam articulações para muito além da clínica ou das ações de vigilância, *stricto sensu*. Para tanto, é necessário que, nas práticas cotidianas, incorporem-se à tecnologia médica e sanitária a comunicação social, o planejamento, a programação local e a avaliação do impacto das ações no perfil epidemiológico da população. Por fim, sendo a saúde um bem socialmente construído e que envolve múltiplos fatores determinantes, é imprescindível que as ações transcendam a dimensão meramente assistencial e se constituam, efetivamente, em ações de atenção à saúde. Para isso, é preciso buscar parcerias intersetoriais e agir em âmbito governamental e não governamental, transcendendo os espaços convencionais do "setor saúde", de tal forma que o conjunto das políticas públicas se oriente para a construção de ambientes e práticas sociais e econômicas que produzam saúde.

O modelo de atenção da Vigilância da Saúde apresenta dez características decisivas para que as ações desenvolvidas tenham o impacto desejado sobre os problemas e as necessidades identificadas. Inicialmente, foram apontadas sete características: ações sobre o território; operacionalização do conceito de risco; intervenção sobre problemas de saúde; ênfase em problemas que requerem atenção e acompanhamento contínuos; articulação de ações promocionais, preventivas e curativas; atuação intersetorial; intervenção sob forma de operações, contrapondo-se às ações verticais de programas planejados exclusivamente no nível

Quadro 6.1 – Características dos principais modelos de atenção em saúde no Brasil no século XX.

Modelo	Sujeito	Objeto	Meios de Trabalho	Formas de Organização
Médico privatista	Médico-especialização, complementaridade (paramédicos)	Doença (doenças e outras) e doentes (clínica e cirurgia)	Tecnologia médica	Rede de serviços de saúde Hospital
Sanitarista	Sanitaristas e auxiliares	Modo de transmissão Fatores de risco	Tecnologia sanitária	Campanhas Sanitárias Programas especiais Sistemas de Vigilância epidemiológica e sanitária
Vigilância da Saúde	Equipe de saúde População (cidadãos)	Danos, riscos, necessidades e determinantes dos modos de vida e saúde (condições de trabalho e vida)	Tecnologias de comunicação social, planejamento e de programação local/situacional e tecnologias médico/sanitárias	Políticas públicas saudáveis, ações intersetoriais, intervenções específicas (promoção, prevenção, e recuperação), operação sobre problemas e grupos populacionais.

Fonte: Teixeira et al.[1]

central[1]. A essas foram acrescidas outras três, fundamentais para o sucesso desse modelo de atenção, que são o acolhimento, a responsabilização da equipe de saúde pela população e a corresponsabilidade dos indivíduos por sua própria saúde e pela saúde da coletividade.[2] Com isso, é necessário que os profissionais de saúde assumam seu papel de educador, sendo capazes de auxiliar indivíduos e grupos populacionais a se tornarem sujeitos na promoção e proteção de sua saúde.

Evidencia-se, assim, que esse modelo de atenção tem como base o referencial da estratégia de "promoção da saúde".[3] Nesse, as pessoas devem ser o elemento central de todas as ações (primazia das pessoas), tendo mais controle sobre suas próprias vidas ("empoderamento"), sendo capazes de identificar fatores que afetam sua saúde e, com isso, poder exercer maior controle sobre eles (viabilização).[3]

No Sistema Único de Saúde (SUS), esse modelo organiza-se em estruturas voltadas à atenção de indivíduos, como a rede básica, a hospitalar e os serviços de apoio terapêutico e diagnóstico, e outras estruturas voltadas à realização de ações de vigilância em saúde, visando ao atendimento das necessidades coletivas. Em relação a essas últimas, é necessário que os municípios organizem uma estrutura compatível com o desempenho das seguintes atribuições: vigilância do ambiente e da saúde do trabalhador, de doenças e agravos de notificação compulsória, de doenças e agravos não transmissíveis, de zoonoses, da qualidade da água, de produtos e de serviços de interesse à saúde, de alimentos e pelo gerenciamento dos sistemas de informação.

As ações coletivas, dirigidas aos diferentes grupos populacionais e às organizações (fábricas, estações de tratamento de água ou esgoto, restaurantes, serviços de saúde, entre outros), beneficiam os atingidos diretamente por elas e, indiretamente, a toda população moradora em um determinado território. Em função disso, afirma-se que, no modelo de atenção da "Vigilância da Saúde", toda a população é usuária do Sistema Único de Saúde.[2]

É na perspectiva desse conjunto articulado de ações individuais e coletivas que destacamos, neste capítulo, as possibilidades de atuação do cirurgião-dentista e da Equipe de Saúde Bucal (ESB), compreendida como parte integrante e inseparável da equipe multiprofissional.

Um Agir Vigilante em Saúde

O sentido último das práticas de saúde bucal é tornar concreta a vigilância da saúde nessa área, por meio de ações que possibilitem às populações manterem a saúde em níveis ótimos. Esta é, essencialmente, a finalidade do trabalho em saúde bucal: produzir socialmente a saúde bucal coletiva. Para isto, os cirurgiões-dentistas e a ESB devem exercer seu papel na vigilância da saúde aportando seu conhecimento técnico específico, com sólido embasamento científico e sensibilidade social, compartilhando com os demais trabalhadores da equipe de saúde, a identificação de riscos e danos à população do território, participando do planejamento conjunto e responsabilizando-se pelo enfrentamento dos problemas identificados e priorizados. Assim, necessitam incorporar saberes de outras áreas e desenvolver novas competências e habilidades que fundamentem cientificamente sua prática cotidiana e aumentem a credibilidade de suas ações.[4]

A educação em saúde é uma ferramenta poderosa neste agir, sendo entendida como uma prática social que possibilita a identificação pelos indivíduos dos problemas de saúde e seus fatores de risco ao mesmo tempo em que incentiva a construção coletiva de soluções.

Na saúde, existem diferentes formas de pensar a educação. Dentre elas, duas chamam a atenção. A primeira enfatiza a potência e a autonomia dos sujeitos e a segunda, mais usual em nossos serviços, é dirigida para a orientação sobre fatores de risco e de proteção, e a necessidade de mudança de condutas ou comportamentos. Aqueles que vinculam educação em saúde à busca de autonomia e potência voltam-se para a construção de uma prática social de corresponsabilidade na organização da vida cotidiana ampliando, por exemplo, a participação da população no acesso e gestão de bens e serviços públicos.[5]

Mas, ainda hoje, muitos profissionais costumam pensar a educação apenas como um meio capaz de modificar comportamentos da população, de modo vertical e centrado no âmbito individual, esperando, com isso, criar uma cultura da saúde ou de vida saudável. Para superar esse modo linear de comunicação, faz-se necessário estabelecer uma autêntica relação de diálogo, em um processo que valoriza principalmente os saberes e as práticas dos sujeitos. O primeiro passo, para isto, é compreender como as pessoas de um determinado território entendem seus problemas de saúde, como os relacionam com a dimensão social e individual e como os interpretam em seu dia a dia. Isto requer desenvolver práticas de educação em saúde que possam ir além do enfoque que limita essas ações à mera transmissão de informações sobre fatores de risco e de proteção. As informações em saúde bucal que se fazem necessárias à autonomia e ao desenvolvimento da consciência sanitária devem estar incluídas na programação das atividades de educação em saúde, de forma interdisciplinar.

Muitas práticas de vigilância são orientadas pela demanda espontânea e pontual, com forte componente autoritário e fiscalizador.[4] Neste capítulo, buscamos propor uma abordagem que reforça uma atuação que não se limite a agir sobre as pessoas ou grupos sociais, a partir de sinais de alarme ou eventos sentinelas. Ao contrário, a proposta é de um "agir com as pessoas", oportunizando o desenvolvimento da corresponsabilidade dos sujeitos por sua própria saúde, da saúde dos grupos aos quais pertencem e, em especial, pela saúde do ambiente onde vivem e trabalhem. Isto significa um agir estratégico para detectar e incidir, precocemente, sobre os nós críticos que determinam os problemas e as necessidades de indivíduos e coletividades.

É por esta razão que essa prática pode e deve transcender os espaços institucionais do sistema de saúde e se expandir a outros órgãos, governamentais ou não, envolvendo grupos sociais diferentes. A equipe de saúde, segundo esse modelo de atenção, não deve ficar apenas na unidade de saúde, mas também conhecer o território onde atua, tomando-o como o seu lócus de trabalho. Ao interagir com a população a equipe organiza os processos de trabalho sob a forma de operações para enfrentar os problemas e definir prioridades de maneira compartilhada com a comunidade.

Esse agir decorre da necessidade de ser coerente com os conhecimentos atuais sobre o processo saúde-doença, reconhecidos como sendo socialmente determinado. Consequentemente, as práticas de saúde devem considerar a necessidade de agir para além do âmbito clínico-cirúrgico, possibilitando desenvolver ações e operações de atenção à saúde que, atuando além do plano individual, contribuam para enfrentar e resolver problemas de modo apropriado e coerente com os conhecimentos epidemiológicos.

Conhecendo a comunidade, identificando problemas e necessidades

O ponto inicial para o planejamento de ações no modelo de atenção da vigilância é a territorialização do sistema de saúde. Isso significa conhecer o território, espaço no qual se movimentam os diferentes atores sociais, em que explicitam seus problemas e necessidades, incluindo as que exigem ações efetivas por parte dos serviços de saúde.[6] Porém, as necessidades de saúde não explicitadas podem ser detectadas e devem ser objeto de políticas públicas.

O território, compreendido assim, como espaço em construção permanente, vai além da delimitação geográfica, e incorpora outras dimensões como, por exemplo: demográfica (caracterização e densidade populacional), epidemiológica (principais problemas e sua distribuição), administrativa (serviços de saúde e atores sociais), tecnológica (equipamentos disponíveis), social, cultural e política. A base territorial deve ser detalhada até o domicílio, com vistas ao referenciamento de usuários aos serviços disponíveis em cada área e à definição de ações específicas. Para melhor compreensão do território enquanto espaço-população, são importantes, dentre outros, os seguintes conceitos:[6]

- distrito-sanitário: corresponde a uma subdivisão administrativa municipal, definida por critérios políticos-administrativos. Contudo, aplicado a um conjunto de pequenos municípios adjacentes, um distrito sanitário pode corresponder a um arranjo político-administrativo não submunicipal, mas supramunicipal, com vistas a otimizar recursos e conferir viabilidade econômica à

instalação e à disponibilização de equipamentos e recursos para a população da sua área de abrangência;
- área de abrangência: área de responsabilidade de uma unidade de saúde, definida por critérios de acesso e fluxo da população, e composta por vários setores censitários. Embora, habitualmente, esse conceito seja utilizado tendo por referência uma unidade de saúde, não é restrito a esse nível de delimitação territorial (unitário), podendo se aplicar também a um conjunto de unidades envolvidas em diferentes níveis de atenção (um distrito sanitário, p. ex.) ou mesmo a toda uma região de saúde;
- microáreas de risco: espaços de perfil epidemiológico conhecido e objeto de permanente atualização e que se caracterizam por apresentarem necessidades comuns para a programação de ações específicas;
- domicílio: o conhecimento em nível domiciliar é necessário para as atividades de controle da saúde e definição de prioridades.

Quando se trata de estabelecer políticas de saúde bucal em qualquer nível governamental, também é preciso territorializar a gestão, no sentido de identificar micro ou macrorregiões com características, problemas, culturas e necessidades específicas. As desigualdades, que são marcantes em nosso país, exigem planejamento diferenciado para a vigilância da saúde.

Ao compor as equipes de saúde, os profissionais frequentemente executam seu trabalho sem o conhecimento aprofundado da realidade das comunidades em que atuam. Isto deriva tanto da formação quanto da concepção predominante do que é, ou deve ser, o trabalho em saúde. O conhecimento e a permanente atualização do perfil epidemiológico reaveram investigações complexas, que servem tanto ao planejamento global das políticas de saúde como à avaliação das ações programáticas. No entanto, a produção e a apropriação desse conhecimento e a transposição para seus territórios são atividades que exigem esforços, articulação entre saberes, disposição e compromisso ético. Os conhecimentos gerados por estudos epidemiológicos necessitam ser apropriados pelos trabalhadores da equipe de saúde e pela população, para que os dados produzidos sejam de fato transformados em informação, e para que essa informação possa instruir a ação, da qual se espera impacto efetivo na saúde da coletividade. Este 'encontro' de saberes não ocorre espontaneamente, sendo necessário que as instituições desenvolvam políticas de educação permanente que viabilizem a apropriação desse conhecimento pelas equipes de saúde.

Para sistematizar os dados do território, deve ser construído um mapa básico inicial. Este, além das características geográficas de delimitação da área (ruas, bairros, distritos sanitários), deve apontar para as condições demográficas, epidemiológicas, equipamentos sociais instalados (creches, escolas, associações, igrejas), indicando as áreas de abrangência de cada serviço de saúde e fluxos de acesso. Outros mapas temáticos podem ser utilizados, localizando as microáreas de risco para os principais problemas detectados. A justaposição desses mapas permite a visualização dos dados do espaço-território-trabalho.[1]

Um olhar epidemiológico sobre a saúde bucal da população do território incluirá um mapeamento dos principais problemas na área, dos principais fatores de risco e de como a população vem resolvendo suas necessidades.

Alguns dados para a produção do quadro epidemiológico podem ser obtidos a partir de cadastros e de sistemas de informação de serviços de saúde, mas dependem de outros estudos para confirmar as características da saúde-doença na população da área. A coleta de dados diretamente no domicílio tem sido pouco utilizada na produção de informações no âmbito da saúde bucal em especial para caracterizar a situação de outros grupos etários que não os da população infantil, normalmente oriunda de pesquisas epidemiológicas em estabelecimentos públicos de ensino.[7]

Em um período mais recente, o perfil epidemiológico da saúde bucal da população brasileira vem sendo investigado periodicamente por meio de inquéritos populacionais de abrangência nacional, conhecidos como SB Brasil,[8] com vistas a identificar as características populacionais dos principais agravos à saúde nessa área (cárie, doença periodontal, má oclusão, edentulismo, fluorose), em diferentes grupos etários: bebês, crianças, jovens, adultos e idosos. Em alguns Estados, as amostras têm sido ampliadas, dando origem a estimativas válidas também para essas unidades federativas, como em São Paulo e no Rio Grande do Sul, entre outros. A metodologia e os instrumentos utilizados vêm sendo disponibilizados pelas Secretarias de Estado da Saúde e pelo Ministério da Saúde e a coleta dos dados envolve amplamente os profissionais do SUS, tanto em nível federal quanto estadual e municipal. O marco mais remoto dessa iniciativa é o levantamento realizado pelo Ministério da Saúde em 1986, que se ampliou com o SB Brasil 2003 e se consolidou com o SB Brasil 2010, oficialmente conhecido como Pesquisa Nacional de Saúde Bucal 2010. A perspectiva do Projeto SB Brasil é que a cada década o País possa dispor de informações atualizadas sobre a situação de saúde bucal em nível nacional, com a produção de uma base de dados capaz de gerar dados para o Brasil como um todo e, também, para vários domínios como as capitais estaduais, as cinco macrorregiões e o interior de cada macrorregião. Trabalha-se, portanto, com a expectativa de realização do SB Brasil 2020, 2030, 2040, e assim por diante.

Busca-se, com a realização periódica desses inquéritos populacionais, estruturar e consolidar um sistema nacional de vigilância epidemiológica em saúde bucal, como parte da Política Nacional de Vigilância em Saúde, e produzir um quadro dos problemas do setor, específicos ou compartilhados com outras áreas, que possam subsidiar o planejamento e organização dos serviços locais. Os dados gerados pelo Projeto SB Brasil estão disponíveis, em meio eletrônico, no site do Ministério da Saúde (www.saude.gov.br).[9]

Quando não se dispõem de informações específicas sobre a realidade local, estimativas obtidas desse banco nacional, com informações sobre macrorregiões e capitais estaduais, podem ser úteis para a tomada de decisão. Com os ajustes e cautelas devidos, essas informações podem auxiliar na programação local, reorientação das ações e priorização de grupos mais suscetíveis, observando-se a estratificação por região, localização geográfica, grupos etários ou outras variáveis.

No entanto, cabe enfatizar que o conhecimento sobre a comunidade, para definir as ações no território local, na ótica da Vigilância da Saúde, requer compreender o estudo epidemiológico para além das características, muitas vezes, assumidas por esse tipo de conhecimento. É importante, nesse sentido, reconhecer que a Epidemiologia é uma área da saúde coletiva cuja produção de conhecimentos requer o uso de saberes com origem em diferentes disciplinas, sendo, portanto, compatível tanto com delineamentos de grande sofisticação acadêmica, quanto com o conhecimento originado em estudos relativamente simples, descrições breves, estimativas rápidas das necessidades da população. Constitui um erro, convém assinalar, associar o valor de conhecimentos epidemiológicos com a sofisticação dos delineamentos ou desenhos de pesquisas. Ambas são necessárias, tanto as desenvolvidas a partir de delineamentos e análises mais complexas e sofisticadas, quanto as decorrentes de desenhos e análises estatísticas mais simples. Ambos os tipos são igualmente necessários e importantes.

Entender o que são necessidades de cuidados à saúde para uma população implica incluir não apenas os distúrbios na saúde e no bem-estar, mas também os recursos disponíveis para prover o cuidado adequado e a manutenção do estado saudável. Além disso, é preciso considerar a percepção subjetiva do indivíduo suplementada por informações sociais e culturais. Assim, pode-se conceituar como necessidade sentida ou percebida aquela que é expressa por demanda do próprio cidadão, enquanto a necessidade normativa é dominada pelo olhar clínico do profissional que julga e determina, com base em conhecimentos adquiridos, a quantidade e o tipo de cuidados a serem dispensados para que as pessoas continuem ou se tornem saudáveis.[10] Contudo, a noção de 'necessidade' em saúde é bastante complexa, não podendo ser reduzida à dimensão individual a que frequentemente fica restrita. Tais necessidades vão muito além das necessidades sentidas ou normativas, no plano individual. Portanto, saúde bucal corresponde a um conjunto de condições objetivas (biológicas) e subjetivas (psicológicas) que possibilita ao ser humano exercer funções como mastigação, deglutição e fonação, além da dimensão estética que promove a autoestima, possibilitando o exercício do relacionamento social sem inibição ou constrangimento.[11] Essas condições devem corresponder à ausência de doença ativa em níveis tais que permitam ao indivíduo exercer as mencionadas funções, de modo que lhe pareçam adequadas e lhe permitam sentir-se bem, contribuindo dessa forma para sua saúde geral. Assim, para ser coerente com essa compreensão, é indispensável admitir que há necessidades em saúde bucal que se constituem em necessidades sociais e cuja satisfação requer ações para além das desenvolvidas pela área odontológica ou mesmo pelo setor saúde.

Portanto, em relação à saúde bucal, algumas formas de conhecimento da realidade e das necessidades da população passam por aplicação de tecnologias simplificadas de coleta de dados ou levantamentos, que possibilitam conhecer os principais problemas, identificar a quantidade de pessoas afetadas e estabelecer vínculos dirigidos à equidade na atenção à saúde, incluindo a percepção da saúde por pessoas leigas e pela comunidade. É fundamental destacar que esse olhar não deve ser estabelecido pela equipe de saúde de modo vertical e unilateral. As necessidades devem ser identificadas por meio de uma ação transversal e interdisciplinar que envolva a coletividade não apenas como objeto de estudo, mas como sujeitos do conhecimento que se propõe produzir sobre suas próprias necessidades em saúde.

Aspectos relacionados à presença de dor, sangramento gengival, perda dentária, autopercepção da saúde bucal, uso e necessidade de prótese e presença de lesões podem ser incluídas em entrevistas a serem realizadas por agentes de saúde ou auxiliares de odontologia, e utilizadas na área de abrangência de uma unidade de saúde. Um elenco mais amplo de questões também pode estar presente nos instrumentos de coleta de dados.

A técnica de estimativa rápida[12] tem sido considerada adequada às demandas dos sistemas locais. É um modo de obter informações sobre um conjunto de problemas, baseado na percepção da população, em curto período de tempo e com baixo custo. Seu objetivo é envolver a população na identificação das necessidades junto com gestores, organizações não governamentais e outras instituições. A estimativa rápida permite conhecer os problemas sentidos, mas não quantifica o número de pessoas afetadas podendo, mesmo assim, ser útil para o estabelecimento de um plano de ação.

Definindo ações e prioridades

As ações de vigilância da saúde buscam incidir sobre os determinantes e os condicionantes do processo saúde-doença bucal, contribuindo para melhorar a qualidade de vida e promover a construção de ambientes saudáveis, incluindo a preservação da segurança e da saúde do trabalhador nos processos de produção e consumo de bens e serviços.

Nessa perspectiva, mais que apenas vigiar fatores de risco, a Vigilância da Saúde volta-se para identificar fatores de proteção e promover sua viabilidade ao centrar seus esforços na compreensão dos fatores que podem representar entraves à promoção da saúde de indivíduos e coletividades. Nesse sentido, a inclusão da escuta qualificada dos problemas e necessidades dos usuários, a recepção, o diálogo e o amparo, caracterizam o acolhimento como um processo de trabalho, no qual os trabalhadores tomam para si a responsabilidade sobre a realidade do seu território. Para isso, é necessário que os profissionais revisem suas práticas, capacitando-se para estabelecer prioridades de procedimentos através de negociação com os usuários e não apenas se atendo à aplicação de normas e rotinas.[13]

Historicamente, o risco às doenças bucais tem sido prioritariamente associado ao componente biológico, orientando a organização dos serviços para uma prática individual voltada à doença e ao doente. Na dimensão da vigilância, a avaliação de vulnerabilidade às doenças bucais deve ser quantificada e qualificada de modo integrado ao reconhecimento das características de ordem sociais, econômicas, culturais, ambientais e de acesso aos serviços de saúde.

A cárie dentária ainda é o mais prevalente problema de saúde bucal no Brasil, apesar do reconhecimento de modificações recentes no perfil de sua distribuição em crianças. O perfil epidemiológico da doença, conforme delineado pelo levantamento promovido pelo Ministério da Saúde,[9] aponta maior prevalência de necessidades nos grupos etários de 0 a 5 anos e adolescentes. Em função de acesso reduzido a tratamento precoce de restauração dentária, adultos e idosos apresentam um grande volume de perdas dentárias e necessidade de tratamentos especializados. Embora se constate o declínio na prevalência e magnitude da cárie em crianças, tem sido assinalada a manutenção do padrão de desigualdade na distribuição da doença na população, o que requer a continuidade dos esforços no enfrentamento da cárie, em termos populacionais.

Além da cárie, doença periodontal, maloclusão, dor, câncer bucal, maformação congênita (fendas labiopalatais), traumatismos dentofaciais e a fluorose dentária são problemas relevantes de saúde bucal. Além de observar essas condições, as equipes de saúde devem atentar para outros tópicos, que devem ser incorporados à agenda da vigilância da saúde: dificuldades de acesso da população aos serviços de saúde bucal, manifestações orais de doenças sistêmicas e de doenças ocupacionais, uso do açúcar, tabagismo, atenção aos grupos sistematicamente excluídos da atenção (portadores de deficiência, população rural, trabalhadores urbanos), qualidade da água e uso de flúor, além das demandas apresentadas espontaneamente pela população.

Frente às prioridades locais, ressalta-se a importância de a equipe de saúde desenvolver a sensibilidade para compatibilizar a aplicação do conhecimento técnico com os interesses da comunidade. O interesse pelas questões de saúde bucal, em especial pela prevenção da cárie e recuperação de suas sequelas, nem sempre é manifestado pela comunidade. Nesse sentido, é necessário que a equipe de saúde entenda que a saúde bucal não é atribuição específica da Odontologia, e que todos podem informar e motivar a população para potencializar as intervenções. Nesses casos, distinguir necessidade sentida ou normativa, de necessidades sociais, tem papel estratégico.

Compondo parcerias para intervenções sobre os problemas e necessidades

Para serem efetivas, as práticas de Vigilância da Saúde devem ser definidas a partir da articulação da equipe de saúde com a sociedade e com outros setores governamentais. Reconhece-se, assim, a importância do agir intersetorial na resolução dos problemas coletivos de saúde. É uma nova forma de trabalhar, governar e construir políticas públicas, buscando superar a fragmentação dos conhecimentos e das estruturas sociais, e assim obter efeitos mais significativos na saúde da população.[14] Neste sentido, o conhecimento da legislação sanitária é fundamental para embasar as ações de vigilância, assim como respaldar-se tecnicamente com as publicações disponíveis em sítios oficiais para uma prática eficiente e atualizada (Anexo A).

A produção de conhecimentos em saúde coletiva cada vez mais se abre ao diálogo com outros campos de saber, delineando um processo que extrapola seus eixos disciplinares. A situação atual e as tendências identificadas em cada um desses eixos (epidemiologia, planejamento, gestão em saúde e ciências sociais) apontam para a incorporação de enfoques de outras áreas que problematizem a aproximação interdisciplinar.[15]

Para desencadear uma ação intersetorial, é preciso definir temas que de fato possibilitem a integração entre os setores. Temas amplos são mais fáceis de iniciar uma articulação: qualidade de vida, exclusão social, saúde da mulher, violência, questões relacionadas aos resíduos. Mesmo problemas classicamente tratados de modo intrasetorial, como as doenças bucais, devem passar a serem examinados de modo intersetorial.

É conhecido o histórico isolamento da Odontologia, em seu esforço para a promoção da saúde. Nesse sentido, práticas intra e intersetorial tornam-se a utopia a ser construída no cotidiano dos serviços e das coordenações de saúde, em diferentes instâncias de gestão. Este agir deve ser capaz de induzir uma ousada articulação e integração entre os diferentes setores (saúde, educação, ambiente, comunicação, assistência, obras), órgãos, instituições, sociedade organizada e principalmente na interação permanente com o cidadão. Essa articulação inclui a responsabilização dos profissionais pelos moradores do território onde atuam e não apenas pelos que buscam os serviços, além da corresponsabilização dos indivíduos pela defesa de sua própria saúde.

Cabe ressaltar que a referida articulação da equipe com a população deve ser orientada na perspectiva do cuidar, que significa pensar, colocar atenção, mostrar interesse, preocupar-se, inquietar-se e responsabilizar-se: "o cuidado é mais que uma virtude, é um modo de ser".[16] Assim, a equipe incorpora uma forma peculiar de assistência à saúde na qual se cuidam dos sujeitos ao mesmo tempo em que se incentiva o autocuidado.

É fundamental o esforço em promover a autonomia dos usuários, tanto elevando sua capacidade de compreender seus próprios problemas, quanto de agir sobre eles.[17] É necessário substituir as práticas convencionais de educação para a saúde, herdeiras do sanitarismo tradicional, e incorporar novas linguagens mais interativas no relacionamento com os diversos públicos.

Articulação entre ações de prevenção, promoção e recuperação

A articulação das ações para atenção à saúde bucal, no modelo da vigilância da saúde, completa a sequência apresentada neste capítulo como possibilidade de um novo agir em saúde. O princípio da integralidade da atenção, definido na Lei 8.080/90,[18] objetiva pensar a saúde como reflexo harmonioso do equilíbrio de todos órgãos, funções e sistemas do indivíduo, harmonia essa que se estende ao campo biológico, econômico e social. A responsabilidade em cuidar desse equilíbrio, demanda o uso de todos os instrumentos da promoção da saúde: a prevenção, o diagnóstico, o acompanhamento e o tratamento, a reabilitação de sequelas.

No Brasil, a Odontologia tem enorme débito com a saúde bucal da população. Para supri-lo, é necessário estabelecer uma rede de atenção integral, potencializando os recursos locais. O desenvolvimento de projetos conjuntos entre as faculdades de Odontologia e a rede pública, abrindo campos de estágio em equipamentos sociais (escolas, creches, asilos), pode permitir a integração do aluno com o sistema de saúde local, a ampliação do acesso e o desenvolvimento de vínculos com serviços e comunidade. Reforça-se, assim, o estabelecimento de uma rede de cuidados e proteção com estímulo às ações coletivas e educativo-preventivas.

Ressalta-se, pois, algumas ações que devem ser observadas na vigilância da saúde bucal:

- organizar a assistência à saúde bucal, em todas as faixas etárias, de modo gradativo, ampliado e inovador, em especial para o controle e tratamento da cárie, doença periodontal e câncer bucal, baseada em evidências científicas e apoiada na vigilância epidemiológica;
- garantir condições de biossegurança aos usuários e trabalhadores dos serviços odontológicos;
- garantir acesso a medidas de amplo alcance para a promoção da saúde e prevenção dos problemas;
- garantir a integralidade da atenção à saúde bucal, proporcionando o acesso aos tratamentos de maior complexidade, de acordo com o princípio da equidade.

Um exemplo atual de política pública implementada pela Coordenação Geral de Saúde Bucal do Ministério da Saúde, refere-se à criação dos Centros de Especialidades Odontológicas (CEO),[19] preenchendo uma lacuna na atenção aos problemas de média complexidade, qualificando e estendendo a prática odontológica para a equidade do cuidado. Além do atendimento básico ampliado com a inclusão de equipes de saúde bucal na Estratégia de Saúde da Família, o Programa Brasil Sorridente implementado pelo governo federal a partir de 2004 passou a oferecer à população tratamento odontológico especializado na rede pública. A inclusão de especialidades como a Endodontia, Periodontia, Cirurgia, diagnóstico de câncer bucal e atendimento a pacientes com necessidades especiais vem sendo gradativamente organizada nessa rede de aproximadamente mil unidades em todo o país no final da primeira década do século XXI. Também implantes dentários e tratamento ortodôntico passaram a ser realizados, sob condições, desde o final de 2010.[19]

Organização de sistemas de vigilância em saúde bucal

Os sistemas de vigilância em saúde devem ser organizados com base em conhecimentos científicos, utilizando métodos, indicadores e procedimentos adequados para o conhecimento e a intervenção na realidade, de forma a promover e proteger a saúde bucal da população, prevenindo a ocorrência de agravos pelo controle das situações que afetam a saúde. Para tanto, é necessário promover a integração das vigilâncias sanitária, epidemiológica e ambiental. Em Odontologia, essas práticas conjuntas podem ser representadas por meio das seguintes operações:

- vigilância sobre problemas de maior prevalência por ciclos de vida – cárie dentária, doença periodontal, má oclusão, edentulismo, lesões cancerizáveis;
- vigilância em serviços odontológicos e saúde do trabalhador – prevenção e controle de doenças transmissíveis e ocupacionais no ambiente odontológico, incluindo a vigilância de resíduos tóxicos (mercúrio, agentes químicos) e contaminantes (sangue, secreções e perfurocortantes);
- vigilância de águas e produtos que contenham flúor – controle dos teores de flúor nas águas de abastecimento, da fluorose em áreas endêmicas, do flúor em medicamentos, alimentos e água mineral.

Nesse sentido, um avanço na organização de Sistemas de Vigilância em Saúde Bucal no país vem sendo a implantação de uma rede de Centros Colaboradores em Vigilância da Saúde Bucal (CECOL), constituída por universidades e centros de pesquisa, credenciados pelo Ministério da Saúde, para apoiar ações de vigilância da saúde bucal desenvolvidas no âmbito do SUS. A constituição da Rede CECOL decorre de decisão do Comitê Técnico Assessor (CTA) de Vigilância em Saúde Bucal, criado por meio da Portaria MS/SAS nº 939, de 21/12/2006. O CTA elaborou o plano de estruturação e implantação do componente de vigilância da Política Nacional de Saúde Bucal e deu início, no final de 2007, à instalação de oito Centros Colaboradores em universidades brasileiras. Buscou-se, assim, melhorar a qualidade da gestão setorial com o objetivo de dotar o país de um sistema de vigilância assentado em informações confiáveis.

Vigilância sobre os principais problemas à saúde bucal da população

Como parte das ações de vigilância, o controle epidemiológico dos principais agravos em saúde bucal, nos municípios, visa a:

- criar instrumentos de registros epidemiológicos que retratem situações de vulnerabilidade biossocial, os quais determinam riscos à saúde bucal;
- pesquisar nos bancos de dados as informações necessárias para o diagnóstico situacional do território e da população moradora nas áreas de responsabilidade dos serviços de saúde;
- realizar pesquisas e inquéritos epidemiológicos, de acordo com as prioridades identificadas numa relação de escuta inclusiva com a população;
- capacitar os trabalhadores em saúde (agentes comunitários, extensionistas rurais, lideranças comunitárias, auxiliares de serviços de saúde, dentistas, médicos, enfermeiros, nutricionistas, entre outros), aperfeiçoando o olhar epidemiológico em todos os níveis de complexidade e criando uma rede de solidariedade na proteção e identificação de situações de riscos;
- produzir material educativo de apoio;
- criar protocolos, rotinas e sistemas de informações;
- alimentar sistematicamente os bancos oficiais de informações em saúde;
- avaliar sistematicamente as informações e resultados obtidos, planejando ações continuadas de vigilância, de acordo com a realidade local.

A educação em saúde é uma estratégia importante no sistema de vigilância epidemiológica. Uma ação interdisciplinar para identificação e vigilância de possíveis agentes carcinogênicos, por exemplo, deve incluir ampla comunicação em escolas (promoção de hábitos saudáveis e antitabagismo), em locais de trabalho, nas áreas e populações vulneráveis (zona agrícola, fumantes).

A comunicação em saúde deve ser o mais abrangente possível e incluir fatores comuns de risco. Doenças como cárie, câncer, diabetes, obesidade, acidentes cardiovasculares e doença periodontal podem ter origem em fatores comuns como a dieta, tabagismo, estresse, higiene. Assim, os esforços devem ser orientados para a saúde geral da população por meio da redução dos riscos e da promoção da saúde. No Rio Grande do Sul (RS), durante a 1ª Semana de Saúde Bucal, instituída pioneiramente sob a forma de lei,[20] uma das estratégias utilizadas para alertar a população sobre riscos à saúde bucal em diferentes etapas da vida (bebês, gestantes, crianças, adultos e idosos) foi a veiculação de mensagens educativas com ampla abordagem nos meios de transporte urbano das grandes cidades.

O quadro 6.2 apresenta a base de um programa de controle e vigilância que pode ser aplicado a qualquer agravo, assim como o quadro 6.3 apresenta um instrumento utilizado no programa para acompanhamento e controle do câncer no RS. Ainda que se refira a uma experiência específica estadual é pertinente o registro neste capítulo, tendo em vista o alcance e significado, teórico e prático, das ações que vêm sendo realizadas.

Sistema de vigilância em serviços odontológicos e saúde do trabalhador

Vigilância em serviços odontológicos

O controle de infecção ainda não ocupa um lugar de destaque nas rotinas de trabalho praticadas por profissionais em todo o país. O fato de os cirurgiões-dentistas realizarem procedimentos invasivos, muitas vezes trabalhando de modo isolado, e deficiências na formação acadêmica, quanto à teoria e à prática de um controle efetivo de doenças transmissíveis nos estabelecimentos odontológicos, deveriam justificar a regulação de seus ambientes de trabalho por parte do poder público[4].

A definição de uma linha de intervenção dirigida a ampliar o alcance e efetividade das ações de vigilância direcionadas aos profissionais e serviços de Odontologia é fundamental para a adoção de medidas eficazes para o controle de doenças transmissíveis nesses ambientes. Ressalta-se a importância da participação das Universidades na adoção e ensino das práticas do controle de infecção no ambiente odontológico, permitindo aos alunos se comprometerem com uma prática odontológica segura.

Desconhecimento e falhas no processo de esterilização e armazenamento dos instrumentais clínicos, ausência de desinfecção no ambiente e nos equipamentos, destinação incorreta dos resíduos contaminados e tóxicos, são condições que ainda afetam a prática odontológica pública e privada, constituindo-se em situações de risco para a equipe odontológica, seus pacientes e para o meio ambiente.

Quadro 6.2 – Vigilância da saúde bucal.

Itens Básicos de Programas de Vigilância de Agravos em Saúde Bucal
• Desenvolver intervenções centradas na promoção da saúde, incluindo ações individuais e coletivas de prevenção dos agravos, para todas as faixas etárias, direcionadas ao controle dos fatores e condições de risco, estimulando o exame sistemático da cavidade bucal para a detecção precoce pelos profissionais de saúde.
• Territorializar o cuidado, desenvolvendo responsabilidade epidemiológica sobre o espaço-população a partir das unidades de saúde e interligando a uma rede hierarquizada de atenção, capacitando toda a equipe (profissionais, auxiliares, agentes, extensionistas rurais, professores) para o olhar diferenciado que detecta alterações.
• Criar um sistema de investigação/informação em cidades polos, ou no município, que permita monitorar a prevalência e a incidência do problema.
• Criar sistemas de informação e notificação para casos suspeitos, desenvolvendo as bases da vigilância epidemiológica.
• Informar sistematicamente a população sobre locais de referência e criar redes de comunicação em saúde.
• Informar permanentemente os profissionais da saúde sobre situações de risco, novos conhecimentos e unidades de referência.
• Desenvolver ações específicas de busca ativa de indivíduos em risco.
• Oferecer periodicamente cursos que permitam a educação permanente de dentistas, auxiliares e técnicos da rede, aprimorando conhecimentos específicos.
• Divulgar sistematicamente dados de morbidade dos sistemas de informação em saúde, identificando grupos populacionais e áreas de risco, e implementando ações multissetoriais.

Quadro 6.3 – Programa de vigilância e controle do câncer bucal.

Referência Primária
Boletim de Vigilância e Controle do Câncer Bucal
CRS: _____ Município: _____
Unidade de Saúde: _____ Profissional: _____
Mês: _____ Ano: _____

Profissionais que Encaminharam Pacientes	Número
Consultantes examinados	
Pacientes com suspeita de câncer bucal	
Biópsias realizadas	
Casos diagnosticados	
Casos encaminhados para tratamento	
Consultantes contra referenciados	
Consultantes em controle	
Consultantes referenciados para nível secundário	

Casos Confirmados

Nome	Endereço	Data de Nascimento	Identificação Neoplasia	Sexo	Encaminhamento

Fonte: Secretaria da Saúde/RS.

As práticas de vigilância em saúde, quando associadas ao conhecimento e compreensão das legislações que sustentam suas ações, possibilitam uma mudança positiva na qualidade da atenção à saúde prestada nos serviços odontológicos do município[21].

A ausência de legislação federal específica, estabelecendo parâmetros e regulamentando as ações de controle de infecção e biossegurança no ambiente odontológico, tem dificultado a implementação de sistemas de vigilância nos estados e municípios. Em função disso, torna-se ainda mais premente a regulamentação das práticas e rotinas do controle de infecção e biossegurança aplicada à Odontologia.

É importante organizar uma estratégia de disseminação de informação, visando divulgar ao público, as ações e temas de interesse sobre biossegurança na prática odontológica. Orientações coletivas e publicações com o objetivo de compreensão das exigências das normas estadual e municipal são exemplos disso. Os Conselhos Regionais de Odontologia podem ser grandes parceiros na divulgação desses temas.

A organização do sistema deve propiciar o reconhecimento do universo de estabelecimentos de interesse para a vigilância (consultórios, clínicas privadas e filantrópicas; rede pública; sindicatos; universidades) e a priorização das ações, conforme o risco envolvido. Além disso, a vigilância de serviços odontológicos é responsável também pelo atendimento de denúncias sobre serviços ou profissionais; vistorias em serviços odontológicos (anexo B), em investigação epidemiológica para hepatite dos tipos B e C; fornecimento de alvará de saúde de estabelecimentos odontológicos e protéticos.

A capacitação de profissionais envolvidos na atenção à saúde bucal, por meio de orientações coletivas sobre o controle de infecções, possibilita uma prática mais segura e consciente quanto às normas de biossegurança. Essa estratégia cria uma oportunidade singular de tratar dessa questão como sendo de responsabilidade coletiva, aprofundando conhecimentos e favorecendo a aproximação por meio do vínculo, dimensões ainda pouco valorizadas nas práticas de vigilância.[21]

Por fim, envolvendo todas essas etapas, faz-se necessário romper com a tradição tecno-burocrática, característica histórica de sistemas de vigilância que, frequentemente, implicam enorme gama de exigências e dificuldades sem justificativas pertinentes.

Na rede pública de saúde, com o objetivo de implementar medidas relacionadas à promoção de ações seguras às equipes e usuários, pode-se iniciar o processo com um breve diagnóstico, realizado a partir de um questionário (anexo C), no qual a equipe técnica local possa responder questões relativas ao funcionamento e área física das Unidades Sanitárias associadas às normas e rotinas de biossegurança. Se o território em análise for pequeno, visitas para a coleta dos dados podem ser úteis para agilizar o processo. As respostas devem ser classificadas por peso, para que a nota geral remeta ao risco associado a cada Unidade de Saúde (alto, médio e baixo) e determine as prioridades para a implementação das mudanças. A padronização e adequação das rotinas dos ambulatórios de toda a rede pública, quanto à biossegurança, independe deste resultado e deve ser adotada por todas as Unidades de Saúde. A composição de uma Comissão de Biossegurança pode ser a primeira iniciativa para a obtenção das mudanças necessárias.

Gerenciamento dos resíduos gerados nos serviços odontológicos: respeitando o meio ambiente

Os resíduos de saúde são considerados, entre outros, todos aqueles provenientes de qualquer unidade que execute atividade de natureza médica assistencial humana ou animal; aqueles provenientes de centros de pesquisa, desenvolvimento ou experimentação na área de farmacologia e saúde; medicamentos e imunoterápicos vencidos ou deteriorados.[22]

O gerenciamento de resíduos deve ser implantado como rotina nos serviços odontológicos e contempla os aspectos referentes à geração, segregação, acondicionamento, coleta, armazenamento, transporte, tratamento e disposição final, bem como a proteção da saúde pública. Nos ambulatórios odontológicos, são gerados resíduos comuns e recicláveis (Grupo D), infectantes (Grupo A) e químicos (Grupo B). É necessária sua segregação correta, pois a legislação determina um Plano de Gerenciamento de Resíduos de Saúde que deve ser elaborado pelo gerador dos resíduos (profissional de saúde ou instituição), de acordo com os critérios estabelecidos pelos órgãos de vigilância sanitária e meio ambiente, federais, estaduais e municipais.[22]

Os Centros de Vigilância em Saúde devem solicitar que, junto com os documentos obrigatórios ao licenciamento de clínicas e consultórios odontológicos, seja comprovado que o serviço está vinculado a algum serviço de coleta especial para os resíduos contaminados, evitando desse modo o seu descarte em espaços públicos.

O mercúrio presente em restaurações dentárias, além de representar a fonte mais comum de intoxicação profissional em estabelecimentos odontológicos, é um resíduo químico perigoso, quando descartado no meio ambiente.

Os resíduos farmacêuticos e químicos, representados na Odontologia por medicamentos vencidos, germicidas, solução para revelação e fixação de radiografias, deverão ser encaminhados ao fabricante ou empresa tecnicamente competente para tratamento, que elimine sua periculosidade para a saúde pública ou para ao meio ambiente.[22]

Para o estabelecimento de uma rede organizada de coleta de resíduos e de proteção à população e ao meio ambiente, é determinante o entendimento da gestão municipal e dos centros de vigilância em saúde sobre a responsabilidade na sua estruturação. Um programa desenvolvido no Rio Grande do Sul[23] instituiu uma rede de coleta dos resíduos de mercúrio oriundos do trabalho odontológico para reaproveitamento por empresas interessadas nesse resíduo e com custos reduzidos à instituição (Fig. 6.1). Os profissionais, ao participarem do processo, recebem orientações e certificados de colaboração como estímulo ao desenvolvimento da consciência sanitária (Quadro 6.4).

Saúde do trabalhador

Em relação à saúde do trabalhador, a equipe de saúde bucal está sujeita a inúmeros riscos relacionados ao trabalho odontológico devido ao grande número de fatores a que está exposta diariamente. Acidentes com objetos perfurocortantes, manipulação e inalação de substâncias químicas, perda de audição progressiva são exemplos associados à pratica odontológica. Tais riscos podem ser reduzidos por alternativas preventivas, tais como:

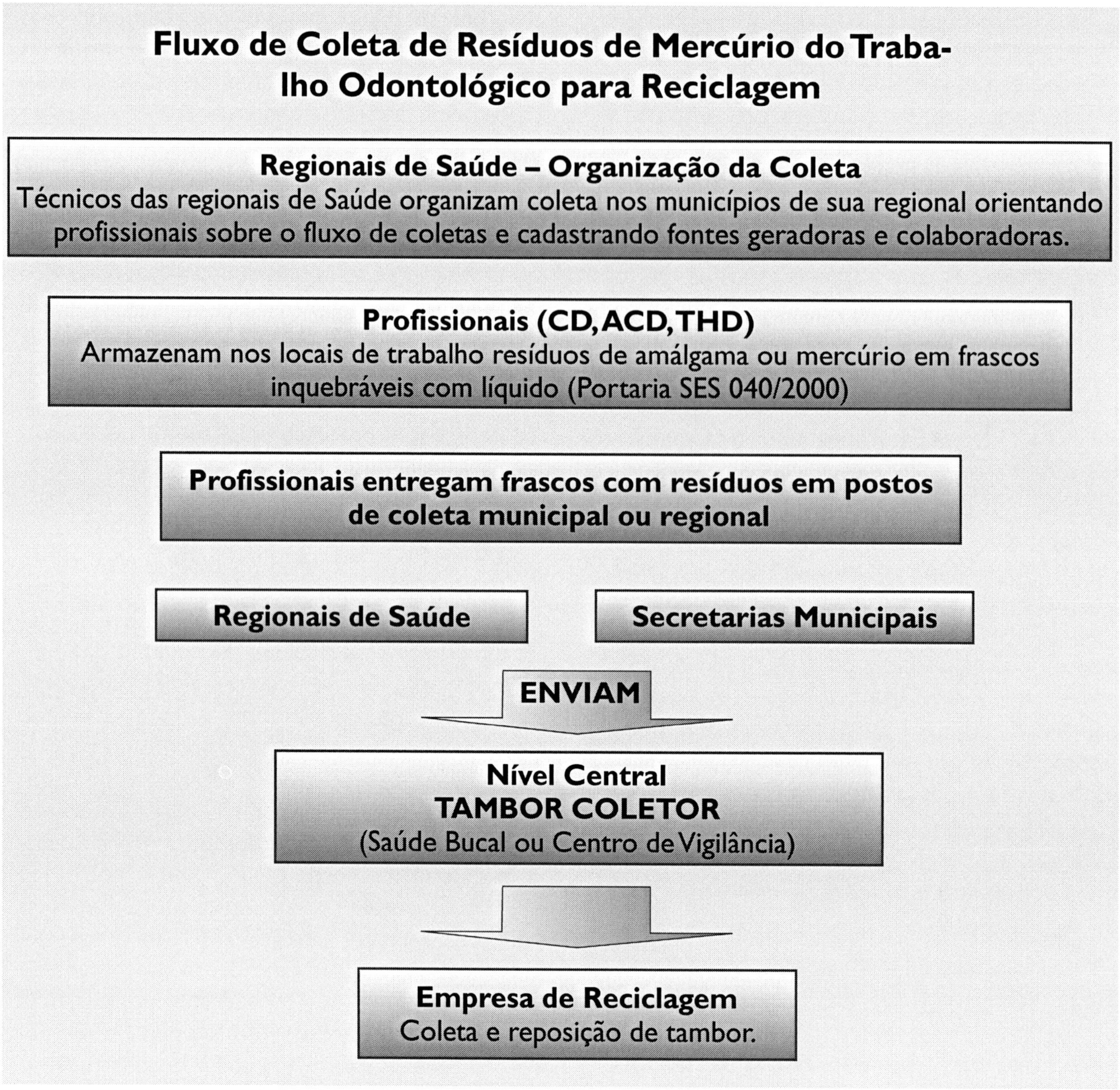

Fluxo de Coleta de Resíduos de Mercúrio do Trabalho Odontológico para Reciclagem

Regionais de Saúde – Organização da Coleta
Técnicos das regionais de Saúde organizam coleta nos municípios de sua regional orientando profissionais sobre o fluxo de coletas e cadastrando fontes geradoras e colaboradoras.

Profissionais (CD, ACD, THD)
Armazenam nos locais de trabalho resíduos de amálgama ou mercúrio em frascos inquebráveis com líquido (Portaria SES 040/2000)

Profissionais entregam frascos com resíduos em postos de coleta municipal ou regional

Regionais de Saúde **Secretarias Municipais**

ENVIAM

Nível Central
TAMBOR COLETOR
(Saúde Bucal ou Centro de Vigilância)

Empresa de Reciclagem
Coleta e reposição de tambor.

Fig. 6.1 – Fluxo de coleta dos resíduos de mercúrio. Fonte: Secretaria da Saúde/RS.

Quadro 6.4 – Armazenamento e transporte dos resíduos de mercúrio.

• Os resíduos de mercúrio provenientes de restaurações de amálgama, de frascos de mercúrio, termômetros e outros devem ser armazenados de preferência em frascos de superfícies rígidas, inquebráveis, com tampa que permita vedamento total e de preferência de boca larga.
• Os resíduos deverão ficar totalmente cobertos por material líquido preferencialmente água com vaselina líquida ou fixador usado.
• Manter o recipiente hermeticamente fechado e em local de baixa temperatura, afastado de luz solar direta.
• Não colocar no frasco de resíduos nenhum outro material como papel, algodão, palitos.
• Para o transporte, acondicionar os frascos inquebráveis em caixas, verificando antes o vedamento total das tampas.

Fonte: Secretaria da Saúde/RS.

- implementação de protocolos atualizados de biossegurança;
- programa de imunização da equipe;
- educação da equipe de saúde bucal considerando os princípios do controle de infecção e sobre os riscos ocupacionais;
- identificação dos riscos relacionados ao trabalho; e
- gerenciamento do atendimento e apoio médico quando de acidentes de trabalho, em especial aos acidentes com material biológico.

Equipes aderem-se mais facilmente aos programas de controle de riscos associados ao trabalho quando entendem sua racionalidade. Políticas claramente escritas, procedimentos e orientações podem ajudar na eficiência, consistência e coordenação efetiva de atividades. A equipe deve receber treinamento quando novas tarefas ou procedimentos afetarem a sua exposição ocupacional e, no mínimo, anualmente. A educação e a capacitação deveriam ser adequadas às funções específicas de cada profissional.[24]

Uma política clara de imunização deve ser implementada em todos os serviços odontológicos, públicos e privados, como parte essencial dos programas de prevenção e controle de infecção. A literatura documenta o alto risco da equipe à contaminação e transmissão de hepatite B, vírus da gripe, sarampo, caxumba, rubéola e varicela, doenças que podem ser prevenidas por vacinas.[24]

A inclusão de um capítulo específico sobre as responsabilidades dos empregadores na Portaria 40/2000 da SES/RS[25] garantiu mecanismo legal de proteção à saúde do trabalhador. Essa Portaria determina o papel dos empregadores no desenvolvimento e implementação de medidas para o manejo das situações de acidentes e assistência aos trabalhadores da equipe, conforme consta em seu artigo 2.1: "É de responsabilidade dos empregadores:

- a vacinação contra hepatite B para todos os profissionais da equipe de saúde bucal;
- o fornecimento de equipamentos de proteção individual em quantidade e qualidade adequadas de acordo com a presente norma, a todos os profissionais da equipe de saúde bucal;
- o encaminhamento dos profissionais, o registro e a notificação imediata, quando de acidentes punctórios com material biológico, de acordo com os protocolos estabelecidos pelos Ministérios da Saúde e do Trabalho;
- a adesão às medidas de precauções contidas nesta Norma;
- obrigatoriamente, estabelecer um intervalo entre as consultas para os procedimentos adequados ao controle de infecção no ambiente clínico;
- o acesso a exames recomendados pelo Ministério da Saúde para a detecção dos níveis de mercúrio e demais doenças ocupacionais".

Controle da qualidade da água e sistema de vigilância dos teores de flúor

No Brasil, um país cujas condições sociais, econômicas, culturais e de acesso à atenção à saúde determinam grandes desigualdades populacionais e regionais, é altamente indicada uma medida de saúde pública, como a fluoretação das águas, que permite reduzir desigualdades e controlar doenças.[26]

A partir de 2005, novos sistemas de fluoretação vêm sendo implantados nas diferentes regiões do país, ainda que distribuídos de maneira heterogênea. A Política Nacional de Saúde Bucal, Brasil Sorridente, mediante ação conjunta com a Fundação Nacional de Saúde (FUNASA) e convênios com as Secretarias Estaduais de Saúde ampliou a cobertura da fluoretação de águas no Brasil.[27]

A comparação entre os dados obtidos no Levantamento das Condições de Saúde Bucal da População Brasileira (Projeto SB Brasil 2003) relativos ao CPO-D (número médio de dentes cariados, perdidos ou obturados por indivíduo) dos municípios que têm água fluoretada e dos que não têm apontou diferenças notáveis. O CPO-D nas crianças de 12 anos de idade e adolescentes dos municípios que têm água fluoretada foi de 2,27 e 5,69 respectivamente. Já nos municípios que não têm flúor na água, o CPO-D médio das crianças de 12 anos de idade foi 3,38 (49% maior) e dos adolescentes, 6,56 (15% maior). Esses números, cujas características estatísticas mantiveram-se na edição de 2010 do Projeto SB Brasil, corroboram diferenças atribuídas ao benefício proporcionado pela fluoretação das águas, estando, portanto, de acordo com a vasta literatura científica sobre o tema.[26]

A fluoretação das águas, além de ser uma medida eficaz, prática e de baixo custo, quando utilizada nas concentrações adequadas e de modo contínuo, é também um método seguro. Entretanto, para que os benefícios dessa medida possam ser efetivamente alcançados na redução da cárie dentária, dois requisitos devem ser atendidos: sua continuidade, evitando-se interrupções no processo, e a manutenção de teores adequados de flúor ativo, de acordo com o preconizado para cada localidade.

É recomendável a implantação de sistemas de controle e monitoramento das medidas de saúde desenvolvidas pelo poder público (vigilância em saúde) e com a participação efetiva de outros setores e da população (controle social) para manutenção do padrão de qualidade e proteção da saúde dos indivíduos. A implantação dessas ações pelos municípios possui importante componente de defesa da qualidade de vida e da cidadania, à medida que permite expor à sociedade uma série de informações sobre fatores determinantes dos problemas de saúde em cada território.[28]

A redução da variabilidade do consumo mensal de fluossilicato de sódio usado na fluoretação das águas pelo Departamento Municipal de Águas e Esgotos de Porto Alegre (DMAE) fica evidente após a implantação do sistema de vigilância dos teores de flúor na cidade, no ano 1994 (Fig. 6.2). Na prática, isso representou a adequação dos teores de flúor nas águas e benefício para a população.

O **Programa Nacional de Vigilância em Saúde Ambiental Relacionada à Qualidade da Água para Consumo Humano** (VIGIÁGUA) foi implantado no Brasil no ano 2000, a fim de monitorar e planejar ações que venham a assegurar a qualidade da água oferecida à população.

Uma ferramenta imprescindível neste programa é a sistematização da informação como desencadeadora do processo "informação-decisão-ação". Nesse sentido, foi criado, em 2002, o Sistema de Informação de Vigilância da Qualidade da Água para Consumo Humano (SISÁ-

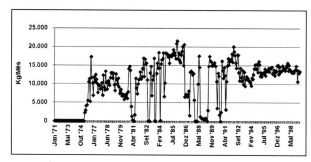

Fig. 6.2 – Consumo mensal de fluossilicato de sódio pelo Departamento Municipal de Águas e Esgotos de Porto Alegre (RS), para fluoretação de águas no período de 1974 a 1999. Fonte: DMAE – Departamento Municipal de Águas e Esgotos – Divisão de Tratamento, 1999.

GUA). O diagnóstico obtido a partir dos dados coletados possibilita aos gestores a tomada de decisões em torno dos sistemas de abastecimento, exigindo intervenções adequadas, quando necessário. Para tanto, os registros devem ser alimentados periódica e regularmente pelos órgãos de vigilância das secretarias municipais de saúde. Essa característica do SISÁGUA faz dele um sistema de informações ao mesmo tempo interativo e com deficiências, o que requer seu aperfeiçoamento contínuo para cumprir sua função nas práticas de vigilância em saúde.

Inicialmente identificado com o controle bacteriológico, apenas em 2003 incorporou a possibilidade de registros dos teores de flúor detectados em cada sistema de abastecimento. Constata-se, porém, que os dados sobre a fluoretação de águas no país não tem sido alimentados no SISÁGUA, o que o fragiliza enquanto um sistema capaz de apoiar efetivamente a vigilância da fluoretação.[29] Por essa razão, vêm sendo criados sistemas municipais, sobretudo em grandes cidades, e sistemas estaduais de vigilância dos teores de flúor nas águas de abastecimento.

Considerando a água fluoretada como um bem ou serviço que representa fator de proteção ao mesmo tempo em que implica risco à saúde, a sua distribuição, processo de produção e consumo deve ser controlado também pelas instituições do Estado. Com base neste princípio, a prefeitura do município de São Paulo implantou, em 1990, o primeiro sistema de vigilância dos teores de flúor nas águas de abastecimento público em nível municipal no país, com base no princípio do heterocontrole.[26] Paralelamente, no Rio Grande do Sul, um grupo técnico instituído pela Secretaria Estadual da Saúde e Meio Ambiente dedicava-se a desvendar a situação problemática em que se encontrava a fluoretação nos municípios gaúchos, dando origem, nesta mesma época, ao primeiro sistema de vigilância dos teores de flúor em nível estadual.[30]

O desenvolvimento destes sistemas, aliado às necessidades expressas em várias localidades, foi tomado como base para a elaboração pela Rede Cedros de um manual, que tem subsidiado a implantação de sistemas de vigilância sanitária da fluoretação de águas de abastecimento público em municípios brasileiros.[28]

Atualmente, para maior qualidade destes sistemas de vigilância da fluoretação, propõe-se:
- descentralizar o sistema de vigilância dos teores de flúor nas águas, incluindo ações como:
  » equipar laboratórios regionais de referência com fluorímetros; capacitar os profissionais da vigilância sanitária regional e municipal;
- definir mecanismos de correção, tais como:
  » sensibilizar os responsáveis pela coleta de amostras de água para a sistematicidade mensal da coleta e envio;
  » criar um sistema de mapeamento regional dos pontos de captação de águas e dosagens de flúor;
  » otimizar a capacidade operacional do laboratório de referência para análises das amostras de água;
  » advogar pela inserção de um profissional de Odontologia na Vigilância em Saúde;
  » capacitar os técnicos sanitários;
  » criar coordenação técnica do sistema de vigilância dos teores de flúor, em cada município;
  » normatizar rotinas e estabelecer fluxos;
- Controlar o consumo de água com excesso de flúor natural mediante:
  » definição de um sistema de notificação para casos de fluorose;
  » ampliação de conhecimentos sobre métodos e técnicas para desfluoretação das águas, apoiando linhas de pesquisa;
  » realização de investigações epidemiológicas sistemáticas nas áreas endêmicas;
  » associar-se na implementação de medidas locais e educativas para o controle da qualidade e do desperdício da água.

Com base em levantamentos das médias de temperaturas máximas do ar nos últimos anos, vários estados têm definido, através de portarias estaduais, o teor ótimo de flúor a ser agregado à água e seus limites de variabilidade aceitável. No Rio Grande do Sul, a Portaria SES nº 10/99 foi revisada por um Grupo Técnico Interinstitucional em 2009 e reiterou como teor ótimo 0,8 mgF/L, aceitando uma variação entre 0,6 mgF/L e 0,9 mgF/L. Já em São Paulo o teor ótimo recomendado através da Resolução Estadual SS250/95, é 0,7 mgF/L para a maior parte do território paulista, considerando uma variação entre 0,6 mgF/L e 0,8 mgF/L.

Com o objetivo de discutir a questão da concentração adequada de fluoretos em águas de consumo no país, o Centro Colaborador em Vigilância da Saúde Bucal da Universidade de São Paulo (CECOL/USP) realizou dois seminários sobre pesquisas e práticas de vigilância da fluoretação, em 2009 e 2011. Esses eventos contaram com a participação de pesquisadores e especialistas no assunto, possibilitando-lhes analisar estudos realizados em diferentes localidades brasileiras. Foram debatidos os múltiplos aspectos envolvidos no desafio de proporcionar água fluoretada de excelente qualidade para todos. O foco dos debates foi posto no problema da classificação das amostras de água, segundo o teor de flúor, com vistas à aprovação de um consenso técnico brasileiro sobre o tema. O "Documento de Consenso Técnico sobre a Classificação de Águas de Abastecimento Público, segundo o Teor de Flúor" resultante desses seminários está disponível no site do CECOL/USP (www.cecol.fsp.usp.br) e se constitui num instrumento de grande valor para as atividades de controle da fluoretação das águas, tanto as relacionadas ao controle operacional da medida nas estações de tratamento de água quanto às ações de vigilância sanitária, pelos órgãos de vigilância do SUS.

No referido documento, afirma-se que "As mensurações dos teores de flúor variam segundo uma escala contínua de valores".

Porém, a inclusão desses valores numa escala com apenas duas categorias, de tipo 'adequado'/'inadequado', reduz as opções de interpretação e atribuição de significado às características das amostras. Constata-se que uma classificação dicotômica, unidimensional, representa uma redução interpretativa indesejável. Para superar essa limitação, os pesquisadores participantes do *Seminário Vigiflúor-2011* recomendam que a avaliação do teor de flúor na água seja feita considerando-se, simultaneamente, as dimensões relacionadas ao benefício e risco, buscando-se aferir, em cada análise, as intensidades tanto do benefício preventivo da cárie dentária quanto do risco inerente à exposição ao flúor (natural ou agregado). Segundo evidências científicas, o risco inerente à medida, tal como preconizada em saúde pública, é a possibilidade de ocorrer fluorose dentária, em graus diferentes, com predomínio dos graus '*muito leve*' e '*leve*', na maioria dos casos sem relevância estética ou funcional.

Considerando a vigência das disposições da Portaria MS nº 635/1974, para avaliar a adequação dos teores de flúor em águas em função de temperatura do local, firmou-se um consenso para orientar a classificação das águas, pelos órgãos de vigilância em saúde, levando-se em conta, simultaneamente, o benefício e o risco, conforme os quadros a seguir.

Para localidades onde as médias das temperaturas máximas anuais situam-se abaixo de 26,3°C:

Quadro 6.5 – Teor de Flúor na Água (< 26,3°C).

Teor de Flúor na Água (em ppm ou mg F/L)	Benefício (prevenir cárie)	Risco (produzir fluorose dentária)
0,00 a 0,44	Insignificante	Insignificante
0,45 a 0,54	Mínimo	Baixo
0,55 a 0,64	Moderado	Baixo
0,65 a 0,94 (*)	**Máximo**	**Baixo**
0,95 a 1,24	Máximo	Moderado
1,25 a 1,44	Questionável	Alto
1,45 ou mais	Malefício	Muito Alto

(*) Observa-se que a melhor combinação benefício-risco ocorre na faixa de 0,65 a 0,94 mg F/L.

Para localidades em que as médias das temperaturas máximas situam-se entre 26,3 e 32,5°C:

Quadro 6.6 – Teor de Flúor na Água (26,3 a 32,5°C).

Teor de Flúor na Água (em ppm ou mg F/L)	Benefício (prevenir cárie)	Risco (produzir fluorose dentária)
0,00 a 0,44	Insignificante	Insignificante
0,45 a 0,54	Mínimo	Baixo
0,55 a 0,84 (*)	**Máximo**	**Baixo**
0,85 a 1,14	Máximo	Moderado
1,15 a 1,44	Questionável	Alto
1,45 ou mais	Malefício	Muito Alto

(*) Observa-se que a melhor combinação benefício-risco ocorre na faixa de 0,55 a 0,84 mg F/L.

Para localidades onde as médias das temperaturas máximas anuais situam-se acima de 32,5°C:

Quadro 6.7 – Teor de Flúor na Água (> 32,5°C).

Teor de Flúor na Água (em ppm ou mg F/L)	Benefício (prevenir cárie)	Risco (produzir fluorose dentária)
0,00 a 0,34	Insignificante	Insignificante
0,35 a 0,44	Mínimo	Baixo
0,45 a 0,74 (*)	**Máximo**	**Baixo**
0,75 a 0,84	Máximo	Moderado
0,85 a 1,44	Questionável	Alto
1,45 ou mais	Malefício	Muito Alto

(*) Observa-se que a melhor combinação benefício-risco ocorre na faixa de 0,45 a 0,74 mg F/L.

A vigilância do parâmetro fluoreto deve ser feita de modo integrado a outros parâmetros presentes nas águas para consumo humano. Porém, na vigilância da fluoretação, os intervalos entre as aferições do teor de flúor podem diferir dos intervalos para outros parâmetros. Por essa razão, para avaliar a continuidade da exposição de uma determinada população à água fluoretada, recomenda-se considerar o período de um ano. A eventual impossibilidade de aferir o teor de flúor com a mesma frequência com que se aferem outros parâmetros, não deve inviabilizar a inclusão da vigilância da fluoretação nos sistemas de vigilância da água, pois, para este fim, pode ser suficiente a obtenção de uma amostra por mês, de água proveniente de cada sistema de tratamento, independentemente do porte demográfico do território atingido pelo sistema. Contudo, levando-se em conta a conveniência de não ficar dependente de uma única amostra, recomenda-se a obtenção de pelo menos três amostras por mês, de cada sistema, obtidas no mesmo dia em diferentes pontos do território abastecido pelo respectivo sistema. Dessa forma, no período de um ano, devem ser obtidas pelo menos 36 amostras de um determinado sistema.

Tendo em vista que breves flutuações da concentração de fluoreto na água, abaixo ou acima da faixa de melhor combinação de benefícios e riscos, são toleráveis ao longo do tempo de exposição sem que haja comprometimento do benefício preventivo global no período, recomenda-se aos órgãos de vigilância avaliar a qualidade da fluoretação da água, considerando o conhecimento atual, em nível mundial, sobre a associação de fluoretos na água com a prevenção da cárie e a ocorrência de fluorose dentária. Em consequência, deve-se considerar que: (1) concentrações de flúor de benefício insignificativo ou risco muito alto são toleráveis apenas se ocorrerem esporadicamente por um dia ao longo dos meses de um ano; (2) concentrações de benefício mínimo ou risco alto são aceitáveis apenas se não se mantiverem constantes por mais de 7 dias ao longo dos meses do ano; e (3) concentrações de benefício ou risco moderado são toleráveis apenas se não se mantiverem constantes por mais de 21 dias ao longo de um ano. A constatação, em qualquer aferição dos teores, de risco moderado, alto ou muito alto deve desencadear ações que alertem o operador para promover os ajustes no sistema, inclusive em localidades onde o flúor ocorre naturalmente na água em quantidades equivalentes às recomendadas para prevenir cárie, avaliando-se a necessidade de realizar monitoramento específico, até elucidar e controlar a alteração. Por outro lado, conclui o "*Documento de Consenso Técnico sobre a Classificação de Águas de Abastecimento Público, segundo o Teor de Flúor*", "breves e pequenas flutuações dos teores de flúor na água, nos termos referidos neste documento, são compatíveis com esse método preventivo e não comprometem seus benefícios, não tendo, portanto, qualquer significado sanitário relevante."

Nesse sentido, além da instituição do controle sistemático dos teores de flúor agregados à água, é necessário desenvolver políticas de vigilância epidemiológica da fluorose dentária (avaliação do risco) e da cárie (avaliação do benefício).

A comunicação à população sobre os resultados da vigilância dos teores de flúor agregados à água pode ser disponibilizada por meios eletrônicos ou de jornais de circulação local ou estadual, bem como relatórios enviados a instituições e conselhos de saúde. Quando a vigilância identifica áreas de risco com altos teores de flúor natural, deve ser planejada uma operação para enfrentar o problema. Os danos decorrentes da exposição ao fator de risco devem ser comunicados e os agentes comunitários de saúde, a extensionista rural, os trabalhadores de saúde e a própria população são agentes multiplicadores dessa informação.

Para a implantação de um sistema de vigilância dos teores de flúor é necessário, inicialmente, conhecer a operacionalização do controle da qualidade da água e seus responsáveis, seja no nível municipal ou estadual. A fluoretação agrega qualidade ao tratamento e, portanto, é na ótica da integralidade da vigilância que seu controle deve ser planejado. O quadro 6.5 apresenta alguns passos iniciais para organizar um sistema de vigilância dos teores de flúor nas águas de abastecimento público, com análises centralizadas em laboratórios orgânicos ao sistema, cujo fluxograma é apresentada na figura 6.3.

Em relação ao teor de flúor naturalmente presente nas águas minerais, a Agência Nacional de Vigilância Sanitária (ANVISA), na resolução RDC 274/05[31] não limita o teor máximo permitido. Por essa razão, os municípios devem exercer seu poder de regulamentar, impedindo a comercialização de águas minerais que excedam os índices recomendados na sua região. Em Porto Alegre (RS), foi publicada a Lei 8460/2000[32] proibindo a comercialização de águas minerais com teores acima de 0,9 ppmF. Nesta lei fica determinada a competência da SMS na sua regulamentação, bem como a coleta semestral e encaminhamento para análise de amostras referentes a todas as marcas de águas minerais encontradas no comércio.

Quadro 6.8 – Organização de sistemas de vigilância da fluoretação das águas de abastecimento público.

Realizar contato inicial com a companhia de abastecimento ou com a prefeitura local para mapear o sistema de abastecimento da cidade.
Identificar áreas abastecidas por rede, soluções alternativas, poços ou fonte.
Definir laboratório de análise, de preferência da rede pública, para que tenha legitimidade e força política.
Coletar amostras iniciais dos vários pontos com possíveis flutuações (interligações entre rede e poços).
Estabelecer o número de amostras de acordo com o tipo de sistema de abastecimento, o número de estações de tratamento e de pontos de distribuição.
Definir padrões ótimos de agregação de flúor à água, se no Estado não houver determinação legal para isto.
Estabelecer fluxos de coleta e envio.
Definir responsáveis técnicos e condutas a serem tomadas frente à identificação de inadequação dos teores ou da descontinuidade da agregação.
Divulgar o projeto e relatórios à população e nos Conselhos de Saúde, ativando o controle social da medida.

Fonte: Secretaria da Saúde, RS, 2000.

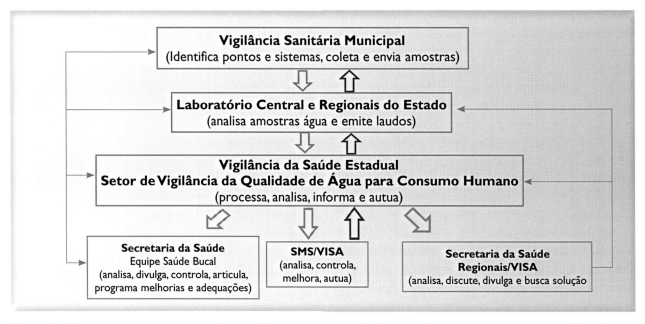

Fig. 6.3 – Fluxo e um sistema estadual de vigilância dos teores de flúor nas águas de abastecimento Público. Fonte: Secretaria da Saúde, RS, 2000

Para que os municípios possam fiscalizar e aplicar uma lei, a regulamentação é uma etapa fundamental. O município de São Paulo, autor da primeira lei no país relativa ao controle de águas minerais no comércio,[33] não pode aplicá-la devido à ausência de regulamentação.

Vigilância de áreas endêmicas para Fluorose

As principais implicações da fluorose na população são a ocorrência de danos irreversíveis à saúde, implicações éticas e legais, além de ônus individual e para o poder público. Assim, é importante que se identifiquem os municípios com áreas endêmicas para fluorose, onde a distribuição de água com teores que excedem a determinação da Portaria nº 2914/11,[34] do Ministério da Saúde, que fixa em 1,5 ppm o valor máximo permitido. Uma vez identificados esses municípios, é necessário formular um projeto de vigilância da fluorose, em forma de operação intersetorial, tendo como principais recomendações: mapeamento das áreas de risco; ampla veiculação de informações à população; encaminhamento da questão aos trabalhadores e conselhos de saúde, vigilância sanitária, ministério público e representantes de entidades e instituições, para providências e a identificação de fontes alternativas de abastecimento.

Um trabalho desenvolvido pela Vigilância dos Teores de Flúor (SES-RS) analisou a série histórica 1995-2002, identificando 309 amostras com teores que variavam de 1,52 a 12 ppm de F, representativas de 46 municípios. Os resultados demonstraram a necessidade de vigilância sistemática na perfuração de poços, em especial para abastecimento de áreas periféricas e rurais.[35,36] O município de Venâncio Aires (RS) apresenta, há vários anos, uma situação endêmica para fluorose dentária. A sede do município é abastecida por uma rede de água tratada e fluoretada, mas no lençol freático que abastece parte de comunidades periféricas e rurais através de poços profundos foram identificadas amostras de água com teores de até 8,99 ppm de F. Um estudo de caso realizado em 2004 pela Secretaria de Saúde neste município concluiu que os danos relativos à saúde bucal manifestam-se em áreas cujas políticas públicas não têm sido apropriadas para reduzir riscos à saúde. Além disso, apesar de a população conhecer os danos da contaminação da água, apresentar um forte sentimento de rejeição social e de descontentamento, continua a se abastecer destas fontes e apresenta baixo grau de empoderamento para mudanças. Este fato evidencia a falta de consciência político-social e sanitária dos responsáveis, dificultando a solução do problema.

Quando o lençol freático contém flúor em teores inadequados à prevenção da cárie e com potencial para a produção de fluorose dentária endêmica, a população sofre as consequências, impondo-se a ação da autoridade local de saúde, para proteger a saúde pública. Em muitas situações pode ser necessário agir com rigor e, por meio de articulação intersetorial, incluindo o Ministério Público, os setores da saúde, da educação, da comunicação, setor de obras, Engenharia e saneamento, a fim de buscar soluções adequadas à realidade de cada local. Nessas situações, as instituições públicas e os trabalhadores da saúde devem assumir seu papel e compromisso social na distribuição de água com boa qualidade para reduzir riscos à saúde.

Algumas medidas implementadas para o enfrentamento de níveis inadequados de flúor nas águas de abastecimento público são: notificação de fluorose para mapeamento de áreas de risco; grupo de trabalho interinstitucional; elaboração de material informativo para populações de áreas endêmicas; capacitação dos profissionais; levantamento epidemiológico para a avaliação da extensão do dano; qualificação da rede de serviços para a reabilitação dos indivíduos afetados e a definição de um Termo de Ajuste de Conduta (TAC), visando regular a exploração das águas subterrâneas paralelamente à proteção da saúde da população e do meio ambiente.

Considerações Finais

Neste capítulo foram apresentadas propostas de um novo agir, pautado pelas práticas da vigilância em saúde, dentro das diretrizes do modelo de atenção da Vigilância da Saúde a ser operacionalizado pelos municípios.

As ações de saúde bucal, nesse modelo de atenção, devem ser realizadas mediante a identificação de problemas e necessidades dos indivíduos, famílias e grupos sociais, compreendendo-se suas vulnerabilidades. Essa sistemática deve envolver ações de caráter intersetorial, orientadas para um dado território e dirigidas à promoção da saúde, à prevenção das doenças e ao tratamento e reabilitação dos indivíduos. A intervenção em saúde, nessa ótica, exige uma perspectiva de cuidado como processo contínuo, em que os trabalhadores acolhem os problemas e necessidades de saúde e buscam soluções conjuntas proporcionadas pela intensa participação da comunidade.[37] Outras ações são possíveis, e é papel dos profissionais de Odontologia, a partir da configuração epidemiológica da população sob sua responsabilidade e das características do sistema local de saúde, empregar sua criatividade para dar respostas às necessidades detectadas.

Nesta perspectiva, a possibilidade de inovações na construção do SUS não deve se limitar às melhorias dos padrões técnicos ou às ações definidas no plano das macropolíticas, nacionais, estaduais ou municipais. Por mais importantes que sejam essas definições macropolíticas, é fundamental que sejam traduzidas, no plano micropolítico das intervenções locais, tanto na produção dos cuidados individuais quanto nas ações coletivas. É imperativo, nesse sentido, a apropriação da concepção de território, a inclusão de novos atores sociais, a análise da situação de saúde, dos ambientes de trabalho, da educação e comunicação em saúde e dos riscos ambientais enquanto estratégias de intervenção, para aumentar a efetividade das ações de saúde bucal.

Diante das reconhecidas necessidades da população por atenção e acesso à saúde e, ainda, da inexistência de práticas de vigilância da saúde na maioria dos municípios, o grande desafio que se apresenta aos trabalhadores da saúde e da saúde bucal é tornarem-se sensíveis para práticas que possam ir além das ações fiscalizatórias e assistenciais. É preciso desencadear, individual e coletivamente, embasado também nas legislações que apóiam a construção de um sistema de vigilância em saúde que contemple a saúde bucal, um agir social consciente que favoreça uma reescrita da saúde em defesa da vida, protegendo-a efetivamente e promovendo ambientes saudáveis por meio de políticas públicas justas e localmente sustentáveis.

Referências

1. Teixeira CF, Paim JS, Vilasbôas AL. SUS: modelos assistenciais e vigilância da saúde. Informe Epidemio SUS 1998;2:7-28.
2. Aerts DRG, Alves GG, Flôres R, Bósio M, Sangiovani JC. As práticas de vigilância em Porto Alegre: a história da Coordenadoria Central da Vigilância da Saúde. Saúde em Debate 2004;28(68):273-8.
3. WHO (World Health Organization). The Ottawa charter for health promotion. Ottawa: Canadian Public Health Association; 1986.
4. Aerts DRG, Abegg C, Cesa K. O papel do cirurgião-dentista no Sistema Único de Saúde. Cien Saúde Colet 2004;9(1):131-8.
5. Sophia D. Os homens se educam entre si, mediatizados pelo mundo. Radis 2001;21:4-6.
6. Unglert CVS. Territorialização em sistemas de saúde. In: Mendes EV. (Org.) Distrito Sanitário: o processo social de mudança das práticas sanitárias do Sistema Único de Saúde. São Paulo: Hucitec; 1999.
7. Roncalli AG, Frazão P, Ely HC, Araújo IC, Pattussi MP, Batista SM. Condições de saúde bucal em adultos: notas sobre a técnica de levantamento domiciliar. Boletim da Saúde 2002;16(2):9-19.
8. Roncalli AG, Frazão P, Pattussi MP, Araújo IC, Ely HC, Batista SM. Projeto SB2000: uma perspectiva para a consolidação da epidemiologia em saúde bucal coletiva. Rev Bras Odont Saúde Colet 2000;1(2):9-25.
9. Brasil. Ministério da Saúde. Secretaria de Atenção à Saúde. Departamento de Atenção Básica. Coordenação Nacional de Saúde Bucal. Projeto SB Brasil 2003: condições de saúde bucal da população brasileira 2002-2003 – resultados principais. Brasília: Ministério da Saúde; 2004.
10. Sheiham A. A determinação das necessidades de tratamento odontológico: uma abordagem social. In: Pinto VG. Saúde Bucal Coletiva. São Paulo: Ed. Santos; 2000.
11. Narvai PC, Frazão P. Saúde bucal no Brasil: muito além do céu da boca. Rio de Janeiro: Fiocruz; 2008.
12. Acúrcio FA, Santos MA, Ferreira SMG. A aplicação da técnica da estimativa rápida no processo de planejamento local. In: Mendes EV. A organização da saúde no nível local. São Paulo: Hucitec; 1998.
13. Fracolli LA, Bertolozzi MR. A abordagem do processo saúde-doença das famílias e do coletivo. Disponível em: http://www.ids-saude.org.br/enfermagem. Acesso em 13/10/2004.
14. Feuerwerker L, Costa H. Intersetorialidade na rede Unida. Divulgação em Saúde para Debate 2000;22:25-35.
15. Nunes ED. Interdisciplinaridade: conjugação de saberes. Saúde em Debate 2002;26(62):249-58.
16. Boff L. Saber cuidar: ética do humano-compaixão pela terra. Rio de Janeiro: Vozes; 2000.
17. Campos GWS. Saúde Paidéia. São Paulo: Hucitec; 2003.
18. Brasil. Ministério da Saúde. Lei no 8080, de 19/9/1990. Diário Oficial da União, 20/9/1990, p.18.055.
19. Pucca-Jr GA, Lucena EHG, Cawahisa PT. Financing national policy on oral health in Brazil in the context of the Unified Health System. Braz Oral Res. 2010;24(SI1):26-32.
20. Rio Grande do Sul. Assembléia Legislativa. Lei Ordinária no 11.717, de 2/1/2002. Porto Alegre, DOE de 31/1/2002.
21. Cesa K. A mudança na condução das práticas de vigilância em saúde nos estabelecimentos odontológicos utilizando como elemento

principal a informação e educação em saúde. In: Misoczky MC, Bordin R. Gestão local em saúde: práticas e reflexões. Porto Alegre: Da Casa; 2004.

22. ANVISA (Agência Nacional de Vigilância Sanitária). RDC 306, de 7/12/2004. Dispõe sobre o Regulamento Técnico para Gerenciamento dos Resíduos dos Serviços de Saúde.

23. Ely HC. Principais ações na área da saúde bucal desenvolvidas pela Secretaria da Saúde do Estado do RS – período 1999/2002. Boletim da Saúde 2002:16(2):70-81.

24. CDC (Centers for Disease Control and Prevention). Guidelines for infection control in dental health care settings. MMWR 2003; 52(RR-17):1-61.

25. Rio Grande do Sul. Secretaria de Estado da Saúde. Portaria SES 040/2000. Porto Alegre, DOE de 29/12/2000.

26. Narvai PC. Cárie dentária e flúor: uma relação do século XX. Cien Saúde Colet 2000;5(2):381-92.

27. Brasil. Ministério da Saúde. Departamento de Atenção Básica. Coordenação Nacional de Saúde Bucal. Fluoretação. Disponível em: http://dab.saude.gov.br/CNSB/vigilancia.php. Acesso em 24/02/2012.

28. Schneider Filho DA, Prado IT, Narvai PC, Barbosa SE. Fluoretação da água. Como fazer a vigilância sanitária? Rio de Janeiro: Rede Cedros; 1992. [Cadernos de Saúde Bucal 2].

29. Cesa K, Abegg C, Aerts D. A vigilância da fluoretação de águas nas capitais brasileiras. Epidemiologia e Serviços de Saúde 2011: 20(4):547-55.

30. Cesa K, Ely HC, Rocha CR. Vigilância dos teores de flúor nas águas de abastecimento público no Rio Grande do Sul: uma política pública com 20 anos de história. Boletim da Saúde 2010;24(1):39-49.

31. ANVISA (Agência Nacional de Vigilância Sanitária). Resolução 274/05, de 22 de setembro de 2005.

32. Porto Alegre. Secretaria Municipal da Saúde. Lei municipal n. 8460, de 27/11/2000. DOPA de 21/12/2000.

33. São Paulo. Câmara Municipal. Lei municipal no 12.623/98.

34. Brasil. Ministério da Saúde. Portaria n. 2914, de 12 de dezembro de 2011.

35. Ely HC, Silva JC, Silveira RC, Linden AR. Heterocontrole do programa de fluoretação no estado do Rio Grande do Sul: a situação no ano de 2002. Boletim da Saúde 2002;16(20):52-69.

36. Capella LF, Carcereri DL, Paiva SM, Rosso RA, Paixão RF, Zenkner JEA et al. Ocorrência de fluorose dentária endêmica. RGO 1989; 37(5):371-5.

37. Bertolozzi MR, Fracolli LA. Vigilância à saúde: alerta continuado em saúde coletiva. O Mundo da Saúde 2004;28(1):14-20.

Anexo A – Legislações federais e publicações oficiais que apóiam a construção de um sistema de vigilância em saúde na Odontologia

Área Física de Estabelecimentos de Saúde

Resolução RDC nº 50 de 21 de fevereiro de 2002. ANVISA. Regulamento técnico para planejamento, programação, elaboração e avaliação de projetos físicos de estabelecimentos assistenciais de saúde.

Associação Brasileira de Normas Técnicas – ABNT. NBR 9050: Acessibilidade de pessoas portadoras de deficiência a edificações, espaço, mobiliário e equipamentos urbanos.

Radiologia

Portaria MS/SVS nº 453 de 1º de junho de 1998. Aprova o regulamento técnico que estabelece as diretrizes básicas de proteção radiológica em radiodiagnóstico médico e odontológico.

Resíduos

Resolução RDC nº 306 de 7 de dezembro de 2004. ANVISA. Dispõe sobre o regulamento técnico para o gerenciamento de resíduos de serviços de saúde.

Resolução nº 358, de 29 de abril de 2005. CONAMA. Dispõe sobre o tratamento e a disposição final dos resíduos dos serviços de saúde e dá outras providências.

Manual de Gerenciamento de Resíduos de Serviços de Saúde. ANVISA. Brasília: Ministério da Saúde, 2006.

Qualidade do Ar

Portaria GM/ MS nº 3.523 de 28 de agosto de 1998. Aprova o regulamento técnico contendo medidas básicas referentes aos procedimentos para garantir a qualidade do ar de interiores e prevenção de riscos à saúde dos ocupantes de ambientes climatizados.

Associação Brasileira de Normas Técnicas – ABNT. NBR 7256: Tratamento de ar em estabelecimentos assistenciais de saúde - Requisitos para projetos e execução das instalações.

Controle de Infecção e Biossegurança

No âmbito Federal, não existe legislação específica à biossegurança para estabelecimentos odontológicos, bem como para a constituição de Comissão de Controle de Infecção Hospitalar (CCIH) para Faculdades de Odontologia. Embora a legislação fale em hospital, quando o programa de CCIH foi transferido para a ANVISA, ficou ampliado o campo de atuação para todos os estabelecimentos de saúde.

Lei nº 9.431 de 6 de janeiro de 1997. Dispõe sobre a obrigatoriedade da manutenção de programa de controle de infecções hospitalares nos hospitais do País.

Portaria nº 2.616/MS/GM, de 12 de maio de 1998. Regulamenta as ações de controle de infecção hospitalar no país.

Resolução nº 37, deº 3 de Junho de 2008. ANVISA. Proibe o uso de pastilhas contendo paraformaldeído ou formaldeído nos processos de desinfecção e esterilização.

Serviços Odontológicos: prevenção e controle de riscos. ANVISA. Brasília: Ministério da Saúde, 2006.

Controle de infecções e a prática odontológica em tempos de AIDS: manual de condutas. Ministério da Saúde, 2000.

Saúde do Trabalhador

Portaria nº 1339/GM, de 18 de novembro de 1999. Institui a Lista de Doenças relacionadas ao Trabalho, a ser adotada como referência dos agravos originados no processo de trabalho no Sistema Único de Saúde, para uso clínico e epidemiológico.

Portaria nº 1.125/GM, de 6 de julho de 2005. Dispõe sobre os propósitos da política de saúde do trabalhador para o SUS.

Portaria nº 3.120, de 1o de julho de 1998. Aprova a Instrução Normativa de Vigilância em Saúde do Trabalhador no SUS.

Norma Regulamentadora NR 15, estabelecida pela Portaria nº 3214, de 8 de junho de 1978, do Ministério do Trabalho. Trata das atividades e operações em locais insalubres e considera o mercúrio como um dos principais agentes nocivos que afetam a saúde do trabalhador, considerando-o como de insalubridade de grau máximo. A mesma preconiza como limite de tolerância para uma jornada de trabalho de até 48 horas semanais o valor de 0,040 mg Hg/m³, para os trabalhadores que estão expostos ao mercúrio durante a sua atividade profissional.

Qualidade da Água

Portaria MS 2914/11, de 12 de dezembro de 2011. Dispõe sobre os procedimentos de controle e de vigilância da qualidade da água para consumo humano e seu padrão de potabilidade.

Lei nº 6.050, de 24 de maio de 1974. Dispõe sobre a obrigatoriedade da fluoretação das águas em sistemas de abastecimento.

Decreto nº 76.872, de 22 de dezembro de 1975. Regulamenta a Lei nº 6.050, de 24 de maio de 1974, que dispõe sobre a fluoretação da água em sistemas públicos de abastecimento.

Portaria nº 635 de 26 de dezembro de 1975. Aprova normas e padrões sobre a fluoretação da água de sistemas públicos de abastecimento.

Produtos Contendo Flúor: Dentifrícios/Águas Minerais

RDC nº 274/05 de 22 de setembro de 2005. ANVISA. Aprova o Regulamento Técnico Para Águas Envasadas e Gelo.

Resolução nº 79, de 28 agosto de 2000. ANVISA. Adota a Definição de Produtos Cosméticos e estabelece Normas e Procedimentos para Registro de Produtos de Higiene Pessoal, Cosméticos e Perfumes.

Brasil. Ministério da Saúde. Guia de recomendações para o uso de fluoretos no Brasil. Brasília: Ministério da Saúde, 2009.

Anexo B – Roteiro de inspeção para estabelecimentos odontológicos

Informações Gerais/Dados Cadastrais
Razão social: CNPJ:
Nome Fantasia:
Endereço: Cep.:
Telefone: Fax: E-mail:
Nome do responsável técnico:_____
Alvará de Saúde   sim ( )   não ( )   N°:
Data do último Alvará de Saúde:

	Itens	S	N	NA
1	Todos os CD do estabelecimento já possuem ou solicitaram o alvará de saúde (pessoas físicas)			
2	Pia de uso exclusivo para mãos com fechamento sem contato manual			
3	Sabão líquido e toalhas de papel descartáveis			
4	Coletor de resíduos com tampa e pedal p/ resíduo comum			
5	Álcool a 70% e borrifador			
6	Utilização de barreiras, trocadas a cada paciente (pontas, porta-resíduos, alça refletor, ...)			
7	Instrumental em nº compatível com o nº de atendimentos			
8	Instrumental em boas condições (limpos e sem corrosão)			
9	Descontaminação prévia dos instrumentais			
10	Desinfecção adequada de moldagens			
11	Esterilização de moldeiras plásticas e metálicas			
12	Esterilização de brocas em meio físico (autoclave)			
13	Esterilização de instrumental endodôntico em meio físico			
14	Esterilização dos posicionadores de RX em meio físico			
15	Bandejas esterilizadas ou campos impermeáveis trocados a cada paciente			
16	Possui seladora			
17	Pia com bancada para a lavagem dos instrumentais			
18	Instrumentais rigorosamente limpos, inclusive espátulas e moldeiras			
19	Luvas grossas de borracha (uma para lavagem instrumentais; outra para limpeza geral)			
20	Autoclave em boas condições			
21	Manutenção periódica (anual) dos equipamentos de esterilização			
22	Acondicionamento adequado (embalagem registrada na ANVISA, bem fechada/vedada)			
23	Embalagem autoclavada identificada, datada e rubricada			
24	Embalagem com fita marcadora de processo			
25	Teste biológico da(s) autoclave(s) atualizado			
26	Alicates e demais materiais ortodônticos cobertos ou dentro de gavetas			
27	Produtos utilizados registrados na ANVISA ou MS			
28	Material esterilizado estocado em armário limpo, seco e de acesso exclusivo da equipe			
29	Artigos de uso único (grau cirúrgico, seringas plásticas, fios de sutura etc.) descartados após o uso			

30	Área mínima de 9m² para consultórios ou 6m² para clínica modular			
31	Área clínica livre de objetos que não são passíveis de desinfecção (plantas, enfeites, porta-retratos)			
32	Coletor de gesso nas pias onde houver desgaste ou trabalho com gesso			
33	Boas condições de higiene de todos ambientes			
34	Varredura úmida com rodos e pano úmido			
35	Organização dos ambientes, inclusive armários e gavetas			
36	Paredes e forro do teto de material liso, impermeável e lavável sem carpetes ou tapetes			
37	Piso de material liso, impermeável, resistente e lavável			
38	Rodapés e armários bem adaptados			
39	Instalação hidráulica e elétrica embutida ou protegida externamente			
40	Renovação de ar em todos os ambientes, inclusive na sala de espera			
41	Cortinas adequadas (material liso e lavável)			
42	Ralos fora do ambiente de atendimento aos pacientes e esterilização			
43	Cadeira e mocho odontológico em boas condições			
44	Sala clínica e sala de esterilização sem ventiladores			
45	Equipamentos e móveis em boas condições de uso			
46	Sanitários com papel toalha (sem toalhas de tecido) sabão líquido			
47	Lixeira com tampa e pedal			
48	Ralos de tampa cega ou vedados			
49	Filtros dos aparelhos condicionadores de ar são conservados limpos			
50	Equipamentos e mobília em condições adequadas			
51	Reservatórios de água do equipo com garrafa "pet"			
52	Compressor com captação de ar externo ao sanitário			
53	Local adequado para armazenar produtos de limpeza e tanque			
54	Amalgamador distante das fontes de calor			
55	Comprovante de vacinação contra Hepatite B para todos os profissionais			
56	Anamnese nas fichas clínicas de acordo com a Portaria 40/2000			
57	Luvas de procedimento descartáveis trocadas a cada paciente			
58	Máscara descartável			
59	Avental limpo e de uso exclusivo no consultório			
60	Óculos de proteção para profissional e para paciente			
61	Protetor de luz halógena			
62	Avental plumbífero e protetor de tireoide em boas condições			
63	Retardo do aparelho de RX desligado			
64	Localizador adequado (cilíndrico e com tamanho correto)			
65	Laudo radiométrico e de fuga de cabeçote emitido por empresa licenciada na SMS			
66	Fio disparador do RX com 2 metros no mínimo			
68	Suporte apropriado para sustentar os aventais de chumbo de modo a preservar sua integridade			
69	Caixa reveladora em boas condições (preservação e higiene)			
70	Pessoal habilitado			
71	Coletor com tampa e pedal, com saco branco leitoso, identificado para resíduos contaminados			
72	Não reaproveitar saco branco leitoso e nem manusear os resíduos			

73	Coletor adequado para resíduos perfurocortantes (paredes rígidas, lacrados e identificados)			
74	Frasco plástico com tampa para resíduos de amálgama			
75	Limpeza e desinfecção anual dos reservatórios de água (comprovante atualizado)			
76	Intervalo entre consultas para procedimentos adequados ao controle de infecção no ambiente clínico			
77	Rotina escrita detalhada sobre os procedimentos adotados para o controle de infecção			
78	Certificado de responsabilidade técnica junto ao CRO			

XXXXXXX, ___ de _____ de _____

Fonte: SMS/ Coordenadoria Geral de Vigilância em Saúde/Equipe de Vigilância de Serviços de Saúde, Porto Alegre.

Anexo C – Avaliação dos estabelecimentos odontológicos da rede pública municipal quanto à biossegurança

UNIDADE SAÚDE (US):_____ GERÊNCIA DISTRITAL (GD):_____
CDs lotados na US _____ ASB e TSB:_____

Quais os equipamentos de esterilização utilizados pela odonto?

	Quantidade	Condições	Em uso ou sem uso?
Estufa			
Autoclave			

Em que local é feito todo o processo de esterilização dos instrumentais (lavar, secar, esterilizar)?
Central de esterilização? ( ) Consultório? ( ) Em outro ambiente? ( )
Cite qual:_____
Quem é o responsável por esse procedimento ?
( ) CD   ( ) ACD   ( ) Enfermeira ou Auxiliar de enfermagem

Realizam testes biológicos nos equipamentos de esterilização ( ) Sim ( ) Não

A estufa possui termômetro de bulbo? ( ) Sim ( ) Não

A estufa fica ligada todo o turno ? ( ) Sim ( ) Não

Qual a rotina adotada para a esterilização do instrumental odontológico?

Qual a rotina da desinfecção de superfícies: piso, bancada, equipo, pontas?   Quem realiza?

A US utiliza álcool a 70°?   ( ) Sim ( ) Não

Utilizam barreiras nos equipos e cadeiras? ( ) Sim ( ) Não

Qual o agente químico de imersão utilizado no consultório e para que instrumentos ele é utilizado?

O número de instrumentais permite o atendimento ininterrupto em um turno de trabalho? ( ) Sim ( ) Não

Como são acondicionados e armazenados os instrumentais esterilizados?

É feito o empacotamento dos instrumentais invasivos (exodontia, periodontia, endodontia)?   ( ) Sim ( ) Não

Os instrumentais que ficam soltos em caixas metálicas são manipulados por técnica asséptica usando uma pinça clínica para esse fim? ( ) Sim ( ) Não

Qual o intervalo em que o instrumental das caixas metálicas que não foram utilizados no turno é reesterilizado?

O ambulatório possui:

Recolhimento de resíduos contaminados? ( ) Sim ( ) Não

Qual a periodicidade?_____

Sacos plásticos branco-leitosos? ( ) Sim ( ) Não

Saquinhos plásticos para o porta-resíduo? ( ) Sim ( ) Não

Frasco fechado contendo solução líquida para resíduos de amálgama? ( ) Sim ( ) Não

Torneira com acionamento nos pés ou cotovelos ( ) Sim ( ) Não

Pia exclusiva para lavagem das mãos ( ) Sim ( ) Não

Cadeira ou mocho com forro rasgado ( ) Sim ( ) Não

Instrumentais em uso com ferrugem ( ) Sim ( ) Não

Enfeites ou plantas na área clínica ( ) Sim ( ) Não

Quais os problemas que podem ser caracterizados como críticos na área física do ambulatório de Odontologia?

Outras observações:

CD Responsável pelas informações:

Capítulo 7

O Uso da Epidemiologia nos Serviços de Atenção à Saúde Bucal

Marcos Pascoal Pattussi
Nêmora Barcellos
Paulo Capel Narvai

Introdução

A Epidemiologia trata da distribuição e determinantes dos eventos relacionados à saúde nas populações humanas.[1] Refere-se ao *"estudo da distribuição e dos determinantes de estados ou eventos relacionados à saúde, em populações específicas, e a aplicação desses estudos no controle dos problemas de saúde.[2]"* Dois pressupostos básicos embasam seu uso. O primeiro: as doenças humanas não ocorrem ao acaso; o segundo: as doenças possuem fatores determinantes que podem ser identificados através da investigação sistemática.

O uso da Epidemiologia é lei dentro do Sistema Único de Saúde (SUS) do Brasil. De acordo com a lei 8080,[3] capítulo II, art. 7, o SUS deve obedecer, dentre outros princípios, a "utilização da Epidemiologia para o estabelecimento de prioridades, a alocação de recursos e a orientação programática".

Apesar do reconhecimento de sua importância, o uso do instrumental epidemiológico ainda está aquém do esperado no SUS.[4] Tanto gestores nos diferentes níveis do sistema de saúde como epidemiologistas são responsáveis por esta situação. Por um lado, não são raros casos de práticas, programas ou políticas de saúde pública baseadas na intuição, experiência empírica ou em outras considerações que incluem crises, opinião pública, interesses políticos ou preocupações de grupos de interesse organizados.[5] Isto frequentemente leva à escassez de financiamento e/ou aplicação para financiamento de pesquisas científicas, em especial nos serviços públicos. Por outro lado, sendo usual na Universidade, a aplicação prática da Epidemiologia, algumas vezes, mostra distanciamento e desvinculação com os serviços. O processo de obtenção e análise de dados epidemiológicos, por vezes, tem sido conduzido por especialistas fora do contexto local, com base operacional insuficiente e com poder de decisão limitado, gerando contribuição escassa no âmbito das políticas públicas. Além disso, amparadas no espectro de gerar conhecimento acadêmico, algumas pesquisas na área da saúde mostram-se fragmentadas, competitivas e altamente especializadas. Nesta atividade setorial, pesquisadores frequentemente trabalham isolados de outras disciplinas, existindo uma comunicação precária entre os pesquisadores e os consumidores finais (gestores e profissionais de saúde, usuários e o público em geral).[6] Como consequência, a própria comunidade, a qual fornece a matéria-prima para os sucessivos estudos epidemiológicos, pouco se beneficia dos resultados, sofrendo com a falta do uso da Epidemiologia no planejamento, implementação e avaliação das práticas, programas e/ou políticas de saúde.[7]

Pappaioanou et al.[8] identificaram algumas das barreiras que dificultam o uso dos dados epidemiológicos na tomada de decisões nos serviços de saúde. Por um lado, há falta de preparo técnico dos tomadores de decisão, tanto para identificar questões epidemiológicas relevantes, como para compreender e interpretar informações epidemiológicas. A condução e o uso de informações epidemiológicas pelos serviços de saúde também são dificultadas pela qualidade precária das informações disponíveis e pelo medo e incerteza de consequências econômicas e sociais. Além disso, o uso inadequado da Epidemiologia também se deve a falhas de epidemiologistas e outros responsáveis técnicos em apresentar as informações coletadas de modo atrativo, com simplicidade, objetividade e praticidade.

Também existem situações em que dados epidemiológicos são coletados sem que haja utilização e/ou divulgação posterior. Isto pode ser devido à falta de precisão na razão pela qual o dado foi coletado, ou a qualidade precária das informações coletadas ou ainda dificuldades no acesso e interpretação dos dados epidemiológicos.[9]

A Epidemiologia é uma ferramenta importante no âmbito dos serviços de saúde, pois possibilita o "estudo da distribuição de um problema de saúde na população e das razões desta distribuição. O conhecimento assim produzido fornece uma base racional para auxiliar a escolha das intervenções a serem implementadas em função da situação encontrada. A Epidemiologia também pode ser empregada para a avaliação do sucesso da aplicação destas mesmas medidas.[10]"

A discussão de seu uso no âmbito dos serviços de atenção à saúde bucal é especialmente importante no atual contexto brasileiro, no qual a descentralização político-administrativa transferiu o planejamento, execução e avaliação das ações de saúde para a esfera do município. Órgãos em nível Federal e Estadual do setor saúde repassam aos órgãos municipais responsáveis e seus representantes a responsabilidade de organizar as estratégias e práticas de saúde, de acordo com as realidades e necessidades locais. Além disso, diante da insuficiência de recursos disponíveis para o setor saúde e com a mudança nos padrões de saúde bucal no Brasil e no mundo, existe uma necessidade continuada do uso da Epidemiologia nos serviços de saúde, com vistas à implementação de práticas, programas e políticas de saúde pública baseadas em evidência.

O principal pressuposto no uso da Epidemiologia como instrumento para auxiliar no planejamento, implementação e avaliação das práticas de saúde é o de que as práticas baseadas em evidência científica são melhores que as outras. Desse modo, a epidemiologia, além de proporcionar uma gama maior de opções a serem seguidas, permite que as ações de saúde sejam geradas com bases tecnicamente bem fundamentadas, evitando ações desnecessárias ou inúteis e, desse modo, contribuindo para a aplicação adequada de recursos públicos e para que pessoas não sejam expostas a procedimentos sem benefício comprovado. Além disso, a Epidemiologia pode alertar sobre os motivos do fracasso ou sucesso daquelas ações. Desse modo, ela serve para recomendar ou mesmo legitimar determinadas práticas ou políticas de saúde, bem como para lançar o necessário olhar crítico sobre outras. Com isso, as melhores ações de saúde podem ser direcionadas à população de modo mais eficaz e eficiente, com maior resolubilidade e de maneira mais equânime. Nesse sentido, a Epidemiologia fornece informações importantes para os planejadores da saúde sobre alvos, impactos e benefícios. Os principais usos da Epidemiologia nos serviços de saúde são apresentados na figura 7.1.

O principal objetivo deste capítulo é incentivar e justificar o uso da Epidemiologia nos serviços de atenção à saúde bucal. O capítulo é iniciado com um breve histórico da Epidemiologia, o qual é seguido por uma breve discussão dos aspectos básicos da estrutura dos estudos epidemiológicos. Em seguida, são enfatizadas as principais diferenças entre Medicina e Saúde pública baseadas em evidência. Alguns usos importantes da Epidemiologia nos serviços são então discutidos, incluindo: conhecimento da realidade, vigilância à saúde, definição e implementação, avaliação e monitoramento das ações, elaboração de protocolos clínicos e con-

> 1. Identificação de fatores etiológicos na gênese das enfermidades.
> 2. Descrição da distribuição e da magnitude do processo saúde/doença nas populações humanas.
> 3. Monitoramento de tendências no perfil saúde/doença.
> 4. Definição de prioridades, necessidades de intervenção na atenção à saúde.
> 5. Avaliação do impacto de programas/políticas de saúde.
> 6. Análise do impacto de tecnologias.
> 7. Construção e validação de instrumentos de coleta de dados.
> 8. Orientação/formulação de políticas de saúde.
> 9. Elaboração e implantação de protocolos de atenção.
> 10. Dar mais visibilidade ao setor saúde perante a sociedade.

Fig. 7.1 – Principais usos da Epidemiologia nos serviços de saúde.

siderações finais. A terminologia e os conceitos aqui utilizados são baseados no *Dicionário de Epidemiologia* da Associação Internacional de Epidemiologia.[2]

Histórico da Epidemiologia

A Epidemiologia poderia ter sua origem remetida à ideia primeiramente expressa por Hipócrates, há mais de 2000 anos, de que fatores ambientais influenciam na ocorrência dos problemas/condições de saúde. Porém, a lógica moderna da Epidemiologia segue a revolução científica no século XVII, a qual indicava que o comportamento ordenado do universo físico pode ser expresso através de relações matemáticas. Inspirados nestas ideias, cientistas da época argumentavam que se tais relações podiam ser utilizados para descrever, analisar e entender o universo físico, então relações similares deveriam existir no universo biológico.

Utilizando-se dos princípios matemáticos recém-desenvolvidos, o primeiro relato de um experimento foi publicado em 1747 por James Lind. Na ocasião, baseando-se em observações epidemiológicas, Lind inferiu que frutas cítricas curavam e preveniam o escorbuto. A Marinha Britânica eventualmente aceitou suas análises incorporando suco de limão como parte da dieta em navios, embora só o tenha feito em 1795, quase meio século depois.

A revolução francesa, no final do século XVIII, estimulou o interesse em saúde pública e Medicina preventiva favorecendo o desenvolvimento da Epidemiologia. Pierre Charles-Alexandre Louis conduziu uma série de estudos observacionais, o mais famoso demonstrando que sangrias não eram eficazes para o tratamento de doenças. Com esta conclusão, ajudou a reverter a tendência crescente de uso dessa prática médica à época.

A influência de Louis era internacional e um de seus seguidores, William Farr, trabalhou no órgão responsável pelo registro de estatísticas médicas da Inglaterra e País de Gales por 40 anos, tendo organizado o primeiro sistema moderno de estatísticas vitais. Seu entendimento dos princípios epidemiológicos era impressionante para a época e ele ajudou a fundar, em 1850, a primeira sociedade epidemiológica de que se tem conhecimento, a Sociedade Epidemiológica de Londres.

Embora suas atividades tenham se expandido rapidamente em seguida, o objetivo inicial da Sociedade Epidemiológica era determinar a causa do cólera. Neste sentido, os trabalhos de outro membro fundador, John Snow, contemporâneo de Farr, também representam um marco da história da Epidemiologia. Em seu memorável ensaio "Sobre a Maneira de Transmissão do Cólera", publicado em 1855, Snow apresentou um estudo a respeito das duas epidemias de cólera ocorridas em Londres em 1849 e 1854. Sua principal contribuição foi a sistematização da metodologia epidemiológica, a qual permaneceu, com pequenas modificações, até meados do século XX. Com o objetivo de elaborar hipóteses causais, Snow descreveu o comportamento do cólera por meio de dados de mortalidade, estudando, numa sequência lógica, a frequência e distribuição dos óbitos segundo a cronologia dos fatos (aspectos relativos ao tempo), os locais de ocorrência (aspectos relativos ao espaço), além de efetuar o levantamento de outros fatores relacionados aos casos (aspectos relativos às pessoas). Sua descrição do desenvolvimento da epidemia e das características de sua propagação é tão rica em detalhes e seu raciocínio, tão genial, que Snow conseguiu demonstrar o caráter transmissível do cólera (teoria do contágio), décadas antes do início das descobertas no campo da Microbiologia e, portanto, do isolamento e identificação do *Vibrio cholerae* como agente etiológico da doença, contrariando assim a teoria dos miasmas, então predominante.[11-14]

A partir do final da Segunda Guerra Mundial, constatou-se um intenso desenvolvimento da metodologia epidemiológica com ampla incorporação da estatística, propiciada em boa parte pelo surgimento dos computadores. Com a mudança do perfil demográfico e a transição epidemiológica em países desenvolvidos, a aplicação da Epidemiologia passou a cobrir um largo espectro de agravos à saúde, incluindo o estudo de doenças crônicas. Os estudos de Doll e Hill, estabelecendo a associação entre tabagismo e câncer de pulmão, exemplificam a aplicação do método epidemiológico em doenças crônicas.[15,16]

Em resumo, a Epidemiologia evoluiu principalmente do método quantitativo, do desenvolvimento de sistemas de estatísticas vitais e do estímulo de um movimento de saúde pública. No passado recente, amadureceu como disciplina científica de tal modo que atualmente é imprescindível para o conhecimento da etiologia do processo saúde-doença, bem como na prevenção, promoção e recuperação da saúde.

Aspectos Importantes na Condução de Estudos Epidemiológicos

Frequentemente, é necessário que determinados problemas de saúde bucal sejam explorados a partir de dados primários, isto é, gerados pelos próprios estudos. Neste sentido, a condução de estudos epidemiológicos implica a consideração detalhada de vários aspectos metodológicos.

Levando em consideração os objetivos da pesquisa, diversos tipos de estudos, com delineamentos diferentes, podem ser adotados. Delineamento é a arquitetura de um estudo, sua estrutura, detalhes específicos da população estudada, tempo, método e procedimentos, incluindo considerações éticas. Detalhes do desenho do estudo são essenciais, pois permitem que os métodos sejam entendidos em sua totalidade e, se necessário, possam ser reproduzidos.

O processo de condução de uma investigação epidemiológica envolve uma série de passos que devem ser planejados para se atingir o êxito necessário. Primeiro, estabelecer os objetivos e/ou hipóteses. Selecionar um grupo reduzido de indivíduos quando da impossibilidade de toda a população ser incluída. No grupo selecionado, realizar observações e mensurações sobre a questão científica de interesse: problema/condição de saúde de interesse (desfecho), exposição principal e demais características das pessoas e do meio ambiente. Por último, analisar e interpretar os dados coletados, formular suas conclusões e extrapolá-las para um universo maior de pessoas.[10] A figura 7.2 apresenta os principais passos para a condução de uma pesquisa epidemiológica em saúde bucal.

Distorções sistemáticas da realidade (vieses) podem ocorrer em qualquer uma dessas etapas. Portanto, para que os resultados sejam válidos e confiáveis, o epidemiologista preocupa-se em verificar uma série detalhes técnicos, tais como a precisão da técnica de diagnóstico utilizada, a relevância dos indicadores empregados e o controle de fatores que possam dificultar a interpretação dos dados e de vieses internos na investigação. Tem cuidados também com a obediência de regras bem estabelecidas de amostragem estatística. Com isso, visa garantir que os resultados de sua pesquisa, cujos dados geralmente são obtidos a partir de uma amostra, sejam aplicáveis à população de onde a amostra proveio e a outras populações.[17]

Medicina e Saúde Pública Baseadas em Evidência

A tomada de decisões em saúde deve ser baseada na melhor evidência científica disponível. Por evidência entende-se o conjunto de fatos ou informações disponíveis o qual indica que um conhecimento ou proposição é verdadeiro. Medicina baseada em evidência refere-se ao uso consciente da melhor evidência proveniente de pesquisas epidemiológicas e clínicas na assistência a pacientes, com atenção para o equilíbrio entre riscos e benefícios de testes de diagnósticos e regimes terapêuticos alternativos, levando-se em consideração as circunstâncias únicas de cada paciente.[18]

1. O primeiro passo é o conhecimento de dados existentes na comunidade. Envolve, portanto, obter informações sobre indicadores sociais, econômicos e demográficos, taxas dos principais problemas/condições bucais, indicadores das condições sanitárias da população, dos serviços de saúde, do meio ambiente e de outros fatores que afetam a saúde da população.
2. A partir da análise anterior, definir objeto de estudo, o problema, ou questão científica que será estudado. A discussão multidisciplinar propicia e viabiliza alianças para o financiamento do projeto.
3. Definição da população-alvo e população de estudo. Envolve, por exemplo, fixar limites geográficos, faixas etárias e outros aspectos considerados importantes, de acordo com a realidade local.
4. Tendo clareza do objeto e da população estabelecer os objetivos/metas de maneira clara e precisa.
5. Delineamento do estudo. O tipo de estudo deve ser escolhido de acordo com os objetivos/hipóteses.
6. Desenho do plano amostral, ou seja, dos métodos para a seleção da amostra e cálculo do seu tamanho. Para a seleção dos participantes, garantir aleatoriedade. Para o cálculo do tamanho, é recomendável prever estudo-piloto.
7. Definição dos instrumentos de coleta de dados (índices, códigos e critérios, questionários, manuais). Não se esquecer de adotar instrumentos válidos (medem exatamente o que se propõem medir) e confiáveis (podem ser reproduzíveis) (checar capítulo sobre validação). Uma visita no site da Coordenação Nacional de Saúde Bucal do Ministério da Saúde ajudará na definição de alguns aspectos enfocados anteriormente. A adoção de um padrão metodológico único é importante, pois permite a comparação da pesquisa com o nível nacional, estadual ou outros municípios que tenham adotado metodologia similar. Incluir na pesquisa as informações consideradas pertinentes e não contempladas na análise dos dados existentes (item 1).
8. Definição da equipe de trabalho. Prever profissionais responsáveis pelo planejamento, coleta e análise de dados da pesquisa.
9. Escrita do protocolo de pesquisa (não se esquecer de incluir cronograma e orçamento).
10. Aplicação para financiamento em organizações governamentais ou não governamentais.
11. Envio do protocolo da pesquisa ao conselho de ética responsável.
12. Após aprovação ética, contato com instituições participantes para obter permissão para a condução do estudo, para estabelecer cronograma de ações conjuntas, bem como para definir pessoas responsáveis.
13. Treinamento e calibração da equipe de campo (examinadores, anotadores, monitores) (consultar capítulo sobre calibração). Este estudo poderá servir como piloto para testar os instrumentos de coleta, avaliar todo o processo, testar as técnicas amostrais e o funcionamento dos aplicativos a serem utilizados no levantamento. Além disso, poderá gerar dados sobre a variabilidade da doença que poderão servir para o cálculo do tamanho da amostra.
14. Preparação para os trabalhos de campo do estudo principal (organização materiais, impressão questionários, fichas, compra de instrumentais, e outros).
15. Trabalhos de campo e coleta dos dados com reexame de 5-10% da amostra. Não se esquecer de obter consentimento livre e esclarecido, e referir casos graves.
16. Em todos os momentos, cuidado com questões de biossegurança (esterilização).
17. Entrada das informações em programa de computador. O ideal é que a mesma ocorra concomitantemente com os trabalhos de campo, pois permite a análise concomitante dos dados.
18. Limpeza do banco de dados. Para variáveis categóricas checar as categorias permitidas e se as frequências fazem sentido. Para variáveis numéricas, checar amplitudes, valores discrepantes. Avaliar a quantidade de dados perdidos/ausentes (consultar capítulo sobre banco de dados). Os dados devem ser "fazer sentido".
19. Análise e interpretação dos dados coletados (consultar capítulo sobre análise de dados). Os principais passos na análise dos dados envolvem a descrição das variáveis, análises bivariada e multivariadas
20. Publicação dos resultados/conclusões em resposta aos objetivos.
21. Discutir resultados com a sociedade para a definição de ações/estratégias/abordagens adequadas à realidade local.

Fig. 7.2 – Principais passos a serem dados na condução de uma pesquisa epidemiológica em saúde bucal em uma comunidade.

Analogamente, Odontologia baseada em evidência (OBE) foi definida pela *American Dental Association* como: "uma abordagem para a assistência oral que requer a integração sensata de avaliações sistemáticas da evidência científica, clinicamente relevante, em relação à condição e histórico bucal e médico do paciente, com a habilidade e experiência clínica do cirurgião-dentista e as preferências e necessidades de tratamento dos pacientes."[19]

Na literatura recente, a expressão "saúde pública baseada em evidência" tem sido reconhecida, por referência à aplicação da melhor evidência disponível no contexto das práticas e políticas de saúde pública. Refere-se ao "desenvolvimento, implementação e avaliação de políticas e programas de saúde pública, efetivados por meio da aplicação de princípios do pensamento científico, incluindo: o uso sistemático de sistemas de informações e o uso apropriado da ciência comportamental e de modelos de planejamento e avaliação de programas."[20]

As principais diferenças entre Medicina (ou Odontologia) e saúde pública baseadas em evidência são: tipo, volume e qualidade das pesquisas aceitas como evidência. Enquanto a Medicina baseada em evidência frequentemente se utilizam apenas de ensaios clínicos randomizados controlados (ECRC), os quais tomam indivíduos como unidades de observação, para a tomada de decisões, a saúde pública baseada em evidência amplia este espectro, valendo-se igualmente de abordagens alternativas e complementares como os ensaios comunitários e atribuindo valor aos estudos descritivos, *quasi*-experimentos, análises temporais e pesquisas qualitativas, ou do tipo quali-quanti, que lançam mão de outras unidades de observação, para além da dimensão individual,[20] em geral para tomada de decisões referentes a populações.

Contudo, as evidências provenientes de estudos de desenhos diferentes devem ser sempre avaliadas quanto aos indicadores de interesse (referentes à oferta de serviços, medidas de cobertura ou de impacto) e quanto à adequação, plausibilidade e probabilidade de seus resultados. Também devem ser avaliadas em relação à eficácia das intervenções a serem postas em prática, o campo do conhecimento específico da área, a temporalidade da intervenção e os custos envolvidos.[21,22]

Por último, a decisão na área clínica frequentemente envolve uma hierarquia entre os profissionais de saúde, enquanto na saúde pública a tomada de decisões é partilhada por todos os membros da equipe de saúde e também por outros agentes de políticas públicas, os quais consideram, ou devem considerar, no processo decisório, o impacto na saúde de indivíduos e populações, que podem ter ações desenvolvidas fora do convencionalmente denominado "setor saúde".

O grande desafio, entretanto, tem sido tornar a interação entre pesquisadores e gestores da área da saúde efetivamente produtiva e relevante em termos de saúde das comunidades.

Enquanto a influência dos pesquisadores baseia-se no seu conhecimento especializado, as políticas públicas sustentam-se na história de outras políticas relacionadas e nas demandas de todos os envolvidos com cada problema. Gestores necessitam vender, argumentar e construir um processo de '*advocacy*' além de serem re-eleitos à luz do capital político disponível. As decisões são, com frequência, influenciadas por compromissos políticos, enquanto os interesses são, com frequência, de curto prazo e limitados a um ciclo eleitoral.[23]

As soluções sugeridas passam: (1) pelo entendimento da realidade, dos fatores contribuintes e da complexidade da tomada de decisões em saúde pública; (2) pela inclusão participativa dos pesquisadores e das agências responsáveis pela saúde pública no processo de tomada de decisões promovendo o uso ativo dos dados epidemiológicos e das evidências disponíveis; (3) pela facilitação da comunicação entre pesquisadores e gestores, pelo uso aprimorado de instrumentos analíticos como as revisões sistemáticas voltadas para ações de promoção da saúde e prevenção; (4) pela informação e educação das equipes gestoras, pelo desenvolvimento de processos de avaliação de políticas e de pesquisas na área das políticas públicas; e, por fim, (5) pela construção de equipes transdisciplinares com lideranças convencidas da importância das evidências na tomada de decisão na área da saúde pública.[23]

De modo geral, evidências com foco em indivíduos têm sido mais frequentemente utilizadas para dar suporte às ações de saúde bucal. Por exemplo, para o controle da doença periodontal, tem-se priorizado estratégias educacionais enfatizando a higiene bucal, ao invés de ações no nível macro com foco em legislação e custo, como o uso de políticas fiscais e ambientais que afetam o tabagismo e consequentemente a doença periodontal.

Revisões sistemáticas da literatura têm abordado primordialmente a avaliação de intervenções clínicas em detrimento à avaliação de políticas sociais, econômicas e educacionais. Em parte, isto é explicado pelo fato de estudos com base populacional frequentemente terem custos mais altos, podendo haver um tempo maior entre a intervenção e o resultado.

Tem-se argumentado que estudos experimentais, isoladamente, não seriam apropriados para avaliar a efetividade de ações de promoção da saúde, cujo foco de atenção é baseado em disciplinas com bases filosóficas oriundas principalmente das ciências sociais.[24-26]

Conhecimento da Realidade

Numa primeira aproximação da realidade, a epidemiologia ajuda na resposta às seguintes questões:

- Quais são os principais casos/eventos de saúde bucal na comunidade?
- Quando os casos/eventos encontrados geralmente ocorrem?
- Onde estes casos/eventos ocorrem?
- Quem são as pessoas mais afetadas?

Para tanto, é necessário descrever precisamente a distribuição e ocorrência dos eventos de saúde na população. Esta descrição tem como categorias básicas a distribuição temporal, a espacial e a aquela segundo atributos pessoais. Com isto, procura-se identificar o padrão geral dos eventos de saúde-doença e os grupos mais vulneráveis a estes eventos.

Dados acerca das características do problema ou evento de saúde-doença podem incluir aspectos como tais como duração, severidade, método de diagnóstico, tratamento e resultado. Estas informações fornecem uma medida do impacto da doença e identificação de graus nos quais a doença pode ser mais severa.[27] Informações básicas sobre os problemas de saúde podem servir como ponto de partida para investigações epidemiológicas mais detalhadas.

Quando se repetem investigações epidemiológicas, como levantamentos ou inquéritos, periodicamente e em condições similares, os resultados podem ser usados para antecipar tendências futuras, oferecendo contribuições para planejadores e gestores.

Há de se considerar que técnicas de geoprocessamento e modelos de análise para distribuições espaciais[28-30] têm constituído uma nova perspectiva para o conhecimento da realidade e descrição de problemas/condições de saúde na população. Estes sistemas permitem a reunião de dados ecológicos (que podem ser provenientes de censos, como dados socioeconômicos, ou de levantamentos de informações ambientais) com dados epidemiológicos em bases espaciais. A análise espacial de padrões epidemiológicos é um instrumento precioso para os serviços de saúde, pois permite:

- avaliar o impacto de processos e estruturas sociais na determinação de eventos de saúde;
- caracterizar a situação em que os eventos de saúde ocorrem;
- planejar ações de controle,
- alocar recursos e preparar ações de emergência;
- identificar fatores que revelem a estrutura social, econômica e ambiental, onde riscos à saúde estão presentes.[30]

Os estudos de Antunes e colegas no mapeamento das necessidades e condições de saúde bucal no município de São Paulo são exemplos claros da grande utilidade deste tipo de ferramenta.[31-33]

Em resumo, as distribuições temporais, espaciais e segundo atributos pessoais permitem caracterizar o comportamento do problema/condição de saúde, evidenciando fatores que interferem em sua distribuição e indicando estratégias de controle.[34]

A definição atualizada de qualidade dos cuidados para populações aprega a habilidade para acessar cuidados efetivos, equânimes e com custos sustentáveis para a otimização de benefício em saúde e bem-estar para todos.[35]

Neste sentido, informações e princípios epidemiológicos também são úteis na descrição e avaliação da qualidade dos serviços de atenção à saúde, de aspectos da estrutura, processo e resultado do sistema de atenção a saúde.[36-38] Estrutura refere-se aos recursos físicos, humanos, materiais e financeiros necessários para a atenção à saúde. Inclui, portanto, aspectos da produção de serviços, do perfil e atribuições dos recursos humanos, das instalações físicas/capacidade instalada, da organização dos níveis de atenção (primário, secundário e terciário) devidamente hierarquizados e referenciados (referência e contrarreferência). Processo diz respeito às atividades envolvendo profissionais de saúde e pacientes com base em padrões aceitos e pode ser feita sob o ponto de vista técnico e/ou administrativo. Inclui, portanto, legislação, financiamento, normas e condutas técnicas, elaboração de programas de saúde, entre outros. O resultado está relacionado ao produto final da atenção prestada, retrata os resultados dos serviços e os efeitos positivos ou negativos na saúde da população. Estes aspectos incluem resolubilidade dos serviços, grau de satisfação dos usuários, dados demográficos, sociais e econômicos, principais indicadores de saúde, e a vigilância à saúde.[39]

A definição dos temas a serem pesquisados deve levar em consideração: a magnitude e urgência, detectadas a partir de pesquisas quantitativas e qualitativas prévias, do problema; o impacto esperado da pesquisa considerando-se seus efeitos diretos e indiretos, os benefícios de curto e longo prazos, bem como aspectos de eficiência, eficácia, equidade e cobertura*; a viabilidade da condução da pesquisa em termos técnicos, econômicos, políticos, culturais e éticos; a existência e extensão de pesquisas prévias e a contribuição potencial para a descoberta, desenvolvimento ou avaliação de novas intervenções.[41]

Definição de Prioridades e Implementação de Ações e Políticas de Saúde

O uso do método epidemiológico constitui instrumento fundamental para o estabelecimento de objetivos e metas claros e adequados à realidade local contribuindo assim para a formulação de políticas de saúde.

A definição de objetivos e metas envolve estipular um alvo a atingir em determinado período, o que pode ser definido a partir de parâmetro existente. Por exemplo, desde que a Organização Mundial da Saúde (OMS) e a Federação Dentária Internacional (FDI) propuseram um conjunto de metas globais em saúde bucal para o ano 2000,[42] vários municípios brasileiros adotaram estes parâmetros como referência para definir e quantificar objetivos nos níveis locais.[43] A figura 7.3 compara os valores da experiência da cárie dentária em diferentes grupos etários no Brasil,[44] com as metas da OMS para o ano 2000.

Além da definição de objetivos e metas, amplos bancos de dados epidemiológicos também têm sido utilizados como suporte para a definição das políticas nacionais de saúde bucal. Iniciativas como estas foram observadas na Inglaterra[45], Escócia,[46] Austrália,[47] Estados Unidos[48] e Brasil.[49,50]

A Epidemiologia pode ainda auxiliar o gestor para a formulação de ações de saúde. Informações epidemiológicas podem ser utilizadas para fundamentar decisões sobre a melhor maneira de implementar, apoiar ou justificar determinada ação.[51] Por exemplo, após a constatação, por meio de extensas pesquisas epidemiológicas, de que as cáries em escolares, em sua maioria, localizavam-se em sulcos e fissuras, um grande número de estados americanos modificaram suas políticas de saúde bucal,

---

*Eficiência diz respeito aos efeitos ou resultados atingidos em relação ao esforço despendido em termos de dinheiro, recursos e tempo. Eficácia em Epidemiologia clínica refere-se à extensão na qual um procedimento, regime, serviço ou intervenção específica pode produzir resultados benéficos em condições ideais. E efetividade é a medida da extensão na qual uma intervenção em saúde cumpre os objetivos a que se propôs quando se opera em condições reais?[37] Equidade significa tratar os iguais igualmente e os desiguais desigualmente. Envolve, portanto, aspectos de carater ético e moral como justica social. Cobertura é a extensão na qual os serviços prestados cobrem a necessidade potencial destes serviços numa comunidade. É expressa como uma proporção na qual o numerador é o número de pessoas atendidas (cobertas) por determinado serviço e o denominador é o número total da população que deveria ser coberta.

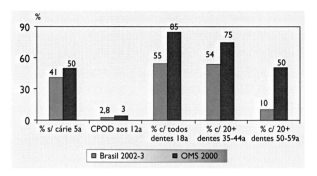

Fig. 7.3 – Comparação de dados de cárie dentária em diferentes grupos etários no Brasil com as metas da OMS para o ano 2000. Brasil 2002-2003. Fonte: FDI[42] e Ministério da Saúde.[44]

passando a utilizar selantes oclusais ao invés de bochechos com flúor.[52]

Pode também ajudar na definição de grupos ou problemas de saúde pública. Um problema de saúde é considerado importante quando constitui causa comum de morbidade ou mortalidade; existem métodos eficazes de prevenção e controle; e os métodos não estão sendo adequadamente utilizados.[53]

As prioridades de atuação devem levar em consideração principalmente o número de pessoas atingidas, a severidade do dano causado, o impacto da condição na qualidade de vida individual (p. ex., dor, desconforto, limitação funcional), o impacto social da condição, a possibilidade de atuação eficiente, o custo do tratamento e o grau de interesse da comunidade.[53,54]

O instrumental epidemiológico fornece bases para o delineamento de estudos que são centrais na análise dessas questões. Isto envolve a coleta de informações em saúde; sua análise; sua disseminação; o planejamento de novos programas de saúde a partir dessas informações; a apresentação de planos para consideração da comunidade e seus representantes; a obtenção de consenso sobre a mudança; a implementação da mudança; avaliação da mudança, modificando o programa à luz da avaliação.[55]

Portanto, os tipos de informações que os estudos epidemiológicos fornecem incluem: a magnitude e extensão do problema de saúde em termos de estimativas atuais ou tendências temporais; a identificação de grupos populacionais de risco; a elucidação dos fatores de risco, ou seja, fatores ambientais e/ou comportamentais que necessitam mudança tanto na assistência à saúde no nível individual, como através de ação social e política para a resolução do problema; tentativas para aliviar ou lidar com o problema em termos da forma de utilização dos serviços existentes e em termos do impacto do serviço ou da intervenção; o monitoramento de longo prazo das consequências das decisões políticas e da provisão dos serviços para a saúde; e a vigilância à saúde.

Por último e em sintonia com princípios epidemiológicos, a estratégia de implementação de ações e programas de saúde bucal deve considerar:[56]

- o grau no qual a estratégia se adapta às políticas e ações de saúde geral;
- o foco nos determinantes da saúde;
- o nível de equidade;
- a compatibilidade com as políticas e ações de saúde bucal existentes;
- o grau no qual a estratégia possibilita tendências favoráveis a longo prazo;
- a participação social;
- a probabilidade de atingir sucesso no cumprimento dos objetivos no tempo previsto;
- o requisito de ser independente de limitações em termos de recursos e atitudes;
- o custo-efetividade; e
- o grau com o qual benefícios desejáveis e efeitos-colaterais indesejáveis possam ser previstos.

Avaliação de Tecnologias em Saúde

De modo geral, independente do modelo de financiamento adotado para o cuidado com a saúde (seja público ou privado) a maioria dos países tem enfrentado o dilema dos custos crescentes vinculados aos cuidados em saúde.

A busca por recursos e pela eficiência em sua alocação tem ocupado papel importante na pauta das discussões de políticas públicas, como forma de enfrentamento de custos crescentes na esfera da saúde. Além da questão relativa à disputa de recursos dentro dos orçamentos públicos, deve-se considerar o processo de gestão dos recursos alocados para a saúde.[57]

Mesmo nos países que atingiram níveis elevados de cobertura no atendimento à saúde, vem-se colocando o desafio de aceitar o crescimento sem limites das despesas nesta área, fato que põe em risco seus modelos de financiamento e remete à necessidade de manter o nível de excelência e principalmente de equidade no atendimento à população como um todo, sem perder a dimensão da análise econômica do gasto.[57]

Apesar de não ser o único fator, aponta-se a utilização de tecnologias cada vez mais dispendiosas como uma das principais causadoras da elevação dos custos com saúde.[58] Ao contrário de outros setores da economia, nos quais a evolução da tecnologia tende a envolver um processo de substituição, em que a nova tecnologia ocupa o espaço das já existentes, na saúde, novos procedimentos de diagnóstico e de tratamento em geral não são substitutivos, mas sim cumulativos; e são incorporadas de rapidamente.[59] A consequência é um aumento de custos diretamente proporcional ao aperfeiçoamento do conhecimento e do desenvolvimento de equipamentos novos.

Neste contexto, a Avaliação de Tecnologias em Saúde visa à análise dos impactos clínicos, sociais e econômicos das tecnologias em saúde, levando-se em consideração aspectos como eficácia, efetividade, custos, segurança, custo-efetividade, entre outros. Seu objetivo principal é auxiliar os gestores da saúde na tomada de decisão quanto à incorporação de tecnologias de forma a contribuir para que o desenvolvimento do país se faça de forma sustentável e com apoio na produção de conhecimentos técnicos e científicos ajustados às necessidades econômicas, sociais, culturais e políticas do país.

Entendem-se como tecnologias em saúde: medicamentos, equipamentos e procedimentos técnicos, sistemas organizacionais, educacionais, de informação e de suporte e os programas e protocolos assistenciais, por meio dos quais a atenção e os cuidados com a saúde são prestados à.[60] Assim, de forma abrangente, essas tecnologias compreendem um "conjunto de elementos, que vão desde conhecimentos concretamente incorporados em artefatos — medicamentos, vacinas e equipamentos — aos vários conhecimentos subjacentes a novos procedimentos usados no cuidado à saúde, bem como os sistemas organizacionais e de apoio mediante os quais este cuidado é dispensado".[61]

A Avaliação Tecnológica em Saúde, surgida nos anos 60, e potencializada nas últimas décadas, é a síntese do conhecimento produzido sobre as implicações da utilização das tecnologias na área da saúde e constitui subsídio técnico importante para a tomada de decisão dos gestores da área (de todos os níveis incluindo os Ministérios da Saúde), dos chefes de serviços, das organizações de pacientes, assim como dos clínicos (e odontólogos) e do sistema judiciário, sobre difusão e incorporação de tecnologias em saúde.[62,63]

No Brasil, as atividades no campo da Avaliação de Tecnologias em saúde se iniciaram na década de 80 sendo que, no âmbito governamental, o início se deu com o ReforSUS, programa de Reforço à reorganização do Sistema Único de Saúde[64] e, mais recentemente, a incorporação de novas tecnologias em saúde vem sendo regulada pela Agência Nacional de Vigilância Sanitária (Anvisa), pela Secretaria de Assistência à Saúde do Ministério da Saúde (SAS/MS) e pela Agência Nacional de Saúde Suplementar (ANS), embora decisões do poder judiciário também venham influenciando a utilização de tecnologias de alto custo.[65]

Avaliação das Ações Implementadas

Os procedimentos convencionais para avaliar intervenções de saúde pública são baseados no estudo estatístico e medidas quantificáveis dos eventos de saúde em grupos de intervenção e grupos controle. Resultados são então relatados em termos da redução nas taxas das doenças, condições e agravos, aumento no acesso e uso de serviços, ou mudanças de comportamento entre os grupos. O sucesso é demonstrado através da existência de uma diferença significativa entre grupos distintos.[66]

Os instrumentos de avaliação quantitativa mais comumente utilizados na prática odontológica em saúde pública podem ser agrupados de diferentes formas e utilizados em diferentes níveis do sistema de saúde. Quaisquer que sejam os agrupamentos adotados, o valor de cada indicador deve ser claramente localizado no tempo e no espaço. Ou seja: cada indicador tem como referência o desempenho de alguém (um profissional de saúde, uma equipe de saúde, uma unidade de saúde, um estado, um país), num determinado espaço (área geográfica, grupo populacional etc.), num momento definido (um mês, um ano, um qüinqüênio etc.).[67]

No Brasil, objetivando orientar o processo de avaliação e monitoramento da Atenção Básica no âmbito do SUS, o Ministério da Saúde formulou a proposta de desenvolvimento de pactos de gestão entre as Secretarias Estaduais e Municipais de Saúde e o Ministério da Saúde. O Pacto de Indicadores da Atenção Básica foi, então, concebido como um instrumento nacional de monitoramento das ações e serviços de saúde referentes à atenção básica, sendo instituído pela Portaria GM/MS 3.925 de 1998, que aprovou o "Manual para Organização da Atenção Básica", e a Portaria 476 de 1999, que regulamentou o processo de acompanhamento e avaliação da atenção básica.[68] A partir de então a cada ano vêm sendo publicadas, através de portarias específicas, as orientações para o processo de pactuação e a relação de indicadores a serem pactuados pelos gestores.

Com relação à odontologia, dois indicadores principais foram pactuados: cobertura de primeira consulta odontológica e razão entre os procedimentos odontológicos coletivos e a população de 0 a 14 anos. Outro indicador complementar refere-se à proporção de exodontias em relação às ações odontológicas básicas individuais. Nota-se que foi dada ênfase maior aos indicadores de avaliação de processo que aos indicadores de avaliação de resultados.

Narvai[67] oferece vários exemplos de indicadores com base no Sistema de Informações Ambulatoriais (SIA) do Sistema Único de Saúde (SUS) e maiores detalhes são encontrados no capítulo sobre indicadores de saúde bucal.

Uma das etapas finais da avaliação é a criação de recomendações que visam embasar os programas e políticas de saúde. Neste sentido, é sugerido que as recomendações[69] devam:
- ser sustentadas por evidência sistemática e empírica;
- ser sustentadas por argumentos convincentes;
- considerar a dimensão dos prováveis benefícios para a saúde;
- prover benefícios para além do setor saúde;
- possuir capacidade de adaptação ao corrente sistema/política de saúde;
- considerar o risco de causarem danos a saúde, e;
- considerar a facilidade e custo de sua implementação.

A avaliação de práticas e programas de saúde implica também a existência de sistemas de informações bem estruturados. Em epidemiologia, sistema de informação envolve uma combinação de estatísticas vitais com dados estatísticos de saúde oriundos de fontes múltiplas. Estes dados permitem derivar informações sobre as necessidades de saúde, recursos de saúde, custos, acesso e uso dos serviços e dos indicadores de saúde de uma determinada população. Os principais requisitos de um bom sistema de informações incluem: (1) ser acessível, confiável, válido e gerar informações constantemente atualizadas; (2) permitir controle e uso dos dados sujeito a confidencialidade de identidades pessoais; (3) produzir resultados em tempo hábil para influenciar o planejamento e a tomada de decisões; e, (4) possibilitar que os resultados sejam apresentados de maneira que facilite e maximize o rápido entendimento das informações.

Epidemiologistas também se valem de princípios das Ciências Econômicas, como custo-benefício e custo-efetividade, para auxiliar na avaliação de práticas e serviços de saúde. Custo-benefício é uma forma de avaliação na qual são levados em conta os custos sociais e econômicos envolvidos na prevenção de novos problemas de saúde. Neste tipo de análise, os benefícios são expressos em unidades monetárias. Por exemplo, de acordo com o CDC, o Centro de Prevenção e Controle de Doenças dos Estados Unidos da América, em média, para cada dólar gasto com a fluoretação das águas de abastecimento público, evita-se um gasto de 80 dólares em tratamento odontológico.[70] Custo-efetividade visa determinar os custos financeiros e a efetividade de uma atividade, ou para compará-la com alternativas similares para determinar o grau relativo com o qual os objetivos ou resultados desejados serão obtidos. A ação ou alternativa preferida é a que requer o menor custo para produzir um nível dado de efetividade, ou a que fornece a maior efetividade de acordo com um dado custo. Por exemplo, um estudo estimou que o custo-inefetividade do serviço de saúde bucal público da Finlândia era de 30%, e que a efetividade do sistema poderia ser melhorada através do aumento do número de auxiliares em relação ao de cirurgiões-dentistas.[71]

Princípios da economia também têm sido utilizados na avaliação da efetividade de modelos de atenção à saúde bucal na Finlândia[71], Noruega[72] e Inglaterra.[73]

Avaliação de Qualidade da Atenção à Saúde

A avaliação de qualidade da atenção à saúde deve a capacidade de prover cuidados efetivos, equânimes e com custos sustentáveis para otimizar os benefícios à saúde e bem-estar para todos.[35] Em países desenvolvidos, é usual a avaliação constante e permanente da qualidade dos serviços e de tecnologias na saúde.[74-76]

A definição de qualidade se complementa agregando as três categorias passíveis de avaliação mencionadas anteriormente: estrutura, processo e resultado.[36-38]

Avaliação de *estrutura* envolve, conforme mencionado, a existência de recursos materiais (área física e equipamentos) e humanos necessários para a prestação de serviços de acordo com as necessidades de cada nível de atenção. No Brasil, o Ministério da Saúde desenvolveu um método de avaliação para centros e postos de saúde baseado em condições de estrutura e processo.[77] Na primeira parte dessa avaliação, denominada condições de eficiência, o método aborda condições de planta física, recursos humanos, recursos materiais, normas, atividades e procedimentos e, ainda, sistema de referência, ou seja, condições de estrutura. Na segunda parte do método preconizado, verificam-se coberturas populacionais para determinadas atividades em saúde.

A avaliação de *processo* compreende verificar a adequação das atividades, dos procedimentos e das ações desenvolvidas pelos serviços de saúde. Avalia, portanto o modelo de atenção e a programação das ações indicando o seu grau de integralidade, bem como os tipos de serviços oferecidos. Como exemplo, pode-se citar um estudo transversal de base populacional realizado em Pelotas com o objetivo de determinar o grau de cobertura do exame citopatológico e fatores associados a sua realização entre mulheres de 20 a 69 anos. O estudo revelou que a cobertura alcançada não garantia a efetividade do programa, constatando-se que as mulheres com mais de 50 anos, com maior risco de câncer de colo uterino, eram menos examinadas que as mais jovens.[78]

Por sua vez, as avaliações de *resultado* referem-se às consequências das ações ou atividades de saúde na população. Referem-se à efetividade do sistema de saúde e são aqueles nos quais a epidemiologia possui grande influência, pois expressam a qualidade e o impacto das práticas de saúde. Um exemplo desse tipo de avaliação é um ensaio clínico randomizado, realizado numa cidade do sul do Brasil, sobre o impacto no crescimento infantil a partir do aconselhamento nutricional. Todos os 28 postos de saúde foram pareados de acordo com indicadores nutricionais coletados previamente ao estudo. Um posto de cada par foi selecionado ao acaso e seus profissionais receberam um treinamento de 20 horas em aconselhamento nutricional. Verificou-se que a ingestão de gordura era mais elevada no grupo de unidades de saúde onde houve a intervenção ("grupo-intervenção") do que no grupo controle. O estudo mostrou que as crianças do grupo intervenção aos 12 ou mais meses de idade tinham melhor peso.[79]

No plano teórico, as três categorias estão articuladas. As condições de estrutura permitem processos adequados, que por sua vez produzirão resultados no estado de saúde. Contudo, essa relação nem sempre acontece. Em Pelotas, um estudo que avaliou o programa de atenção pré-natal desenvolvido pelo sistema público, revelou que as condições de estrutura eram oferecidas, porém os processos de cuidados médicos eram inadequados. A totalidade dos serviços dispunha de balança com antropômetro, porém em relação ao peso das gestantes (um procedimento que deve ser realizado independentemente da idade gestacional) a frequência de registro esperada foi verificada em menos de 50% dos prontuários.[80]

Pode-se acompanhar na literatura uma discussão sobre a escolha de categorias de avaliação. Há autores que valorizam o uso de avaliações dos resultados, justificando que possuem maior validade (estabilidade ou consistência das medidas) para medir a qualidade da atenção.[81] Por sua vez, alguns autores defendem a utilização de medidas de processo, o que geralmente é feito com os usuários, argumentando que são medidas mais sensíveis para detectar a qualidade do cuidado e também porque, muitas vezes, os resultados em saúde não são imediatos, ou seja, aparecem depois de decorrido algum tempo.[82]

A publicação de estudos avaliando estrutura, processo e resultado de sistemas de atenção em saúde bucal é rara ou inexistente. Entretanto, uma série de indicadores pode ser utilizada para tanto. Exemplos de indicadores para avaliação da estrutura incluem a duração e custo do atendimento prestado. Indicadores para avaliação do processo incluem a proporção do financiamento da saúde bucal na assistência ambulatorial, a ênfase em ações coletivas, atendimento domiciliar, prevenção e serviços especializados. Já os indicadores para avaliação de resultado incluem o grau de satisfação/insatisfação dos usuários bem como as principais taxas de incidência, prevalência e severidade das principais condições/problemas bucais. Para a cárie dentária, por exemplo, a OMS utiliza os seguintes indicadores em diferentes grupos etários para avaliar e comparar internacionalmente a saúde bucal em diversos países: percentagem de livres de cárie (5-6 anos); média de dentes com experiência de cáries dentárias (CPOD) (12 e 15 anos); percentagem de adultos (35-44 anos) e idosos (65-74 anos) sem dentes naturais ou com mais de 20 dentes presentes.

Vigilância à Saúde

O monitoramento de tendências é um dos fundamentos mais importantes dos sistemas de vigilância a saúde. Vigilância à saúde é entendida como *"um processo sistemático de coleta, análise, interpretação e disseminação de informações descritivas para o monitoramento de problemas de saúde. Sistemas de vigilância são redes de pessoas e atividades que mantêm este processo e que podem funcionar em uma série de níveis do sistema de saúde, do local ao nacional, e internacional.*[27]*"* O elo final na corrente da vigilância é a aplicação dos dados para a promoção e proteção da saúde.

Vigilância é uma característica essencial da prática epidemiológica e se distingue do monitoramento pelo fato de ser contínua e permanente, enquanto monitoramento pode ser realizado de modo intermitente e esporádico. Um sistema de vigilância deve, portanto, possuir capacidade funcional bem estabelecida para a coleta, análise e disseminação das informações relacionadas com os programas de saúde.[83]

As fontes para obtenção dos dados podem estar diretamente relacionadas com o processo saúde-doença, ou indiretamente com os fatores que afetam este processo. Estas fontes, no nível geral, incluem: (1) relatos de mortalidade e morbidade baseados em certificados de óbitos, fichas clínicas hospitalares, sentinelas, ou notificações; (2) diagnósticos laboratoriais; (3) dados sobre epidemias; (4) vacinação; (5) atestados de saúde; (6) determinantes da doença tais como mudanças biológicas em um agente, vetores ou hospedeiro; (7) susceptibilidade da doença medida através de testes laboratoriais.

A detecção do aumento em um evento adverso de saúde pode alertar agências de saúde sobre a necessidade de investigações mais aprofundadas. Confere uma perspectiva histórica na avaliação da importância de mudanças na incidência dos problemas de saúde, sejam eles empiricamente percebidos ou formalmente documentados. Alternativamente, medidas de tendências podem fornecer uma indicação do sucesso de intervenções, mesmo que estudos mais detalhados sejam necessários para avaliar estes programas formalmente. Através do mapeamento de tendências nos números ou taxas de eventos ou características das pessoas afetadas, a vigilância oferece subsídios para a avaliação do impacto das ações implementadas. Há situações em que a associação temporal das tendências de mudanças no padrão de saúde-doença é tão consistente que a vigilância por si só fornece documentação simples e convincente do efeito da intervenção. Planejadores precisam antecipar demandas futuras pelos serviços de saúde. As tendências observadas na incidência da doença, combinadas com outras informações sobre populações expostas, podem ser muito úteis para estimar tendências futuras.[27]

Os gestores públicos enfrentam cotidianamente múltiplas demandas, assim, a apresentação concisa de observações epidemiológicas pode focalizar a atenção para necessidades específicas. O monitoramento dos problemas bucais surge como um instrumento importante para formatar percepções acerca da importância destes problemas.

Em nível internacional, a seção de saúde bucal da OMS tem estabelecido sistemas de informação para vigilância das condições de saúde bucal em diferentes países, recomendando-se que ênfase permanente seja dada a:

- coleta de dados epidemiológicos para avaliação e monitoramento de sistemas de atenção à saúde bucal utilizando-se de padrões da OMS e ampla divulgação dos resultados analisados;
- proposição de metas para auxiliar o planejamento e desenvolvimento de planos e programas de saúde bucal nacionais.

Neste aspecto, importante destaque é feito à proposta do Ministério da Saúde com o Projeto SB Brasil (Pesquisa Nacional de Saúde Bucal), que se propõe à realização periódica de inquéritos populacionais de abrangência nacional e se constitui um grande avanço com vistas à criação de um sistema de vigilância epidemiológica em saúde bucal no Brasil. Há que se salientar o caráter democrático do Projeto SB Brasil, cuja metodologia e banco de dados são produzidos e disponibilizados ao público, com a coleta de dados sendo realizada por profissionais do SUS, em articulação com centros universitários de pesquisa epidemiológica. Adicionalmente, são disponibilizados instrumentos metodológicos exequíveis para auxiliar a condução de levantamentos epidemiológicos em nível local, apoiando os municípios na utilização da epidemiologia nos serviços. O desafio emergente é criar um sistema nacional de informações em saúde bucal que permita integrar os dados de novos municípios que se incorporem ao projeto, adotando metodologia similar e bancos de dados sobre outros problemas não costumeiramente contemplados, como no caso do câncer de boca e fissuras lábio-palatinas.

A nível local, a obtenção regular e sistemática de informações populacionais sobre a distribuição de doenças e condições bucais pode ser de grande utilidade na avaliação e planejamento em saúde. Em certas situações, mesmo um número reduzido de observações ao longo do tempo pode ser útil. Considerando-se apenas duas medidas do índice CPO-D obtidas no Distrito Federal, em 1986 e em 1996, pode-se deduzir o significado de se terem obtido essas medidas, no momento oportuno: em 1986 a média CPO-D na idade-índice de 12 anos era 8,01; em 1996 o valor atingiu 1,93. Em uma década o índice registrou a expressiva redução de 76%. No município de São José dos Campos, em São Paulo, são obtidas periodicamente informações sobre cárie em crianças desde anos 1970. A análise das séries históricas dos índices de Knutson (proporção de crianças com ceo-d = 0 e CPO-D = 0) e da média CPO-D pode proporcionar valiosas informações para a tomada de decisão e a gestão programática. Desde que a OMS passou a indicar a utilização de idades e grupos etários-índices nos levantamentos epidemiológicos, as idades de 5 e 12 anos têm sido priorizadas, em todos os níveis. Observa-se, na figura 7.4 que, em São José dos Campos, a porcentagem de crianças de 5 anos de idade livres de cárie encontra-se estável na primeira década do século XXI.

Quanto à média do CPO-D aos 12 anos de idade, observa-se na figura 7.5, tendência de declínio, no período de 1983 a 1998 e de estabilidade no período de 2000 a 2010. A estabilidade que se constata na primeira década do século XXI parece indicar que o município esgotou a força preventiva dos métodos populacionais a que estão expostos os escolares da cidade: água e dentifrícios fluoretados.

Elaboração de Guias Clínicos

No nível individual, estudos epidemiológicos auxiliam na elaboração de guias ou protocolos clínicos ("clinical guidelines"). Guias clínicos são *"protocolos desenvolvidos sistematicamente para apoiar a decisão dos profissionais clínicos e pacientes acerca de determinadas circunstâncias clínicas."*[84] Guias confiáveis empregam um processo estruturado para coletar, organizar e sintetizar a melhor evidência disponível

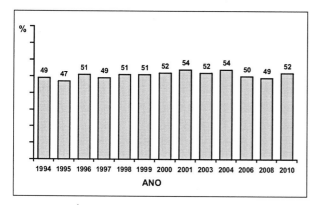

Fig. 7.4 – Índice ceod = 0 aos 5 anos de idade, em diferentes anos, no período de 1994 a 2010, em São José dos Campos, SP. Fonte: Secretaria Municipal de Saúde de São José dos Campos, SP, 2011.

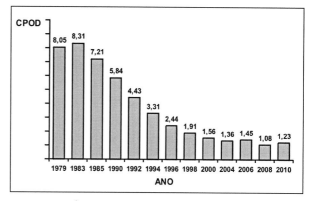

Fig. 7.5 – Índice CPO-D aos 12 anos de idade, em diferentes anos, no período de 1979 a 2010, em São José dos Campos, SP. Fonte: Secretaria Municipal de Saúde de São José dos Campos, SP, 2011.

de pesquisas científicas. Esta evidência é então integrada com a experiência clínica de profissionais da saúde para desenvolver recomendações sobre a questão de interesse. De modo geral, estes protocolos são baseados em revisões sistemáticas da literatura.

Revisões sistemáticas da literatura envolvem a aplicação de estratégias que limitam vieses na seleção dos estudos sobre determinado tema, utilizando a análise crítica e síntese de todos os estudos relevantes para um tópico específico. Revisões sistemáticas focam em publicações científicas sobre um problema de saúde específico e usam métodos rigorosos e padronizados para a seleção e análise dos artigos. A meta-análise pode ser usada como parte deste processo. Meta-análise é uma técnica de análise estatística que compara dados de pesquisas distintas que utilizam métodos similares, por exemplo, estudos comparáveis, visando à obtenção de um resumo quantitativo dos resultados agregados de um número de estudos independentes sobre o problema. Os estudos podem, por exemplo, não possuir a força suficiente para detectar diferenças estatisticamente significantes quando analisados individualmente, mas quando combinados, podem ser capazes de detectar tais diferenças. Estudos de meta-análise possuem um componente qualitativo, a aplicação de critérios pré-determinados de qualidade (como a ausência de vieses, abrangência e completude dos dados) e um componente quantitativo, relativo à integração de informações numéricas (frequentemente na forma de tabelas ou outros dados). O objetivo da meta-análise é o de integrar os achados, agregar os dados e identificar uma tendência geral de resultados.[85] Um requisito essencial é que os estudos devem resistir a uma análise crítica da sua metodologia, condução e análise, e serem livres de vieses.[86]

Através da avaliação da evidência científica de maneira rigorosa e estruturada, é possível determinar quais intervenções são benéficas e quais são ineficazes, ou até prejudiciais, e esclarecer quando a evidência é fraca, contraditória ou ausente. Neste sentido, o desenvolvimento de diretrizes clínicas encontra-se em estágio ainda inicial na odontologia,[87] pois padrões de assistência são normalmente baseados em revisões narrativas. Revisões narrativas geralmente são escritas por um especialista e baseadas no seu entendimento da literatura. Este entendimento pode ser enviesado ou parcial, de modo a sustentar as idéias do revisor. Isso pode até não ser proposital, mas o processo dificilmente poderá ser replicado, não permitindo que o leitor confira os juízos do autor.

O uso de diretrizes ou protocolos clínicos é importante, pois sabe-se da existência de variação substancial nas decisões de tratamento odontológico.[88,89] Esta variabilidade, quando não contida, pode levar a custos elevados e a intervenções pouco eficazes.[90] Neste sentido, a principal virtude dos protocolos clínicos é a promoção de níveis de consistência adequados na assistência prestada.[87] O desenvolvimento destes protocolos também pode contribuir para que a melhor terapêutica existente ou disponível seja empregada.[90]

Um exemplo na odontologia são as diretrizes para o gerenciamento emergencial da periodontite apical aguda em adultos, desenvolvidas pelo *Canadian Collaboration on Clinical Guidelines in Dentistry*[91] (Fig. 7.6).

A Federação Dentária Internacional[92] oferece uma coletânea abrangente de protocolos clínicos com um número variado de tópicos relevantes para a aplicação da epidemiologia nos serviços de atenção à saúde bucal. No Brasil, é exemplo de guia clínico o que foi adotado pela Secretaria de Saúde do Estado de São Paulo com vistas ao uso de produtos fluorados no âmbito do SUS/SP de acordo com o risco de cárie dentária (93). Em 2009 o Ministério da Saúde publicou o "Guia de recomendações para o uso de fluoretos no Brasil", ampliando a iniciativa para todo o país.[94]

Recomendações:
- O tratamento endodôntico deve ser iniciado no elemento dentário afetado o mais rápido possível. Não é indicado o uso de antibióticos. (Recomendação classe A)*
- Para controlar dor pós-operatório após endodontia utilizar antiinflamatórios não esteróides, administrar especialmente no período pré-operatório. (Classe A)
- Para alguns pacientes e em certas situações, a extração do dente afetado é uma alternativa razoável. (Classe C)
- No caso do elemento dentário estar em sobre-oclusão, o clínico pode escolher aliviar a oclusão, como uma medida de alívio temporário, conjuntamente com a terapia endodôntica. (Classe C)
- O uso de antibióticos, sozinho ou em conjunto com a terapia endodôntica, não é recomendado. (Classe B)
- Acesso via cirurgia óssea na região periapical não é recomendado como terapia inicial no gerenciamento da periodontite apical aguda. (Classe B)

*Classes de Recomendação: A – Evidência de meta-análises de ensaios clínicos aleatórios ou pelo um ensaio clínico controlado aleatoriamente de boa qualidade. B – Evidência de quase-experimentos ou estudos não experimentais bem conduzidos. C – Evidência de relatos/opiniões de comitês de especialistas e/ou experiência clínica de autoridades respeitadas.

Fig. 7.6 – Exemplo de protocolos clínicos para o gerenciamento emergencial da periodontite apical aguda em adultos. Fonte: CCCD (2003).[91]

Considerações Finais

Tem sido argumentado que estudos de intervenção delineados verticalmente não são suficientemente flexíveis ou participativos para formular e implementar soluções que tenham a concordância da sociedade ou que reflitam valores comunitários de efetividade.[66]

Isto é especialmente importante no caso brasileiro, onde o envolvimento de fóruns representativos da sociedade, como conselhos e conferências de saúde é favorecido. A participação de um espectro amplo de representantes de diversificadas instâncias ajuda a identificar e a avaliar as necessidades de pesquisa, a capacidade técnica e financeira, o ambiente político, os valores e as experiências da comunidade. Mais importante, incentiva a co-participação e corresponsabilidade na implementação da agenda de pesquisa epidemiológica, bem como manutenção de práticas e programas de saúde.[41]

A epidemiologia possibilita instruir fundamentos para a ação social voltada à saúde. Nesse sentido, deve ser considerada como prioridade em qualquer sistema de saúde. Isto requer novas estruturas que melhorem o acesso ao processo de coleta e análise de dados epidemiológicos. Envolve um trabalho interdisciplinar, multiprofissional e multisetorial, e parcerias com todos os níveis de governo no compartilhamento de dados, recursos e responsabilidades. Nesse processo, a universidade pode e deve exercer um papel central.

O método epidemiológico requer decisão política e compromisso das estruturas de planejamento. Requer visão de médio e longo prazo, em contraste com o imediatismo que frequentemente é imposto pela urgência das ações governamentais.[7] O aumento no uso de conhecimentos epidemiológicos baseados em evidência é um processo de longo prazo e requer mudanças na cultura, envolvendo, portanto, o comportamento das pessoas envolvidas no ambiente de tomada de decisões, autoridades públicas, profissionais de saúde e lideranças comunitárias.

Este processo envolve pelo menos três aspectos centrais. Primeiro, ele deve compreender gestores de saúde que sejam conscientes da utilidade de informações epidemiológicas para a resolução dos problemas; que saibam formular as perguntas adequadas e como obter respostas sobre as questões científicas de interesse para a saúde pública. Em outras palavras, que tenham capacidade para interpretar, usar e obter informações relevantes em processos de decisão complexos. Segundo, a estrutura também deve incluir assessores técnicos aptos para a análise de temas da política de saúde e especializados na coleta, análise e produção de informações relevantes. Que estejam aptos para transmitir e interpretar estas informações de maneira clara e objetiva. Por último, a estrutura deve incluir sistemas de informações que produzam dados relevantes, válidos, confiáveis, e prontamente disponíveis para embasar os diferentes níveis do sistema de saúde.[8] Portanto, pelo menos quatro categorias devem estar ativamente envolvidas no processo: pesquisadores, comunidades, gestores e trabalhadores de saúde.[41]

É importante lembrar que a objetividade da ciência afeta quais dados são coletados, quais são as questões de interesse, e quais ações são implementadas. A decisão de isolar a ciência do seu contexto social e político é em si mesma uma decisão política.[95] Políticas de promoção de saúde somente serão efetivas caso o sistema de saúde leve em consideração a interdependência entre conhecimento, vontade política e estratégia social. Vontade política entendida como desejo e compromisso do Estado e da sociedade para desenvolver e financiar novos programas, para sustentar ou modificar os existentes. Estratégia social entendida como o plano pelo qual o conhecimento é aplicado coletivamente e a vontade política para melhorar ou iniciar tais programas.[95]

Não existe uma "receita de bolo" a ser executada segundo um determinado "passo-a-passo", pois os serviços de saúde não são estáticos e a epidemiologia é apenas um instrumento utilizado no decorrer do processo. O que mais conta é a dialética da vida, com todas suas contradições. As alianças feitas ao longo do percurso são imprescindíveis. Antes de tudo, o mais importante é pensar epidemiologicamente, e pensar epidemiologicamente é pensar coletivamente.

Referências

1. Susser M. Causal thinking in the health sciences: concepts and strategies in epidemiology. New York: Oxford University Press, 1973.
2. Porta M. A dictionary of epidemiology. 5th ed. Oxford: Oxford University Press, 2008.
3. Brasil. Lei 8080. Diário Oficial da União 1990; 19/09/1990.
4. Associação Brasileira de Pós-graduação em Saúde Coletiva, Comissão de Epidemiologia. III Plano diretor para o desenvolvimento da epidemiologia no Brasil 2000-2004. Rev Bras Epidemiol 2000; 3(1-3):70-93.
5. Davis P. Problems, politics, and processes: Public health sciences and policy in developed countries. In: Detels R, McEwen J, Beaglehole R, Tanaka H, editors. Oxford textbook of public health. New York: Oxford University Press, 2002:937-950.
6. Pang T, Sadana R, Hanney S, Bhutta ZA, Hyder AA, Simon J. Knowledge for better health - a conceptual framework and foundation for health research systems. Bull World Health Organ 2003; 81(11):815-820.
7. White KL, Henderson MM. Epidemiology as a fundamental science. Its uses in health services planning, administration and evaluation. New York: Oxford University Press, 1976.
8. Pappaioanou M, Malison M, Wilkins K, Otto B, Goodman RA, Churchill RE et al. Strengthening capacity in developing countries for evidence-based public health: the data for decision-making project. Soc Sci Med 2003; 57(10):1925-1937.
9. Heller RF, Page J. A population perspective to evidence based medicine: "evidence for population health". J Epidemiol Community Health 2002; 56(1):45-47.
10. Pereira MG. Epidemiologia – Teoria e Prática. Rio de Janeiro: Guanabara Koogan, 1995.
11. Lilienfeld AM. Times, places and persons. Aspects of the history of the epidemiology. Baltimore: John Hopkins University Press, 1978.
12. Lilienfeld AM, Lilienfeld DE. Threads of epidemiologic history. Foundations of epidemiology. New York: Oxford University Press, 1980:23-45.
13. Lilienfeld AM, Lilienfeld DE. Foundations of epidemiology. 2nd ed. New York/Oxford: Oxford University Press, 1980.
14. Waldman EA. Vigilância em saúde pública. São Paulo: Faculdade de Saúde Pública da Universidade de São Paulo, 1998.
15. Doll R, Hill AB. Smoking and carcinoma of the lung: Preliminary report. BMJ 1950; 2:739-748.
16. Doll R, Hill AB, Peto R. Mortality in relation to smoking: 20 years observations on male British doctors. BMJ 1976; 2:1525-1536.

17. Pattussi MP, Freire MCM. Leitura crítica de artigos cientificos. São Paulo: Artes Médicas, 2001; p. 307-325.
18. Sackett DL. Evidence-based medicine: how to practice and teach. Edinburgh: Churchill-Livingstone, 2000.
19. Hutter JW. The history of evidence-based dentistry in the ADA. J Evid Base Dent Pract 2004; 4:8-11.
20. Brownson RC, Gurney JG, Land GH. Evidence-based decision making in public health. J Public Health Manag Pract 1999; 5(5):86-97.
21. Habicht JP, Victora CG, Vaughan JP. Evaluation designs for adequacy, plausibility and probability of public health performance and impact. Int J Epidemiol 1999; 28:10-18.
22. Victora CG, Habicht JP, Bryce J. Evidence-based public health: moving beyond randomized trials. Am J Public Health 2004; 94(3):400-405.
23. Brownson RC, Royer R, Ewing R, McBride TD. Researchers and policymakers: travelers in parallel universes. Am J Prev Med 2006; 30(2):164-172.
24. HEBS – Health Education Board for Scotland (1996). How effective are effectiveness reviews? Health Educ J 1996; 55(359):362.
25. Speller V, Learmonth A, Harrison D. The search for evidence of effective health promotion. BMJ 1997; 315(7104):361-363.
26. Raphael D. The question of evidence in health promotion. Health Promot Int 2000; 15(4):355-367.
27. Buehler JW. Surveillance. In: Rothman KJ, Greenland S, editors. Modern epidemiology. Philadelphia: Lippincott Williams & Wilkins, 1998:435-457.
28. Rushton G. Public health, GIS, and spatial analytic tools. Annu Rev Public Health 2003; 24:43-56.
29. Bailey TC. Spatial statistical methods in health. Cad Saúde Pública 2001; 17(5):1083-1098.
30. Barcellos C, Bastos FI. [Are geoprocessing, environment, and health a possible combination?]. Cad Saúde Pública 1996; 12(3):389-397.
31. Antunes JLF, Biazevic MG, de Araujo ME, Tomita NE, Chinellato LE, Narvai PC. Trends and spatial distribution of oral cancer mortality in São Paulo, Brazil, 1980-1998. Oral Oncol 2001; 37(4):345-350.
32. Antunes JLF, Frazão P, Narvai PC, Bispo CM, Pegoretti T. Spatial analysis to identify differentials in dental needs by area-based measures. Community Dent Oral Epidemiol 2002; 30(2):133-142.
33. Antunes JLF, Junqueira SR, Frazão P, Bispo CM, Pegoretti T, Narvai PC. City-level gender differentials in the prevalence of dental caries and restorative dental treatment. Health Place 2003; 9(3):231-239.
34. Barata RC. [The challenge of emergent diseases and the return to descriptive epidemiology]. Rev Saúde Pública 1997; 31(5):531-537.
35. Campbell SM, Roland MO, Buetow SA. Defining quality of care. Soc Sci Med 2000; 51(11): 1611-1625.
36. Donabedian A. The Definition of Quality and Approaches to its Assessment. Explorations in Quality Assesment and Monitoring. An Arbor: Health Administration Press, 1980.
37. Donabedian A. The quality of care. How can it be assessed? JAMA 1988; 260(12):1743-1748.
38. Donabedian A. The seven pillars of quality. Arch Pathol Lab Med 1990; 114(11):1115-1118.
39. Carvalho AO, Eduardo MBP. Sistemas de informação em saúde para municípios. São Paulo: Faculdade de Saúde Pública da Universidade de São Paulo, 1998.
40. WHO. Statistical indicators for the planning and evaluation of public health programs. 14th Report of WHO committee on Health Statistics. Geneva: World Health Organization, 2004.
41. Working Group on Priority Setting. Health Policy and Planning 2000; 15(2):130-136.
42. FDI. Global goals for oral health in the year 2000. Intern Dental J Int Dent J 1982; 33(1):79-89.
43. Narvai PC. O Brasil e as metas OMS-2000. Há metas em saúde bucal para 2010? http://www.jornaldosite.com.br 2001; Acesso em Janeiro 2004.
44. Ministério da Saúde. Condições de Saúde Bucal da População Brasileira 2002-2003. Resultados Principais. Brasília: Ministério da Saúde, 2004.
45. NHS. [website] Modernising NHS Dentistry – Implementing the NHS Plan. http://www.doh.gov.uk/dental/strategy/ 2000; Acesso em Novembro 2003.
46. Scotland Government. [website] An action plan for dental services. http://www.scotland.gov.uk/library3/health/apds-00.asp 2000; Acesso em Novembro 2003.
47. Australian Government. [website] Evidence-based health promotion. Resources for plan-

47. ning. N. 1 – Oral Health. http://www.dhs.vic.gov.au/phd/ebhp/01oral.htm 2000; Acesso em Novembro 2003.
48. CDC. Centre for Disease Control and Prevention [website]. Healthy People 2010. Oral Health. http://www healthypeople gov/document/html/volume2/21Oral htm 2004; Acesso em Janeiro 2004.
49. Ministério da Saúde. Política Nacional de Saúde Bucal: princípios, objetivos e prioridades. http://dtr2001.saude.gov.br/bucal/1989; Acesso em Janeiro de 2004.
50. Ministério da Saúde. Diretrizes da política nacional de saúde bucal. Brasília: Coordenação Nacional de Saúde Bucal, Ministério da Saúde, 2004.
51. Hanney SR, Gonzalez-Block MA, Buxton MJ, Kogan M. The utilisation of health research in policy-making: concepts, examples and methods of assessment. Health Res Policy Syst 2003;1(1):2.
52. Burt BA. How useful are cross-sectional data from surveys of dental caries? Community Dent Oral Epidemiol 1997; 25(1):36-41.
53. Chaves MM. Odontologia social. 2nd ed. Rio de Janeiro: Labor, 1977.
54. Sheiham A, Watt R. Oral health promotion and policy. In: Murray JJ, Nunn JH, Steele JG, editors. Prevention of oral disease. Oxford: Oxford University Press, 2003: 241-257.
55. Basil S, Hetzel MD. A model for public learning in health care: applications of epidemiology and health statistics in Australia pp 132-148. In: White KL, Henderson MM, editors. Epidemiology as a fundamental science. Its uses in health services planning, administration and evaluation. New York: Oxford University Press, 1976: 132-148.
56. WHO. Planning and evaluation of public dental services. Technical Report Series 589. Geneva: 1976.
57. Ministério da Saúde. Estudos de avaliação econômica de tecnologias em saúde – Diretrizes metodológicas. Brasília 2009. Disponível em http://bvsms.saude.gov.br/bvs/publicacoes/avaliacao_economica_tecnologias_saude_2009.pdf (acessado em 06/11/2011).
58. Newhouse JP. Medical care costs: how much welfare loss? J Econ Perspect 1992; 6(3):3-21.
59. Ministério da Saúde. Atenção de alta complexidade no SUS: desigualdades no acesso e no financiamento. Volume I. Brasília 2005. Disponível em http://getinternet.ipea.gov.br/economiadasaude/adm/arquivos/destaque/alta_complexidade.pdf (acessado em 05/11/2011).
60. Ministério da Saúde. Glossário Temático: Economia da Saude. Brasília 2006. Disponível em http://bvsms.saude.gov.br/bvs/publicacoes/06_1236_M.pdf (acessado 05/11/2011).
61. OTA. Congress: Assessing the Efficaccy and Safety of Medical Technologies (Office of Technology Assessment) Washington (DC): Government Printing Office 1978.
62. Panerai RB, Mohr JP. Health technology assessment methodologies for developing countries. Washington (DC): Pan American Health Organization (OPAS). 1989
63. Banta H D, Luce BR. Health care technology and its assessment: an international perspective. New York: Oxford Medical 1993. 352 p.
64. Ministério da Saúde. Reforço à Reorganização do Sistema Único de Saúde – REFORSUS. Avaliação tecnológica em saúde: subsidiando a melhoria da qualidade e eficiência do SUS. Brasília. 1998.
65. Silva, L. K. Avaliacão tecnológica e análise custo-efetividade em saúde: a incorporação de tecnologias e a produção de diretrizes clínicas para o SUS. Cien Saúde Colet 2003; 8(2):501-520.
66. Raeburn J, Macfarlane S. Putting the public into public health: Towards a more people-centred approach. In: Beaglehole R, editor. Global public health: A new era. Oxford: Oxford University Press, 2003: 243-252.
67. Narvai PC. [website]. Avaliação de ações de saúde bucal. http://planetaterra.com.br/saude/angelonline/artigos/art_saucol/avasbuc.pdf 1996; Acesso em Dezembro de 2003.
68. Ministério da Saúde. Pacto de indicadores da atenção básica: instrumento de negociação qualificador do processo de gestão no SUS. Revista Brasileira de Saúde Materno Infantil 2003; 3(2):221-224.
69. Macintyre S, Chalmers I, Horton R, Smith R. Using evidence to inform health policy: case study. BMJ 2001; 322(7280):222-225.
70. Easley MW. Quick facts about fluoridation. Washington DC: National Center for Fluoridation Policy & Research, 1999.
71. Widsrom E, Linna M, Niskanen T. Productive efficiency and its determinants in the Finnish Public Dental Service. Community Dent Oral Epidemiol 2004; 32:31-40.

72. Grytten J, Rongen G. Efficiency in provision of public dental services in Norway. Community Dent Oral Epidemiol 2000; 28(3):170-176.
73. Buck D. The efficiency of the community dental service in England: a data envelopment analysis. Community Dent Oral Epidemiol 2000; 28(4):274-280.
74. Brook RH, Kamberg CJ, McGlynn EA. Health system reform and quality. JAMA 1996; 276(6):476-480.
75. Holland WW. Evaluation of health care. Oxford: Oxford University Press, 1984.
76. Kessner DM, Kalk CE, Singer J. Assessing health quality – the case for tracers. N Engl J Med 1973; 288(4):189-194.
77. Ministério da Saúde. Instrumento de avaliação para centros e postos de saúde. Brasília: Centro de Documentação do Ministério da Saúde, 1985.
78. Dias da Costa JS, D'Elia PB, Manzolli P, Moreira MR. Cobertura do exame citopatológico na cidade de Pelotas, Brasil. Rev Panam Salud Publica 1998; 3(5):308-313.
79. Santos I, Victora CG, Martines J, Goncalves H, Gigante DP, Valle NJ et al. Nutrition counseling increases weight gain among Brazilian children. J Nutr 2001; 131(11):2866-2873.
80. Silveira DS, Santos IS, Costa JS. Atenção pré-natal na rede básica: uma avaliação da estrutura e do processo. Cad Saúde Pública 2001; 17(1):131-139.
81. Medina MG, Aquino R, Carvalho ALB. Avaliação da atenção básica: construindo novas ferramentas para o SUS. Divulgação em Saúde para Debate 2000; 21:15-28.
82. Vuori H. A qualidade em saúde. Divulgação em Saúde para Debate 1991; 3:17-25.
83. CDC. Comprehensive plan for epidemiologic surveillance. 1996. USA, Center for Disease Control. Ref Type: Report.
84. Field M, Lohr R. Clinical practice guidelines: directions for a new program. Institute of Medicine. Washington DC: National Academy Press, 1990.
85. Dickerson K, Berlin JA. Meta-analyses. State of science. Epidemiol Rev 1992; 14:154-176.
86. Petitti B. Meta-analysis, decision analysis and cost-effectiveness analysis. Methods for quantitative synthesis. 2nd ed. New York: Oxford University Press, 2000.
87. Sutherland SE, Matthews DC, Fendrich P. Clinical practice guidelines in dentistry: Part I. Navigating new waters. J Can Dent Assoc 2001; 67(7):379-383.
88. Bader JD, Shugars DA. Variation in dentists' clinical decisions. J Public Health Dent 1995; 55(3):181-188.
89. Elderton RJ, Nuttall NM. Variation among dentists in planning treatment. Br Dent J 1983; 154(7):201-206.
90. Malik AM, Schiesari LMC. Qualidade na gestão local de serviços e ações de saúde. São Paulo: Faculdade de Saúde Pública da Universidade de São Paulo, 1998. (Série Saúde & Cidadania 3).
91. Canadian Collaboration on Clinical Guidelines in Dentistry. [website] Emergency management of acute apical periodontitis in adults. http://www.cccd.ca/ 2003; Acesso em Novembro 2003.
92. FDI. [website]. http://www.fdiworldental.org/guidelines/ 2004; Acesso em Jan 2004.
93. Governo de São Paulo. Recomendações sobre o uso de produtos fluorados no âmbito do SUS/SP em função do risco de cárie dentária. Grupo de Trabalho RSS-95 de 27.06.2000. Secretaria do Estado de São Paulo. Governo de São Paulo, 2000.
94. Brasil. Ministério da Saúde. Secretaria de Atenção à Saúde. Departamento de Atenção Básica. Guia de recomendações para o uso de fluoretos no Brasil. Brasília: Ministério da Saúde; 2009. disponível em: http://189.28.128.100/dab/docs/publicacoes/geral/livro_guia_fluoretos.pdf.
95. Atwood K, Colditz GA, Kawachi I. From public health science to prevention policy: placing science in its social and political contexts. Am J Public Health 1997; 87(10):1603-1606.

Capítulo 8

Aspectos Éticos na Pesquisa Epidemiológica em Saúde Bucal

Maria Gabriela Haye Biazevic
Edgard Michel-Crosato

Introdução

O desenvolvimento de pesquisa permite a evolução da ciência, à medida que novas técnicas e terapêuticas são produzidas na área da saúde, com o objetivo de fornecer melhor assistência ao paciente. Quando se desenvolve um novo fármaco, ou quando se propõe um procedimento alternativo ao tradicional para o tratamento de determinada doença, testes são realizados para verificar a efetiva possibilidade de uso da novidade para o melhor atendimento do paciente.

Mudanças diversas no panorama mundial da prática médica e na sociedade têm motivado a discussão a respeito do surgimento dessa pauta nas investigações: o estudo da bioética. Assim, Vidal[1] cita três aspectos que deveriam ser considerados nesse contexto: (1) avanço científico e tecnológico, onde podem ser destacadas novas formas de nascer e de morrer; (2) aparecimento dos direitos dos pacientes, alterando em muito a relação médico-paciente; e (3) mudanças nos sistemas sanitários, em que a saúde é entendida como direito que se tornou um bem de consumo. Neste último tópico, sabendo-se que os recursos são escassos para atender a toda a demanda, houve necessidade de estabelecimento de critérios para tentar garantir a equidade de sua distribuição.[2]

Resgatando a história de abusos cometidos "em nome da ciência", pode-se relatar uma série de experimentos realizados e descritos na literatura, nos quais foram comprovados abusos por parte das equipes de pesquisadores em detrimento da liberdade de escolha do participante, que, muitas vezes, não foi informado sobre o fato de estar participando de um experimento. Em outras ocasiões, por ser prisioneiro, foi submetido a uma série de situações que envolveram desrespeito aos direitos humanos.

Henri Beecher, professor de anestesiologia de Harvard, publicou, em 1966 um artigo no *New England Journal of Medicine*, no qual relatou 22 estudos feitos em que houvera abuso contra pacientes, à medida que eles não tinham sido avisados de que fariam parte de um experimento.[3]

Vieira e Hossne[4] relataram um transplante de tumor realizado por um médico, que atendia a uma paciente com câncer de mama em estágio avançado. Com o intuito de estudar a história natural da doença, ele inoculou material contaminado em sua outra mama, sadia. Posteriormente, o episódio dos pacientes que estavam se submetendo a tratamento para a sífilis em Tuskegee (Alabama, EUA) ficou internacionalmente conhecido, e continua a ter repercussões naquele país. De 1932 a 1972, pacientes pobres e negros, moradores em Tuskegee, vinham se submetendo a tratamento para a doença, apesar de não terem conhecimento de que, na verdade, estavam sendo pesquisados, com o intuito de se conhecer a história natural da doença. Assim, os pacientes foram deixados sem tratamento, e a pesquisa, ao longo dos anos, gerou uma série de artigos publicados em periódicos científicos, nos quais se descrevia em detalhes a evolução da doença. Mesmo após ter se concluído, década de 1950, que o tratamento com penicilina era efetivo para a doença, esses pacientes continuaram sem tratamento. O experimento só foi finalizado quando um jornal americano, *Washington Star*, em 1973, levou a público os abusos cometidos. Esse episódio trouxe imensas repercussões na sociedade americana, e sempre que se discutem questões raciais nos Estados Unidos, o experimento é lembrado como um registro de abuso cometido pelos brancos contra os afro-americanos. Em 1997, o então Presidente dos Estados Unidos, Bill Clinton, ainda se desculpava à nação pelo ocorrido:

> *"(...) hoje a América se lembra de centenas de homens usados na pesquisa sem seu conhecimento. Nós nos lembramos deles e de suas famílias. Homens que eram pobres e de origem africana, sem recursos e com poucas alternativas, eles acreditavam que tinham encontrado a esperança quando lhes foi oferecido atendimento médico gratuito (...)*
> *Temos que fazer mais do que assegurar que as práticas de pesquisa médica sejam sãs e éticas, e [garantir que] que os pesquisadores trabalhem mais próximos de suas comunidades. (...)"*

Outro episódio que também caracterizou abuso cometido por pesquisadores em nome da evolução da ciência foi o experimento utilizando anticoncepcionais em San Antonio, Estados Unidos.[4] Nesta pesquisa, mulheres brancas de origem mexicana, que procuram postos de saúde buscando métodos anticoncepcionais, estavam na verdade participando de um experimento para testar a efetividade de diversas marcas comerciais de anovulatórios orais (anticoncepcionais). Dessa forma, as "participantes" eram divididas em grupos, e cada grupo recebia uma marca comercial diferente, além do grupo que recebia o placebo. Dessa forma, houve diversos casos de gravidez nesse último grupo, apesar de essas mulheres terem buscado assistência médica para evitar filhos.[4]

Na área da Odontologia, estudo conhecido a respeito da associação entre diferentes frequências e consistências de consumo de açúcar na etiologia da cárie realizado em Vipeholm, Suécia,[5] ficou famoso por demonstrar que alimentos açucarados com consistência mais pegajosa tendiam a provocar maior experiência de cárie. O estudo foi patrocinado pelo governo sueco, junto com fundações de pesquisa, indústria do açúcar, e fabricantes de chocolates e doces.[5,6] A questão em debate aqui é que tal experimento foi realizado em um hospital com crianças internadas com diversos graus de deficiência mental, e com sérias dificuldades motoras. Além disso, para realmente testar o efeito do açúcar na etiologia da cárie, alguns grupos de crianças permaneceram sem realização de higiene bucal por longos períodos, mesmo sabendo-se, àquela época, da importância do controle de placa bacteriana em pacientes.[6,7] Hoje o estudo provavelmente não seria aprovado por Comitês de Éticas e seria condenado por pesquisadores, porém os autores do estudo não tiveram esse entendimento naquele momento histórico.[8]

Durante a 2ª Guerra Mundial, os campos de concentração nazistas também foram palco de diversos "ganhos científicos" para a humanidade. Diversos experimentos foram realizados com judeus, que muitas vezes foram deixados nus, no inverno, submetendo-se a baixíssimas temperaturas, com o intuito de se testar diversas formas de congelamento para o corpo humano; relatou-se também experiência de jogar corpos em tanques de água fria, para verificar a possibilidade de resistência dos tecidos humanos a diversas temperaturas, ou limitar a quantidade de oxigênio, também para verificação desses limites.[3]

Com a história de abusos em pesquisa constantemente relatados, o primeiro estatuto legal regulando o assunto (Código de Nuremberg[9]) surgiu exatamente como reação contra as experiências médicas realizadas, já que estava claro que havia necessidade de se discutir diretrizes para a regulamentação do experimento envolvendo seres humanos, não se poderia mais confiar no "bom senso" de pesquisadores. Sabendo-se também que a ciência não é neutra[1], cabe à sociedade estabelecer os parâmetros de pesquisa que entende como aceitáveis ou não.

Panorama Internacional

O Código de Nuremberg,[9] publicado em 1947, tinha como finalidade o estabelecimento de um conjunto de regras para julgar as atrocidades cometidas pelos nazistas em nome da ciência. A Declaração de Helsinque, publicada inicialmente pela Organização Médica Mundial, em 1964, define princípios gerais que deveriam ser seguidos na pesquisa médica; ao longo do tempo, em passado por várias revisões.[10] Mais tarde, a Conselho de Organizações Internacionais de Ciências Médicas (CIOMS), junto com a Organização Mundial da Saúde (OMS) publicou as *"Pautas éticas internacionales para la investigación biomédica en seres humanos"*.[11]

Os debates para as revisões da Declaração de Helsinque têm suscitado enorme polêmica em torno de algumas questões importantes: em 1999, nos debates que geraram e versão de 2000, houve intenção de diversos países com mais tradição em pesquisa de alterar a sua redação, para permitir que os preceitos éticos de análise dos projetos levassem em consideração o local da realização da pesquisa. Isso significaria, segundo Garrafa e Prado,[12] a aceitação de parâmetros éticos diferentes, de acordo com a condição socioeconômica dos sujeitos envolvidos, perpetuando a situação de inferioridade e de vulnerabilidade de muitos participantes.

Esses documentos provocaram debates amplos em diversos países, a respeito da necessidade urgente de regulamentação das pesquisas envolvendo seres humanos.

Questões importantes

- Tanto o Código de Nuremberg quanto a Declaração de Helsinque trazem à tona a necessidade de realização de pesquisa para testar novos fármacos ou procedimentos primeiramente em animais, e depois, em seres humanos.
- Deve-se mensurar de antemão, ao efetivar proposta para a realização de pesquisa, quais os riscos esperados para os participantes, bem como os benefícios que podem advir por meio da submissão a esse novo tratamento. Essa observação é listada por ambos os documentos.
- O pesquisador responsável pelo experimento deve ser competente para a realização do mesmo, ter formação acadêmica adequada e infraestrutura que garanta a realização da pesquisa com o menor risco possível para o paciente.
- O participante do experimento deve fornecer seu consentimento livre e esclarecido para participação na pesquisa. É importante salientar aqui a grande diferença entre *"consentimento livre e esclarecido"* de *"termo de consentimento"*. O primeiro refere-se à situação do paciente, tendo-lhe sido exposta de maneira detalhada a proposta de pesquisa, em linguagem adequada para seu entendimento, consente em ser sujeito da pesquisa. O termo de consentimento, por sua vez, refere-se ao documento legal assinado pelo participante que concorda em participar da pesquisa. Tal documento não tem validade se o participante não tiver sido esclarecido sobre os possíveis riscos e benefícios de se submeter a um experimento, bem como sobre a liberdade de decidir não ser participante.
- O Código de Nuremberg define também que a metodologia da pesquisa a ser proposta deve ser adequada para a realização do experimento e mensuração dos resultados, e que deve ser feita uma previsão da duração da pesquisa. Na verdade, fala-se em previsão porque, muitas vezes, resultados preliminares de pesquisa já demonstram maior efetividade ou inocuidade de agentes terapêuticos; portanto, não faria sentido continuar com a pesquisa. Em outros casos, a pesquisa deve ser prolongada.
- A Declaração de Helsinque dispõe que toda pesquisa envolvendo seres humanos deve ser submetida a um Comitê de Ética, que acaba por tornar-se, junto com o pesquisador e com a instituição onde se realizará a pesquisa, corresponsável pela sua execução. Dessa forma, garante-se proteção aos

mais vulneráveis, que no caso de pesquisa com seres humanos, seriam os participantes de pesquisas.
- Outra questão destacada pela Declaração de Helsinque diz respeito a publicar ou não resultados de pesquisas realizadas sem a observação de preceitos éticos. As opiniões dividem-se, e vários pesquisadores são da opinião de que não devem ser publicados trabalhos de pesquisa antiéticos, já que se estaria abrindo precedentes para a perpetuação da prática. Além disso, argumentam, já existe legislação suficiente que regulamenta essa questão em diversos países, portanto não seria justificável que, em "benefício da ciência", continuassem a se cometerem abusos. Por outro lado, muitas vezes, os resultados de uma pesquisa, ainda que feita com ferimento dos preceitos éticos, poderia salvar a vida de milhares de pacientes que sofrem por serem portadoras de determinada doença, e dessa forma outros pesquisadores entendem que a pesquisa deveria ser publicada. Editores científicos têm se posicionado da seguinte maneira: caso a pesquisa realmente venha a trazer benefícios que poderão beneficiar muitos pacientes, o relato da pesquisa é publicado, mas escreve-se um editorial no mesmo volume em que for feita a publicação, explicitando os motivos da divulgação daqueles achados, ainda que não estejam de acordo com os protocolos científicos no que diz respeito à experimentação com seres humanos.[4]

É consenso que a evolução da ciência necessita de experimentos envolvendo seres humanos; o que se discute é a necessidade de garantir que tais pesquisas sejam realizadas com participantes que tenham total e pleno conhecimento de que são participantes de um estudo, e de modo a salvaguardá-los de possíveis riscos ocorridos por meio de sua participação, através da garantia de assistência sempre que necessário.

Panorama Nacional

No Brasil, a Resolução MS 1 de 1988 constituiu uma primeira tentativa de orientar a comunidade científica com respeito à experimentação com envolvimento de seres humanos. Tal Resolução não teve amplo uso pela comunidade científica, tendo em vista alguns problemas de ordem operacional em relação aos seus preceitos. Dessa forma, iniciou-se ampla discussão, intermediada pelo Ministério da Saúde, e se procurou ouvir diversos setores da comunidade tanto científica quanto leiga, a respeito da implementação de diretrizes para pesquisa envolvendo seres humanos. Foram enviadas milhares de correspondências a Instituições de Ensino Superior, legisladores, representantes eclesiásticos e comunidades representativas de direitos de pacientes, solicitando comentários e contribuições para uma resolução que seria publicada para orientar essa questão no país.

Após amplos debates, publicou-se a Resolução MS 196, de 10 de outubro de 1996,[13] em processo de consulta pública até novembro de 2011. Esse processo permitiu que a sociedade se manifestasse sobre o seu conteúdo, sugerindo mudanças que a torne mais adequada aos novos tempos e às novas pesquisas que têm sido realizadas. Porém, os preceitos éticos que nortearam a constituição da Resolução 196 deverão ser mantidos.

A Resolução 196/96 possui caráter de orientação, e institui a obrigatoriedade de constituir Comitês de Ética em Pesquisa (CEP) nas diversas instituições do país que realizam pesquisa. Os CEP atualmente são registrados e fiscalizados pela Comissão Nacional de Ética em Pesquisa (CONEP), vinculada ao Ministério da Saúde.

Segundo a Resolução,[13] *"pesquisa envolvendo ser humano é a que envolve o ser humano tanto direta quanto indiretamente, no todo ou na parte, inclusive o manejo de informações ou materiais."* Dessa forma, qualquer pesquisa que seja proposta onde o ser humano esteja envolvido, inclusive no manejo de informações de prontuários ou aplicação de questionários, é considerada, segundo a Resolução 196/96, pesquisa envolvendo ser humano.

O documento define que, antes de iniciada, *toda pesquisa deve possuir um protocolo de pesquisa*, a ser encaminhado a um CEP e, após sua aprovação, poderá ser iniciada. O protocolo de pesquisa deve contemplar alguns tópicos específicos, tais como os descritos a seguir.[13]

- **Histórico e objetivos**: o protocolo deve detalhar, por meio de revisão da literatura consistente e atualizada, estudos pertinentes ao tema que está sendo proposto, bem como definir claramente os seus objetivos.
- **Critérios para a seleção de pacientes**: devem ser detalhados os diversos critérios e procedimentos a serem utilizados para selecionar os pacientes elegíveis de participação no estudo. Isso se dá em relação a sexo, idade, condição de saúde ou outras características pertinentes.
- Detalhes sobre o **tratamento e a avaliação** do andamento do tratamento: explicitação sobre o modo de conduta do experimento, acompanhamento deste feito por parte do pesquisador responsável e equipe, além de posologia no caso de medicamentos. Incluem-se também detalhes sobre possíveis procedimentos a serem realizados.
- **Delineamento do experimento**: ainda no tópico metodologia, deve-se explicitar o desenho de estudo da pesquisa, se será um estudo de caso, série de casos, ensaio clínico.
- **Consentimento do paciente**: o protocolo deverá esclarecer de que maneira obterá o consentimento do paciente para a participação no estudo, e que a sua opção em não participar não estará vinculada a maior ou menor possibilidade de atendimento (caso comum em clínicas de faculdades de Odontologia).
- **Acompanhamento do experimento**: o pesquisador deve se colocar à disposição do paciente para que, sempre que necessário, esclarecer suas dúvidas.
- **Registro dos dados e análise estatística**: o protocolo de pesquisa deve incluir relato da maneira como os dados serão computados, bem como as análises estatísticas que serão realizadas.
- **Desvios do protocolo** são possíveis e, muitas vezes, necessários. Nenhum paciente pode se sentir pior por estar participando de um experimento do que ele estaria se sentindo se estivesse recebendo tratamento convencional. Dessa forma, uma pesquisa bem planejada pode se deparar com a necessidade de alterar algum protocolo previamente programado. Outra possibilidade é o estudo fornecer, antes do tempo esperado, resultados definitivos sobre a superioridade de uma terapêutica em relação à outra. Nesse caso, a pesquisa não tem sentido em continuar e tampouco seria ético continuar fazendo pacientes passar por tratamentos menos efetivos quando já foram descobertas outras alternativas com mais efetividade. Havendo necessidade justificada de mudança do protocolo inicialmente planejado, deve ser encaminhada justificativa ao CEP que aprovou a execução da pesquisa.

O termo de consentimento deve ser anexado ao protocolo de pesquisa[13] e, em geral, os CEP têm analisado cuidadosamente esse documento. Ainda que já tenha sido comentada a diferença entre o consentimento livre e esclarecido e o termo de consentimento, além do entendimento pleno do participante sobre a sua participação na pesquisa, ele deverá assinar o termo de consentimento. Um termo de consentimento bem redigido é aquele que permite que o participante entenda exatamente a proposta da pesquisa, e o que vai acontecer com ele, em termos de protocolo a ser seguido. Assim, espera-se que o termo de consentimento traga os objetivos da pesquisa, os procedimentos que serão realizados, os possíveis desconfortos e riscos a que o participante se submete por participar do experimento, garantia de toda a assistência que for necessária para o caso.

O termo de consentimento deve ainda explicitar garantia de esclarecimentos de quaisquer dúvidas que possam surgir por parte do paciente durante a realização da pesquisa,[13] e o pesquisador deve deixar endereço, telefone e e-mail para ser contatado.[13] Outro aspecto importante que deve constar do termo de consentimento é que o paciente será livre para se recusar de participar do experimento caso o deseje, e que, se concordar de participar, é livre para abandonar o experimento a qualquer momento, sem prejuízo de qualquer ordem.[13] Deve-se, também, deixar clara a garantia de sigilo referente às informações pessoais e resultantes da pesquisa, bem como esclarecimento de que as informações obtidas por meio da pesquisa possuem apenas finalidade para essa pesquisa, não sendo utilizadas para outros fins.[13]

O termo de consentimento, documento muito importante quando do encaminhamento de um protocolo de pesquisa a um CEP, deve contemplar alguns tópicos importantes, com vistas ao completo esclarecimento do sujeito participante da pesquisa a respeito de sua inserção esperada nesta, bem como os limites de atuação do pesquisador proponente da pesquisa. Dessa forma, o termo de consentimento passa a ser um documento legal, elaborado em 2 vias (o participante tem o direito de ter posse de uma via assinada pelo pesquisador responsável), escrito em linguagem clara o suficiente para que o participante possa entender os seus termos, devendo contemplar os objetivos da pesquisa, os procedimentos que serão realizados, os desconfortos e riscos possíveis a que o sujeito ficará submetido caso aceite participar do experimento; garantia de assistência por parte da equipe, caso seja necessário, com os telefones e endereço do pesquisador responsável/equipe de trabalho.[13] Além disso, o termo deve explicitar que o sujeito participante tem garantido o direito de solicitação de mais esclarecimentos a respeito da pesquisa, a qualquer momento, para dirimir possíveis dúvidas a respeito do protocolo que está sendo executado. O termo de consentimento deve garantir o sigilo a respeito de informações que possam identificar os participantes da pesquisa, bem como deixar claro que o participante pode abandonar a pesquisa a qualquer momento, bem como, recusar-se a participar; nessas situações, nenhuma penalidade pode ser colocada ao possível participante, como, por exemplo, condicionar vaga em atendimento clínico em instituição de ensino/pesquisa à participação em determinado experimento. Esse documento deverá ser assinado pelo participante e/ou responsável legal.[13]

Outra questão oportuna de ser levantada é aquela a respeito da possibilidade de indenização ou ressarcimento de gastos que o participante pode ter por fazer parte da pesquisa. Em alguns países, tem sido prática o pagamento de valores mensais a sujeitos para que participem de pesquisas; no Brasil, essa prática não é aceita,[13] visto que, por necessidade financeira, poderíamos ter "participantes profissionais", que se envolveriam em mais de uma pesquisa ao mesmo tempo. É legítimo, porém, ressarcir o participante de alguns gastos que ele possa ter por estar participando de uma pesquisa, como, por exemplo, pagamento do meio de locomoção do paciente à clínica para acompanhamento, fornecimento de refeição, caso a pessoa tenha de passar muitas horas longe de suas atividades normais, enfim, compensação por causa da participação na pesquisa, e não o pagamento direto pela adesão.

Ainda em relação à questão financeira que pode envolver os sujeitos da pesquisa, o participante tem direito à indenização por situações de saúde não previstas e que requeiram tratamento especializado, provenientes da participação na pesquisa. Pode ser o caso de a pessoa necessitar de um atendimento de urgência, e a pesquisa deve prever recursos para arcar com esses gastos.

Assim, os CEP costumam analisar com bastante cuidado os modelos de termos de consentimento que acompanham os protocolos de pesquisa; portanto, o pesquisador responsável deve ter um cuidado adicional quando de sua elaboração. Adicionalmente, o proponente da pesquisa deverá cadastrar sua pesquisa em um sistema de gerenciamento chamado Plataforma Brasil (em vigor a partir de 2012). Existe ainda legislação específica adicional para trabalhos com populações indígenas, bem como para estudos multicêntricos, testes com novos fármacos, pesquisas envolvendo material biológico e com participação estrangeira.

Ramos e Trindade[14] destacam a importância de constituição de CEP em instituições de ensino da Odontologia e não apenas onde se realizam pesquisas, para garantir uma postura ética no ensino da Odontologia, principalmente no que se refere ao ambiente da clínica odontológica onde, muitas vezes, casos clínicos são discutidos pelos corredores das clínicas, em presença de outros pacientes. Além disso, no momento em que o paciente procura pela clínica da faculdade, e passa pela triagem, muitas vezes acaba por assinar uma série de formulários, sem bem saber o seu teor; esses documentos, obviamente, não possuem legitimidade para posterior argumentação de que o paciente concordou em ter sua identidade exposta em debate público, ainda que em discussões científicas. Dessa forma, o paciente tem direito ao sigilo das informações presentes no prontuário odontológico, informações essas que são de interesse apenas dele e da equipe, com vistas ao seu melhor atendimento.

Não existe justificativa para comentários fora de ambiente próprio para tal fim, de casos clínicos, e toda a equipe que lida com prontuários deve ser alertada para tal situação, desde recepcionistas até o pessoal com formação na área da saúde. Assim, os CEP poderiam auxiliar no bom cumprimento dos preceitos do Código de Ética Odontológica, inclusive o divulgando.

Bancos de dentes

Existem relatos de reuso de dentes desde a pré-história,[15] desde pequenos fragmentos até toda a coroa dental, bem como a utilização de dentes como mantenedores de espaço. Nos dias de hoje, é amplo uso de dentes para finalidade didática, ou seja, para treinamento de habilidades manuais e/ou de técnicas restauradoras, além de seu uso em pesquisa.

As diversas disciplinas pelas quais o aluno passa durante a graduação em Odontologia costumam solicitar numerosos e diversos grupos de dentes, para finalidade de desenvolvimento de habilidades manuais e treinamento de técnicas. Dessa forma, o acadêmico tem tido, tradicionalmente, obrigação de obtenção desses dentes, sem que se discuta sua origem. Isso tem levado à compra de dentes em clínicas populares, entre colegas veteranos, ou mesmo sua obtenção em cemitérios.

Existe legislação pertinente que deveria ser citada.
- **Lei 9.434/97, art. 6º**: "é vedada a remoção post-mortem de tecidos, órgãos ou partes do corpo de pessoas não identificadas".
- **Lei 9.434/97, art. 15º**: pena de 3 a 8 anos de reclusão, e multa de 200 a 360 dias-multa para quem "comprar ou vender tecidos, órgãos ou partes do corpo humano" e "incorre na mesma pena quem promove, intermedeia, facilita ou aufere qualquer vantagem com a transação".
- **Código Penal Brasileiro**, Cap. II, *Dos Crimes Contra o Respeito Aos Mortos*, **art. 210**: "Violar ou profanar sepultura ou urna funerária", com pena de reclusão de 1 a 3 anos, e multa.
- **Resolução 196/96**, parágrafo 4º: "o respeito devido à dignidade humana exige que toda pesquisa se processe após consentimento livre e esclarecido dos sujeitos, indivíduos ou grupos que por si e/ou por seus representantes legais manifestem a sua anuência à participação na pesquisa."

Finalmente, para operacionalizar essa mudança de prática necessária para possibilitar a realização de pesquisas que utilizam elementos, alguns tópicos devem ser destacados.
- **Valorização do dente como órgão.** Trata-se de fonte de DNA. Campanhas para valorizar o dente como órgão, conscientizar não apenas a população, mas principalmente o próprio cirurgião-dentista.
- **Redução do comércio de dentes humanos.** Para que, gradativamente, essa prática seja reduzida, os professores devem solicitar o menor número possível de dentes aos seus alunos, e estimular a presença de bancos de dentes, para que seus alunos tenham acesso aos dentes necessários e suficientes ao seu treinamento. Na realização de pesquisa, atualmente, o pesquisador deve comprovar a origem dos dentes (proveniente de Banco de Dentes ou possuir termo de consentimento livre e esclarecido (TCLE) de cada doador). A comunidade deve ser alvo de campanhas para estimular a doação de dentes, juntamente com a assinatura do TCLE.
- **Interação Bancos de Dentes e Comitês de Ética.** Os Comitês de Ética em Pesquisa (CEP) devem estimular a criação de Bancos de Dentes Humanos na Instituição, cujo responsável deverá ser um cirurgião-dentista. "O doador autoriza e legaliza a doação, estando ciente dos motivos da escolha da terapêutica realizada"[11]. Os dentes deverão ser fornecidos ao pesquisador após aprovação da pesquisa no CEP.

Os Bancos de Dentes das diversas instituições do país deverão estar de acordo com a legislação pertinente sobre biobancos e biorrepositórios (Resolução CNS 441, de 12 de maio de 2011).

Princípios Éticos

O informe Belmont (1979) corresponde a um documento em que se definiram princípios básicos que deveriam ser estabelecidos na realização de pesquisas envolvendo seres humanos. Esses princípios deveriam ser escolhidos dentre aqueles "geralmente aceitos na nossa tradição cultural".[16] Isso acabou por dar origem a três normas que regem as atividades de pesquisa: o respeito às pessoas (autonomia, além da proteção daqueles que não a possuem), o benefício às pessoas investigadas (maximizar os possíveis benefícios e minimizar os possíveis danos) e a justiça (ou equidade).

Os possíveis **riscos** a que a comunidade participante de um estudo estão sujeitos devem ser explicitados no protocolo de pesquisa, e o CEP deve analisar o caso, deliberando sobre os riscos envolvidos. O CEP deverá analisar a magnitude do risco e a probabilidade de sua ocorrência, para poder avaliar se esses riscos são razoáveis.[12] O Termo de Consentimento Livre e Esclarecido também deve contemplar este tópico, conforme já mencionado. Existe também discussão na literatura a respeito do risco aceitável, ou seja, que não excede os riscos cotidianos do participante do estudo, e risco mínimo equivalente, que correspondem aos efeitos indesejados que podem ocorrer em um exame médico de rotina. Além disso, sabe-se que as investigações de maior peso costumam explorar áreas do conhecimento menos conhecidas, e, portanto, os riscos costumam ser incertos. Dessa forma, os CEP devem estar instrumentalizados para avaliar cuidadosamente cada caso.[16]

Ao discutir os **benefícios** por participar de um estudo, deve-se fazer distinção entre os estudos terapêuticos e os não terapêuticos. Os primeiros correspondem àqueles em que os participantes são doentes e poderiam se beneficiar com as descobertas de nova terapêutica. Os estudos não terapêuticos são aqueles em que o participante não possui a doença, portanto não experimentaria nenhum benefício direto por participar do estudo; os estudos de Fase I para testar novos fármacos enquadrariam-se nesta categoria, já que contam com indivíduos sadios para testar toxicidade de novas drogas.

Os benefícios pós-investigação devem ser respeitados. O artigo 30 da Declaração de Helsinque define que "ao final da investigação, todos os pacientes que participam do estudo devem ter a certeza de que contarão com os melhores métodos preventivos, diagnósticos e terapêuticos comprovados e existentes, identificados pelo estudo". Porém, patrocinadores e pesquisadores têm enfraquecido este artigo, sinalizando que serão feitos esforços "razoáveis" e "dentro do possível" para beneficiar esses pacientes.[16]

Outra consideração que deve ser feita refere-se ao consentimento livre e esclarecido fornecido pelo participante de uma pesquisa. Diversas falhas na sua redação têm sido detectadas pelos Comitês de Ética em Pesquisa, tais como linguagem excessivamente técnica, ausência de informações sobre os riscos, além de cláusulas isentando os pesquisadores de qualquer responsabilidade decorrentes de efeitos adversos decorrentes da pesquisa.

Aceita-se que um participante de pesquisa tome parte da investigação após 3 critérios indispensáveis: 1) ter recebido informação adequada sobre o experimento; 2) não ter sofrido nenhum tipo de coação; e 3) ser absolutamente capaz ao momento de emitir o seu juízo.[17]

Segundo Kottow,[16] "seria desejável que existissem outros meios para avaliar o consentimento do participante que a mera inspeção de um texto, como, por exemplo, a gravação ou a filmagem do processo de informação,..."

As pesquisas realizadas na área de Ciências Sociais e que se relacionam com a saúde também devem atender todo o processo de obtenção do consentimento livre e esclarecido do participante.[17]

A aplicação do conceito de equiponderação (proteção dos pacientes de investigações redundantes) e a recusa em aceitar o duplo-padrão ético (regras diferentes para países desenvolvidos e subdesenvolvidos em relação à realização de pesquisas) são situações que devem ser defendidas por todos os pesquisadores brasileiros, a fim de continuar garantindo a universalidade dos conceitos éticos.[18]

Ética Aplicada a Levantamentos Epidemiológicos

Os parâmetros éticos para a realização de pesquisa envolvendo seres humanos não variam, independentemente do delineamento do estudo. Porém, algumas reflexões devem ser feitas na realização de estudos epidemiológicos.

O Conselho de Organizações Internacionais de Ciências Médicas (CIOMS) possui um guia norteador para a realização de pesquisas que possuem como público-alvo grandes grupos populacionais, as "Pautas Internacionais para Avaliação Ética de Estudos Epidemiológicos".[19] Segundo o documento, regras de justiça distributiva deveriam ser aplicadas entre e dentro das comunidades, ou seja, os membros mais fracos (vulneráveis) não deveriam arcar com a carga de estudos que possuem o potencial de beneficiar toda a comunidade.

Em estudos epidemiológicos, salvo exceção justificada, todos os estudos devem obter o termo de consentimento livre e esclarecido individualmente; em situações em que a figura do líder comunitário ou alguma autoridade representa o grupo, tais como populações indígenas, o cacique deve autorizar a realização da pesquisa; a justificativa para esse procedimento é que esse líder da comunidade teria conhecimento e poderia prever possível conflito entre a proposta de pesquisa e as crenças e valores da comunidade em questão. Mesmo tendo autorização do representante, o(s) pesquisador(es), ao contatar um indivíduo pertencente a alguma comunidade com essa característica, ele deve ser convidado a participar, e tem liberdade de se recusar a fazer parte do estudo.[19]

Uma exceção à necessidade de sempre solicitar o termo de consentimento de modo individual poderia se referir aos grandes estudos de coorte retrospectivo, que se baseiam em registros médicos para a sua realização.[19]

Indivíduos ou comunidades não deveriam ser pressionados para participar de estudos, e os resultados obtidos deverão ser apresentados e discutidos com a comunidade.[19] Uma questão importante é que os resultados encontrados não corresponderão à situação individual de saúde, e sim à daquele grupo estudado; isso deve ser claramente exposto quando da apresentação dos dados. Nos levantamentos epidemiológicos em saúde bucal, os critérios utilizados para mensurar a doença (cárie, p. ex.) são diferentes da avaliação clínica individual realizada na cadeira do cirurgião-dentista. Portanto, ainda que os pesquisadores tenham em mãos a ficha de exame de determinado participante, é importante esclarecer quais critérios foram utilizados para definir doença; os pesquisadores devem garantir o encaminhamento dos participantes que potencialmente necessitam de atendimento a um serviço de saúde.

A aleatorização dos participantes de uma mesma comunidade pode gerar desconforto e ser motivo de embates. Os pesquisadores devem estar prontos para esclarecer que a alocação dos grupos foi estabelecida segundo parâmetros técnicos, e que não corresponde a nenhum tipo de discriminação. Se a pesquisa contar com patrocinador estrangeiro, o protocolo ético deve seguir os parâmetros do país onde se encontra a população em estudo.[19]

Uma questão bastante frequente quando realizamos levantamentos epidemiológicos refere-se à expectativa criada a respeito de tratamento a ser oferecido aos participantes. Segundo as "Pautas Internacionais para Avaliação Ética de Estudos Epidemiológicos",

> *"Empreender um projeto epidemiológico em um país em desenvolvimento pode criar a expectativa na comunidade a respeito de que ele será realizado com oferecimento de atenção à saúde, pelo menos enquanto os trabalhadores da pesquisa estejam presentes. Tal expectativa não deveria ser frustrada, e, onde as pessoas precisarem de atenção, providências deveriam ser tomadas para que fossem tratadas ou elas deveriam ser referenciadas a um serviço de saúde local que possa oferecer o atendimento à necessidade."*[19]

Em diversos fóruns internacionais, bioeticistas brasileiros têm se posicionado ao lado de bioeticistas provenientes de outros países, e que entendem que os participantes de pesquisas cujos resultados gerem conhecimento que possa melhorar o tratamento de determinada enfermidade, devem ter acesso a esse novo tratamento, não só durante a realização do estudo, mas ao longo da duração do tratamento. Isso também valeria para os participantes que por ventura estivessem recebendo placebo.[12]

O rompimento de tradições sociais deve ser considerado cuidadosamente quando da realização de pesquisa na comunidade. Por um lado, os pesquisadores têm a intenção de respeitar os valores e hábitos da comunidade; por outro, podem se deparar com práticas claramente prejudiciais à saúde, e que estão fortemente arraigadas no grupo. Isso não constitui um conflito ético,[19] mas se trata de uma questão a ser cuidadosamente debatida com os líderes e com a comunidade. A ausência de educação formal tampouco é considerada barreira para a discussão de interesses da comunidade.

Considerações Finais

Ao sabermos que 90% dos recursos destinados às investigações biomédicas são empregados para pesquisar doenças que são prevalentes nas pessoas pertencentes aos 10% mais ricos da população mundial[16], não podemos deixar de lado nosso compromisso de realizar pesquisas de qualidade e relevantes para nossa comunidade, contribuindo assim na redução das desigualdades sociais, conhecendo os valores da sociedade e tratando o participante da pesquisa com dignidade.

Referências

1. Vidal S. Aspectos éticos de la investigación en seres humanos. Programa de Educación Permanente en Bioética. Cátedra da UNESCO de Bioética, 2010.
2. Fortes PAC. Bioeticistas e a priorização de recursos de saúde no sistema público de saúde brasileiro. Revista Bioética 2010;18:413-420.
3. Rothman, David J. Human Research: historical aspects. En Warren T. Reich (Editor). Encyclopedia of Bioethics. Revised Edition. The Free Press, Simon & Schuster MacMillan, New York, 1995.
4. Vieira S, Hossne WS. Pesquisa Médica. A ética e a metodologia. São Paulo: Pioneira, 1998.
5. Hojer JA, Maunsbach AB. The Vipeholm dental caries study: purposes and organisation. Acta Odontol Scand. 1954 Sep;11(3-4):195-206.
6. Krasse B. The Vipeholm Dental Caries Study: recollections and reflections 50 years later. J Dent Res 2001;80(9):1785-1788.
7. Gustafsson BE, Quensel C-E, Swenander Lanke L, Lundqvist C, Grahnen H, Bonow BE, Krasse B. The Vipeholm Dental Caries Study. The effects of different levels of carbohydrate intake in 436 individuals observed for five years. Acta Odontol Scand 1954;11:232-364.
8. Newbrun E. Professional ethics and professional etiquette in dentistry: are they compatible? J Hist Dent. 2007;55(3):119-25.
9. Tribunal Internacional de Nuremberg. Código de Nuremberg, 1947. Control Council Law 1949;10(2):181-182.
10. Associação Médica Mundial. Declaração de Helsinki VI. Aprovada na 18ª Assembleia Médica Mundial, Helsinki, Finlândia (1964) [Online] [Acessado em: 3 fev. 2012]. Disponível em: URL:http://www.bioetica.ufrgs.br/helsin6.pdf.
11. CIOMS. Pautas éticas internacionales para la investigación biomédica en seres humanos. Council for International Organizations of Medical Sciences (CIOMS), em colaboração com a Organização Mundial da Saúde (OMS) Genebra, 2002.
12. Garrafa V, Prado MM. Mudanças na Declaração de Helsinki: fundamentalismo econômico, imperialismo ético e controle social. Cad. Saúde Pública 2001;17(6):1489-1496.
13. Brasil. Diretrizes e normas regulamentadoras de pesquisas envolvendo seres humanos. (Resolução no. 196, de 10 de outubro de 1996). Brasília: Ministério da Saúde; 1996.
14. Ramos DLP, Trindade OM. Ética na pesquisa odontológica com seres humanos. In: Silva M. Compêndio de Odontologia Legal. Rio de Janeiro: Medsi, 1997.
15. Imparato JCP (org.). Banco de dentes humanos. Curitiba: Maio, 2003.
16. Kottow M. Modelos de evaluación y situaciones especiales. Programa de Educación Permanente en Bioética. Cátedra da UNESCO de Bioética, s.d.
17. Cano-Valle F. El consentimiento bajo información. ¿Un documento o un proceso? In: Cano-Valle F. Bioética. México:UNAM, 2005; pp.23-33.
18. Kottow MH. Conflictos en ética de investigación con seres humanos. Cad Saúde Pública 2005;21(3):862-869.
19. CIOMS. Pautas internacionales para evaluación ética de estudios epidemiológicos. Consejo de Organizaciones Internacionales de las Ciencias Médicas (CIOMS). Ginebra, 1991.

Capítulo 9

Epidemiologia, Política e Saúde Bucal Coletiva

Paulo Capel Narvai
Paulo Frazão

Introdução

Saber é poder, assevera o adágio popular. Há muitas razões para essa convicção humana que não conhece fronteiras. Ao longo dos séculos, o senso comum foi consolidando a noção de que estar bem informado é condição *sine qua non* para acumular e manter poder. Mas estar "bem informado" não equivale a "saber das coisas" apenas no plano do senso comum. Ao contrário, implica conhecer para além do senso comum, lançando mão, para isso, de todas as formas de saber. Busca-se, desse modo, não se deixar iludir pelas aparências ou por "obviedades". Aquele que pretende saber não deve desprezar sua intuição, mas também não pode se limitar a ela. A experiência humana mostra que, em inúmeras situações – no exemplo extremo da guerra e em situações do cotidiano –, a diferença entre saber e não saber pode corresponder a viver ou a morrer. A formulação (saber é poder) é também atribuída a Francis Bacon, político inglês, que exerceu vários cargos governamentais, eleito em 1584 para a Câmara dos Comuns, e amplamente reconhecido como o fundador da ciência moderna.

Decorre do exposto a noção do saber como dimensão do poder e, consequentemente, sua relevância política, uma vez que tudo que se relaciona com o poder diz respeito e interessa à política considerada tanto em sua esfera institucional, no plano das políticas públicas ou de Estado, quanto em sua esfera não institucional, no plano da sociedade, relativo às orientações políticas presentes nas diferentes formas de organização social (família, associações de bairro, sindicatos, partidos, universidades, empresas, igrejas etc.). A partir de propostas de participação, representação e direção, interesses de classes, subclasses e diferentes grupos sociais são mobilizados, movendo a disputa em torno de distintas orientações políticas e projetos de sociedade e de Estado em cada país ou região, criando e transformando o instituído num movimento contínuo e dialético.

A política, seja como produto do consenso, presente na tradição dos pensadores da Grécia Antiga, seja como resultado do conflito – exposto no legado teórico de Marx, Gramsci e Foucault, entre outros – é uma atividade transformadora não apenas do "mundo objetivo", mas, sobretudo, das consciências e das suas relações com a realidade, podendo se manifestar praticamente em todas as dimensões da vida em sociedade.

No início do século XXI, o mundo vive a denominada *Sociedade da Informação* em razão dos níveis alcançados na obtenção, circulação e análise de dados – e, claro, tendo em vista o que isso significa em termos econômicos, influenciando decisivamente a produção de bens e serviços em escala global.[21] Os meios de comunicação divulgam, diariamente, um volume de dados jamais visto pela humanidade. Atualmente, são veiculados mais dados numa edição dominical de um grande jornal do que tudo o que se divulgava durante várias décadas há pouco mais de três séculos. Mas nota-se nessa "massa de informações" muito lixo comunicacional, frivolidades, dados inúteis. Em decorrência, também a seleção da informação é decisiva do ponto de vista do poder, tendo importância crescente. Assim, em termos políticos, a expressão "saber é poder" implica considerar a qualidade da informação, a natureza do saber em questão.

A epidemiologia, uma área de conhecimentos do campo da saúde coletiva, definida por Last[48] como "o estudo da distribuição e dos determinantes das condições de saúde de populações específicas, e a aplicação desse estudo ao controle dos problemas de saúde", produz conhecimentos científicos gerando um tipo de informação de valor estratégico. Nessa medida, interessa às forças sociais que detêm algum poder e que atribuem significado e relevância política a esses conhecimentos. Para Carvalho,[20] os epidemiologistas estudam "os determinantes e as condições de ocorrência de doenças e agravos à saúde em populações humanas". Ao se ocupar desses determinantes e condições, a epidemiologia coloca em seu campo de abrangência não apenas eventos biológicos, mas tudo o que participa, de algum modo, direta ou indiretamente, como determinante ou condicionante, de processos causais de enfermidades e agravos; ou seja, ocupa-se de causas biológicas e não biológicas.

Terris[85] identifica as seguintes funções da epidemiologia:

- Conhecer o agente, o hospedeiro e os fatores ambientais que afetam a saúde, objetivando estabelecer as bases científicas para a prevenção das doenças e agravos à saúde.
- Determinar a importância relativa das causas da doença, objetivando estabelecer prioridades para pesquisa e ação.
- Identificar os grupos de população que apresentam maiores riscos a causas específicas de adoecer, objetivando indicar ações adequadas.
- Avaliar a eficácia de serviços e programas de saúde em promover a saúde da população.

As tarefas de identificar o que fazer e apontar as medidas a serem tomadas competem a rigor ao sanitarista, e a tomada de decisão depende de múltiplos aspectos relativos à estrutura e à conjuntura da realidade social concreta, que são equacionados na esfera da política. Com o declínio do Estado feudal e a formação do Estado moderno – período de intensas mudanças econômicas e sociais e também importantes epidemias – a saúde, enquanto fenômeno coletivo, passa a interessar ao poder e a fazer parte da agenda política.

A noção de população é central em epidemiologia e em política. Para Almeida-Filho,[1] "numa perspectiva mais crítica pode-se propor que, em vez de doença (noção essencialmente clínica), a epidemiologia tem como objeto a relação entre o subconjunto de doentes e o conjunto população ao qual ele pertence, incluindo consequentemente os determinantes dessa relação". Sobre esse aspecto, Carvalho[20] reitera que "é claro que as doenças acontecem nas pessoas, e o estudo dos casos é extremamente importante para a epidemiologia. Mas o discurso epidemiológico é construído não para falar da especificidade do caso individual, como o discurso da clínica, e sim para falar da doença como integrante de uma dada estrutura social".

Frazão[35] afirma que "considerar o objeto da epidemiologia definido pelo estudo dos sadios-doentes em populações, implica admitir pelo menos duas ordens de questões identificadas por Almeida-Filho.[1] A primeira é que o objeto epidemiológico envolve o objeto fisiopatológico e o objeto clínico, respectivamente, a dimensão biológica e a dimensão individual do corpo humano. A segunda é considerar que, dado sua natureza, o objeto epidemiológico é socialmente determinado, estando, portanto, conectado aos diferentes modelos teóricos de interpretação das sociedades, campo das Ciências Sociais, e aos diferentes processos de construção do seu conhecimento científico, interface entre a epidemiologia e a epistemologia, cujos conceitos teóricos têm caracterizado diferentes correntes da epidemiologia (tradicional, clínica, molecular, social, crítica etc.)". Para alguns autores, desde os anos 1970, mas, especialmente, a partir da última década do século XX, epidemiologistas de alguns países da América Latina têm abordado questões críticas, entre as quais, debates e discussões teóricos envolvendo a articulação entre os níveis *macro* e *micro*, os aspectos biológicos e sociais, incluindo contribuições metodológicas para além das abordagens mais tradicionais marcadas pelo empirismo lógico.[6] O debate teórico é extenso e, por razões óbvias, esses modelos não são abordados neste capítulo.

Como subárea da saúde coletiva, a epidemiologia não é apenas uma "especialidade médica", mas um campo de conhecimentos e práticas que transcende a própria área da saúde, abrangendo, para compreender os níveis de saúde, doenças e agravos à saúde, conhecimentos produzidos no âmbito da economia, sociologia, antropologia, história etc. Carvalho[20] assinala que "doenças não são eventos que ocorrem ao acaso, mas têm relação com uma rede de outros eventos que podem ser identificados e estudados". Assim, para explicar, com base na ciência, os fenômenos relativos ao processo saúde-doença, é preciso lançar mão de saberes que vão muito além da dimensão biológica desses fenômenos. Em determinadas situações, para ser coerente com suas finalidades, especialmente quando se pretende buscar as causas primárias das doenças no sentido indicado por Rose,[80] a epidemiologia precisa considerar aspectos decorrentes de situação política, funcionamento do poder, uso da força, liberdade de expressão, espaços de consenso em contextos específicos e lançar mão de métodos e técnicas compatíveis com a análise que empreende. Apenas para ilustrar, basta mencionar o episódio de ocultação, pelo regime militar brasileiro no início dos anos 1970 no século XX, de uma epidemia de meningite que atingiu grande parte do país. Essa ocultação contribuiu para o aumento da epidemia. Foi uma situação típica em que, para compreender o que se passava com a enfermidade e propor ações de prevenção e controle, estudos epidemiológicos tiveram que considerar fatos relativos às características do sistema político e suas implicações sociais, em especial, a censura à imprensa e aos meios de comunicação social, notadamente às emissoras de rádio e televisão.

A epidemiologia pode se ocupar de eventos relacionados à política e às relações de poder. Como produtora de conhecimentos, cultura e saber é, ela mesma, um recurso de poder sujeito aos interesses e finalidades das forças sociais em conflito. *Quem*, em cada situação histórica concreta, produz ou se apropria dos conhecimentos produzidos pela epidemiologia? Para atender a quais interesses? Estas questões definem o sentido político da epidemiologia naquele contexto específico. Nesse aspecto, cabe menção ao papel decisivo desempenhado em diferentes cenários por diferentes atores coletivos, como, por exemplo, as instituições do Estado, as organizações não governamentais, certos grupos privados e os movimentos sociais.

Esses aspectos relacionados com a produção e a apropriação dos conhecimentos epidemiológicos foram objeto de uma conferência histórica proferida pelo professor Sebastião Loureiro, da Universidade Federal da Bahia, no I Congresso Brasileiro de Epidemiologia (Campinas, SP, 2 a 6 de setembro de 1990), intitulado *"Brasil: desigualdade social, doença e morte"*. Na ocasião, Loureiro[50] concluiu afirmando (e alertando) que "a sociedade brasileira, em várias ocasiões, tem se mobilizado para modificar situações de flagrantes injustiças, de cerceamento de liberdades fundamentais e de direitos assegurados aos cidadãos do mundo civilizado. O Estado brasileiro e as classes hegemônicas que o dirigem têm desenvolvido várias estratégias para impedir o crescimento da consciência de cidadania e do acesso de parcela significativa da população brasileira tanto às suas necessidades básicas como ao reconhecimento de seus direitos. No que se refere à saúde, está se tornando insuportável a situação de oportunidades desiguais para a vida, exercitadas mesmo que não sejam em seu pleno vigor, mas com mínimo de decência e dignidade. A sociedade brasileira assiste e participa de um processo cruel de *darwinismo social*, no qual a lei do lucro rápido é realizada corrompendo a ética ou qualquer outro princípio ou norma social e passa a ser um valor aceito por camadas sociais cada vez mais amplas. A mais intensa concentração de renda na nossa história recente, que nos coloca na desconfortável situação de terceiro lugar entre os países, só ultrapassado por Honduras e Serra Leoa, está aumentando a cada momento: milhares de pessoas entram na faixa de pobreza ou mesmo de miséria. Este exército de "condenados da terra" está sendo aniquilado, de um lado pela violência e do outro por desnutrição, doenças, drogas e pela falta de objetivo para viver. A indignação com esses fatos, com esse genocídio de pobres, está presente em importantes segmentos da sociedade, mas não é ainda suficiente para criar um movimento que impeça a sua progressão ou a reverta. Os profissionais da saúde, epidemiologistas ou não, sabem quais as raízes desse perfil perverso de doença, pobreza e morte e sabem também que é possível modificá-lo.

"Uma nova ética – diz o professor Sebastião Loureiro – e uma nova política na investigação em Epidemiologia, referem-se ao compromisso de tomar a perspectiva científica e histórica de estudar a realidade e retornar para a sociedade como um todo, ou aos seus segmentos mais organizados, o conhecimento resultante do processo de investigação e discutir as suas implicações e o que determinou aquele resultado."

Para Loureiro,[50] "um verdadeiro epidemiologista não conclui o seu estudo apenas respondendo a três perguntas: *Onde? Quando?* e *Quem?*. Ele deve prosseguir com mais duas perguntas: 1) *Por quê?.* e, 2) *Então, o que fazer?.*

A reflexão é pertinente e coloca em xeque a postura de parte dos produtores de conhecimentos epidemiológicos (vale dizer, produtores de recursos de poder) que tendem a negar a dimensão política do seu fazer intelectual. Advogam e pretendem uma suposta "isenção", uma "neutralidade científica" só possível em devaneios oníricos posto que o epidemiologista pesquisador não vive e trabalha "no mundo da lua", mas cercado por e imerso na realidade onde realiza seu labor. Assim, o conhecimento epidemiológico pode ter implicações a favor ou contra um determinado *status quo*, resultante de disputas de diferentes orientações políticas, mas nunca será neutro. Não é neutro, não é "inocente", nem o conhecimento nem seu produtor (individual ou coletivo). Nesse sentido, produto e produtor sempre apresentam uma dimensão política, pois tanto um quanto outro estão imersos, inexoravelmente, em situações políticas, nas quais sempre se compartilha algum poder e sujeição. Por essa razão, qualquer pretensão de neutralidade, de indiferença, de ser apolítico é inútil, pois essa determinação é externa tanto ao produto quanto ao produtor. Em decorrência, a prática da indiferença resulta apenas em omissão, a qual corresponde a uma forma passiva de participação, não isentando, em nenhuma hipótese, de responsabilidade política, posto que sempre fortalece ou enfraquece alguma orientação política; em outras palavras: atendendo a certos interesses e se opondo a outros. É importante, nesse aspecto, distinguir "poder" de "governo" e de "Estado", sendo que na vida social o poder não se concentra totalmente no Estado, ou no "governo", mas se distribui, em parcelas de poder, desigualmente entre os sujeitos individuais e coletivos. Carvalho[20] pondera que produtores de conhecimentos epidemiológicos "o fazem empregando os mais diversos métodos e técnicas, de acordo com suas próprias visões de mundo, posicionamentos teóricos e propósitos, imediatos ou não, de seus estudos".

No caso da reflexão de Sebastião Loureiro, dando consequência à interrogação "*Então, o que fazer?*", o conferencista menciona a necessidade de os profissionais de saúde "participarem de um movimento social das forças organizadas da sociedade no sentido de modificar as desumanas condições de vida de seres humanos iguais a nós que respiram melhor quando não há poluição e sopra um vento norte, comem quando sobra o dinheiro trocado por muitas horas de trabalho, que driblam a morte nas esquinas, que dormem quando o corpo não mais resiste dobrar, amam em surdina, sufocando o gozo por culpa ou remorso, sonham com uma casa, um carro, mulher bonita, televisão e o time campeão, mas sonham também com a justiça, com o direito à vida, à saúde, em não ser preso, assaltado, sem poder dizer esta minha vida é um prazer e não um sofrer (...) Esta é uma tarefa histórica para todos nós, participantes desta conturbada fase da vida brasileira, que não queremos passivamente assistir à cena, nos tornando cúmplices de um processo de aniquilamento da vida e dos sonhos de milhões de brasileiros."[50]

As relações entre epidemiologia, situação socioeconômica e política têm sido referidas por vários pensadores em todo o mundo. A partir do século XIX, com as epidemias de cólera, de febre tifoide e de febre amarela constituindo-se em dramáticos problemas de saúde pública e exigindo medidas coletivas, destacaram-se as contribuições de Villermé, Farr, Engels, Chadwick e Virchow. Nas últimas décadas do século XX, várias publicações podem ser citadas, entre as quais, os trabalhos de McKeown,[53] Navarro[63] e Breilh.[16] Em *Medicina e Política*[8] e *A Doença*,[7] Giovanni Berlinguer dedica-se ao exame dessas relações, em diferentes contextos históricos.

É inegável a importância do conhecimento epidemiológico na prática sanitária quando seus argumentos são apropriados por sujeitos individuais e coletivos, visando determinadas finalidades e tornando-se recurso de "força política". O trabalho de John Snow, produzindo o conhecimento que tornou possível controlar a distribuição de água de abastecimento público em Londres, em meados do século XIX, para combater epidemias de cólera, pode ser considerado expressão clássica dessa dimensão. No Brasil, na época da primeira república e num contexto marcado por um Estado autoritário, a reurbanização do centro do Rio de Janeiro, no início do século XX, sob a liderança do prefeito Pereira Passos e reconhecida participação de Oswaldo Cruz – que soube aproveitar o contexto favorável com o objetivo de controlar mosquitos e prevenir a febre amarela e a malária – é um importante marco histórico desse aspecto, bem como a construção de canais na ilha onde se situa a cidade de Santos, elemento estratégico do projeto de saneamento urbano da cidade, concebido pelo engenheiro Saturnino de Brito, responsável também por projetos semelhantes em Vitória e em Recife.

Já na segunda metade do século XX, Sérgio Arouca esteve no centro de um episódio no qual se puseram em relevo a relação epidemiologia–política, que aconteceu no I Congresso Nacional da Abrasco, realizado em conjunto com o II Congresso Paulista de Saúde Pública, em São Paulo (17 a 21 de abril de 1983). Consultor da Organização Pan-americana da Saúde, Arouca era, na ocasião, assessor do Ministério da Saúde da Nicarágua. Um grupo de congressistas apresentou uma moção de apoio ao governo sandinista da Nicarágua contra as agressões armadas nas fronteiras e seguidas invasões de seu território – ações planejadas, financiadas e dirigidas pelo governo dos Estados Unidos. Alguns participantes divergiram e indicaram votos contra a aprovação da moção, argumentando que "o congresso não deveria se manifestar politicamente, mas se ater às questões da epidemiologia e da saúde pública". Sérgio Arouca foi indicado para defender a moção. Argumentou basicamente que no caso da Nicarágua, com um governo revolucionário, popular e legítimo, que derrotara um ditador (Anastácio Somoza) e fazia um enorme esforço para construir a democracia no país e dotá-lo de um sistema de saúde eficiente na prevenção e no controle das doenças, "defender a revolução sandinista, defender a democracia e condenar as atrocidades cometidas pelos *contras* (grupos paramilitares de direita apoiados pelos Estados Unidos) é epidemiologicamente tão ou mais importante do que matar mosquitos e controlar micro-organismos". Arouca foi aplaudido de pé, demoradamente, pela maioria dos participantes. A moção foi aprovada com apenas quatro votos contrários.

Muitos outros exemplos poderiam ser apresentados para ilustrar a relação entre saúde coletiva, epidemiologia e política, destacando o papel que pesquisadores, profissionais e outros atores desempenham em diferentes meios de organização social, enquanto sujeitos individuais e coletivos detentores de parcelas de poder mobilizáveis, em maior ou menor escala, em prol da emancipação humana e da justiça social. Mas essa associação nem sempre tem um sentido emancipador ou compromissário com a liberdade, a igualdade e a democracia. Obra cinematográfica das mais significativas, nesse aspecto, é a "Arquitetura da destruição" (1989), de Peter Cohen, que reproduz trechos de filmes produzidos pelo governo de Adolf Hitler, imputando aos judeus a responsabilidade pela propagação da tuberculose e de outras doenças na Alemanha. A obra revela, também, a associação de ideias feita pelos nazistas, comparando judeus a bactérias, vírus e câncer, de modo a justificar seu projeto genocida, conhecido como "solução final".

Na atenção à saúde bucal, o fato social de âmbito nacional de grande impacto, foi o debate sobre a Lei Federal 6.050, de 24/05/1974, que tornou obrigatória a fluoretação das águas de abastecimento público onde houvesse estação de tratamento. Nesse episódio, vários sujeitos, individuais e coletivos, tiveram papel decisivo, entre os quais, o movimento da saúde bucal coletiva, conforme será demonstrado nas próximas seções deste capítulo.

Saúde Bucal Coletiva

A frequência com que a expressão *Saúde Bucal Coletiva* (SBC) vem sendo encontrada em publicações técnico-científicas aumentou desde seu aparecimento nas duas últimas décadas do século XX. Segundo Narvai,[61] "à expressão 'saúde bucal', acrescentou-se, durante os anos oitenta, no Brasil, o termo 'coletiva'. Passou-se a falar, sobretudo, no Estado de São Paulo, sob evidente influência do movimento da saúde coletiva, em *saúde bucal coletiva*". Além de aparecer em vários artigos e livros, uma entidade nacional - (Associação Brasileira de Saúde Bucal Coletiva) - foi criada em 1998 tendo SBC em sua denominação oficial. Um livro clássico da área de odontologia social ganhou nova denominação em 2000: *Saúde Bucal: Odontologia Social e Preventiva*, a conhecida obra de Vítor Gomes Pinto, cuja primeira edição foi lançada em 1989,[76] passou a ser denominada *Saúde Bucal Coletiva* em sua quarta edição.[78]

Com a difusão do uso, a expressão SBC vem assumindo novos significados. Assim, com tantos conceitos sendo empregados, há risco de, tanto quanto as diferentes *odontologias* (sanitária, preventiva, social, simplificada, comunitária, integral, sistêmica), mencionadas por Narvai,[61] também a SBC tornar-se insuficiente para "*constituir-se em significante capaz de produzir conceitos consensuais, aceitos majoritariamente*". A propósito, cabe, ainda, o alerta de Moysés[54] citando Habermas, ao considerar que "as ciências são certezas provisórias, linguisticamente construídas [e que], nas sociedades de massas, a verdade assume a forma de '*um discurso comunicativamente operante*', cumprin-do três premissas: a) enunciados coerentes com a realidade de contextos intersubjetivamente compartilhados; b) a potencialidade dos enunciados para o êxito de projetos sociais nestes contextos; c) sua capacidade de estabelecer efetiva comunicação, ou '*concepção consensual de verdade*', ou ainda, '*valorização de um entre vários discursos em interação*'".

Neste capítulo, pretende-se tão somente explicitar uma conceituação de saúde bucal coletiva com o propósito de, reconhecendo a complexidade inerente ao tema, formular alguns de seus elementos fundamentais. Dados a natureza do problema e o tratamento básico que recebe neste texto, certamente outros estudos e abordagens são necessárias ao desenvolvimento do conceito de saúde bucal coletiva, construindo-o e reconstruindo-o permanentemente.

Campo de Conhecimentos e Práticas

Saúde Bucal Coletiva (SBC) é um campo de conhecimentos e práticas. Pretende-se que tal campo seja parte de um conjunto mais amplo identificado como "Saúde Coletiva" e que, a um só tempo, compreenda também o campo da Odontologia, incorporando-o e redefinindo-o e, por esta razão, necessariamente transcendendo-o. Tal é o que se pode deduzir das contribuições teóricas de vários pesquisadores que se ocuparam dessa temática, entre eles, Botazzo et al.,[9] Botazzo e Tomita,[10] Cordón e Garrafa,[28] Narvai,[61] Cordón,[29] Moysés[54] e Frazão.[34]

A *Saúde Bucal Coletiva* defende que a "saúde bucal" das populações não resulta apenas da prática odontológica, mas também de construções sociais operadas de modo consciente pelos homens, em cada situação concreta — aí, incluídos os profissionais de saúde e, também (ou até), os cirurgiões-dentistas. Sendo processo social, cada situação é única, singular, histórica e não passível, portanto, de replicação ou reprodução mecânica em qualquer outra situação concreta, uma vez que os elementos e dimensões de cada um desses processos apresentam contradições, geram conflitos e são marcados por negociações e pactos que lhes são próprios, específicos.

Do conjunto da mencionada produção dedicada ao desenvolvimento do referencial teórico da *Saúde Bucal Coletiva*, depreende-se que, segundo este marco:

a. SBC é uma expressão que pretende corresponder a um marco teórico distinto daquele classicamente identificado como *Odontologia*;
b. SBC não é sinônimo das odontologias sanitária, social, preventiva, integral ou qualquer outra "odontologia". Portanto, não se confunde, também, com a especialidade odontológica denominada "odontologia em saúde coletiva";
c. SBC não deve, assim sendo, confundir-se com "odontologia coletiva" ou com ações coletivas no âmbito odontológico ou com "ações de saúde na escola" ou, ainda, com uma determinada forma de produção de serviços odontológicos no âmbito do setor público;
d. SBC não corresponde a serviços odontológicos estatais — nem se restringe a eles;
e. SBC não é uma prática odontológica filantrópica, desenvolvida com base no princípio da caridade, cujas ações e serviços destinam-se a consumidores carentes ou "pobres"; não corresponde, também, ao trabalho de voluntários, religiosos ou promotores sociais, sejam estes desenvolvidos de maneira amadorística ou de modo profissional;
f. SBC não se confunde, também, com certas tecnologias e/ou referenciais científicos da prática odontológica que se assentam em pressupostos — que rejeita frontalmente — de estratificação social, econômica, cultural e política, entre países e no interior destes. Tais pressupostos admitem, por exemplo, que para determinados países (ou para determinados cidadãos, num país) são aceitáveis e, portanto, recomendados — dadas suas condições sociais, econômicas, culturais ou políticas —, certos procedimentos, ainda que esses não sejam aceitáveis e recomendáveis universalmente;
g. SBC refere-se a todos os processos que, nas dimensões social, biológica e psicológica, operam na produção de determinadas condições de saúde bucal, em termos populacionais, incluindo tanto as ações no campo da *atenção à saúde bucal* quanto as ações específicas do campo da *assistência odontológica* individual;
h. SBC é parte inseparável da *Saúde Coletiva*.

A *Saúde Bucal Coletiva* pretende, segundo Frazão,[34] "substituir toda forma de *tecnicismo* e de *biologismo* presentes nas formulações específicas da área [*tradicionalmente conhecida como*] Odontologia Social e Preventiva [...] realizando a reconstrução teórica de modo articulado e orgânico ao pensamento e à ação da *Saúde Coletiva*, e reforçando o compromisso histórico desta última com a qualidade de vida na sociedade e com a defesa da cidadania, tanto da ação predatória do capital quanto da ação autoritária do Estado" (grifos no original).

Em relação às expressões "assistência odontológica" e "atenção à saúde bucal", mencionadas no item g, Narvai[61] as conceitua, como segue:

Assistência odontológica — refere-se ao conjunto de procedimentos clínico-cirúrgicos dirigidos a consumidores individuais, doentes ou não;

Atenção à saúde bucal — constituída pelo conjunto de ações que incluindo a assistência odontológica individual, não se esgota nela, buscando atingir grupos populacionais através de ações de alcance coletivo com o objetivo de manter a saúde bucal. "Tais ações podem ser desencadeadas e coordenadas *externamente* ao próprio setor saúde (geração de empregos, renda, habitação, saneamento, lazer etc.) e mesmo *internamente* à área odontológica (difusão em massa de informações, ações educativas, controle de dieta, controle de placa etc.) [Enquanto] a *assistência* limita-se ao campo odontológico [...] a *atenção à saúde bucal* implica atuar, *concomitantemente*, sobre *todos* os determinantes do processo saúde-doença bucal [requerendo] a articulação e coordenação de ações multissetoriais, isto é, ações desenvolvidas no conjunto da sociedade" (grifos no original).

Tomando por base uma análise publicada em meados dos anos 1990,[89] Frazão[34] destacou as mudanças epidemiológicas que ocorreram no mundo desenvolvido, afirmando ser "necessário considerar que, enquanto nos países industrializados a cárie dentária e as enfermidades periodontais estão diminuindo e os programas de saúde bucal começam a dirigir esforços em direção à população adulta e idosa, nos países em desenvolvimento a prevalência das principais enfermidades bucais e as medidas para enfrentá-las variam bastante".

No Brasil, um país marcado por fortes desigualdades sociais e econômicas, a cárie dentária também vem declinando na população infantil.[57] Algumas das hipóteses relacionadas a esse fenômeno são as consequências da reforma sanitária em curso no país, a qual tem criado novos espaços para o desenvolvimento da área de epidemiologia em serviços.

Ao abordar os principais problemas com que se defrontam os profissionais de saúde, identificados com o marco teórico da SBC, no que respeita à articulação epidemiologia-serviços de saúde, Frazão[34] enfatizou que: "[...] tanto as áreas que tradicionalmente conformam a *Saúde Coletiva*, isto é, a *epidemiologia*, a *saúde ambiental* e a área de *políticas, planejamento e administração de sistemas e de serviços de saúde*, quanto pólos/eixos temáticos emergentes, dentre os quais pode-se destacar as *ciências sociais em saúde*, a *promoção da saúde* e a *vigilância à saúde* podem e devem buscar uma inserção cada vez maior dos temas e dos problemas da *saúde bucal coletiva* em suas atividades de ensino, pesquisa e extensão [sintonizando-se] com o que vem ocorrendo mais contemporaneamente nos serviços de saúde. [...] Essas mudanças nas práticas de saúde bucal que vêm ocorrendo no âmbito da reforma sanitária brasileira, são substantivas porque revelam a implementação de ações que transcendem o modelo da clínica, cujo 'objeto' da intervenção é o indivíduo, e de modo mais abrangente, se baseiam na programação de ações coletivas intra e extra-setor saúde epidemiologicamente orientadas" (grifos no original).

Saúde Coletiva

Para entender a *Saúde Bucal Coletiva* como "*parte inseparável da* Saúde Coletiva" é indispensável caracterizar, ainda que brevemente, a *Saúde Coletiva*. Para Paim e Almeida Filho,[73] esta pode ser compreendida como "campo científico, onde se produzem saberes e conhecimentos acerca do objeto '*saúde*' e onde operam distintas disciplinas [as básicas sendo a epidemiologia, o planejamento/administração de saúde e as ciências sociais em saúde] que o contemplam sob vários ângulos; e como âmbito de práticas [transdisciplinar, multiprofissional, interinstitucional e transetorial], onde se realizam ações em diferentes organizações e instituições por diversos agentes [especializados ou não] dentro e fora do espaço convencionalmente reconhecido como *setor saúde*".

É preciso considerar ainda que, de acordo com Paim,[72]:

"as ações de saúde de alcance coletivo expressam uma tensão entre Estado e Sociedade, entre liberdades individuais e responsabilidades coletivas, entre interesses privados e públicos. A extensão e a profundidade dessas ações dependem da dinâmica de cada sociedade, sobretudo diante das articulações que estabelece concretamente com as instâncias econômicas, políticas e ideológicas. Portanto, a saúde coletiva privilegia nos seus modelos ou pautas de ação quatro objetos de intervenção: políticas [formas de distribuição do poder]; práticas [mudanças de comportamentos; cultura; instituições; produção de conhecimentos; práticas institucionais, profissionais e relacionais]; técnicas [organização e regulação dos recursos e processos produtivos; corpos/ambientes]; e instrumentos [meios de produção da intervenção]. Desse modo, mais do que qualquer outro movimento ideológico, absorve a produção de conhecimentos inter/transdisciplinares com grande capacidade de 'interfertilização', seja para a realização das suas funções essenciais, seja para o exercício das suas funções possíveis e desejáveis [...]. [*Enquanto âmbito de práticas*], a saúde coletiva contempla tanto a ação do Estado quanto o compromisso da sociedade para a produção de ambientes e populações saudáveis, através de atividades profissionais gerais e especializadas [...] [e] representa um enfoque de práticas que não se submetem, acriticamente, ao modelo de saúde pública institucionalizado nos países centrais, seja enquanto tipo profissional ou modelo de organização de serviços de saúde. A saúde coletiva preocupa-se com a saúde pública enquanto saúde do público, sejam indivíduos, grupos étnicos, gerações, castas, classes sociais, populações. Nada que se refira à saúde do público, por conseguinte, será estranho à saúde coletiva."

A propósito do termo *'saúde'*, analisando os aspectos envolvidos com os conceitos de saúde e doença, normal e patológico, prevenção e cura, Botazzo[12] assinala que "sem dúvida, conhecer é melhor que desconhecer, mas precisava que se denominasse adequadamente a que tipo de conhecimento se está referindo. John Snow (1813-1858) nem de longe tinha visto um *Vibrio cholerae*, e no entanto isso não impediu que resolvesse o surto de cólera em Londres. Mais que um conhecimento biológico, foi o conhecimento que tinha do *comportamento social* da doença o elemento fundamental nesta história. Isto explicitamente significa que prevenção é categoria que só encontra condição de pleno desenvolvimento se tomada em sua dimensão coletiva, polissêmica que é e altamente complexa como práxis. Isto evidencia a *contradição em termos* da idéia odontológica quanto à 'prevenção individual no consultório privado', e nisto podemos nos pôr de acordo: aos problemas que têm óbvia dimensão pública não se pode propor soluções de natureza privada" (grifos no original).

Serviços Odontológicos e Saúde Bucal Coletiva

Serviços odontológicos geram postos de trabalho para cirurgiões-dentistas, mas, existirem, não corresponde, necessariamente, a melhores níveis de saúde bucal para a população. A possibilidade de acessar serviços e de se beneficiar de cuidados odontológicos tem, entretanto, significado importante. É tranquilizador para as pessoas saberem que quando precisarem terão acesso aos cuidados especializados que necessitam. Esse sentimento tem valor por si mesmo. E serviços (e a possibilidade de acessá-los) têm papel importante também quando, nas situações em que há dor e sofrimento, as pessoas podem, efetivamente, obter alguma forma de alívio e conforto. Mas, para que serviços odontológicos exerçam papel relevante na conquista e na manutenção da saúde bucal coletiva, é indispensável que as ações desenvolvidas estejam em consonância tanto com o que as pessoas identificam como suas necessidades em saúde bucal quanto com o que os conhecimentos científicos permitem e autorizam fazer em termos de saúde pública. Caso contrário, prevalecerão interesses meramente corporativos que se imporão — podendo opor-se — às necessidades das pessoas. Sobre as relações entre a saúde bucal e o mercado de trabalho odontológico, e considerando as características do modelo hegemônico de prática odontológica, Cordón[30] destaca que a odontologia, "*como saber (científico e tecnológico) e como prática, não se autodetermina, mas é socialmente determinada*". Para o autor, num contexto histórico onde prevalece o modo de produção capitalista, os produtores independentes (exercício liberal) vão, gradativamente, perdendo o controle sobre sua produção, com a odontologia transformando-se "numa atividade do capital, com modificações na própria organização técnica e social do trabalho, reorganizando-se como decorrência do desenvolvimento das forças produtivas e da introdução de capital no próprio setor [*abrangendo os segmentos dos medicamentos, equipamentos, materiais, instrumentos e a própria prestação de serviços*]. Ao modelo liberal, artesanal e autônomo de trabalho odontológico, realizado em padrões liberais, se observa o surgimento do trabalhador coletivo, em que o cirurgião-dentista aparece como o mentor intelectual de trabalhos cada vez mais parcializados [...] A prática odontológica deixa de ser regida por uma lógica do conhecimento e passa a ser determinada por uma lógica de produção [*em que*] a oferta e a procura dos serviços odontológicos estão medidas ou determinadas pelo capital e pelo dinheiro, onde o Estado joga um papel importante na reprodução desta situação".[30]

Ainda na abordagem das questões relacionadas ao mercado de trabalho, Cordón[30] identifica alguns "*participantes no processo de estruturação do mercado odontológico*", a saber (os respectivos principais interesses desses participantes estão sinteticamente apresentados entre parênteses): 1) o complexo industrial da economia (assegurar a manutenção da força de trabalho); 2) as empresas de equipamentos odontológicos (vender seus produtos, ampliando lucros); 3) a indústria dos medicamentos, drogas e materiais (lucrar e influenciar ideologicamente os praticantes); 4) as empresas de atenção médico-odontológica (lucrar no setor privado, disputando também a alocação de recursos públicos); 5) as cooperativas odontológicas de prestação de serviços (embora privilegiem a prática individual, proporcionam ampliação do espaço de trabalho a grupos profissionais mais organizados); 6) as cooperativas de materiais odontológicos (formas de resistência visando à diminuição dos custos dos insumos); 7) as faculdades de odontologia (intervir indiretamente no mercado e, de modo geral, por reforçarem o modelo individualista, sofisticado e curativo-reparador, não têm funcionado como agentes de transformação no interesse da maioria); 8) as entidades de representação odontológica (atuar no interesse corporativo profissional); e 9) o Estado (responsável pelas medidas coletivas de saúde bucal, produz diretamente serviços e compra serviços privados).

Abordando uma suposta "crise da Odontologia no Brasil", Botazzo[12] considera necessário abordar em conjunto tanto aspectos relativos aos recursos humanos quanto os relacionados ao objeto da prática. Para o autor, "pode-se pensar que esta 'crise' [da Odontologia no Brasil] tenha um caráter mercadológico quase exclusivo, pela insistência em correlacionar o número de escolas de odontologia em funcionamento ou o número de cirurgiões-dentistas com a população, e o que venha a ser necessidade de saúde bucal da população, ou ainda pela insistência em correlacionar a formação do cirurgião-dentista e a *realidade do mercado*. Não seria difícil, entretanto, desdobrar essa 'crise' em seus elementos constituidores e neles localizar sua biopolítica ou a *face pública* da Odontologia [aspecto pelo qual melhor se entenderia o que tantas vezes foi afirmado como sua ineficácia epidemiológica], as relações da Odontologia com as demais profissões de saúde [e o diálogo permanentemente canhestro que mantém com as ciências sociais] e finalmente a crise do seu modelo pedagógico [que não é outra coisa que a crise permanente da sua clínica e do seu existir sob forma separada] [...] Se a Odontologia fosse uma especialidade médica, isso colocaria de imediato um problema teórico interessante: o número de médicos quase duplicaria, posto que o número de médicos e dentistas entre nós mais ou menos se equivalem. O que colocaria uma segunda questão interessante: o que haveria de tão fantasticamente perigoso a ser controlado em relação à boca, ao ponto desta parte do corpo necessitar de metade dos médicos todos para si, obrigando o resto do corpo a se contentar, desproporcionalmente, com a outra metade médica?"

Frazão[36] propõe que, na perspectiva da saúde coletiva, "*a questão das tecnologias em saúde bucal* [seja colocada] *para além do campo das práticas clínicas ou da assistência individual* [...]" questionando "*a correspondência que se terminou por estabelecer entre saúde e consumo de serviços médicos* (e odontológicos), sendo que este *passou a assumir papel principal quando deveria ser secundário.*" O autor, mencionando o trabalho de Lefévre,[49] identifica como "*desafio fundamental*" para a Saúde Coletiva contemporânea "o seu papel no processo de construção dialética de fontes alternativas de saber, de instrumentos, materiais e produtos simbólicos que contribuam para fazer refluir o discurso hegemônico, resgatando a saúde-doença como processo social, como fato essencialmente coletivo e de interesse público."

Para Botazzo,[11] a saúde bucal coletiva "deve direcionar-se para o social como o lugar de produção das doenças bucais e aí organizar tecnologias que visem não a 'cura' do paciente naquela relação individual-biológica [...] mas, sim, a diminuição e o controle sobre os processos mórbidos tomados em sua dimensão coletiva."

Frazão[36] afirma que "as tecnologias em saúde bucal coletiva são medidas de alcance individual e coletivo articuladas, por um lado, às iniciativas de ações de postulação de direitos sociais que buscam tornar mais justa a ordem jurídica e social e, por outro, às ações que visam construir as estruturas organizacionais (organismos e instituições de um sistema público de saúde) para a gestão dos recursos e dos instrumentos necessários à sua implementação. [*E, também, democratizando*] conhecimentos e técnicas em saúde, criando espaço para que a cidadania possa ser exercida no desenvolvimento da relação entre trabalhadores da saúde, tomados como produtores coletivos, e os cidadãos-usuários, na direção da participação popular e do controle social do SUS. [*Tais ações seriam distintas*] das ações controlistas direcionadas a determinados grupos populacionais pela saúde pública, principalmente no início do século [XX], porque nelas se manifestam o vínculo, a autonomia e a emancipação do paciente. Desse modo, contribuem para fazer refluir o processo de medicalização e mercantilização da saúde, e para a defesa do cidadão da ação predatória do capital e da ação autoritária do Estado."

Entretanto, Narvai[62] assinala a importância dos aspectos tecnológicos relacionados à organização dos procedimentos de assistência odontológica. Para o autor, "ainda que se reconheçam os limites da assistência odontológica para produzir melhores níveis de saúde bucal no conjunto da população, a ninguém ocorre de, por isso, considerá-la desimportante e, portanto, não requerendo esforços para o seu desenvolvimento científico-tecnológico. A assistência é imprescindível, pelo menos para alívio imediato do sofrimento e para obtenção de algum conforto. Não obstante parte significativa da assistência odontológica estar restrita à produção de restaurações dentárias, e ainda que se lhe possa questionar a capacidade de, com restaurações, curar a cárie — como vem ocorrendo a partir das críticas ao assim denominado *'paradigma cirúrgico-restaurador'* —, julgamos necessário um permanente investimento nos aspectos relacionados à tecnologia da assistência, uma vez que simplesmente não podemos falar em *integralidade da prática odontológica* se tal prática situar-se, equivocadamente, em apenas um dos pólos da dicotomia preventivo-curativo. A organização da assistência vem tendo, felizmente, grande desenvolvimento. O antigo 'gabinete dentário' por exemplo é, literalmente, peça de museu. O consultório odontológico não é mais o único local onde o processo de trabalho odontológico pode ser desenvolvido. O aumento da complexidade desse processo de trabalho, ao longo de séculos, levou à inexorável divisão técnica do trabalho a qual implicou mudanças *tanto no sujeito quanto no ambiente de trabalho*. A imagem de um único operador ao lado de uma cadeira, realizando procedimentos num ambiente de aproximadamente 10 m², embora ainda majoritária vem dando lugar, progressivamente, a outros sujeitos trabalhando em outros ambientes" (grifos no original). Narvai[62] menciona também os desafios tecnológicos e científicos relacionados aos ambientes e processos de trabalho odontológico representados, entre outros, por clínicas modulares, fixas e transportáveis, ambientes sobre rodas, atendimentos domiciliares e, também, ao desenvolvimento de ações coletivas em saúde bucal. No mesmo trabalho, o autor aborda a problemática dos sistemas de atendimento em saúde bucal relacionando-os ao *objeto* da prática, assinalando: "Quem é/deve ser o objeto da prática: a doença ou o doente?" Aparentemente banal, a questão encerra armadilhas. À primeira vista, parece natural o doente ser o objeto. Todos já ouvimos, certamente, conselhos do tipo 'é preciso compreender a pessoa em todas as suas dimensões... precisamos ver o ser humano como um todo e não nos determos apenas no(s) órgão(s) comprometido(s)...' Mas, ao se constatar que a doença está presente não apenas em uma, mas em várias, dezenas, milhares, de pessoas, o que é 'natural' ganha outra dimensão. Expressando-se coletivamente, *a doença* adquire dimensão social e apresenta-se ao sujeito do trabalho odontológico tão importante quanto *o doente*. Trata-se, portanto, de controlar a doença *não apenas em um* mas *em todos* os indivíduos. Apenas *tratar doentes*, ou *controlar a doença (na população)*? Eis a questão. E é preciso respondê-la, segundo a realidade de cada local, levando em conta o preceito constitucional do 'direito universal à saúde'. (...) Qualquer que seja, contudo, a forma assumida pela relação sujeito-objeto na prática odontológica, ela sempre define o que poderíamos denominar de um *sistema de atendimento*, caracterizado pelas diferentes formas de organizar a demanda ou fluxo de usuários aos serviços odontológicos (...) Em pesquisa desenvolvida no Instituto de Saúde da Secretaria de Estado da Saúde de São Paulo, em 1987 identificamos, quatro tipos básicos de sistemas de atendimento: a) *incremental*; b) *classe escolar*; c) *entrada livre*; e, d) *participativo*. Posteriormente, chegamos a um quinto tipo básico o qual denominamos *universal*, (grifos no original).

Ao estudar a aplicação dos princípios da universalização, equidade e integralidade, bases do Sistema Único de Saúde brasileiro, Oliveira et al.[71] mencionam que "apesar de ainda não se perceber hoje, no Brasil, um sistema que tenha se estabelecido como hegemônico (como o foi o escolar sespiano), podem ser destacadas algumas tendências que, apesar de ainda não totalmente disseminadas pelo Brasil, chamaram a atenção e se replicaram em diversos locais. Entres estas tendências destacam-se o Sistema de Inversão da Atenção, a atenção precoce em saúde bucal (Odontologia para Bebês) e os modelos estruturados a partir do núcleo familiar (Saúde da Família)."

E sobre a priorização da criança, a qual tem sido "objeto de culto e regulação a partir do final do século XIX", Botazzo[12] assinala "a recusa das tecnologias odontológicas à população adulta e trabalhadora para quem, historicamente, apenas reservou a mutilação e a prótese." Sobre isso também se manifestaram os participantes do V EPATESPO (Encontro Paulista de Administradores e Técnicos do Serviço Público Odontológico) e IV Congresso Paulista de Odontologia em Saúde Coletiva (Cubatão, SP, 24 a 27 de maio de 2000), ao expressarem "a necessidade de superar o modelo odontológico curativo-preventivista dirigido a escolares matriculados nas escolas públicas, incluindo outros grupos populacionais e ações mais complexas. É preciso superar, também, a confusão entre 'prioridade' e 'exclusividade' que ainda predomina na maioria dos serviços e que exclui das ações desenvolvidas parcelas importantes da população. Ações de saúde bucal devem estar integradas nos diversos programas como, por exemplo, no de saúde do idoso."[32]

Reiterando que os conhecimentos científicos disponíveis indicam que a assistência odontológica tem contribuído muito pouco para a melhoria das condições de saúde bucal das populações, Oliveira et al.[71] enfatizam as características "iatrogênico-mutiladora, dentistocêntrica, biologicista, individualista, centrada na técnica e pouco resolutiva" da prática odontológica, propondo que "os modelos assistenciais em saúde bucal que ora se estruturam no País devem começar a trabalhar exatamente a partir deste ponto: um reordenamento da prática odontológica, com mudanças sensíveis na abordagem do processo saúde-doença bucal. O SUS proporciona uma base filosófica e programática que aponta para esta mudança de concepção. A defesa do SUS como um sistema de saúde para todos os brasileiros é, portanto, a base desta estratégia."[71]

Garrafa e Moysés[43] assinalam a relevância das políticas de saúde "para a maioria da população", destacando que:

"Dada sua ampla inserção social e capilaridade com o concreto da vida das pessoas, o setor saúde deve assumir suas responsabilidades (e suas impotências), pois está claro que ele não conseguirá sozinho alterar estruturalmente a sociedade. Mas pode e deve contribuir para o debate, para a formulação de projetos setoriais e societários, numa agenda intrincada por um processo de lutas complexas, em que o fundamental seja a atenção das maiorias desassistidas."

A *Saúde Bucal Coletiva* admite que a "saúde bucal" das populações não resulta apenas da prática odontológica, mas de processos sociais complexos, dos quais resultam manifestações biológicas (higidez ou lesões) em indivíduos que vivenciam experiências de sanidade, dor e sofrimento únicas, singulares. Tal concepção impõe à *Saúde Bucal Coletiva* uma ruptura epistemológica com a *Odontologia*, cujo marco teórico se assenta nos aspectos biológicos e individuais – nos quais fundamenta sua prática –, desconsiderando em seu fazer essa determinação de "processos sociais complexos". No modo de produção capitalista, tal prática produz o que Narvai[61] caracterizou como "Odontologia de Mercado", na qual essa base biológica e individual articula-se à transformação do serviço de saúde em mercadoria, solapando a saúde como bem comum, sem valor de troca, e impondo aos cuidados de saúde as deformações mercantilistas e éticas sobejamente conhecidas.

Assim, romper epistemologicamente implica desenvolver uma *práxis* que deve romper, dialeticamente, também, com a prática odontológica hegemônica em nosso meio. Tal ruptura requer que o trabalho odontológico seja desenvolvido a partir das necessidades das pessoas (de *todas* as pessoas) e que, opondo-se à lógica do mercado, rompa, portanto, com o *status quo*, caracterizado fundamentalmente pela mercantilização dos serviços e pela manutenção do monopólio do acesso aos recursos (*todos* os recursos) odontológicos pelas elites.

Pelas razões expostas, cabe reafirmar com Narvai[61] que a expressão *Saúde Bucal Coletiva* "não ocorreu por acaso nem por razões fonéticas."

Epidemiologia e Cárie Dentária

O instrumento epidemiológico mais empregado, em todo o mundo, na área de saúde bucal, é o índice CPO, utilizado para estimar a prevalência e a magnitude da cárie nos dentes permanentes. O índice CPO, ou CPOD, foi proposto por Klein e Palmer em 1937 e, desde então, tem sido tão útil quanto criticado. Frequentemente é apontado como instrumento "velho", "anacrônico", "superado" e, "inadequado". Ainda assim a Organização Mundial da Saúde (OMS) o reconhece como o instrumento mais apropriado para avaliar a situação de cárie em populações. O índice CPO é um indicador que, a despeito de suas limitações, possibilita gerar informações relevantes e úteis à perspectiva da Saúde Bucal Coletiva.

A OMS vem estabelecendo, desde os anos 60 do século XX, padrões para os levantamentos epidemiológicos em saúde bucal, com destaque para a cárie dentária – ainda um importante problema de saúde pública nessa área. Tal padronização é oferecida aos países e pesquisadores com o objetivo de tornar possíveis as comparações de resultados.[58] Aliás, segundo Carvalho,[20] "comparar é uma obsessão fundamental da epidemiologia", a ponto de justificar a inserção em seu texto da seguinte "brincadeira não tão politicamente correta": "Dois epidemiologistas se encontram e um pergunta para o outro: como está sua mulher? O outro responde: comparado com quem?".

Para tornar viáveis as comparações no espaço e no tempo, a OMS apresentou, em 1961, a primeira proposta de estruturação de levantamentos em saúde bucal, por meio de um documento elaborado pelo Comitê de Especialistas em Saúde Bucal (*WHO Expert Committee on Dental Health*), o qual formulou métodos padronizados para a descrição de doenças bucais.[87] Posteriormente, em 1971, a OMS publicou a primeira edição do "*Oral health surveys: basic methods*"[67] e, em 1977, a segunda edição, com aperfeiçoamentos.[68] Tanto a primeira quanto a segunda edição não foram publicadas em português no Brasil.

A terceira edição do manual surgiu em 1987 e a versão para o português foi publicada em 1991 no Brasil, com grandes modificações em relação à edição anterior. Dentre as principais alterações, constatou-se uma nova metodologia para a obtenção da amostra, mudanças em faixas etárias, nos códigos e nos critérios de diagnóstico. Ainda nessa terceira edição, preconizavam-se a calibração por concordância simples dos examinadores e a utilização da sonda exploradora, para o diagnóstico da cárie dentária.[68]

A quarta edição foi lançada em 1997 (a edição em português saiu no Brasil em 1999), apresentando novamente importantes diferenças em relação à terceira edição, relacionadas a: a) inclusão da idade de 5 anos para estimar a situação de cárie em dentes decíduos; b) planejamento dos estudos por epidemiologista e utilização da estatística *kappa* para aferir níveis de concordância entre e intraexaminadores; e, c) utilização da sonda *ball point* (ou *sonda CPI*, como vem sendo denominada no Brasil) para o exame e diagnóstico de cárie.[69]

Os aprimoramentos na metodologia empregada para avaliar a situação da cárie dentária em populações têm correspondido a alterações nos critérios de diagnóstico e, mesmo nas características do exame epidemiológico, fazendo surgir questionamentos sobre a validade e confiabilidade dos resultados obtidos e, sobretudo, pondo em questão a possibilidade de simples comparações no tempo.[51,65,70,78] Seria necessário, então, conhecer e quantificar essas diferenças nas estimativas, decorrentes das alterações introduzidas, de modo a ajustar os resultados, tornando-os comparáveis (comparar, por exemplo, dados obtidos com um critério nos anos 60, com dados obtidos com outro critério nos anos 90). Mas não há consenso entre os pesquisadores sobre o significado dessas alterações de critérios quando se trata de estudos de base populacional.[58]

Não obstante as críticas que lhe são dirigidas, o índice CPO é um indicador que, mesmo reconhecidamente limitado, possibilita gerar informações relevantes e úteis à perspectiva da Saúde Bucal Coletiva.

Ao fazer considerações sobre tipos de estudos epidemiológicos, Frazão[35] assinala que "estudos clássicos entre o final dos anos 40 até a década de 60 nos estados de *Michigan, New York* e *Illinois* são excelentes exemplos de epidemiologia *experimental*. Nessas pesquisas, em algumas cidades, flúor foi acrescentado artificialmente nas águas de abastecimento público para atingir o teor adequado, enquanto em outras, foi mantido o teor de flúor naturalmente presente na água, e considerado baixo para prevenção da cárie [...] A maioria dos trabalhos de epidemiologia em saúde bucal refere-se a estudos de prevalência. A patologia mais estudada até hoje tem sido a cárie dentária. A finalidade da maioria das observações foi estudar o efeito provocado pelo ajuste dos teores de flúor nas águas de abastecimento, onde os resultados têm mostrado grande redução na prevalência de cárie".

A experiência brasileira com fluoretação de águas de abastecimento público como medida preventiva da cárie dentária completou, em 2003, meio século. Em várias das localidades, onde a medida foi implantada, estão disponíveis dados sobre a experiência de cárie em escolares, empregando o índice CPO. Tais condições permitem empreender a análise que segue enfocando alguns aspectos das relações da epidemiologia e da política, na perspectiva da Saúde Bucal Coletiva.

Epidemiologia e Política na Fluoretação da Água

Apesar dos inegáveis benefícios proporcionados pela fluoretação das águas de abastecimento público à população brasileira que a ela tem acesso, um projeto de lei (PL), de número 510, foi apresentado à Câmara dos Deputados, em 2003, pedindo a revogação da Lei Federal 6.050. A lei foi regulamentada pelo Decreto Federal 76.872, de 21/12/1975, e a Portaria 635/Bsb, de 26/12/1975, estabeleceu os padrões para operacionalização da medida.

O PL-510/2003 ensejou, entre outras, duas questões fundamentais sobre a fluoretação das águas como medida de saúde pública para prevenir cárie dentária. A primeira diz respeito ao valor da democracia para equacionar divergências e buscar o predomínio do interesse público na solução de conflitos. A segunda se refere à própria capacidade da fluoretação da água em se manter eficiente, eficaz e efetiva, enquanto ação de alcance coletivo.

A fluoretação das águas de abastecimento público é tida como uma medida preventiva da cárie dentária comprovadamente eficaz[52] sendo, também, a de melhor custo-benefício em termos de saúde pública.[17,40,64] Segundo Frias,[40] "o custo médio *per capita*/ano na cidade de São Paulo foi de R$ 0,08 (US$ 0,03) em 2003. O custo acumulado em 18 anos de implantação do sistema de fluoretação foi de R$ 1,44 (US$ 0,94) *per capita*. A análise do benefício/custo da fluoretação, apenas para o grupo etário de 7 a 12 anos, indica uma economia de custos da ordem de R$ 348,68 (US$ 113,95) no serviço privado e de R$ 83,68 (US$ 27,35) no serviço público por habitante/ano."

Quando a água contém os teores preconizados para prevenir a doença, a medida é segura para a saúde humana (WHO 1984, 1994). Nos Estados Unidos, foi considerada uma das 10 maiores conquistas da saúde pública naquele país, no século XX.[22]

Examinando estudos de revisão sistemática, documentos oficiais e dados meteorológicos, Frazão et al.[37] reafirmaram a efetividade e a segurança da fluoretação das águas que beneficiava cerca de 400 milhões de pessoas no mundo, no início do século XXI.

No Brasil, o aumento da cobertura da fluoretação e o cumprimento da lei 6.050, que a torna obrigatória onde haja estação de tratamento da água[13], foram recomendados pelos participantes das três conferências nacionais de saúde bucal realizadas até o momento.[25-27] Em todos esses eventos houve reiteração da importância estratégica da fluoretação das águas no enfrentamento da cárie dentária como um persistente problema de saúde pública no Brasil. A "força preventiva" da fluoretação das águas, quando atua isoladamente, não é pequena, reduzindo em cerca de 60% a prevalência de cárie em dentes permanentes.[23,55] Mesmo quando outras medidas preventivas agem simultaneamente, há reconhecimento de que, ainda assim, a fluoretação da água é o método de maior abrangência.[33,74] Ademais, estudos recentes comprovam que a fluoretação das águas de abastecimento é uma medida que beneficia proporcionalmente mais àqueles que mais precisam dela, pois seu impacto preventivo é maior quanto maior a desigualdade social, tanto em dentes decíduos,[79] quanto em dentes permanentes.[46]

Em 2003, os 50 anos do início da fluoretação das águas em Baixo Guandu, ES, foram oficialmente comemorados no município e no estado capixaba. Baixo Guandu foi o primeiro município brasileiro a ter flúor adicionado às águas de abastecimento público.[38,44] Na segunda metade do século XX, a cobertura da fluoretação expandiu-se notavelmente em todo o país, evoluindo dos cerca de 6.000 beneficiados (população de Baixo Guandu, em 1953) para, aproximadamente, 62,5 milhões em 1995.[60] A obtenção, em Baixo Guandu, de reduções na prevalência de cárie semelhantes às observadas em nível internacional[86] permitiu derrotar o ceticismo quanto à eficácia e comprovar, também entre nós, a segurança da medida[77].

Não obstante essas características, a fluoretação das águas desperta dúvidas e tem opositores.[4,5,39,66] Argumenta-se, entre outros, com os termos democracia, liberdade, insegurança, toxidez, veneno e compulsoriedade. Mais recentemente, têm aparecido no debate argumentos, favoráveis e desfavoráveis, com base no enfoque conhecido como "baseado em evidências".

Utilizando dados secundários sobre ocorrência de cárie dentária, medida pelo índice CPO, em escolares de 12 anos de idade nas cidades de Baixo Guandu, Curitiba e Campinas, em diferentes momentos da segunda metade do século XX, Narvai, Frazão e Fernandez[59] analisaram as relações entre fluoretação e democracia no Brasil. Segundo os autores, essas cidades "foram escolhidas por serem, respectivamente: a primeira a fluoretar no Brasil (1953), a primeira capital estadual a adotar a medida (1958), e a primeira grande cidade do estado de São Paulo a fluoretar as águas (1962)." No mesmo trabalho, os autores estimaram o impacto epidemiológico da eventual interrupção da fluoretação das águas, analisando dados para escolares de 12 anos de idade do estado de São Paulo, provenientes do banco de dados gerado pela pesquisa "*Condições de Saúde Bucal no Estado de São Paulo em 2002*", disponibilizado pela Secretaria de Estado da Saúde de São Paulo.[82]

Nas figuras 9.1 a 9.3, observa-se a evolução do índice CPO aos 12 anos de idade nos municípios de Baixo Guandu, Curitiba e Campinas, respectivamente.

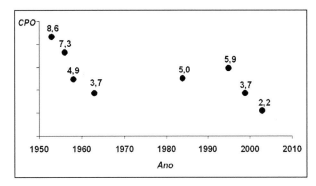

Fig. 9.1 – Evolução do índice CPO em escolares de 12 anos de idade. Baixo Guandu, ES, 1953-2003.

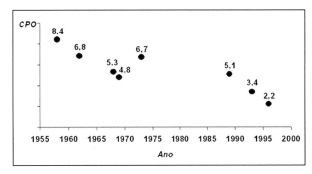

Fig. 9.2 – Evolução do índice CPO em escolares de 12 anos de idade. Curitiba, PR, 1958-1996.

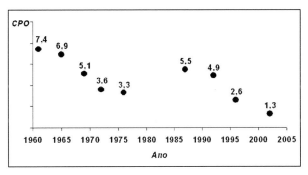

Fig. 9.3 – Evolução do índice CPO em escolares de 12 anos de idade. Campinas, SP, 1961-2002.

A evolução do índice CPO, em Baixo Guandu, mostra declínio no período de 1953 a 1963, com o CPO diminuindo de 8,6 para 3,7. Na segunda metade dos anos 60, e durante os anos 70, não houve registro do CPO, o que viria a ocorrer em 1984, quando se constata elevação do valor (5,0). Em meados dos anos 90, o valor é máximo (5,5), declinando desde então. Em 2003, o valor do CPO é de 2,2.

Em Curitiba, o índice CPO registra 8,4, em 1958, e declina progressivamente até atingir 4,8, em 1968. Expressivo aumento é constatado em 1974, com o valor do CPO atingindo 6,7. Um novo levantamento, realizado em 1989, mostra um CPO de 5,1. A partir daí, o declínio é consistente até atingir 2,2, em 1996.

Em Campinas, o índice CPO registra 7,4, em 1961. O menor valor obtido, no início dos anos 70, revela expressivo declínio, atingindo 3,3. A partir daí, eleva-se até atingir 5,5 em 1986, quando a curva faz nova inflexão, invertendo-se a tendência de aumento nos valores. Em 2002, o índice CPO atinge 1,3.

Na figura 9.4, observa-se os valores do índice CPO aos 12 anos de idade nos municípios do estado de São Paulo, com e sem água fluoretada, em 2002. O CPO registra 2,3 para as cidades com acesso à água fluoretada, contra 3,5 para os municípios sem o benefício.[82]

A análise da evolução dos valores do índice CPO mostra, nos três municípios considerados, tendência ao declínio na primeira década, após o início da fluoretação das águas, e no período que vai dos anos 1960 a meados dos anos 1980 ao aumento e retomada da tendência decrescente, a partir desse período. Em Baixo Guandu, a retomada da tendência decrescente é mais lenta, ocorrendo apenas nos anos 90. É notável a semelhança das curvas nas três cidades, mas esse tipo de curva não é o esperado em situações em que a fluoretação das águas é iniciada — e mantida. A tendência é de constante declínio até que a "força preventiva" da medida se esgote, momento em que, mantidas significativamente inalteradas outras variáveis envolvidas na multicausalidade da cárie, a curva se mantém praticamente reta. O movimento ascendente é, portanto, teoricamente inesperado e indicativo de que algo anormal ocorreu.

Embora não confirmadas pelas autoridades, há indícios de que, nos anos 1960 e 1970, teria interrompido a fluoretação das águas nos três municípios, conforme declarações em *off* de funcionários das áreas de saúde e saneamento. Em Baixo Guandu, a fluoretação também foi interrompida no anos 1980[84] mas, segundo Kozlowski e Pereira,[47] essa interrupção ocorreu entre os anos 1970 e 1987. Com efeito, os valores obtidos para o índice CPO são indicadores expressivos de que houve problemas com a fluoretação das águas nesses municípios, sendo provável que tenha havido paralisações. Tal dedução é corroborada pelo fato de não ser possível detectar alterações expressivas em variáveis, sabidamente, associadas com o aumento da prevalência da doença, como, entre outras, com o aumento no consumo de produtos açucarados ou com a piora nos níveis de escolaridade dos pais.

É de conhecimento dos envolvidos com a fluoretação das águas que, frente a dificuldades econômicas, ou necessidade de diminuir custos, essa medida é a primeira a ser cogitada para suspensão. Acresce que alguns profissionais da área de saneamento não creem em sua eficácia preventiva; outros a consideram prejudicial à saúde humana (ainda que vasta literatura científica mostre o contrário). Assim, ainda que não expressem publicamente sua oposição à medida, agem para inviabilizá-la. Há, portanto, razões para admitir que, quando não há controle público, a fluoretação das águas pode ser interrompida, sem que o fato seja percebido por seus efeitos imediatos.

Narvai[60] assinala que, na área de saúde bucal, "predominava no Brasil, até recentemente, um enfoque bastante limitado para as ações de vigilância sanitária. As atividades nessa área estiveram restritas, basicamente, à tradicional 'fiscalização do exercício profissional' com a ênfase colocada nos estabelecimentos de prestação de serviços odontológicos e, mais especificamente, nos aspectos relacionados à utilização de radiações ionizantes. A partir do início dos anos 1980, coincidindo com a ampliação dos espaços democráticos no país e

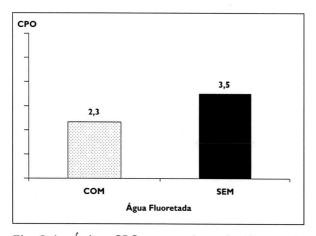

Fig. 9.4 – Índice CPO em escolares de 12 anos de idade em municípios com e sem água fluoretada. Estado de São Paulo, 2002. Fonte: SES-SP/FSP-USP 2002.

com a realização de eventos técnico-científicos reunindo profissionais da área com atuação nos serviços públicos, observa-se a inclusão de novos temas nas pautas de debates. A própria consolidação da estratégia de fluoretação das águas de abastecimento público para prevenção da cárie dentária passou a estimular discussões acerca dos aspectos de vigilância sanitária requeridos por essa medida. Por outro lado, aspectos relacionados à qualidade de produtos, tanto os de uso profissional quanto os de uso doméstico, começaram a ser objeto de maior preocupação por parte dos profissionais de saúde pública. As ações de vigilância sanitária em saúde bucal começavam a ter seu foco de atenção deslocado do consultório odontológico para o ambiente, considerado em sentido amplo. Ainda que a atuação continuasse restrita, pelo menos o debate teórico se abria às novas questões e as discussões passaram a contemplar também aspectos relativos ao ambiente [água], produtos de uso profissional [mercúrio e outros] e produtos de uso doméstico [pastas de dentes e escovas dentárias, por exemplo]. Mas a prática da vigilância sanitária continuava centrada no consultório odontológico. Essa situação seria alterada no final dos anos 1980 com a organização do sistema de vigilância sanitária da fluoretação das águas de abastecimento público no Município de São Paulo [início formal de operações a partir de janeiro de 1990] e com o aparecimento, em nível federal, de normas relativas à produção e comercialização de dentifrícios e colutórios em 1989."

Em *Fluoretação da água e democracia*, Narvai et al.[59] argumentam que o período, que vai de 1968 a 1988, foi marcado por importantes restrições às liberdades democráticas no Brasil, sendo frequentemente desestimuladas, quando não duramente reprimidas, as manifestações públicas de contrariedade com decisões governamentais ou críticas ao desenvolvimento das políticas públicas. Nesse sentido, é compreensível que funcionários tenham preferido se manter no anonimato e se valer de declarações em *off* para se preservar de possíveis retaliações. Assim, parece razoável admitir a hipótese de que, em decorrência do contexto político, marcado pela falta de liberdades democráticas, tenha havido paralisações na fluoretação das águas em vários municípios, a exemplo dos aqui apresentados. Com a retomada da democracia, ressurgiram práticas de controle público das decisões governamentais e tudo indica que tal retomada teve impacto significativo na expansão da fluoretação das águas de abastecimento público no Brasil. Com a democracia também fortaleceram-se as práticas de vigilância sanitária e, quanto à fluoretação das águas, constata-se o surgimento de experiências baseadas no princípio do heterocontrole. Desse modo, à expansão da fluoretação, fortemente impulsionada nos anos 1980, seguiram-se nos anos 90 do século XX práticas de melhor controle público.[60]

A vigência de liberdades democráticas no período pós-1988 foi importante ainda para assegurar o livre debate de aspectos relacionados com a fluoretação das águas. Assim, a apresentação do projeto de lei número 510, em 2003, à Câmara dos Deputados, propondo a revogação da lei 6.050/74, suscitou amplo e aprofundado debate sobre o assunto. O texto que justificava o PL reuniu e sistematizou os argumentos contrários à medida, entre os quais, questionamentos sobre a eficácia, eficiência, segurança e controle. A repercussão obtida pelo documento apresentado ao parlamento brasileiro ensejou que, em um contexto democrático, novos argumentos fossem apresentados ao debate e, de certo modo, a discussão sobre esta proposta, a qual não ocorreu em 1974, quando a lei 6.050 foi aprovada por um congresso nacional manietado. Dentre as várias manifestações contrárias ao PL-510/03, cabe mencionar o Parecer, elaborado pelo governo federal e subscrito por dezenas de entidades das áreas de saúde e saneamento. O Parecer defende a continuidade da fluoretação das águas no Brasil, reitera sua segurança para a saúde humana, descarta a caracterização do flúor como "veneno" e, fundamentado em consistente base teórica, conclui reconhecendo a medida como *"um direito básico de cidadania"*.[14]

Os dados apresentados na figura 9.4 indicam ser correto reconhecer que, nas condições brasileiras, a fluoretação das águas deve mesmo ser considerada um direito de cidadania. Afinal, mesmo apresentando características socioeconômicas semelhantes, e mesmo que expostas a outras fontes de flúor (como dentifrícios, por exemplo), populações privadas do benefício da fluoretação das águas apresentaram um valor médio maior para o índice CPO. A diferença entre as médias – igual a 1,2 dente – corresponde a valores de CPO 34,3% maior, tomando-se como referência a média para não beneficiados, e 52,2% maior, tomando-se como referência a média para beneficiados. Assim, pode-se admitir, em termos genéricos, que o impacto epidemiológico da introdução da fluoretação das águas nos municípios brasileiros que não dispõem dessa medida seria de, aproximadamente, um terço na redução do índice, CPO. A interrupção da medida nos municípios onde ela vem sendo realizada implicaria um acréscimo de cerca de metade dos respectivos valores do CPO. Tal perspectiva vai bastante além da estimativa de Silva,[83] para quem "em situações de paralisação da medida, o aumento na prevalência de cárie pode ser de 27%, para a dentição decídua, e de aproximadamente 35%, para a dentição permanente, após cinco anos".

Cabe assinalar ainda, a propósito, um benefício indireto da fluoretação, nem sempre adequadamente destacado nas discussões sobre a adoção dessa medida preventiva, que corresponde à sua contribuição para a melhoria da qualidade dos sistemas de abastecimento de água. Como se sabe, a operacionalização da fluoretação implica o adequado tratamento da água, ou seja, um sistema que atenda a requisitos básicos da qualidade do produto a ser disponibilizado ao público. Assim, os esforços para prover água fluoretada às populações correspondem, também, a significativas melhoras na qualidade da água, sendo este um importantíssimo benefício indireto da fluoretação. O impacto da disponibilidade de água de boa qualidade sobre os níveis de saúde das populações é evidenciado por vários indicadores, mas basta mencionar o comportamento do coeficiente de mortalidade infantil – que piora muito quando as populações não dispõem desse benefício.

Como direito de cidadania, existe um largo terreno para a expansão da fluoretação das águas de abastecimento público no Brasil. Dados do Ministério da Saúde mostravam que, no final do século XX (1996), nove capitais brasileiras ainda não ofereciam a medida. No levantamento epidemiológico nacional, conhecido como SB Brasil 2003,[15] os dados foram coletados em 250 cidades, sorteadas segundo a região geográfica e o porte populacional, abrangendo todo o território. A proporção de municípios cujas populações dispunham de água fluoretada variou conforme esses fatores, revelando desigualdade na distribuição do benefício. Essa proporção foi 3,7 vezes menor nas regiões norte e nordeste comparadas com sul e sudeste, e quase 2 (1,8) vezes menor nas cidades com até 10 mil habitantes, comparadas com aquelas de 50 mil e mais. Deve-se ressaltar, também, a importância de, mesmo nas localidades onde há fluoretação da água, lutar pela expansão da cobertura dos sistemas de distribuição do produto, seja para ampliar os benefícios da fluoretação, seja pelo que a disponibilidade de água tratada significa em termos de saúde pública. Em muitos municípios brasileiros, apenas as populações dos núcleos urbanos têm acesso à água tratada. Ademais, constatam-se importantes desigualdades mesmo nos núcleos urbanos, com vastos contingentes populacionais de bairros periféricos privados desse direito. Recife, em Pernambuco, é exemplo de uma grande região metropolitana em que esse padrão lamentavelmente se expressa com toda nitidez. Com base nos dados mencionados, Gabardo et al.[41] mostraram que as diferenças de acesso ao benefício no país estavam associadas ao desenvolvimento socioeconômico das regiões e dos municípios.

Em que pese a evolução dos indicadores, a análise do modelo de saneamento no Brasil mostrava que a distribuição e o acesso aos serviços não constituíam exemplo de equidade,[56] predominando uma forte concepção empresarial, na qual os investimentos eram orientados para as obras que permitiam a geração de rentabilidade maior, propiciando um retorno mais rápido do capital investido.[45]

Analisando a situação da fluoretação das águas no Estado de São Paulo, Calvo[18] verificou 194 cidades sem o benefício, sendo a maioria municípios pequenos, com até 30 mil habitantes. Para a autora, o maior avanço ocorreu na metade da década de 1980, com a fluoretação das águas dos municípios da região metropolitana e de vários outros no interior paulista. Examinando informações para o período de 1956 a 2009, Alves et al.[3] mostraram que a cobertura de acesso à água fluoretada se estendia por 546 (84,7%) dos 645 municípios paulistas, chegando a 85,1% da população total e a 93,5% da população com acesso à rede de distribuição de água e embora consolidada como parte da política estadual de saúde, persistia o desafio de implantá-la e mantê-la em 99 municípios, alcançando cerca de 6,2 milhões de habitantes excluídos do benefício. No Espírito Santo, dados do Instituto Estadual de Saúde Pública mostravam que somente 3 cidades, das 78 existentes no estado, não tinham água fluoretada.[31] No Estado de Santa Catarina, Peres et al.[75] observaram 33 cidades sem tal medida, sendo que a distribuição e o tempo de fluoretação entre os municípios foram associados não apenas ao tamanho da população, mas também a indicadores socioeconômicos de desenvolvimento (produto municipal bruto, mortalidade infantil, analfabetismo e domicílios com água tratada e esgoto). No estado do Paraná, cerca de 80% das cidades estavam recebendo o benefício,[41] podendo-se considerar a ausência da medida como um marcador de desigualdades de desenvolvimento social.

Dados reunidos por Narvai[59] indicaram que o período de maior expansão da fluoretação das águas no Brasil ocorreu entre os anos de 1982 e 1989. Essa época foi marcada por uma conjuntura em que, não apenas o governo, mas o Estado como um todo, buscava recuperar, junto à sociedade, sua legitimidade, perdida no período anterior, durante o regime autoritário. O processo de redemocratização do país, incluindo eleições de governadores, maior liberdade de organização e expressão, criou condições para a rearticulação e, em muitos casos, renovação das idéias e práticas políticas, de sindicatos, partidos, associações científicas, entidades profissionais, igrejas e, sobretudo, para a emergência de movimentos sociais de base, em que atuavam atores de origem diversa na defesa da cidadania e dos direitos elementares, como água potável, saneamento e saúde.[45,81] Esse processo, combinado com a definição de linha de financiamento federal e com recursos de fundo de investimentos sociais (FINSOCIAL) favoreceu, naquela época e nos anos seguintes, a expansão do saneamento básico, incluindo a fluoretação das águas, em que essa medida específica era reivindicada, de modo mais articulado, pelos diferentes atores sociais.

Em período mais recente, pode-se admitir que o processo de descentralização da gestão das ações e serviços de saúde e o aprofundamento da participação da população, mediante os conselhos municipais de saúde no âmbito do SUS, ocorrido a partir dos anos 1990, também têm contribuído para uma maior consciência sobre os efeitos positivos da medida e a importância de sua manutenção e expansão.[2]

Entretanto, existem diferentes orientações políticas em disputa. Na atualidade, podem ser identificados desde conglomerados privados atuando em nível global no controle de mananciais e na transformação da água (e por extensão, de todos os elementos por ela veiculados, incluindo o flúor) em produto econômico apropriado, distribuído e consumido sob regulação das leis de mercado, até grupos sociais que, em nível local, defendem a água e o flúor como um bem público.

No V Fórum Social Mundial, realizado em Porto Alegre, em janeiro de 2005, foi aprovada a proposta de considerar a água um direito humano e não um bem comercial. Tal visão está em sintonia com deliberação aprovada na 12ª Conferência Nacional de Saúde (Brasília, 2003) com o seguinte teor: "a água é um direito universal de cidadania e um bem público que deve ser acessível a todos, sem desperdício. Estas ações devem ser realizadas pelas três esferas de governo, mediante políticas integradas, com controle social e participação popular. Os programas de saneamento desenvolvidos no âmbito do SUS deverão priorizar ações de fomento e de cooperação técnica junto aos prestadores dos serviços de abastecimento de água [sistema coletivo e solução alternativa] e outras estruturas de governo, visando à melhoria dos procedimentos de controle de qualidade da água [...], criando padronização dos procedimentos universais para fluoretação da água, como garantia de exercício de cidadania".[24] Também na 3ª Conferência Nacional de Saúde Bucal,[27] foi aprovada tese semelhante indicando que é "responsabilidade intersetorial do SUS, em parceria com os diversos Ministérios, o controle da qualidade da água, com ações de vigilância sanitária e ambiental, desde as fontes de abastecimento até os processos de tratamento, de distribuição e de acesso". Na mesma conferência, foi aprovada a 'Moção das Águas', com o seguinte teor: "Os delegados da 3ª Conferência Nacional de Saúde

Bucal – usuários, gestores e trabalhadores da saúde bucal – ao término dos trabalhos decidem manifestar publicamente que: 1) a água é bem público e essencial à existência não apenas de seres humanos mas de todas as formas de vida, animais e vegetais; 2) é dever de todos os movimentos sociais e homens e mulheres de consciência democrática, fazer uso racional e preservá-la em nome de todos os seres vivos; 3) como bem público e essencial, o acesso à água de boa qualidade deve ser garantido a toda população, independente de classe social e renda, sexo, etnia ou lugar de moradia, e este acesso não pode ser afetado por interesses mercantis; 4) como recurso natural esgotável, todavia, sua exploração vem sendo objeto de interesse de grandes corporações multinacionais nos quatros cantos do mundo e também no Brasil; 5) como bem público e essencial não pode ser tratada como mercadoria, e esta Conferência rejeita qualquer perspectiva de privatização, seja na forma de terceirização ou de outros subterfúgios como o sistema de cartão pré-pago, em operações experimentais em muitas cidades na América Latina e também no Brasil, pelas consequências que poderá acarretar à saúde das pessoas, sobretudo dos grupos sociais menos favorecidos; 6) coerentemente, afirmam que a luta pela fluoretação das águas de abastecimento público deve estar associada à luta pela preservação das fontes, mananciais, rios, lagos, e depósitos subterrâneos, e que essas fontes devem permanecer sob controle público e estatal; 7) finalmente, solicitam à comissão organizadora que encaminhe a presente moção ao Ministério das Minas e Energia, ao Ministério das Cidades, ao Ministério da Integração Regional, ao Ministério da Saúde e à Casa Civil da Presidência da República."[27]

Frente a essas considerações, deve-se assinalar que a expansão da fluoretação das águas de abastecimento público em nosso país dependerá da combinação de múltiplos aspectos relacionados à evolução da correlação das forças sociais (organizações governamentais e não governamentais, partidos, associações científicas e profissionais etc.) que, nos diferentes níveis de Estado, disputam e imprimem orientações políticas, influenciando e dando sustentação ao desenvolvimento dessa tão importante política pública.

Nessa breve análise, buscou-se ilustrar a importância da democracia frente à ação predatória do capital e à ação autoritária do Estado, abordando-se alguns dos determinantes sociais e econômicos que condicionam o desenvolvimento das ações de saúde coletiva e a trama de relações políticas em que todos, consciente ou inconscientemente, estamos inseridos. Mediante o exame dessas relações, é possível desvelar o caráter social da produção científica e ressaltar sua relação com o mundo das finalidades.[19]

É com esse contexto epidemiológico e sanitário como referência, que se deveria aprofundar as discussões sobre o uso de produtos fluorados em saúde pública e suas relações com a política e a democracia.

Considerações Finais

Por razões didáticas, colocamos o foco, neste capítulo, à evolução do processo de fluoretação das águas de abastecimento público no Brasil e suas relações com a política e a democracia, enfatizando o significado da supressão das liberdades democráticas para a epidemiologia da cárie dentária. Mas há, por certo, um enorme campo aberto à produção científica e à análise de situações particulares, em distintos contextos, nos quais estão imersos os serviços de saúde para explorar, desenvolver e aprofundar as relações entre epidemiologia, política e saúde bucal coletiva. Analistas atentos não deixarão de perceber, por exemplo, o que têm significado, em nosso país, os levantamentos epidemiológicos em saúde bucal. Apenas o fato de produzirem informações relevantes, tanto em nível nacional como loco-regional, é de enorme significado político, na medida em que iluminam áreas desconhecidas, desvalorizadas no dia a dia dos serviços e das decisões sobre políticas públicas de saúde. Bons levantamentos publicados, por meio de relatórios apropriados, permitem mostrar aspectos da realidade desconhecidos pelas unidades de gestão e gerência, criando sólida base epidemiológica sobre a qual podem se assentar proposições consistentes, das quais resultem decisões políticas que beneficiem setores populares tradicionalmente alijados das prioridades e, muitas vezes, completamente ignorados por aqueles que tomam a decisão em saúde. O rumo dado à política nacional de saúde bucal na primeira década do século XXI, por exemplo, é suficientemente claro sobre isso, com a consolidação da perspectiva da integralidade das ações e da superação da prioridade-exclusividade da atenção básica e de escolares. A política tem apontado – e conseguido financiamento público – para ações que vão além da atenção básica e, sobretudo, tem enfrentado o desafio da universalidade da atenção, fazendo com que a atenção à saúde bucal no Brasil rompa finalmente o círculo que a tem mantido limitada ao atendimento de escolares e pré-escolares. Recupera, assim, uma importante dimensão que reconhece o direito de todos à saúde bucal – o que deve significar, na prática, não negar sistematicamente o direito de acesso às ações e serviços que o desenvolvimento científico-técnico, na área odontológica, permite disponibilizar a todos os seres humanos.

Referências

1. Almeida-Filho N. Epidemiologia sem números: uma introdução crítica à ciência epidemiológica. Rio de Janeiro: Campus; 1989.
2. Alves-Souza RA, Saliba O. A saúde bucal em pauta: análise de registros dos conselhos municipais de saúde de municípios pertencentes à 17ª regional de saúde do estado do Paraná, Brasil. Cad Saude Publica 2003; 19(5): 1381-8.
3. Alves RX, Fernandes GF, Razzolini MTP, Frazão P, Marques RAA, Narvai PC. Evolução do acesso à água fluoretada no estado de São Paulo, Brasil: dos anos 1950 à primeira década do século XXI. Cad Saúde Pública [no prelo].
4. Amaral FP. Por que 'enriquecer' a água com flúor? In: Discriminação e mistificação em alimentação. São Paulo: Alfa-Omega; 1986.
5. Amarante LM, Jitomirski F, Amarante CLF. Flúor: benefícios e controvérsias dos programas de fluoretação. Rev Bras Odontol 1993; 50 (4): 22-30.
6. Barreto ML, Almeida-Filho N, Breilh J. Epidemiology is more than discourse: critical thoughts from Latin America. J Epidemiol Community Health 2001; 55:158–159
7. Berlinguer G. A doença. São Paulo: CEBES-Hucitec; 1988.
8. Berlinguer G. Medicina e política. São Paulo: CEBES-Hucitec; 1978.
9. Botazzo C, Narvai PC, Manfredini MA, Frazão P. Saúde bucal coletiva. São Paulo: Instituto de Saúde, 1988.
10. Botazzo C, Tomita NE. Contribuição para a constituição de um Núcleo de Estudos e Pesquisas em Saúde Bucal Coletiva, em Bauru-SP. Odontologia Capixaba 1990; 18 (19): 22-4.
11. Botazzo C. A saúde bucal nas práticas coletivas de saúde. São Paulo: Instituto de Saúde; 1994 (Série: Tendências e Perspectivas em Saúde, 1).
12. Botazzo C. Da arte dentária. São Paulo: Hucitec-Fapesp; 2000.
13. Brasil. Coleção das Leis de 1974: Lei Federal nº 6.050, de 24/05/1974. Brasília: Departamento de Imprensa Nacional; 1974. (Vol. III: p.107. Atos do Poder Legislativo. Leis de Abril a Junho).
14. Brasil. Ministério da Saúde. Ministério das Cidades. Projeto de lei nº 510/03 – Parecer. Brasília: MS/MC; 2003.
15. Brasil. Ministério da Saúde. Condições de saúde bucal da população brasileira 2002-2003: resultados principais. Brasília: Ministério da Saúde; 2004.
16. Breilh J. Epidemiologia: economia, política e saúde. São Paulo: Hucitec; 1991.
17. Burt B. Cost-effectiveness of caries prevention in dental public health. J Public Health Dent 1989; 49: 250-344.
18. Calvo MCM. Situação da fluoretação de águas de abastecimento público no estado de São Paulo, Brasil. São Paulo; 1996. (Dissertação de Mestrado – Faculdade de Saúde Pública da Universidade de São Paulo).
19. Campos GWS, Campos RO. Ciência e políticas públicas em saúde: relações perigosas. Saúde em Debate 2000; 24(55): 82-91.
20. Carvalho DM. Epidemiologia – história e fundamentos. In: Medronho RA (org). Epidemiologia. São Paulo: Atheneu; 2003.
21. Castells M. A sociedade em rede. São Paulo: Paz e Terra; 1999.
22. (CDC) Centers for Disease Control and Prevention. Achievements in public health, 1900-1999: Fluoridation of drinking water to prevent dental caries. MMWR Morb Mortal Wkly Rep 1999; 48 (41): 933-40.
23. Chaves MM. Odontologia social. 2.ed. Rio de Janeiro: Labor; 1977.
24. [CNS] Conferência Nacional de Saúde, 12a. Brasília, 2003. Relatório Final. Brasília: MS; 2004.
25. (CNSB) Conferência Nacional de Saúde Bucal, 1a. Brasília, 1986. Relatório Final. Brasília: UnB; 1986.

26. (CNSB) Conferência Nacional de Saúde Bucal, 2a. Brasília, 1993. Relatório Final. Brasília: MS-CFO; 1993.
27. (CNSB) Conferência Nacional de Saúde Bucal, 3a. Brasília, 2004. Relatório Final. Brasília: MS; 2004.
28. Cordón J, Garrafa V. Prevenção versus preventivismo. Divulgação em Saúde para Debate 1996; 13: 6-17.
29. Cordón J. A construção de uma agenda para a saúde bucal coletiva. Cad Saude Publica 1997; 13 (3): 557-563.
30. Cordón J. A saúde bucal e o mercado de trabalho odontológico. Saúde em Debate 1986; 10 (18): 52-63.
31. Emmerich A, Freire AS. Flúor e saúde coletiva. Vitória: Edufes; 2003.
32. (EPATESPO) Encontro Paulista de Administradores e Técnicos do Serviço Público Odontológico, 5º Congresso Paulista de Odontologia em Saúde Coletiva, 4º Cubatão, 2000. Carta de Cubatão: educação e saúde – bases da qualidade de vida da família no novo milênio. Cubatão: SMS-Cubatão/SES-SP; 2000.
33. Featherstone JD. Prevention and reversal of dental caries: role of low level fluoride. Community Dent Oral Epidemiol 1999; 27: 31-40.
34. Frazão P. Epidemiologia da oclusão dentária na infância e os sistemas de saúde. São Paulo; 1999. (Tese de Doutorado — Faculdade de Saúde Pública, Universidade de São Paulo).
35. Frazão P. Epidemiologia em saúde bucal. In: Pereira AC (org). Odontologia em saúde coletiva. Porto Alegre: Artmed; 2003.
36. Frazão P. Tecnologias em saúde bucal coletiva. In: Botazzo C, Freitas SFT (org.). Ciências sociais e saúde bucal: questões e perspectivas. Bauru e São Paulo: Edusc-Ed.Unesp; 1998.
37. Frazão P, Peres MA, Cury JA. Qualidade da água para consumo humano e concentração de fluoreto. Rev Saude Publica 2011; 45: 964-73.
38. Freire PS. O problema da cárie dental no Brasil. Revista da Fundação SESP 1970; 15: 89-97.
39. Freeze RA, and. Lehr JH. The fluoride wars: how a modest public health measure became America's longest-running political melodrama. New Jersey: John Wiley and Sons; 2009.
40. Frias AC. Custo-Efetividade da fluoretação das águas de abastecimento público no município de São Paulo, no período de 1985-2003. São Paulo; 2004 (Tese de Doutorado – Faculdade de Saúde Pública da Universidade de São Paulo.
41. Gabardo MC, da Silva WJ, Olandoski M, Moysés ST, Moysés SJ. Inequalities in public water supply fluoridation in Brazil: An ecological study. BMC Oral Health 2008;8:9.
42. Gabardo MCL, da Silva WJ, Moysés ST, Moysés SM. Water fluoridation as a marker for sociodental inequalities. Community Dent Oral Epidemiol 2008; 36:103-7.
43. Garrafa V, Moysés SJ. Odontologia brasileira: tecnicamente elogiável, cientificamente discutível, socialmente caótica. Divulgação em Saúde para Debate 1996; 13: 6-17.
44. Grinplastch BS. Fluoretação de águas no Brasil. Boletín de la Oficina Sanitaria Panamericana 1974; 76: 321-30.
45. Jacobi PR. Movimentos sociais e Estado: efeitos político-institucionais da ação coletiva. In: Costa NR, Minayo CS, Ramos CL, Stotz EN. Demandas populares, políticas públicas e saúde. Vol. II. Petrópolis: Vozes; 1989.
46. Jones CM, Worthington H. Water fluoridation, poverty and tooth decay in 12-year-old children. J Dent 2000; 28: 389–393.
47. Kozlowski FC, Pereira AC. Métodos de utilização de flúor sistêmico. In: Pereira AC (org). Odontologia em saúde coletiva. Porto Alegre: Artmed; 2003.
48. Last JM. A dictionary of epidemiology. 2nd ed. New York: Oxford; 1988.
49. Lefévre F. Saúde, mídia e reificação. In: Pitta A. Comunicação, visibilidades e silêncios. São Paulo: Hucitec-Abrasco; 1996.
50. Loureiro S. Brasil: desigualdade social, doença e morte. In: Anais do 1o Congresso Brasileiro de Epidemiologia. Campinas: Unicamp; 1990.
51. Marcenes W, Freysleben GR, Peres MAA. Contribution of changing diagnostic criteria toward reduction of caries between 1971 and 1997 in children attending the same school in Florianopolis, Brazil. Community Dent Oral Epidemiol 2001; 29 (6): 449-55.
52. McDonagh MS, Whiting PF, Wilson PM, Sutton AJ, Chestnutt I, Cooper J, Misso K, Bradley M, Treasure E, Kleijnen J. Systematic review of water fluoridation. BMJ 2000; 321(7265): 855-9.
53. McKeown T. The role of Medicine: dream, mirage and nemesis. London: Nuffield Provincial Hospital Trust; 1976
54. Moysés SJ. O conceito de promoção da saúde na construção de sistemas de atenção em saúde bucal coletiva. In: Kriger L (org). Promoção de saúde bucal. São Paulo, ABOPREV-Artes Médicas; 1997.

55. Murray JJ. O uso correto de fluoretos na saúde pública. São Paulo: OMS-Ed.Santos; 1992.
56. Najar AL, Fiszon JT. Política pública e o modelo de saneamento no Brasil. In: Costa NR, Minayo CS, Ramos CL, Stotz EN. Demandas populares, políticas públicas e saúde. Vol. I. Petrópolis: Vozes; 1989.
57. Narvai P, Frazão P, Roncalli A, Antunes JLF. Cárie dentária no Brasil: declínio, polarização, iniquidade e exclusão social. Rev Panam Salud Pública 2006; 19:385-93.
58. Narvai PC, Biazevic MGH, Junqueira SR, Pontes ERCJ. Diagnóstico da cárie dentária: comparação dos resultados de três levantamentos epidemiológicos numa mesma população. Rev Bras Epidemiol 2001; 4 (2): 72-80.
59. Narvai PC, Frazão P, Fernandez RAC. Fluoretação da água e democracia. Saneas 2004; 2 (18): 29-33.
60. Narvai PC. Cárie dentária e flúor: uma relação do século XX. Cien Saude Colet 2000; 5 (2): 381-92.
61. Narvai PC. Odontologia e saúde bucal coletiva. São Paulo: Hucitec; 1994.
62. Narvai PC. Saúde bucal: assistência ou atenção? São Paulo: FSP-USP; 1992. (Apresentado como texto-base na Oficina "Odontologia em Sistemas Locais de Saúde — Saúde bucal: o que fazer nos municípios?" da Rede CEDROS. São Pedro, SP, 22 e 23 out. 1992).
63. Navarro V. Crisis, health and medicine: a social critique. New York: Tavistock; 1986
64. Newbrun E. Effectiveness of water fluoridation. J Public Health Dent 1989; 49: 279-89.
65. Newbrun E. Problems in caries diagnosis. Int Dent J 1993; 43: 133-42.
66. Newbrun E. The fluoridation war: a scientific dispute or religious argument. J Public Health Dent 1996; 56: 246-52.
67. (OMS) Organisation Mondiale de la Santé. Enquêtes sur la santé bucco-dentaire: méthodes fondamentales. Gènéve: OMS; 1971.
68. (OMS) Organização Mundial da Saúde. Levantamento epidemiológico básico de saúde bucal: manual de instruções. 3ª ed. São Paulo: Ed.Santos/OMS; 1991.
69. (OMS) Organização Mundial da Saúde. Levantamentos básicos em saúde bucal. 4ª ed. São Paulo: Ed.Santos/OMS; 1999.
70. Oliveira AGRC, Arcieri RM, Costa ICC, Unfer B, Saliba NA. Influência de modificações nos critérios de diagnóstico de cárie nos levantamentos epidemiológicos. Rev CROMG 1998; 4 (1): 54-60.
71. Oliveira AGRC, Arcieri RM, Unfer B, Costa ICC, Moraes E, Saliba NA. Modelos assistenciais em saúde bucal no Brasil: tendências e perspectivas. Ação Coletiva 1999; 2 (1): 9-14.
72. Paim JS. Collective health and the challenges of practice. In: Pan American Health Organization. The crisis of public health: reflections for the debate. Washington, DC: PAHO; 1992. (Scientific Publication, 540).
73. Paim JS, Almeida Filho N. Saúde coletiva: uma "nova saúde pública" ou campo aberto a novos paradigmas? Rev Saude Publica 1998; 32 (4): 299-316.
74. Peres MAA, Rosa AGF. As causas da queda da cárie. RGO 1995; 43 (3): 160-4.
75. Peres MA, Fernandes LS, Peres KG. Inequality of water fluoridation in Southern Brazil: the inverse equity hypothesis revisited. Soc Sci Med 2004; 58: 1181-9.
76. Pinto VG. Saúde bucal: odontologia social e preventiva. São Paulo: Ed. Santos; 1989.
77. Pinto VG. Revisão sobre o uso e segurança do flúor. RGO 1993; 41 (5): 263-6.
78. Pinto VG. Saúde bucal coletiva. São Paulo: Ed. Santos; 2000.
79. Riley JC, Lennon MA, Ellwood RP. The effect of water fluoridation and social inequalities on dental caries in 5-year-old children. Int J Epidemiol 1999; 28: 300-5.
80. Rose G. The strategy of preventive medicine. Oxford: Oxford University Press; 1992
81. Sader E. Quando novos personagens entraram em cena. Rio de Janeiro: Paz e Terra; 1988.
82. (SES-SP) Secretaria de Estado da Saúde de São Paulo. Centro Técnico de Saúde Bucal. Universidade de São Paulo. Faculdade de Saúde Pública. Núcleo de Estudos e Pesquisas de Sistemas de Saúde. Condições de saúde bucal no Estado de São Paulo em 2002 – Relatório final. São Paulo: SES-SP; 2002.
83. Silva MFA. Flúor sistêmico: aspectos básicos, toxicológicos e clínicos. In: Kriger L. Promoção de saúde bucal. São Paulo: ABOPREV-Artes Médicas; 1997.
84. (Sinodonto) Sindicato dos Odontologistas do Estado do Espírito Santo. Baixo Guandu: de referência nacional a mau exemplo. Jornal do Sinodonto 1995; out., pág. 8.
85. Terris M. New perspectives in epidemiology and public health. In: Anais do 1o Congresso

Brasileiro de Epidemiologia. Rio de Janeiro: ABRASCO; 1990.

86. Viegas AR, Viegas Y, Fernandez RAC, Rosa AGF. Fluoretação da água de abastecimento público. Rev APCD 1987; 41 (4): 202-4.

87. (WHO) World Health Organization. Expert Committee on Dental Health. Standardization of reporting of dental diseases and conditions report of an Expert Committee on Dental Health. Geneva: World Health Organization; 1962.

88. (WHO) World Health Organization. Fluorine and fluorides. Geneva: WHO; 1984. (Environmental Health Criteria, 36).

89. (WHO) World Health Organization. Fluorides and oral health. Geneva: WHO; 1994. (Technical Report Series, 846).

90. World Health Organization. Oral Health Unit. Oral health for the 21st century. Geneva: WHO; 1994.

91. (WHO) World Health Organization. Oral health surveys: basic methods. 4th ed. Geneva: WHO; 1997.

Capítulo 10

O Ensino da Epidemiologia na Educação Odontológica

Flávio Fernando Demarco
Isabela Almeida Pordeus

Introdução

O Brasil ao longo das últimas décadas e, particularmente nos últimos anos (2005-2011), tem apresentado quadro significativo de melhoras em seus indicadores sociais, destacando-se redução na mortalidade infantil,[1] aumento da expectativa de vida[2] e uma mudança considerável nas causas de mortes, com a principal causa de mortalidade passando das doenças infecciosas, típicas de países subdesenvolvidos, para as doenças crônicas não transmissíveis, mais características de países desenvolvidos.[3] Parte desta mudança no quadro da saúde deve-se ao desenvolvimento econômico coadunado com o desenvolvimento social. As mudanças profundas implementadas no sistema de saúde, notadamente a partir da criação do Sistema Único de Saúde (SUS), com a Constituição de 1988, tiveram impacto importante nesta evolução do quadro epidemiológico.[2]

Em relação à Odontologia, os levantamentos epidemiológicos de saúde bucal nacionais demonstraram notável melhora da situação de saúde bucal da população, com redução significativa da prevalência de cárie dentária, por exemplo, mas ainda apresentando um quadro de demandas bastante amplo a ser atendida.[4-6]

Todo este panorama demonstra um caráter de mudança do perfil epidemiológico da população brasileira, o que traz uma série de desafios para o sistema de saúde e também para as escolas que formam os recursos humanos que atuarão neste sistema.

Desde a década de 1990, tem havido também crescimento vertiginoso dos cursos de graduação em Odontologia no Brasil, os quais ao longo dos anos tem lançado no mercado número considerável de profissionais,[7] sendo porcentagem significativa dos mesmos absorvida para trabalhar no SUS.[8] Dentre as propostas das Diretrizes Curriculares do Curso de Graduação em Odontologia está a formação de profissionais para o SUS, alicerçando-se esta formação na necessidade de conhecimento da realidade epidemiológica da saúde bucal da população.[9]

A importância da Epidemiologia deve-se ao fato de que ela avalia as condições de saúde e/ou doença de uma população, e investiga os seus principais determinantes, tornando-se um instrumento importante no planejamento de intervenções em saúde,[10] ou seja, serve para melhorar as condições de saúde da coletividade. Desse modo, a Epidemiologia deve ser componente importante no processo de formação dos Cirurgiões-dentistas dentro das novas Diretrizes Curriculares da Odontologia, para atuação no SUS.

No entanto, pergunta-se se de fato a Epidemiologia tem estado presente e de que forma na formação em Odontologia, em níveis de graduação e pós-graduação e na pesquisa odontológica. Neste capítulo discutimos alguns aspectos envolvidos nesta questão.

Sistema Único de Saúde e Participação da Odontologia

A partir da aprovação pela Constituição Federal de 1988 tem-se a introdução de uma mudança significativa do modelo de sistema de saúde no Brasil. Esta mudança veio no bojo da luta pela redemocratização do país, tendo em papel de destaque as lideranças de sanitaristas e membros de movimentos e organizações da sociedade civil que participavam da discussão da reforma sanitária.[11] O Sistema Único de Saúde (SUS), instituído pela Constituição de 1988 tem se estabelecido como um sistema de saúde dinâmico e complexo, baseado nos princípios da saúde como um direito do cidadão e um dever do Estado. O SUS tem o objetivo de prover uma atenção abrangente e universal, preventiva e curativa, por meio da gestão e prestação descentralizadas de serviços de saúde, promovendo a participação da comunidade em todos os níveis de governo.[2]

Desde quando surgiu o conceito de Atenção Primária em Saúde (APS), na Declaração de Alma-Ata, o mesmo tem sofrido diversas interpretações. No Brasil, o Ministério da Saúde tem denominado Atenção Primária como Atenção Básica, definindo-a como um conjunto de ações, individuais ou coletivas, situadas no primeiro nível de atenção dos sistemas de saúde, voltadas para a promoção da saúde, a prevenção de agravos, o diagnóstico, o tratamento, a reabilitação e a manutenção da saúde.[12] Com base no movimento de reforma do sistema de saúde do final da década de 80, discussões do processo saúde-doença tornaram necessárias modificações nas ações de saúde, tornando viável o desenvolvimento de um novo modelo para organização dos serviços baseado na família e na comunidade. A Estratégia de Saúde da Família (ESF) visa a organização da atenção básica no país, de acordo com os preceitos do Sistema Único de Saúde.[5]

As políticas públicas de saúde bucal no Brasil historicamente estiveram voltadas para um modelo assistencialista, focado principalmente na saúde bucal materna e infantil. O padrão dominante da prestação de serviços era voltado para ações curativas, predominando o setor privado, com uma tímida intervenção do setor público, que se limitava a oferecer serviços de baixa complexidade, exclusivamente na atenção básica.[13] Nesse contexto o Brasil destacava-se por ser um país com alto número de dentistas *per capita* (em agosto de 2011, tendo 237872 cirurgiões-dentistas cadastrados no CFO, para uma população de 190.732.694,[14] com relação de 1 profissional/802 habitantes), possuir uma população com altos índices de cárie e perdas dentárias e excluir a maior parte da população de qualquer programa de prevenção ou cuidado em saúde bucal.

Para reorganizar a atenção básica em saúde bucal e ampliar o acesso aos serviços de saúde, Equipes de Saúde Bucal (ESBs), formadas por um cirurgião-dentista, um auxiliar de consultório dentário e a possibilidade de contar com um técnico em saúde bucal, foram incorporadas à Estratégia de Saúde da Família a partir de 2000. Em 2004 foi implementado o programa Brasil Sorridente, um programa nacional de saúde voltado exclusivamente à saúde bucal. Esta política promoveu uma grande expansão das Equipes de Saúde Bucal na ESF, com o Ministério da Saúde financiando a formação de uma ESBs para cada Equipe de Saúde da Família, ou seja, cada ESB começou a cobrir em média 3.450 indivíduos. Somado a este aumento, o programa Brasil Sorridente redefiniu o modelo de atenção nos níveis secundário e terciário em saúde bucal com a implementação de um sistema de referência e contra-referência através dos Centros de Especialidades Odontológicas (CEOs). Os CEOs passaram a oferecer para os pacientes referenciados procedimentos de periodontia, endodontia, cirurgia oral menor, diagnóstico bucal e atendimento a pacientes especiais que antes não eram ofertados no âmbito do SUS. Além disso, a reabilitação protética foi incluída aos procedimentos de atenção básica em saúde bucal com a incorporação de Laboratórios Regionais de Próteses Dentárias assim como foi ampliada a cobertura da fluoretação das aguas de abastecimento público no Brasil. As estratégias acima mencionadas mudaram o modelo de atenção à saúde bucal Brasileiro, tornando-o parte integral do SUS.[5]

Dentro do contexto atual, apesar de ainda possuir um número maior de profissionais atuando no sistema privado, totalizando 73% dos profissionais, é cada vez maior o número de cirurgiões-dentistas que trabalham no setor público no Brasil.[8] A implementação do Brasil Sorridente fez aumentar o número de ESBs de 4.261 em 2002 para 17.715 em 2008, um acréscimo de 315%, atingindo 60,5% das Equipes de Saúde da Família no mesmo ano.[5] Na tabela 10.1 (adaptada de Almeida Filho, 2011), temos um panorama do número de Faculdade de Cursos da Área de Saúde (Medicina, Enfermagem e Odontologia), o número de alunos matriculados, número de profissionais, número de habitantes por profissional e a atuação dos mesmos no serviço público e no PSF. Verifica-se que um número significativo dos profissionais de Odontologia tem atuação no SUS e em menor grau no PSF.

A força de trabalho ideal para atendimento no SUS – ou seja, profissionais qualificados, orientados para evidência e bem treinados e comprometidos com a igualdade na saúde, não corresponde ao perfil dos profissionais que operam o sistema. Essa disparidade é em parte decorrente da autosseleção. O setor privado promove uma ideologia individualista em que o serviço público é considerado como apenas um emprego mal remunerado, mas que oferece estabilidade, assumindo uma posição secundária com relação à iniciativa privada ou aos empregos em empresas de saúde com fins lucrativos, supostamente mais gratificantes.[8] No entanto, o SUS tem provocado uma forte pressão política em favor da substituição do padrão reducionista, orientado para a doença, centrado no hospital e orientado para a especialização vigente na educação profissional, por outro modelo que seja mais humanista, orientado para a saúde, com foco nos cuidados de saúde primários e socialmente comprometido. Nesse contexto, o Estado, pressionado pelos movimentos sociais, assumiu a liderança até então pertencente às universidades, com iniciativas como REUNI e, principalmente, o PROSAÚDE – um programa que objetiva reformar o ensino superior para a força de trabalho da saúde com forte vinculação com o SUS (http://prosaude.org/not/prosaude-maio2009/proSaude.pdf).

Diretrizes Curriculares dos Cursos de Odontologia

Por muito tempo, o currículo dos cursos de Odontologia privilegiou o paradigma curativo, cujo ensino não buscava se orientar pela situação epidemiológica, social, cultural e econômica da população.[15] Tradicionalmente, os cursos focavam-se mais na profissionalização, treinamento de técnicas e repasses de tecnologias do que propriamente na construção do saber,[16] o que contribuiu para uma formação tecnicista, elitista e descontextualizada do contexto socioeconômico do país.

As exigências do mercado e da sociedade, muitas vezes, norteavam e prevaleciam, colocando em risco a razão de ser e de existir da universidade. Como objetivo, a Universidade deveria ser capaz de identificar corretamente os problemas de saúde de cada município ou região e dizer como pode resolvê-los, ou seja, o ensino e a pesquisa devem ser direcionados para ações de impactos sociais que possibilitem melhores condições de vida para a população.[9]

Tabela 10.1 – Formação de recursos humanos em Medicina, Enfermagem e Odontologia e atuação no SUS (Adaptado de Almeida Filho, 2011).

Profissão	Faculdades Cursos	Alunos	Profissionais	Profissionais/ Habitantes	% Serviço Público (SUS)	% no PSF
Medicina	185	97994	341562	1/558	44,3	4,9
Enfermagem	752	234070	271809	1/701	52,5	10,9
Odontologia	196	53586	219575	1/868	26,9	8,8

Frente a esta realidade e, com o objetivo de garantir uma formação básica sólida, preparando o futuro graduado para enfrentar os desafios das rápidas transformações da sociedade, do mercado de trabalho e das condições de exercício profissional, foram instituídas em novembro de 2001 as Diretrizes Curriculares Nacionais (DCN) do Curso de Graduação de Odontologia, apontando orientações a serem necessariamente adotadas por todas as instituições do ensino superior do país na organização curricular das Instituições do Sistema de Educação Superior.[17]

As DCN estabeleceram um modelo de formação com diferenças significativas aos currículos existentes, sinalizando para uma mudança paradigmática na formação do profissional da área. Como perfil do formando egresso/profissional, espera-se um Cirurgião Dentista com formação generalista, humanista, crítica e reflexiva, para atuar em todos os níveis de atenção à saúde, com base no rigor técnico e científico. Capacitado ao exercício de atividades referentes à saúde bucal da população, pautado em princípios éticos, legais e na compreensão da realidade social, cultural e econômica do seu meio, dirigindo sua atuação para a transformação da realidade em benefício da sociedade. Ainda, os profissionais de odontologia devem ser capazes de conhecer métodos e técnicas de investigação e elaboração de trabalhos acadêmicos e científicos; analisar e interpretar os resultados de relevantes pesquisas experimentais, epidemiológicas e clínicas.

Estabelece-se como fundamental que o profissional de Odontologia seja dotado de capacidades e habilidades que incluem o desenvolvimento de ações de prevenção, promoção, proteção e reabilitação da saúde, tanto em nível individual quanto coletivo. A valorização do trabalho em equipe multiprofissional é destacada, devendo o profissional ser capaz de atuar multiprofissionalmente, interdisciplinarmente e transdisciplinarmente e de estar apto a assumir papéis de liderança na equipe de saúde e comunicar e trabalhar efetivamente com pacientes, trabalhadores da área da saúde e outros indivíduos relevantes, grupos e organizações.

Segundo as DCN, a formação do Cirurgião-dentista tem por objetivo dotar o profissional dos conhecimentos requeridos para o exercício de competências e habilidades específicas, mas também de que exerça sua profissão de forma articulada ao contexto social, entendendo-a como uma forma de participação e contribuição social. Assim, os conteúdos essenciais devem estar relacionados ao processo saúde-doença do cidadão, da família e da comunidade e integrado à realidade epidemiológica e profissional.

As transformações ocorridas no campo das políticas públicas na área da saúde foram fundamentais para que se colocasse em questão o perfil de formação e as práticas dos profissionais de saúde envolvidas no cuidar. A substituição do sistema dominante de atenção à saúde, centrado na doença e superespecializado, por modelos de atenção que valorizem a integralidade, o cuidado humanizado e a promoção da saúde trouxe em seu bojo a necessidade de formação de profissionais com perfil capaz de atuar com qualidade e resolutividade no SUS.

Em decorrência disto, como ponto importante das diretrizes curriculares, destaca-se o de contemplar o sistema de saúde vigente no país. Dessa forma, o conceito de saúde e os princípios e diretrizes SUS são elementos fundamentais para esse perfil de formação contemporânea. Enfatiza-se, portanto, a articulação entre a Educação Superior e a Saúde, objetivando a formação geral e específica dos egressos/profissionais com ênfase na promoção, prevenção, recuperação e reabilitação da saúde.

Assim, fica evidente a importância da área da Saúde Coletiva[18] em geral e da Epidemiologia em particular como eixos fundamentais para a formação do profissional com o perfil exigido pelas Diretrizes Curriculares. Entretanto, tem se observado, desde sua implantação, que o sistema de ensino superior não está cumprindo o seu papel na formação de profissionais comprometidos com o SUS e com o controle social e, ainda, a formação dos mesmos não se orienta pela compreensão crítica das necessidades sociais em saúde bucal, tendo sido verificado que somente 50% dos cursos avaliados até 2006 atendiam completamente ao critério utilizado, estando em grande parte voltados para o ensino ou formação tradicional, não coerente com o perfil pretendido para o egresso.[19]

Rodrigues et al.[18] avaliaram 50 cursos de Odontologia no ano 2003 e encontraram que a maiora das escolas oferece de 75 a 325 horas de conteúdos programáticos relacionados a Saúde Coletiva e, ainda, algumas escolas estão conscientes da importância da Saúde Coletiva como eixo norteador do processo de formação, oferecendo uma carga horária acima de 450 horas. Um fato que chamou a atenção foi o de um curso destinar apenas 75 horas de aula para a Saúde Coletiva, o que é incompatível para formar um profissional que atenda o exposto nas DCN.

Também as atividades extra-muros sob a forma de estágio supervisionado, preferencialmente em sistemas públicos de saúde, as quais deveriam ocupar 20% do curso, como instrumento de integração e conhecimento do aluno com a realidade social e econômica de sua região e do trabalho de sua área,[20] não correspondem ao implementado em muitos dos cursos de Odontologia.

As dificuldades para a implantação das DCN encontram diferentes barreiras como a dificuldade de desenvolvimento do ensino na rede SUS, dificuldade de integração/modificação curricular, dificuldade em desenvolver projetos pedagógicos inovadores, diferentes do modelo tradicional de ensino. A maioria dos projetos pedagógicos analisados até 2006 ainda concentrava boa parte da formação profissional no diagnóstico e tratamento de doenças que são aspectos relevantes, mas não respondem às necessidades atuais de conhecimentos para a produção de saúde.[19]

A promulgação das novas diretrizes para o curso de Odontologia foi, sem dúvida, um avanço inquestionável. Entretanto, o ensino de Odontologia no Brasil parece ainda não contemplar de forma consistente seus objetivos e suprir a demanda por profissionais qualificados para atuarem em todos os setores da saúde. Tal realidade aponta para a necessidade de mudanças e um longo percurso a ser percorrido, tendo em vista a implantação das Diretrizes Curriculares Nacionais.

Ensino da Epidemiologia na Odontologia

Cursos de graduação

O ensino da Epidemiologia no Brasil teve seu inicio com a criação, nos anos 1920, do Instituto de Higiene, hoje Faculdade de Saúde Pública da Universidade de São Paulo. Assim, sua origem está ligada a prática da Saúde pública.[21] A partir da criação dos departamentos de Odontologia Preventiva ou Social nas Faculdades de Odontologia, a Epidemiologia passou a fazer parte também da formação dos cirurgiões-dentistas, sem, contudo, perder os traços de ligação com a Saúde Pública.

No campo da formação acadêmica em Epidemiologia, podemos assinalar os anos 80 como um momento de crescimento e de abertura para inúmeras influências de ordem teórica e metodológica, mas também de ordem política e institucional. A primeira metade da década foi marcada pela assim chamada Epidemiologia Social, ligando a epidemiologia ao campo da saúde coletiva,[21] sendo que os principais desafios para a epidemiologia social estão na realização de estudos populacionais que permitam considerar de maneira apropriada os efeitos contextuais e os efeitos composicionais individuais.[22]

O ensino da Epidemiologia passou a incluir o estudo das ciências sociais e seus métodos de investigação, e as contribuições mais importantes foram à incorporação dos estudos históricos e a operacionalização dos conceitos de classe social, processo de trabalho e processo de reprodução social.[23] Assim, as ciências sociais, em áreas como a antropologia, sociologia e psicologia social, também apresentaram um movimento de aproximação mais efetiva do campo da saúde ao desenvolverem estudos empíricos, independentes das instituições sanitárias envolvendo a comunidade e, no seu âmbito, os hábitos alimentares, os tabus e crenças relativos ao parto e à Medicina popular.[24] Deste modo, a Medicina, Odontologia, as demais disciplinas biomédicas e as Ciências sociais têm procurado se integrar em atividades voltadas para a comunidade, visando à manutenção da saúde e ao bem-estar da população, e não apenas enfatizando a cura e a reabilitação.

Considerando-se que a Epidemiologia avalia as condições de saúde e/ou doença de uma população, e investiga os seus principais determinantes, torna-se importante instrumento no planejamento de intervenções em saúde, contribuindo para melhora das condições de saúde da população.[10]

O conhecimento dos determinantes que influenciam o estado de saúde e/ou doença de uma população é um dos pressupostos principais para a aplicação de medidas efetivas e eficazes de promoção e controle de um determinado desfecho. De forma simplista, tanto indivíduos quanto a sociedade, quando apresentam iniquidades socioeconômicas, esses tendem a serem os principais fatores etiológicos associados ao processo saúde e/ou doença. Por esse aspecto, a investigação dos determinantes sociais do processo saúde e/ou doença é objeto central da Epidemiologia social.[25]

No campo da Saúde Bucal, é imprescindível adotar métodos epidemiológicos quantitativos e/ou qualitativos, uma vez que é imperativo conhecer os grupos mais expostos a agravos, com o objetivo de identificar os determinantes, e então preparar ações e estratégias para sua prevenção. Além disso, as mudanças no perfil epidemiológico das patologias bucais, as novas práticas baseadas em evidências científicas e, principalmente, a promoção da saúde no seu conceito ampliado, exigem a formação de um profissional generalista, tecnicamente competente e principalmente com sensibilidade social.

No entanto, a Odontologia ainda apresenta resquícios metodológicos do século passado. Antigamente, a Odontologia era caracterizada por atividades fundamentadas no modelo hegemônico (centradas na assistência odontológica ao indivíduo doente, realizada individualmente pelo cirurgião-dentista e no espaço sempre restrito da clínica). A prática era baseada no paradigma *Flexneriano*, caracterizado por ser mecanicista, biologicista e individualista, primando pela exclusão de práticas alternativas, pela tecnificação do ato e pela ênfase na abordagem curativista,[26] ou seja, desenvolveu-se a partir de uma concepção voltada para o aperfeiçoamento da técnica, do ensino artesanal, onde os profissionais formados pela prática acolhiam novos pretendentes ao ofício, transmitindo assim a tradição da arte dentária.[27]

A Odontologia tem direcionado esforços na prevenção das doenças bucais quase que exclusivamente no paradigma biomédico e evidências científicas têm demonstrado que a abordagem deste modelo não apresenta resultados duradouros (p. ex., modificações de comportamentos não saudáveis), por isso, faz-se necessário um esforço mais amplo em relação à saúde bucal, pois ela resulta de uma complexa interação entre fatores biológicos, socioeconômicos e comportamentais (culturais).

Em consonância com o supracitado, com o advento do SUS, no final dos anos 80, baseado em uma concepção ampliada de saúde[28] e, mais posteriormente, com o surgimento do Programa (Estratégia) Saúde da Família na década de 1990, tornou-se necessária uma mudança no modelo de atenção, antes centrado na doença, para um modelo pautado em ações promotoras de saúde, ou seja, a abordagem sanitarista voltou-se para uma proposta de inversão do modelo assistencial que, até então, era técnico-assistencial e restrito à clientela reduzida, para uma abordagem com ênfase na atenção básica e no coletivo.[28] Isto porque o modelo biomédico curativo representa um custo elevado para os sistemas e serviços de saúde, a prevenção e a modificação dos fatores de risco aos agravos e doenças, dentro do contexto promoção da saúde, demonstra ter um adequado custo-benefício.[29]

É importante ressaltar que os modelos assistenciais estabelecidos a partir do SUS têm colocado a epidemiologia como eixo estruturante para suas estratégias de gestão[25] e a inserção da saúde bucal na Estratégia de Saúde da Família e a prioridade dada pelo governo federal à saúde bucal fazem com que os serviços públicos passem a constituir um significativo mercado de trabalho para os profissionais da odontologia. Entretanto, estes fatos não têm sido suficientes para produzirem impacto sobre o ensino de graduação.[30]

Em pesquisa conduzida em 2011 na base de dados disponíveis sobre as faculdades de Odontologia e o ensino da Epidemiologia no site do Conselho Federal de Odontologia[31] (CFO), verificou-se que há instituições públicas e privadas que não disponibilizam sua grade curricular e dentre àquelas que a apresenta, a disciplina de Epidemiologia geralmente está associada à Odontologia Social e suas equivalentes nominações (Coletiva ou Preventiva Social). Os resultados mostraram que a região Sudeste apresentou 52 cursos, das 90 disponíveis, com o conteúdo de Epidemiologia, sendo seguida pelas regiões Sul (N = 35;17), Nordeste (N = 33;17), Norte (N = 19;07) e finalmente Centro-oeste (N = 15;04) (Fig. 10.1).

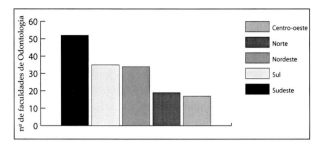

Fig. 10.1 – Faculdades de Odontologia e ensino de Epidemiologia. Fonte CFO (2011).

A inserção da Epidemiologia na disciplina de Saúde Coletiva é compreensível, uma vez que no Brasil, a Epidemiologia desenvolveu-se, e sempre se autoafirmou, como parte de um movimento maior, que é o da saúde coletiva. Ao adotar a saúde coletiva como referência, amplia o seu sentido social e político e o faz compartilhar das utopias e dos princípios de humanismo, justiça social e ética que tem guiado a saúde pública através dos tempos. Além disso, articula a sua racionalidade e objetividade científica com toda a complexa realidade sanitária do nosso país, e assim é pressionada a concentrar seus esforços em temáticas prioritárias no que diz respeito à saúde da população e a ampliar seus compromissos pela busca de soluções.[32]

Baseado no quadro acima é também possível conceituar o quanto o ensino odontológico ainda se encontra distante dos objetivos propostos em todos os currículos das faculdades brasileiras, que é o de graduar profissionais sensíveis aos problemas sociais e preparados para responder às necessidades de saúde bucal da população brasileira. Em síntese, os ideais da odontologia social ou saúde coletiva ainda parecem distantes da prática vigente.[33]

Seguindo a temática de enfatizar o modelo biopsicossocial do processo saúde e/ou doença em detrimento da abordagem biomédica, as Diretrizes Curriculares Nacionais (DCN) para os cursos da Saúde foram resultantes principalmente da Reforma Sanitária.[23] As DCN apontam à necessidade de os cursos incorporarem, nos seus projetos pedagógicos, o arcabouço teórico do SUS, valorizando, também, os postulados éticos, a cidadania, a epidemiologia e o processo saúde/doença/cuidado, no sentido de garantir formação contemporânea de acordo com referenciais nacionais e internacionais de qualidade.[7] Em consonância, a formação do profissional de saúde bucal deve estar alicerçada na necessidade de conhecimento da realidade epidemiológica da saúde bucal da população,[9] contribuindo assim para o compromisso com a realidade de saúde do seu país e sua região.[7] Convém mencionar que a formação também deve considerar, além dos referenciais já citados, a realidade social, política e cultural, no sentido de garantir o respeito às redes de significados dos fenômenos humanos, às situações sanitárias e educacionais e à diversidade regional brasileira.[7]

Os processos de formação do cirurgião-dentista encontram nas DCN um caminho capaz de movimentar a mudança em direção à ruptura da abordagem biologicista, medicalizante e procedimento-centrada. Os conteúdos são organizados de maneira a fragmentar os indivíduos em especialidades e o ensino é concentrado em ambientes clínicos, dissociado das dimensões psicológicas, culturais e sociais da população.[34] Para a efetivação da mudança, será necessário enfrentar os desafios das transformações da sociedade, do mercado de trabalho e das condições de exercício profissional, promovendo o aprendizado em cenários diversificados, onde se incluem as UBS, buscando a formação de cidadãos "capazes de mudar a sociedade em nome do bem comum".[35]

Ainda, as diretrizes reforçam a necessidade de inserção de acadêmicos em cenários reais de práticas dos serviços de saúde como estratégia para a diversificação de ambientes de atuação e desenvolvimento de espírito crítico, sensibilidade social e humanismo. Assim, as instituições enfrentam o grande desafio de sair de um modelo centrado no diagnóstico, tratamento e recuperação de doenças para um novo modelo de promoção de saúde, prevenção das doenças e cura das pessoas nos mais distintos cenários.[30]

Autores têm enfatizado que os alunos, no lugar de atender as necessidades da população, entendem o paciente como instrumento no qual o conhecimento adquirido é reproduzido, porém a valorização dos estágios supervisionados como possibilidade de ampliação de atividades práticas extrapola o campo da aplicabilidade de técnicas clinicas, podendo referir-se a possibilidade de interação com o SUS.[36,37]

Dessa forma, os estágios supervisionados e as residências multiprofissionais configuram-se como estratégias de educação em serviço, no qual os estudantes (de graduação ou pós-graduação) desenvolvem o seu processo de aprendizagem no cenário de prática do SUS.[37,38] Outros benefícios associados à introdução do estudante de graduação no cotidiano do SUS se referem ao desenvolvimento do trabalho em equipe; a interdisciplinaridade; a qualificação de recursos humanos; o cuidado integral a saúde dos usuários e a melhoria da qualidade de vida da população.[37] Para incentivar a proposta de inserção do aluno de Odontologia no SUS, os cenários de ensino, portanto, devem ser diversificados, agregando-se ao processo, além dos equipamentos de saúde, os equipamentos educacionais e comunitários.[30]

Levar os estudantes para fora das salas de aula e para dentro das comunidades pode criar oportunidades para o melhor entendimento que fatores como cultura, estilo de vida e comportamentos podem influenciar profundamente a prevalência de saúde, de doença e de problemas bucais em uma população,[39] ou seja, permite a compreensão das políticas de saúde bucal, do papel do cirurgião-dentista e do contexto social no qual futuramente o acadêmico irá ingressar.[36] No entanto, a prática de atividades extramurais não pode ser percebida como ação independente ou isolada do restante da Instituição de Ensino Superior, e sim ela deve ser assumida pelo conjunto da instituição, e resgatar a integridade da extensão odontológica, acabando com a antipedagógica compartimentalização do conhecimento, bem como com a fragmentação das dimensões educação-promoção, prevenção e tratamento.[37]

Tem sido sugerido que são muitos os desafios que se apresentam para acelerar a implantação das DCN e para o aperfeiçoamento contínuo da avaliação dos cursos (enfatizando-se o ensino de Epidemiologia na graduação). O maior deles consiste em tornar claro a todos os envolvidos a dimensão que a saúde e a educação têm na qualidade de vida humana. O movimento de mudança precisará ser empreendido como esforço conjunto de estudantes, de professores, de coordenadores, de avaliadores, de gestores da educação e da saúde e dos formuladores das políticas públicas.[27]

É importante também pontuar que atualmente, há consenso de que a inversão do modelo assistencial, contemplando a integralidade das ações voltadas à promoção, proteção e recuperação da saúde, no aspecto individual e coletivo, deve estar acompanhada de mudança de enfoque na formação profissional. Tal mudança deve ocorrer pela maior integração da universidade em diferentes cenários de práticas, em consonância com os princípios do Sistema Único de Saúde, o que requer das universidades uma postura diferenciada na condução dos cursos de graduação,[40] no entanto, ainda se requer mais dinamismo e foco direcionado à academia e aos órgãos governamentais para a estratégia de ensino tomada na Universidade, bem como para o perfil dos cirurgiões-dentistas que estão sendo formados.[41]

A formação e a capacitação de professores em Epidemiologia são fundamentais para os mesmos para trabalharem com situações de ensino-aprendizagem e de conteúdos que facilitem a apreensão por parte dos alunos das condições reais de seu trabalho no futuro.[23]

Os profissionais de saúde em epidemiologia (reportando-se ao cirurgião-dentista), por sua vez, devem apresentar capacidade técnica para identificar e hierarquizar as necessidades sociais em saúde, organizar saberes e instrumentos na configuração de modelos tecnológicos de intervenção e avaliar o impacto das intervenções realizadas.[22]

Apesar das considerações acerca do modelo biopsicossocial, no Brasil, o ensino odontológico ainda se encontra sob o domínio de uma Odontologia que, na maioria das vezes, privilegia práticas individualistas – de cunho puramente biológico – centradas na clínica, o que tem cooperado para a especialização precoce e para a incorporação indiscriminada de tecnologia. Esta ainda é a tendência hegemônica, mesmo considerando-se a influência dos princípios da Reforma Sanitária Brasileira e das diretrizes de reorientação da educação odontológica no país.

Em suma, nas escolas odontológicas, apesar das reformas curriculares implementadas no período, não se alteraram significativamente as bases do ensino odontológico. A educação odontológica parece continuar se distanciando das necessidades de saúde da população e do ensino de epidemiologia também. Apesar disso, não há dúvidas de que a epidemiologia desempenha papel preponderante e é um contundente aliado na aproximação entre a saúde bucal e o SUS e (vice-versa).

Programa nacional de reorientação da formação profissional em saúde (PRÓ-SAÚDE)

Procurando avaliar o processo de formação em Odontologia de egressos com tempo inferior a 5 anos e que estavam procurando por programas de pós-graduação *lato sensu*, Cordioli & Batista[42] detectaram aspectos essenciais que prejudicavam a obtenção do perfil de egresso preconizado pelas DCN: a desarticulação da teoria com a prática; a visão da Odontologia descontextualizada da realidade social; uma formação inadequada para o trabalho no contexto do SUS, dificuldade para atuação em administração e gerenciamento; e dificuldade para relacionar-se com pacientes e outros profissionais da área de saúde. Para a resolução destas dificuldades, os autores consideravam essenciais mudanças na formação, sendo um aspecto central a diversificação dos cenários de aprendizagem.[42]

Considerando o relativo distanciamento entre a formação nas áreas de saúde e o perfil dos profissionais necessários para a implementação do SUS,[8] O Ministério da Saúde, por meio da Secretaria de Gestão do Trabalho e da Educação na Saúde (SGTES) e o Ministério da Educação, por intermédio da Secretaria de Educação Superior (SESu) e do Instituto Nacional de Estudos e Pesquisas Educacionais Anísio Teixeira (INEP), lançaram, em novembro de 2005, o Programa Nacional de Reorientação da Formação Profissional em Saúde (PRÓ-SAÚDE). Desta forma, o PRÓ-SAÚDE visa incentivar a transformação do processo de formação, geração de conhecimento e prestação de serviços à população para abordagem integral do processo saúde-doença. Tem como eixo central a integração ensino-serviço, com a consequente inserção dos estudantes no cenário real de práticas que é a Rede SUS, com ênfase na atenção básica, desde o início de sua formação.[43]

O Programa tem como objetivo geral a integração ensino-serviço, visando à reorientação da formação profissional, assegurando uma abordagem integral do processo saúde-doença com ênfase na atenção básica, promovendo transformações nos processos de geração de conhecimentos, ensino e aprendizagem e de prestação de serviços à população. Dentre os objetivos específicos do programa destacam-se: reorientar o processo de formação dos profissionais da saúde, para que os mesmos estejam habilitados a responder às necessidades da população brasileira e à operacionalização do SUS; estabelecer mecanismos de cooperação entre os gestores do SUS e as escolas, visando à melhoria da qualidade e à resolubilidade da atenção prestada ao cidadão, à integração da rede pública de serviços de saúde e à formação dos profissionais de saúde na graduação e na educação permanente; incorporar, no processo de formação da área da Saúde, a abordagem integral do processo saúde-doença, da promoção da saúde e dos sistemas de referência e contra-referência; ampliar a duração da prática educacional na rede pública de serviços básicos de saúde, inclusive com a integração de serviços clínicos da academia no contexto do SUS.[44]

Assim sendo, a essência do PRÓ-SAÚDE seria a aproximação da academia com os serviços públicos de saúde, constituindo-se em mecanismo fundamental para transformar o aprendizado dos profissionais da área de saúde, considerando a realidade socioeconômica e sanitária da população brasileira.

Para possibilitar esses processos de reorientação da formação no PRÓ-SAÚDE, houve a necessidade de estruturação em três eixos de transformação, com respectivos tópicos envolvidos na sua consecução:

- Orientação teórica
    » Priorizar os determinantes de saúde e os biológicos e sociais da doença;
    » Pesquisa clínica-epidemiológica baseada em evidências para uma avaliação crítica do processo de Atenção Básica;
    » Orientação sobre melhores práticas gerenciais que facilitem o relacionamento,
    » Atenção especial à educação permanente, não restrita à pós-graduação especializada.

- Cenários de prática
    » Utilização de processos de aprendizado ativo;

» Aprender fazendo e com sentido crítico na análise da prática clínica;
» O eixo do aprendizado deve ser a própria atividade dos serviços;
» Ênfase no aprendizado baseado na solução de problemas, e
» Avaliação formativa e somativa.
• Orientação pedagógica
  » Diversificação, incluindo vários ambientes e níveis de atenção;
  » Maior ênfase no nível básico com possibilidade de referência e contra-referência;
  » Importância da excelência técnica e relevância social;
  » Ampla cobertura da patologia prevalente;
  » Interação com a comunidade e alunos, assumindo responsabilidade crescente mediante a evolução do aprendizado.
  » Importância do trabalho conjunto das equipes multiprofissionais.[45]
  » Em seu início, em 2005, foi pensado para estimular a formação de profissionais de graduação para os Cursos da Área de Saúde no país, relacionando as mesmas às necessidades da Atenção Básica, que se traduzem no Brasil pela Estratégia de Saúde da Família, sendo inicialmente concebido para os profissionais de Enfermagem, Medicina e Odontologia. Posteriormente, o Programa veio a incorporar novos cursos, perfazendo 14 cursos da área de Saúde, que procuraram abarcar novos direcionamentos na sua orientação de formação profissional.

O PRÓ-SAÚDE tem a perspectiva de que estes processos de reorientação da formação ocorram simultaneamente nos diferentes eixos, em busca da situação ideal, na qual a Instituição de Ensino Superior esteja integrada ao SUS, provendo respostas às necessidades da população brasileira quanto a formação de recursos humanos, que em última análise contribuam para a construção e fortalecimento do SUS.[46]

Apesar do aumento do número de cursos incorporados ao PRÓ-SAÚDE, durante a realização do I Seminário de Avaliação do PRÓ-SAÚDE II, alguns problemas foram identificados para a sua implementação:
• Alternância de poder e descontinuidade gerencial (SUS e IES).
• Assimetria política, de conhecimento e lógicas organizacionais.
• Falta de institucionalização – pouca articulação no SUS.
• Academia como "fiscalizadora" sem contrapartida adequada aos serviços de saúde.
• Resistência do alunado - *vulnerabilidade social e violência urbana.*
• Resistência do corpo docente – *mudança de prática acadêmica.*
• Resistência de profissionais de saúde – *responsabilidade na coorientação de alunos.*
• Inadequação de instalações e recursos técnicos no SUS.
• Falta de intercâmbio entre os diversos projetos.
• Variedade de medidas estruturantes envolvendo a formação profissional.
• Variabilidade na forma de inserção dos alunos nos serviços.

Para aprimorar o Programa e superar as limitações observadas, algumas estratégias têm sido propostas:

• Integração PRÓ-SAÚDE/Pet-Saúde
• Assessoria mais frequente do MS aos projetos
• Reforço da parceria entre SUS e IES

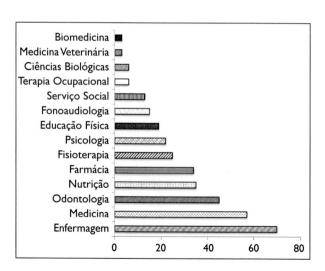

Fig. 10.2 – Distribuição do número de cursos em cada área da saúde contemplados com o PRÓ-SAÚDE I e PRÓ-SAÚDE II. (Brasil, 2007. N = 354).

- Aprendizagem integrada na rotina dos serviços de saúde
- Mecanismos de integração entre as várias profissões
- Articulação com programas de Educação Permanente (CIES/UNA-SUS/Telessaúde)
- Articulação do ensino com projetos de pesquisas aplicadas
- Melhoria de instalações e recursos dos serviços assistenciais
- Melhor comunicação entre os professores e com os alunos/profissionais dos serviços

O Programa de Educação pelo Trabalho na Saúde (PET Saúde) foi criado pelo Ministério da Educação, por meio do Departamento de Modernização e Programas de Educação Superior (DEPEM) da Secretaria de Educação Superior (SESU), com o objetivo de avançar na consolidação das mudanças que implementadas pelo PRÓ-SAÚDE. O PET Saúde favorece o processo de integração ensino-serviço, na medida em que reconhece e valoriza o papel dos profissionais do serviço, respaldado pelo Professor Tutor, oriundo da universidade, na orientação do processo de aprendizagem dos estudantes. No PET Saúde, além do Tutor Acadêmico, cria-se a figura do Preceptor, que tem como requisito ser um profissional do serviço de saúde. O Tutor Acadêmico deverá oferecer orientação aos estudantes de graduação e capacitação pedagógica ao Preceptor e a orientação voltada à pesquisa e produção de conhecimento relevante para o serviço de saúde. Por outro lado, terá a oportunidade de aprender também, e agregar ao curso de graduação, conhecimentos sobre o modelo de atenção, as necessidades de aprendizagem, a solução de problemas e a produção de conhecimento emanado do serviço.[45]

Nas conclusões do I Seminário do PRÓ-SAÚDE II[47] foram pontuados os desafios que deveriam ser enfrentados em relação ao avanço do Programa, verificando-se a necessidade de redirecionar a evolução das profissões, a qual tem sido marcada pela alta tecnologia e a especialização precoce; reorientação de práticas seculares, norteadas por critérios de excelência técnica, com baixa sintonia às necessidades sociais; e a alteração da lógica de atenção à saúde, valorizando a Política Nacional de Atenção Básica.

Residências multiprofissionais

A criação do Sistema Único de Saúde (SUS) é fruto de uma construção histórica que mobilizou vários setores da sociedade e resultou na criação de uma legislação avançada, que expressa os valores, princípios e atributos que dão o arcabouço do sistema de saúde brasileiro. Passados mais de 20 anos de sua aprovação no texto constitucional, o SUS foi sendo estruturado e expandido, alcançando a dimensão de ser considerado um dos maiores sistema público de saúde de abrangência nacional no mundo.

Apesar de todos os avanços alcançados, o que se percebe como um dos desafios de sua implantação é a desarticulação entre a necessidade de profissionais requeridos pelo Sistema de Saúde e a formação efetivamente realizada.

A desarticulação entre as políticas de formação e a política de saúde evidencia o pouco reconhecimento da importância do mercado de trabalho em saúde, principalmente no que tange a Atenção Primária à Saúde (APS).[48,49] A indefinição do perfil profissional ao término da graduação se traduz na necessidade de qualificação e de adequação aos novos modelos assistenciais.

A Estratégia de Saúde da Família (ESF), criada em 1994, é a responsável pela orientação do sistema de saúde brasileiro para a Atenção Primária à Saúde (APS). Mesmo diante das mudanças de governos ocorridas neste período, vem sendo mantida como uma política prioritária, com o número de equipes crescendo de forma constante. Atualmente há mais de 30.000 equipes espalhadas pelo país, e a ampliação da cobertura de equipes de ESF permanece entre as metas do Ministério da Saúde.

Considera-se que com a APS – e quando se trata de Brasil, a ESF – há uma mudança na forma de produzir saúde. A sua orientação passa a se dar a partir de núcleos familiares e da referência no território. Contudo, ainda hoje a maioria das práticas de saúde, desenvolvidas nos diferentes âmbitos da atenção, é realizada, em grande parte, por profissionais formados dentro de um modelo assistencial privatista, que não contempla sequer a integralidade da atenção, como preconiza a Constituição Federal, em relação ao SUS.[11]

Além disso, para se pensar na atualização da formação, conforme preconizado na Política Nacional de Atenção Básica (PNAB),[50] os profissionais deverão estar preparados para trabalhar com populações definidas, promoção e preservação da saúde, cuidado integral, continuidade dos cuidados de saúde, trabalho em equipes multidisciplinares, necessidade de se trabalhar com redes integradas de serviços de saúde e um protagonismo cada vez maior dos cidadãos.

A formação de profissionais para os sistemas nacionais de saúde também tem sido uma importante preocupação da Organização Pan-americana da Saúde (OPAS); segundo esta, os recursos humanos são o capital mais importante que possui um Sistema de Saúde, sua presença em número e competências adequadas se traduz diretamente na disponibilidade dos cuidados e serviços apropriados para as necessidades de uma população.[51]

Portanto, partindo dessa premissa, reconhecemos que os profissionais são à base do sistema de saúde sendo, dessa forma, protagonistas do seu desenvolvimento e da sua melhoria.

A introdução de novos cenários de ensino pode desempenhar um papel fundamental na mudança do perfil dos profissionais formados, contribuindo assim para concretizar esse conceito mais amplo de saúde, que, para tanto, deve ser acompanhada de mudanças nas práticas de saúde.[52]

A formação em serviço, pelo grande potencial do ensino/aprendizagem, surge como uma proposta virtual para se constituir como um dos vetores que aponta para esta renovação.

As residências multiprofissionais foram instituídas em junho de 2005, pela Lei Federal nº 11.129] (Brasil. Lei 11.129, de 30 de julho de 2005), e regulamentadas pela Portaria nº 2.117, de novembro de 2005.[53]

A Residência Multiprofissional, conforme o Ministério da Saúde tem o objetivo de capacitar o profissional para trabalhar em equipe. Cada profissão manteria seu núcleo de competências próprio com seu respectivo conjunto de conhecimento específico. Os trabalhos interdisciplinares e multiprofissionais, a partir da intersecção das diversas áreas da saúde, devem produzir outros conjuntos de competências e de conhecimento, que redimensionariam o trabalho e seu potencial educativo.[53]

Assim sendo, modalidades de formação, como a residência multiprofissional, buscaria a superação do paradigma de educação em saúde fundamentado no enfoque da especialidade e da segmentação do processo de trabalho. Buscaria ainda a superação da lógica de atenção em saúde em que predomina a razão instrumental que coloca o sujeito em posição de objeto.[54] Nesta proposição, a pessoa reconhecida como sujeito com múltiplas necessidades é o norteador do modelo de atenção.

Como os processos de formação na graduação ainda são realizados por profissões, com reduzidos espaços de circulação de saberes de outros campos profissionais, nas residências multiprofissionais há necessidade de construir também abordagens educacionais que deem conta das diversas áreas de intersecção das profissões, produzindo outros conjuntos de competências e de conhecimento.

A proposição de Campos[55] para formação, os conceitos de campo e núcleo, pode orientar neste sentido. O núcleo diz respeito aos elementos de singularidade que definem a identidade de cada profissional ou especialista, sendo facilmente percebido através dos ditames dos conselhos profissionais, das disciplinas específicas de cada categoria e que conformam um dado profissional. O campo seria constituído por responsabilidades e saberes comuns ou convergentes a várias profissões ou especialidades, é mais aberto, sendo definido a partir do contexto em que operam certas categorias de profissionais.[55]

A organização do processo de trabalho e a circulação de saberes existente nos serviços de APS, especialmente os que operaram em sintonia com os fundamentos da PNAB, podem oferecer à formação multiprofissional potência para construção de novos paradigmas que procurem romper com a fragmentação do processo de trabalho e, por consequência, contribui para tornar este espaço um local privilegiado para as possíveis rupturas, em relação ao modelo biomédico.

O processo de formação deve estar imbricado ao processo de trabalho. Os residentes devem ser inseridos e passar a fazer parte das equipes nas Unidades, envolvendo-se e responsabilizando-se, juntamente com os demais membros, pelas necessidades de saúde da população do território.

O processo de aprendizagem proposto nos Programas deve ser o modo dialógico, buscando na organização dos processos de trabalho a construção de sujeitos autônomos e críticos que busquem trabalhar de forma interdependente e solidária.

Pós-graduação

Ao longo dos últimos anos tem havido um crescimento significativo do número de Programas de Pós-graduação na área de Odontologia, tendo ao final do triênio 2007-2009 o maior número de Programas individualmente dentro da grande área de Saúde.[56]

Em acompanhamento da produção científica na área de odontologia, tomando-se, por exemplo, a reunião anual da Sociedade Brasileira de Pesquisa Odontológica, maior evento na área de Pesquisa Odontológica no Brasil, observa-se que grande parte desta produção é relacionada à área de Materiais Dentários e que o número de investigações relacionados à área de epidemiologia/saúde coletiva mantem-se discreto, sendo os trabalhos laboratoriais ainda a maioria.[57]

A CAPES tem, no transcurso das últimas avaliações implementado política no sentido de estimular, colocando peso maior na avaliação, a inserção social dos Programas de Pós-graduação, sendo um dos aspectos importantes desta avaliação Inserção e impacto regional e (ou) nacional do programa, os quais compreendem os seguintes aspectos: (1) *impacto educacional:* contribuição para a melhoria do ensino fundamental, médio, graduação, técnico/profissional e para o desenvolvimento de propostas inovadoras de ensino; geração pelo programa de "livros-textos", capítulos e outros materiais didáticos para a graduação bem como para o ensino fundamental e médio; (2) *impacto social:* formação de recursos humanos qualificados para a Administração Pública ou a sociedade civil que possam contribuir para o aprimoramento da gestão pública e a redução da dívida social, ou para a formação de um público que faça uso dos recursos da ciência e do conhecimento; (3) *impacto tecnológico/econômico:* contribuição para o desenvolvimento microrregional, regional e/ou nacional destacando os avanços produtivos gerados; disseminação de técnicas e conhecimento. Desenvolvimento de projetos de pesquisa apoiados por Editais indutores para atender as demandas específicas focadas na aplicação em serviços da área de saúde bucal.[56]

Desta forma observa-se que a estrutura curricular e as linhas de pesquisa dos Programas de Pós-graduação deveriam estar em consonância com a realidade de formação de recursos humanos que pudessem ter interface com o Sistema de Saúde Brasileiro. Da mesma forma, é importante destacar o papel que os Programas de Pós-graduação têm na formação dos novos quadros docentes das Universidades Brasileiras, os quais formarão as novas gerações de cirurgiões-dentistas brasileiros. Considerando que as Diretrizes Curriculares dos Cursos de Graduação em Odontologia preconizam a formação de um profissional apto a atuar junto ao Sistema Único de Saúde, maior empregador hoje na área de Odontologia[8], estes futuros docentes deveriam ter no seu processo de formação em nível de pós-graduação instrumentação para conhecer os princípios deste Sistema e também conhecerem a realidade epidemiológica do país e também da sua região.

Na última avaliação trienal (2007-2009) foram avaliados 93 programas de Odontologia, os quais se encontram desigualmente distribuídos entre as regiões do país (Fig. 10.3), com a Região Sudeste concentrando a imensa maioria destes Programas/Cursos.

Com base nos Arquivos disponíveis da última avaliação, utilizando-se os Cadernos de Disciplinas dos Programas e o caderno das Linhas de Pesquisas procuramos avaliar se os Programas avaliados tinham em sua grades curriculares disciplinas referentes à Epidemiologia ou Saúde Coletiva e se os mesmos possuíam linhas de pesquisas que contemplassem estas áreas.

Como pode se observado na figura 10.4, apesar da grande concentração de Programas de Pós-graduação na região Sudeste, a presença de disciplinas relacionadas a epidemiologia (31%), saúde pública/coletiva (10%) é percentualmente menor que em outras regiões brasileiras. Significativo número dos Programas do Nordeste e do Sul apresentam Disciplinas relacionadas à Epidemiologia (73% e 62,5% respectivamente), enquanto em relação a presença na grade

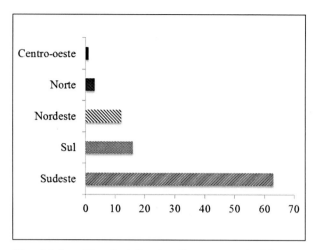

Fig. 10.3 – Distribuição dos Programas de Pós-graduação em Odontologia, de acordo com a localização geográfica (Avaliação Trienal 2007-2009, Brasil).

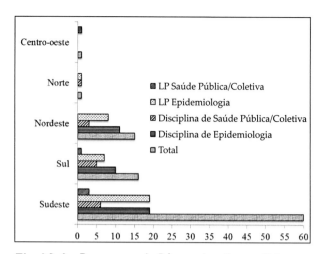

Fig. 10.4 – Programas de Pós-graduação em Odontologia que tem em sua estrutura curricular Disciplinas de Epidemiologia e de Saúde Pública/Coletiva ou que tenham Linhas de Pesquisa em Epidemiologia e Saúde Pública/Coletiva, de acordo com a distribuição geográfica.

curricular de disciplinas relacionadas a Saúde Pública/Coletiva é da ordem de 31% no Sul e de 20% no Nordeste. Inexistem disciplinas de Epidemiologia ou Saúde Pública/Coletiva no curso de PG do Centro-oeste e o PG da região Norte apresenta disciplina de Saúde Pública. Em relação as linhas de Pesquisa em Epidemiologia, a porcentagem de PGs da região Sudeste (31%) ainda é menor que nas regiões Nordeste (53%) e Sul (43%). O único curso de PG na região Norte apresenta LP em Epidemiologia, enquanto tal linha de pesquisa não é observada no PG da região Centro-oeste.

Em relação à linha de pesquisa voltada a Saúde Pública/Coletiva, a mesma não foi observada nos PGs das regiões Norte e Nordeste, estando presente em 5% e 6,25% dos Programas das regiões Sudeste e Sul respectivamente. O único programa da região centro-oeste apresenta linha de pesquisa voltada a SUS.

Com base nos dados observados e considerando-se o esforço que tem sido feito através das diretrizes curriculares para o Curso de Graduação em Odontologia no sentido de maior aproximação dos mesmos a realidade social e ao SUS, parece lícito concluir que o mesmo esforço deveria ser implementado nos Programas de Pós-graduação, visando que o Profissional titulado nestes programas possa estar melhor preparado para ser o novo formador de cirurgiões-dentistas adequados aos pressupostos das diretrizes curriculares e do SUS.

Epidemiologia e Grupos de Pesquisa/Bolsistas de Produtividade em Odontologia no Brasil

Epidemiologia e grupos de pesquisa em Odontologia no Brasil

O Diretório dos Grupos de Pesquisa no Brasil, projeto desenvolvido no CNPq desde 1992, constitui-se em bases de dados que contêm informações sobre os grupos de pesquisa em atividade no País. O Diretório mantém uma **Base corrente**, cujas informações são atualizadas continuamente pelos líderes de grupos, pesquisadores, estudantes e dirigentes de pesquisa das instituições participantes, e o CNPq realiza Censos bianuais, que são fotografias dessa base corrente.[59] O Diretório é uma ferramenta importante para obter informações acerca do desenvolvimento de pesquisas em determinada área do conhecimento dentro do Brasil.

Utilizando a fonte secundária do Diretório dos Grupos de Pesquisa no Brasil (2011) e tendo como critério o reconhecimento de grupo integrante de desenvolvimento em pesquisa epidemiológica na subárea Odontologia, conforme definido pelo líder do grupo, foi identificado o universo de 166 grupos. Analisando individualmente esses grupos, através das suas linhas de pesquisas, observou-se que 34 grupos não estariam enquadrados como pesquisadores na área e subárea, mas ligados a outros setores do conhecimento, principalmente a desenvolvimento e avaliação de materiais.

Em artigo recente, Scariot et al.[57] sugerem que a pesquisa odontológica brasileira está mudando o perfil, pois há um interesse crescente em investigar áreas básicas, novas especialidades e saúde coletiva, incluindo epidemiologia. Entretanto, mesmo ocorrendo uma diminuição nas investigações de domínios técnicos ainda existe o predomínio da pesquisa voltada a odontologia restauradora e avaliação de materiais dentários.[59]

A distribuição geográfica dos grupos de pesquisa epidemiológica em odontologia no Brasil é marcada pelas diferenças no desenvolvimento entre as macrorregiões, que de modo geral se expressam a partir da concentração de recursos científicos-tecnológicos e humanos do país. A região sudeste concentra cerca de 40% dos grupos, seguidas pela região sul e nordeste respectivamente 27% e 24%. As regiões norte e centro-oeste concentram 9% dos grupos.

A distribuição espacial da pesquisa por unidades da federação apresenta o estado São Paulo a maior concentração de grupos (23,5%) seguido do Rio Grande do Sul (13,6%) e Minas Gerais (9,2%).

Bolsistas de produtividade em odontologia e relação com epidemiologia/saúde pública

O crescimento da pesquisa científica brasileira tem sido significativo ao longo os últimos anos, sendo que atualmente o Brasil constitui-se como o 13º colocado dentre os países com maior produção científica no mundo. Dentre as áreas da saúde, a Odontologia tem apresentado aumento exponencial na produção científica,[60,61] no entanto, quando comparada com o nível de citação das mesmas, a posição da Odontologia em relação à média mundial ainda é baixa.[60]

As Bolsas de Produtividade em Pesquisa são concedidas pelo Conselho Nacional de Desenvolvimento Científico e Tecnológico (CNPq), vinculado ao Ministério de Ciência e Tecnologia, aos pesquisadores reconhecidos através de critérios estabelecidos, valorizando a produção científica dos mesmos, avaliados por seus pares e um Comitê Assessor.[62] Estas bolsas na modalidade de auxílio individual representam um constante estímulo aos pesquisadores e os mesmos poderiam ser considerados como expoentes da pesquisa científica em sua área de atuação. Em avaliação prévia (2008) das características destes pesquisadores na área de Odontologia foram verificados 144 pesquisadores de 25 instituições de ensino, sendo 84% dos pesquisadores avaliados provenientes do Sudeste Brasileiro, 75% do estado de São Paulo (Tabelas 10.2 e 10.3).[62]

Para verificar a distribuição destes bolsistas e suas áreas de atuação foi realizada pesquisa na Base de dados do CNPq em Julho de 2011, analisando-se os bolsistas com bolsas em andamento, incluindo os pesquisadores sêniores. Foram contabilizados 203 bolsistas em 34 Instituições de Ensino, dividindo-se entre bolsistas 1A (14), 1B (25), 1C (20), 1D (25), 2 (117) e Sêniores (2) (Fig. 10.5).

Do total de 203 bolsistas, em relação à distribuição geográfica 167 (82,3%) dos bolsistas encontram-se na região sudeste, concentrando-se principalmente nas 3 Universidades Estaduais Paulistas (USP, UNICAMP e UNESP), 16 (7,9%) na região Sul, 15 (7,42%) da região Nordeste, 4 (1,97%) na região Centro-oeste e apenas 1 (0,49%) na região Norte. Tal distribuição demonstra alta concentração de pesquisadores na região Sudeste maior do que a própria concentração observada para os Programas de Pós-Graduação (Fig. 10.6).

Tabela 10.2 – Número e distribuição proporcional de grupos de pesquisa em epidemiologia odontológica, segundo regiões geográficas.[58]

Região	Grupos (N)	%
Centro-oeste	6	4,5
Nordeste	32	24,2
Norte	5	3,8
Sudeste	53	40,1
Sul	36	27,3
Total	132	100

Fonte: CNPq – Diretório de Grupos de Pesquisa no Brasil, 2011.

Tabela 10.3 – Grupos de pesquisa e linhas associadas à epidemiologia odontológica segundo as unidades da federação. Brasil, 2011.

Unidade Federação	Grupos (N)	%
Rio Grande do Sul	18	13,6
Santa Catarina	6	4,5
Paraná	12	9,1
Goiás	2	1,5
Mato Grosso do Sul	2	1,5
Mato Grosso	1	0,8
Distrito Federal	1	0,8
Alagoas	1	0,8
Bahia	9	6,8
Paraíba	8	6,0
Pernambuco	7	5,3
Rio Grande do Norte	4	3,1
Sergipe	3	2,3
Amapá	2	1,5
Maranhão	1	0,8
Pará	2	1,5
Espírito Santo	2	1,5
Minas Gerais	12	9,1
Rio de Janeiro	8	6,0
São Paulo	31	23,5
Total	132	100,0

Fonte: CNPq – Diretório de Grupos de Pesquisa no Brasil, 2011.

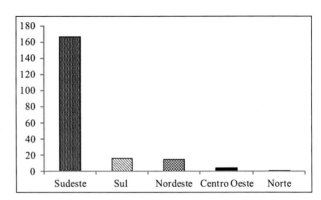

Fig. 10.5 – Bolsistas de Produtividade na área de Odontologia por região geográfica (n = 203 pesquisadores/Base Julho de 2011).

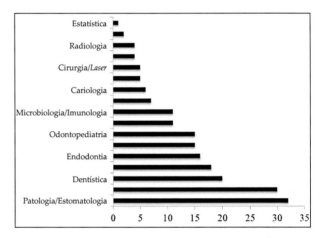

Fig. 10.6 – Bolsista de Produtividade na área de Odontologia e sua atuação nas diferentes subáreas (n = 203 pesquisadores/Base Julho de 2011).

Em relação à atuação dos bolsistas de Produtividade considerando a subárea dentro da Odontologia, encontram-se mais bolsistas nas áreas de Patologia/Estomatologia com 32, seguida de Periodontia (29), Dentística (21), Prótese/Reabilitação (18), Endodontia (16), Materiais Dentários (15) e Odontopediatria (15). Pesquisadores com linhas de pesquisa em Saúde Coletiva/Epidemiologia são 11, mesmo número que aqueles verificados na área de Microbiologia/Imunologia. As outras áreas apresentaram número inferior a 10. Ao somarmos as áreas de Dentística, Materiais Dentários e Prótese, que compõe a área de Odontologia restauradora, temos 53 pesquisadores, correspondendo a mais de 25% do total de pesquisadores. Os pesquisadores da área de Odontologia que atuam na área de Saúde Coletiva/Epidemiologia correspondem a 5,45% do total de pesquisadores, o que poderia demonstrar baixo interesse dos pesquisadores da área de Odontologia neste campo do conhecimento. No entanto, é importante ressaltar que pesquisadores classificados como das áreas de Odontopediatria, Dentística e Periodontia, por exemplo, tem sua linha de pesquisa relacionada à Saúde bucal/epidemiologia, tendo em vista que as mesmas tem uma natureza interdisciplinar, podendo servir a várias subáreas da pesquisa odontológica. É importante destacar que dos pesquisadores do Comitê Assessor de Saúde Coletiva do CNPq existem outros 4 pesquisadores que tem foco principal em pesquisas na área de Saúde Bucal/Epidemiologia. Considerando-se que a ciência ao mesmo tempo em que busca descortinar as novas fronteiras do conhecimento deveria se preocupar também com o desenvolvimento social da população, seria interessante observar uma inflexão no foco de pesquisa dos Pesquisadores mais conceituados da área de Odontologia em busca de uma aproximação com as áreas de saúde coletiva/epidemiologia. Ainda cabe salientar que nesta análise que não foi verificado em detalhe se os pesquisadores das áreas clínicas ou mesmo básicas estariam realizando pesquisas na área de Epidemiologia ou Saúde Coletiva.

Considerações Finais

As transformações que aconteceram em relação ao perfil demográfico da população brasileira, especialmente em termos de saúde, aliadas as mudanças que aconteceram em termos do Sistema de Saúde (SUS) colocaram a necessidade de um repensar em termos da formação de recursos humanos em saúde no Brasil, incluindo aqueles da área de Odontologia. A proposição das Diretrizes Curriculares Nacionais da Odontologia trouxe para a centralidade do debate a formação de um profissional generalista, especialmente formado para o trabalho no SUS. Neste aspecto a Epidemiologia desempenha papel crucial para redirecionar o processo de formação profissional na Odontologia, pois avalia as condições de saúde e/ou doença de uma população, e investiga os seus principais determinantes. Apesar da implementação das DCNs, a formação do cirurgião-dentista continua descontextualizada da realidade social, desta forma o Ministério da Educação e da Saúde atuaram ativamente no sentido de um Programa (PRÓ-SAÚDE) que aproximasse a formação do professional dos cenários reais de prática no SUS, tendo a epidemiologia um papel marcante também neste processo. As residências multiprofissionais em saúde também são outro estrato de formação que aproxima os graduados em Odontologia da formação junto ao SUS. Se na graduação as DCNs e o PRÓ-SAÚDE procuram reorientar a formação odontológica, em termos de pesquisa e pós-graduação muito a de ser feito ainda. O número de grupos de pesquisa na área de odontologia que trabalham com epidemiologia/saúde coletiva ainda é pequeno quando comparado ao número de grupos de pesquisa envolvidos em áreas clínicas, por exemplo. Da mesma forma o número de pesquisadores envolvidos com a pesquisa epidemiológica e em saúde coletiva é bastante inferior ao de pesquisadores nas áreas de pesquisa básicas e clínicas. Em relação ao ensino de epidemiologia na pós-graduação verificou-se que o percentual de Programas que tem disciplinas de epidemiologia/saúde coletiva em sua grade curricular e linhas de pesquisa nestas áreas ainda é discreta em relação ao número de programas total, demostrando um descolamento dos Programas de Pós-graduação da área de Odontologia em relação a realidade social. Tal situação é preocupante na medida em que estes mestrandos/doutorandos serão os docentes que ingressarão nas Faculdades de Odontologia e formarão os novos profissionais. Essa situação começa a dar sinais de mudança quando a CAPES passa a considerar com mais peso na avaliação a inserção social dos Programas. Considerando o acima exposto verifica-se que, apesar da maior inserção da epidemiologia no ensino odontológico, existe considerável espaço de crescimento, tanto em nível de graduação e de pós-graduação, bem como na pesquisa odontológica, o que poderia aprofundar a formação dos profissionais com maior proximidade à realidade social e tornando-os mais aptos a atuarem no Sistema Único de Saúde.

Referências

1. Victora CG, Aquino EM, do Carmo Leal M, Monteiro CA, Barros FC, Szwarcwald CL. Maternal and child health in Brazil: progress and challenges. Lancet. 2010; 377(9780):1863-76.
2. Paim J, Travassos C, Almeida C, Bahia L, Macinko J. The Brazilian health system: history, advances, and challenges. Lancet. 2011; 377(9779)60054-8.
3. Schmidt MI, Duncan BB, Azevedo e Silva G, Menezes AM, Monteiro CA, Barreto SM, Chor D, Menezes PR. Chronic non-communicable diseases in Brazil: burden and current challenges. Lancet. 2011; 377(9781):1949-61.
4. Departamento de Atenção Básica, Secretaria de Atenção à Saúde, Ministério da Saúde. Projeto SB Brasil 2003. Condições de saúde bucal da população brasileira, 2002-2003: resultados principais. Brasília: Ministério da Saúde; 2004.

5. Pucca-Júnior GA, Costa JFR, Chagas LD, Sivestre RM. Oral Health Policies in Brazil. Braz Oral Res. 2009; 23(1):9-16.
6. Ministério da Saúde. Divisão de Saúde Bucal. SB Brasil 2010 – resultados preliminares [acesso em fev 2012]. Disponível em: http://portal.saude.gov.br/portal/arquivos/pdf/apresentacaonova_281210.pdf.
7. Haddad AE, Morita MC, Pierantoni CR, Brenelli SL, Passarella T, Campos FE. Formação de profissionais de saúde no Brasil: uma análise no período de 1991 a 2008. Rev Saúde Pública. 2010; 44(3):4-10.
8. Almeida-Filho, N. Higher education and health care in Brazil. Lancet. 2011; 377(9781):1898-1900.
9. Garbin CAS, Saliba NA, Moimaz SAS, Santos KT. O papel das universidades na formação de profissionais na área de saúde. Rev ABENO. 2006; 6(1):6-10.
10. Gordis L. Epidemiology. 4th ed. Philadelphia: Elsevier; 2008.
11. Ministério da Saúde. Secretaria de Gestão Estratégica e Participativa. A construção do SUS: histórias da Reforma Sanitária e do Processo Participativo/Ministério da Saúde, Secretaria de Gestão Estratégica e Participativa – Brasília: Ministério da Saúde, 2006.
12. Ministério da Saúde. Secretaria de Atenção à Saúde. Departamento de Atenção Básica. Saúde Bucal. Brasília: Ministério da Saúde, 2008. 92 p. (Série A. Normas e Manuais Técnicos) (Cadernos de Atenção Básica; 17).
13. Gomes-Pinto V. Saúde Bucal no Brasil. Rev Saúde Pública. 1983; 17:316-27.
14. IBGE. Instituto Brasileiro de Geografia e Estatística [www.ibge.gov.br]. Censo 2010. Acesso em Fev de 2012. Disponível em: http://www.ibge.gov.br/home/estatistica/populacao/censo2010/default.shtm.
15. Weyne SCAA. Construção do paradigma de promoção de saúde – um desafio para as novas gerações. In: Kriger L, coordenador. Promoção de Saúde Bucal – ABOPREV. 3ª ed. São Paulo: Artes Médicas; 2003. p.1-26.
16. Lemos CLS. A implantação das diretrizes curriculares dos cursos de graduação em odontologia no Brasil: algumas reflexões. Rev ABENO. 2005; 5(1):80-5.
17. Brasil. Parecer CNE/CES 1.304/2001. Despacho do Ministro em 4 dezembro de 2001. Diário Oficial da União de 7 dez 2001; Seção1:25.
18. Rodrigues RPCB, Saliba NA, Moimaz SAS. Saúde Coletiva nas estruturas curriculares dos cursos de Odontologia do Brasil. Rev ABENO. 2006; 6(1):81-7.
19. Ministério da Saúde e Educação. A aderência dos cursos de graduação em Enfermagem, Medicina e Odontologia às Diretrizes Curriculares Nacionais. Brasília: Ministério da Saúde, 2006.
20. Moimaz SAS, Casotti CA, saliba NA, Garbin CAS. Representação social de acadêmicos de odontologia sobre a área de Odontologia Social. Rev ABENO. 2006; 6(2): 145-9.
21. Barata RB. Tendências no ensino da epidemiologia no Brasil. Rev Panam Salud Publica. 1997; 2(5):334-340.
22. Barata RB. Epidemiologia Social. Rev Bras Epidemiol. 2005; 8(1):7-17.
23. Araújo ME, Zilbovicius. O ensino da Epidemiologia na Educação Odontológica. In: Antunes JLF, Peres MA, editores. Epidemiologia da Saúde Bucal. 1ª ed. Rio de Janeiro: Guanabara-Koogan; 2006. p.363-72.
24. Hernández-Aguado I, Lumbreras B, Jarrín I. La epidemiología en la salud pública del futuro. Rev Esp Salud Publ. 2006;80(5):469-474.
25. Roncalli AG. Epidemiologia e saúde bucal coletiva: um caminhar compartilhado. Ciên Saúde Colet. 2006; 11(1):105-14.
26. Calado GS. A inserção da equipe de saúde bucal no programa de saúde da família: Principais avanços e desafios. [Dissertação de Mestrado]. Rio de Janeiro: Escola de Saúde Pública, Fundação Oswaldo Cruz; 2002.
27. Haddad, A. E.; Morita, M. C. O ensino da Odontologia e as políticas de saúde e de educação. In: Perri de Carvalho, A.C; Kriger, L, editores. Educação odontológica. 1ª ed. São Paulo: Artes Médicas; 2006. p.264.
28. Saliba NA, Saliba O, Moimaz SAS, Garbin CAS, Arcieri RM, Lolli LF. Integração ensino-serviço e impacto social em cinquenta anos de história da saúde pública na Faculdade de Odontologia da Universidade Estadual Paulista Júlio de Mesquita Filho. Rev Gaúcha Odontol. 2009; 57(4):459-65.
29. Petersen PE. World Health Organization global policy for improvement of oral health World Health Assembly 2007. Int Dent J. 2008; 58(3):115-21.
30. Morita MC, Kriger L. Mudanças nos cursos de Odontologia e a interação com o SUS. Rev ABENO. 2004;4(1):17-21.

31. CFO – Conselho Federal de Odontologia. [www.cfo.org.br]. Dados estatísticos. [acesso em 16 mar 2012]. Disponível em: http://cfo.org.br/servicos-e-consultas/dados-estatisticos/.
32. Barreto LB. Papel da Epidemiologia no desenvolvimento do Sistema Único de Saúde no Brasil: histórico, fundamentos e perspectivas. Rev Bras Epidemiol. 2002; 5(l):4-17.
33. Torres MFM, Carvalho FR, Martins MD. Estudo comparativo da concepção de saúde e doença entre estudantes de odontologia e ciências sociais de uma universidade pública no Estado do Rio de Janeiro. Cien Saúde Colet. 2011; 16(1):1409-15.
34. Ceccim RB, Feuerwerker LCM. Mudança na graduação das profissões de saúde sob o eixo da integralidade. Cad Saúde Pública. 2004; 20(5):1400-10.
35. Moysés SJ. Políticas de saúde e formação de recursos humanos em Odontologia. Rev ABENO. 2003; 4(1):30-7.
36. Moimaz SAS, Saliba NA, Garbin CAS, Zina LG, Furtado JF, Amorim JA. Serviço extramuro Odontológico: impacto na formação profissional. Pesq Bras Odontopediatria Clín Integr. 2004; 4(1):53-7.
37. Lazeris AM, Calvo MCM, Regis Filho GI. A formação de recursos humanos em Odontologia e as exigências do setor público: uma contribuição para serviços de saúde pública e de qualidade. Rev Odont Ciênc. 2007; 22(56): 166-76.
38. Cavalcanti YW, Wanzeler MCC. Educação de processos de trabalho em saúde coletiva. Rev Bras Ciênc Saúde. 2009; 13(1):13-20.
39. Yoder KM. A framework for service-learning in dental education. J Dent Educ. 2006; 70(2):115-23.
40. Carvalho ACP. Planejamento do curso de graduação em odontologia. Rev ABENO. 2004; 4(1):7-13.
41. Cavalcanti YW, Cartaxo RO, Padilha WWP. Educação Odontológica e Sistema de Saúde brasileiro: práticas e percepções de estudantes de graduação. Arq Odontol. 2010; 46(4):224-30.
42. Cordioli, O.F.G.; Batista, N.A. A graduação em Odontologia na visão de egressos: proposta de mudanças. Rev ABENO 2007; 7(1):88-95.
43. Ministério da Saúde e Educação. Pró-saúde. Brasília, DF. 2005. 80 p [acesso em 16 mar 2012]. Disponível em: http://www.abem-educmed.org.br/pro_saude/publicacao_pro-saude.pdf.
44. Ministério da Saúde. Secretaria de Atenção à Saúde. Departamento de Atenção Básica. Coordenação nacional de Saúde Bucal. Diretrizes da Política Nacional de Saúde Bucal – Brasília: Ministério da Saúde, 2004.
45. Ministério da Saúde e Educação. Programa Nacional de Reorientação da Formação Profissional em Saúde – PROSAÚDE: objetivos, implementação e desenvolvimento potencial. Brasília: Ministério da Saúde, 2007.
46. Anacleto KL, Cutolo LRA. Contribuições para a discussão sobre a formação do odontólogo a partir da inserção da Saúde Bucal na Estratégia Saúde da Família. Arq Catarin Med. 2007; 36(4):76-83.
47. Ministério da Saúde e Educação. I Seminário do PROSAÚDE II. 2009 [acesso em 16 mar 2012]. Disponível em http://www.prosaude.org/noticias/PriSemProII/.
48. Fendall NR. Declaration of Alma-Ata. Lancet. 1979; 313(8109):217-18.
49. Starfield B. Atenção Primária – equilíbrio entre necessidades de saúde, serviços e tecnologias. UNESCO & Ministério da Saúde, Brasília, 2004.
50. Ministério da Saúde. Secretaria de Atenção à Saúde. Departamento de Atenção Básica. Política Nacional de Atenção Básica, 4ª edição, 2007. Brasília, DF.
51. Organización Panamericana de la Salud. Redes Integradas de Servicios de Salud. Conceptos Opciones de Política y Hoja Ruta para su Implantación en las Américas (Serie la Renovación de la Atención Primaria de Salud en las Américas). Washington, DC: OPS/OMS 2008.
52. Feuerwerker, LCM. Changes in medical education and medical residency in Brazil. Interface – Comunic., Saúde, Educ. 1998; 2(3):51-71.
53. Brasil. Lei no 11.129, de 30 de junho de 2005. Dispõe sobre a criação da Residência em Área Profissional DCE Saúde e da Comissão Nacional de Residência Multiprofissional em Saúde (CNRMS) [Internet]. Brasília, DF; 2005. [acesso em 2012 mar. 16]. Disponível em: http://www.planalto.gov.br/ccivil_03/_Ato2004-2006/2005/Lei/L11129.htm
54. Costa JF. Ordem Médica e Norma Familiar. Rio de Janeiro: Graal, 2004.
55. Campos GWS. Saúde pública e saúde coletiva: campo e núcleo de saberes e práticas em saúde. Ciên Saúde Colet. 2000; 5(2):219-30.
56. Ministério da Educação. Coordenação de Aperfeiçoamento de Pessoal de Nível Superior – CAPES. Brasília. Diretoria de Avalia-

ção – DAV. Documento de Área Odontologia 2009 [acesso em 16 mar 2012]. Disponível em: http://www.capes.gov.br/images/stories/download/avaliacao/ODONTOLOGIA17dez09.pdf.
57. Scariot R, Stadler AF, Assunção CM, Pintarelli TP, Ferreira FM. A map of Brazilian dental research in the last decade Braz Oral Res. 2011; 25(3):197-204.
58. Conselho Nacional de Desenvolvimento Científico e Tecnológico (CNPq) [www.cnpq.br]. Banco de dados e estatísticas [acesso em 16 fev 2012]. Disponível em: http://www.cnpq.br/index.htm.
59. Narvai PC. Collective oral health: ways from sanitary dentistry to buccality. Rev Saude Publica. 2006; 40:141-7.
60. Guimarães JA. Medical and biomedical research in Brazil. A comparison of Brazilian and international scientific performance. Cienc Saude Colet. 2004; 9:303-27.
61. Cury J. The evolution of dental research in Brazil. Braz Oral Res. 2004; 18(2):1.
62. Scarpelli AC, Sardenberg F, Goursand D, Paiva SM, Pordeus IA. Academic Trajectories of Dental Researchers Receiving CNPq's Productivity Grants. Braz Dent J. 2008; 19(3): 252-6.

Parte 3

Métodos e Técnicas

Capítulo 1

Instrumentos de Coleta de Dados em Epidemiologia da Saúde Bucal

Maria do Carmo Matias Freire
Simonne Almeida e Silva

Introdução

A pesquisa epidemiológica baseia-se na coleta sistemática de informações sobre eventos relacionados à saúde na população e na quantificação destes eventos. Uma das etapas importantes na elaboração do protocolo de pesquisa é a seleção dos métodos e das técnicas a serem utilizados na pesquisa de campo, os quais devem ser adequados aos objetivos e delineamento de cada projeto. O objetivo da coleta de dados é obter informações sobre a realidade, utilizando-se instrumentos apropriados ao tipo de informação que se deseja obter. Neste capítulo são apresentados os diversos instrumentos de coleta de dados que podem ser úteis para a pesquisa epidemiológica em saúde bucal.

Instrumentos de Coleta de Dados

Segundo Rudio,[1] os instrumentos mais úteis à pesquisa são os que, além de assinalar a presença ou ausência de um fenômeno, são ainda capazes de quantificá-los, dando-nos uma medida sobre o mesmo". Em Ciência, medir significa uma forma de observar. Possui sentido mais amplo do que quantificar, mas inclui a quantificação como uma das etapas ou modalidades da medição[2]. Existem diversos instrumentos para serem utilizados no registro de mensuração de dados, os quais podem ser úteis tanto em estudos com abordagens mais quantitativas como qualitativas. É essencial lembrar que estes instrumentos devem ser plenamente adequados às questões formuladas para a pesquisa. Os instrumentos de medida podem ser utilizados isoladamente ou em conjunto, dependendo das características da pesquisa e dos critérios metodológicos estipulados.

A seleção do instrumento que será utilizado na pesquisa deve considerar os princípios de validade e confiabilidade, os quais têm sido definidos da seguinte maneira. *Validade* ou *acurácia* é a capacidade de medir o que se deseja medir, e apresenta dois componentes: *sensibilidade* (proporção de indivíduos corretamente classificados como positivos) e *especificidade* (proporção de indivíduos corretamente classificados como negativos). Essa abordagem depende de um padrão de referência ouro (*Gold Standard*), e é aplicada quando a variável dependente é medida de forma dicotômica (isto é, evento presente ou ausente).[3,4]

Quando a medida é subjetiva, como, por exemplo, dor, a inexistência de um padrão de referência ouro pode dificultar a avaliação da validade do instrumento. Neste caso, a validade pode ser acessada em três diferentes abordagens descritas a seguir. Validade de conteúdo, a qual é uma abordagem subjetiva que avalia se as medidas fazem sentido. Nesse caso, um painel de especialistas pode ser utilizado. Validade de construto, que acessa se um instrumento de coleta de dados se relaciona de forma consistente com outras medidas semelhantes. *Validade de critério*, que é estabelecida quando se compara um instrumento com algum critério externo.[3]

Confiabilidade ou *fidedignidade* refere-se à consistência do instrumento, ou seja, a obtenção de resultados concordantes quando este é aplicado repetidamente a um mesmo grupo e realidade, ao mesmo tempo, por pesquisadores diferentes, ou pelo mesmo pesquisador em momentos distintos.[3,5] A *reprodutibilidade* é uma função do erro aleatório, ou seja, quanto maior o erro, menos preciso é o instrumento. Formas de acessar a reprodutibilidade serão dependentes da escala de medidas utilizada. Para variáveis categóricas, a estatística Kappa é a indicada, enquanto para variáveis contínuas é comum o uso do coeficiente de correlação intraclasse como medida para avaliar o grau de confiabilidade de um instrumento.[4] É também comum, em estudos epidemiológicos, o uso do coeficiente de variação para avaliar a reprodutibilidade.[3,4] Assim, um questionário de pesquisa, por exemplo, deve ser válido e confiável. Isto pode ser demonstrado por utilizações sucessivas do instrumento em situações e populações diferentes, que podem confirmar suas propriedades psicométricas.

Os tipos de instrumentos mais utilizados para o levantamento de informações em saúde e que podem ser aplicados à pesquisa epidemiológica em saúde bucal são o resumo (análise documental), a observação, o questionário e a entrevista, os quais serão descritos a seguir.

O resumo

Este instrumento é empregado em pesquisas do tipo documentação indireta, que se baseia em registros e documentos já disponíveis (análise documental). Esta modalidade apresenta determinadas vantagens, como a redução do tempo e do custo da pesquisa. Resumos são utilizados para obter ou destilar as informações necessárias para a pesquisa a partir de registros escritos, que são mantidos para outros propósitos, tais como prontuários ou fichas clínicas e registros institucionais.[6] As informações são em geral anotadas em formulários específicos, nos quais devem predominar as perguntas do tipo fechadas, sendo as abertas úteis para o registro de respostas incomuns ou mais detalhadas. Fazer um bom resumo não é uma tarefa fácil, pois depende da forma como os registros originais são feitos. Algumas vezes pode ser necessário entrevistar os profissionais que fizeram o registro para obter esclarecimentos.

Em saúde bucal pode ser usado, por exemplo, numa pesquisa de característica retrospectiva sobre as razões para a extração dentária em um determinado local de atendimento, cujas informações devem ser buscadas nos prontuários clínicos, em que geralmente são registradas.

As dificuldades com esta técnica podem ser: dados incompletos; dados só disponíveis para uso confidencial; dados excessivamente agregados, dificultando seu uso; e mudanças de padrões de coleta com o tempo, que dificultam ou inviabilizam comparações.

A observação (exame físico, coleta de material biológico e amostras do meio ambiente)

O termo *observação* é muito comum em Ciências Sociais e refere-se a uma técnica científica de coleta de dados utilizada também nas pesquisas em saúde. "Observar significa aplicar atentamente os sentidos a um objeto para dele adquirir um conhecimento claro e preciso".[2] Assim, sua maior vantagem é a possibilidade de se obter a informação na ocorrência espontânea do fato. Determinados fenômenos só podem ser investigados dessa forma. A observação, assim como a entrevista, é um tipo de técnica de observação direta intensiva.

Os registros das observações em pesquisa podem ser feitos de forma estruturada (sistemática ou planejada) ou não estruturada (assistemática ou aberta).[2,7,8] A observação não estruturada é geralmente utilizada em pesquisas qualitativas. Nessas pesquisas, não há controle nem instrumentos pré-estipulados; a documentação é feita da forma mais descritiva possível, sem estruturação prévia. A observação estruturada é realizada em condições controladas, utilizando instrumental adequado, ou seja, uma estruturação ou formatação prévia do que deve ser observado pelo pesquisador. O diário é uma forma de registro utilizado tanto em pesquisas qualitativas como quantitativas.[8] Nas primeiras; serve para documentar a vivência do pesquisador frente à situação que está sendo estudada. Nas pesquisas quantitativas, serve para registrar a ocorrência dos fenômenos estudados.

Os estudos epidemiológicos baseiam-se na observação sistemática dos fenômenos de interesse. Epidemiologistas, em geral, utilizam técnicas estruturadas através de instrumentos escritos e padronizados, os quais permitem aumentar a comparabilidade entre os grupos estudados.[6] Os instrumentos mais comumente utilizados são o exame físico, a coleta de material biológico para exames complementares e medidas tomadas em amostras do meio ambiente.

As medidas feitas através da observação direta do pesquisador de campo dos indivíduos são também chamadas de *medidas objetivas*.[5] O exame clínico, por exemplo, é uma forma de observação estruturada que permite uma medida direta e objetiva das variáveis de interesse. O examinador observa a condição de saúde do indivíduo ou suas características físicas, em geral com o auxílio de instrumentos específicos, de acordo com critérios preestabelecidos, e em seguida registra as informações em formulários próprios.

Em saúde bucal, a Organização Mundial de Saúde (OMS) propôs um formulário padrão para a coleta de dados em levantamentos epidemiológicos destinados ao planejamento, acompanhamento e reformulação de serviços[9]. O referido formulário inclui informações gerais sobre o indivíduo e as condições clínicas bucais observadas no exame clínico. Permite comparações entre regiões e países diferentes, podendo ser utilizado na íntegra, em parte ou adaptado de acordo com os objetivos da pesquisa.

As medidas objetivas incluem também a coleta de material biológico dos indivíduos para exames complementares, tais como urina, sangue ou tecidos. Podem incluir ainda medidas de amostras do meio ambiente, tais como água, solo, ar e outras, as quais podem influenciar no estado de saúde dos indivíduos ou populações.[6]

A escolha da técnica de medida deve ser baseada em critérios técnicos, preferindo-se aquelas com menos probabilidade de erro ou os menores desvios. Formulários longos e complexos necessitam de manuais de instruções para a equipe de coleta de dados, servindo de material de treinamento e referência ao final do trabalho de campo. Isto se aplica também aos demais instrumentos.

O questionário e a entrevista

Questionários e entrevistas são instrumentos comumente utilizados em estudos epidemiológicos para coletar dados sobre fatores relacionados à saúde, tais como conhecimentos, atitudes, comportamentos, história clínica, história pessoal, opiniões, autoavaliação da condição de saúde, dor, ansiedade e grau de satisfação.

Segundo Rudio,[1] questionário e entrevista são "formados por um conjunto de questões, enunciadas como perguntas, de forma organizada e sistematizada, tendo como objetivo alcançar determinadas informações". Ambos servem para obter informações que não podem ser coletadas através de outros meios, ou seja, que só podem ser obtidos através de relato verbal dos participantes da pesquisa. Assim, as informações obtidas são medidas indiretas, pois dependem de testemunhos dos indivíduos, os quais podem ser influenciados por várias condições, dentre eles a memória. *Formulário* é o nome dado ao conjunto de questões enunciadas com estas características, embora alguns autores utilizem este termo como sinônimo de entrevista.

Existem diferenças entre o questionário e a entrevista quanto à forma de aplicação.[1,5,10,11] O questionário é feito de perguntas, entregues por escrito ao informante e às quais ele também responde por escrito. É também chamado de questionário autoaplicável. Na sua aplicação, o pesquisador pode estar presente ou não. Os métodos mais comuns de aplicação são aqueles feitos pessoalmente pelo pesquisador, que pode complementar esclarecimentos, podendo ser aplicado individualmente ou a grupos de pessoas. Para o registro das respostas, a forma usual é o formulário impresso em papel.

Os questionários podem ser também enviados pelo correio, por e-mail ou através de uma página na Internet. Por meio do correio, pode-se atingir uma parcela maior da população, contudo costumam resultar em baixa taxa de retorno. Além disso, a taxa de resposta depende do nível de escolaridade da população, o que pode resultar em viés de seleção.

Dentre as vantagens do formulário eletrônico ou *online*, destaca-se a possibilidade de se obterem respostas imediatas, pois a coleta e organização das respostas são automatizadas. Neste caso, entram diretamente na base de dados, sem necessidade de serem digitados numa etapa posterior. Há também a vantagem de se ter um controle maior sobre os dados, pois este tipo de questionário permite verificar automaticamente dados perdidos ou valores muito extremos, apontar eventuais erros aos respondentes e, assim, produzir dados limpos. Com o crescente uso de computadores conectados à Internet pela população, há um crescente uso de questionários eletrônicos em pesquisas. Contudo, há de se ressaltar que a exclusão de indivíduos sem acesso a esse recurso pode gerar viés de seleção.

Na entrevista, as perguntas são feitas oralmente e as respostas são registradas pelo próprio entrevistador pessoalmente (entrevistas face a face) ou por telefone, com ou sem o uso de computador. Nos últimos anos, novas tecnologias têm sido utilizadas para a coleta e armazenamento dos dados coletados nesta modalidade de pesquisa, que dispensam os formulários em papel.[12] O PDA (*Personal Digital Assistant*) é um dispositivo eletrônico móvel que possibilita a coleta dos dados e sua exportação posteriormente para um computador, onde serão armazenados e analisados. Todas as operações são realizadas pelo toque na tela com uma "caneta" que acompanha o aparelho. As vantagens são semelhantes às do formulário eletrônico utilizado no questionário. Destacam-se a otimização do processo de coleta dos dados e os mecanismos de validação automática na entrada dos mesmos, minimizando a ocorrência de erros.

As principais desvantagens são o alto custo dos equipamentos e a necessidade de treinamento cuidadoso para o seu uso pela equipe de campo. Exemplos de pesquisas na área da saúde que utilizaram PDA são a Pesquisa Nacional de Saúde do Escolar (PeNSE) e a Pesquisa Nacional de Saúde Bucal (Projeto SBBrasil 2010), realizadas pelo Ministério da Saúde.

Inúmeros fatores devem ser analisados ao se decidir pelo uso do questionário ou entrevista, dentre eles:[8]

- as características específicas da população ou amostra a ser estudada, tais como a idade, nível educacional e suas peculiaridades linguísticas e culturais, e sua disponibilidade;
- o tamanho da amostra;
- os recursos humanos, materiais, financeiros e de tempo disponíveis;
- a forma de contato (individual ou em grupo);
- o meio a ser utilizado (contato pessoal, correio, telefone);
- o tipo de resposta (aberta ou fechada);
- o tipo de armazenamento de dados a ser utilizado e;
- as características de mensuração esperadas.

A entrevista é a melhor abordagem no caso de perguntas complicadas que exigem orientação ou explicação, ou quando os informantes apresentam habilidades variadas de leitura e entendimento das questões.[10] Segundo Vieira,[11] a entrevista face a face é mais apropriada quando se buscam sentimentos, enquanto os questionários de autoaplicação produzem boas respostas quando se buscam fatos.

Para Labes,[13] o questionário deve ser considerado quando:

- for necessário o registro das informações
- existirem dados padronizados para posterior mensuração
- houver dispersão geográfica do público alvo
- a amostra ou a população for numerosa
- forem desconhecidos os fatores quantitativos do problema, e
- houver grande número de variáveis intervenientes.

Vantagens e desvantagens dos questionários e entrevistas[6,10,11,13]

Questionário

Vantagens: é mais barato e requer menos tempo de aplicação. Possibilita atingir um público numeroso e disperso geograficamente. Por ser mais anônimo, é apropriado para perguntas sobre temas embaraçosos. Permite que o informante escolha o momento mais adequado para responder, podendo refletir melhor sobre as perguntas.

Desvantagens: exige que o informante saiba ler e escrever e que tenha vontade e disposição para responder. Pode resultar em baixa taxa de retorno. Não permite adequações durante a sua aplicação; portanto, requer um planejamento mais cuidadoso.

Entrevista

Vantagens: no seu decorrer, o entrevistador poderá resgatar determinados pontos que não haviam sido considerados no seu planejamento. Assegura que os instrumentos sejam respondidos integralmente. Pode fornecer uma quantidade de informações muito maior do que o questionário.

Desvantagens: as respostas podem ser influenciadas pelo entrevistador. As entrevistas podem não ser padronizadas, ou seja, podem ser aplicadas de forma diferente a cada vez. Assim, esta modalidade requer um planejamento prévio bastante cuidadoso e habilidade do entrevistador. Requer também um tempo maior de aplicação, que pode implicar em custos mais altos.

A adaptação e a construção dos questionários e entrevistas

Os autores são unânimes em afirmar que os instrumentos de pesquisa devem ser plenamente adequados às questões a serem investigadas, e que este princípio deve nortear todo o processo de elaboração do instrumento. O ideal é utilizar questionários ou abordagens de entrevista já existentes e estabelecidos sem nenhuma modificação, ou seja, usar instrumentos de outros pesquisadores que já conduziram estudos sobre as variáveis de interesse[10]. Estes instrumentos podem ser encontrados em livros, artigos ou em formato eletrônico, tais como CD-ROM e páginas da Internet, ou através de contato com os autores. Os direitos autorais devem ser respeitados e devem ser citadas as fontes e autoria.

Contudo, muitas vezes, não há instrumentos disponíveis ou apropriados para medir determinada característica, ou os existentes não são apropriados à população de estudo. Nestes casos, é necessário desenvolver novos instrumentos ou adaptar os já existentes. Este processo deve ser cuidadoso e pode incluir desde a elaboração de uma ou mais questões sobre uma variável secundária do estudo até procedimentos mais complexos, como o desenvolvimento e teste de novos instrumentos de itens múltiplos para medir uma variável dependente. No primeiro caso, recomenda-se elaborar as questões seguindo os princípios básicos para a elaboração de instrumentos e pré-testá-las antes de serem utilizadas no estudo. O desenvolvimento de instrumentos sobre um determinado conceito central para o estudo é um processo mais demorado, que pode levar anos, e exige uma abordagem sistemática desde a sua criação até a validação.

Em alguns casos, quando o instrumento selecionado foi elaborado em condições culturais diferentes daquela onde será aplicado, seja em relação ao idioma ou às características da população de estudo, é necessário realizar a adaptação transcultural do mesmo.[14] Para isso, devem ser seguidos passos metodológicos rigorosos buscando garantir a validade do instrumento final. Na maioria das situações, será necessário reavaliar as propriedades psicométricas desse novo instrumento.

É necessário planejar o formulário do questionário ou entrevista antes de começar a redigi-lo. Sem a devida observância das regras para a sua elaboração e aplicação, o questionário geralmente apresenta inúmeros problemas, podendo torná-lo sem qualquer validade para a pesquisa, o que implica também em desperdício de recursos financeiros e tempo. O formulário de entrevista deve conter instruções aos entrevistadores de forma destacada das questões ou pode ser acompanhado por um manual de instruções.

Os passos básicos para o desenvolvimento de instrumentos de coleta de dados em geral são os seguintes:[2,8,10]

- estabelecimento das informações ou variáveis a serem coletadas;
- determinação do tipo apropriado de instrumento a ser utilizado;
- seleção do instrumento a partir dos já existentes ou formulação de novas questões ou instrumentos;
- formatação do instrumento; e
- revisão e pré-teste.

Alguns aspectos devem ser considerados na estruturação do formulário, buscando garantir a sua qualidade, assim como minimizar possíveis vieses que possam se originar de questionários com desenho inadequado. Estes aspectos serão abordados no decorrer da descrição das diversas etapas de elaboração dos instrumentos, apresentada a seguir.

A elaboração das perguntas

O conteúdo

Deve-se definir exatamente quais são as informações a serem obtidas e incluir apenas perguntas pertinentes e relevantes aos objetivos da pesquisa, evitando incluir perguntas só para satisfazer a curiosidade do pesquisador. Perguntas desnecessárias tornam o instrumento longo e podem desmotivar o informante, além de aumentar o tempo e trabalho nas fases de digitação, limpeza e análise dos dados.

As perguntas devem ter o mesmo significado para o pesquisador e o respondente, evitando-se assim um erro de medição.

Os tipos de perguntas

As perguntas que fazem parte do formulário do questionário ou da entrevista são geralmente classificadas em fechadas ou abertas.

As perguntas abertas não apresentam opções de respostas, deixando o informante livre para responder o que desejar com suas próprias palavras. Exemplo:

Na sua opinião, porque devemos escovar os dentes?

Os diários são outra forma de pergunta aberta utilizada no questionário autoaplicável, em geral para o acompanhamento de eventos, comportamentos ou sintomas que ocorrem de forma esporádica ou que variam dia a dia.[10] Por exemplo:

Diário alimentar
Por gentileza, anote neste formulário tudo o que você comer ou beber durante os próximos três dias.

No caso da entrevista, ao invés de perguntas, podem-se usar apenas os tópicos das informações que se deseja obter, servindo de roteiro para o entrevistador. Por exemplo:

- *perguntar ao informante se ele(a) limpa os próprios dentes;*
- *se respondeu sim, pedir para ele(a) listar os recursos que utiliza para esta atividade.*
- *saber a opinião do informante sobre a finalidade de escovarmos os dentes.*

As perguntas fechadas são aquelas que apresentam ao informante determinado número de opções para que ele escolha uma ou mais. Podem ser dicotômicas ou de múltipla escolha.

As perguntas dicotômicas são as que apresentam apenas duas opções de respostas (sim/não, concordo/não concordo), em geral bipolares.[15] São apropriadas para questões de fato, bem como a problemas claros e a respeito dos quais existem opiniões bem objetivas. Uma terceira alternativa pode ser adicionada, indicando desconhecimento ou falta de opinião sobre o assunto.

Por exemplo:

Você limpa seus dentes?
( ) sim
( ) não
( ) não sei

Uma desvantagem da inclusão desse tipo de resposta é que pode servir de fuga para aquelas pessoas que não desejam dar a informação ou tomar uma posição. Por outro lado, a falta dessa opção pode provocar dificuldades para alguns respondentes, que ao sentirem-se forçadas a escolher entre uma das alternativas bipolares, poderão dar respostas enganadoras.

Quando existir mais de uma opção como resposta, trata-se de pergunta de múltipla resposta. Por exemplo:
O que você utiliza para limpar seus dentes? (Pode marcar mais de uma resposta)
( ) *escova dental*
( ) *creme dental*
( ) *palito*
( ) *fio dental*
( ) *substâncias químicas (líquidos para bochecho)*
( ) *não sei*

As perguntas de múltipla escolha podem ser também do tipo ordinal, quando a resposta segue uma determinada ordem. Por exemplo:
Na sua opinião, o que devemos fazer para prevenir a cárie dentária? (Escolha até duas opções e anote nos quadrinhos abaixo em ordem decrescente de importância)
- *escovar os dentes diariamente;*
- *ir ao dentista regularmente;*
- *usar flúor;*
- *evitar alimentos que contêm açúcar adicionado;*
- *usar selantes.*

As perguntas fechadas podem ser também em forma de escalas, quando envolvem conceitos ou variáveis abstratas.[10]

Escalas de itens múltiplos do tipo Likert são comumente utilizadas para quantificar atitudes, comportamentos e autoavaliação da condição de saúde e qualidade de vida. Consistem de uma lista de itens para que o informante escolha a alternativa numa escala que corresponda ao grau de sua resposta, sendo atribuído um número de pontos para cada. Ao final, a variável de interesse é expressa em um único escore, em geral calculado a partir do somatório do escore de cada item. Por exemplo:

Instrumento de Avaliação de Qualidade de Vida da OMS (WHOQOL-100)[16]
Por favor, leia cada questão, veja o que você acha e circule o número que lhe parece a melhor resposta.

		muito ruim	ruim	nem ruim nem boa	boa	muito boa
1	*Como você avaliaria sua qualidade de vida?*	1	2	3	4	5

A escala visual analógica é útil nas questões que envolvam intensidade.[10] Por exemplo:
Por favor, marque com um X nesta linha o lugar que melhor descreve a intensidade de sua dor ao longo da última semana.

| *Nenhuma* | | *Suportável* |

A linha deve medir 10 cm e o escore de dor do informante será a distância em centímetros a partir da extremidade de menor intensidade. Se a marca feita por ele estiver a 4 cm da extremidade esquerda, por exemplo, o escore de dor é 4 ou 40%. Pode-se também fornecer números ao longo da linha contínua e pedir que o informante marque com um círculo a sua opção.

As etapas para o desenvolvimento de um novo questionário do tipo escala estão descritas em outras obras.[11,14]

As perguntas fechadas e abertas apresentam vantagens e desvantagens. As perguntas fechadas são mais fáceis para o informante responder e, portanto, podem resultar em uma taxa de retorno mais alta. Além disso, são mais fáceis para o pesquisador analisar. Por outro lado, podem restringir a informação e influenciar nas respostas. Labes[13] destaca ainda as seguintes desvantagens: dupla marcação de opções quando apenas uma teria validade, dificuldade de apresentar todas as alternativas possíveis, e preenchimento com pressa, sem maior reflexão.

As perguntas abertas possibilitam obter mais informação, mas são mais difíceis de analisar. São úteis para se realizar uma análise exploratória inicial de uma questão ainda pouco conhecida, ou quando as alternativas de resposta são muito numerosas. A escolha deve ser de acordo com o objetivo do estudo, entre outros critérios. Podem-se utilizar os dois tipos de perguntas num mesmo instrumento, o que possibilita um levantamento mais amplo da questão pesquisada. Perguntas semiabertas ou mistas são uma combinação dos dois tipos de perguntas numa só e podem ser úteis em alguns casos. Por exemplo:

Onde você costumava fazer bochechos com flúor?
( ) *na escola*
( ) *em casa*
( ) *em outro local. Qual? _____*
( ) *não sei/não me lembro*

A opção "outro" é útil quando as opções apresentadas não incluem todas as respostas possíveis.

Outra classificação das perguntas refere-se ao seu objetivo.[8,17]

- *Perguntas demográficas:* sobre variáveis objetivas que caracterizam os indivíduos, tais como idade, sexo, naturalidade, estado civil, ocupação.

A forma de registro dos dados numéricos deve ser indicada. Por exemplo:
Idade: ___ (anos)   Peso: ___ (quilos)

- *Perguntas sobre conhecimentos:* buscam saber quais informações factuais o indivíduo dispõe. Ao contrário dos demais tipos de perguntas, possuem respostas esperadas como certas. Por exemplo: *O que é cárie?*

Nas perguntas fechadas sobre conhecimentos, recomenda-se que o número de alternativas não exceda a 4 ou 5 e que haja apenas uma correta.

- *Perguntas sobre comportamento:* sobre ações, atividades e/ou experiências. Por exemplo: *Você já fumou alguma vez?*
- *Perguntas sobre sensações:* buscam conhecer as percepções sensoriais do indivíduo. Por exemplo: *Como a senhora se sentiu quando o dentista colocou uma música para tocar durante o tratamento?*
- *Perguntas sobre opinião e valores:* referem-se a processos cognitivos e interpretativos, tais como objetivos, metas, desejos, crenças e opiniões. Por exemplo: *O que você acha do serviço odontológico oferecido na unidade de saúde do seu bairro?*
- *Perguntas sobre sentimentos:* visam compreender as respostas emocionais dadas pelos indivíduos com relação às suas experiências e ideias. Por exemplo: *Você poderia me explicar o que lhe causa medo durante o tratamento odontológico?*
- *Perguntas de intenção:* sobre o que o informante pretende fazer num dado tempo no futuro. Por exemplo: *Você pretende recomendar redução do consumo de açúcar aos seus pacientes quando se formar?*

Goldim[8] sugere o uso de tabelas para se determinar o número de perguntas de cada tipo, bem como o tempo de referência (presente, passado ou futuro) a ser utilizado em cada um.

A Redação

As perguntas devem ter clareza, precisão, simplicidade e neutralidade. A elaboração de perguntas não é uma tarefa fácil para a maioria dos pesquisadores. Labes[13] afirma que "para redigir perguntas é necessário ter um bom domínio e conhecimento do significado das palavras. Redigir perguntas bem elaboradas é, antes de tudo, uma questão de comunicação". Portanto, esta etapa na construção do instrumento deve ser feita de forma cuidadosa, para evitar ambiguidade e dificuldade de compreensão. As perguntas para entrevista devem ser apropriadas para leitura oral. Segundo Goldim,[8] questões pouco claras podem deixar o informante em uma situação desconfortável, confusa, de ignorância ou de hostilidade. Seguem algumas sugestões para se obter clareza na formulação das questões.[1,6,7,8,10,17]

- Deve-se evitar perguntas extensas ou duplas. Cada item deve conter uma só pergunta, ou seja, deve-se ater a uma única ideia a cada questão. Se houver mais de uma, além de criar dificuldade para o informante responder, pode se tornar inválida para o pesquisador, que não será capaz de interpretá-la posteriormente. Esta regra é particularmente importante no caso de questionário. Por exemplo:

Você acha que seu(sua) filho(a) tem algum problema nos dentes no momento e isto tem atrapalhado o rendimento dele(a) na escola?

Se a mãe ou pai responder sim, por exemplo, não é possível saber se a resposta se refere ao problema nos dentes da criança ou ao efeito deste no rendimento escolar ou a ambos.

- Evitar pressupostos que não se aplicam a todas as pessoas que participam do estudo. Por exemplo:

Por qual motivo você geralmente vai ao dentista?
( ) para "check ups" ou revisões
( ) para tratamento
( ) não sei

Neste caso, os informantes que nunca foram ao dentista não têm opção de escolha.

- Não colocar alternativas inadequadas às perguntas. Exemplo:

Você usa fio dental?
( ) *nunca*
( ) *todos os dias*
( ) *de vez em quando*
( ) *não sei*

As opções de respostas mais adequadas deveriam ser "sim, não ou não sei", ou a pergunta deveria ser "Com que freqüência você usa fio dental?"

- Evitar jargões e terminologia técnica quando os informantes forem do público em geral. Utilizar palavras simples e comuns que transmitam claramente as ideias. Termos incomuns devem ser explicados. Por exemplo:

Em caso de traumatismo dentário (quando por acidente ou outro motivo a criança bate a boca e machuca ou quebra os dentes) na escola, qual é geralmente a primeira providência a ser tomada?

- Evitar perguntas tendenciosas ou capciosas, isto é, que, pelo seu enunciado, já estejam, de algum modo, influenciando a resposta. Por exemplo:

Você não acha que as péssimas condições da área destinada à higiene nesta creche dificultam a higiene bucal das crianças?

- Evitar perguntas emocionais, as quais podem envolver afetivamente o informante, e impedir ou dificultar uma resposta honesta". Por exemplo:

Você, que tem demonstrado ser um(a) excelente profissional da área da educação, acha que pode contribuir para o desenvolvimento satisfatório do programa de saúde bucal nesta escola?

Algumas estratégias podem ser úteis para facilitar as respostas, tais como:[8]

- fazer colocações preliminares buscando, por exemplo, demonstrar o que ocorreria em uma situação semelhante, em questões consideradas difíceis. Por exemplo:

Alguns adultos costumam lembrar às pessoas mais jovens que elas devem escovar os dentes, outros não têm este costume. E no seu caso? Alguém tem que te lembrar para escovar os dentes? (Se respondeu sim, perguntar quem)[18]

- fazer pequenas introduções indicando o término de um conjunto de questões e o início de outra, permitindo momentos de reflexão e o balizamento do andamento do processo. Por exemplo:

Agora eu gostaria de fazer algumas perguntas sobre os seus hábitos de alimentação. Vou começar com o que você comeu e bebeu ontem.[18]

A sequência

No início do instrumento, recomenda-se colocar o título do projeto ao qual se refere e um espaço para a data do seu preenchimento. Em seguida, uma breve introdução para informar sobre os objetivos da pesquisa, motivar a participação do informante e instruí-lo sobre o preenchimento. Os objetivos devem ser apresentados de forma clara e específica. Se as instruções forem muito complexas, podem ser apresentadas em folha separada. No caso de entrevista, estas informações devem ser apresentadas verbalmente pelo entrevistador. Uma boa introdução pode aumentar a taxa de resposta.

No caso de questionários enviados pelo correio ou outra forma indireta, além desta introdução deve-se anexar uma carta com explicações claras e precisas, convidando-o a participar. Dentre as informações a serem incluídas nesta carta, destacamos a finalidade da pesquisa e sua relevância científica e social, a identificação dos pesquisadores e a instituição a qual estão vinculados, o prazo estabelecido para a devolução do questionário, a garantia do anonimato e a forma e data prevista para a divulgação dos resultados.[8,13]

Estas informações, tanto no questionário quanto na entrevista, fazem parte do processo de obtenção de consentimento do informante, para o qual deve ser utilizado o Termo de Consentimento Informado, de acordo com a Resolução 196/96 do Conselho Nacional de Saúde, que estabelece as diretrizes atuais para a ética na pesquisa em seres humanos.[19]

Após a introdução do questionário, colocam-se as instruções para o seu preenchimento. Para perguntas mais complexas, pode-se colocar um exemplo de como responder. Quando houver variação no formato de uma pergunta ou grupo de perguntas, novas instruções devem ser dadas.

Embora não haja regras rígidas para a sequência, as perguntas devem ser apresentadas numa sequência lógica, pois podem influenciar nas respostas. As seguintes sugestões têm sido apresentadas:[1,6,7,8,10,11,13,15]

- iniciar pelas perguntas mais fáceis, comuns e impessoais e, se possível, interessantes ao informante. Deixar para o final as mais difíceis e de cunho mais íntimo ou que gerem controvérsia, por exemplo, renda ou comportamento sexual. Nas entrevistas, as respostas potencialmente embaraçosas podem ser escritas em um cartão para que o informante simplesmente aponte a resposta. Segundo Mattar,[15] o primeiro contato do respondente com o questionário define sua vontade e até mesmo sua decisão de respondê-lo ou não;
- as perguntas sobre as características demográficas do informante (sexo e idade, p. ex.) geralmente são colocadas no começo do questionário, mas só devem ser incluídas se estiverem relacionadas aos objetivos do estudo. Na entrevista, se forem colocadas no início podem causar aborrecimento e bloquear o início da interação do informante com o entrevistador. Nesse caso, é mais apropriado distribuí-las ao longo do formulário;
- em relação à sequência temporal, colocar na seguinte ordem, de acordo com o grau de dificuldade para responder: começar pelas perguntas sobre o presente, voltar ao passado e terminar com as relativas ao futuro;
- evitar contágio entre as questões, colocando as questões gerais antes das particulares, e evitando que a resposta de uma pergunta seja influenciada pelo enunciado ou alternativas de outra;
- no caso de perguntas sobre assuntos ou situações que envolvam popularidade, agrado ou desagrado, colocar a opção agradável ou mais conhecida por último, pois os indivíduos tendem a optar por esta.

Algumas perguntas podem estar fora de ordem com o objetivo de validar a resposta de outra pergunta, ou seja, checar a autenticidade de uma resposta anterior.

O Fluxo

Além de uma boa sequência, o instrumento deve ter um bom fluxo. Para isto, algumas estratégias podem ser utilizadas.
- As perguntas podem estar agrupadas em conjuntos ou subconjuntos, de acordo com o tema, introduzidos por cabeçalhos ou breves descrições, para dar mais clareza com relação à sequência. Por exemplo:

Questionário sobre conhecimentos, hábitos e autoavaliação em saúde bucal
Parte 1- Dados demográficos
Parte 2- Conhecimentos
Parte 3- Hábitos
Parte 4- Autoavaliação
- Perguntas ramificadas economizam tempo e podem proporcionar um preenchimento mais correto do instrumento. São úteis quando se deseja aprofundar na ou detalhar a resposta de alguma questão. A partir da resposta a uma pergunta inicial, chamada "filtro", direciona-se o informante sobre quais perguntas ele deve responder[10]. Por exemplo:

2 - Você já ouviu falar sobre selante?
( ) sim ⟶ *3- O que é selante?* _____

( ) não

4- Onde você aprendeu sobre selante?
( ) *na escola*
( ) *no consultório do dentista*
( ) *em casa*
( ) *outro. Especificar*_____

↓

Vá para a pergunta 5

A estruturação do formulário

Após a formulação das perguntas individualmente, elas devem ser organizadas para compor o formulário, observando-se os critérios descritos a seguir:

O Tamanho

Em geral, o questionário deve ser breve, para evitar desmotivação e respostas muito rápidas e superficiais do informante. Não há consenso em relação ao número de perguntas e ao tempo exato de aplicação dos instrumentos. Alguns pesquisadores sugerem no máximo 30 perguntas em um questionário, mas isto dependerá do tipo de pesquisa, da forma como o questionário será aplicado, do interesse do público pesquisado em relação ao assunto, bem como do seu tempo disponível para responder.[7,11,13] O tempo de aplicação pode variar de 10 a 20 minutos no questionário;[2,6] 50 a 90 minutos na entrevista pessoal;[6] e 30 a 60 minutos na entrevista por telefone.[6] Goldim[8] afirma que as entrevistas podem durar horas e o questionário pode ter até 16 páginas se o assunto objeto da pesquisa for de interesse dos informantes. Se este não for o caso, as entrevistas deverão durar de 10 a 30 minutos, e os questionários devem ter no máximo quatro páginas. Smith e Morrow[7] sugerem no máximo 30 minutos de duração para as entrevistas em caso de pesquisas em larga escala.

A Forma

A apresentação do formulário impresso deve ser atraente, visando motivar a participação do informante, no caso de questionário. Para uma boa estética, é fundamental o cuidado os seguintes aspectos, dentre outros:[7,8,13,15]

- o tipo, formato e dobraduras do papel;
- paginação e diagramação;
- impressão em frente e verso ou só na frente;
- a apresentação gráfica: tipo e tamanho das letras, espaçamento entre as questões, espaços para as respostas abertas ou fechadas;
- a qualidade dos originais e da sua reprodução.

A Codificação

As perguntas e respostas devem ser codificadas, ou seja, deve-se atribuir códigos identificando-as, para que possam ser tabulados.[7,13] Este processo é indispensável em caso de processamento eletrônico dos dados, quando os códigos são digitados nos bancos de dados escolhidos para posterior análise. Os códigos das perguntas são representados pelos nomes das variáveis (ou campos), enquanto para as respostas códigos são atribuídos aos seus valores. A codificação pode ser feita de várias formas e até mesmo criada ou adaptada especial para a pesquisa que está sendo realizada. Recomenda-se utilizar o sistema numérico, pois a codificação alfa-numérica, composta por letras e números, dificulta a digitação. Nas perguntas fechadas, os códigos podem constar no formulário de coleta de dados ou serem colocados depois da aplicação do instrumento. A primeira opção é mais fácil e rápida. Por exemplo:

5- Quando a senhora estava grávida do primeiro (ou único) filho, seu médico receitou algum medicamento que continha flúor?
 1 ( ) sim
 2 ( ) não
 3 ( ) não sei/não me lembro

Neste exemplo, os códigos numéricos estão apresentados do lado esquerdo das opções de resposta. Pelo tamanho dos números, está mais apropriado para entrevista. No caso de questionário, estes códigos devem ser apresentados de forma legível para o digitador, mas discreta para o informante, para não confundi-lo ou até mesmo inibi-lo. É importante permitir códigos para as distintas situações de ausência de informação seja pela ausência de resposta do informante ("não sabe"), pela ausência da coleta de dado pelo entrevistador, ou ainda quando a pergunta não se aplica numa determinada situação. Regra geral, códigos de "9" e suas variações (p. ex., 9, 99, 999) são usados para a ausência de informação, enquanto variações de "8" (p. ex., 8, 88, 888) são usados para respostas que não se aplicam.

Um formato bastante utilizado de questionário é aquele que reserva o lado direito da folha para os nomes das variáveis e codificação.[7] Nesta situação, o lado esquerdo fica reservado para preenchimento pelo entrevistador ou informante e o lado direito para codificação. Este processo simplifica a entrada de dados, uma vez que o digitador vai poder centrar sua atenção no lado direito da folha, encontrando aí os nomes das variáveis e seus respectivos valores. Recentemente, este formato perdeu um pouco sua importância, com o advento de programas específicos para entrada de dados que permitem a composição de uma réplica dos questionários na tela. Este procedimento facilita o processo de digitação. Considera-se que o processo de codificação, em especial quando feito por um integrante da equipe que não participou da coleta de dados, é parte importante no controle de qualidade dos dados coletados. Um codificador bem treinado pode servir de referência para avaliar a qualidade dos dados coletados. Dessa forma, sempre que possível, recomenda-se o uso do formato com área específica para codificação.

Nas perguntas abertas, o processo de tabulação é mais difícil, pois requer métodos qualitativos de codificação e análise das respostas envolvendo julgamento subjetivo e mais tempo de trabalho.

Programas para a construção dos questionários

São diversas as opções para a construção de questionários. Regra geral, os editores de texto são usados para a construção do formulário de coleta de dados que será utilizado em campo, uma vez que permitem uma gama diferenciada de procedimentos de formatação. Por outro lado, na construção dos questionários tendo em mente o preparo de bancos de dados, recomenda-se a utilização de programas específicos. Dentre os programas gratuitos disponíveis, citamos o EpiData Entry (versão 3.1)[20] e Epi Info™ (versão 3.5.3).[21] Uma das grandes vantagens que estes programas apresentam é a extrema facilidade de uso e praticidade, permitindo que, a partir da construção do questionário, a base de dados seja estruturada. A figura abaixo mostra um modelo de questionário produzido pelo programa de domínio público Epi Info for windows (versão 3.5.3), que pode ser obtido pela internet na página do *Centers for Disease Control and Prevention* – Atlanta (CDC): (Fig. 1.1)

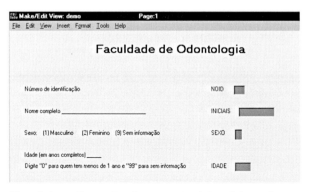

Fig. 1.1 – **Exemplo de questionário elaborado no programa Epi Info.**

No caso de instrumentos eletrônicos, que dispensam o uso de papel, existem diversos *sites* que permitem a criação de formulários *on-line*. Há inclusive um aplicativo que pode ser utilizado gratuitamente.

A revisão e pré-teste do instrumento

Após a elaboração do instrumento, novas etapas são necessárias para que ele seja considerado pronto para ser aplicado.[7,8,10] Sugere-se que, inicialmente, o próprio pesquisador ou equipe de pesquisadores revise com cuidado o instrumento, respondendo-o como se fosse o informante e corrigindo o que for necessário. É uma boa prática solicitar também a uma ou mais pessoas experientes que revisem o instrumento elaborado, verificando seu conteúdo e a clareza. Esta etapa é chamada *revisão externa*. Em seguida, devem-se efetuar as correções com base nas sugestões feitas pelo(s) revisor(es). A próxima etapa é o pré-teste do instrumento em um ou mais estudos ou etapas, com o objetivo de verificar a sua adequação em situações reais ou próximas do real, e propiciar uma revisão final contemplando os ajustes necessários.

No pré-teste, recomenda-se que os entrevistadores sejam experientes. Os respondentes devem pertencer à população-alvo da pesquisa e ter tempo suficiente para responder a todas as questões. O pesquisador deve utilizar meios diversos de avaliação, tais como discussão em grupo e gravador. Deve ainda verificar os seguintes aspectos: clareza e precisão dos termos utilizados, a necessidade eventual de desmembramento das questões, a forma e a ordem das perguntas, e a introdução. Nesta etapa, é importante também fazer uma reflexão sobre o valor de cada pergunta.[22]

Dentre os sinais de que há algo errado com o instrumento, destacam-se a ausência de ordem nas respostas, respostas "tudo-nada", grande proporção de respostas do tipo "não sei" ou "não compreendo", grande número de qualificações ou comentários adicionais, e a alta proporção de respostas recusadas.[22]

Caso haja necessidade de muitas alterações, o questionário revisado deverá ser então novamente testado. Este processo deve ser repetido tantas vezes quantas forem necessárias, até que o instrumento se encontre apropriado. Para Mattar,[15] para instrumentos que foram desenvolvidos com cuidado, dois ou três pré-testes costumam ser suficientes.

Ainda a título de verificação preliminar, devem ser realizadas as avaliações de validade e confiabilidade do instrumento propugnado. Uma vez cumprido esse processo, o instrumento pode ser considerado habilitado para uso no estudo.

Considerações Finais

A seleção de métodos e técnicas a serem utilizadas emna pesquisa de campo em Epidemiologia deve considerar os objetivos, assim como o delineamento do estudo. Na construção do instrumento de coleta de dados, atenção deve ser dada não só ao seu conteúdo, mas também ao seu formato e sequência. A utilização de questões claras, precisas, simples e sem vieses ée' fundamental. A avaliação da validade, assim como da reprodutibilidade de um novo instrumento de coleta de dados, é um passo fundamental em todo estudo. Antes de serem aplicados, esses instrumentos devem ser prée-testados e revisados.

Referências

1. Rudio FV. Introdução ao projeto de pesquisa científica. 31ª ed. Petrópolis: Vozes; 2003.
2. Barros AJP, Lehfeld NAS. Projeto de pesquisa: propostas metodológicas. 9ª ed. Petrópolis: Vozes; 1999.
3. Hulley SB, Martin JN, Cummings SR. Planning the measurements: Precision and accuracy. In: Hulley SB, Cummings SR, Browner WS, Grady D, Newman TB. Designing clinical research. 3rd ed. Philadelphia, PA: Lippincott Williams & Wilkins; 2007. p. 37-49.
4. Szklo M, Javier Nieto F. Epidemiology: beyond the basics. 2nd ed. Sudbury: Jones and Bartlett; 2007.
5. Klein CH, Bloch KV. Estudos seccionais. In: Medronho RA, Carvalho DM, Bloch KV, Luiz RR, Werneck GL. Epidemiologia. São Paulo: Atheneu; 2003. p. 125-50.
6. Hartge P, Cahill J. Field methods in epidemiology. In: Rothman KJ, Greenland S. Modern epidemiology. 2nd ed. Philadelphia: Lippincott-Raven; 1998. p. 163-80.
7. Smith PG, Morrow RH. Field trials of health intervention in developing countries: A toolbox. 2nd ed. London: MacMillan/WHO; 1996.
8. Goldim JR. Manual de iniciação à pesquisa em saúde. 2ª ed. Porto Alegre: Dacasa; 2000.
9. Organização Mundial de Saúde (OMS). Levantamentos básicos em saúde bucal. 4ª ed. São Paulo: Ed. Santos; 1999.
10. Cummings SR, Hulley SB. Designing questionnaires and interviews. In: Hulley SB, Cummings SR, Browner WS, Grady D, Newman TB. Designing clinical research. 3rd ed. Philadelphia, PA: Lippincott Williams & Wilkins; 2007. p. 241-55.
11. Vieira S. Como elaborar questionários. São Paulo: Atlas; 2009.
12. Nascimento RS. Otimização na aquisição de dados em saúde com utilização de PDA. http//www.sbis.org.br/cbis/arquivos/739. (acessado em 05/Dez/2011).
13. Labes EM. Questionário: do planejamento à aplicação na pesquisa. Chapecó: Grifos; 1998.
14. Leão AT, Oliveira BH. Questionários na pesquisa odontológica. In: Luiz RR, Costa AJL, Nadanovsky P. Epidemiologia e bioestatística na pesquisa odontológica. 2ª ed. São Paulo: Atheneu; 2008. p.273-90.
15. Mattar FN. Pesquisa de marketing, metodologia, planejamento, execução e análise. 2ª ed. São Paulo: Atlas; 1994.
16. Fleck MPA, Louzada S, Xavier M, Chachamovich E, Vieira G, Santos L, Pinzon V. Aplicação da versão em português do instrumento de avaliação de qualidade de vida da Organização Mundial da Saúde (WHOQOL-100). Rev Saúde Pública 1999; 33:198-205.
17. Vieira S, Hossne WS. Metodologia científica para a área de saúde. Rio de Janeiro: Campus; 2001.
18. Marcenes WS. The relationship between oral health status, marital quality and work stress. London, 1991. [PhD Thesis]. London: University College London; 1991.
19. Brasil. Conselho Nacional de Saúde. Diretrizes e normas regulamentadoras de pesquisas em seres humanos (resolução 196/96). Diário Oficial da União 16/10/96:21082-21085.
20. Lauritsen JM, Bruus M. Myatt MA. An extended tool for validated data entry and documentation of data. Odense, Denmark: The EpiData Association; 2002.
21. Dean AG, Arner TG, Sunki GG, Friedman R, Lantinga M, Sangam S, Zubieta JC, Sullivan KM, Brendel KA, Gao Z, Fontaine N, Shu M, Fuller G. Epi Info for windows, a database and statistics program for public health professionals. Atlanta, Georgia, USA: Centers for Disease Control and Prevention; 2002.
22. Chagas ATR. O questionário na pesquisa científica. Administração On Line: Prática – Pesquisa – Ensino; 2000; 1(1). http://www.fecap.br/adm_online/art11/anival.htm 198-205. (acessado em 05/Dez/2011).

Capítulo 2

Desenvolvimento e Validação de Instrumentos de Coleta de Dados

Paulo Sávio Angeiras de Goes
Lecy Maria de Araújo Fernandes
Luciana Barbosa Sousa de Lucena
Solena Kusma
Simone Tetu Moyses
Samuel Jorge Moysés

Introdução

Um dos principais aspectos a serem considerados em estudos epidemiológicos refere-se à precisão dos dados coletados. Partindo do princípio de que a Epidemiologia envolve necessariamente a mensuração, torna-se um desafio o uso de instrumentos válidos para a coleta de dados. Para a consistência dos estudos epidemiológicos, a validade dos dados coletados representa um dos aspectos de maior relevância.

Numa primeira situação, a avaliação da validade de uma escala ou instrumento para coleta de dados consiste em desenvolver uma nova escala, quando já existem outras escalas disponíveis que medem o mesmo atributo ou atributos semelhantes aos que se pretende medir. Em uma segunda situação, procura-se construir uma escala para medir determinados atributos para os quais não existem outras formas de medida.[1]

Na primeira situação, o processo de validação consiste em aplicar o instrumento para a coleta de dados que está sendo avaliado a uma amostra, de modo concomitante ao instrumento já existente e validado, o qual será considerado como "Padrão-ouro", para que se tente estabelecer a correlação entre os instrumentos. Por "Padrão-ouro" entende-se a medida aceita como referência para determinados atributos, por exemplo, a radiografia interproximal para o diagnóstico de cárie proximal. Este processo é descrito na literatura como validação convergente, validação de critério e validade concorrente. No entanto, este método possui duas limitações. A primeira diz respeito a justificar a necessidade de uma nova escala quando outras escalas já existem; e a segunda refere-se à dificuldade de identificação de falhas, no caso de a correlação entre as escalas não ser perfeita.[1]

Na segunda situação, trata-se de aferir condições ainda não mensuráveis, o que torna mais facilmente justificável a construção de uma nova escala. Este processo é descrito na literatura como validade de construto. Embora possa parecer impossível validar uma medida quando não há medidas prévias, uma estratégia de validação consiste em aplicar o instrumento sob análise a dois ou mais grupos nos quais se esperam diferentes níveis do atributo que se tenta medir. Se a diferenciação correta de condições reconhecidamente diferentes é passível de identificação através da escala proposta, a hipótese de validade pode ser reforçada. Entretanto, dada a necessidade de se construir este tipo de validade, uma nova escala não pode ser considerada válida apenas a partir de um único estudo, mesmo que este estudo tenha sido bem planejado e seja robusto, mas requer uma série de estudos sistematizados e que sejam utilizadas metodologias adequadas.[1]

Conceitos de Validação

O processo de **validação de um instrumento de coleta de dados** inclui as seguintes etapas: validação de face, validação de conteúdo e validação de construto convergente e divergente.

Validação de face

É uma das formas iniciais de validação de um instrumento de medida. Apesar de ser considerada simples, é de extrema relevância. Esta forma de validação tem por objetivo identificar se o(s) item(ns) selecionado(s) para medir um determinado fenômeno está(ão) de fato medindo aquilo que realmente se deseja medir, além de discutir se o significado e a relevância do indicador foram suficientemente evidenciados.[2] A técnica de validação de face pode ser empregada para a análise conceitual do objeto de estudo de um instrumento.[3]

O processo de validação de face envolve a participação de uma equipe multidisciplinar e/ou pesquisadores da área do conhecimento, para que seja realizada a análise das equivalências idiomática, semântica, cultural e conceitual do instrumento (Quadro 2.1), com o intuito de se obterem concordância e consenso, com o consequente aperfeiçoamento do instrumento.

Posteriormente, o instrumento deverá ser pré-testado em um grupo de 10 a 20 indivíduos e as questões que apresentar um índice maior ou igual a 20% de incompreensão deverão ser reavaliadas, para resultar uma versão final do instrumento.[4]

Validação de conteúdo (contraste ou critério)

É a correlação do novo instrumento de medida com algum "Padrão-ouro". Pode ser dividida em validação concorrente e preditiva[1,5]. Os testes estatísticos mais utilizados neste tipo de validação são os coeficientes de correlação de Spearman, Pearson e Phi.

Validação de Construto

A validação de construto é constituída de dois tipos: a convergente e a divergente. A validação de construto do tipo convergente requer que a medida utilizada no estudo deva se cor-

Quadro 2.1 – Conceitos dos diferentes tipos de equivalência a ser alcançada na validação de um questionário.

Tipo de Equivalência	Conceito
Idiomática	São adaptações feitas nos instrumentos para adaptá-los a uma linguagem coloquial, a fim de traduzir de forma mais fidedigna formas usuais de comunicação. Por exemplo, traduções de expressões que envolvam "Eu estou com saudades..." no português, que não terá tradução exata em nenhuma outra linguagem.
Semântica	São adaptações de palavras para a determinação exata do que está sendo pesquisado. São especialmente importantes quando traduzido do Inglês, no qual uma mesma palavra pode ter muitos significados. Por exemplo, *love, happy*, etc.
Cultural	São adaptações feitas para o contexto cultural no qual o instrumento será aplicado. Por exemplo, instrumentos que se referem a itens específicos como a gratuidade dos serviços de saúde ou a classificação de escolas públicas e privadas de um país para o outro.
Conceitual	Constitui-se na avaliação de correspondência entre o conceito e os eventos a ele relacionados, tendo em vista que palavras com equivalência semântica podem não ter equivalência conceitual. Por exemplo, a frase "eu tenho dor de cabeça" pode ser traduzida para o inglês de formas diferentes.

relacionar positivamente com outras variáveis, relacionadas entre si, demonstrando que o resultado da nova medida seja comparado com outras já comprovadas.[2] Por exemplo, quando se trata classificar a condição socioeconômica dos indivíduos, pode-se considerar que a medida utilizada esteja em alguma extensão associada com a renda salarial dos indivíduos. Ou, então, ao se avaliar a validade de uma escala para medir dor de dente, espera-se que a mesma esteja associada à severidade das lesões de cárie. Já na validação de construto do tipo divergente, espera-se exatamente o oposto, e se requer que a medida proposta correlacione negativamente com variáveis reconhecidamente desiguais.[2] Por exemplo, supõe-se existir alguma correlação negativa entre escalas de autoclassificação das condições de saúde bucal e as medidas de impacto destas condições em suas atividades diárias.

As medidas mais usuais para avaliar este tipo de associação são os coeficientes de correlação de Spearman, Pearson e Phi. Deve-se estar atento que ao se realizarem os testes de correlação, estes coeficientes não devem ser muito altos,[1] pois neste caso não haveria necessidade de desenvolver uma nova medida.

Validação de um Instrumento no Próprio Idioma

Um dos métodos mais comumente utilizados para a coleta de dados em estudos epidemiológicos são os questionários. Estes instrumentos têm sido extensivamente usados por sua aplicabilidade para grandes grupos, seu baixo custo e por permitirem coletar informações precisas sobre o tipo de atividades e o contexto em que acontecem.[6]

No contexto de um processo de medição, é necessário diferenciar uma escala de um conjunto de questões. Para refletir sobre esse tópico, consideremos o exemplo fornecido por algumas escalas. Ao tentar uma avaliação da qualidade de serviços de saúde, existe um modelo clássico proposto por Donabedian,[7] no qual as principais dimensões são eficácia, efetividade, eficiência, otimização, aceitabilidade, legitimidade e equidade. Ao tentar avaliar a qualidade dos serviços públicos de saúde bucal, Fernandes[8] propôs a criação do Questionário de Avaliação da Satisfação dos Usuários com Serviços Públicos de Saúde Bucal – QASSaB, inicialmente pensado como um instrumento de questões. Ao se submeter o questionário à validação de face, suas questões foram modificadas e ajustadas, para se tornarem compreensíveis para o público-alvo. Como identificar se o QASSaB se constituiria em um instrumento de medição efetiva da qualidade dos serviços?

Para se ter uma escala, um dos primeiros passos é avaliar a homogeneidade dos itens, que demanda o estudo de inter-relação entre os itens da escala e escala como um todo (correlação item-escala) e a avaliação de sua consistência interna. Devem ser eliminados da escala todos os itens cujos coeficientes de correlação com a escala como um todo forem inferiores a 0,2. Um coeficiente de correlação muito reduzido indica que o item não vem do mesmo domínio conceitual e deve, portanto, ser excluído.[2,9,10] Quanto maior a inter-relação dos itens, maior será a confiabilidade da escala.[11]

A homogeneidade de uma escala é obtida através do Teste de Confiabilidade Alfa de Cronbach, medida que pode ser efetuada de forma bruta ou padronizada. A forma padronizada do Alfa de Cronbach deve ser preferida, pois permite padronizar as variâncias dos itens. O Alfa de Cronbach expressa a consistência interna de uma escala, baseado em uma média dos coeficientes de correlação tomados para cada par possível entre seus itens. Seu resultado pode variar entre −1 e +1, indicando respectivamente as máximas correlações negativa e positiva entre os componentes da medida, sendo o zero equivalente à mínima (ou ausência de) correlação.[12]

Outra forma usual de aferir a consistência entre medidas tomadas em circunstâncias diferentes é fornecida pela estatística Kappa,[13] cujos valores podem ser interpretados segundo a seguinte escala:

- Kappa < 0 – Indicação de discordância entre as medidas;
- Kappa entre 0,00-0,20 – concordância fraca;
- Kappa entre 0,21-0,40 – concordância regular;
- Kappa entre 0,41-0,60 – concordância moderada;
- Kappa entre 0,61-0,80 – concordância substancial;

- Kappa de 0,81 e acima – concordância quase perfeita.

Em estudos epidemiológicos, a precisão dos métodos de aferição das variáveis do estudo é fundamental para demonstrar que a medida de aferição utilizada é capaz de avaliar o que foi planejado. Nesse sentido, a estimação da confiabilidade torna-se um dos passos fundamentais. Esta estimação pode ser feita por meio de um conjunto de técnicas que refletem a quantidade de "erro" aleatório ou sistemático, que é inerente ao processo de aferição. No caso de instrumentos autopreenchíveis, como questionários e formulários, uma das maneiras de avaliar sua confiabilidade é o teste-reteste. Esta técnica permite comparar se resultados semelhantes são reproduzidos sob as mesmas circunstâncias de aplicação do questionário em momentos diferentes no tempo.[14]

A avaliação da confiabilidade pelo estudo teste-reteste e reprodutibilidade do instrumento é realizada após duas semanas da primeira aplicação em um grupo de entrevistados, cerca de 10% da amostra. O mesmo instrumento deverá ser preenchido duas vezes, com duas semanas de intervalo entre as aplicações, com o objetivo de testar a adequação do processo de aferição do instrumento. Nesse período, em caso de pacientes, os mesmos não deverão ser submetidos à alteração de medicação ou de tratamento. A concordância poderá ser estimada pela estatística Kappa (variáveis categóricas), estatística Kappa ponderada e modelos log-lineares (variáveis ordinais), e coeficiente de correlação intraclasse (variáveis discretas).[14]

Um estudo metodológico foi desenvolvido com o objetivo de construir e analisar a validade e a fidedignidade de uma Escala de Medida da Imagem Corporal. Em seu desenvolvimento, foram realizadas quatro etapas: construção dos itens da escala, análise da validade de conteúdo dos itens, análise da fidedignidade (estabilidade) e análise da validade de construto (consistência interna e análise de componentes principais). Os três componentes ou dimensões da imagem corporal são – realidade corporal, ideal corporal e apresentação corporal e este orientaram, teoricamente, a formação dos itens da escala. A listagem inicial de itens foi submetida à avaliação por uma equipe de sete juízes para a análise da validade de conteúdo, sendo excluídos aqueles com índice de concordância menor que 0,80. Para a análise da fidedignidade, foi utilizado o método do teste-reteste, aplicando-se a versão preliminar da escala em duas ocasiões distintas a uma amostra de 24 sujeitos, com intervalo de duas semanas entre as duas aplicações. Foram obtidos um coeficiente de correlação de 0,71 para os escores dos respondentes no teste-reteste e um Alfa de Cronbach de 0,84, para o total de 39 itens, indicativos de que a medida era estável e apresentava boa consistência interna.[15]

Posteriormente, a escala foi aplicada a uma amostra de 375 sujeitos, completando-se a construção da medida com a análise da validade de construto em que se utilizaram dois procedimentos analíticos: 1) avaliação da consistência interna, medida através do coeficiente r de Pearson entre cada item específico e a escala total, e da contribuição de cada item específico para o desempenho do coeficiente alfa de Cronbach; 2) verificação da dimensionalidade da medida, utilizando-se para isso, o método dos componentes principais. Após esses procedimentos, a versão final da medida ficou composta por 23 itens, dos quais 7 (30,4%) dizem respeito ao componente realidade corporal, 11 (47,8%) ao componente ideal corporal e 5 (21,7%) ao componente apresentação corporal. A Escala de Medida da Imagem Corporal apresentou ao final um índice geral de consistência interna adequado (a = 0,91), demonstrando ser um instrumento confiável para o diagnóstico de alterações na imagem corporal. Considera-se recomendável que a escala seja testada em populações diferentes, para a confirmação de sua validade clínica.[15]

Sobral[16] desenvolveu a Escala de Reflexão na Aprendizagem (ERA) constituída de dez itens, e construída a partir de fontes de informação diferentes. A caracterização das propriedades dessa escala envolveu medidas de consistência interna, replicabilidade e análise de fatores, como também verificação de validade de critério e de construto.

Fernandes[8] realizou a elaboração e validação do instrumento de Avaliação da Satisfação dos Usuários com Serviços de Saúde Bucal (QASSaB) através de duas fases: a geração do instrumento e o processo de validação propriamente dita (Quadro 2.2). Na primeira fase, o instrumento foi construído tendo como base a literatura existente. O processo de validação foi subdividido em duas fases. A primeira fase constituiu-se em uma validação de face, a qual se efetivou a partir da colaboração de dez pesquisadores da área. Na segunda fase, a validação de conteúdo foi realizada a partir da aplicação do instrumento em 30 usuários de uma escola privada de Odontologia ("Padrão-ouro"), comparando-se com 30 usuários de um centro de saúde e 30 usuários de uma unidade básica, ambos do serviço público. Após a coleta de dados, procedeu-se à validação de constructo (divergente), cujo parâmetro foi a manifestação de dor de dente nos últimos 6 meses e, para a validação de construto (convergente) o parâmetro foi a autopercepção de saúde bucal. O instrumento foi apurado por meio dos métodos aditivo dicotômico, que foram propostos por Góes[13] e são descritos a seguir.

No método aditivo simples, contam-se os valores assinalados no questionário-entrevista, levando em consideração as opções de respostas. Como o questionário em estudo era composto por 31 itens com 5 opções de resposta, chega-se a um total de 155. No método aditivo com o uso de pesos ou análise fatorial, procede-se da mesma maneira e, a partir disso, multiplica-se cada item pelo peso a ser atribuído pela técnica estatística utilizada. Os procedimentos estatísticos são realizados em duas fases: descritiva e analítica.

Na fase descritiva, são apresentadas as medidas de tendência central e de dispersão do instrumento. Na fase analítica, é realizado o "teste t" para a comparação das médias e análise de variância a 5%, tomada como nível de significância em todas as análises. No mesmo estudo, os escores produzidos pelas diferentes formas de apuração apresentaram distribuição normal, conforme aferido pelo teste de Kol-

Quadro 2.2 – Esquema de elaboração, apuração e validação do instrumento de pesquisa.

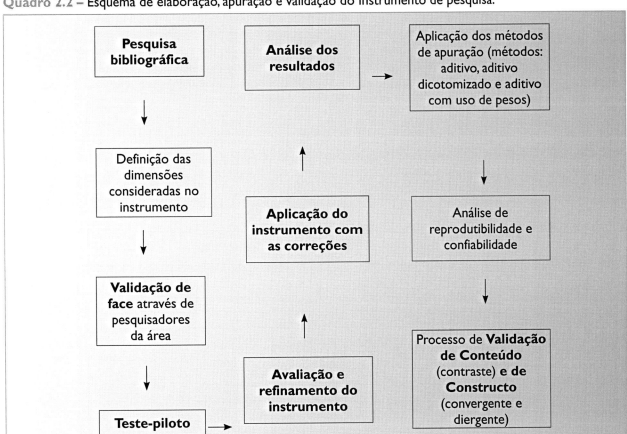

Fonte: Fernandes.[8]

mogorov-Smirnov, apresentando uma média de 113,6 e 22,6 e desvio-padrão de 17,5 e 4,6, respectivamente, para os métodos de apuração aditivo e dicotômico. O instrumento apresentou boa consistência interna, sendo que no método aditivo o alfa de Cronbach foi maior (0,90) que no método dicotômico (0,85).

Além disso, a apuração realizada pelo método aditivo demonstrou melhores qualidades psicométricas. A validação de construto demonstrou que, no método aditivo, observou-se boa validade divergente e convergente, no entanto, a validade divergente não foi estatisticamente significativa; no método aditivo, a satisfação do usuário foi associada com as características sociodemográficas: idade e renda (p < 0,05). Os pacientes dos distintos tipos de serviço demonstraram diferentes graus de satisfação dos seus usuários (p < 0,05). A análise fatorial demonstrou que, das nove dimensões propostas para o instrumento, foram identificadas sete, as quais se agrupavam em onze questões. Concluiu-se, através desse procedimento, que o QASSaB seria um instrumento adequado para o objetivo proposto, apesar de se sugerir a realização de novos estudos de confirmação dessa hipótese.

O quadro 2.3 apresenta o resumo dos principais tipos de validação com as respectivas análises estatísticas utilizadas.

Utilização de Metodologia Híbrida para a Construção e Validação de Instrumento

A metodologia híbrida, com o uso de técnicas qualitativas e quantitativas, foi utilizada no desenvolvimento de um instrumento para avaliar as estratégias de promoção da saúde bucal no contexto da atenção primária em saúde.[17] O estudo seguiu a metodologia proposta para construir e validar uma matriz de descritores.[13-16,18]

Na primeira etapa de desenvolvimento e validação de uma matriz de indicadores, o referencial teórico sobre a avaliação da promoção da saúde foi definido com base em uma revisão sistemática da literatura sobre promoção da saúde, atenção primária em saúde, promoção da saúde bucal e avaliação da promoção da saúde. A literatura foi organizada com foco nos princípios, pilares e valores que pudessem caracterizar as estratégias de promoção da saúde.

A Técnica do Grupo Nominal (TGN) foi escolhida para conduzir a primeira fase da validação de face da matriz inicialmente proposta, por meio da validação semântica. Esta é uma técnica de pensamento divergente-convergente, em que ocorre tanto a produção de ideias individuais, como a partir da discussão presencial, um esclarecimento do assunto a ser validado para o grupo, bem como a priorização das ideias por meio de voto independente.[19]

Essa técnica é chamada de *nominal* porque, durante a sessão, o grupo ainda não tem uma interação como acontece usualmente num trabalho em equipe. É uma técnica que visa sintetizar as informações e, assim, chegar a um consenso. Consiste em reunir um grupo de especialistas no assunto, que pode contribuir com a criatividade, síntese e geração de ideias.[20] Os grupos nominais permitem uma ampla participação e interação entre seus membros, contribuindo não só para troca de informações, mas também para o amadurecimento de opiniões fundamentadas na crítica e sistematização de ideias, facilitando a tomada de decisão baseada no consenso do grupo.[19,20]

Para esse estudo foram selecionados dezesseis profissionais de saúde, que foram convidados a participar do grupo nominal, identificados por sua possível contribuição

Quadro 2.3 – Tipos de validação e análises estatísticas utilizadas.

Tipo de Validação	Análise Estatística Utilizada
Validação de Conteúdo	Coeficientes de correlação de Spearman, Pearson e Phi.
Validação de Construto	Coeficientes de correlação de Spearman, Pearson e Phi.
Homogeneidade	Coeficientes de correlação Spearman, Pearson e Kappa.
Confiabilidade	Kappa, Kappa ponderado e coeficiente de correlação intraclasse.

para a matriz proposta. Este grupo incluiu: três pesquisadores internacionais sobre a avaliação da promoção da saúde; um membro do Centro Colaborador do Ministério da Saúde em Vigilância em Saúde Bucal; um pesquisador nacional sobre a avaliação da promoção da saúde; um gerente regional de saúde pública; três gestores locais de saúde bucal envolvidos no planejamento e desenvolvimento de promoção da saúde na atenção primária em saúde municipal; um coordenador de saúde bucal Municipal; uma autoridade de saúde, coordenadora de uma unidade de saúde da família; dois profissionais de Odontologia que trabalham em unidades de saúde; e três alunos de pós-graduação que trabalham com promoção da saúde.

Todos os convidados identificados receberam a matriz de descritores e um documento com o modelo teórico e as instruções sobre a técnica de validação para se orientarem. O uso desta técnica preconiza que a mesma seja desenvolvida em duas rodadas.[19]

1. A primeira rodada envolveu a análise independente da matriz original pelo grupo convidado. Cada um dos participantes qualificou os descritores de maneira qualitativa e quantitativa. Para a avaliação qualitativa, cada descritor foi classificado de acordo com sua relevância e importância como *essencial*, *necessário* ou *desnecessário*. Para a avaliação quantitativa, os mesmos descritores foram avaliados com uma pontuação de 0 a 6: 0 = sem importância; 1 = quase sem importância; 2 = pouco importante; 3 = importância média; 4 = importante; 5 = muito importante; e 6 = o mais importante. Os resultados foram apresentados aos participantes da TGN na forma descritiva (distribuição de frequências).
2. A segunda rodada foi um encontro presencial. O grupo de especialistas explorou os resultados da primeira rodada, com base na apresentação da síntese das avaliações qualitativas e quantitativas feitas independentemente na primeira rodada. Cada avaliador revisou a avaliação individual qualitativa e quantitativa e confirmou ou alterou a classificação atribuída inicialmente e apresentou-a ao grupo. As discussões terminaram quando o grupo obteve, consensualmente, a matriz de descritores mais adequada para as metas.

Além dos procedimentos recomendados pela TGN, uma análise temática[21-24] foi utilizada para analisar os argumentos e as explicações geradas pelo grupo de especialistas para produzir o consenso. A discussão foi gravada em áudio (com o consentimento dos participantes), transcritas, e os argumentos levantados no debate foram analisados e utilizados para preparar a versão final da matriz de descritores (Tabela 2.1).

Baseada na matriz validada de 23 descritores relacionados a princípios e valores da promoção da saúde, distribuídos em três dimensões, foi desenvolvido um instrumento para avaliar as estratégias de promoção de saúde. As dimensões, caracterizadas como campos de ação de estratégias de promoção da saúde, incluiram:

- **Saúde Bucal**, entendida como um resultado de ações que incluiram a saúde como um recurso para a vida com qualidade, determinada pelas condições sociais e ambientais de vida na comunidade, e construída a partir da relação positiva da boca humana com o corpo biológico de homens e mulheres e destes com o corpo social.[25]
- **Políticas Públicas Saudáveis**, que favoreçam, por meio de estratégias populacionais, a criação de um ambiente social e físico de apoio, potencializador da saúde, possibilitando e facilitando que as pessoas façam escolhas saudáveis.[26]
- **Desenvolvimento Humano e Social**, compreendendo ações favorecedoras para que a sociedade seja composta cada vez mais por sujeitos felizes, saudáveis, criativos, produtivos e que promovam o cuidado e a paz.[27] Isto inclui fortalecimento comunitário e ações de informação, educação e comunicação.

As questões que compuseram o instrumento de avaliação foram definidas como indicadores afirmativos, cujas respostas eram de múltipla escolha, organizadas em uma escala Likert em 5 níveis. Cada afirmação corresponde ao nível de concordância ou não concordância ao indicador. As escalas foram transformadas em escores de 1 a 5, com cada um dos 23 indicadores com mesmo peso, de modo que o escore

Tabela 2.1 – Descritores para avaliar estratégias de promoção da saúde bucal.

Primeira Rodada	Descritores Finais
Saúde Bucal • Acompanhamento do perfil epidemiológico de doenças e agravos bucais antes e durante o desenvolvimento da estratégia. • Comparação e reconhecimento dos resultados alcançados. • Reconhecimento dos resultados/impacto da estratégia de promoção da saúde bucal com a população-alvo. • Definição de novos objetivos potencializados pelos resultados.	**Saúde Bucal** • Atuação sobre determinantes sociais da saúde. • Reconhecimento dos fatores de risco comuns. • Acompanhamento do perfil epidemiológico de doenças e agravos bucais antes e durante o desenvolvimento da estratégia. • Comparação e reconhecimento dos resultados alcançados. • Definição de novos objetivos potencializados pelos resultados.
Políticas Públicas Saudáveis • Priorização de grupos mais vulneráveis. • Participação da comunidade na definição de prioridades, objetivos, condução e avaliação da estratégia. • Participação equânime da população-alvo. • Participação de diferentes atores sociais (profissionais, instituições e líderes comunitários). • Parceria entre atores sociais distintos e diferentes profissionais de saúde no território. • Vinculação com outras atividades de promoção da saúde no território. • Reconhecimento e apoio da estratégia pela gerência de saúde local, distrital e municipal. • Recursos específicos alocados para o desenvolvimento da estratégia. • Previsão de avaliações de processo e resultados ao longo do desenvolvimento da ação. • Pactuação e reconhecimento dos resultados pela Unidade de Saúde. • Pactuação e reconhecimento dos resultados pelo Conselho Local de Saúde.	**Políticas Públicas Saudáveis** • Priorização de grupos mais vulneráveis. • Participação equânime da população-alvo. • Participação de diferentes atores sociais (profissionais, instituições e líderes comunitários). • Parceria entre distintos atores sociais e diferentes profissionais de saúde no território. • Vinculação com outras atividades de promoção da saúde no território. • Reconhecimento e apoio da estratégia pela gerência de saúde local, distrital e municipal. • Recursos específicos alocados para o desenvolvimento da estratégia. • Previsão de avaliações de processo e resultados ao longo do desenvolvimento da ação. • Pactuação e reconhecimento dos resultados pela Unidade de Saúde. • Pactuação e reconhecimento dos resultados pelo Conselho Local de Saúde.

total do instrumento resulta da soma simples de todos os itens. Sendo assim, a soma de 115 pontos (condição mais favorável) indica que a estratégia avaliada contemplou totalmente os princípios e valores da promoção da saúde e, a menor, a soma de 23 pontos (condição menos favorável) indica que a estratégia avaliada não contemplou os princípios e valores da promoção da saúde.

Os indicadores pretenderam mensurar os aspectos observáveis e os aspectos que só podem ser percebidos indiretamente em uma estratégia. Trata-se de definir referências empíricas que permitam medir, de forma válida, o cumprimento, a qualidade e a efetividade das ações propostas pelas estratégias de promoção da saúde bucal desenvolvidas pelas equipes locais de saúde nos seus territórios operativos. Portanto, para garantir a participação de atores diretamente envolvidos nas estratégias a serem avaliadas, foi previamente definido que o instrumento de avaliação deveria ser respondido por cirurgiões-dentistas atuando na Atenção Primária em Saúde no contexto brasileiro.

Uma vez definido pelos pesquisadores o instrumento a ser validado, este foi submetido à leitura criteriosa e avaliação semântica por três profissionais especialistas no assunto, com o objetivo de verificar a clareza das questões formuladas. Foram consideradas algumas sugestões quanto à forma de redação e ao ordenamento das frases (indicadores) e à escala (respostas afirmativas), bem como à formatação final do instrumento.

Além dos indicadores objetivos, o instrumento foi composto por uma sessão subjetiva, onde o respondente deveria inicialmente descrever a estratégia de promoção da saúde bucal a ser avaliada, considerando os atores envolvidos (com quem), onde e como a estratégia era desenvolvida. Para sua validação formal, o instrumento foi acompanhado por um texto explicativo do objeto de pesquisa e do termo de consentimento livre e esclarecido.

As questões subjetivas que descreviam a estratégia de promoção de saúde a ser avaliada foram analisadas com base em um algoritmo para "Correção amostral de questões discursivas", o qual é utilizado para a correção de questões discursivas.[28]

Para assegurar a objetividade e aplicação do mesmo critério no julgamento das respostas, inicialmente três pesquisadores envolvidos no desenvolvimento do instrumento definiram critérios de correção, atribuição de valor e classificação da estratégia descrita. A partir da correção de uma subamostra de 10% do total (21 instrumentos), escolhidos aleatoriamente, foram identificadas palavras-chave representando princípios e valores da promoção da saúde (Empoderamento, Integralidade, Interdisciplinaridade, Participação, Vulnerabilidade, Sustentabilidade, Humanização, Vínculo, Trabalho em equipe, Intersetorialidade, Corresponsabilidade, compreensão conceitual da Promoção da Saúde) presentes nos textos analisados, as quais representavam a tendência de respostas que poderiam caracterizar as estratégias a serem avaliadas como de promoção da saúde bucal. As cinco palavras mais frequentes – *empoderamento, integralidade, interdisciplinaridade, participação e vulnerabilidade* – serviram de chave de correção para a análise do total da amostra.

Definiu-se que as estratégias seriam classificadas de acordo com o número de palavras ou significado recorrentes no texto, conforme parâmetros descritos a seguir:

- *Princípios e Valores da promoção da saúde não contemplados* – aparecimento de 0 ou 1 palavra ou significado (escore 0).
- *Princípios e Valores da promoção da saúde parcialmente contemplados* – aparecimento de 2 ou 3 palavras ou significado (escore 1).
- *Princípios e Valores da promoção da saúde totalmente contemplados* – aparecimento de 4 ou 5 palavras ou significado (escore 2).

Desta classificação, foi construída uma variável categórica com escores variando de 0 a 2.

O instrumento final foi aplicado a 210 profissionais que atuavam na Estratégia de Saúde da Família, em cidades com contextos distintos.

A maioria das estratégias avaliadas pela análise subjetiva (80,0%) foi classificada como estratégias que não contemplavam, ou contemplavam apenas *parcialmente*, os princípios e valores da promoção da saúde. A promoção da saúde bucal relatada, em muitos casos, envolvia práticas pontuais centradas em escovação supervisionada, aplicação de flúor e palestras no ambiente escolar, caracterizando-se assim mais como práticas de prevenção de doenças bucais de que promoção da saúde. As estratégias classificadas como ações que contemplavam totalmente os princípios e valores da promoção da saúde descreviam ações realizadas em parceria com outros profissionais de saúde, bem como setores diferentes ao setor saúde. Exemplos dessas estratégias incluem ações multidisciplinares com a participação da equipe de saúde bucal no combate ao câncer de pele e de boca em uma comunidade de pescadores de Recife, e a atuação integrada da equipe de saúde bucal em Curitiba no Programa Saúde na Escola (PSE), ação governamental de parceria entre o Ministério da Saúde e o da Educação, onde as ações de promoção da saúde são planejadas e desenvolvidas por profissionais dos dois setores.

A comparação do perfil das estratégias avaliadas em relação ao modelo de atenção nas Unidades de Saúde evidenciou uma tendência de que as unidades que do total de unidades que contemplavam os princípios e valores da promoção da saúde nas estratégias avaliadas (n = 40) 80% eram unidades que atuavam dentro da ESF ($p < 0,01$). Associação significativa também foi encontrada na comparação das estratégias avaliadas em contextos diferentes.

A validação do construto deu-se primeiramente pela análise do coeficiente de correlação entre indicadores objetivos e subjetivos (teste de *Spearman*). Os resultados alcançados nessa análise mostram que do total de 23 indicadores, 13 indicadores (56,5%) tiveram correlação significativa com os escores estabelecidos pela análise subjetiva do instrumento (p ≤ 0,05). Isso representa um resultado positivo para a validação do instrumento, tendo em vista que é evidenciado na literatura que ao se realizarem os testes de correlação, estes coeficientes não devem ser muito altos, pois do contrário não haveria necessidade de desenvolver uma nova medida.

Verificando-se com mais detalhes esses resultados, fica evidente que as estratégias que não contemplaram e as que contemplaram parcialmente os princípios e valores da promoção da saúde pela análise subjetiva apresentaram valor de média igual na análise objetiva, a partir dos indicadores, ou seja, quando se verifica a pontuação alcançada por estas estratégias não é possível diferenciá-las.

Para confirmar tal achado, foi utilizado o teste não paramétrico de *Kruskal-Wallis*, possibilitando a comparação de *ranks* de escores finais objetivos encontrados para cada escore definido pela análise subjetiva do instrumento. Os resultados apontam média de escores objetivos muito próximos entre os escores 0 e 1 da classificação subjetiva (98,2 e 98,4 respectivamente), e diferença significativa em relação ao escore 2 (135,9) (p < 0,01).

Sendo assim, ficou confirmada a semelhança entre os grupos caracterizados como escore 0 e 1. Optou-se, então, por agrupar estes escores, tanto na classificação objetiva como na subjetiva, resultando em variáveis dicotômicas que caracterizassem *"estratégias que não contemplavam os princípios e valores da promoção da saúde"* (escore 1) e aquelas *"estratégias que contemplavam os princípios e valores da promoção da saúde"* (escore 2). Para a definição da linha de corte para a classificação objetiva, utilizou-se a Curva ROC, apresentada na figura 2.1.

A partir do resultado encontrado, definiu-se como *estratégia que não contempla os pilares e valores da promoção da saúde* (escore 1), aquela que alcançasse valores de escore total entre 23 a 74 na somatória total dos pontos alcançados na resposta objetiva do instrumento, e como *estratégia que contempla os pilares e valores da promoção da saúde* (escore 2) aquela que atingisse valores entre 75 a 115. A partir desta classificação, observou-se, pela análise objetiva dos in-

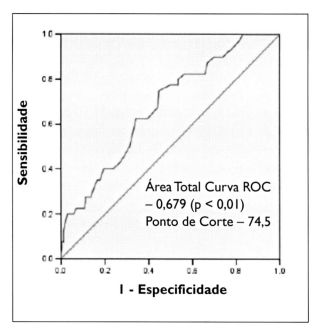

Fig. 2.1 – Curva ROC.

dicadores propostos, que, do total da amostra (n = 210), 80,9% das estratégias foram classificadas como não contemplando os princípios e valores da promoção da saúde, e apenas 19,1% foram classificadas como contemplando estes princípios e valores.

Finalmente, o teste de coeficiente de *phi* foi utilizado para analisar a correlação entre as variáveis relativas às análises subjetiva e objetiva do perfil das estratégias avaliadas. O valor de correlação foi 0,24. A diferença encontrada entre os grupos foi significativa (p < 0,01), sendo que das 170 estratégias classificadas como escore 1 na análise subjetiva, 94 (55,3%) estavam também classificadas neste escore para a análise objetiva; e das 40 estratégias classificadas como escore 2 na análise subjetiva, 30 (75,0%) foram classificadas no mesmo escore na análise objetiva.

Na análise de consistência interna, medida pelo coeficiente *Alpha de Cronbach*, o valor do alfa total do instrumento foi 0,89, com os valores para 23 indicadores variando entre 0,88 e 0,89, confirmando que nenhum deles poderia aumentar o valor de alfa quando excluídos, conforme apresenta a tabela 2.2.

A consistência interna também foi analisada em relação às diferentes dimensões que compõem o instrumento. A dimensão que apresentou mais consistência interna foi a de "De-

Tabela 2.2 – Análise fatorial exploratória.

	Carga do Fator			
	F1	F2	F3	F4
	Equidade/ Participação	Sustentabilidade	Integralidade	Governança/ Empoderamento
1. Mudanças no processo de condução da estratégia a partir de sugestões da comunidade	0,742			
2. Participação de diferentes profissionais, instituições e líderes comunitários	0,740			
3. Participação da comunidade na definição de prioridades, objetivos, condução e avaliação	0,734			
4. Parceria entre distintos atores sociais e diferentes profissionais de saúde no território	0,727			
5. Oportunização de avaliação e discussão dos resultados gerados pela ação	0,612			
6. Desenvolvimento de capacidades para atores sociais diferentes	0,519			
7. Parceria com outras atividades de promoção de saúde do território	0,474			
8. Previsão de avaliações de processo e resultados ao longo do desenvolvimento da ação	0,430			
9. Participação equânime da população alvo	0,381			
10. Divulgação da estratégia para a comunidade local	0,361			
11. Comparação e reconhecimento de resultados alcançados		0,853		
12. Os resultados potencializam a definição de novos objetivos		0,753		
13. Acesso ao perfil epidemiológico de doenças e agravos bucais antes e durante o desenvolvimento da estratégia		0,686		
14. Manutenção dos resultados e benefícios da estratégia		0,503		
15. Determinantes Sociais da Saúde			0,745	
16. Priorização de grupos mais vulneráveis			0,705	
17. Valores da população-alvo			0,653	
18. Reconhecimento dos Comuns Fatores de Risco			0,505	
19. Protagonismo compartilhado da estratégia			0,476	
20. Pactuação e reconhecimento dos resultados pela Unidade de Saúde				0,767
21. Reconhecimento e apoio da estratégia pela gerência de saúde local, distrital e municipal				0,706
22. Pactuação e reconhecimento dos resultados pelo Conselho Local de Saúde				0,628
23. Recursos específicos alocados para o desenvolvimento da estratégia				0,498
Eigen values	4,013	2,897	2,563	2,361
% de Variância	17,446	12,597	11,145	10,266

Rotação Varimax.

senvolvimento Social e Humano", com um alfa 0,81, seguida pela dimensão "Políticas Públicas Saudáveis", com um alfa 0,76 e, por fim, a dimensão "Saúde Bucal", com alfa 0,66. Nesta última dimensão, se o indicador "Determinantes Sociais da Saúde" fosse retirado do instrumento, o alfa da dimensão subiria para 0,70.

A dimensionalidade dos indicadores, avaliada por meio de análise fatorial exploratória, distribuiu os 23 indicadores em quatro fatores diferentes,[29] com uma variância total dos escores de 51,45% explicada por este resultado. Os fatores obtidos pelo carregamento dos indicadores foram denominados Fator 1 – *Equidade/Participação*, Fator 2 – *Sustentabilidade*, Fator 3 – *Integralidade* e Fator 4 – *Governança/Empoderamento*. Os resultados desta análise são apresentados na tabela 2.2.

Na reprodutibilidade, analisada por meio da estimativa do Coeficiente de Concordância de *Kappa*, os resultados encontrados, para cada um dos 23 indicadores, variou de 0,391 (significando concordância regular), a 1,00 (concordância perfeita). Foi observado que 82,6% dos indicadores apresentaram uma concordância com estatística significância (p < 0,05).

Validação de um Instrumento em Outro Idioma

Cada sociedade tem suas próprias características que refletem a cultura de um país, como também o diferencia dos demais. Da mesma forma, os problemas de saúde são expressos de modo diferenciado entre as várias culturas. Assim, quando se propõe a aplicação de um instrumento de coleta de dados ou de medida relacionada à saúde, devem ser observados os critérios propostos na literatura, que resultem em um instrumento com linguagem simples, clara e com equivalência no que diz respeito a seus conceitos culturais.[30]

Em grande parte, os instrumentos de coleta de dados foram formulados na língua inglesa, direcionados para aplicação na população que fala esse idioma. Entretanto, se faz necessário que essas medidas sejam também utilizadas em vários países e em idiomas diferentes, incorporando ainda a população migrante, e observando o fato de que grupos culturais distintos podem apresentar variação na expressão da doença.[31]

Dessa forma, duas opções são disponíveis: (1) o desenvolvimento de um novo instrumento ou (2) o uso de um instrumento previamente desenvolvido em outro idioma. A primeira opção insere-se no item anterior deste capítulo, é um processo que consome mais tempo, no qual se despende muito trabalho para a definição da medida, a seleção e a redução dos seus itens.

A segunda opção consiste na utilização de um instrumento previamente desenvolvido em outro idioma, e requer um processo de validação em um contexto cultural específico através de uma abordagem sistemática que observe as seguintes etapas: tradução, retrotradução, adaptação cultural, validação de face, validação de conteúdo e validação de construto convergente e divergente (Quadro 2.4).

Quando a transposição de um instrumento proveniente do seu contexto cultural, é feita apenas por simples tradução, torna-se improvável ter êxito, devido às diferenças de ordem cultural e de linguagem.[31] Para que os questionários possam ser efetivamente utilizados em outro idioma, devem ser observados cuidados especiais para sua tradução, adaptação cultural e checagem das propriedades da medida (reprodutibilidade e validade).[30]

Guillemin et al.[30] desenvolveram normas de orientação e um método de escores, os quais podem ser aplicados de maneira padronizada para avaliar a qualidade das adaptações transculturais das medidas de qualidade de vida relacionada à saúde *Health-Related Quality of Life* (HRQOL). Esse sistema foi baseado em achados empíricos e teóricos encontrados na literatura. A base empírica foi obtida através de uma revisão sistemática dos trabalhos publicados sobre adaptação transcultural, enquanto a fundamentação teórica baseou-se nas normas de orientação sobre a metodologia de validação das medidas de HRQOL.

As normas incluem cinco etapas: (1) tradução com equivalência semântica, idiomática, experimental (empírica) e conceitual; (2) retrotradução por pessoas qualificadas; (3) comitê de revisão multidisciplinar de todas as traduções e retrotraduções; (4) pré-teste para equivalência usando técnicas adequadas; e (5) reexaminação dos pesos dos escores, se necessário.

Quadro 2.4 – Esquema de validação de instrumento de coleta de dados para outro idioma.

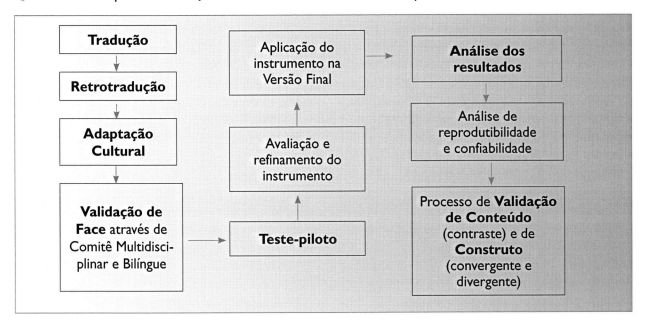

Tradução

Na etapa de tradução, traduções diferentes devem ser realizadas por pessoas devidamente qualificadas. Esta etapa contribui para uma tradução de melhor qualidade, permitindo a detecção de erros e de interpretações divergentes de itens ambíguos no original.[30]

As características dos tradutores também são relevantes. Os tradutores devem, de preferência, ser bilíngues e traduzir em sua língua materna.[30] Para uma pessoa ser considerada bilíngue, ela deve ser fluente em dois idiomas e ter residido, pelo menos, um ano em cada país, dominando, portanto, o contexto cultural dos dois países, o que permite o entendimento necessário dos diferentes significados das palavras em ambas as línguas.[31]

Retrotradução

A retrotradução, que consiste na versão para o idioma original a partir da tradução inicialmente proposta, tem sido útil para melhorar a qualidade da tradução final. As traduções iniciais devem ser retrotraduzidas de modo independente, para permitir a identificação de interpretações incorretas. Através desse procedimento, também podem ser identificadas falhas de adaptação entre contextos culturais e até mesmo ambiguidades na versão original.[30]

Seguindo as mesmas características do tradutor, o retrotradutor dever ser fluente nos idiomas em questão e nas formas coloquiais da língua original. Consequentemente, os retrotradutores devem também traduzir em sua língua materna.[30]

Ao contrário do primeiro tradutor, os retrotradutores, de preferência, não devem ser informados sobre o intuito e conceito fundamental do material. *A priori*, supõe-se que retrotradutores sem o conhecimento do objetivo do instrumento original estejam sem viés (erro sistemático), ou seja, influência estranha e latente numa amostragem que impede o reflexo dos parâmetros de população que se deseja medir.[31,33]

Adaptação cultural

Após as etapas de tradução e retrotradução, obtém-se uma versão inicial do instrumento, a qual será submetida ao processo de adaptação cultural. Essa etapa constará de um estudo piloto para adaptação no vernáculo desejado de algumas palavras ou expressões que sejam consideradas de difícil compreensão. O estudo-piloto poderá ser realizado através de entrevista individual, com uma amostra variando entre 10 e 20 participantes diretamente relacionados ao objeto de estudo, obtendo-se o máximo de informações sobre a compreensão do entrevistado referente aos itens questionados. Após cada resposta do participante às perguntas, questiona-se seu entendimento, com o objetivo de obter a equivalência semântica e idiomática. É importante observar que a correspondência literal de um termo não implica, necessariamente, que a mesma reação emocional ou afetiva seja evocada em culturas diferentes.[30,34]

Recomenda-se que as entrevistas sejam realizadas por pelo menos dois examinadores e devidamente registradas, podendo-se utilizar para isso anotações das respostas em cada questão, gravador e fitas cassete ou filmar cada entrevista. Todos os participantes do estudo deverão ser convidados a participar voluntariamente, sendo previamente informados sobre o objetivo, como também assinar um termo de consentimento livre e esclarecido.

Posteriormente, os dados obtidos deverão ser analisados em detalhes e discutidos entre os pesquisadores participantes, resultando na elaboração de questões de melhor entendimento, obtendo-se uma versão intermediária do instrumento.

Validação de face

A validação de face constitui-se por um comitê para comparar e avaliar a versão do instrumento no idioma original com a versão intermediária resultante da adaptação cultural, através da análise das equivalências idiomática, semântica, cultural e conceitual, para se obterem concordância e consenso, e resultar uma versão final. O comitê pode ser formado por uma equipe multidisciplinar, incluindo pesquisadores da área específica em estudo. Membros bilíngues são de particular valor.[31]

O instrumento na versão final deverá ser pré-testado em um estudo-piloto, integrando 10 a 20 participantes, e as questões que apresentarem índice maior ou igual a 20% de incompreensão deverão ser reavaliadas, para resultar, então, a versão final do instrumento.[4]

Após a elaboração da versão final, segue-se a etapa de validação de conteúdo e validação de construto convergente e divergente, de acordo com a metodologia proposta para a validação de instrumentos de coleta de dados, descrita previamente.

Considerações Finais

A literatura relata a descrição de vários estudos relacionados à validação de instrumentos de coleta de dados em outro idioma, destacando-se Ciconelli et al.,[30] Tamanini et al.[4] e Kosminsky et al.[35]

Ciconelli et al.[30] realizaram a tradução para a língua portuguesa e validação do questionário genérico de avaliação de qualidade de vida SF-36 em pacientes com artrite reumatoide, de acordo com metodologia internacionalmente aceita, descrita a seguir: (1) tradução inicial: realizada por dois professores de inglês independentes e brasileiros, enfatizando, principalmente, a tradução conceitual e não a estritamente literária. As duas traduções foram comparadas e, em caso de divergências, foram feitas modificações até se obter um consenso quanto à tradução inicial (versão nº 1 em português); (2) avaliação da tradução inicial: a tradução inicial foi vertida para o inglês por dois professores de inglês, americanos, que não participaram da etapa anterior. Posteriormente, compararam-se as duas versões com o instrumento original em inglês e as discrepâncias existentes foram documentadas e analisadas por um comitê, obtendo-se um consenso e a versão nº 2 em português; (3) avaliação da equivalência cultural (pré-teste): o questionário versão nº 2 foi aplicado a um grupo de 20 pacientes com a finalidade de identificar as questões que não fossem compreendidas ou não executadas regularmente pela população brasileira, sendo então consideradas culturalmente inapropriadas. As questões que apresentaram índice maior que 15% de resposta "não aplicável" foram selecionadas e avaliadas por um comitê multidisciplinar, obtendo-se a versão nº 3 em português, a qual foi aplicada a outro grupo de 20 pacientes, sendo sua equivalência cultural testada novamente, até que nenhum item fosse considerado "não aplicável" por mais de 15% dos pacientes.

No mesmo estudo, a avaliação das propriedades de medida foi obtida através da reprodutibilidade e validade. A reprodutibilidade foi avaliada através de três entrevistas a um grupo de 50 pacientes, sendo duas avaliações realizadas independentemente por dois observadores (nº 1 e nº 2) no mesmo dia. Em um período máximo de 14 dias após a primeira avaliação, uma segunda avaliação foi realizada pelo entrevistador nº 1. A validade foi avaliada através da verificação da relação de seu escore com outros parâmetros clínicos e laboratoriais comumente utilizados na avaliação de pacientes com artrite reumatoide. Além desses parâmetros, o SF-36 também foi comparado com os questionários de avaliação de qualidade de vida NHP (*Nottingham Health Profile*), HAQ (*Health Assessment Questionnaire*) e AIMS-2 (*Arthritis Impact Measurement Scale-2*). O coeficiente de correlação de Pearson foi utilizado para a avaliação da reprodutibilidade intraobservador (teste-reteste) e interobservador e, também, para a avaliação da validade do SF-36, correlacionando-o com os resultados obtidos para os diferentes parâmetros clínicos e laboratoriais utilizados, bem como para os resultados obtidos com o uso dos questionários NHP, HAQ e AIMS-2.

Tamanini et al.[4] realizaram a validação do *King's Health Questionnaire* para o português em mulheres com incontinência urinária. As etapas para a tradução e a adaptação cultural do instrumento foram: (1) tradução da versão original; (2) retrotradução; (3) avaliação por um comitê de sete juízes bilíngues da área da saúde; e (4) pré-teste em um estudo-piloto com dez pacientes com queixa de incontinência urinária. As questões que apresentaram índice maior ou igual a 20% de incompreensão foram reavaliadas, corrigidas e novamente pré-testadas, sendo finalmente consideradas aptas para ser aplicada à amostra populacional em questão.

Kosminsky et al.[35] seguiram a metodologia descrita a seguir, para a adaptação cultural e validação de face do *Research Diagnostic Criteria for Temporomandibular Disorders: Axis II – RDC/TMD* para o idioma português do Brasil.

A adaptação cultural do questionário Eixo II do RDC/TMD foi executada a partir da tradução inglês-português realizada previamente.[34] A metodologia utilizada para a adaptação transcultural do instrumento em estudo constou de duas etapas: (1) avaliação da tradução inglês-português (IP) e (2) validação de face (avaliação por um comitê multidisciplinar e pré-teste).

Na primeira etapa (avaliação da tradução inglês-português), a versão resultante foi aplicada em um grupo de dez pacientes através de entrevista individual realizada por dois examinadores. A cada pergunta, os participantes foram incentivados a responder sobre o seu entendimento. Todas as entrevistas foram devidamente anotadas e registradas através de gravador e fitas cassete. Posteriormente, os dados obtidos foram detalhadamente analisados e discutidos entre os pesquisadores participantes da pesquisa, resultando no questionário versão inicial (VI).

Para a segunda etapa, validação de face, foi constituído um comitê multidisciplinar formado por cinco profissionais, sendo três bilíngues, incluindo: dois profissionais da área de Letras, um especialista em dor orofacial e distúrbios temporomandibulares, um especialista em estomatologia e um epidemiologista. Aos membros desse comitê solicitou-se a avaliação das três versões: original em inglês, versão inglês-português e versão inicial. Através da análise das equivalências idiomática e cultural, obteve-se a concordância, chegando-se à versão intermediária. Em adição, foi realizado um pré-teste, o qual constou da autoadministração do questionário (versão intermediária) a outro grupo de dez participantes. Nos casos de analfabetismo ou baixo grau de alfabetização, os itens do questionário foram lidos para cada participante durante a entrevista com o pesquisador.[4] As questões que apresentaram índice igual ou maior a 20% de incompreensão foram reavaliadas e novamente estruturadas, chegando-se então ao questionário versão final (VF) em português do Eixo II do RDC/TMD.

Dentre as 31 questões da versão inglês-português, 28 tiveram alterações ortográfica, idiomática, cultural ou semântica na versão final. O processo de adaptação cultural do questionário Eixo II do RDC/TMD resultou em um instrumento com linguagem de fácil entendimento, apresentando equivalências idiomática e cultural aplicável para a população brasileira. É de fundamental relevância o fato de que no presente estudo foram realizadas as etapas de adaptação cultural e validação de face, estando prevista para um futuro próximo a versão final do RDC/TMD Eixo II validada para o português através da validação de conteúdo e validação de construto convergente e divergente.

Ao escolher um instrumento de avaliação, deve-se considerar se seus componentes apresentam equivalências idiomáticas, semânticas, culturais e conceituais. Deve-se também avaliar se esses componentes são suficientemente claros, simples, de fácil compreensão e aplicação, e se é apropriado o tempo para administração do questionário.[37]

Referências

1. Streiner DL, Norman GR. Health measurement scales. 2nd ed. New York: Oxford University Press, 1995.
2. Pereira JCR. Processamento e análise de variáveis qualitativas. In: Pereira JCR. Análise de dados qualitativos: estratégias metodológicas para as ciências da saúde, humanas e sociais. 3ª ed. São Paulo: EDUSP, 2001. p. 78-100.
3. Benetton MJ, Lancman S. Estudo de confiabilidade e validação da entrevista da história do desempenho ocupacional. Rev Ter Ocup 1998; 9(3):94-104.
4. Tamanini JTN, Dambros M; D'Ancona CAL; Palma PCR, Netto Junior NR. Validação do "King's Health Questionnaire" para o português em mulheres com incontinência urinária. Rev Saúde Pública, 2003; 37(2):203-11.
5. Johnston C. Psychometrics issues in the measurement of pain. In: Finley G & McGrath P. Measurement of pain in infantis and children. Seatle: IASP PRESS, 1998. p. 5-20.
6. Barros MVG, Nahas MVG. Reprodutibilidade (teste-reteste) do questionário internacional de atividade física (QIAF-Versão 6): um estudo piloto com adultos no Brasil. Rev Bras Ciênc Mov. 2000; 8(1):23-6.
7. Donabedian A. The seven piblors of quality. Arch Pathol Lab Med. 1990; 114(11):1115-118.
8. Fernandes L. Validação de um instrumento para avaliação da satisfaço dos usuários, com os serviços públicos de saúde bucal – QASSaB. Camaragibe/PE: [s.n.], 2002. Tese (Doutorado) – Universidade de Pernambuco, Faculdade de Odontologia de Pernambuco. Camaragibe/PE, 2002. Doutorado em Odontologia.
9. Frankfort-Nachmias C, Nachminas D. Research methods in the social sciences. 4th ed. London: Edward Arnald, 1992, 572p.
10. Pereira JCR. Escalas de medidas qualitativas. In: Pereira JCR. Análise de dados qualitativos: estratégias metodológicas para as ciências da saúde, humanas e sociais. 3ª ed. São Paulo: EDUSP, 2001. p. 55-75.
11. Macedo-Soares TDLVA, Santos JAN. Implementação de estratégias orientadas para o cliente nos hospitais do Brasil: um instrumento para avaliar sua eficácia. RAP 2000; 34 (1):165-208.
12. Cohen JA. A coefficient of agreement for nominal scales. Educ Psychol Measurement. 1960; 20:37-46.
13. Góes PSA. The Prevalence and impact of dental pain in Brazilian schoolchildren and their families. London; (PhD Thesis) University of London – University College London. Department of Epidemiology and Public Health. Londres, 2001; 305 p.
14. Griep RH, Chor D, Faerstein E, Lopes C. Confiabilidade teste-reteste de aspectos da rede social no Estudo Pró-Saúde. Rev Saúde Pública. 2003; 37 (3):379-385.
15. Souto CMRM. Construção e validação de uma escala de medida da imagem corporal. 1999. Dissertação (Mestrado) – Mestrado em Ciências da Saúde, Centro de Ciências da Saúde, Universidade Federal da Paraíba. João Pessoa, 1999. 74p. 1999.
16. Sobral DT. Desenvolvimento e validação de escala de reflexão na aprendizagem. Psicol. Teor. Pesqui 1998; 14(2):173-7.
17. Kusma S. Avaliação da efetividade de estratégias de promoção de saúde: validação de uma ferramenta. (Tese). Doutorado em Odontologia Curitiba-PR-Pontifícia Universidade Católica do Paraná. Curitiba-PR, 2011. 200p.
18. Leal RB. Elaboração e Validação de um Instrumento para avaliar a qualidade de vida do respirador oral (Dissertação) Mestrado em Odontologia Camaragibe-PE, Faculdade de Odontologia. Universidade de Pernambuco, 2004. 220p.
19. Jones J, Hunter D. Consensus methods for medical and health services research. BMJ 1995 311:376-80.
20. Souza LEPF, Hartz ZMA, Silva LMV. Conferência de Consenso sobre a Imagem-objetivo da Descentralização da Atenção à Saúde no Brasil. In: Hartz Z MA e Silva LMV. (eds), Avaliação em Saúde: dos Modelos Teóricos à Prática na Avaliação de Programas e Sistemas de Saúde. EDUFBA/Fiocruz, Salvador/Rio de Janeiro, 2005.p. 65-102.
21. Fagundes NC, Santos CC, Ayres IBS, Baptista RF, Santos VMG. Construindo uma proposta de avaliação de estágios curriculares na Rede SUS - BA. Rev. Baiana Saúde Pública. 2007; 31:87-93.
22. Potter M, Gordon S, Hamer P. The nominal group technique: a useful consensus methodology in physiotherapy research. New Zeland Journal of Physiotherapy. 2004; 32:126-30.

23. Perry J, Linsley S The use of the nominal group technique as an evaluative tool in the teaching and summative assessment of the inter-personal skills of student mental health nurses. Nurse education today. 2006; 26:346-53.
24. Deslandes SF, Lemos MP Construção participativa de descritores para avaliação dos núcleos de prevenção de acidentes e violência, Brasil. Rev Panam Salud Publica. 2008; 24:441-448.
25. Moysés SJ. Saúde bucal. In: Giovanella L, Escorel S, Lobato L, editors: Políticas e sistema de saúde no brasil. Rio de Janeiro: Editora FIOCRUZ, 2008. 705-34p.
26. OPAS. Guia de evaluación participativa para municipios y comunidades saludables. Lima: OPAS - Organización Panamericana de la Salud, 2005. 220p.
27. Hancock T. Conceptual model healthy community. II Oficina de Ações Intersetoriais de Promoção da Saúde. Recife – PE, 2009.
28. Brasil, Ministério da Educação. Sistema de avaliação da educação superior. Exame nacional de desempenho de estudantes. Brasília – DF: Ministério da Educação, INEP – Instituto Nacional de Estudos e Pesquisas Educacionais Anísio Teixeira, 2010.
29. Leech N, Barrett K, Morgan GA. Exploratory factor analysis and principal components analysis. Spss for intermediate statistics: Use and interpretation, 2a ed. Mahwah, New Jersey: Lawrence Erlbaum Associates, 2005. p. 73-87.
30. Ciconelli RM, Ferraz MB, Santos W, Meirão I, Quaresma MR. Tradução para a língua portuguesa e validação do questionário genérico de avaliação de qualidade de vida SF-36 (Brasil SF-36). Rev Bras Reumatol. 1999; 39(3):143-150.
31. Guillemin F, Bombardier C, Beaton D. Crosscultural adaptation of health-related quality of life measures: literature review and proposed guidelines. J Clin Epidemiol 1993;46(12):1417-32.
32. Marcolino JAM, Iacoponi E. Escala de aliança psicoterápica da Califórnia na versão do paciente. Rev Bras Psiquiatr, 2001; 23(2):88-85.
33. Galvão Filho S. Dicionário odonto-médico inglês-português. São Paulo: Ed. Santos, 1998.
34. Reichenheim M, Moaraes CL, Hasselmann MH. Equivalência semântica da versão em português do instrumento Abuse Assessment Screen para rastrear a violência contra a mulher grávida. Rev Saúde Pública 2000; 34(6):610-16.
35. Komisnky M, Lucena LBS, Goes PSA. Adaptação cultural do questionário "Research Diagnostic Criteria for Temporomandibular Disorders: Axis II" para o português. Revista ABO Nacional. 2004; 18(1):77-79.
36. Pereira F, Higgins KM, Dworkin S. Critérios de diagnóstico para pesquisa das desordens temporomandibulares RDC/TMD. Disponível em: <http://www.rdc-tmdinternational.org> Acesso em 15 de julho de 2012.
37. Campos CC, Manzano GM, Andrade LB, Castelo Filho A, Nóbrega JAM. Tradução e validação do questionário de avaliação de gravidade dos sintomas e do estado funcional na síndrome do túnel do carpo. Arq Neuropsiquiatr. 2003; 61(1):51-55.

Capítulo 3

Reprodutibilidade e Validade de Testes Diagnósticos

Antonio Carlos Pereira
Andréa Videira Assaf
Marcelo de Castro Meneghim
Renato Pereira da Silva

Introdução

A saúde coletiva, em uma concepção administrativa, pode ser considerada um sistema organizacional compreendido por um conjunto de atividades convergentes, desempenhadas por um grupo de profissionais, apresentando, como meta principal, a melhoria da saúde e da qualidade de vida de uma determinada população. Essa organização, por sua vez, somente alcançaria sua meta principal, de modo eficaz e eficiente, se suas atividades fossem desempenhadas sob a configuração de um sistema aberto, composto basicamente por "entradas" (*inputs*), "processos" (aplicação de tecnologias e realização dos procedimentos em condições de campo) e "saídas" (*outputs*) (Fig. 3.1), o qual "modifica" e ao mesmo tempo "aprende" (*feedback*) com o ambiente.[9]

A informação em saúde, portanto, desempenha importância crucial em dois momentos deste sistema aberto, nas "entradas", ou seja, no momento inicial (planejamento) de ações em saúde, e nas "saídas", onde as ações realizadas são avaliadas para que possíveis e necessários ajustes sejam realizados pelos gestores do sistema de saúde (retroação) (Fig. 3.1).

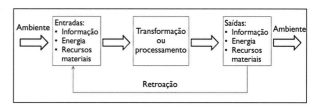

Fig. 3.1 – Configuração de um sistema aberto.

Dentro deste contexto, Epidemiologia é uma ferramenta imprescindível para o diagnóstico situacional, uma vez que visa ao estudo dos fatores que determinam a frequência e a distribuição das doenças em populações específicas, fornecendo indicadores que sirvam de suporte ao planejamento, administração e avaliação de ações de saúde destinadas a prevenção, controle e/ou erradicação de problemas de saúde nas coletividades.[31] Consiste na coleta sistemática de informações sobre eventos relacionados, direta ou indiretamente, à condição de saúde de uma determinada população, por meio de instrumentos adequados, objetivando-se, assim, o delineamento de um quadro nosológico fidedigno e representativo desta população.

Como exemplo, os levantamentos epidemiológicos nacionais em saúde bucal, nos anos 1986, 1996 e 2003, e sua edição mais recente, o Projeto SB Brasil 2010, têm possibilitado a construção de uma base de dados epidemiológicos consistente, a qual tem fornecido informações sobre as tendências das doenças e agravos bucais em grupos etários distintos, viabilizando, consequentemente, a definição de políticas públicas, a melhoria do processo de planejamento e avaliação de serviços, o fortalecimento do sistema de vigilância e o aprimoramento do modelo de atenção em saúde bucal em nosso país.[6]

Nesse sentido, constata-se que a Epidemiologia constitui-se como a principal ferramenta de trabalho em Saúde Coletiva, possibilitando aos profissionais envolvidos neste setor estabelecer prioridades, otimizando a alocação dos recursos disponíveis, sejam eles, financeiros, humanos e/ou materiais, e avaliar resultados com vistas à melhor relação custo/benefício das ações em saúde.[33] Contudo, para que tais objetivos sejam alcançados, é imprescindível que a escolha do "instrumento de medição" (método epidemiológico ou teste diagnóstico) esteja de acordo com o "serviço a ser realizado" (propósito do uso deste método ou teste). Além disso, instrumentos de medição, como um teste diagnóstico totalmente novo, ou um teste já existente e utilizado em avaliações epidemiológicas prévias, devem ser indicados quando apresentam boa qualidade, no que se refere a parâmetros de eficácia, efetividade e eficiência, como também de reprodutibilidade (precisão), validade (acurácia), factibilidade (custos, viabilidade e facilidade de realização) e dos efeitos deste nas decisões clínicas e nos desfechos em saúde (segurança ao examinador e examinado).[15,26]

Embora a problemática acerca da qualidade de um teste diagnóstico seja complexa, nos limitaremos, neste capítulo, ao estudo de duas características de importância clínica e epidemiológica: a reprodutibilidade e a validade de seus resultados.

Referenciais Básicos para Reprodutibilidade e Validade

Para uma melhor compreensão sobre a reprodutibilidade e a validade de um teste diagnóstico, alguns pressupostos, bem como a configuração de uma tabela de contingência, devem ser considerados com muito cuidado.

O quadro 3.1 apresenta, resumidamente, os conceitos e as principais características da reprodutibilidade e da validade de um teste diagnóstico. Mais detalhes destas informações serão fornecidos nas próximas seções do capítulo.

Quadro 3.1 – Reprodutibilidade *versus* Validade de um teste diagnóstico.

Reprodutibilidade	Validade
É o grau em que um teste diagnóstico apresenta resultados semelhantes quando aplicado diversas vezes	É o grau em que um teste diagnóstico realmente representa o que deveria representar, ou seja, detecta a doença para a qual ele foi desenvolvido
Avaliada por meio da comparação entre várias mensurações	Avaliada por meio da comparação da mensuração do teste diagnóstico em relação à mensuração padrão (gold standard)
Aumenta o poder estatístico para detectar os efeitos esperados	Aumenta a validade das conclusões
É influenciada por erros aleatórios (acaso) originados do examinador (fatores físicos e psicológicos), sujeito da pesquisa (dificuldade de classificação das doenças bucais) e/ou instrumento/equipamento diagnóstico utilizado para exame diagnóstico (desgaste de componentes mecânicos)	É influenciada por erros sistemáticos (vieses) originados do examinador, sujeito da pesquisa e/ou instrumento/equipamento diagnóstico

Adaptado de Hulley et al.[15]

Em suma...

Esquematicamente, a figura de um arqueiro com seus possíveis erros e acertos ao alvo ilustra as possíveis relações entre validade e reprodutibilidade de um teste ou exame diagnóstico.

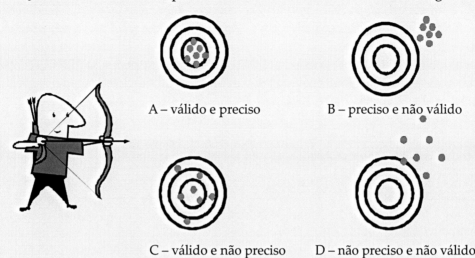

A – válido e preciso

B – preciso e não válido

C – válido e não preciso

D – não preciso e não válido

O alvo "A" representa um teste ou método diagnóstico ideal, com alta validade e alta reprodutibilidade. Os outros alvos ilustram situações onde ora o método é preciso, contudo não é válido (alvo B), ora o método é válido, ou seja, o alvo é atingido, contudo não há reprodutibilidade (alvo C) e onde o método diagnóstico não apresenta validade nem reprodutibilidade (alvo D), devendo ser imediatamente descartado pelo pesquisador ou profissional do serviço de saúde.

A tabela 3.1 de dupla entrada, apresentada a seguir, denominada comumente tabela de contingência, tabela 2 x 2 ou tabela "quádrupla", é a tabela-padrão para apresentação de dados originados de testes diagnósticos. Os quatro possíveis desfechos, verdadeiro-positivo, falso-positivo, falso-negativo e verdadeiro-negativo são representados respectivamente pelas letras, "a", "b", "c" e "d". Apesar de sua aparente simplicidade, esta tabela de contingência traz consigo a base do raciocínio analítico da Epidemiologia moderna, possibilitando a realização de diversos testes estatísticos destinados a mensurar a qualidade de um teste diagnóstico proposto.[14,38]

Convém ressaltar que, para estudos em que se objetiva verificar a precisão de um teste diagnóstico ou mesmo a reprodutibilidade entre examinadores, as colunas e as linhas da tabela de contingência deverão ser preenchidas com dados a partir do primeiro e segundo resultados do referido teste ou do registro de dois examinadores. No caso dos estudos de validade, as colunas deverão ser preenchidas com dados de um resultado considerado padrão (*gold standard*) e as linhas, com dados de um examinador ou de um teste diagnóstico estudado. Para a determinação dos valores das casinhas referentes aos resultados verdadeiro-positivo (VP), verdadeiro-negativo (VN),

Tabela 3.1 – Configuração de uma matriz quadrada (tabela de contingência) 2X2.

PADRÃO-OURO	Teste Diagnóstico		
	Positivo	Negativo	Total
Presente	a (verdadeiro-positivo)	b (falso-negativo)	(a + b)
Ausente	c (falso-positivo)	d (verdadeiro-negativo)	(c + d)
Total	(a + c)	(b + d)	n

falso-positivo (FP) e falso-negativo (FN), os dados do teste a ser aferido ou da resposta diagnóstica dos 2 examinadores, para estudos de reprodutibilidade, ou os dados do teste ou do examinador e da resposta padrão devem ser tabulados lado a lado, contabilizados e inseridos na tabela de contingência. Dependendo dos objetivos do estudo realizado, outras configurações de tabela de contingência como, por exemplo, 3 x 3, 4 x 4, 5 x 5... n x n poderão ser utilizadas.

Reprodutibilidade

Um primeiro aspecto metodológico a ser considerado, quando da avaliação de um teste diagnóstico, é a sua capacidade de produzir resultados semelhantes quando mensurações repetidas, sob condições laboratoriais, clínicas ou epidemiológicas são realizadas, demonstrando a *reprodutibilidade, confiabilidade, consistência* ou *precisão* deste teste diagnóstico.

Medidas como a execução de exercícios extensivos para a padronização de testes diagnósticos ou para o treinamento e a calibração de examinadores devem ser, sempre que possível, realizadas, visando a aumentar a precisão da medida e, consequentemente, da resposta aferida.[1,15]

No caso de a medida envolver a participação de examinador(es), é imprescindível que se considere a avaliação da reprodutibilidade, seja ela intraexaminador (o examinador é testado consigo mesmo) ou interexaminador (o examinador é testado com outros examinadores), pois tais medidas são as de grande utilidade em levantamentos epidemiológicos em saúde bucal durante a fase inicial de treinamento e de calibração de examinadores.[1]

Em ambas as situações, na avaliação de um teste diagnóstico e na calibração de examinadores para levantamentos epidemiológicos, quando dados categóricos nominais são obtidos, a reprodutibilidade pode ser calculada a partir de testes estatísticos como o índice de Dice, a porcentagem geral de concordância, ou a estatística Kappa.[3,15,38] Dentre estas medidas, a porcentagem geral de concordância, a estatística Kappa e o coeficiente de correlação intraclasse serão abordados detalhadamente a seguir, por serem as medidas de reprodutibilidade mais usadas em Odontologia.

Para fins ilustrativos, visando uma melhor compreensão sobre o tema, tomaremos a cárie dentária, a mais prevalente das doenças bucais, como exemplo, ressaltando que os testes estatísticos descritos neste capítulo aplicam-se a qualquer outra condição clínica bucal, tal como alteração gengival, condição periodontal, fluorose, uso e/ou necessidade de prótese, maloclusão, dentre outras.

Porcentagem geral de concordância

A **porcentagem geral de concordância (PGC)** é a maneira mais simples de se mensurar e interpretar a reprodutibilidade do diagnóstico de cárie dentária realizado entre dois ou mais examinadores, considerando-se os códigos e condições dentárias preconizados no manual de "Levantamentos Básicos em Saúde Bucal", da Organização Mundial de Saúde,[42] em seu estado original, ou seja, sem dicotomizar as condições clínicas registradas em dentes "com cárie" e "sem cárie". Ao dicotomizar as condições dentárias, haverá alguma perda de informação, a qual refletirá na reprodutibilidade do teste diagnóstico, pois diferentes estágios e condições da doença não serão registrados. Exemplificando, se um examinador registra o dente 16 como tendo "selante", outro examinador registra o mesmo dente como "hígido", e um terceiro examinador registra o referido dente como "restaurado", ao se dicotomizar em dentes "com cárie" e "sem cárie", haverá a falsa impressão de uma concordância perfeita entre os examinadores, contudo cada examinador visualizou uma condição clínica para o mesmo dente.

A PGC é influenciada por erros aleatórios e pela frequência com que as categorias do atributo estudado (condições dentárias e critérios de classificação preconizados pela OMS) apresenta-se na amostra estudada.[15,20,38]

Estes erros aleatórios podem se originar a partir da subjetividade do examinador, da variação biológica do sujeito examinado desde o seu último exame, de fatores ambientais onde o exame foi realizado ou, ainda, do desgaste natural dos componentes mecânicos de um equipamento utilizado para o exame diagnóstico da cárie dentária ou ainda da conjunção de ambos os fatores.

Em relação à frequência com que as categorias do atributo se apresenta na amostra, considerando-se uma situação em que a prevalência de cárie dentária na amostra estudada é baixa, o valor da PGC tenderá a ser alto, mesmo que a concordância real seja fraca ou inexistente, pois a concordância interexaminador será dada a partir do alto número de dentes diagnosticados como hígidos a expensas de grandes discordâncias encontradas em um pequeno número de dentes diagnosticados como cariados em um levantamento epidemiológico. Isto se deve a um aumento na frequência de sujeitos (ou dentes) classificados como "verdadeiro-negativo" (casela d) em uma tabela de contingência (Tabela 3.1).

Uma maneira simples, rápida e manual de calcular a PGC em exercícios de treinamento e calibração de examinadores para levantamentos epidemiológicos em saúde bucal consiste do uso da fórmula a seguir:

$$PGC = 100 - \left[\left(\frac{Discordâncias}{Campos \times Exames}\right) \times 100\right]$$

Como exemplo, podemos utilizar os registros advindos do exame odontológico de um indivíduo de 12 anos de idade (neste indivíduo são considerados 28 dentes) realizados por 3 examinadores. Neste exame, foram identificados 4 dentes (4 caselas das fichas clínicas do levantamento epidemiológico) divergentes. Dessa forma, teríamos:

$$PGC = 100 - \left[\left(\frac{12\ Discordâncias}{28\ caselas \times 3\ fichas}\right) \times 100\right]$$

Logo: PGC = 100 − (0,143 x 100) = 85,7%, ou seja, uma PGC aceitável pois, segundo a OMS, este valor estaria em torno de 85 a 90%.[42]

Apesar de fácil, tal medida apresenta algumas limitações. No caso da cárie dentária, por exemplo, a PGC não informa como se deu a discordância entre os examinadores, se os resultados positivos (com cárie) e negativos (sem cárie) das discordâncias estavam distribuídos uniformemente ou se um examinador teve maior número de resultados positivos do que outro. Além disso, essa medida não leva em consideração a concordância de diagnóstico atribuída ao acaso, podendo não apresentar resultados condizentes com a concordância real.[1]

Estatística Kappa

A principal forma de se anularem os efeitos dos erros aleatórios e da frequência com que o atributo estudado se apresenta na amostra (prevalência da doença) sobre a reprodutibilidade de testes diagnósticos e se obter uma reprodutibilidade mais fidedigna é o uso da estatística ou coeficiente Kappa de Cohen,[10] o qual tem sido preconizado pela OMS durante o processo de calibração de examinadores, especialmente em grupos de baixa prevalência de cárie dentária.[42]

O **coeficiente Kappa (κ)** expressa a proporção da concordância observada que não é devida ao acaso, em relação à concordância máxima que ocorreria além do acaso. Seus valores variam de -1 (total discordância), passando por 0 (concordância devida ao acaso), até +1 (total concordância, descontando-se o acaso).[10,18]

O cálculo do Kappa é realizado a partir de uma matriz quadrada (tabela de contingência), seja ela 2 X 2, 3 X 3, 4 X 4, 5 X 4... n X n. Quando há mais de duas categorias e elas estão classificadas como escala, recomenda-se o uso do Kappa ponderado, com a atribuição de pesos para diferenciar para mais ou para menos os graus de concordância, segundo a maior ou menor disparidade entre os valores escalares obtidos nas observações discordantes.[20,38] O Kappa ponderado foi adotado no Projeto SB Brasil 2010.[6]

O cálculo do coeficiente Kappa será demonstrado a seguir a partir de um exemplo hipotético. Neste exemplo, imagine um estudo experimental *in vitro* onde dois examinadores realizam um exame clínico visual de 20 dentes permanentes extraídos, mais precisamente em 2 sítios em cada dente, totalizando 40 sítios examinados. A classificação a seguir foi adotada para o registro das condições clínicas encontradas: 0 – sítio hígido; 1 – sítio com lesão inicial de cárie em esmalte sem cavitação; 2 – sítio com lesão de cárie cavitada em esmalte; 3 – sítio com lesão de cárie cavitada em dentina. A matriz 3 X 3 com os resultados dos 2 examinadores é apresentada a seguir na tabela 3.2.

Tabela 3.2 – Diagnóstico de cárie realizado pelos examinadores.

Exami-nador 1	Examinador 2			Total
	0	1	2	
0	22 (a)	0 (b)	0(c)	22
1	2 (d)	8 (e)	1(f)	11
2	0 (g)	1 (h)	6(i)	7
Total	24	9	7	40 (n)

Observação: a condição 3 não foi detectada por nenhum dos examinadores.

O cálculo do coeficiente Kappa (κ) é dado pela fórmula:

$$K = \frac{Po - Pe}{1 - Pe}$$

onde:
Po = proporção de concordâncias observadas
Po = (a + e + i) ÷ n
Po = 36 ÷ 40
Po = 0,90
Pe = proporção de concordâncias esperadas
Pe = {(a + b + c) × (a + d + g)} + {(d + e + f) × (b + e + h)} + {(g + h + i) × (c + f + i)} ÷ n^2
Pe = {(22 × 24) + (11 × 9) + (7 × 7)} ÷ 40^2
Pe = 676 ÷ 1600
Pe = 0,42
logo:
κ = (0,90 – 0,42) ÷ (1 – 0,42)
κ = 0,83 (concordância considerada ótima)

Em situações em que a reprodutibilidade é calculada para um grupo de examinadores, utiliza-se comumente um valor médio, acompanhado pelo valor máximo e mínimo de Kappa é apresentado. O intervalo de confiança para a estatística Kappa desta amostra também pode ser apresentado na seção 'resultados' de estudos epidemiológicos. Convém ressaltar que o intervalo de confiança é uma medida de precisão de uma estimativa amostral, onde o nível de confiança é determinado pelo investigador. Em geral, o nível de confiança adotado em estudos científicos é da ordem de 95%; entretanto, outros valores podem ser atribuídos para o nível de confiança, dependendo do escopo do estudo a ser realizado (Hulley et al., 2003).

Para a interpretação dos valores de Kappa obtidos, diversas escalas de classificação da reprodutibilidade têm sido propostas (Fig. 3.2).

A escolha entre essas classificações é arbitrária, ficando a cargo do profissional selecionar a escala de classificação que melhor se adequar aos propósitos de seu estudo. Dentre as classificações apresentadas na figura 3.2, a classificação proposta por Landis e Koch[18] tem sido a mais comumente utilizada.[20,38]

Ambos os cálculos de PGC e de Kappa podem ser efetuados manualmente ou mais facilmente, por meio eletrônico, através de pacotes estatísticos como o SAS®, SPSS® e STATA®, dentre outros. Contudo, uma maneira eletrônica ainda mais simples foi elaborada pelo Ministério da Saúde brasileiro, quando da época da realização do "Projeto SB Brasil 2000", a qual consiste do preenchimento de planilhas do MS-Excel®, programadas para calcular a reprodutibilidade intra e interexaminador relativa às doenças bucais. Tais planilhas, agora em sua versão atual para o "Projeto SB Brasil, 2010", bem como manuais do referido projeto estão disponíveis no endereço eletrônico: http://www.sbbrasil2010.org/.

Contudo, ao se utilizarem tais planilhas, atenção especial deve ser dispensada quanto ao registro da condição clínica dos dentes terceiros molares. Em simulações de exercícios de calibração em computador, onde os terceiros molares foram registrados sob o código "8" (dente não erupcionado), segundo o manual de "Levantamentos Básicos em Saúde Bucal" da Organização Mundial de Saúde,[42] para

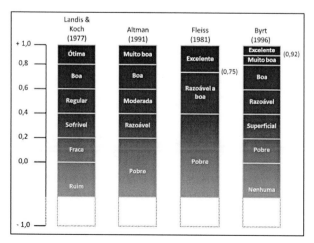

Fig. 3.2 – Classificações propostas para a interpretação do valor de Kappa (reproduzido de Sklo e Nieto, 2000).

os dentes terceiros molares em faixas etárias onde normalmente ele não estaria erupcionado, houve superestimação da reprodutibilidade dos examinadores. Desconsiderar o registro destes dentes em exercícios de calibração, registrando "." nas caselas correspondentes, é uma alternativa em levantamentos epidemiológicos de cárie dentária para se obter uma reprodutibilidade intra e interexaminador mais fidedigna.

Assim como a PGC, o coeficiente Kappa também é influenciado pela prevalência do atributo (doença) estudado, a qual está diretamente relacionada ao tamanho e às características clínicas dos indivíduos selecionados para a composição da amostra em estudos de reprodutibilidade de testes diagnósticos. Também, a partir de um exercício simulado de calibração de examinadores, foi encontrado que uma amostra de 12 sujeitos (indivíduos ou dentes, dependendo do objetivo do estudo) seria suficiente para a realização de uma calibração intra e interexaminador adequada, desde que a prevalência do atributo sob estudo nesta amostra seja de 60%. Ainda neste quesito, estudos como os de Assaf et al.[3] demonstraram a necessidade de selecionar previamente os indivíduos participantes da fase de calibração de examinadores para a cárie dentária, de preferência por um sujeito não participante do estudo, de modo a contemplar graus diferentes de cárie dentária, bem como indivíduos sem a doença, o que em tese proporcionaria uma calibração mais fidedigna.

Em relação à definição para a composição da amostra em estudos de reprodutibilidade de testes diagnósticos, verifica-se na literatura científica que não há um número padrão de sujeitos (tamanho de amostra) para estudos desta natureza, com amostras variando entre 10 a 25 sujeitos.[1,6,34] Entretanto, para o processo de calibração dos examinadores tem sido sugerido um número máximo de 5 cirurgiões-dentistas para cada grupo de 20 a 25 indivíduos visando facilitar o debate sobre as discrepâncias encontradas entre examinadores, evitando assim um desgaste físico excessivo dos examinadores e dos examinados após exames bucais repetidos.[6,12] Embora desnecessária em estudos de reprodutibilidade, a Fig. 3.de um examinador padrão, com vasta experiência em levantamentos epidemiológicos em saúde bucal, atuando como um mediador entre os demais examinadores, promovendo o consenso entre eles quando as dúvidas surgirem é desejável sempre que possível.[1,6,12,34] Para mais detalhes sobre planejamento, organização e execução de um levantamento epidemiológico em saúde bucal, é recomendada a leitura do capítulo 2, que trata especificamente de levantamentos epidemiológicos em saúde bucal.

Cabe aqui ressaltar que a comparação entre a reprodutibilidade obtida em estudos diferentes deve ser evitada, pois, para cada estudo, uma amostra contemplando o perfil local da doença é constituída.[38]

Coeficiente de correlação intraclasse

A reprodutibilidade de um teste diagnóstico ainda pode ser mensurada a partir do coeficiente de correlação intraclasse ICC ou coeficiente de confiabilidade. Tal coeficiente é o equivalente da estatística Kappa para variáveis contínuas, apresentando a mesma frequência de valores possíveis, indo de -1 (valor teórico), passando por 0 e assumindo o valor máximo de +1. Assim como na estatística Kappa, a classificação dos valores encontrados para o ICC é arbitrária, podendo a mesma classificação da estatística Kappa, descrita anteriormente, ser aplicada para este coeficiente, O ICC é uma estimativa da proporção da mensuração da variabilidade total devida à variação entre os examinadores participantes de um estudo epidemiológico.[20,38] O ICC é calculado a partir da fórmula a seguir:

$$CCI = \frac{V_e}{V_T} = \frac{V_e}{V_e + V_d}$$

Onde: V_e = variância entre examinadores, V_T = variância total ($V_e + V_d$), e V_d = variância dentro, que avalia o erro (variância não esperada) da medida propriamente.

O ICC é afetado pela frequência de valores na população de estudo. Sendo assim, quando V_v é pequeno, o CCI também será pequeno. Um baixo coeficiente de confiabilidade resultante de uma pequena variabilidade dos níveis de exposição podem influenciar negativamente no poder de um estudo epidemiológico e, portanto, tornar mais difícil a avalição de uma possível associação. O CCI será também menor quando há uma variabilidade intraindividual substancial do fator de interesse.[38]

Na inexistência de erros de diagnóstico, ou seja, quando todas as medidas para o mesmo sujeito sob estudo são iguais, $V_d = 0$, logo ICC = 1. Quando não há variabilidade entre os sujeitos estudados, $V_e = 0$, logo qualquer variabilidade nos dados será por conta de erro de medida, dessa forma, o ICC = 0.

Louwerse et al.,[19] objetivando validar o Índice de Complexidade, Desfecho e Necessidade (*Index of Complexity, Outcome and Need* – ICON), a partir de uma amostra de 102 pacientes ortodônticos examinados por 9 ortodontistas não calibrados e 7 ortodontistas calibrados para tal finalidade, encontraram uma concordância intra examinadores, mensurada pelo CCI, que variou de moderada a alta (0,52 a 0,86 e 0,89, respectivamente).

Tendências nos estudos de reprodutibilidade de cárie dentária

Com a alteração progressiva nos padrões de desenvolvimento da cárie dentária pelo mundo, mais especificamente com o declínio da cárie dentária convencionalmente concebida como cavidade,[22,25] novos métodos e critérios para se definir e medir a doença vêm sendo sistematicamente estudados. Ao se adotarem tais mudanças, a complexidade do diagnóstico de cárie dentária também aumentará, podendo afetar negativamente a reprodutibilidade do exame odontológico. Esta problemática tem constituído a base de uma linha de pesquisa relacionada detecção/diagnóstico da cárie dentária e sua implicação nos indicadores. A mensuração da reprodutibilidade de exames odontológicos realizados sob condições diversas é exemplificada a seguir.

Em Assaf et al.,[1] ao se proceder ao tradicional exame visual-tátil em condições de campo, com base no critério preconizado pela OMS para a detecção da cárie dentária[42] e no critério da OMS+LI, incluindo-se o registro de lesões iniciais (LI) de cárie em esmalte dentário, observou-se discreta redução na reprodutibilidade do grupo de 11 examinadores participantes do estudo, tanto ao se considerar o dente (OMS: κ_{intra}=0,99 e κ_{inter}=0,95; OMS+LI: κ_{intra}=0,97 e κ_{inter}=0,90), quanto a superfície dentária (OMS: κ_{intra}=1,00 e κ_{inter}=0,98; OMS+LI: κ_{intra}=0,99 e κ_{inter}=0,96) como unidade de mensuração. Contudo, face aos valores de Kappa encontrados para o critério OMS+LI, o registro de lesões cariosas iniciais demonstrou-se viável em levantamentos epidemiológicos de cárie dentária.

Silva[34] avaliou o efeito da reprodutibilidade de 3 examinadores, a partir do emprego de métodos convencionais e adjuntos para a detecção da lesão cariosa, em condições de campo. Os dentes posteriores de estudantes de 12 anos de idade foram avaliados sob os critérios diagnósticos D1 (registro da cárie dentária a partir de seus estágios inicias em esmalte) e D3 (registro da cárie dentária a partir do acometimento da dentina, sob esmalte íntegro ou não). O exame odontológico visual realizado sem (D1: κ_{intra} = 0,89 e κ_{inter} = 0,84; D3: κ_{intra} = 0,91; κ_{inter} = 0,85) e com iluminação artificial (D1: κ_{intra} = 0,88 e κ_{inter} = 0,83; D3: κ_{intra} = 0,91 e κ_{inter} = 0,85), radiográfico *bitewing* (D1: κ_{intra} = 0,99 e κ_{inter} = 0,90; D3: κ_{intra} = 0,95 e κ_{inter} = 0,92) e por transiluminação por fibra ótica (FOTI) (D1: κ_{intra} = 0,87 e κ_{inter} = 0,83; D3: κ_{intra} = 0,97 e κ_{inter} = 0,93) apresentaram reprodutibilidade compatível com o seu uso em levantamentos epidemiológicos de cárie dentária. Entretanto, a reprodutibilidade do exame por fluorescência *laser*, a partir de um aparelho DIAGNOdent® 2095 (D1: κ_{intra} = 0,30 e κ_{inter} = 0,32; D3: κ_{intra} = 0,36 e κ_{inter} = 0,35), contraindica seu uso sob tais condições.

Visando uma reprodutibilidade ainda mais fidedigna durante as sessões de calibração de examinadores, Peres et al.[30] recomendam a análise da reprodutibilidade "dente a dente", visto que em face da prevalência e severidade atuais da cárie dentária, a avaliação da reprodutibilidade conjunta dos dentes ou de suas superfícies poderia fornecer "uma visão exageradamente otimista da concordância obtida". Esta assertiva é corroborada pelos estudos de Assaf et al.[2] e Silva,[34] onde a análise "dente a dente" demonstrou que para exames odontológicos cuja reprodutibilidade era tida como "ótima", a reprodutibilidade para a detecção de cárie dentária em determinados dentes estava abaixo de "regular", alcançando em alguns casos, valores negativos do coeficiente Kappa. Dessa forma, analisando-se a reprodutibilidade "dente a dente", a reprodutibilidade não seria superestimada e novos exercícios de treinamento e de calibração específicos para os dentes onde as principais discordâncias são encontradas poderiam ser implementados. Contudo, esta forma de análise da reprodutibilidade em levantamentos epidemiológicos é pouco usual, prevalecendo ainda a análise segundo a metodologia descrita no manual de "Levantamentos Básicos em Saúde Bucal", da Organização Mundial de Saúde.[42] Convém ressaltar que embora este manual seja a bibliografia de referência para o planejamento e execução de levantamentos epidemiológicos em saúde bucal, alguns de seus aspectos metodológicos, detalhados em Oliveira et al.[28] e Peres et al.,[30] ainda permanecem incertos.

Validade

A *validade* de um teste diagnóstico é a sua capacidade de mensurar corretamente o atributo (doença estudada) para o qual ele foi desenvolvido, demonstrando-se assim a veracidade da condição clínica detectada. Dessa forma, a *validade* mensura o grau de conformidade (ausência de erro sistemático) do teste diagnóstico em relação a um *"padrão-ouro"* previamente estabelecido.[26,38]

O termo *"padrão-ouro"* (*gold standard*) refere-se ao método diagnóstico mais acurado, ou seja, sem erros, para uma determinada condição clínica. Normalmente, este *"padrão-ouro"* consiste de procedimentos mais invasivos, caros e com maior risco de complicações. Em Odontologia, o *"padrão-ouro"* em estudos de validade incluem as validações histológicas de dentes extraídos, as biópsias (o preparo cavitário de superfícies dentárias supostamente cariadas é um tipo de biópsia) e cirurgias exploratórias. Contudo, em estudos de validade em que a aplicação destes métodos tradicionais de validação é inviável, como em estudos epidemiológicos, métodos alternativos de validação, originados a partir de métodos convencionais de diagnóstico de cárie dentária, como o exame clínico visual realizado por um examinador com vasta experiência clínica ou o uso do exame radiográfico *bitewing*, podem ser considerados.[1,13] Segundo ten Bosch e Angmar-Månsson,[40] a seleção de um *"padrão-ouro"* em um estudo de validade é mais uma questão de raciocínio e ponderação de argumentos do que simplesmente a sequência a um protocolo predeterminado. Em resumo, o *"padrão-ouro"* representa o "verdadeiro" valor de um atributo nos sujeitos estudados.[11,38]

A condição básica para avaliar a validade de um teste diagnóstico é a dicotomização dos dados coletados, tanto pelo teste diagnóstico quanto pelo "padrão-ouro", os quais serão inseridos em uma tabela de contingência 2 x 2 similar à tabela 3.1. Convém ressaltar que determinados dados são originalmente dicotômicos, como no caso de variáveis qualitativas binárias, por exemplo. Para dados quantitativos contínuos, o pesquisador deve estipular um ponto de corte para definir o que se constitui "caso" e o que se constitui a "higidez" do sujeito estudado, realizando-se assim uma dicotomização artificial dos dados coletados.

A validade de um teste diagnóstico é determinada em termos de sua *sensibilidade, especificidade, taxas de falso-positivo e falso-negativo, valores preditivos positivo e negativo, taxa bruta de acertos, índice de Youden, razão de verossimilhança positiva e negativa,* e *curva ROC*.

Sensibilidade

A **sensibilidade (S)** de um teste diagnóstico é a sua capacidade de detectar corretamente os sujeitos verdadeiramente detentores do atributo estudado (do teste acusar positivo), ou seja, os sujeitos verdadeiramente doentes, classificados como "verdadeiro-positivo" (casela "a" da tabela 3.1). A sensibilidade de um teste diagnóstico é dada pela fórmula:

$$S = \frac{VP}{VP + FN}$$

Especificidade

A **especificidade (E)** de um teste diagnóstico é a sua capacidade de detectar corretamente os sujeitos verdadeiramente não-detentores do atributo estudado (do teste acusar negativo), ou seja, os sujeitos não doentes, classificados como "verdadeiro-negativo" (casela d da Tabela 3.1). É dada pela fórmula:

$$E = \frac{VN}{FP + VN}$$

Taxa de falso-positivo

A **taxa de falso-positivo (TFP)** de um teste diagnóstico é a proporção de sujeitos considerados erroneamente como doentes, quando na realidade não o são. É dada pela fórmula:

$$TFP = \frac{FP}{FP + VN}$$

Taxa de falso-negativo

A **taxa de falso-negativo (TFN)** de um teste diagnóstico é a proporção de sujeitos considerados erroneamente como não doentes, quando na realidade são detentores do atributo estudado. É dada pela fórmula:

$$TFN = \frac{FN}{VP + FN}$$

Note que ambas as **taxas de falso-positivo** e **de falso-negativo** representam informações complementares à **sensibilidade** e **especificidade** de um teste diagnóstico, pois revelam a proporção de indivíduos classificados erroneamente para ambas as condições.[14]

Valor preditivo positivo

O **valor preditivo positivo (VP+)** de um teste diagnóstico é a proporção de sujeitos realmente detentores do atributo estudado (doença) dentre todos os sujeitos classificados como "positivo" pelo teste diagnóstico. É também denominado de **poder diagnóstico**, sendo calculado pela seguinte fórmula:

$$VP+ = \frac{VP}{VP + FP}$$

Valor preditivo negativo

O **valor preditivo negativo (VP-)** de um teste diagnóstico é a proporção de sujeitos realmente não doentes dentre todos os sujeitos classificados como "negativo" pelo teste diagnóstico. É dado pela fórmula:

$$VP- = \frac{VN}{FN + VN}$$

Convém enfatizar que **sensibilidade** e **valor preditivo negativo** são diretamente proporcionais. Ao se aumentar a **sensibilidade** de um teste diagnóstico, o seu **valor preditivo negativo** tende a aumentar como resultado da redução da frequência de resultados falso-negativos, evidenciando maior probabilidade de um indivíduo com resultado negativo não desenvolver a doença. Em contrapartida, ao se aumentar a **especificidade** de um teste diagnóstico, o seu **valor preditivo positivo** tende a aumentar devido à redução da frequência de resultados falso-positivos, evidenciando maior probabilidade de um sujeito com resultado positivo desenvolver a doença (Fig. 3.3).

O **valor preditivo** de um teste diagnóstico é também influenciado pela prevalência do atributo na amostra estudada. Dessa forma, aumentando-se a prevalência da doença, contudo, sendo mantidos constantes os valores de **sensibilidade** e **especificidade**, um aumento no **valor preditivo positivo** e consequente diminuição no **valor preditivo negativo** do teste diagnóstico podem ser observados (Fig. 3.4). Ao se diminuir a prevalência da doença na amostra, o acréscimo no **valor preditivo negativo** com subsequente diminuição no **valor preditivo positivo** é observado (Fig. 3.5).

Os valores preditivos são muito úteis, subsidiando a tomada de decisão clínica, seja no sentido de se instituir um determinado tratamento ou no sentido de se aprofundar o diagnóstico de uma eventual doença, com a realização de exames diagnósticos mais refinados e caros e/ou de maior risco para a condição de saúde do

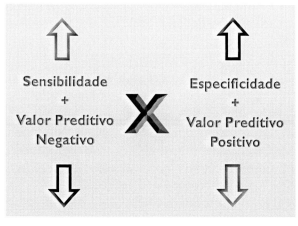

Fig. 3.3 – Relação entre Sensibilidade + VP- e Especificidade + VP+.

sujeito. Um exemplo clássico do uso dos valores preditivos é o diagnóstico de HIV por meio do teste ELISA, teste diagnóstico de primeira escolha para indivíduos sob suspeita de HIV--positivo. Um resultado reagente em um teste de HIV por ELISA é sempre confirmado por meio de testes específicos como o teste de Western Blot (WB) e do PCR, exames mais caros, complexos e demorados.[7] Sendo assim, **valores preditivos positivos altos** são desejáveis ao se recomendar um tratamento no qual custos biológicos e financeiros superem seus benefícios ao indivíduo acometido por uma determinada doença.[11,14]

Um exemplo clássico na Odontologia seria o uso de testes de diagnóstico para a cárie dentária com alto valor preditivo positivo e consequente baixa frequência de casos falso--positivos. Nesse caso, o exame clínico convencional, mesmo com sensibilidade de baixa a moderada, seria considerado um método adequado para o diagnóstico de lesões, por gerar pequena possibilidade de registro indevido de lesões e consequente abertura de cavidades. A associação de demais tecnologias adjuntas para o diagnóstico, como, por exemplo, o exame radiográfico convencional *bitewing*, poderia inclusive contribuir para o aumento do poder do teste de predizer positiva e negativamente a possibilidade ou não do desenvolvimento futuro de lesões cariosas.[34]

Taxa bruta de acertos

A **taxa bruta de acertos**, também denominada **proporção de indivíduos classificados corretamente** ou de **acurácia**, sintetiza a informação a respeito da validade de um teste diagnóstico, notadamente em relação a seus resultados verdadeiros, tanto positivos quanto negativos, em um único valor numérico, facilitando assim o seu entendimento. A taxa bruta de acertos é dada pela fórmula:

$$TBA = \frac{VP + VN}{n}$$

onde "n" corresponde à soma dos valores de VP, VN, FP e FN, ou seja, à amostra do estudo.

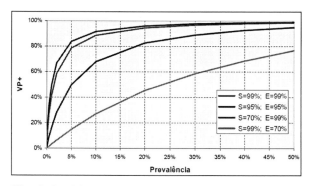

Fig. 3.4 – Variações do valor preditivo positivo em função da prevalência *(reproduzido de http://www.iesc.ufrj.br/cursos/fono/i%29%20AT9%20Teste%20Diagn%F3sticos.pdf)*.

Índice de Youden

A escolha de um teste diagnóstico pode ser facilitada pela interpretação de um único valor numérico gerado pelo **índice de Youden (J)**. Em um teste diagnóstico ideal, onde **TFP** e **TFN** são iguais a 0, o **índice de Youden** assume seu valor máximo igual a 1. Contudo, quando um teste diagnóstico apresenta **sensibilidade** e **especificidade** iguais a 0,5, o **índice de Youden** assume o valor 0. Este índice atribui pesos iguais à sensibilidade e especificidade, evidenciando que ambas são componentes igualmente importantes para a determinação da validade de um teste diagnóstico. Portanto, segundo este índice, deve-se optar por um teste diagnóstico que apresente a menor soma das proporções de erros de classificação.[17,38] O índice de Youden é dado pela fórmula a seguir:

$$(1 - TFP + TFN)$$
$$\text{ou}$$
$$J = 1 - [(1 - S) + (1 - E)]$$
$$\text{ou}$$
$$S + E - 1$$

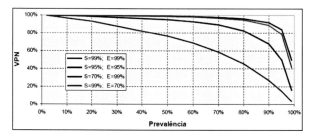

Fig. 3.5 – Variações do valor preditivo negativo em função da prevalência *(reproduzido de http://www.iesc.ufrj.br/cursos/fono/i%29%20AT9%20Teste%20Diagn%F3sticos.pdf)*.

Razão de verossimilhança positiva

A **razão de verossimilhança positiva (RV+)** é a probabilidade de que um resultado verdadeiro-positivo (sujeito verdadeiramente doente) seja mais provável de ser obtido pelo teste diagnóstico do que um resultado falso-positivo (sujeito não doente, contudo classificado como doente). Valores altos da razão de verossimilhança positiva são indicativos de um teste diagnóstico de boa qualidade. Sua fórmula é a seguinte:

$$\frac{\text{Sensibilidade}}{1 - \text{Especificidade}}$$

Razão de verossimilhança negativa

A **razão de verossimilhança negativa (RV-)** é a probabilidade de que um resultado verdadeiro-negativo (sujeito verdadeiramente não doente) é mais provável de ser obtido pelo teste diagnóstico do que um resultado falso-negativo (sujeito doente, mas é classificado como não doente). Sendo assim, quanto melhor o desempenho de um teste diagnóstico, menor o valor da razão de verossimilhança negativa. É dada pela seguinte fórmula:

$$\frac{1 - \text{Sensibilidade}}{\text{Especificidade}}$$

Para um teste diagnóstico onde o número de "verdadeiros-positivos" (casela "a" da Tabela 1) é maior que o número de "falsos-positivos" (casela "b" da Tabela 3.1), o valor resultante da razão de verossimilhança positiva é maior que 1, enquanto o valor da razão de verossimilhança negativa é menor que 1.

A capacidade de sintetizar as informações sobre um teste diagnóstico da **razão de verossimilhança**, também denominada **razões de probabilidades diagnósticas**, é considerada superior à da **sensibilidade**, da **especificidade** e das **curvas ROC**, permitindo que todas as informações disponíveis sobre o teste diagnóstico sejam aproveitadas.[11,26]

Curvas ROC

A **curva ROC (Receiver Operating Characteristic)** é uma ferramenta estatística (e gráfica) que descreve quantitativamente o desempenho de um teste diagnóstico, cujo resultado pode ser tratado como uma variável contínua ou categórica ordinal (Martinez et al., 2003). Nesse teste estatístico, os valores da **sensibilidade** de um teste diagnóstico são registrados no eixo das ordenadas (eixo Y), enquanto seus valores da **taxa de falso positivo** (1 – especificidade) são registrados no eixo das abscissas (eixo X), facilitando a visualização e determinação do melhor ponto de corte (*cut-off-point*), ou seja, a visualização de níveis adequados de **sensibilidade** e **especificidade**, para determinar a validade do teste diagnóstico sob estudo ou comparar a validade de 2 ou mais testes diagnósticos simultaneamente,[11] conforme a figura 3.6.

Definidos os pontos de corte no gráfico, a validade do teste diagnóstico é calculada a partir da área formada sob a curva ROC e o eixo das abscissas (1 – especificidade), denominada **área sob a curva** (*Area Under Curve*) e representada por A, A_z ou AUC. Quanto maior o valor da **área sob a curva ROC**, ou seja, quanto mais a curva se aproxima do eixo das ordenadas (eixo Y), melhor a validade do teste diagnóstico. Testes diagnósticos cujos valores da área sob a curva são iguais (a curva coincide com a diagonal na figura 3.6) ou inferiores a 0,5 (50%) devem ser descartados, pois podem detectar o atributo nos sujeitos da pesquisa meramente ao acaso.[11,14,26,36,41]

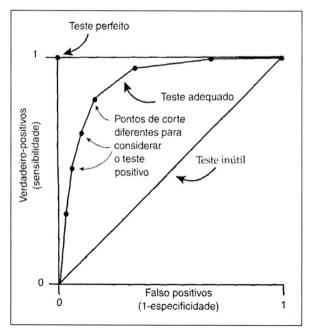

Fig. 3.6 – Curvas ROC *(adaptado de Newman et al.[26])*.

O teste diagnóstico ideal seria aquele cujos valores de **sensibilidade** e **especificidade** fossem iguais a 100%, suas **taxas de falso-positivo e falso-negativo** iguais a 0%, **valores preditivos positivo e negativo** iguais a 100%, **índice de Youden** igual a 1 e o valor da **área sob a curva ROC** de 1 (100%). Contudo, para estudos epidemiológicos em geral, valores de **sensibilidade** e **especificidade** de no mínimo 80% (sensibilidade + especificidade = 160%) e **índice de Youden** de 0,6 são considerados aceitáveis.[14,16,32]

Os testes de validade auxiliam o pesquisador na tarefa de selecionar o teste diagnóstico mais adequado para os propósitos de seu estudo. Por exemplo, para uma população em que a prevalência de lesões cariosas cavitadas é baixa, o uso de um teste diagnóstico com alta especificidade, como o exame clínico visual, pode ser mais adequado do que um teste com alta sensibilidade, como, por exemplo, o exame dentário por fluorescência *laser*.[5,24,39] Por outro lado, testes com alta sensibilidade poderão ser mais indicados para populações onde a prevalência de lesões cariosas iniciais ou não cavitadas é alta.[5]

Dessa forma, a prevalência do atributo na amostra não deve ser negligenciada, devendo o pesquisador estar atento também ao **viés de espectro**, o qual ocorre quando o espectro da doença na amostra difere do espectro da doença encontrado na população. Sendo assim, selecionar uma amostra onde o espectro da doença seja representativo do espectro da doença na população estudada é essencial para melhorar os resultados da validade de um teste diagnóstico.[15]

Cuidados como a padronização dos métodos de mensuração, treinamento e calibração dos examinadores, o cegamento ou mascaramento de examinadores e examinados, a otimização, automação e calibração de equipamentos mecânicos ou eletrônicos de diagnóstico ou auxiliares visando aumentar a validade de testes diagnósticos devem ser implementados sempre que possível.[15]

Tendências nos estudos de validade de cárie dentária

Embora existam diversos testes estatísticos para se avaliar a validade de um teste diagnóstico, os testes de **sensibilidade, especificidade, curvas ROC (área sob a curva ROC)** e **acurácia**, têm sido os mais comumente utilizados pelos pesquisadores. A seguir veremos alguns exemplos da validade de testes diagnósticos para cárie dentária.

No estudo *in vivo* de Fyffe et al.,[13] a validade do exame visual, complementado por recursos auxiliares (iluminação artificial e secagem das superfícies dentárias examinadas), realizado por um grupo de examinadores com pouca experiência e outro grupo de examinadores com experiência, variando-se o critério de diagnóstico de cárie dentária foi avaliada. Os valores de sensibilidade variaram de 0,18 para a detecção de cárie em superfícies dentárias, sob o critério diagnóstico D_3, para examinadores com pouca experiência, a 0,52 para dentes considerados cariados, sob o critério diagnóstico D_1, por examinadores experientes. Os valores de especificidade variaram de 0,93 a 1,00, sendo significativamente maiores sob o critério diagnóstico D_3 do que sob o critério diagnóstico D_1, exceto para o grupo de examinadores com menos experiência, durante o primeiro exame. O valor preditivo positivo variou de 0,48 a 0,93, sendo maior sob o critério diagnóstico D_1, enquanto o valor preditivo negativo variou de 0,58 a 1,00, sendo significativamente menor sob o critério diagnóstico D_1. A inclusão do registro de lesões de cárie iniciais em esmalte não afetou significativamente a validade do exame odontológico realizado por examinadores experientes.

Em Assaf et al.,[1] estudo realizado sob metodologia similar ao estudo de Fyffe et al.,[13] uma alta validade, considerando-se os valores de sensibilidade, especificidade e valores preditivos positivo e negativo, foram encontrados para o critério diagnóstico OMS,[42] enquanto valores altos de especificidade e valor preditivo negativo concomitantemente a valores moderados a alto de sensibilidade e valor preditivo positivo foram encontrados para o critério diagnóstico OMS + LI, o qual incluía o registro de lesões cariosas iniciais em esmalte. Considerando-se o critério diagnóstico OMS + LI, os valores médios de sensibilidade foram de 0,71 para a unidade de mensuração dente e de 0,82 para a superfície dentária, enquanto o valor preditivo positivo foi 0,75 para a unidade dente, e de 0,85 para a unidade superfície dentária. Os autores concluíram que é possível e viável utilizar a metodologia proposta no seu estudo, evidenciando a importância do uso de recursos auxiliares e adjuntos de diagnóstico em levantamentos no exame de lesões de cárie iniciais em esmalte.

No estudo *in vitro* de Souza-Zaroni et al.,[35] a validade de combinações diferentes de métodos de detecção de cárie em superfícies oclusais foi avaliada entre examinadores com diferentes níveis de experiência clínica. A combinação que apresentou maior sensibilidade (S = 0,76) e valor preditivo negativo (VP- = 0,89) foi aquela em que um grupo de docentes em Odontologia utilizou o "exame visual" associado ao "*laser* fluorescente", enquanto a maior especificidade (E = 0,99) e o maior valor preditivo positivo (VP+ = 0,92) foram encontrados para os exames odontológicos "fluorescência *laser*" e "radiográfico", ambos realizados pelos graduandos em Odontologia. Contudo, a combinação "exame visual + fluorescência *laser* + exame radiográfico" foi a que apresentou a melhor acurácia, independentemente do grupo de examinadores que a utilizou. Os desempenhos isolados do "exame visual", "fluorescência *laser*" e "exame radiográfico" foram inferiores ao desempenho apresentado pela combinação destes.

O estudo *in vitro* de Pereira et al.[29] avaliou a validade da detecção de cárie dentária em superfícies oclusais e das decisões de tratamento a partir de múltiplos métodos de detecção de cárie utilizados simultaneamente, sob o critério diagnóstico $D_1 + D_3$ (lesões de cárie iniciais em esmalte). Os valores médios de sensibilidade, especificidade, acurácia e área sob a curva ROC, foram 0,77, 0,73, 0,75 e 0,78, para o "exame visual", e 0,85, 0,67, 0,77 e 0,81 para a combinação "exame visual + métodos adjuntos de diagnóstico". A sensibilidade média do "exame visual + métodos adjuntos de diagnóstico" foi significativamente maior (p > 0,05) do que a do "exame visual" realizado isoladamente. Uma redução simultânea na especificidade também foi encontrada. Segundo os autores, a obtenção de dados a partir de múltiplos métodos não alterou significativamente a acurácia dos examinadores na detecção de lesões cariosas iniciais em superfície oclusal, entretanto o uso da combinação de métodos de detecção de cárie dentária influenciou o número de superfícies dentárias indicadas para receber tratamento curativo/invasivo.

Silva[34] avaliou *in vivo* a validade de diferentes métodos de detecção de cárie dentária, sob os critérios diagnósticos $D_1 + D_3$ (lesões de cárie iniciais em esmalte + lesões de cárie em dentina) e D_3 (lesões de cárie apenas em dentina), realizados em condições epidemiológicas. Sob o critério diagnóstico $D_1 + D_3$, a maior sensibilidade (S = 90,49) foi encontrada pela associação "exame visual + FOTI + fluorescência *laser* + exame radiográfico". Entretanto, a maior acurácia foi encontrada por meio da associação "exame visual com iluminação artificial + exame radiográfico". A maior especificidade (E = 99,18) foi encontrada com "exame radiográfico" isolado. Sob o critério diagnóstico D_3, os menores valores de sensibilidade e subsequente maiores valores de especificidade foram encontrados pelos exames "visual sem iluminação artificial" (S = 4,56; E = 99,88) e "visual com iluminação artificial" (S = 4,99; E = 99,88). A maior acurácia, concomitante à melhor sensibilidade, foi obtida pela associação "exame visual com iluminação artificial + FOTI + fluorescência *laser* + exame radiográfico" (A = 97,78; S = 82,62). Uma melhoria na validade do exame visual tradicional foi constatada, sob ambos os critérios diagnósticos, em condições epidemiológicas, a partir da associação de métodos adjuntos de diagnóstico de cárie dentária.

Assim como na determinação da reprodutibilidade, a validade também pode ser calculada manualmente ou por meio de pacotes estatísticos para computadores. O pacote estatístico SAS System for Windows®, o qual possibilita o cálculo simultâneo da sensibilidade, especificidade, valores preditivos positivo e negativo, acurácia, teste de McNemar (comparação entre o teste diagnóstico e padrão-ouro) e do coeficiente Kappa entre o padrão-ouro e o teste diagnóstico estudado, além do BioEstat, programa de fácil aquisição e simplicidade de uso, para a confecção de uma curva ROC (representação gráfica e valor numérico da área sob a curva ROC), disponível para download no sítio: http://www.mamiraua.org.br/download/index.php?dirpath=./BioEstat%205%20Portugueseorder=0, são bons exemplos de pacotes estatísticos para a determinação da validade de um teste diagnóstico.

Considerações Finais

Apesar de a reprodutibilidade e validade serem aspectos igualmente importantes na avaliação da qualidade de um teste diagnóstico, variando na mesma direção, estes não se relacionam necessariamente, embora seja observada uma reciprocidade ao se melhorar a qualidade da reprodutibilidade em relação à da validade e da validade em relação à reprodutibilidade.[15]

Testes diagnósticos sensíveis são recomendados para o diagnóstico de patologias potencialmente graves, seja para o rastreamento de doenças raras ou ainda para o diagnóstico de estágios iniciais de determinadas doenças, enquanto testes diagnósticos específicos, utilizados também para a confirmação de um diagnóstico previamente realizado, são de grande utilidade na saúde pública, no diagnóstico de doenças de baixa prevalência na população, evitando-se a realização de procedimentos adicionais de diagnóstico e tratamentos desnecessários, que além de onerar o sistema de saúde, implicariam em custos bioemocionais ao paciente.[8,11,27,29]

Se o objetivo de um levantamento epidemiológico for a detecção de lesões de cárie iniciais não cavitadas em esmalte, testes diagnósticos mais sensíveis devem ser adotados. A validade do exame visual associado a outros métodos adjuntos de diagnóstico de cárie dentária expressa nos parágrafos anteriores comprovam esta assertiva. Contudo, se o objetivo de um levantamento epidemiológico for a detecção de lesões cariosas cavitadas, acometendo a dentina, cuja prevalência encontra-se em franco declínio, métodos convencionais de diagnóstico de cárie dentária, como o exame odontológico meramente visual, comumente realizado no serviço odontológico público, o qual apresenta alta especificidade e boa reprodutibilidade, tem sido a melhor opção, visto que, nesta situação, o examinador tem de estar mais atento para o diagnóstico da higidez dos dentes/superfícies dentárias do que para a sua doença, evitando-se assim o sobretratamento de condições clínicas da população.[1,13,22,29,34,35]

Finalizando, a escolha de um teste diagnóstico adequado vai além de valores de reprodutibilidade e validade adequados, embora a importância desses atributos não possa e nem deva ser negligenciada. Um equilíbrio entre valores de reprodutibilidade, validade, eficácia, eficiência e efetividade adequados, custo financeiro favorável, viabilidade, oportunidade, simplicidade e facilidade de realização, além da inocuidade aos pacientes devem ser buscados pelo pesquisador ou profissional do sistema de saúde para a seleção do teste diagnóstico.

Resumo

O presente capítulo versou sobre dois aspectos essenciais de um teste diagnóstico, a sua reprodutibilidade e validade. A importância da reprodutibilidade como o primeiro aspecto a ser considerado ao se avaliar um novo teste diagnóstico, as características e o cálculo manual de duas de suas medidas mais utilizadas para dados categóricos nominais, a porcentagem geral de concordância, estatística Kappa e coeficiente de correlação intraclasse foram apresentados neste capítulo. As implicações dos valores de validade de um teste diagnóstico, determinada a partir dos testes estatísticos de sensibilidade, especificidade, acurácia e área sob a curva ROC foram ilustradas com exemplos *in vitro* e *in vivo*. O estudo destes dois aspectos de um teste diagnóstico fornece subsídios aos profissionais para a seleção adequada de testes diagnósticos destinados ao delineamento fidedigno de um quadro nosológico local de uma determinada população, útil no planejamento, implementação e avaliação de ações coletivas em saúde bucal.

Referências

1. Assaf AV, Meneghim MC, Zanin L, Cortelazzi KL, Pereira AC, Ambrosano GMB. Effect of different diagnostic thresholds on dental caries calibration. J Public Health Dent 2006; 66(1):17-22.
2. Assaf AV, Tagliaferro EPS, Meneghim MC, Tengan C, Pereira AC, Ambrosano GMB, Mialhe FL. A new approach for interexaminer reliability data analysis of dental caries calibration. J Appl Oral Sci 2007; 15(6):480-485.
3. Assaf AV, Zanin L, Meneghim MC, Pereira AC, Ambrosano GMB (b). Comparação entre medidas de reprodutibilidade para a calibração em levantamentos epidemiológicos da cárie dentária. Cad Saúde Pública 2006; 22(9):1901-1907.
4. Bioestat [programa de computador]. Versão 5.0 para Windows®. Belém, PA, Brasil. Ayres M, Ayres Jr M, Ayres DL, Santos AAS; 2007.

5. Bader JD, Shugars DA. A systematic review of the performance of a laser fluorescence device for detecting caries. J Am Dent Assoc 2004; 135:1413-1426.
6. Brasil. Ministério da Saúde. Secretaria de Atenção à Saúde. Departamento de Atenção Básica. Coordenação Nacional de Saúde Bucal. Projeto SB Brasil 2010: pesquisa nacional de saúde bucal. Brasília: Ministério da Saúde, 2009.
7. Brasil. Ministério da Saúde. Secretaria de Vigilância em Saúde. Doenças infecciosas e parasitárias: guia de bolso. 5ª ed. amp. Brasília: Ministério da Saúde, 2005.
8. Caldas-Júnior AF, Silveira RCJ, Marcenes W. The impact of restorative treatment on tooth loss prevention. Pesqui Odontol Bras 2003; 17(2):166-170.
9. Chiavenato I. Introdução à teoria da administração. Edição compacta. 2ª ed. Rio de Janeiro: Campus, 2000.
10. Cohen J. A coefficient of agreement for nominal scales. Education and Psychological Measurement 1960; 20(1):37-46.
11. Costa AJL, Nadanovsky P. Teste diagnóstico e rastreamento (screening) em saúde bucal. In: Luiz RR, Costa AJL, Nadanovsky P. Epidemiologia e bioestatística na pesquisa odontológica. São Paulo: Atheneu, 2005; p. 181-198.
12. Frias AC, Antunes JLF, Narvai PC. Precisão e validade de levantamentos epidemiológicos em saúde bucal: cárie dentária na Cidade de São Paulo, 2002. Rev Bras Epidemiol 2004; 7(2):144-154.
13. Fyffe HE, Deery C, Nugent ZJ, Nuttall NM, Pitts NB. Effect of diagnostic threshold on the validity and reliability of epidemiological caries diagnosis using the Dundee Selectable Threshold Method for caries diagnosis (DSTM). Community Dent Oral Epidemiol 2000;28:42-51.
14. Hausen H. Caries prediction – state of art. Community Dent Oral Epidemiol 1997; 25:87-96.
15. Hulley SB, Martin JN, Cummings SR. Planejando as medições: precisão e acurácia. In: Hulley SB, Cummings SR, Browner WS et al. Delineando a pesquisa clínica: uma abordagem epidemiológica. 2ª ed. Porto Alegre: Artmed, 2003; p. 55-68.
16. Kingman A. Risk assessment in dentistry. In: Bader JD, ed. Chapel Hill, NC: University of North Carolina Dental Ecology; 1990: 193-200.
17. Klein CH, Costa EA. Os erros de classificação e os resultados de estudos epidemiológicos. Cad Saúde Pública 1987; 3: 236-249.
18. Landis JR, Koch GG. The measurement of observer agreement for categorical data. Biometrics 1977; 33(1):159-174.
19. Louwerse TJ, Aartman IHA, Kramer GJC, Prahl-Andersen B. The reliability and validity of the Index of Complexity, Outcome and Need for determining treatment need in Dutch orthodontic practice. Eur J Orthod 2006 Feb; 28(1):58-64.
20. Luiz RR. Erros de mensuração. In: Luiz RR, Costa AJL, Nadanovsky P. Epidemiologia e bioestatística na pesquisa odontológica. São Paulo: Atheneu, 2005; p. 91-124.
21. Lussi A. Validity of diagnostic and treatment decisions of fissure caries. Caries Res 1991; 25:296-303.
22. Marthaler TM. Changes in dental caries 1953-2003. Caries Res 2004; 38(3):173-181.
23. Martinez EZ, Louzada-Neto F, Pereira BB. A curva ROC para testes diagnósticos. Cad Saúde Pública 2003; 11(1): 7-31.
24. McComb D, Tam LE. Diagnosis of occlusal caries: Part I. Conventional methods. J Can Dent Assoc 2001 Sep; 67(8):454-457.
25. Narvai PC, Frazão P, Roncalli AG, Antunes JLF. Cárie dentária no Brasil: declínio, iniquidade e exclusão social. Rev Panam Salud Publica 2006;19(6):385-393.
26. Newman TB, Browner WS, Cummings SR. Delineando estudos de testes médicos. In: Hulley SB, Cummings SR, Browner WS et al. Delineando a pesquisa clínica: uma abordagem epidemiológica. 2ª ed. Porto Alegre: Artmed, 2003; p. 203-223.
27. Norlund A, Axelsson S, Dahlén G, Espelid I, Mejàre I, Tranaeus S, Twetman S. Economic aspects of the detection of occlusal dentine caries. Acta Odontol Scand 2009;67:38-43.
28. Oliveira AGRC, Unfer B, Costa ICC, Arcieri RM, Guimarães LOC, Saliba NA. Levantamentos epidemiológicos em saúde bucal: análise da metodologia proposta pela organização mundial da saúde. Rev Bras Epidemiol 1998;1(2):177-189.
29. Pereira AC, Eggertsson H, Martinez-Mier EA, Mialhe FL, Eckert GJ, Zero DT. Validity of caries detection on occlusal surfaces and treatment decisions based on results from multiple caries-detection methods. Eur J Oral Sci 2009;117:51-57.
30. Peres MA, Traebert J, Marcenes W. Calibração de examinadores para estudos epidemiológicos de cárie dentária. Cad Saúde Pública 2001;17(1):153-159.

31. Porta M. A dictionary of epidemiology. Oxford: Oxford University Press; 2008.
32. Powell LV. Caries prediction: a review of the literature. Community Dent Oral Epidemiol 1998;26:361-71.
33. Rouquayrol MZ, Goldbaum M. Epidemiologia, história natural e prevenção de doenças. In: Rouquayrol MZ, Almeida Filho N. Epidemiologia e Saúde. 6a ed. Rio de Janeiro: MEDSI, 2003: 17-35.
34. Silva RP. Tecnologias de exame da cárie dentária: o desafio de seu uso sob diferentes critérios de diagnóstico [tese]. Piracicaba: UNICAMP/FOP; 2009 [acesso 2011 Set 8]. Disponível em: http://www.bibliotecadigital.unicamp.br/document/?code=000472060.
35. Souza-Zaroni WC, Ciccone JC, Souza-Gabriel AE, Ramos RP, Corona SAM, Palma-Dibb RG. Validity and reproducibility of different combinations of methods for occlusal caries detection: an in vitro comparison. Caries Res 2006;40:194-201.
36. Steiner M, Helfestein U, Marthaler TM. Dental predictors of high caries increment in children. J Dent Res 1992;71(12):1926-33.
37. Stookey G. Should a dental explorer be used to probe suspected carious lesions? No-use of an explorer can lead to misdiagnosis and disrupt remineralization. J Am Dent Assoc 2005; 136(11):1527, 1529, 1531.
38. Szklo M, Javier Nieto F. Quality assurance and control. In: Epidemiology: beyond the basics. Gaithersburg, Maryland: Aspen Publishers, 2000; p. 343-404.
39. Tam LE, McComb D. Diagnosis of occlusal caries: Part II. Recent diagnostic technologies. J Can Dent Assoc 2001 Sep;67(8):459-463.
40. ten Bosch JJ, Angmar-Månsson B. Characterization and validation of diagnosis methods. Monogr Oral Sci 2000;17:174-189.
41. ter Pelkwijk A, van Palenstein Helderman WH, van Dijk JWE. Caries experience in the deciduous dentition as predictor for caries in the permanent dentition. Caries Res 1990;24:65-71.
42. WHO (World Health Organization). Oral Health Surveys. Basic Methods. 4th edition. Geneva: WHO; 1997.

Capítulo 4

Criação de Bancos de Dados

Angelo Giuseppe Roncalli

Introdução

As pesquisas epidemiológicas, assim como todas as pesquisas de caráter quantitativo, pressupõem uma sequência de etapas, que vão do planejamento da pesquisa até a elaboração do relatório final, passando pela coleta e pelo processamento dos dados. Uma atribuição precípua da estatística aplicada aos estudos epidemiológicos é a consolidação de dados obtidos de amostras ou populações de modo que estes possam ser lidos e interpretados em seu conjunto.

Desse modo, a etapa subsequente à coleta de dados é a construção de um banco em que tais dados sejam organizados de forma a facilitar as tarefas de análise. Existem diversos programas de computador em que esta tarefa pode ser realizada, alguns mais sofisticados e outros menos, outros mais caros e outros gratuitos. No Brasil, dentre os mais utilizados pelas Universidades e institutos de pesquisa, temos o SPSS® (*Statistical® Package for the Social Sciences*)[1] e o Stata (Data Analysis and Statistical® software)[2] como representantes dos *softwares* pagos. Dentre os gratuitos, há os que funcionam em "modo Web", ou seja, é possível realizar alguns cálculos estatísticos a partir de um aplicativo que é executado em uma página na Internet, em geral vinculada a alguma instituição. Dentre os que funcionam em modo *desktop* (no próprio computador), um dos mais populares é o Epi-Info, programa criado ainda em meados dos anos 1980 pelo *Centers for Disease Control and Prevention* (CDC) sediado em Atlanta, EUA. Ele foi desenvolvido com o objetivo de servir de suporte para entrada e processamento de dados epidemiológicos, para uso em Saúde Pública e é um programa de "domínio público", ou seja, sua distribuição é livre e gratuita, podendo ser copiado de sítios da Internet em várias partes do mundo, sendo o principal deles o do próprio CDC[3,4] (www.cdc.gov/epiinfo).

Ainda no rol dos programas gratuitos, um movimento importante tem crescido nos últimos anos, conhecido por *free software* o qual tem, como princípio básico, um programa de código aberto em que diversos programadores em todo o mundo colaboram para a construção do *software* que é disponibilizado gratuitamente. No campo dos aplicativos para escritório, o exemplo mais conhecido é o Open Office, equivalente ao Microsoft office® e, na área dos sistemas operacionais, o Linux, concorrente do Windows e Mac-OS. No campo da estatística, o programa "R"[5] tem sido bastante utilizado por universidades, porém sofre com as constantes reclamações de novos usuários que não se adaptam à sua interface relativamente complexa. Mais recentemente, foi disponibilizado, pela mesma empresa que elaborou o "R", um equivalente ao SPSS®, denominado PSPP, que possui uma interface semelhante à do SPSS®, além de apresentar praticamente os mesmos comandos e também a capacidade de ler e gravar os arquivos no mesmo formato (.sav)[6].

Este capítulo aborda as estratégias necessárias para a construção de bancos de dados em pesquisas epidemiológicas, dando destaque especial à tabulação eletrônica a partir dos principais programas de gerenciamento de dados.

Entendendo as Variáveis

As pesquisas epidemiológicas envolvem o estudo de características que não são distribuídas de modo uniforme na população. O conceito de "variável" refere-se exatamente a estas características populacionais não uniformes, que se propõe descrever e analisar no âmbito das pesquisas epidemiológicas. A grosso modo, "variável" pode ser definida como a expressão numérica de qualquer evento da natureza. É tudo aquilo que se deseja estudar e que pode ser traduzido em números, seja através de contagem, mensuração ou classificação. As variáveis, portanto, estão associadas a eventos contábeis, mensuráveis ou classificáveis; e, considerando a natureza complexa dos objetos de estudo da epidemiologia, possuem limitações diretamente proporcionais à subjetividade do evento. Ao contarmos uma determinada quantidade de eventos ou medirmos alguns deles, geramos variáveis ditas *quantitativas*; ao classificamos os eventos obtemos variáveis do tipo *categóricas*. Peso, altura, CPO-D, glicemia são exemplos de variáveis quantitativas e sexo, etnia, nível de escolaridade e moradia são exemplos de variáveis categóricas.[7]

Princípios Gerais para a Criação de Bancos de Dados

Com os recursos tecnológicos atualmente disponíveis, não se admite mais que os dados envolvidos em pesquisas epidemiológicas sejam tabulados manualmente. Além de demorada, desgastante e limitada, a tabulação manual submete o estudo a um alto risco de erros. Com o advento e a disseminação da informática, a tabulação eletrônica tornou a análise de dados epidemiológicos muito mais rápida, eficiente e segura. Com isso, a descrição e a análise dependem, fundamentalmente, de uma elaboração cuidadosa do banco de dados da pesquisa. A correspondência entre o banco de dados e o instrumento da coleta de dados na pesquisa facilita a digitação e, posteriormente, a análise dos dados. Outras recomendações importantes são descritas a seguir:

1. Estabelecimento de códigos para as variáveis categóricas

A codificação das variáveis pode ser efetuada durante a construção do instrumento de coleta de dados. Caso isso não tenha sido feito, a codificação poderá ser realizada por ocasião da entrada dos dados em uma base eletrônica. Os códigos devem ser, de preferência, numéricos e com um único dígito, a não ser, obviamente, quando se trabalha com variáveis quantitativas que requerem outras escalas de medida. Podem ser usadas letras como códigos, quando o número de categorias passa de 10. O uso de códigos numéricos facilita bastante a digitação, pelo fato de permitirem efetuá-la exclusivamente através do teclado numérico do computador, uma estratégia muito utilizada por digitadores profissionais.

2. Criação de códigos de exclusão

Embora alguns programas de bancos de dados ignorem as células deixadas em branco na análise, recomenda-se evitar deixar a variável sem preenchimento, para evitar confusão. A maioria dos programas permite que um determinado código, por exemplo, o algarismo 9, seja interpretado como informação não disponível (*missing*), o que facilita bastante a análise.

3. Uso de dados quantitativos brutos

Na medida do possível, o dado deve ser captado em sua expressão numérica primária, evitando categorias estabelecidas *a priori*.

Esta recomendação é útil tanto na construção do instrumento de coleta de dados como na criação do banco informatizado. Ao se avaliar a renda mensal familiar, por exemplo, é mais prático captar a renda em reais para, apenas durante a análise, estabelecer as faixas de renda ou transformação em outra unidade, como salários mínimos. Ao se obter a informação já incluída em faixas preestabelecidas, perde-se a informação original, além de haver o risco de uma distribuição heterogênea da variável entre os elementos amostrais. A classificação de faixas de renda (p. ex., "menos de um salário mínimo", "de um a dois" e "dois ou mais salários mínimos") pode ser muito útil para pesquisas envolvendo população de baixa renda, mas teria pouca utilidade em bairros de classe média alta. Outro exemplo diz respeito ao nível de escolaridade, que pode ser expresso em número de anos de estudo, evitando a obtenção da informação por graus (ensino fundamental, médio e superior).

4. Critérios de validação de entrada

Os programas de bancos de dados permitem a criação de critérios de validação de entrada de dados. Isso é particularmente importante quando digitadores diferentes contribuem para a informatização dos dados e diminui consideravelmente os erros de digitação.

5. Verificação de erros de digitação

O cumprimento da recomendação anterior reduz o risco de erros de digitação. Mesmo assim, podem ocorrer erros quando se digitam dados válidos, porém, não correspondentes ao registro que consta na ficha de coleta. Em alguns casos, recomenda-se a digitação dupla ou mesmo tripla para minimizar o risco de erros. Após o banco pronto, ainda deve ser realizada uma avaliação, por amostragem, do percentual de erros de digitação. A simples verificação da distribuição de frequência das variáveis em estudo possibilita a identificação de valores aberrantes, possivelmente fruto de erros de digitação ou anotação, permitindo assim sua correção. Por exemplo, se a variável "acesso ao serviço odontológico" foi categorizada em "sim" como código 1, "não" como código 2 e "não informado" como código 9, apenas estas três possibilidades devem constar quando da saída da distribuição de frequência. Outros valores configuram erros de digitação e/ou anotação e são passíveis de serem identificados.

6. Criação de uma página de códigos

Em função das recomendações anteriores, é importante criar uma tabela em que sejam explicitadas as informações relativas ao banco de dados, em particular os códigos empregados. Em alguns programas, como o SPSS®, PSPP ou o Microsoft Excel®, essa informação faz parte da estrutura do banco. Quando for necessário disponibilizar o banco de dados em uma linguagem de uso comum para diferentes programas de informática, como os arquivos de extensão DBF, é necessário apresentar anexa a tabela de códigos correspondente, como exemplificado no quadro 4.1.

Criando um Banco de Dados

Há uma quantidade considerável de programas de bancos de dados. Alguns são mais sofisticados e exigem conhecimentos de programação, sendo mais aplicáveis às áreas comercial e financeira. Especificamente para pesquisas epidemiológicas, existem bons programas que permitem a construção do banco de dados e sua posterior análise. A despeito de cada um deles possuir suas especificidades, a lógica de criação dos bancos de dados é muito semelhante entre eles, bastando, na maioria dos casos, seguir as recomendações anteriores. Descrevemos aqui as informações mais importantes para a criação de bancos em três dos mais populares programas disponíveis, o Microsoft Excel®, o SPSS® (Statistical® Package for Social Science) e o Epi-Info.

Utilizando o Microsoft Excel®

O Microsoft Excel® é uma conhecida planilha eletrônica integrada ao pacote de aplicativos de "escritório" mais utilizado em computadores pessoais no Brasil, o Microsoft Office®.[8] Na verdade, o Excel® não é um programa de banco de dados e, em princípio, poderia não ser o aplicativo mais adequado para trabalhar com

Quadro 4.1 – Descrição das variáveis constantes em um banco de dados.

Variável	Descrição	Tipo	Categorias/Escala de medida
Idade	Idade (em anos) do indivíduo	Quantitativa Discreta	Número de anos
Sexo	Sexo	Categórica nominal	1 – Masculino 2 – Feminino 9 – Sem informação
Flúor	Presença de flúor na água	Categórica nominal	1 – Fluoretado 2 – Não fluoretado
Pessoas	Número de moradores	Quantitativa Discreta	Total de pessoas
Cômodos	Número de cômodos	Quantitativa Discreta	Total de cômodos
Renda	Renda familiar mensal	Quantitativa Contínua	Renda (em reais) no último mês
Consulta	Frequência consulta ao dentista	Categórica nominal	0 – Nunca foi 1 – Menos de 1 ano 2 – De 1 a 2 anos 3 – 3 ou mais anos 9 – Sem informação
cpo	Índice CPO	Quantitativa Discreta	Número de dentes

dados epidemiológicos. Contudo, a facilidade de seu uso, sua versatilidade e popularidade permitem a construção de bancos de dados relativamente simples, quando se trabalha com dados numéricos e/ou categóricos. Para questionários mais complexos, com campos descritivos, recomenda-se utilizar programas específicos para questionários, como o Epi-Info ou, caso se tenha em mente alguma análise de caráter qualitativo, há outras opções como o Evoc ou Alcest. Mas, para estudos envolvendo o cálculo de medidas de tendência central e de dispersão, bem como frequências absolutas e percentuais, o Excel® é uma boa opção, embora não contemple recursos para análises de inferência.

Outra vantagem do Excel® é que o formato XLS ou XLSX (para as versões a partir de 2007) de seus arquivos é passível de leitura direta por boa parte dos programas estatísticos, como o SPSS®, o S+ ou o Statistica®. Além disso, pode exportar para outros formatos, como o Dbase (DBF – Data Base File) um padrão quase universal de bancos de dados. Ademais, em geral, seus arquivos não são muito grandes (a não ser quando se exagera nas formatações de cores e linhas), o que facilita a troca de informações em meio virtual. O Excel® tem uma capacidade muito boa de armazenamento de dados, e serve bem a muitas finalidades das pesquisas epidemiológicas. Até a versão 2003, o limite de linhas em uma planilha era de 65.536, o que indica a capacidade de elementos amostrais em uma pesquisa. O número de colunas, que representa a capacidade de armazenar variáveis, era 256. A partir da versão 2007, esses números aumentaram de modo bastante significativo, sendo que hoje uma planilha possui 1.048.576 linhas e mais de 16 mil colunas, podendo, desse modo, servir de arquivo da maior parte das pesquisas realizadas hoje em dia.[8]

Etapas para a Construção de Bancos de Dados no Excel®

Considera-se que o leitor possua conhecimentos básicos sobre o funcionamento de planilhas eletrônicas, como as operações comuns aos programas do pacote Microsoft Office®, como salvamento de arquivos, impressão, formatação, entre outras. Considerações mais complexas, relativas à análise de dados e à construção de tabelas e gráficos, não serão tratadas neste capítulo.

Foi utilizada, para os exemplos deste capítulo, a versão 2010 para funcionamento em Windows XP, Vista ou Windows 7. Versões anteriores para Windows 98 ou da família do Office 2000 podem apresentar grandes diferenças na apresentação visual e nas funções.

Definição das variáveis

Em primeiro lugar, devem ser definidas as variáveis que constituirão o banco de dados, com suas respectivas codificações, conforme indicado anteriormente. Essas variáveis preencherão toda a primeira linha da planilha, sendo cada linha subsequente reservada para o preenchimento das informações relativas a cada elemento da amostra (Fig. 4.1).

É importante observar que, embora o programa aceite nomes com tamanho ilimitado, recomendam-se algumas precauções ao nomear as variáveis. Entre essas precauções, sugere-se não exceder oito caracteres, bem como evitar o uso de cedilha, acentos, traços (a não ser o traço subscrito ou *underline*) e espaços. Isso se justifica para facilitar o processo de exportação do arquivo para outras plataformas, as quais solicitam essas restrições. O SPSS®, por exemplo, apenas aceita os primeiros oitos caracteres registrados para os nomes de variáveis, e o Epi-Info aceita até 10 caracteres. Do mesmo modo, ao se utilizar o Epi-Info em sua versão 6.04 em MS-DOS*, apenas caracteres-padrão serão aceitos. Além disso, ao serem criadas variáveis com nomes de extensão reduzida, o banco fica menor e mais fácil de ser utilizado.

O banco de dados apresentado a seguir é um exemplo fictício de uma pesquisa simples, em que variáveis de naturezas diferentes foram investigadas e ilustradas no quadro 4.1. Observe que, na planilha, foram incluídas as variáveis na primeira linha com o cuidado de criar uma variável "ident" (Identificação), onde os elementos amostrais são devidamente numerados.

Validando a entrada de dados

Após criar a estrutura do banco de dados e antes de começar a digitação, é importante acrescentar alguns aperfeiçoamentos disponibilizados pelas ferramentas do Excel®. Em primeiro lugar, como em qualquer banco de

---

*O MS-DOS (Microsoft Disk Operating System), foi um dos primeiros Sistemas Operacionais a serem utilizados em computadores pessoais. Tinha uma interface ainda pouco amigável e hoje está praticamente em desuso com o advento do Sistema Windows.

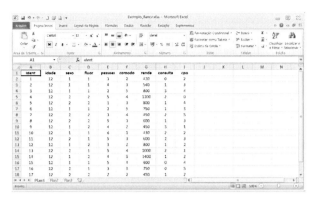

Fig. 4.1 – Exemplo de banco de dados no Excel.

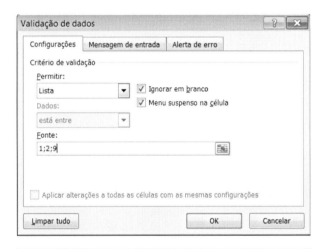

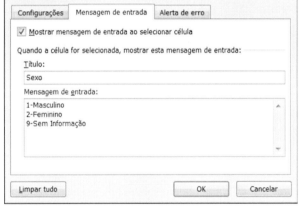

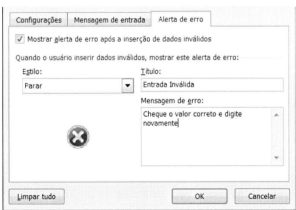

Fig. 4.2 – Caixa de diálogo das funções para a validação da entrada de dados no Excel.

dados, podem ser criadas regras de validação para a entrada dos dados, o que agiliza o processo e evita erros de digitação.

Para criar estas regras, marca-se a coluna da variável, clica-se em "Dados" e escolhe-se a opção "Validação". Em seguida, abre-se uma caixa de diálogo como a ilustrada a seguir, que exemplifica a validação da variável "Sexo".

Na primeira interface de diálogo que se abre (usualmente denominada "orelha"), o item "Configurações" permite que se informe que códigos podem ser aceitos para aquela variável. Há diversas opções para se realizar esta operação, como escolher uma lista, estabelecer um intervalo numérico, entre outras. Para o caso em que se trabalha com listas de códigos, basta informá-los separando por ponto-e-vírgula, como ilustrado na figura.

Na orelha "Mensagem de entrada", pode-se optar pela visualização de uma mensagem de ajuda informando os códigos válidos, que aparece quando o cursor passa pela célula. Este recurso é particularmente útil em bancos um pouco mais complexos e que serão trabalhados por digitadores externos.

Finalmente, a orelha "Alerta de erro" permite que se customize a mensagem que surgirá quando da tentativa de entrada de um dado que não seja válido (veja nas Figs. 4.2 e 4.3).

Criando painéis e agilizando o processo de digitação

A seguir, a "criação de painéis" é outro importante recurso de formatação da planilha, que facilita a digitação. Como a primeira linha da planilha corresponde ao nome das variáveis, é interessante que esta primeira linha esteja sempre visível durante a navegação, o que em geral não acontece quando se tem um banco de dados com mais de 30 elementos amostrais. O mesmo vale para a primeira coluna, a qual é sempre destinada para os códigos de identificação. Um recurso para manter linhas e colunas sempre visíveis é a criação e o congelamento de painéis.

Para esta finalidade, seleciona-se a célula que limita a linha e coluna (em geral a B2) e, no menu "Janela", escolhe-se a opção "Congelar painéis". Como resposta, o programa cria uma demarcação abaixo da primeira linha e à direita da primeira coluna (veja Fig. 4.4).

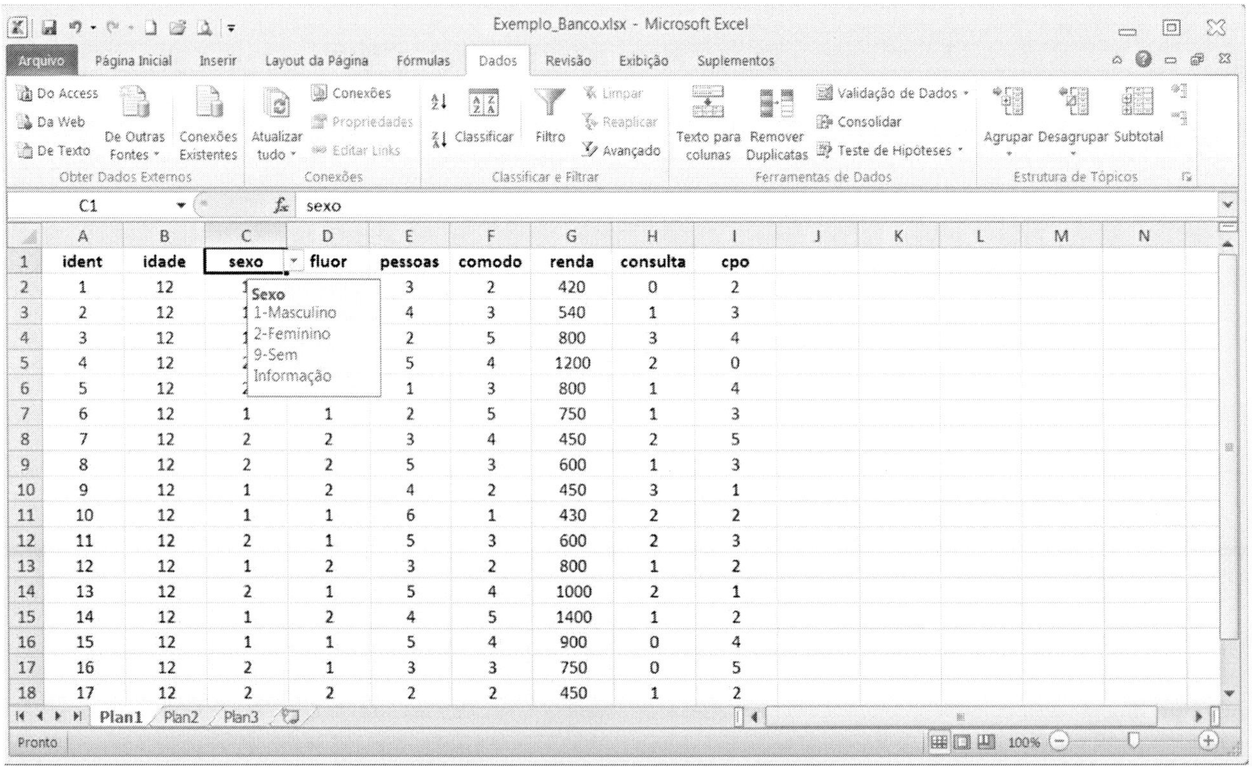

Fig. 4.3 — Aspecto da planilha após a validação, quando a célula é selecionada.

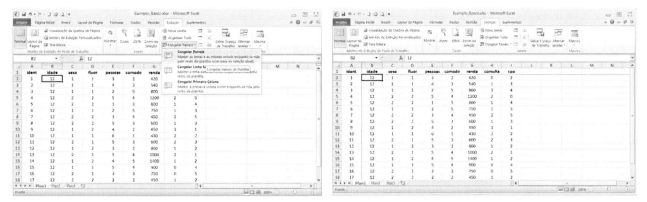

Fig. 4.4 – Passos para a criação e o congelamento de painéis.

Utilizando o SPSS®

O SPSS® (*Statistical® Package for the Social Sciences*) é um dos principais produtos da SPSS® Inc., uma empresa de *software* sediada em Chicago e com atividades na área de sistemas de informática desde o fim da década de 1960[1]. É um programa bastante utilizado na área acadêmica para análises estatísticas, ao lado do SAS® (*Statistical® Analysis System*) e do Stata.

O SPSS® tem uma interface parecida com a do Excel®, e permite a entrada de dados visualizando o banco de dados como um todo. Contudo, por ser um programa específico para análise de dados, possui inúmeras outras potencialidades. Dentre as facilidades para operações com arquivos, suas versões mais recentes permitem ler arquivos de praticamente todos os programas mais importantes, como o próprio Excel® e outras planilhas eletrônicas como Lotus, além do formato Dbase (.dbf). Sua grande desvantagem é o preço muito alto, fator que, na maioria dos casos, restringe sua aplicação para usuários corporativos.

Etapas para a Construção de Bancos de Dados no SPSS®

Uma das vantagens de programas específicos de bancos de dados é facilitar a definição de variáveis. Neste sentido, a primeira medida a ser tomada é definir as variáveis. A tela de abertura do SPSS®, quando se opta pela abertura de um banco de dados novo, tem duas modalidades de exibição (ou *views*): a visualização dos dados (*Data View*) e das variáveis (*Variable View*). O exemplo a seguir advém do mesmo banco ilustrado no item anterior quando discutimos o Excel®.

Pode-se observar que, no *Variable View*, cada variável é definida a partir dos parâmetros descritos a seguir (veja na Fig. 4.5).

Name: Nome da variável. Conforme já discutimos, deve-se limitar a oito caracteres, sem utilizar de cedilhas, acentos e espaços.

Type: Tipo de variável. Existem diversos tipos disponíveis, porém os mais utilizados são o formato *String*, para variáveis categóricas, e o *Numeric*, para dados quantitativos, além de opções diferentes para o registro de datas. É uma propriedade importante, pois definirá a forma como o programa interpretará o dado. Uma variável do tipo *String*, por exemplo, não permite operações matemáticas nem a obtenção de medidas de tendência central e de variabilidade; para sua análise, só poderão ser obtidas frequências.

Width: Tamanho do campo. Deve ser informado com quantos caracteres é formada cada categoria da variável. Por exemplo, se estamos trabalhando com renda e o máximo encontrado foi 20 mil reais, então o campo deverá ter 5 algarismos. Embora colocar um tamanho maior que o necessário não atrapalhe a análise, é importante se ater ao número correto, pois isso economizará *bytes*, gerando um banco de dados menor e, consequentemente, mais fácil de manusear.

Decimals: Número de casas decimais. Aplicável apenas para as variáveis numéricas, é um complemento da especificação anterior.

Label: Rótulo da variável. Deve-se colocar o nome que descreve a variável e que deverá aparecer quando as análises forem solicitadas.

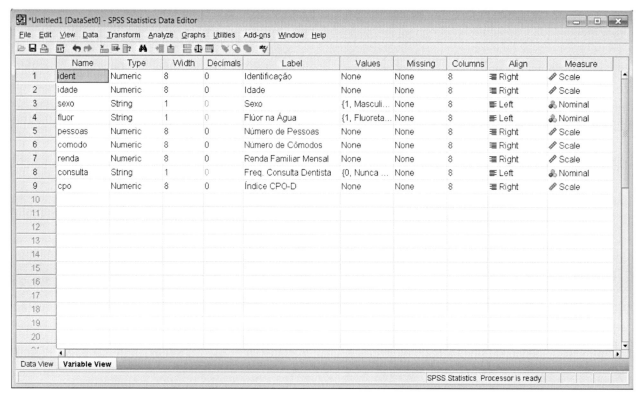

Fig. 4.5 – Tela do *Variable View* do SPSS.

Caso não seja informado, aparecerá o nome da variável.

Values: Valores atribuídos aos dados. Aplicam-se às variáveis categóricas, e é muito importante no momento da geração dos relatórios. A figura 4.6 mostra um exemplo de codificação para a variável "Sexo/Gênero".

Missing: Informação indisponível. Quando, por algum motivo, não se tem o dado disponível, deve-se entrar com um valor que indique a ausência de informação. É importante que seja informado, neste item, qual o valor que referencia esta condição, para que o programa o exclua dos cálculos.

Measure: Escala de medida. É um complemento do tipo de variável. Há as opções *Scale*, quando os dados advêm de medidas quantitativas, *Nominal*, para dados categóricos nominais e *Ordinal*, para variáveis categóricas do tipo ordinal.

Uma vez finalizado o processo de definição das variáveis, pode-se prosseguir com a entrada dos dados.

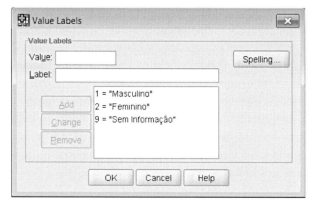

Fig. 4.6 – Caixa de diálogo para a atribuição dos valores das categorias da variável "Tipo de Escola".

Algumas Diferenças entre o SPSS® e Excel®

Uma diferença importante que existe na elaboração de bancos no Excel® e no SPSS® diz respeito às ocasiões em que se pretende avaliar a associação entre dados das variáveis dependentes e independentes. Para o SPSS®, as categorias da variável independente (grupos de estudo, p. ex.) devem ser identificadas como variáveis específicas, enquanto no Excel®, cada cruzamento da variável dependente com a independente deve ser codificado como uma variável específica no banco.

Para ficar mais claro, utilizaremos o seguinte exemplo: um pesquisador deseja verificar o efeito de bochechos com substâncias diferentes sobre o índice de sangramento gengival em três momentos distintos (antes do uso, imediatamente após e um mês depois do uso). Neste caso, temos, como variável dependente, os valores do índice de sangramento gengival e, como independentes, o grupo (as três diferentes substâncias) e o tempo (antes, logo após e um mês depois). O banco de dados desta pesquisa construído no Excel® teria a estrutura mostrada na figura 4.7.

Pode-se observar que são criadas nove variáveis oriundas de todos os cruzamentos da variável dependente com as duas independentes, gerando nove combinações possíveis (ROMA_LB = Romã na linha-base, CLOREX_LB = Clorexidina na linha-base, PLAC_LB = Placebo na linha-base, ROMA_AP = Romã imediatamente após, e assim por diante). Desse modo, as estatísticas descritivas poderão ser obtidas colocando-se as fórmulas abaixo do último valor (na linha 13). Do mesmo modo, as análises estatísticas podem ser realizadas informando as colunas em que se encontram os dados que se deseja testar.

Este mesmo banco teria que ser estruturado no SPSS® de uma forma diferente, para considerar tempo e grupo como variáveis. Neste caso, ele ficaria com o formato ilustrado na figura 4.8. Observe que, neste caso, apenas três variáveis são criadas, a dependente (Sangramento Gengival, ou *sang*) e as independentes (*tempo* e *grupo*). Os tempos foram codificados como 1 – Linha-Base, 2 – Imediatamente após e 3 – Um mês depois. Os grupos foram codificados como 1 – Romã, 2 – Clorexidina e 3 – Placebo. Esse procedimento é necessário pelo fato de a análise no SPSS® exigir, como entrada, a especificação das variáveis dependente e independente, de modo diferente do Excel®.

Assim, é importante decidir qual programa será utilizado para a análise, e projetar o banco de dados de forma apropriada antes de iniciar a digitação.

Utilizando o Epi-Info

O Epi-Info foi criado ainda em meados dos anos 1980 pelo *Centers for Disease Control and Prevention* (CDC) sediado em Atlanta, EUA. Foi desenvolvido por Andrew Dean e colaboradores com o objetivo de servir de suporte para entrada e processamento de dados epidemiológicos, para uso em Saúde Pública[3,4]. É um programa de "domínio público", ou seja, sua distribuição é livre e gratuita, podendo ser copiado de sítios da Internet em várias partes do mundo, sendo o principal deles o do próprio CDC (www.cdc.gov/epiinfo)

Desde suas versões iniciais, ainda em ambiente MS-DOS, o Epi-Info foi adquirindo popularidade crescente, e é hoje usado em mais de 180 países de todos os continentes, incluindo a Antártica. Segundo as últimas informações divulgadas no sítio do CDC, o número estimado de usuários atualmente é de cerca de 1 milhão e há registros da tradução de seu manual para 13 idiomas diferentes.[9]

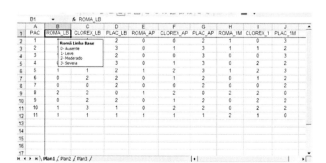

Fig. 4.7 – Modelo de entrada de dados para o Excel.

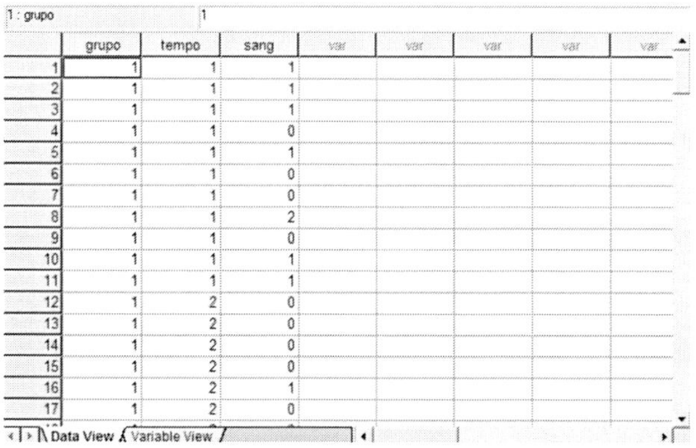

Fig. 4.8 – Modelo de entrada de dados para o SPSS.

A partir do ano 2000, foi lançada uma versão para ambiente Windows, a qual não agradou muito no início, em função de falhas ainda presentes. Uma versão aperfeiçoada foi lançada em 2002, a qual ficou conhecida como *Epi-Info 2002*. Em 2004, foi lançada a versão 3.3 e, desde 2011 está disponível a mais recente versão, o Epi-Info 7, onde um maior número de modificações foi incorporado. Entre as inovações desta nova versão está a possibilidade de trabalhar em ambiente de rede, com recursos de bancos de dados em SQL, o que aumenta consideravelmente a segurança dos dados em pesquisas multicêntricas. Além disso, considerando o avanço no uso de coleta eletrônica de dados, é possível construir o formulário adaptado para plataformas portáteis como celulares e *tablets* com sistema operacional Android.[9]

A lógica da construção de bancos no Epi-Info é semelhante à de outros programas, como o SPSS®, e também está sujeita às recomendações relativas à estruturação e codificação das variáveis. Contudo, um grande diferencial é a interface do Epi-Info para a entrada de dados. Ao contrário dos programas em que o nome das variáveis é informado na primeira linha e os dados são digitados diretamente na planilha, o Epi-Info permite que se construa um formulário com o mesmo aspecto da ficha utilizada para a coleta dos dados, o que facilita bastante o processo de digitação.[9]

Construindo Bancos de Dados no Epi-Info

O Epi-Info, em sua versão para ambiente Windows, trabalha com o conceito de "projetos", ou seja, é possível manter, em um único arquivo, diversos modelos de questionário, denominados *views*. No nosso exemplo, o projeto deu origem ao nome do arquivo (Saude_Bucal) e o primeiro *view* foi denominado *Dados*. Esta é uma vantagem interessante, pois cada questionário pode ser gravado em uma tabela de dados distinta, porém todos são mantidos em um mesmo arquivo, o que pode ser útil quando se trabalha com pesquisas de caráter multicêntrico. Além disso, é possível criar diversas páginas em um mesmo questionário, de modo a organizar melhor a entrada de dados.

A figura 4.9 exemplifica o início da construção do modelo de entrada de dados. Na tela de abertura do Epi-Info, escolhe-se a opção *Make view*. Clicando em *File – New* é solicitado o nome do Projeto, que será salvo como nome do arquivo. Em seguida, em uma nova janela, deve-se entrar com o nome do questionário (*view*). A partir daí, define-se cada campo de entrada, de acordo com a ficha de coleta de dados.

Os tipos de campos estão situados à esquerda e, para incluir um campo, basta clicar e arrastar para dentro da ficha. É importante que a escolha do tipo de campo seja adequado para a variável. O campo "Number", por exemplo, deve ser usado para variáveis quantitativas. Para as variáveis categóricas, há as opções de *Legal Values*, onde é possível determinar as categorias da variáveis e criar códigos de entrada obrigatórios e *Option*, onde as categorias são expostas na ficha e podem ser escolhidas por um clique do mouse (veja exemplos na Fig. 4.9).

Após a inclusão do campo, são solicitadas algumas informações importantes que variam em função do tipo de variável, mas, de forma geral, são as mencionadas a seguir.

Question of prompt: Rótulo do campo. Aqui deve ser colocada a denominação do campo da forma como desejamos que apareça no questionário. É possível, por intermédio do botão, à direita do campo (*Font for Prompt*), formatar a fonte, com relação ao tamanho e tipo, de acordo com os tipos de fonte disponíveis no computador.

Field name: Nome da variável. Coloca-se o nome como se deseja que a variável seja armazenada. Novamente, recomenda-se utilizar caracteres-padrão em número máximo de 10. É este o nome que aparecerá na tabela de dados, quando da exportação do banco para outros formatos.

Code tables: Para variáveis codificadas em modo texto (*Text*), padrão utilizado para as variáveis categóricas, é possível definir os códigos válidos. Funciona do mesmo modo que a opção *Values* do SPSS® e as opções de validação do Excel®.

A figura 4.10 ilustra a forma final da tela de entrada de dados da primeira parte da ficha. Observa-se que é possível construir um questionário muito semelhante à ficha de coleta e com um padrão estético agradável.

Capítulo 4 • Criação de Bancos de Dados 675

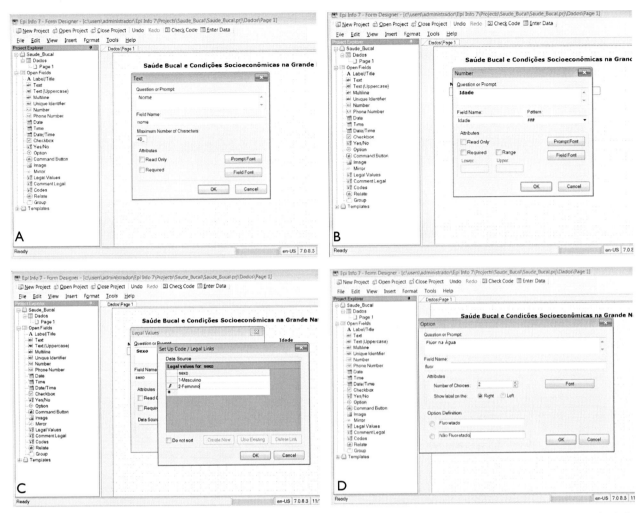

Fig. 4.9 – Caixa de diálogo das definições dos campos de entrada no Epi-Info. Em "A", exemplo para variável de texto, em "B", para variável numérica e em "C" e "D" para variável categórica.

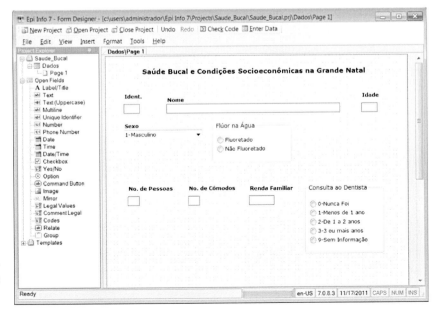

Fig. 4.10 – Tela de entrada de dados após a definição de campos e grupos.

Ainda em relação à organização do questionário, é importante informar ao programa a ordem de entrada dos dados. De modo geral, à medida em que são criados os campos, o Epi-Info estabelece a ordem de criação como a ordem de entrada. Contudo, à vezes, em função da posição na grade, ou mesmo quando se utilizam recursos de copiar e colar, a ordem de entrada pode variar. Nestes casos, antes de se efetuar a entrada de dados, é importante checar a ordem de entrada clicando em *Edit* e, em seguida em *Order of Field Entry*. A caixa de diálogo mostrará o conjunto de campos e a sua sequência. Para mudar para a sequência desejada, basta marcar o campo e usar as opções *Up* e *Down* nos botões à direita.

Finalmente, o módulo de entrada de dados do Epi-Info tem uma ferramenta adicional para a criação de páginas. Em alguns casos, um mesmo questionário pode ter várias partes ou uma pesquisa pode utilizar questionários diferentes, e pode ser desejável o armazenamento de todos os dados em um único banco. Na janela à esquerda do modo de edição de questionário, estão disponíveis as opções para o gerenciamento de páginas. Clicando em *Add page* uma nova página será criada e, a partir daí, procede-se da mesma forma. Tendo concluído o delineamento do questionário, procede-se à entrada dos dados por intermédio do módulo *Enter*. No próprio modo de edição, escolhe-se a opção *Enter data*.

Para usuários do Epi-Info 6.04 para DOS

Usuários tradicionais do Epi-Info em sua versão para MS-DOS (a última foi a 6.04d, janeiro de 2001) podem encontrar dificuldades de adaptação à versão para Windows. Isso pode ser devido ao fato de as mudanças terem se dado não apenas no aspecto da plataforma, mas também em sua concepção.

O Epi-Info para DOS trabalhava com a ideia de questionários individualizados específicos para cada tipo de pesquisa e com um modelo de banco de dados estático. Na versão Windows, a lógica da organização passa pela concepção de projetos e de bancos de dados dinâmicos, podendo-se criar várias tabelas de dados em um mesmo arquivo. Contudo, seus mecanismos de entrada e processamento de dados ficaram infinitamente melhores e mais seguros. A validação de entrada, em substituição à criação e arquivos com extensão CHK da versão DOS, resultou mais fácil e rápida. É desnecessário sublinhar os ganhos em termos de uma interface mais amigável e uma qualidade estética superior.

Apesar de a nova versão permitir o gerenciamento de bancos de dados criados com as versões anteriores, o novo padrão de arquivo (extensão MDB), o qual é semelhante ao produzido pelo Microsoft Access®, pode apresentar incompatibilidades com arquivos gravados em formato da versão para DOS (extensão REC). Do mesmo modo, a importação de questionários da versão antiga (extensão QES) é trabalhosa, em especial quando os questionários foram elaborados de forma complexa.

Referências

1. SPSS®. Statistical® Package for the Social Sciences. Chicago, 2004. Disponível em www.spss.com.
2. Stata Corp LP. Stata: Data Analysis and Statistical® Software. Disponível em www.stata.com.
3. Dean AG. Microcomputers and the future of epidemiology. *Public Health Reports* 1994; 109(3):439-41.
4. Dean AG, *Dean* JA, Burton AH, Dicker RC. Epi Info. Database and statistics software for public health professionals. Atlanta, EUA: Center for Disease Control and Prevention. versão 3.2.2, 2004.
5. Institute for Statistics and Mathematics. The R Project for Statistical® Computing. Disponível em www.r-project.org.
6. Free Software Foundation, GNU Software. PSPP. Disponível em http://www.gnu.org/software/pspp/.
7. Berquó ES, Souza JMP, Gotlieb SLD. Bioestatística. 2a ed. São Paulo: EPU, 1981.
8. Microsoft Corporation. Microsoft Office. Disponível em www.microsoft.com.
9. Center for Disease Control and Prevention. Epidemiology Program Office. *Epi – Info 7*. Disponível em *www.cdc.gov/epiinfo*

Capítulo 5

Apresentação Tabular e Gráfica de Dados Epidemiológicos em Saúde Bucal

Karen Glazer Peres
João Luiz Bastos

Introdução

A investigação epidemiológica em saúde bucal implica a produção de séries de registros sobre as questões de interesse dos pesquisadores. Quase sem exceção, é necessário organizar e resumir as informações produzidas, de modo a facilitar a compreensão, análise e divulgação dos resultados de sua investigação. A estatística constitui, nestes casos, ferramenta de uso obrigatório. Em particular, os conhecimentos advindos deste campo disciplinar permitem, tanto ao pesquisador quanto ao profissional clínico, a quantificação da frequência, intensidade, ou seja, da variabilidade dos fenômenos de saúde bucal estudados. Porém, o uso da estatística não se limita a examinar a variabilidade, à medida que seu uso também permite a identificação dos possíveis fatores associados à variação dos fenômenos de interesse. Isto é importante, tendo em vista que estes conhecimentos possibilitam determinar a magnitude dos problemas de saúde bucal investigados, suas possíveis causas e, com isso, planejar e avaliar estratégias que visem sua redução.

Este capítulo tem como objetivo apresentar o uso de ferramentas estatísticas elementares nas pesquisas sobre saúde bucal, contribuindo para uma leitura crítica de documentos científicos, bem como para a construção dos resultados de uma investigação epidemiológica.

Tipos de Dados

Em geral, os resultados produzidos no contexto de uma pesquisa, cuja natureza de suas informações pode ser representada por meio de quantidades ou classificações numéricas, são denominados *dados estatísticos*. Os dados são geralmente caracterizados como variáveis, pois *variam* de um indivíduo para outro.[1] Nos casos em que tais dados não apresentam variabilidade, são chamados de constantes e, como tais, não interessam à investigação epidemiológica em saúde bucal. Dito de outra forma, o trabalho em Epidemiologia da saúde bucal lida, primordialmente, com fenômenos que variam, não sendo de interesse eventos ou características que apresentam caráter constante.

A forma como as variáveis são apresentadas depende, frequentemente, de como elas são mensuradas durante o processo de pesquisa. Do mesmo modo, a classificação dos dados, segundo a natureza de sua mensuração é importante, pois é isto que vai orientar o uso de testes estatísticos específicos para sua análise. Neste sentido, existem, fundamentalmente, dois tipos de variáveis: as qualitativas e as quantitativas.

Variáveis qualitativas

As variáveis qualitativas são também conhecidas como variáveis categóricas. Nelas, as informações são agrupadas em categorias, que atribuem nome ou qualidade às observações, não apresentando algum significado numérico evidente.[2,3] A forma mais simples de observação qualitativa de uma variável consiste em sua definição em apenas duas categorias. Geralmente, esta situação refere-se à presença ou ausência de algum atributo e, quando registradas, são conhecidas como variáveis binárias ou dicotômicas. Isto, muitas vezes, pode ser do interesse do pesquisador a classificação das variáveis em apenas duas categorias. Por exemplo, a classificação de cárie dentária, segundo sua presença ou ausência.

Outras informações sobre a saúde bucal dos indivíduos exigem mais detalhamento e, portanto, é desejável que sejam registradas por meio de mais do que duas categorias de classificação. Estas informações, também variáveis qualitativas, podem ser divididas em qualitativas nominais ou ordinais. As variáveis qualitativas nominais são aquelas compostas por categorias que representam um nome ou um atributo do fenômeno estudado. Numa variável nominal, não é possível estabelecer qualquer ordenação ou hierarquia entre suas diferentes categorias. Por outro lado, quando as categorias de um determinado fenômeno são passíveis de ordenação do tipo mais de/ menor que, denominamos esta variável como *qualitativa ordinal*. O quadro 5.1, abaixo, apresenta exemplos de classificação das variáveis qualitativas mencionadas.

Variáveis quantitativas

Dados quantitativos correspondem a informações numéricas, originadas de uma contagem ou de mensurações específicas. Nestas variáveis, a relação entre seus valores pode ser quantificada matematicamente. Por exemplo, no caso de uma variável quantitativa, como o número de consultas com o dentista no último ano, podemos dizer que um valor de quatro consultas é duas vezes maior do que outro, de duas consultas. As variáveis quantitativas permitem a realização de operações aritméticas como, por exemplo, o cálculo de sua média. São elas:

- Variável quantitativa discreta – São aquelas cujas categorias são representadas por

Quadro 5.1 – Tipos de variáveis qualitativas.

Variável	Categorias	Classificação
Sexo (Gênero)	Masculino Feminino	Qualitativa nominal, dicotômica (duas categorias)
Fumante	Sim Não	Qualitativa nominal, dicotômica (duas categorias)
Presença de dor de dente nos últimos 6 meses	Sim Não	Qualitativa nominal, dicotômica (duas categorias)
Tipo sanguíneo	A B AB O	Qualitativa nominal (quatro categorias)
Presença de má oclusão	Ausente Leve Moderada Severa	Qualitativa ordinal (quatro categorias)
Renda familiar	Alta Média Baixa	Qualitativa ordinal (três categorias)

números inteiros, não sendo possível obter valores fracionados.

- Variável quantitativa contínua – São aquelas que permitem valores intermediários entre números inteiros. As medidas contínuas são aquelas que podem ser continuamente refinadas para serem medidas de modo mais preciso, apurando-se o instrumento de medida.[2]

O quadro 5.2, apresenta alguns exemplos de variáveis quantitativas discretas e contínuas.

Cabe salientar que é possível transformar um tipo de variável em outro, quando da realização de análises estatísticas. É possível transformar uma variável quantitativa numa variável qualitativa ordinal ou, mesmo, numa variável qualitativa nominal. Porém, o sentido contrário da transformação não pode ser realizado, isto é, uma variável nominal não pode ser transformada numa ordinal. O processo de transformação é bastante comum, quando se deseja realizar estudos epidemiológicos em saúde bucal. Muitas vezes, com o intuito de simplificar a informação, estes tipos de transformação são utilizados. Por exemplo, num levantamento epidemiológico sobre cárie dentária, ao empregar o índice CPO-D como instrumento de medida do ataque de cárie à dentição permanente, ter-se-ia um valor específico do índice para cada indivíduo do estudo. Em outras palavras, teríamos uma variável quantitativa discreta, registrando a contagem de dentes permanentes cariados, perdidos ou restaurados por cárie para cada participante da investigação. De acordo com seu interesse, o pesquisador poderia transformar esta informação numa variável qualitativa ordinal (indivíduos com alto, médio ou baixo ataque de cárie, conforme seus valores de CPO-D), ou mesmo, numa variável qualitativa dicotômica (indivíduos com alguma experiência de cárie [CPO-D ≥ 1] ou sem experiência de cárie [CPO-D = 0]).

Distribuição de Frequência

Uma vez classificadas as variáveis, cabe observar suas **distribuições de frequência**. Quando os dados de um estudo são qualitativos, a forma mais simples de observar suas distribuições de frequência é apresentá-los de acordo com o número de casos existentes em cada categoria.[4] Na tabela 5.1, o número de indivíduos participantes do sexo (gênero) masculino foi igual a 190 e a proporção de indivíduos do sexo (gênero) feminino, ou seja, a **frequência relativa** ou **frequência proporcional** ao sexo (gênero) feminino foi igual a 47,1%.

Tabela 5.1 – Frequências absoluta e relativa de crianças de 6 anos de idade, pertencentes à coorte de nascidos vivos em Pelotas, no ano de 1993. Pelotas, RS, 1999.

Sexo (Gênero)	Frequência absoluta (n)	Frequência relativa (%)
Masculino	190	52,9
Feminino	169	47,1
Total	359	100,0

Fonte: Peres.[5]

Outra forma de apresentação muito utilizada é a **distribuição de frequência acumulada**. É possível fazer uso da frequência acumulada para variáveis qualitativas ordinais ou para as

Quadro 5.2 – Tipos de variáveis quantitativas.

Variável	Valor ou Unidade de Medida	Classificação
Índice CPO-D, relativo a dentes permanentes cariados, perdidos ou restaurados por cárie	0, 1, 2, 3, 4, ...	Quantitativa discreta *Observação: O CPO-D médio de uma população é considerado uma variável quantitativa contínua*
Número de filhos	0, 1, 2, ...	Quantitativa discreta
Número de visitas ao dentista	0, 1, 2, ...	Quantitativa discreta
Consumo de açúcar	Gramas de açúcar/dia	Quantitativa contínua
Peso ao nascimento	Gramas	Quantitativa contínua
Pressão sanguínea	Milímetros de mercúrio	Quantitativa contínua

variáveis quantitativas. A frequência acumulada para um valor de uma variável é o número de indivíduos com valores menores ou iguais aos daquela categoria da variável.[1] Por exemplo, na tabela 5.2, temos 276 indivíduos que apresentam até dois dentes comprometidos por cárie (CPO-D ≤ 2). Este valor pode ser obtido, somando-se as frequências de todas as categorias existentes até o valor de CPO-D equivalente a 2. A proporção de indivíduos que apresenta um valor menor ou igual a uma determinada categoria é conhecida como **frequência acumulada relativa**. Utilizando o mesmo exemplo da tabela 5.2, a proporção de indivíduos que apresentam um CPO-D ≤ 2 é igual a 81,42%.

Na tabela 5.2, utilizamos a variável CPO-D como exemplo, cuja natureza é de uma variável quantitativa discreta, isto é, uma contagem. Quando trabalhamos com variáveis quantitativas contínuas, é necessário que sejam criados intervalos de classe, que agrupem os valores em categorias, antes de calcularmos sua frequência absoluta, relativa e suas frequências acumuladas absoluta e relativa. A tabela 5.3 apresenta os valores da renda familiar de 180 famílias, que foram agrupadas com o intuito de tornar mais clara a apresentação dos dados.

A construção de intervalos de classe para variáveis numéricas contínuas deve seguir alguns critérios como, por exemplo: as classes não devem se sobrepor e devem ser exaustivas, isto é, cada valor só poderá ser alocado em apenas uma classe e todos os valores obtidos devem possuir uma classe a ser alocado. Sugere-se que as amplitudes das classes sejam semelhantes e não extensas em demasia, para que não se perca a sensibilidade das informações. Por outro lado, as classes ou categorias criadas não devem ser excessivamente pequenas, tornando a tabela demasiadamente grande e seus dados, difíceis de compreender.

Utilizando-se os dados da tabela 5.3, construímos a seguinte tabela de distribuição de frequência absoluta, relativa e frequência acumulada absoluta e relativa, onde o menor valor encontrado da renda familiar foi igual a R$ 0,00 e o maior valor, R$ 30.000,00 (Tabela 5.4).

No caso, a frequência acumulada relativa é bastante útil, pois permite observações diretas, muita vezes, importantes. Na tabela 5.4, por exemplo, pode-se verificar, através da frequência acumulada relativa, que mais da metade dos indivíduos apresentaram renda familiar igual ou inferior a R$ 3.500,00.

Descrição dos Dados Estatísticos

Descrição da variabilidade dos dados estatísticos

Apresentação tabular

A forma mais usual de resumir as informações oriundas de uma pesquisa epidemiológica é a apresentação destas informações sob a forma de uma tabela. Frequentemente, é in-

Tabela 5.2 – Frequências absoluta e relativa de contagens de dentes permanentes cariados, perdidos ou restaurados por cárie (índice CPO-D) em crianças de 12 anos de idade. Pelotas, RS, 2005.

Valores de CPO-D	Frequência Absoluta	Frequência Relativa	Frequência Acumulada Absoluta	Frequência Acumulada Relativa
0	164	48,38	164	48,38
1	63	18,58	227	66,96
2	49	14,45	276	81,42
3	28	8,26	304	89,68
4	19	5,60	323	95,28
5	9	2,65	332	97,94
6	3	0,88	335	98,82
7	2	0,59	337	99,41
8	2	0,59	339	100,0
Total	339	100,0	100,0	

Fonte: Peres.[6]

Tabela 5.3 – Renda familiar (em Reais) de 180 participantes do estudo EpiFloripa. Florianópolis, Santa Catarina, 2009-2010.

30.000,00	9.000,00	3.500,00	0,00	1.850,00	2.000,00	2.200,00	1.065,00	800,00	10.000,00
7.800,00	1.650,00	10.000,00	6.000,00	4.000,00	9.000,00	2.200,00	7.000,00	2.000,00	13.000,00
0,00	3.000,00	8.000,00	13.500,00	2.000,00	14.000,00	5.500,00	5.000,00	2.842,00	10.780,00
7.000,00	2.000,00	5.000,00	5.200,00	9.000,00	5.000,00	5.500,00	3.500,00	3.200,00	2.500,00
8.700,00	2.160,00	2.300,00	4.295,00	30.000,00	3.200,00	4.500,00	3.500,00	2.500,00	1.000,00
3.730,00	2.873,00	4.000,00	6.300,00	3.000,00	4.600,00	970,00	4.800,00	1.260,00	10.000,00
5.500,00	3.700,00	3.200,00	4.800,00	2.580,00	2.946,00	4.500,00	4.000,00	3.300,00	20.000,00
2.200,00	9.900,00	8.500,00	1.500,00	900,00	10.000,00	7.300,00	6.800,00	1.880,00	8.000,00
2.100,00	3.500,00	4.000,00	8.350,00	2.800,00	1.300,00	1.300,00	3.000,00	1.400,00	4.000,00
2.500,00	0,00	3.000,00	4.500,00	2.518,00	3.400,00	3.100,00	16.000,00	3.400,00	7.000,00
500,00	3.300,00	2.200,00	700,00	4.200,00	1.800,00	12.000,00	6.000,00	1.900,00	2.200,00
5.980,00	2.100,00	1.500,00	8.000,00	10.580,00	3.000,00	2.380,00	3.900,00	3.700,00	3.000,00
9.500,00	18.000,00	2.000,00	6.000,00	4.000,00	6.500,00	1.730,00	1.000,00	8.300,00	14.000,00
4.140,00	10.000,00	3.500,00	3.500,00	15.000,00	2.873,00	1.400,00	3.000,00	6.000,00	6.000,00
2.400,00	6.600,00	2.780,00	2.400,00	7.000,00	1.500,00	3.000,00	8.600,00	2.500,00	3.500,00
3.500,00	4.500,00	1.000,00	3.000,00	1.632,00	3.900,00	3.900,00	6.000,00	1.700,00	4.000,00
3.500,00	2.500,00	1.200,00	4.000,00	4.500,00	12.500,00	2.100,00	5.000,00	6.000,00	2.000,00
3.900,00	7.800,00	1.500,00	4.000,00	0,00	11.000,00	1.000,00	0,00	2.000,00	2.760,00

Fonte: Relatório EpiFloripa.[7]

Tabela 5.4 – Renda familiar (em Reais) de 180 participantes do estudo EpiFloripa. Florianópolis, Santa Catarina, 2009-2010.

Renda Familiar (Reais)	Frequência Absoluta	Frequência Acumulada Absoluta	Frequência Relativa	Frequência Acumulada Relativa
0,00 a 2000,00	41	41	22,8	22,8
2001,00 a 3500,00	53	94	29,4	52,2
3501,00 a 6000,00	42	136	23,3	75,6
6001,00 a 30000,00	44	180	24,5	100,0
Total	180		100,0	

Fonte: Relatório EpiFloripa.[7]

teressante demonstrar como um fenômeno se distribui na população investigada ou como se relaciona com outras variáveis estudadas. Por exemplo, é desejável, em uma investigação epidemiológica, conhecer como as condições bucais, incluindo a cárie dentária, as oclusopatias, o traumatismo dentário, entre outras, se distribuem segundo o sexo ou a faixa etária da população de estudo. Neste caso, as tabelas são ferramentas apropriadas para apresentar de forma clara e sucinta o máximo de informação de modo eficiente.

Conforme consta no quadro 5.3, devemos considerar algumas normas para a construção de uma tabela. De maneira geral, as tabelas constituem-se de um título, um corpo, um cabeçalho e uma coluna indicadora. O **título** precede o corpo da tabela e deve responder, de maneira sucinta, as seguintes perguntas: *O que se está estudando?; Como?; Onde?; e Quando?*. O **corpo** de uma tabela é o espaço onde serão inseridas as informações que o pesquisador deseja apresentar. Cada dado a ser apresentado é inserido num espaço denominado **casa, casela** ou **célula**, formado pelo cruzamento de linhas e de colunas.[8] O **cabeçalho** complementa a tabela, apresentando o conteúdo de cada coluna, junto com a **coluna indicadora** que especifica o conteúdo das linhas.[9]

As tabelas também podem apresentar informações adicionais, como **fonte das informações, notas de rodapé** e **chamadas**.[8] A fonte é uma informação necessária, quando necessitamos referenciar os dados apresentados numa tabela oriundos de outras pesquisas, sejam elas do mesmo autor ou de outros pesquisadores. A informação sobre a fonte de origem dos dados deve ser acrescentada no rodapé da tabela, normalmente com letras de tamanho menor do que as utilizadas em seu corpo (ver, p. ex., as Tabelas 5.1 e 5.2 apresentadas neste capítulo). As notas de rodapé são esclarecimentos a respeito da tabela de ordem geral, devendo ser numeradas ou identificadas através de símbolos gráficos, como, por exemplo, o asterisco. As chamadas são observações feitas para atrair a atenção do leitor a detalhes relacionados às casas, colunas ou linhas da tabela, sendo numeradas com algarismos arábicos ou representadas por símbolos gráficos. Tanto as notas quanto as chamadas devem ser colocadas no rodapé da tabela.[8]

É importante salientar que uma tabela deve ter significado próprio, dispensando consultas ao texto para que sejam integralmente compreendidas; uma tabela também deve ser apresentada, sempre que possível, em posição vertical para facilitar a leitura dos dados. Quando isto não for possível, deve ser colocada em posição horizontal, com o título voltado para a margem esquerda da folha. Se a tabela não couber em uma única página, esta deve ser continuada na página seguinte. Neste caso, o final da tabela na primeira página não deverá ser delimitado por traço horizontal na parte inferior e o cabeçalho será repetido na página seguinte.

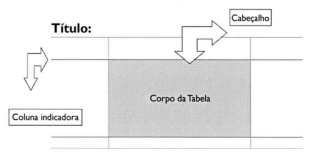

Fig. 5.1 – Estrutura de uma tabela.

Quadro 5.3 – Normas para a construção de uma tabela.

As tabelas devem ser delimitadas, no alto e embaixo, por traços horizontais, podendo ser mais realçados que seus traços interiores.
As tabelas não devem ser delimitadas por traços verticais externos. Tais traços verticais se aplicam exclusivamente aos quadros.
O cabeçalho da tabela deve ser delimitado por traços horizontais em cima e embaixo.
As tabelas devem ter significado próprio, prescindindo da leitura do texto para que sejam compreendidas.
As tabelas devem ser numeradas por algarismos arábicos consecutivos.
A finalidade da tabela é apresentar dados. Dessa forma, devem conter mais dados do que espaços em branco.
A tabela deve ser colocada no texto sem necessidade de rotação. Se isto for necessário, a rotação deve ser no sentido horário.
As células de uma tabela não devem ficar em branco. Por convenção, temos: – "..." para dados desconhecidos; – "-" para dados inexistentes; – "0";"0,0";"0,00" para dados, cujo valor é inferior à metade da unidade de medida adotada na tabela; e – "x" para dados omitidos.
Quando a tabela precisa ser dividida em mais de uma página, o cabeçalho deve ser repetido em todas as laudas subsequentes e o título, apresentado apenas na primeira página. Nas demais páginas, escreve-se "continua" e, na última, "conclusão" no título.
Os totais de uma tabela são apresentados na última linha, entre dois traços horizontais, embora possam ser apresentados na primeira linha, como é feito pelo Instituto Brasileiro de Geografia e Estatística.

As tabelas 5.1 a 5.4 deste capítulo servem de exemplo para a ilustração das principais características de uma tabela. Observa-se, na tabela 5.1, a apresentação de uma variável qualitativa com a frequência absoluta para cada categoria e, também, a frequência relativa, através da porcentagem de ocorrência em cada categoria. Na tabela 5.4, verifica-se uma distribuição de frequência, em que os valores da variável renda familiar são apresentados com o número de ocorrências, distribuídos em intervalos de classe. Novamente, a definição dos tamanhos das classes deve ser feita com atenção, devido aos motivos já apresentados. Quando for uma variável quantitativa, podemos apresentar numa mesma tabela tanto a frequência relativa quanto a acumulada, bem como a porcentagem de cada categoria e a porcentagem acumulada (Tabela 5.4).

Além das tabelas de distribuição de frequências simples, também é bastante utilizada a apresentação de informações de duas variáveis qualitativas numa mesma tabela. São as chamadas tabelas de contingência, tabelas cruzadas ou tabelas 2 X 2 (dois por dois). É uma tabela que apresenta todas as informações sobre o cruzamento de duas variáveis.[9] Por exemplo, na tabela 5.5 encontramos 117 crianças, ou seja, 20% de todas as crianças, com episódio de dor de dente ocorrido nos 30 dias anteriores à entrevista, cujas mães apresentaram até 8 anos de estudo. A soma dos totais de cada linha e de cada coluna nos fornece o total geral da amostra (n = 1.092). Esta é uma tabela 2 X 2, pois apresenta duas categorias para a variável "nível de escolaridade da mãe" (0 a 8 anos de estudo e 9 ou mais anos de estudo) e outras duas para a variável "dor de dente" (sim e não). Caso optássemos por classificar os indivíduos em três categorias como, por exemplo, "0 a 4 anos, 5 a 8 anos e 9 ou mais anos de estudo", então, teríamos uma tabela 3 X 2.

Apresentação gráfica

Outra forma comum de apresentação de dados é através de gráficos, geralmente em substituição às tabelas. Com efeito, o uso das tabelas e gráficos pode ser mesclado durante a apresentação dos resultados de uma investigação, sendo que a escolha de um ou de outro dependerá do tipo de informação que se deseja divulgar e, também, do tipo de veículo a ser utilizado. Por exemplo, é mais comum utilizar de gráficos, ao invés de tabelas, quando se está apresentando os resultados em forma de um pôster, em um evento técnico-científico. Este recurso é particularmente útil, também, quando os dados estão sendo apresentados em palestras e outros tipos de comunicação oral. Nestes casos, gráficos chamam mais a atenção da audiência do que tabelas. Assim como as tabelas, os gráficos também apresentam normas básicas para sua construção, as quais estão apresentadas no quadro 5.4.

Tabela 5.5 – Associação entre o nível de escolaridade da mãe e ocorrência de dor de dente da criança nos 30 dias anteriores à entrevista. Coorte de nascidos vivos de 2004. Pelotas, RS.

Escolaridade da Mãe (anos)	Dor de Dente Não (n,%)	Dor de Dente Sim (n,%)	Total
0-8	468 (80,0)	117 (20,0)	585 (100,0)
9+	442 (87,2)	65 (12,8)	507 (100,0)
Total	910 (83,3)	182 (16,7)	1092 (100,0)

$X^2 = 10,1$ (p = 0,001)
Fonte: Peres (2011).[10]

Quadro 5.4 – Normas para a construção de um gráfico.

Todo gráfico deve conter título e escala para ser interpretado sem a necessidade de leitura do texto que o acompanha.
O título do gráfico pode ser escrito em cima ou embaixo do mesmo. Em trabalhos científicos, é comum estar abaixo da figura.
No eixo das abscissas, a escala cresce da esquerda para direita e é posicionada embaixo do eixo.
No eixo das ordenadas, a escala cresce de baixo para cima e é posicionada à esquerda do eixo.
Podem-se utilizar setas para indicar a orientação dos eixos nos gráficos.
As variáveis representadas em cada eixo devem ser identificadas. Para as ordenadas, escreve-se o nome da variável na extremidade do eixo. E, para as abscissas, escreve-se o nome da variável embaixo da escala.
A escala deve ser iniciada em zero. Caso a escala seja muito alta, pode ser feita uma interrupção no eixo. Esta recomendação não se aplica à variável data.
O sistema de eixos e linhas auxiliares deve ser grafado com traço mais claro, caso seja empregado no gráfico.
Para facilitar a leitura de valores da variável, podem-se utilizar linhas auxiliares.
Os gráficos devem exibir, como nota de rodapé, a fonte dos dados.

Tipos de Gráficos

Diferentes tipos de gráficos podem ser utilizados, de acordo com o tipo de variável que se pretende apresentar.

Gráfico de setores de círculo (torta/pizza)

É um recurso gráfico simples e muito utilizado para a apresentação de informações referentes a uma variável qualitativa, onde cada fração da circunferência traçada representa a proporção de cada categoria da variável, sendo que a área total da circunferência representa o total (100%) da amostra ou população estudada.[11,12] Programas estatísticos permitem uma confecção rápida e simples deste tipo de gráfico, conforme exemplificado na figura 5.2.

Gráfico de barras

São muito utilizados na apresentação de informações relativas a uma variável qualitativa como, por exemplo, presença de dor de dente, segundo "nível de escolaridade" (Fig. 5.3) ou a uma variável quantitativa discreta, como a contagem de pares de dentes erupcionados em crianças com 12 meses de idade (Fig. 5.4). Nestas situações, as barras são construídas separadamente uma da outra e sua altura é proporcional à frequência de cada categoria da variável. Quando se trata de uma variável quantitativa discreta, a distribuição das barras obedece a sequência dos valores das categorias.

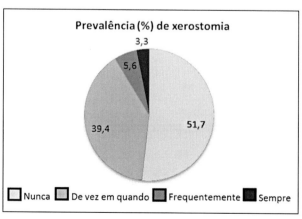

Fig. 5.2 – Prevalência de xerostomia em idosos (60+ anos de idade). Florianópolis, SC, 2009-10. Fonte: Silva et al.[13]

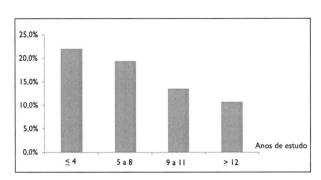

Fig. 5.3 – Proporção de crianças com dor de dente aos 5 anos de idade, segundo nível de escolaridade materna ao nascimento. Coorte de nascidos vivos, 2004, Pelotas, RS. Fonte: Boeira et al.[14]

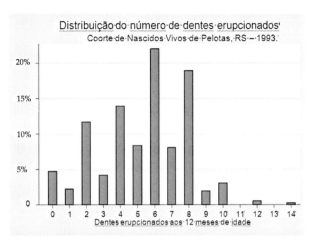

Fig. 5.4 – Proporção de crianças segundo o número de dentes erupcionados aos 12 meses de idade. Pelotas, RS, 1993. Fonte: Bastos et al.[15]

No caso de uma variável quantitativa contínua, devemos formar categorias, englobando os valores obtidos na pesquisa, tal como já explicado, quando da criação de intervalos de classe para variáveis quantitativas contínuas. Utilizando o exemplo da tabela 5.3, podemos agrupar os valores referentes à renda familiar dos pesquisados, como elaborado na tabela 5.4. Porém, apresentá-los na forma de um gráfico com barras contínuas (justapostas) também é possível.

A apresentação gráfica da distribuição de frequência deste tipo de dado é denominada **histograma**. Para a construção de um histograma, é importante que os intervalos das categorias criadas apresentem a mesma amplitude. Caso contrário, deve-se considerar a possível distorção que intervalos diferentes podem causar na figura. A regra geral para elaborar um histograma, quando os intervalos não apresentam a mesma largura, é desenhar a altura de cada retângulo proporcional à frequência dividida pela sua largura, isto é, fazer com que a área de cada barra do histograma seja proporcional à sua frequência.[16] A figura 5.5 apresenta um exemplo de histograma. Em um histograma, o tamanho do intervalo pode variar. Quanto menor o intervalo, mais detalhado é o histograma. À medida que se diminuem os intervalos do histograma, a distribuição dos dados assume a forma de uma curva como a apresentada na figura 5.5.[2]

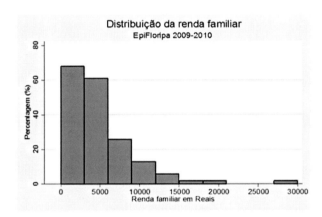

Fig. 5.5 – Renda familiar (em Reais) de 180 participantes do estudo EpiFloripa. Florianópolis, SC, 2009--2010. Fonte: Relatório EpiFloripa.[7]

Como alternativa ao histograma, podemos utilizar o **polígono de frequências**. Quando os intervalos das categorias são iguais, a construção do polígono de frequências se dá pela simples união dos pontos, cujas abscissas são os pontos médios das classes e cujas ordenadas são as respectivas frequências. Para concluirmos o polígono de frequência, basta unir os extremos da figura formada com o eixo das abscissas num ponto onde se localizariam os pontos médios de uma classe imediatamente inferior e outra superior à primeira e à última classe existente respectivamente.[1]

Ao ilustrar a frequência de uma determinada variável num polígono de frequência ou num histograma, podemos observar três tipos mais comuns de distribuição. Observa-se que estas figuras apresentam alta frequência no centro de sua distribuição e baixa frequência nos dois extremos (caudas inferior e superior). Quando a frequência máxima obtida divide a distribuição em duas partes iguais (Fig. 5.6A), afirmamos que esta é uma distribuição simétrica, conhecida como "curva em forma de sino" e também conhecida como **curva normal**.[1,2,16] Por outro lado, temos curvas assimétricas, quando a frequência máxima está deslocada para a esquerda (Fig. 5.6B), isto é, a cauda superior é maior que a inferior (inclinação positiva) ou quando a frequência máxima está deslocada para a direita (Fig. 5.6C), com a cauda inferior apresentando-se maior que a superior (inclinação negativa).[1,16-18]

Nas distribuições das variáveis em geral, o valor que se apresenta com mais frequência é conhecido como **moda**. Os tipos de distribuição apresentados na figuras 5.6A-C são exemplos de distribuições **unimodais**, ou seja, apresentam um único valor que se repete com mais frequência. Existem, ainda, distribuições em que mais de um valor se repete com mais frequência; quando apresentam duas modas, tais distribuições são denominadas **bimodais**. Por sua vez, as distribuições que apresentam mais de duas modas são denominadas **multimodais**.

Frequentemente, os pesquisadores desejam resumir a distribuição de uma determinada variável em poucos números, o que favorece a comparação com outros estudos que utilizaram a mesma metodologia. Além do valor modal, outros métodos diretos úteis e constantemente utilizados em pesquisas epidemiológicas são os **quantis**. Os quantis são valores que dividem uma distribuição em partes de tamanhos iguais.[1,2] Por exemplo, a **mediana** é o valor central encontrado em uma distribuição que a divide em duas partes iguais, onde metade dos valores obtidos são menores à mediana e, na outra metade, são maiores do que o valor mediano. Podemos, ainda, dividir uma distribuição em **tercis** (3 partes), **quartis** (4 partes), e assim por diante, dependendo do interesse do pesquisador.

Uma forma conveniente de resumir informações de uma distribuição é o uso de sua mediana, do valor do quartil e dos valores máximo e mínimo encontrados. Para isso, podemos utilizar um tipo de gráfico conhecido como *box and whiskers plot* (**gráfico de caixa e bigodes**). O *box-plot* é um tipo de gráfico em forma de um retângulo, que mostra a distância entre os quartis e é cortado por uma linha que representa o valor da mediana da distribuição. Partindo do retângulo, temos duas linhas, que determinam os extremos da distribuição, isto é, os valores mínimo e máximo observados.[1,3,16] Por exemplo, na figura 5.7, observa-se a distribuição do índice CPO-D nos alistandos do Exército Brasileiro do Município de Florianópolis nos anos 1999 e 2003. A linha escura ao centro do retângulo representa o valor mediano do CPO-D igual a 4,0 e 2,0, percentil 25 igual 1,0 e 0,0 e percentil 75 igual a 7,0 e 5,0, para 1999 e 2003 respectivamente.

Ao descrever as observações de uma variável quantitativa discreta ou contínua, o primeiro passo é calcular o valor médio desta distribuição, que nada mais é do que a somatória de todas as observações, dividida pelo

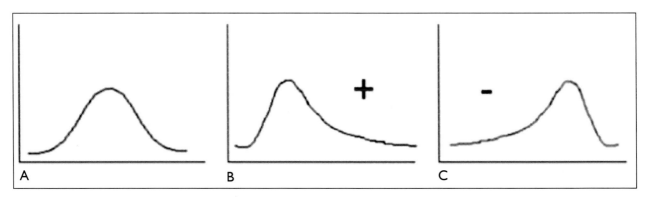

Figs. 5.6A-C – Formas de distribuição observadas. (A) Distribuição simétrica; (B) assimetria positiva; e (C) assimetria negativa.

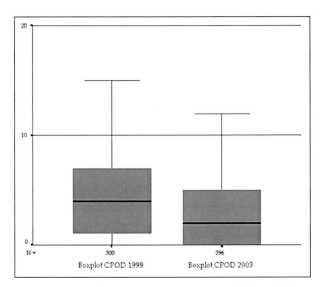

Fig. 5.7 – Gráfico de caixa e bigodes dos índices CPO-D em alistandos do Exército Brasileiro. Florianópolis, SC, 1999 (n = 300) e 2003 (n = 396). Fonte: Bastos et al.[19]

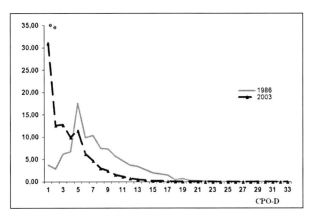

Fig. 5.8 – Padrão de distribuição do índice CPO-D aos 12 anos de idade. Brasil, 1986 e 2003. Fonte: Brasil, 1988 e Brasil, 2003.[20,21]

número de observações do estudo (frequência absoluta). A **média**, a **moda** e a **mediana** são conhecidas como medidas de tendência central que, em uma distribuição simétrica ou normal, se equivalem, o que não ocorre quando a distribuição é assimétrica. Se a inclinação ocorrer para o lado direito, a média será maior do que a mediana e, se ocorrer para a esquerda, acontecerá o inverso.

Alguns fenômenos podem sofrer modificação na sua distribuição ao longo do tempo. Um exemplo desta transformação foi o que ocorreu com o padrão de distribuição da cárie dentária, após o uso continuado dos diferentes métodos de prevenção à base de fluoretos, principalmente a água de abastecimento público fluoretada e os dentifrícios fluoretados. No Brasil, por exemplo, na década de 1970 a 1980, o padrão de distribuição da cárie dentária aproximava-se ao de uma curva simétrica ou normal. A maioria dos indivíduos da população apresentava-se no meio da distribuição dos valores do índice CPO-D, e o valor médio do CPO-D dividia a população em duas partes relativamente iguais, isto é, metade dos indivíduos apresentavam CPO-D maior do que a média e a outra metade, valores menores do que esta (Fig. 5.8, linha de cor cinza). A partir da década de 1990, verificou-se uma concentração dos mais altos valores do índice CPO-D numa pequena proporção de indivíduos, quando se considerava, para efeito de análise, a população infantil, como observado em 2010. Este fenômeno é conhecido como *polarização da doença*, o qual se expressa numa distribuição da doença em forma de curva assimétrica, como apresentada na figura 5.8, em linha mais escura.

Quando investigamos informações numéricas, devemos apresentar, além das medidas de tendência central, o quanto os valores da distribuição se dispersam ao redor da média. Em outras palavras, devemos analisar a variabilidade ou dispersão da distribuição examinada. A variabilidade das medidas pode ser calculada de uma forma bastante simples, que se traduz pela estimação da **amplitude de variação** dos valores de uma determinada distribuição, isto é, da diferença entre o maior e o menor valor encontrados. É uma medida facilmente calculada, porém, como depende de apenas de duas informações extremas, pode não representar adequadamente a variabilidade de um conjunto de dados.[9]

A medida de variabilidade mais utilizada em estudos epidemiológicos é aquela que avalia quanto, em média, cada valor observado se distancia da própria média desta distribuição, sendo conhecida como **desvio-padrão**. O desvio-padrão é obtido através da variância de uma amostra. A **variância** é *"a soma dos qua-*

drados das diferenças entre cada observação e sua média, dividida por n-1, onde n é igual ao tamanho da amostra".[9] Observando a tabela 5.2, podemos calcular a variância do CPO-D naquela amostra e, em seguida, o seu desvio-padrão, de acordo com os passos a seguir.

- Calcular a média da distribuição (coluna 3 da tabela 5.6).
- Calcular as diferenças entre cada valor observado na amostra e a média da amostra (coluna 4 da tabela 5.6).
- Elevar os valores obtidos ao quadrado para evitarmos que a soma dos desvios seja igual a zero. Multiplicar os valores obtidos pela frequência com que cada um é observado na amostra (coluna 5 da tabela 5.6).
- Somar os valores obtidos.
- Dividir a soma obtida por n-1 ($\sum$-868,40/n-1 = 2,56).
- Calcular a raiz quadrada da divisão do item 5 obtendo-se, dessa forma, o desvio-padrão ($\sqrt{2,56}$ = 1,60).

O desvio-padrão é expresso na mesma unidade de medida que a variável estudada, isto é, podemos afirmar que o CPO-D médio da amostra estudada foi igual a 1,22 com um desvio-padrão igual a 1,60. Quanto mais próximos da média forem os valores obtidos numa distribuição, menor a dispersão e, consequentemente, menor o desvio-padrão.

Em uma distribuição normal, o desvio-padrão é muito útil, pois podemos utilizá-lo para estimar o cálculo de proporções. As propriedades da curva normal nos mostram que, aproximadamente, 68% dos valores de uma determinada distribuição encontram-se entre o valor de um desvio-padrão em relação à média para mais e para menos. Adicionalmente, encontraremos 95% de uma distribuição entre dois desvios-padrão para mais ou para menos da média (o valor exato é 1,96). No Brasil, a distribuição do índice CPO-D em crianças de 12 anos de idade no ano 1986 aproximava-se de uma distribuição simétrica ou normal em torno da média (Fig. 5.9).

Frequência acumulada apresentada em gráfico

A distribuição de frequência e o histograma mostram o número de registros em cada valor da variável investigada e, também, a porcen-

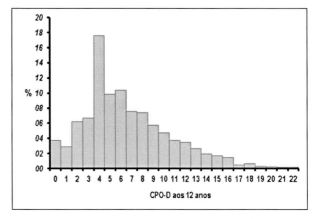

Fig. 5.9 – Distribuição do CPO-D aos 12 anos de idade. Brasil, 1986. Fonte: Brasil, 1988.[20]

Tabela 5.6 – Cálculo do desvio-padrão.

Valores de CPO-D	Frequência	Média	Diferença (CPO-D – Média)	(Diferença)² X Frequência
0	164	1,22	0-1,22	244,1
1	63	1,22	1-1,22	3,049
2	49	1,22	2-1,22	29,81
3	28	1,22	3-1,22	88,72
4	19	1,22	4-1,22	146,8
5	09	1,22	5-1,22	128,6
6	03	1,22	6-1,22	68,55
7	02	1,22	7-1,2	66,82
8	02	1,22	8-1,22	91,94
Total	**339**	**–**	**–**	**$\sum$ = 868,40**

tagem correspondente. Da mesma forma que calculamos a porcentagem acumulada de uma distribuição e a apresentamos na forma da tabela 5.2, também podemos mostrar graficamente como o número de registros se acumula, conforme aumenta o valor da variável analisada. Para isto, o gráfico de frequência (ou porcentagem) acumulada parte do menor valor obtido da variável até o maior valor, registrando as frequências (Fig. 5.10).

Apresentação gráfica da associação entre duas variáveis

A apresentação da relação entre duas variáveis numéricas pode ser feita através de um gráfico conhecido como gráfico de dispersão. O gráfico de dispersão é simples de ser construído e mostra a relação entre duas variáveis quantitativas, representadas por pontos. Cada ponto do gráfico representa um par de observação, como no exemplo da figura 5.11, peso e comprimento ao nascimento.

Quando desejamos mostrar como determinada variável se comporta ao longo do tempo, podemos lançar mão de apresentá-las na forma de um gráfico de linha. Este tipo de gráfico é particularmente útil, quando interessa apresentar as alterações que ocorrem ao longo de um determinado período no tempo.[1] No gráfico de linha, o eixo das abscissas representa o período de tempo em que desejamos avaliar a variação ocorrida. Por exemplo, a figura 5.12 apresenta a porcentagem de pontos de coleta com diferentes concentrações de flúor nas amostras de água de abastecimento público no município de Chapecó (Estado de Santa Catarina) no período entre 1995 e 2003.

Trabalhando com Estimativas

Se realizássemos um censo numa determinada escola para conhecer a prevalência de traumatismo dentário, por exemplo, obteríamos, com segurança, o diagnóstico coletivo desta condição na população estudada. Por outro lado, se quiséssemos conhecer o perfil do traumatismo dentário em todos os estudantes de um determinado município, teríamos dois caminhos a seguir: estudar a condição desejada em todas as escolas ou definir uma amostra

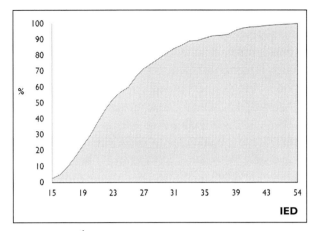

Fig. 5.10 – Índice de Estética Dental (IED) em crianças de 12 anos de idade. Porcentagem acumulada. Pelotas, RS, 2005. Fonte: Peres.[22]

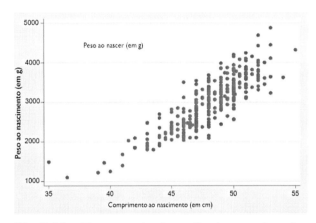

Fig. 5.11 – Diagrama de dispersão do peso (em g) e do comprimento ao nascimento (em cm). Pelotas, RS, 1993. Fonte: Bastos et al.[15]

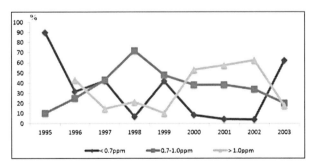

Fig. 5.12 – Níveis de flúor em amostras de água de abastecimento público (n = 838). Chapecó, SC, 1995 a 2003. Fonte: Panizzi et al.[23]

representativa delas e utilizar os resultados obtidos a partir desta amostra para tirar conclusões sobre todas as crianças do município (para uma descrição mais detalhada sobre o processo de amostragem, veja o capítulo 2 da Parte 1 deste livro).

Geralmente, utilizamos amostras em estudos sobre a saúde bucal para estimar prevalências e médias das condições e morbidades bucais. Porém, também necessitamos saber, em grande parte das vezes, quanto estas estimativas poderiam variar de uma amostra para outra. No capítulo 2 da Parte 1, pôde-se verificar como calcular e selecionar uma amostra de forma que ela represente a população de interesse de estudo. No trecho que segue, veremos como utilizar dados oriundos de uma amostra para estimar quantidades numa população e estimar a precisão destas estimativas.

Dada uma população hipotética, o pesquisador poderia, teoricamente, selecionar infinitas amostras e, consequentemente, obter resultados diferentes. Por exemplo, o CPO-D médio a partir de uma amostra seria igual a um valor específico. Se obtivéssemos outra amostra da mesma população, encontraríamos outro valor de CPO-D médio, e assim por diante, infinitamente. A *distribuição de todas as possíveis médias amostrais* de uma população é chamada de distribuição das médias amostrais.[1,24] O desvio-padrão de uma distribuição amostral é conhecido como **erro-padrão**. O erro padrão nos possibilita saber quão distante estamos da verdadeira média populacional, já que a média obtida a partir de uma amostra é uma estimativa da média populacional, uma **estimativa por ponto**. O erro padrão de uma média é calculado por: **(DP)2/√n**, onde DP é igual ao desvio-padrão da amostra e n é igual ao tamanho da amostra.

Quando o tamanho da amostra é grande, a distribuição das médias amostrais tende a apresentar características de uma distribuição simétrica ou normal. Neste caso, consideramos as propriedades da curva normal e afirmamos, com 95% de confiança, que a verdadeira média populacional será algum valor entre 1,96 desvios padrão para mais ou para menos da média. A partir desta referência, podemos substituir uma **estimativa por ponto** (valor da média a partir de uma amostra) por uma **estimativa por intervalo**. Não há razão para acreditarmos que a média populacional de um determinado desfecho de investigação é exatamente o valor médio encontrado a partir de uma amostra. Então, criamos um intervalo de confiança para a média, calculado por: Média+/- 1,96. erro-padrão (para 95% de confiança).

Tomemos como exemplo os dados da tabela 5.6. Nesta tabela, verificamos que o CPO-D médio foi igual a 1,22, com desvio padrão igual a 1,60, numa amostra de 339 indivíduos. Qual o intervalo de confiança para a estimativa por ponto (CPO-D = 1,22) obtida a partir desta amostra?

IC95% = Média ± 1,96 * Erro-Padrão

IC95% = 1,22 ± 1,96 * 1,60/√339

IC95% = 1,22 ± 0,17

IC95%= [1,05-1,39] - Estimativa por intervalo

Interpretação: podemos afirmar, com 95% de confiança, que o verdadeiro CPO-D populacional está em algum ponto entre 1,05 e 1,39.

O erro padrão de uma proporção pode ser calculado da mesma maneira. Supondo que a proporção de indivíduos com oclusopatias numa determinada população seja igual a 42,0%, obtida através de uma amostra de 867 indivíduos. O erro padrão da proporção será igual a $\sqrt{P(1-P)/n}$, onde P é a proporção obtida através da amostra e n= tamanho da amostra. O intervalo de confiança (95%) será igual a:

IC95%= P ± 1,96.Erro-padrão

IC95% = 0,42 ± 1,96. √0,42(1-0,42)/867

IC95% = 0,42 ± 0,033

IC95%= [0,387-0,453] – Estimativa por intervalo

Interpretação: podemos afirmar com 95% de confiança que a verdadeira proporção populacional de indivíduos com oclusopatias está em algum ponto entre 38,7% e 45,3%. É importante salientar que quanto maior a amostra, mais estreito será o intervalo de confiança.

Considerações Finais

Este capítulo apresentou as ferramentas estatísticas elementares nas pesquisas sobre saúde bucal. Salienta-se que, aos interessados em aprofundar seus conhecimentos no campo da análise estatística, consultem as referências indicadas no final deste capítulo.

Referências

1. Bland M. An introduction to medical statistics. 3rd ed. Oxford: Oxford University Press, 2000.
2. Beaglehole R, Bonita R, Kjellström T. Epidemiologia básica. São Paulo: Ed. Santos, 1996.
3. Barros MVG, Reis RS. Análise de dados em atividade física e saúde: demonstrando a utilização do SPSS. Londrina: Midiograf, 2003.
4. Lwanga SK, Tye CY. Teaching health statistics: twenty lessons and seminar outlines. Geneva: World Health Organization, 1986.
5. Peres KGA. Oclusopatias na dentição decídua: acúmulo de riscos do nascimento à primeira infância. São Paulo: Universidade de São Paulo, 2002.
6. Peres MA. Determinantes sociais e biológicos do período perinatal e da primeira infância na prevalência e severidade da cárie dentária em crianças de 6 anos de idade. São Paulo: Universidade de São Paulo, 2002.
7. Peres MA. Estudo das condições de vida e saúde de adultos de Florianópolis, 2009. EpiFloripa, um estudo de base populacional. Florianópolis: Conselho Nacional de Desenvolvimento Científico e Tecnológico, 2010.
8. Berquó ES, Souza JMP, Gotlieb SLD. Bioestatística. São Paulo: EPU, 1981.
9. Massad E, Menezes RX, Silveira PSP, Ortega NR. Métodos quantitativos em medicina. São Paulo: Manole, 2004.
10. Peres KG. Saúde bucal infantil e os determinantes sociais, comportamentais e de utilização de serviços: comparação de duas coortes de nascimentos no Sul do Brasil. Pelotas: Conselho Nacional de Desenvolvimento Científico e Tecnológico, 2011.
11. Vieira S. Introdução à bioestatística. Rio de Janeiro: Campus, 1981.
12. Levin J. Estatística aplicada às ciências humanas. São Paulo: Harbra, 1987.
13. Silva L, D'Orsi E, Peres MA, Peres KGA. Prevalência e fatores associados à xerostomia em idosos: estudo de base populacional em Florianópolis, Santa Catarina. 2011.
14. Boeira GF, Correa MB, Peres KG, Peres MA, Santos IS, Matijasevich A, et al. Caries is the main cause for dental pain in childhood: Findings from a birth cohort. Caries Res. 2012 14;46(5):488-95.
15. Bastos JL, Peres MA, Peres KG, Barros AJ. Infant growth, development and tooth emergence patterns: A longitudinal study from birth to 6 years of age. Arch Oral Biol. 2007; 52(6):598-606.
16. Kirkwood BR, Sterne JAC. Essential medical statistics. 2ª ed. Oxford: Blackwell. 2003.
17. Altman DG. Practical statistics for medical research: Chapman and Hall, 1991.
18. Armitage P, Berry G. Statistical methods in medical research. 3rd ed. Oxford: Blackwell, 1994.
19. Bastos JL, Nomura LH, Peres MA. Dental caries and associated factors among young male adults between 1999 and 2003 in Southern Brazil. Community Dent Health. 2007; 24(2):122-7.
20. Brasil. Ministério da Saúde. Divisão Nacional de Saúde Bucal. Levantamento epidemiológico em saúde bucal: Brasil, zona urbana. Brasília: Ministério da Saúde, 1988.
21. Brasil. Ministério da Saúde. Secretaria de Atenção à Saúde. Departamento de Atenção Básica. Projeto SB Brasil 2003: condições de saúde bucal da população brasileira 2002- 2003: resultados principais. Brasília: Ministério da Saúde, 2004. 68 p.: Série C. Projetos, Programas e Relatórios.
22. Peres MA. Condições socioeconômicas, comportamentais e de acesso a serviços e seus impactos na saúde bucal e qualidade de vida: um estudo longitudinal em uma coorte de nascidos vivos no Sul do Brasil. Pelotas: Conselho Nacional de Desenvolvimento Científico e Tecnológico, 2006.
23. Panizzi M, Peres MA, Mosquetta JDF. Saúde bucal: em busca da universalidade, da integralidade e da equidade. In: Franco TB, Peres MA, Foschiera MMP, Panizzi M, editores. Acolher Chapecó: uma experiência de mudança do modelo assistencial com base no processo de trabalho. São Paulo: Hucitec; 2004; 145-79.
24. Riffenburgh RH. Statistics in medicine. San Diego: Academic Press, 1999.

Capítulo 6

Revisões Sistemáticas da Literatura e Meta-análise

Valéria Coelho Catão Marinho
Roger Keller Celeste

Introdução

Cirurgiões-dentistas e médicos, gestores, pesquisadores e profissionais de saúde pública que tomam decisões sobre tratamento, estratégias de saúde pública e intervenções médicas e odontológicas precisam ser bem informados a respeito dos efeitos dessas intervenções. A síntese da evidência proveniente de pesquisa científica, na forma de revisões sistemáticas, pode ajudar no acesso a esta base de conhecimento, ordenando e resumindo a evidência disponível. Meta-análise, uma síntese quantitativa dos resultados de estudos individuais incluídos em uma revisão sistemática, pode fornecer estimativas mais precisas dos efeitos de tratamento do que as estimativas derivadas de cada estudo. Revisões sistemáticas podem estabelecer quando os efeitos das intervenções em saúde são consistentes e podem ser aplicados, e quando os efeitos podem variar significativamente. Além disso, podem também identificar deficiências na evidência que indicam a necessidade de pesquisa adicional. Revisões sistemáticas são, portanto, cada vez mais reconhecidas como valiosas fontes de informação científica para decisões racionais em saúde, e têm sido consideradas fundamentais para ações de saúde baseadas em evidências.

Esforços para sintetizar as evidências científicas datam de séculos atrás, mas a metodologia para revisões sistemáticas só foi refinada nas últimas décadas, particularmente em Ciências Sociais e da saúde, com o desenvolvimento de métodos para minimizar a imprecisão estatística. Tais métodos usam síntese quantitativa (ou meta-análise) e modernamente se desenvolveram métodos para reduzir vieses (erro sistemático).[4] A manifestação mais óbvia desta tendência é o crescimento da Colaboração Cochrane (www.cochrane.org), uma organização internacional que prepara, mantém e dissemina revisões sistemáticas rigorosas de ensaios controlados randomizados sobre os efeitos das intervenções de saúde.[8]

O número de revisões sistemáticas tem crescido acima do crescimento médio das publicações na área de saúde. Enquanto o número de artigo indexados na base PubMed aumentou 1,7 vezes de 2000 a 2010 (de 528 mil para 923 mil publicações), o número de artigos com as palavras *systematic review* no título aumentou 12,3 vezes (de 278 para 3423 publicações no PubMed) e nos periódicos odontológicos o crescimento no mesmo período foi de 26,8 vezes (de 5 para 134 publicações no PubMed). Tradicionalmente, as revisões sistemáticas têm sido produzidas como uma compilação da melhor evidência disponível; e isso implicou o foco quase exclusivo em estudos de intervenção, os ensaios clínicos randomizados. No entanto, cada vez mais é reconhecida a necessidade e utilidade de revisões sistemáticas dos estudos de observação. Em 2000, estimou-se que 42% dos estudos de meta-análise publicados eram de estudos de observação e 47% eram de ensaios controlados.[24] A tabela 6.1 indica diferenças na distribuição dos tipos de revisões sistemáticas, na comparação entre 2000 e 2010: observa-se um aumento proporcional das revisões de estudos observacionais nas revisões sistemáticas.

Neste capítulo, não descreveremos passo a passo como concluir uma revisão sistemática. Esta metodologia foi bem descrita em livros específicos, em especial no Handbook da Colaboração Cochrane. Focalizaremos especificidades dos estudos de observação, suas possíveis fontes de viés, que devem ser controladas em cada etapa do processo da revisão, e no uso apropriado da meta-análise em revisões sistemáticas. Será inicialmente apresentada uma descrição básica dos conceitos principais e passos envolvidos no processo de se conduzir uma revisão sistemática, bem como, posteriormente, uma breve discussão sobre a aplicabilidade de resultados.

Há uma gama extensa de recursos valiosos e livremente disponíveis a serem utilizados como diretrizes detalhadas para a conduta e disseminação de revisões sistemáticas sobre intervenções em saúde. Essas diretrizes, que incluem o curso *on-line* disponível em português no Website do Centro Cochrane do Brasil (www.centrocochranedobrasil.org), serão listados em uma seção que também apresenta o trabalho internacional da Colaboração Cochrane e seu produto principal, a Biblioteca Cochrane (The Cochrane Library). O capítulo conclui com uma visão crítica da implementação de resultados de revisões sistemáticas no campo da saúde pública, especialmente em países em desenvolvimento.

Revisões de Estudos Observacionais: Controvérsias, Realidade e Necessidades

Há controvérsias sobre a utilidade de revisões sistemáticas de estudos observacionais. Alguns autores inclusive recomendam que tais revisões sejam banidas, baseados no argumento de que essas revisões aumentam a precisão de associações potencialmente não válidas.[25,53] Como contra-argumento, as críticas a revisões sistemáticas de estudos observacionais são interpretadas como sendo críticas aos próprios estudos observacionais, pois as revisões sistemáticas não podem ser melhores do que o

Tabela 6.1 – Número de estudos identificados no PubMed por ano e classificação do tipo de estudo para os 100 primeiros resumos indexados no ano contendo a palavra *systematic review* no título.

	Ano			
	2000		2010	
	N (%)	N (%)	N (%)	N (%)
Outros Estudos	6 (6)		10 (10)	
Revisão de Literatura	23 (23)		22 (22)	
Revisão Sistemática de:	71 (71)		68 (68)	
Ensaios Clínicos		44 (62)		30 (44)
Estudos Observacionais		13 (18)		25 (37)
Testes de Diagnóstico/rastreamento		8 (11)		8 (12)
Sem classificação		6 (9)		5 (7)
Total	100 (100)	71 (100)	100 (100)	68 (100)

permite a qualidade dos estudos incluídos.[30,46] As limitações dos estudos observacionais são conhecidas e as revisões sistemáticas de tais estudos devem ser avaliadas dentro desses limites. Nem os melhores estudos observacionais podem excluir completamente o risco de viés e confusão.

Foram apontadas contradições entre os resultados de grandes e convincentes revisões sistemáticas de estudos observacionais e ensaios controlados realizados posteriormente. Um exemplo é o caso da reposição hormonal pós-menopausa com estrogênio, cuja revisão apontou para um efeito protetor (RR = 0,58, IC 95% 0,48 - 0,69) para doença cardiovascular,[54] enquanto o ensaio clínico randomizado posterior mostrou efeito inverso (RR = 1,24, IC 95% 1,00 - 1,54).[40]

Uma situação análoga em saúde bucal ocorreu no início dos anos 1990. A proposição de que infecções subclínicas com bactérias Gram-positivas poderiam estimular mediadores inflamatórios em gestantes, provocando parto prematuro,[28] motivou estudo que apresentou evidências empíricas da associação de parto prematuro e doença periodontal.[44] Nos anos seguintes, uma profusão de estudos foi publicada e revisões sistemáticas apontaram uma possível, porém não clara, associação.[39,50,59] Posteriormente, um ensaio clínico mostrou que o tratamento de doença periodontal destrutiva em gestantes não estava associado com a redução de baixo peso ao nascer.[42]

Vários motivos reforçam a importância de revisões sistemáticas de estudos de observação em saúde pública, mesmo porque essa área de conhecimento apoia-se muito nessa modalidade de estudos, e não se poderia ignorá-los. Tais estudos apresentam informação útil que, quando compilada em revisões sistemáticas, pode revelar aspectos que não foram vistos isoladamente em cada estudo. Diz-se também que muitas decisões em saúde pública não podem ser tomadas com base em ensaios controlados, seja pelas dificuldades práticas de realização dos mesmos (p. ex., intervenções sociais em larga escala), bem como impedimentos éticos (p. ex., estudo de fatores etiológicos). É importante destacar que a possibilidade de ensaios controlados em saúde pública é fortemente defendida por MacIntyre,[38] que defende ensaios controlados comunitários, incluindo ações de promoção de saúde. Ainda assim, mesmo que a saúde pública venha a utilizar mais ensaios controlados comunitários, os gestores ainda terão que se valer dos estudos de observação (e revisões sistemáticas de estudos de observação).

Definições e Terminologia

O que é uma "revisão sistemática", e por que este termo deve ser distinguido do termo "meta-análise"? "Revisão sistemática" denota um tipo de investigação científica que busca reunir e examinar todos os estudos (ensaios clínicos) realizados sobre uma pergunta científica específica; para se apresentar um resumo imparcial das evidências obtidas, seguindo uma abordagem predefinida e objetiva. Entretanto, para revisões de estudos de observação, mesmo que seja desejável incluir todos os estudos, pode-se pensar que aqueles incluídos sejam uma amostra representativa de todos os estudos existentes, em face da dificuldade de identificação de todos os estudos existentes. Revisão sistemática é um método para se localizar, avaliar e sintetizar as evidências provenientes de estudos primários pertinentes e válidos para se obterem respostas seguras para questões específicas.

Ao contrário de revisões de literatura que não se aderem a um método explícito e estão, portanto, sujeitas a risco de viés e erro aleatório significativo, as revisões sistemáticas tendem a evitar estas armadilhas apresentando um resumo objetivo das evidências disponíveis. Desse modo, a realização de revisões sistemáticas geralmente requer mais tempo, recursos, habilidades e colaboração que "revisões narrativas" (ou tradicionais), como se pode observar através de uma comparação de suas características principais (Quadro 6.1).

Algumas revisões relatam a metodologia utilizada na busca de estudos, empregando vocabulário controlado. Isto não é suficiente para caracterizar uma revisão como "sistemática". A figura 6.1 descreve as fases do processo de revisão sistemática, e o quadro 6.1 procura diferenciar as revisões sistemáticas das revisões narrativas, sintetizando suas principais características.

Quadro 6.1 – Revisões sistemáticas e revisões narrativas comparadas.[11,48]

Característica	Revisão Sistemática	Revisão Narrativa
Questão	Clara, focalizada.	Generalizada, mais abrangente.
Busca	Tenta localizar estudos publicados e não publicados, para limitar o impacto de viés de publicação e outros vieses.	Documentação da estratégia é rara e potencialmente sujeita a vieses.
Seleção	Descrição clara dos critérios de inclusão para limitar o viés de seleção.	Raramente especificada e potencialmente sujeita a viés.
Avaliação	Examina sistematicamente os métodos utilizados nos estudos primários e a possibilidade de viés.	Nem sempre considera diferenças nos métodos e na qualidade dos estudos.
Extração de Dados	Replicada, teste-piloto e revisão do formulário. Tentativa de se obterem dados publicados e não publicados.	Nem sempre objetiva e reproduzível.
Síntese	Resumo qualitativo da evidência. Resumo quantitativo, quando apropriado.	Geralmente resumo qualitativo.
Conclusões	Baseada nas evidências avaliadas.	Nem sempre baseada em evidências.

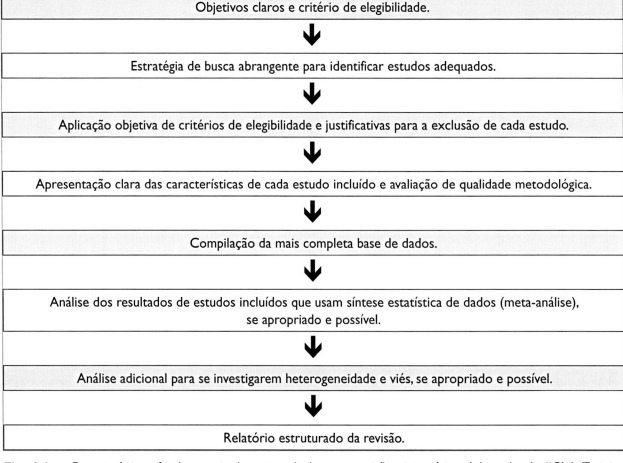

Fig. 6.1 – Características fundamentais (ou etapas) de uma revisão sistemática. Adaptado do "CLib Training Guide".[57]

Quando uma revisão sistemática emprega técnicas estatísticas para combinar quantitativamente o resultado de uma série de estudos, é denominada *meta-análise*. Este termo, no entanto, apenas descreve um possível, porém particularmente importante componente das revisões sistemáticas, pois muitos desses estudos culminam em uma meta-análise. A meta-análise, contudo, permite ainda extensões além do simples cálculo de uma estimativa de efeito combinada, como a avaliação formal de fatores que podem afetar desfechos clínicos.

Principais Recursos

Durante as últimas décadas, foram criados guias para a execução de revisões sistemáticas e meta-análises.[9,13] Estes recursos são valiosos e estão livremente disponíveis. Há, inclusive, um curso *on-line* disponível em português no portal do Centro Cochrane do Brasil (www.centrocochranedobrasil.org). Isto se deve principalmente ao trabalho da Colaboração Cochrane (www.cochrane.org), que tem como propósito primário a produção de revisões sistemáticas de alta qualidade das intervenções em saúde, em todas as áreas biomédicas. O guia do Centro NHS para revisões e disseminação[13] produzido no Reino Unido está disponível (www.york.ac.uk/inst/crd/report4.htm) para quem quiser efetuar revisões ou estudar o assunto.

O Manual dos Revisores Cochrane (Reviewers Handbook) é o documento oficial da Colaboração Cochrane, que descreve em detalhes todo o processo de se criarem revisões sistemáticas Cochrane. Está disponível em www.cochrane.org/resources/handbook/.

Complementando o Manual dos Revisores Cochrane, o Material Aberto de Aprendizagem para Revisores da Colaboração Cochrane (*Open Learning Material*) é um conveniente conjunto de módulos disponíveis *on-line* para cada etapa de uma revisão sistemática Cochrane. Está disponível em www.cochrane-net.org/openlearning/.

Além disso, há o curso de Revisão Sistemática e Meta-análise da Universidade Federal de São Paulo, uma iniciativa do Centro Cochrane do Brasil, que visa informar as técnicas necessárias para a realização de uma revisão sistemática ou meta-análise de intervenções em cuidados de saúde e dar ao profissional da área da saúde as habilidades necessárias para planejar, conduzir e divulgar a revisão sistemática e meta-análise. Está disponível em: www.virtual.epm.br/cursos/metanalise/

Os protocolos das revisões sistemáticas em andamento e das que já foram concluídas por Grupos Colaborativos de Revisão Cochrane em todas as áreas biomédicas, assim como informações sobre estes grupos, são submetidos para publicação eletrônica periódica, na Base de Dados Cochrane de Revisões Sistemáticas (*The Cochrane Database of Systematic Reviews* – CDSR), na Biblioteca Cochrane (*The Cochrane Library*).

A Biblioteca Cochrane consiste em uma coleção eletrônica regularmente atualizada de bases de dados baseadas em evidência (www.cochrane.org/reviews/clibintro.htm). Para usuários inscritos, a Biblioteca Regional de Medicina – BIREME provê gratuitamente acesso *on-line* para A Biblioteca Cochrane no Brasil e para todos os países na América Latina e Caribe como resultado da cooperação entre BIREME, Organização Pan-americana da Saúde, Organização Mundial da Saúde, Colaboração Cochrane e Centro Cochrane do Brasil (http://cochrane.bireme.br/registro-cochrane-en.php).

Controle de Possíveis Vieses e Uso Apropriado de Meta-análise

A revisão sistemática é uma ferramenta científica de aplicabilidade ampla; abrange todo o espectro da atividade científica. Mas, como em qualquer tipo de estudo, há problemas potenciais que requerem precaução. Quando fazemos observações, sempre há a possibilidade de erro. Desvios sistemáticos (viés) podem ser considerados piores que erros que ocorrem ao acaso (erros aleatórios) em revisões sistemáticas, pois se a revisão foi cuidadosamente conduzida e os resultados quantitativos foram derivados empregando-se meta-análise de toda a evidência relevante disponível, os intervalos de confiança em torno dos resultados indicarão a 'precisão', ou a probabilidade destes efeitos ocorrerem ao acaso.[45] Visto que mais participantes serão incluídos em uma revisão sistemática que nos estudos individuais incluídos na revisão, os efeitos ao acaso tenderão a ser minimizados em meta-análises de estudos publicados e não publicados. Isto significa que, embora ensaios clínicos randomizados metodologicamente rigorosos, incluídos em uma revisão sistemática, possam oferecer proteção contra a possibilidade de engano por viés, tais ensaios, considerados individualmente, podem oferecer pouca proteção contra a atuação do acaso (erros aleatórios), devido ao tamanho geralmente reduzido da amostra.

Contudo, a principal razão para as diferenças encontradas nos vários estudos pode não estar no erro aleatório, e sim nas diferenças sistemáticas (viés). Como o tamanho das amostras pode não compensar o viés que porventura exista, é necessário rigor científico em todo o procedimento da revisão sistemática, para minimizar possíveis erros sistemáticos. Os princípios científicos básicos que estão por trás do processo de se conduzir uma revisão sistemática são semelhantes aos da conduta de qualquer outro estudo observacional: formulação do problema específico a ser abordado; identificação e acesso a "uma população" através de fontes de informação; extração e análise dos dados; interpretação cuidadosa e descrição de resultados. Diretrizes detalhadas foram desenvolvidas para auxiliar no controle de viés na conduta de revisões sistemáticas e no uso apropriado de meta-análise.[9,13]

O controle de viés no processo de coleta de dados

A validade dos resultados obtidos em revisão sistemática depende dos métodos que serão seguidos na coleta de dados para identificar os estudos a serem incluídos, para determinar a elegibilidade dos estudos para inclusão, para avaliar a qualidade destes estudos, e os métodos para extrair dados precisos. O quadro 6.2 mostra as principais fontes de viés em revisões sistemáticas.

Viés na identificação de estudos

O ponto mais crítico nas revisões sistemáticas de ensaios controlados randomizados consiste em identificar todos os estudos pertinentes de qualidade aceitável (válidos), para

Quadro 6.2 – Vieses em revisão sistemática.[21,26]

Possíveis fontes de viés em estágios diferentes da coleta de dados
I. Viés de publicação
II. Viés na localização de estudos • de base de dados • idioma • de citações • de publicações múltiplas
III. Viés na seleção de estudos para inclusão e na avaliação de qualidade • de critérios de inclusão • de pontuação de qualidade
IV. Viés na obtenção de dados corretos de estudos identificados e selecionados • pelo extrator (seletor de estudos/assessor de qualidade) • de reportagem de desfechos • na obtenção de dados necessários para análise

que o maior número possível de evidências disponíveis seja considerado na análise.[10] A procura deve abranger estudos não publicados, pois a não publicação pode ser devida a motivos relacionados aos resultados obtidos,[19] os quais podem diferir sistematicamente daqueles de estudos publicados. Uma revisão que se restrinja à evidência publicada pode ter resultados enganosos devido ao "viés de publicação", isto é, à publicação seletiva de estudos com resultados positivos, ou seja, estatisticamente significativos.[17,20]

Submissão seletiva para publicação ao invés de aceitação seletiva por parte de revistas científicas parece ser o fator dominante no viés de publicação.[17,20] Independentemente dos motivos do "viés de publicação", o registro prévio de ensaios clínicos é considerado o melhor remédio para este tipo de viés.[12,19,55] Um desenvolvimento importante, como o representado por *Current Controlled Trials*, é a organização de registros *online*, prospectivos, de todos os ensaios randomizados e a classificação de cada um através de identificadores únicos (www.controlled-trials.com).

Estima-se que de 25 a 50% dos ensaios clínicos randomizados começados não são publicados, e cerca de 50% dos resumos com resultados de ensaios controlados chegam a ser publicados como estudos completos[18,51]. Estes números realçam a importância e a magnitude dos esforços necessários para se encontrar material não publicado pertinente para a possível inclusão em revisões sistemáticas, a fim de se minimizarem os efeitos do *viés de publicação*.

O contato direto com os pesquisadores pode ajudar na identificação de estudos. Também se deve tentar o acesso à literatura não formalmente publicada, porém disponível, a denominada *literatura cinza* disponível em bases de dados especializadas ou em relatórios de pesquisa, teses e dissertações, além de resumos de reuniões científicas.

Entretanto, mesmo quando estudos publicados podem ser difíceis de identificar, é necessário fazer a busca em bases computadorizadas de dados e usar uma variedade de sistemas de indexação da literatura, pois o uso exclusivo de apenas um, como o MEDLINE, pode excluir uma proporção significativa de estudos relevantes.[18] Além disso, os estudos podem ter sido publicados em revistas não indexadas no MEDLINE, como ocorre com várias que não utilizam o idioma inglês. Uma estratégia de busca que envolva as bases de dados EMBASE e LILACS, por exemplo, poderá melhorar a identificação de estudos em outros idiomas e/ou não indexados no MEDLINE.[7,18] Uma alta proporção de ensaios clínicos sem resultados significantivos estatisticamente ou com resultados nulos só é publicada em outros idiomas (não em inglês) ou em revistas científicas não indexadas.[22]

O Registro Cochrane de Ensaios Controlados (CENTRAL) é reconhecido como a melhor fonte eletrônica de ensaios clínicos disponíveis e inclui relatórios identificados no MEDLINE, EMBASE e outras bases de dados, bem como informações sobre estudos não publicados e em andamento.

Índices de citação e bibliografias de artigos de revisão também devem ser examinados. Porém, estudos com resultados estatisticamente significativos são em geral mais citados[29] e publicados repetidamente (levando a *viés de citação* (ou "de referência") e *viés de publicação múltipla*.[23] Tais vieses fazem com que seja ainda mais provável que estudos positivos sejam localizados e incluídos em revisões sistemáticas. Além disso, como nem sempre fica óbvio que publicações múltiplas vêm de um único estudo, a inclusão repetida de dados em uma revisão sistemática pode superestimar os efeitos de uma intervenção em meta-análise.[58] É preciso assegurar que os estudos incluídos na revisão sistemática não sejam apenas uma amostra tendenciosa dos estudos pertinentes. A inclusão do maior número possível de estudos relevantes aumenta a precisão e aplicabilidade dos resultados.

Viés na seleção e avaliação da qualidade dos estudos

Critérios de elegibilidade definidos *a priori* para a seleção de estudos devem ser consistentes com o foco da revisão sistemática. Esses critérios devem ser explícitos e se basearem diretamente na intervenção, população, desfechos, comparações e tipo de estudo primário a ser incluído (em relação ao delineamento do estudo) e padrões metodológicos. Do mesmo modo, os critérios para a avaliação de qualidade (validade interna) de estudos elegíveis também devem ser claramente definidos.

Diferenças em populações, intervenções ou exposições, resultados (desfechos) e métodos de estudo que definem os critérios de inclusão (bem como diferenças nas estratégias de busca dos estudos) podem levar a discrepâncias nos resultados de revisões sistemáticas que parecem abordar questões semelhantes. Chalmers et al.[6] conduziram um estudo sobre a reprodução de meta-análise de ensaios controlados e verificou que conclusões diferentes foram relatadas para a mesma intervenção.

É importante que os métodos utilizados na localização e seleção de estudos correspondam à pergunta levantada. Se forem incluídos estudos válidos que vão de encontro aos critérios básicos de inclusão, uma "análise de sensibilidade" posterior poderá testar o efeito de diferenças nos critérios de inclusão. Isto é, conclusões muito sensíveis a mudanças nos critérios de inclusão devem ser tratadas com cautela. Este foi considerado o modo mais apropriado de lidar com a seleção de estudos em revisões sistemáticas que incluem meta-análise.[23]

A avaliação da qualidade dos estudos selecionados em uma revisão sistemática também é de relevância óbvia, pois se forem mal projetados e executados, os estudos podem produzir estimativas incorretas,[49,52] invalidando suas conclusões. Além disso, a combinação de estudos de qualidade variada em uma meta-análise pode reduzir a precisão da conclusão sobre a efetividade da intervenção.[16] Nesse sentido, é desaconselhável a inclusão de estudos de pouca qualidade em revisões de ensaios clínicos.

Embora ensaios clínicos controlados e randomizados (RCT, na sigla em inglês de *Randomized Controlled Trials*) sejam considerados a melhor evidência sobre a efetividade de intervenções em saúde, esse tipo de estudo não é imune a viés. Os vieses dos RCT podem derivar de (1) diferenças sistemáticas entre os grupos de comparação (viés de seleção), (2) no cuidado disponibilizado aos participantes, que deve ser igual para todos os grupos, (3) na exposição a outros fatores além da intervenção de interesse (viés de desempenho ou condução), (4) na verificação de desfechos (viés de detecção) e (5) nas perdas ou exclusões de participantes inicialmente incluídos no estudo (viés de seguimento ou de exclusão). Assim, mesmo se apenas RCT são incluídos em uma revisão sistemática, é essencial averiguar se estes são de qualidade aceitável. A avaliação da qualidade dos estudos incluídos deve ser utilizada de várias formas em uma revisão sistemática: (1) como limite para a inclusão de estudos, (2) em investigações pré-especificadas de heterogeneidade (pelo uso de análises de metarregressão e/ou estratificação), (3) em análises de sensibilidade (baseadas em um subconjunto de estudos sobre um ponto de inclusão determinado). Estes conceitos serão explicados adiante, na seção que descreve o uso apropriado da síntese quantitativa em revisões sistemáticas.

Apesar do uso de limites de qualidade para inclusão ser justificável, esse procedimento deve ser usado apenas para excluir ensaios clínicos com deficiências notáveis, de forma que a possível influência da qualidade dos estudos possa ser examinada em uma revisão. Métodos baseados em "escores de qualidade" são desaconselháveis, pois são afetados por problemas inerentes ao uso de escalas compostas. Evidências recentes indicam ser favorável utilizar métodos simples para se avaliarem individualmente aspectos metodológicos dos estudos. Esses métodos devem, idealmente, ser identificados *a priori*, e explorar sua influência na magnitude do efeito dos vários estudos através de regressão direta ou estratificação.[30,36] Isto deve estar baseado nos domínios fundamentais de *sigilo de alocação*, *mascaramento da observação de desfechos* ou mascaramento de investigadores e participantes, e avaliação de exclusões e perdas de participantes, que demonstraram influenciar nos resultados de estudos e, por conseguinte, na força da evidência proveniente destes em revisões sistemáticas.[36]

Porém, as informações apresentadas em estudos publicados e não publicados frequentemente são deficientes para uma avaliação objetiva de sua qualidade.[12] Diretrizes para a produção e publicação de ensaios clínicos foram desenvolvidas e devem facilitar consideravelmente no futuro sua avaliação crítica, com a adoção crescente por parte de revistas biomédicas do conhecido protocolo CONSORT, que apresenta parâmetros para a redação dos ensaios controlados.[2,43]

Viés na extração de dados – conseguindo dados não publicados

Há dois níveis de extração de dados nas revisões sistemáticas. O primeiro diz respeito aos dados que documentam se os estudos identificados são elegíveis ou não. Para os estudos elegíveis, o segundo nível refere-se aos dados relacionados aos desfechos relevantes e às características dos participantes, intervenções, qualidade dos estudos e outras características pertinentes para síntese qualitativa e, se apropriado, quantitativa. Embora possam ser coletados dados de vários modos, formulários testados previamente para a extração de dados devem ser usados de forma unificada. Idealmente, dois observadores devem extrair os dados independentemente, para se evitarem erros. Mascarar os extratores em relação aos nomes dos autores e suas instituições, nomes das revistas biomédicas, fontes de financiamento e agradecimentos trazem mais consistência ao processo,[35] embora possam não justificar o trabalho adicional e custos envolvidos.[3]

Embora demorada, é desejável a extração de informação do maior número possível de estudos. Deste modo, evita-se o efeito de *viés de publicação* nos estudos disponíveis para inclusão, esclarecem-se ambiguidades nos métodos usados para o estudo (randomização, mascaramento da avaliação de desfechos, análises conduzidas, características das intervenções, definições de eventos, perdas de participantes) e evitam-se vieses adicionais nos subgrupos e resultados disponíveis para análise.[10]

Informações não publicadas que forem obtidas devem ser claras e extraídas exatamente do mesmo modo que a informação publicada.[12,45] O processo de coleção de dados diretamente de investigadores deve ser o mais simples e flexível possível para se assegurar que estudos que não contribuam com dados não sejam muito numerosos.

Viés em revisões sistemáticas de estudos de observação

Dentre os vieses descritos, há alguns que estão presentes com mais frequência em estudos de observação. Os vieses de relato de dados, associados a vieses de publicação e localização de estudos merecem atenção. Os vieses de relato decorrem do uso de técnicas exploratórias com base em critérios estatísticos. Nesses casos, a associação de uma variável (p. ex., nível educacional) com o desfecho de interesse (p. ex., número de dentes perdidos) não é relatada ou é mal relatada, não pela sua inexistência, mas pela falta de significância estatística.

Diferente de ensaios clínicos, que testam hipóteses estabelecidas *a priori*, estudos de observação por sua natureza são exploratórios e o tamanho da amostra não é projetado para a obtenção de significância estatística. Sem significância estatística, torna-se mais difícil a publicação de um estudo, e isso é mais pronunciado em estudos de observação, gerando um efeito maior do viés de publicação.

Os vieses de relato decorrem da mesma origem. Muitas variáveis são excluídas das análises e a magnitude dessa associação não é relatada. Isso ocorre principalmente quando se usam técnicas *stepwise* na construção de modelos multivariáveis de análise de regressão. Em outras situações, os pesquisadores utilizam variáveis comuns, como nível educacional, apenas como controle para confundimento da exposição de interesse (p. ex., uso de flúor) no desfecho (p. ex., dentes perdidos) e não apresentam os resultados dessa associação, seja por falta de espaço no artigo ou outros motivos. Se essa variável foi utilizada nas análises, porém não está adequadamente descrita, dificilmente outro pesquisador conseguirá identificar esse estudo em suas buscas.

Assim, um estudo sobre flúor e dentes perdidos, que também tenha analisado a associação entre nível de escolaridade e dentes perdidos, não será localizado pelas buscas. Uma alternativa para esse problema é a inclusão de estudos de observação, cujo objetivo principal tenha sido a avaliação da associação entre educação e dentes perdidos. A inclusão de estudos puramente descritivos e exploratórios deve ser evitada e estar sujeita à análise de sensibilidade.

Por fim, a qualidade dos estudos de observação é um viés potencial e não é possível garantir ausência de confusão em um estudo específico. Com isso, não é possível a exclusão de estudos de observação com base em qualidade metodológica. O uso de escalas de qualidade como a Newcastle-Ottawa pode ser uma alternativa, porém não é indicado pelos mesmos motivos descritos na avaliação de qualidade de ensaios clínicos. Esse problema pode introduzir forte heterogeneidade na revisão sistemática e deve ser tratado na análise de dados.

O processo de síntese de dados: uso apropriado de meta-análise

Na análise dos dados coletados para a revisão sistemática, deve-se avaliar sistematicamente e integrar os resultados dos estudos incluídos, primeiro qualitativamente, depois, quando possível, com a síntese quantitativa.[14] A confiabilidade dos resultados depende de uma tabulação sensível às características e aos resultados de cada estudo. Depende também do uso de métodos estatísticos apropriados para a combinação dos resultados e para a investigação de sua variabilidade.

Seleção de medidas de efeitos na meta-análise

Um princípio importante na meta-análise de RCT é que, embora os indivíduos em um ensaio randomizado devam ser comparáveis diretamente, não se pode dizer o mesmo para indivíduos incluídos em ensaios randomizados diferentes. Assim, os resultados devem ser obtidos, numa primeira etapa, separadamente para cada estudo, e expressos em um formato comum. Desse modo, podem-se efetuar comparações posteriores entre os estudos e um agrupamento estatístico apropriado dos resultados obtidos em cada um deles.

A escolha da(s) medida(s) de *efeito de tratamento* – ou seja, a estimativa da relação observada entre uma intervenção e um desfecho, expressa por exemplo em termos da razão de chances (OR), risco relativo (RR), redução de risco absoluta (ARR), número necessário para tratar (NNT), diferença padronizada de médias ou diferença ponderada de médias – dependerá do tipo de medida de desfecho utilizada (p. ex., desfechos dicotômicos, contínuos, ordinais, de sobrevida). Independentemente do tipo de desfecho, a escolha entre medidas absolutas ou relativas de "efeito de tratamento" dependerá de considerações teóricas, como suas propriedades matemáticas; a estabilidade da análise entre estudos e subgrupos, e a facilidade de se interpretarem os resultados. Em geral, é mais sensato usar medidas relativas de efeito, como razão de chances e risco relativo, para se compilar estatisticamente a evidência e executar análises, e medidas absolutas de efeito. como a diferença de risco e o número necessário para tratar, para se aplicarem os resultados na clínica ou em saúde pública.

Para desfechos dicotômicos, a *razão de chances* pode ser a medida de desfecho preferível para a meta-análise, devido a suas convenientes propriedades matemáticas. Contudo, a *razão de chances* difere do *risco relativo* se o evento não é raro, e riscos relativos são mais intuitivamente compreensíveis, o que pode justificar sua escolha. Se os resultados são homogêneos entre os estudos, a *razão de chances* combinada ou o *risco relativo* combinado pode ser convertido posteriormente em *redução de risco absoluta* (diferença de risco) ou no número necessário para tratar (para riscos iniciais diferentes selecionados dos ensaios clínicos em meta-análise), desde que estas medidas sejam úteis para a interpretação e aplicação dos resultados.[22]

Se o desfecho é contínuo ou é tratado como tal (p. ex., contagens e algumas variáveis categóricas ordinais), deve-se tomar cuidado ao escolher a medida de efeito. A *diferença ponderada de médias* entre o grupo de intervenção e o controle pode ser usada quando os desfechos forem medidos da mesma maneira em cada ensaio controlado (mesma escala e unidades), com a vantagem de se poder fazer uma interpretação óbvia dos resultados, mas com a desvantagem de se ter a influência do risco basal da população. Embora mais difícil de interpretar, a *diferença padronizada de médias*, uma medida que ajustada em termos do número de desvios-padrão entre participantes (em geral definida como a diferença de médias entre o grupo de intervenção e o de controle, dividida pelo desvio padrão do controle ou de ambos os grupos) permite a análise de desfechos em comum que foram medidos de modos diferentes nos ensaios controlados.[33]

Efeitos globais ou resumos quantitativos dos resultados dos estudos incluídos em uma revisão podem ser calculados combinando-se estatisticamente os dados compilados de cada estudo. Resultados de cada estudo são exibidos junto com seus intervalos de confiança, em um *Forest Plot*, como exemplificado na figura 6.2.

Cada linha horizontal representa os resultados de um estudo com seu respectivo intervalo de confiança (95%): quanto mais curta a linha, mais preciso o resultado; o diamante na parte inferior representa os resultados combinados.

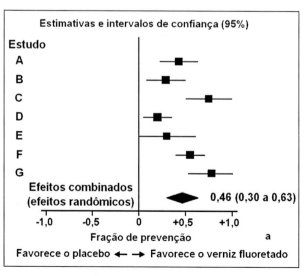

Fig. 6.2 – *Forest plot* de uma revisão sistemática de sete ensaios controlados que compararam verniz fluorado com controle de placebo (ou nenhum tratamento) na prevenção da cárie dentária em crianças.[41]

A linha vertical indica a posição que as linhas horizontais se agrupariam caso os dois grupos comparados em cada estudo tivessem efeitos semelhantes; quando uma linha horizontal toca a linha vertical, isso significa que aquele estudo em particular não encontrou diferença significativa entre o tratamento e o controle (placebo). A posição do diamante à direita da linha vertical indica que o tratamento estudado é benéfico, conforme avaliado pela *fração de prevenção*.

Esta representação gráfica é simples e permite indicar tanto a quantidade de variação nos resultados dos estudos como a estimativa geral do resultado de todos os estudos agrupados.[37]

A escolha de um modelo estatístico para meta-análise

Vários métodos estatísticos estão disponíveis para permitirem agrupar resultados de estudos, mas é usual a meta-análise combinar os efeitos de tratamento por meio de uma média ponderada dos efeitos individuais dos estudos, em conjunto com seus intervalos de confiança, no qual os estudos maiores têm mais influência (peso) que os menores.

Dois modelos estatísticos efetuam o cômputo desta média ponderada em meta-análise, a diferença entre eles é a maneira como a variabilidade entre os resultados dos estudos.

O *modelo de efeitos fixos* assume a existência de um efeito de tratamento comum a todos os estudos, e considera que a variabilidade entre estudos deva-se exclusivamente à variação aleatória.[61] O uso desse modelo considera que apenas a variação intraestudo (erros de amostragem intraestudo) influencie na incerteza dos resultados (o que se reflete no intervalo de confiança) de uma meta-análise. Nesse sentido, variações entre as estimativas de efeito de cada estudo (heterogeneidade) não afetam o intervalo de confiança em um modelo de efeito fixo.

O *modelo de efeitos randômicos* assume um efeito basal diferente para cada estudo (e que os estudos são uma amostra aleatória proveniente de algum universo hipotético de estudos). Este modelo leva em conta esta variação adicional entre estudos, calculando-se um efeito de tratamento comum que conduz a uma ponderação mais equilibrada dos estudos individuais, dando relativamente mais peso para estudos pequenos do que eles receberiam em um modelo de efeitos fixos, e produzindo intervalos de confiança um pouco mais amplos.[15] Uma diferença estatisticamente significativa no efeito combinado calculado por cada modelo só pode ser notada se os estudos forem claramente heterogêneos.

No contexto de revisões sistemáticas, heterogeneidade diz respeito à variabilidade ou diferenças entre estudos nas estimativas de efeitos. Por vezes, é feita a distinção entre *heterogeneidade estatística* (diferenças nos resultados dos desfechos), *heterogeneidade metodológica* (diferenças nos desenhos de estudo) e *heterogeneidade clínica* (diferenças entre os estudos em características-chave dos participantes, intervenções ou desfechos). Testes estatísticos de heterogeneidade são usados para determinar se a variabilidade observada nos resultados é maior que o esperado devido ao acaso. No entanto, estes testes têm baixo poder estatístico. Embora a escolha do modelo esteja sujeita a debate, quase sempre é irracional assumir homogeneidade em contextos de pesquisas em saúde, e a combinação de material heterogêneo é uma ameaça amplamente citada à validade de uma meta-análise.[5]

Assim, se for verificado (estatística e graficamente) que existe heterogeneidade, deve-se explorar e investigar possíveis fontes de diferenças entre os estudos, com respeito à população, intervenções, medidas de desfecho e características metodológicas e/ou reconsiderar a escolha de medida de efeito de tratamento efeituada.[32,33] Mas explicações quantitativas podem ou não ser encontradas para as razões pelas quais os efeitos de tratamento diferem entre estudos. Quando dados para se investigarem as razões para heterogeneidade não estão disponíveis, ou se a heterogeneidade ainda continua não explicada após a investigação, e se ainda é considerado apropriado combinar os resultados dos estudos estatisticamente, a heterogeneidade pode ser considerada em uma *meta-análise de efeitos randômicos* que incorpore variabilidade entre os estudos na estimativa global. Porém, a análise de efeitos randômicos não deve ser vista como uma panaceia para qualquer situação com considerável heterogeneidade.[30,32] Em alguns casos, a meta-análise pode não ser possível ou apropriada, se os dados disponíveis forem escassos, de baixa qualidade ou muito variados.

Investigando heterogeneidade, robustez e viés na meta-análise

Se a meta-análise contém heterogeneidade inesperada, pode-se efetuar análise de metarregressão, quando existir um número grande de estudos e dados disponíveis para todos ou quase todos os estudos. Este recurso analítico, a metarregressão, é uma extensão poderosa da meta-análise tradicional, com a qual se avalia o impacto de características dos estudos no tamanho do efeito de tratamento examinado. Porém, seus resultados devem ser interpretados com grande precaução, em especial se estas análises não forem determinadas a priori. Além disso, a execução de análise estratificada de subgrupos de estudos pode possibilitar a explicação, eliminando a heterogeneidade das análises. Contudo, é mais importante usar agrupamentos pré-especificados em análise de subgrupo que em metarregressão, devido à chance aumentada de resultado falso-positivo, quando são executadas muitas análises de subgrupo.[33]

Também há debate sobre quando e como os dados devem ser combinados de modo formal em uma meta-análise, e âmbito para se chegar a conclusões discrepantes, dependendo de decisões e escolhas feitas pelos revisores. Assim, sempre se deve examinar a robustez (ou sensibilidade) dos resultados de meta-análise para as suposições e incertezas sobre os dados utilizados e os resultados obtidos. Isto é feito através de uma "análise de sensibilidade", a qual visa determinar a sensibilidade dos resultados da revisão sistemática às mudanças na forma como esta foi realizada. A síntese mais válida da informação disponível será obtida quando os sumários descritivos dos resultados contiverem dados relativos à inclusão e à não inclusão de fontes de dados não publicadas, ensaios clínicos de pouca qualidade e escolhas diferentes de características de inclusão e suposições feitas ao extrair dados, como uma forma de análise de sensibilidade. Deve-se ter cautela ao interpretar os resultados globais da revisão caso se verifique que suas conclusões podem estar sujeitas a determinadas decisões.

Além de análises de sensibilidade, uma extensão importante da meta-análise diz respeito ao exame de viés de publicação e outros vieses, com o uso de gráfico de funil (funnel plot). Este recurso visual consiste em uma simples representação gráfica do tamanho da amostra do ensaio controlado, estratificado segundo o efeito da intervenção, o que permite examinar a associação entre tamanhos de efeito e precisão dos ensaios.[21] Na ausência de viés e heterogeneidade verdadeira em efeitos basais, os resultados dos estudos menores se espalharão ampla e simetricamente na parte inferior do gráfico, enquanto resultados de estudos com amostras maiores convergirão na parte superior. Uma abertura ou assimetria na parte larga do funil invertido indica a ausência de estudos pequenos e sugerem haver viés (por causa da associação aparente de ensaios menores que têm efeitos benéficos maiores). O gráfico de funil é assim um teste para qualquer tipo de viés que esteja associado com o tamanho da amostra. Vieses de publicação e localização, baixa qualidade metodológica e viés na provisão de dados são mais comuns em estudos menores e podem contribuir para a assimetria no gráfico de funil. Métodos estatísticos que apresentam uma medida objetiva da assimetria em gráfico de funil estão disponíveis, mas, como para testes de homogeneidade, têm valor limitado quando só alguns ensaios são incluídos na revisão sistemática.[21]

Em suma, toda revisão sistemática, com ou sem meta-análise, deve ser executada cuidadosa e criticamente, para se evitarem vieses e fontes de heterogeneidade entre os estudos incluídos.

Síntese de dados para estudos observacionais

A síntese numérica em estudos de observação apresenta mais dificuldades que em ensaios clínicos. A superação dessas dificuldades é pouco debatida na literatura, e não há consenso sobre as considerações mencionadas a seguir. Cautela, evitando a compilação dos dados, tem sido a principal recomendação. Sem esquecer isso, alternativas para superação de problemas comuns devem ser tentadas e relatadas.

Revisões sistemáticas de estudos de observação são mais passíveis de vieses de publicação, de submissão e de relato de algumas variáveis. Por isso, é ainda mais necessária uma medida estatística para a avaliação desse tipo de viés, usando o gráfico de funnel plot.

Um problema frequente é a inclusão de estudos com desfechos diferentes. Não é admissível uma medida de síntese que inclua desfechos diferentes, mas, por vezes, a diferença é sutil. Por exemplo, é possível que dois estudos tenham utilizado *odds ratio* para avaliar o efeito da pobreza na experiência de cárie dentária, porém um classificou o CPOD em duas categorias, CPOD = 0 e CPOD > 0, e o outro em CPOD ≤ 4 e CPOD > 4. Alterações no ponto de corte alteram a prevalência do desfecho, porém, como são duas parametrizações da mesma variável, poderia se esperar que o efeito da pobreza condicionasse os dois resultados. Nesse caso, a compilação dos estudos misturou duas hipóteses, a original, de que a pobreza aumenta a prevalência de cárie, e uma adicional, de que o efeito da pobreza não se altera segundo a extensão da doença.

Outra dificuldade diz respeito ao uso de modelos multivariáveis nos estudos de observação. Enquanto os ensaios clínicos randomizados controlam fatores de confusão na seleção dos participantes e na execução da pesquisa, os estudos observacionais ajustam o efeito dos fatores sobre os desfechos por meio de modelos de regressão com muitas variáveis. Quando se extraem os dados, é importante definir se serão extraídos os valores brutos de risco relativo, *odds ratio* ou outras medidas de efeito, ou os valores ajustados pelas variáveis independentes de interesse. É preferível o uso de associações ajustadas quando há fatores de confusão, mas isto pode aumentar a heterogeneidade entre os estudos, pois nem todos podem ter considerado os mesmos fatores de confusão.

Por fim, a avaliação de heterogeneidade deve ser vista como algo necessário, evitando técnicas alternativas como a contagem de estudos "pró/contra" ou "positivo/negativo".[31] Dessa forma, o pesquisador precisa considerar previamente os fundamentos teóricos e metodológicos desta heterogeneidade, de modo a avaliá-los na análise de metarregressão. Heterogeneidade significa que há modificação de efeito entre os estudos. Na análise de ensaios clínicos controlados, questões metodológicas costumam ser as principais explicações para a heterogeneidade. Porém, na análise de estudos observacionais, é frequente a modificação de efeito ser devida a características dos contextos em que esses estudos foram realizados. Assim, a avaliação de heterogeneidade em estudos observacionais pode contribuir para avaliar o efeito do contexto sobre as associações de interesse.

Utilidade e Aplicabilidade de Resultados

Ainda que válidos e estatisticamente significativos, os achados de revisão sistemática podem não ter relevância no plano aplicado das ações de saúde. Sua significância clínico-epidemiológica é, portanto, avaliada pelo impacto que os resultados produziriam caso fossem aplicados na prática. Assim, quanto maior o impacto, maior a significância clínico-epidemiológica.

Contudo, é difícil encontrar evidências de qualidade sobre efeitos importantes em estudos de eficácia, especialmente os efeitos negativos ou adversos dos tratamentos. Embora os RCT e as revisões sistemáticas que os compilam sejam métodos de pesquisa poderosos para avaliar a eficácia de intervenções em saúde, muitos ensaios clínicos não são grandes o bastante ou têm a duração suficiente para capturar efeitos mais raros, e muitos não relatam adequadamente os efeitos adversos. Entretanto, se reconhece que a inclusão de estudos não experimentais (tipo de estudo mais usual para avaliar efeitos adversos) em revisões sistemáticas requer trabalho e rigor adicional, pois sua metodologia ainda não se encontra suficientemente bem desenvolvida para lidar satisfatoriamente com as inúmeras limitações metodológicas inerentes a estes estudos. Cabe ressaltar, que se considera de qualidade inferior as evidências comumente oriundas de ensaios controlados não randomizados e de ensaios randomizados excessivamente pequenos, ou de revisões sistemáticas também reduzidas, pois esses estudos não conseguem discriminar satisfatoriamente entre diferenças moderada e desprezível de efeito do desfecho, e as evidências inconclusivas podem levar a conclusões errôneas.[47]

Assim, mesmo quando se está seguro de ter controlado adequadamente os vieses e erros ocorridos ao acaso, podem persistir dúvidas quanto à validade das conclusões. Cabe ao usuário julgar a aplicabilidade dos achados de pesquisa no seu contexto de trabalho. Esta capacidade de generalização é chamada *validade externa do estudo* – por exemplo, a generalização dos resultados de amostras europeias ou norte-americanas para grupos de população no Brasil.

Deduções sobre a validade externa podem ser feitas a partir do conhecimento sobre o quadro teórico que engloba a associação em estudo. Por vezes, a aplicabilidade limitada dos achados é relativamente clara, pois a validade externa dos achados pode ser comprometida por diferenças cruciais entre participantes em investigações formais e pessoas que recebem a intervenção em outros contextos, ou porque há diferenças entre informações fornecidas em comparações formais e as fornecidas na prática comum. Além disso, quaisquer diferenças reais nos efeitos de tratamento que existam entre participantes em ensaios controlados e revisões sistemáticas e pessoas semelhantes encontradas no contexto da prática diária são mais provavelmente relacionadas à magnitude de efeitos que à direção de efeitos.[62] Assim, os julgamentos que dirigem a prática devem ser feitos em termos da possibilidade do efeito diferencial ser suficiente para garantir uma modificação da prática usual.

Portanto, a evidência que seja relevante, útil e válida, e que demonstre um efeito importante não irá automaticamente determinar o que deve ser feito através da provisão de respostas padronizadas, mas poderá fornecer as bases para a tomada de decisões, após a consideração de outros aspectos relacionados a cada situação específica, como o risco inicial de determinado desfecho ocorrer, as atitudes variadas das pessoas em relação aos riscos, as preferências das pessoas por determinados desfechos (que podem ou não ter sido medido e/ou relatado nos estudos), as variações de adesão a determinada medida, as razões econômicas, as particularidades locais e a disponibilidade de tratamentos.

Considerações Finais

Avanços científicos consideráveis têm sustentado a prática médica e odontológica. O processo de decisão que envolve cuidados em saúde (de pacientes ou populações) vem progressivamente sendo fundamentado no conhecimento produzido em pesquisas. Porém, ainda há lacunas importantes entre a evidência proveniente de pesquisa, as políticas de saúde e a prática de cuidados médicos e odontológicos. O problema deixa de ser a falta e passa a ser o excesso de informação, o que gera incerteza sobre como usar adequadamente esta informação. A aplicação dos achados de pesquisa a decisões clínicas e às políticas de saúde não é um processo simples.

A saúde pública tem uma longa história de estudos descritivos que beneficiaram os investigadores, mas não tiveram implicação direta para as pessoas.[27] Além disso, para a maioria dos profissionais da saúde, o conhecimento sintetizado é mais pertinente que a pesquisa primária. Contudo, o número de revisões sistemáticas publicadas e de ensaios controlados relevantes e válidos ainda é relativamente pequeno e engloba desigualmente doenças e aspectos de cuidados médicos e odontológicos.[56] Em reconhecimento à necessidade de se desenvolver e manter um sistema de informação de saúde robusto, o Campo de Promoção de Saúde e de Saúde Pública da Colaboração Cochrane identificou áreas prioritárias de importância global, e tem comissionado revisões baseadas nas recomendações feitas para revisões sistemáticas prioritárias em saúde pública e de relevância particular para países em desenvolvimento.[60]

Revisões sistemáticas oferecem um elo crítico entre pesquisa e prática. Cirurgiões-dentistas, médicos, gestores e pacientes podem utilizá-las no Brasil ou em qualquer outro local do mundo, pois, de modo geral, revisões e intervenções têm relevância internacional. Mas a implementação dos resultados de revisões sistemáticas deve ser feita de modo local, influenciada pelos recursos disponíveis e pelas circunstâncias nacionais.

Tirar proveito da disponibilidade crescente de revisões sistemáticas relevantes e válidas pode, afinal, envolver uma transformação importante do ensino e do treinamento de graduação e pós-graduação, pois os profissionais da saúde continuarão enfrentando a enorme multiplicidade de informações, a introdução rápida de novas tecnologias, as preocupações crescentes sobre os custos dos cuidados médicos e odontológicos e as demandas crescentes para uma melhor qualidade de atendimento.

Finalmente, vale salientar que a capacidade de analisar e sintetizar a evidência clínico-epidemiológica segundo os critérios das revisões sistemáticas baseia-se em metodologias relativamente recentes, que ainda não fazem parte da capacitação de muitos profissionais de saúde. Porém, a julgar pelo espaço dedicado nas grandes revistas médicas e odontológicas, e pelo alcance dos recursos atuais em comunicação e informática, considera-se ser apenas uma questão de tempo até que a capacitação para o preparo de uma revisão sistemática seja amplamente incorporada à formação e prática dos profissionais de saúde no Brasil.

Referências

1. Altman DG, Deeks JJ, Sackett DL. Odds ratios should be avoided when events are common. BMJ 1998;317(7168):1318.
2. Begg C, Cho M, Eastwood S, Horton R, Moher D, Olkin I, Pitkin R, Rennie D, Schulz KF, Simel D, Stroup DF. Improving the quality of reporting of randomized controlled trials. The CONSORT statement. JAMA 1996;276(8):637-9.
3. Berlin JA. Does blinding of readers affect the results of meta-analyses? University of Pennsylvania Meta-analysis Blinding Study Group. Lancet 1997;350(9072):185-6.
4. Chalmers I, Hedges LV, Cooper H. A brief history of research synthesis. Eval Health Prof 2002;25(1):12-37.
5. Chalmers I. The Cochrane collaboration: preparing, maintaining, and disseminating systematic reviews of the effects of health care. Ann N Y Acad Sci 1993;703:156-63; discussion 163-5.
6. Chalmers IG, Collins RE, Dickersin K. Controlled trials and meta-analyses can help resolve disagreements among orthopaedic surgeons. J Bone Joint Surg Br 1992;74(5):641-3.
7. Clark OA, Castro AA. Searching the Literatura Latino Americana e do Caribe em Ciências da Saúde (LILACS) database improves systematic reviews. Int J Epidemiol 2002;31(1):112-4.
8. Clarke M, Langhorne P. Revisiting the Cochrane Collaboration. Meeting the challenge of Archie Cochrane – and facing up to some new ones. BMJ 2001;323(7317):821.
9. Clarke M, Oxman A. Cochrane reviews will be in Medline. BMJ 1999;319(7222):1435.
10. Clarke MJ, Stewart LA. Obtaining data from randomised controlled trials: how much do we need for reliable and informative meta-analyses? BMJ 1994;309(6960):1007-10.
11. Cook DJ, Greengold NL, Ellrodt AG, Weingarten SR. The relation between systematic reviews and practice guidelines. Ann Intern Med 1997;127(3):210-6.
12. Cook DJ, Guyatt GH, Ryan G, Clifton J, Buckingham L, Willan A, McIlroy W, Oxman AD. Should unpublished data be included in meta-analyses? Current convictions and controversies. JAMA 1993;269(21):2749-53.
13. CRD. Centre for Reviews and Dissemination. Undertaking systematic reviews of research on effectiveness. CRD's Guidance for those carrying out or commissioning reviews. CRD Report Number 4 (2nd Edition). York: The University of York, 2001.
14. Deeks JJ. Systematic reviews in health care: Systematic reviews of evaluations of diagnostic and screening tests. BMJ 2001;323(7305):157-62.
15. DerSimonian R, Laird N. Meta-analysis in clinical trials. Control Clin Trials 1986; 7(3):177-88.
16. Detsky AS, Naylor CD, O'Rourke K, McGeer AJ, L'Abbe KA. Incorporating variations in the quality of individual randomized trials into meta-analysis. J Clin Epidemiol 1992;45(3):255-65.
17. Dickersin K, Min YI, Meinert CL. Factors influencing publication of research results. Follow-up of applications submitted to two institutional review boards. JAMA 1992;267(3):374-8.
18. Dickersin K, Scherer R, Lefebvre C. Identifying relevant studies for systematic reviews. BMJ 1994;309(6964):1286-91.
19. Dickersin K. The existence of publication bias and risk factors for its occurrence. JAMA 1990;263(10):1385-9.
20. Easterbrook PJ, Berlin JA, Gopalan R, Matthews DR. Publication bias in clinical research. Lancet 1991;337(8746):867-72.
21. Egger M, Smith GD, Phillips AN. Meta-analysis: principles and procedures. BMJ 1997; 315(7121):1533-7.

22. Egger M, Smith GD, Sterne JA. Uses and abuses of meta-analysis. Clin Med 2001;1(6):478-84.
23. Egger M, Smith GD. Bias in location and selection of studies. BMJ 1998;316(7124):61-6.
24. Egger M, Smith GD, Schneider M. Systematic reviews of observational studies. In: Egger M, Smith GD, Altman DG. Systematic reviews in health care: meta-analysis in context. 2nd ed. London: BMJ Books, 2001; p.211-227.
25. Feinstein AR. Meta-analysis: statistical alchemy for the 21st century. J Clin Epidemiol 1995;48:71-9.
26. Felson DT. Bias in meta-analytic research. J Clin Epidemiol 1992;45(8):885-92.
27. Garner P, Kale R, Dickson R, Dans T, Salinas R. Getting research findings into practice: implementing research findings in developing countries. BMJ 1998;317(7157):531-5.
28. Gibbs RS, Romero R, Hillier SL, Eschenbach DA, Sweet RL. A review of premature birth and subclinical infection. Am J Obstet Gynecol 1992;166(5):1515-28.
29. Gotzsche PC. Reference bias in reports of drug trials. Br Med J (Clin Res Ed) 1987;295(6599):654-6.
30. Greenland S. Can meta-analysis be salvaged? Am J Epidemiol 1994;140(9):783-7.
31. Greenland S, O'Rourke K. Meta-Analysis. In: Rothman KJ, Greenland S, Lash TL. Modern epidemiology. 3rd ed. Philadelphia: Lippincott-Williams, 2008; p.652-682.
32. Hardy RJ, Thompson SG. Detecting and describing heterogeneity in meta-analysis. Stat Med 1998;17(8):841-56.
33. Higgins JP, Whitehead A. Borrowing strength from external trials in a meta-analysis. Stat Med 1996;15(24):2733-49.
34. Hopewell S, Clarke M, Lusher A, Lefebvre C, Westby M. A comparison of hand searching versus MEDLINE searching to identify reports of randomized controlled trials. Stat Med 2002;21(11):1625-34.
35. Jadad AR, Moore RA, Carroll D, Jenkinson C, Reynolds DJ, Gavaghan DJ, McQuay HJ. Assessing the quality of reports of randomized clinical trials: is blinding necessary? Control Clin Trials 1996;17(1):1-12.
36. Juni P, Witschi A, Bloch R, Egger M. The hazards of scoring the quality of clinical trials for meta-analysis. JAMA 1999;282(11):1054-60.
37. Lewis S, Clarke M. Forest plots: trying to see the wood and the trees. BMJ 2001;322(7300):1479-80.
38. Macintyre S. Good intentions and received wisdom are not good enough: the need for controlled trials in public health. J Epidemiol Community Health 2010;65:564-7.
39. Madianos PN, Bobetsis GA, Kinane DF. Is periodontitis associated with an increased risk of coronary heart disease and preterm and/or low birth weight births? J Clin Periodontol 2002; 29(Suppl 3):22-36; discussion 37-8.
40. Manson JE, Hsia J, Johnson KC, Rossouw JE, Assaf AR, Lasser NL, et al. Estrogen plus progestin and the risk of coronary heart disease. N Engl J Med 2003;349(6):523-34.
41. Marinho VC, Higgins JP, Logan S, Sheiham A. Fluoride varnishes for preventing dental caries in children and adolescents. Cochrane Database Syst Rev 2002;(3):CD002279.
42. Michalowicz BS, Hodges JS, DiAngelis AJ, Lupo VR, Novak MJ, Ferguson JE, et al. Treatment of periodontal disease and the risk of preterm birth. N Engl J Med 2006;355(18):1885-94.
43. Moher D, Schulz KF, Altman DG. The CONSORT statement: revised recommendations for improving the quality of reports of parallel-group randomised trials. Lancet 2001; 357(9263):1191-4.
44. Offenbacher S, Katz V, Fertik G, Collins J, Boyd D, Maynor G et al. Periodontal infection as a possible risk factor for preterm low birth weight. J Periodontol 1996; 67(10 Suppl):1103-13.
45. Oxman AD, Cook DJ, Guyatt GH. Users' guides to the medical literature. VI. How to use an overview. Evidence-Based Medicine Working Group. JAMA 1994;272(17):1367-71.
46. Petitti DB. Of babies and bathwater. Am J Epidemiol 1994;140(9):779-82.
47. Peto R. Why do we need systematic overviews of randomized trials? Stat Med 1987;6(3):233-44.
48. Petticrew M. Systematic reviews from astronomy to zoology: myths and misconceptions. BMJ 2001;322(7278):98-101.
49. Sacks H, Chalmers TC, Smith H Jr. Randomized versus historical controls for clinical trials. Am J Med 1982;72(2):233-40.
50. Scannapieco FA, Bush RB, Paju S. Periodontal disease as a risk factor for adverse pregnancy outcomes. A systematic review. Ann Periodontol 2003;8(1):70-8.
51. Scherer RW, Dickersin K, Langenberg P. Full publication of results initially presented in abstracts. A meta-analysis. JAMA 1994; 272(2): 158-62. Erratum in: JAMA 1994;272(18):1410.

52. Schulz KF, Chalmers I, Hayes RJ, Altman DG. Empirical evidence of bias. Dimensions of methodological quality associated with estimates of treatment effects in controlled trials. JAMA 1995;273(5):408-12.
53. Shapiro S. Meta-analysis/Shmeta-analysis. Am J Epidemiol 1994;140(9):771-8.
54. Stampfer MJ, Colditz GA. Estrogen replacement therapy and coronary heart disease: a quantitative assessment of the epidemiologic evidence. Prev Med 1991;20(1):47-63.
55. Stern JM, Simes RJ. Publication bias: evidence of delayed publication in a cohort study of clinical research projects. BMJ 1997;315(7109):640-5.
56. Swingler GH, Volmink J, Ioannidis JP. Number of published systematic reviews and global burden of disease: database analysis. BMJ 2003;327(7423):1083-4.
57. The Cochrane Collaboration. CLib Training Guide. York: The Cochrane Library, 1993.
58. Tramer MR, Reynolds DJ, Moore RA, McQuay HJ. Impact of covert duplicate publication on meta-analysis: a case study. BMJ 1997; 315(7109):635-40.
59. Vettore MV, Lamarca GA, Leão AT, Thomaz FB, Sheiham A, Leal MC. Periodontal infection and adverse pregnancy outcomes: a systematic review of epidemiological studies. Cad Saude Publica 2006;22(10):2041-53.
60. Waters E, Doyle J. Systematic reviews of public health in developing countries are in train. BMJ 2004;328(7439):585.
61. Yusuf S, Collins R, Peto R. Why do we need some large, simple randomized trials? Stat Med 1984;3(4):409-22.
62. Yusuf S, Wittes J, Probstfield J, Tyroler HA. Analysis and interpretation of treatment effects in subgroups of patients in randomized clinical trials. JAMA 1991;266(1):93-8.